U0301217

本书编委会

主　编： 李　健　古桂雄
副主编： 王　宏　欧阳长安

编写成员(按姓氏笔画 **)**

于威威　王　宏　王小林　王彦龙　王盛乾　石　波
古桂雄　李　健　李　清　李丽榕　李雅丹　刘生荣
祁泳波　许立军　吕华荣　江瑞芬　沈　彤　张　谦
吴星东　吴琦嫦　陈桂霞　陈海峰　连铭锋　杨　华
杨美琼　林玉斌　林新祝　欧阳长安　周　维　周裕林
郭巨江　郭耐强　赵世怡　姚向国　钟红秀　柴冬宁
徐美玉　钱浩勇　黄秋云　黄海莹　黄灵聪　谢　辉
谢红斌　韩　斌　曾国章　彭桂兰　熊永强　翟忠慧

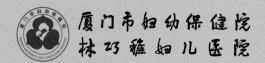

厦门市妇幼保健院
林巧稚妇儿医院

妇幼保健医疗技术规范

李 健 古桂雄 主编

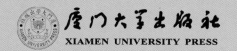

厦门大学出版社
XIAMEN UNIVERSITY PRESS

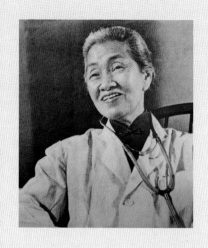

林巧稚人生格言

我是鼓浪屿的女儿，我常常在梦中回到故乡的大海边，那海面真辽阔，那海水真蓝、真美……

我是一个中国人，一个中国的大夫，我不能离开灾难深重的祖国，不能离开需要救治的中国病人！科学可以无国界，科学家却不能没有祖国啊！

作为一个医生，一举一动都要为病人负责；作为一个护士，一言一行都要从病人的利益出发。

我随时随地都是值班医生，无论是什么时候，无论在什么地方，救治危重的孕妇，都是我的职责。

产妇进了医院，就把整个生命交给了我们，我们要从每件细微的事做起，关怀体贴她们。

只要我一息尚存，我存在的场所便是病房，存在的价值便是救治病人。

治了病，就可以救人吗？那可不一定，有的人得到了生命，却失掉了幸福，好的大夫，要考虑全面，要为病人的幸福想办法。

我所经历的一切告诉我，成功，唯一靠得住的经验就是勤奋，一勤天下无难事。

序

妇幼保健工作,要求预防保健措施和诊疗工作的规范化。

近年来,医学学科与人文社会学科、医学学科之间广泛相互渗透,并随着生物技术、信息技术和其他高新技术的发展,在妇幼保健医学领域中,新的医疗技术层出不穷,新的预防方案不断问世。采撷新的信息,取各家之所长,结合我们的工作经验编写一本实用的《妇幼保健医疗技术规范》是适时而必要的。

妇女儿童是社会中的独特的弱势大群体,其生理表现、疾病的演变有其独特的规律。妇幼保健学是一门专业性很强的综合学科,妇幼保健工作具有其特殊性、复杂性、不确定性和高度专业性的特点,妇幼保健工作应该也必须规范化。同时,规范化也是加强保健工作管理的需要,是保健工作质量检查和监督的客观标准,更是评估一个单位、科室的管理水平、业务能力的尺子。规范化亦是医学教学科研和培养年轻医师的需要,是一种极其重要的临床技能的基本功训练。健康所系,生命相托。每位妇幼保健人员既要有热爱本职工作,关爱保健人群的职业操守,也要有如履薄冰、如临深渊的谨慎态度,更要有严格地按规范操作的工作能力。

本书是严格依据国家妇幼保健相关法规和技术规范要求编写的。全书内容体现了现代临床诊疗技术和现代保健实用技术的结合。本书的特点是科学性、先进性、实用性、严谨性和简明扼要,强调公认的操作常规和成熟的技术。

李健院长等医院领导对本书出版极为重视,全程指导,全力支持。

参加本书编写工作的是本院各学科的教授、高级医师和专家,其中有多位博士生导师、硕士生导师。他们长期从事临床、保健和医学教育工作,具有广博的专业理论知识和丰富的工作经验。本书是他们在百忙之中,本着求真务实的精神,多方收集资料,结合自己的专长和经验精心撰写而成的。特别是古桂雄教授倾尽全力,从内容选定、编排、撰稿,到材料审核,都进行卓有成效的工作,使本书得以顺利出版。在此,对古教授和所有参加本书编写及后勤工作的同仁表示感谢。

本书的读者对象为妇幼保健医师、进修医师、实习医师、研究生、专业教师与专科医疗管理人员。

本书的出版,正值我院建院 50 周年。本书是我院新老妇幼工作者的劳动结晶。本书的编写是我院的首次尝试,其出版问世难免存在不足之处,希望广大妇幼保健工作者在保健服务和管理实践过程中,不断总结经验,不断创新,提出合理的建议,使其日臻完善。

原厦门市妇幼保健院院长
2009 年 10 月

目录
contents

第一篇　保健篇

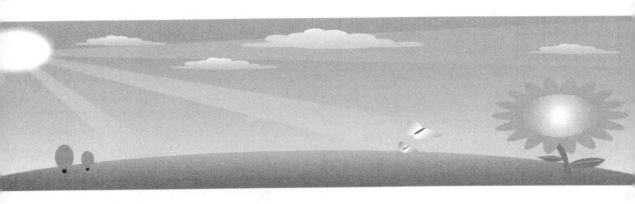

第一章 | 妇幼保健管理

第一节 妇幼保健机构

一、妇幼保健建设

【工作内容】

1. 建设规模

(1)妇幼保健院、所,应根据所在地区的人口数量及密度、经济、地理、交通和服务半径等因素,合理确定建设规模。

(2)机构设置,人员配备

①各级妇幼保健机构按行政区划,省(自治区、直辖市)设妇幼保健院(所),地(市、州、盟)设妇幼保健院(所),县(市、区、旗)设妇幼保健所。有条件的县,经上级卫生行政部门批准可设妇幼保健院。

②县以上(含县)妇幼保健机构的人员编制总额,一般按人口的1∶10 000配备;地广人稀、交通不便的地区和大城市按人口的1∶5 000配备;人口稠密的省按1∶15 000配备。

③省(自治区、直辖市)、地(市、州、盟)、县(市、区、旗)妇幼保健院、所人员规模按照卫生部、劳动人事部(86)卫妇第2号文确定。

(3)各级妇幼保健院、所,有条件需设正规床位,其人员按《综合医院建筑标准》和《乡(镇)卫生院建设标准》相应规模床位与人员比例增加人员编制。

2. 选址

(1)妇幼保健院、所的选址应符合当地城市的总体规划和医疗网点布局的要求。

(2)妇幼保健院、所地址确定宜符合下列要求:

①地理位置适中,交通方便;

②节约用地,不占或少占农田;

③便于利用城市基础设施;

④环境安静,不宜与市场、学校、幼儿园、公共娱乐场所、交通干线毗邻,且不宜远离居民区;

⑤地形力求规整,场地干燥,并有必要的防洪排涝设施;

⑥远离易燃、易爆物品的生产和贮存区,并远离污染源和高压线路。

二、妇幼保健机构功能与职责

为加强妇幼保健机构的规范化管理,保障妇女儿童健康,提高出生人口素质,依据《母婴保健法》、《母婴保健法实施办法》、《医疗机构管理条例》等制定。

【工作内容】

1. 妇幼保健机构应坚持以群体保健工作为基础,面向基层、预防为主,为妇女儿童提供健康教育、预防保健等公共卫生服务。在切实履行公共卫生职责的同时,开展与妇女儿童健康密切相关的基本医疗服务。

2. 妇幼保健机构提供以下公共卫生服务:

(1)完成各级政府和卫生行政部门下达的指令性任务。

(2)掌握本辖区妇女儿童健康状况及影响因素,协助卫生行政部门制定本辖区妇幼卫生工作的相关政策、技术规范及各项规章制度。

(3)受卫生行政部门委托对本辖区各级各类医疗保健机构开展的妇幼卫生服务进行检查、考核与评价。

(4)负责指导和开展本辖区的妇幼保健健康教育与健康促进工作;组织实施本辖区母婴保健技术培训,对基层医疗保健机构开展业务指导,并提供技术支持。

(5)负责本辖区孕产妇死亡、婴儿及 5 岁以下儿童死亡、出生缺陷监测、妇幼卫生服务及技术管理等信息的收集、统计、分析、质量控制和汇总上报。

(6)开展妇女保健服务,包括青春期保健、婚前和孕前保健、孕产期保健、更年期保健、老年期保健。重点加强心理卫生咨询、营养指导、计划生育技术服务、生殖道感染/性传播疾病等妇女常见病防治。

(7)开展儿童保健服务,包括胎儿期、新生儿期、婴幼儿期、学龄前期及学龄期保健,受卫生行政部门委托对托幼园所卫生保健进行管理和业务指导。重点加强儿童早期综合发展、营养与喂养指导、生长发育监测、心理行为咨询、儿童疾病综合管理等儿童保健服务。

(8)开展妇幼卫生、生殖健康的应用性科学研究并组织推广适宜技术。

3. 妇幼保健机构提供以下基本医疗服务,包括妇女儿童常见疾病诊治、计划生育技术服务、产前筛查、新生儿疾病筛查、助产技术服务等,根据需要和条件,开展产前诊断、产科并发症处理、新生儿危重症抢救和治疗等。

【经验指导】

1. 各级妇幼保健机构是由政府举办,不以营利为目的,具有公共卫生性质的公益性事业单位,是为妇女儿童提供公共卫生和基本医疗服务的专业机构。

2. 妇幼保健机构要遵循"以保健为中心,以保障生殖健康为目的,保健与临床相结合,面向群体、面向基层和预防为主"的妇幼卫生工作方针,坚持正确的发展方向。

3. 县级以上地方人民政府卫生行政部门负责本行政区域内妇幼保健机构的规划和监督管理。

三、妇幼保健机构设置

【工作内容】

1. 妇幼保健机构由政府设置,分省、市(地)、县三级。上级妇幼保健机构应承担对下级机构的技术指导、培训和检查等职责,协助下级机构开展技术服务。设区的市(地)级和县(区)级妇幼保健机构的变动应征求省级卫生行政部门的意见。不得以租赁、买卖等形式改变妇幼保健机构所有权性质,保持妇幼保健机构的稳定。

2. 妇幼保健机构应根据所承担的任务和职责设置内部科室。保健科室包括妇女保健科、儿童保健科、生殖健康科、健康教育科、信息管理科等。临床科室包括妇科、产科、儿科、新生儿科、计划生育科等,以及医学检验科、医学影像科等医技科室。各地可根据实际工作需要增加或细化科室设置,原则上应与其所承担的公共卫生职责和基本医疗服务相适应。

3. 妇幼保健院(所、站)是各级妇幼保健机构的专有名称,原则上不能同时使用两个或两个以上名称,社会力量举办的医疗机构不得使用该名称。

4. 各级妇幼保健机构应具备与其职责任务相适应的基础设施、基本设备和服务能力。

5. 各级妇幼保健机构应根据《母婴保健法》、《母婴保健法实施办法》、《医疗机构管理条例》等相关法律法规进行设置审批和执业登记。从事婚前保健、产前诊断和遗传病诊断、助产技术、终止妊娠和结扎手术的妇幼保健机构要依法取得"母婴保健技术服务执业许可证"。

四、妇幼保健机构人员配备与管理

【工作内容】

1. 妇幼保健机构人员编制按《各级妇幼保健机构编制标准》落实。一般按人口的1∶10 000配备,地广人稀、交通不便的地区和大城市按人口的1∶5 000配备;人口稠密的地区按1∶15 000配备。保健人员配备要求:省(自治区、直辖市)级121～160人,市(地)级61～90人,县(区)级41～70人。临床人员按设立床位数,以1∶1.7安排编制。卫生技术人员占总人数的75％～80％。

2. 妇幼保健机构的专业技术人员需掌握母婴保健法律法规,具有法定执业资格。从事婚前保健、产前诊断和遗传病诊断、助产技术、终止妊娠和结扎手术服务的人员必须取得相应的"母婴保健技术考核合格证书"。

3. 妇幼保健机构要建立健全培训制度,应采取多种方式进行岗位培训和继续医学教育,对专业技术人员参加学历教育、进修学习、短期培训班、学术活动等给予支持。要积极创造条件,吸引高素质人才。

4. 妇幼保健机构应按照工作需要和精简效能的原则,建立专业人员聘用制度,引入竞争机制,严格岗位管理,实行绩效考核。

五、妇幼保健机构制度建设

【工作内容】

1. 各级妇幼保健机构应建立健全以下规章制度:

(1)公共卫生服务管理制度,包括基层业务指导、人员培训、工作例会、妇幼卫生信息管理、孕产妇死亡评审、婴儿及5岁以下儿童死亡评审、妇幼保健工作质量定期检查、托幼机构卫生保健管理和健康教育等制度。

(2)基本医疗管理制度按照临床医疗质量管理制度执行。各级妇幼保健机构应根据工作开展情况不断健全、完善、细化其他规章制度。

2. 各级妇幼保健机构必须严格执行国家价格政策,向社会公开收费项目和标准。

六、妇幼保健机构保障措施

【工作内容】

1. 各级人民政府按照《母婴保健法》中设立母婴保健专项资金和发展妇幼卫生事业的要求,落实妇幼卫生工作经费,逐年增加对妇幼卫生事业的投入,对各级妇幼保健机构基础设施建设给予支持。

2. 各级妇幼保健机构向社会提供公共卫生服务所需的人员经费、公务费、培训费、健康教育费、业务费按照财政部、国家发展改革委、卫生部《关于卫生事业补助政策的意见》的有关规定,由同级财政预算,按标准定额落实。根据实际工作需要,合理安排业务经费,保证各项工作的正常运行。

3. 为了保持妇幼保健队伍的稳定,对从事群体妇幼保健的工作人员根据工作任务与绩效考核结果给予补助。可实行岗位津贴制度,岗位津贴标准应高于本机构卫生专业技术人员的岗位津贴平均水平。对长期在妇幼保健机构从事群体保健工作的专业技术人员的职称晋升,坚持以业绩为主的原则,给予适当政策倾斜。

4. 根据财政部、国家发展改革委、卫生部《关于农村卫生事业补助政策的若干意见》的有关规定,各级人民政府对农村卫生财政补助范围包括:疾病控制、妇幼保健、卫生监督和健康教育等公共卫生工作,必要的医疗服务,及卫生事业发展建设。农村公共卫生经费主要实行项目管理。县级卫生部门按照国家确定的农村公共卫生服务基本项目及要求,合理确定项目实施所需的人员经费和业务经费。人员经费按照工作量核定,业务经费按照开展项目工作必需的材料、仪器、药品、交通、水电消耗等成本因素核定。目前不具备项目管理条件的地区和不适合按项目管理的工作,可以按照定员定额和项目管理相结合的方法核定公共卫生经费。

5. 各级人民政府建立健全妇幼卫生的专项救助制度,加大对贫困孕产妇和儿童的医疗救助力度,实现救助与医疗保险及新型农村合作医疗相衔接。

七、妇幼保健机构监督管理

【工作内容】

1. 加强妇幼保健机构的规范化建设,严格遵守国家有关法律、法规、规章、诊疗常规和技术规范。加强对医务人员的教育和监管,实施全面质量管理。

2. 各级卫生行政部门负责对同级妇幼保健机构实施监督与管理,建立健全妇幼保健机构评估和监督考核制度,定期进行监督评估和信息公示。

3. 应建立社会民主监督制度,定期收集社会各界的意见和建议,并将服务对象的满意度作为考核妇幼保健机构和从业人员业绩的评定标准之一。

4. 各级妇幼保健机构应接受卫生行政部门的监督管理与评估,同时应接受上级妇幼保健机构的业务指导与评价。

第二节　爱婴医院管理与监督

【工作内容】

1. 有书面的母乳喂养规定，并常规地传达到全体卫生人员。

(1)医院有本院制定的母乳喂养的具体规定。

(2)规定张贴在母婴所到之处(产科门诊、儿科门诊、产房、产科病房、高危新生儿室)。

(3)医院没有母乳代用品销售的广告或资料，禁止代销母乳代用品。

(4)母乳代用品的生产者、销售者提供的健康教育及宣传材料、资料，应经省级卫生行政部门批准，备案后方可使用。

(5)妇产、儿科的医务人员均应掌握80%的母乳喂养规定。

2. 对全体卫生人员进行必要的技术培训，使其能遵照有关规定执行。

(1)80%的产、儿科医务人员能够正确回答80%以上的问题。

(2)能够正确指导产妇进行母乳喂养。

(3)把促进母乳喂养的工作写进岗位责任制，作为工作职责。

3. 把有关母乳喂养的好处及处理方法告诉所有孕妇。

80%以上的产妇接受过母乳喂养的宣教，并能够回答出以下7个问题中的5个。

①母乳喂养的好处；

②早开奶的重要性；

③母婴同室的重要性；

④喂奶的姿势或者含接姿势；

⑤按需哺乳的重要性；

⑥如何保证母亲有充足的乳汁；

⑦纯母乳喂养的重要性。

4. 帮助母亲在产后半小时内开始母乳喂养。

(1)至少80%的新生儿在生后半小时内(最好是立即)进行母子皮肤的接触并进行早吸吮。进行皮肤接触及早吸吮时间不少于半小时。最好留产房观察期间母婴都在一起。

(2)至少50%剖宫产的母亲在手术室进行部分皮肤接触，回病房后半小时内补做母婴皮肤接触并进行早吸吮。

5. 指导母亲如何喂奶，以及在需与其新生儿分开的情况下如何保持泌乳。

(1)医务人员掌握并能指导正确的喂奶体位、含接姿势及挤奶方法。

(2)医务人员能够正确回答促进泌乳的方法。

(3)母亲掌握正确的抱奶体位及新生儿的含接姿势。

(4)母亲掌握正确的挤奶方法及保证有足够的母乳喂养知识。

6. 除母乳外，禁止给新生儿吃任何食物或饮料，除非有医学指征。

(1)除去有医学指征的新生儿外，80%的新生儿生后未吃过任何母乳以外的食品及饮料，做到纯母乳喂养。

(2)加奶、加水的新生儿要有医生医嘱，并且所添加的奶粉由医院提供。

(3)工作人员禁止向母亲推荐母乳代用品。

7. 实行 24 小时母婴同室。

至少 80％母亲和新生儿 24 小时在一起,每天分离的时间不超过一小时。

8. 鼓励按需哺乳。

只要新生儿啼哭或母亲奶胀就喂哺新生儿,喂奶间隔时间和持续时间没有限制。

9. 不要给母乳喂养的新生儿吸人工奶头,或使用奶头作安慰物。

在母婴同室内,100％母乳喂养的新生儿未使用过奶瓶奶头。

10. 促进母乳喂养支持组织的建立,并将出院的母亲转给这些组织。

有家庭访视小组或热线电话或地段保健系统。

【经验指导】

1. 有书面的母乳喂养规定。

(1)医院制定出可行的包括《世界卫生组织十条标准》的措施。

(2)张贴三个"十条":①《世界卫生组织促进母乳喂养成功十条标准》;②《医院母乳喂养规定》;③《国际母乳代用品销售守则》。

(3)有贯彻母乳喂养规定的领导小组,小组人员由业务院长,护理部、产科、儿科主任及护士长组成。

(4)有母乳喂养工作计划,有检查记录及改进措施。

(5)把母乳喂养规定发给医务人员。对医务人员进行母乳喂养规定的培训。

2. 对全体卫生人员进行必要的技术培训,使其能遵照有关规定执行。

(1)利用岗前教育对新参加工作的人员进行母乳喂养培训。

(2)利用继续教育每年对产科、儿科的医务人员进行母乳喂养知识的复训,时间不少于3 小时。

(3)各级医护人员将母乳喂养纳入查房内容。

3. 把有关母乳喂养的好处及处理方法告诉所有的孕妇。

(1)产前门诊、产前病房通过讲课、播放录像及 VCD 对孕妇进行有关母乳喂养好处和知识技能的宣传教育并进行示范。

(2)有书面的包括七条母乳喂养指标的材料,并发放给孕产妇。

(3)若孕妇未受过相关培训,应在产后病房由责任护士进行宣教。

(4)有岗位责任制及宣教内容。

4. 帮助母亲在产后半小时内开始母乳喂养。

(1)分娩后阿氏评分 8～10 分的新生儿,应尽早地进行母婴皮肤接触和早吸吮。

(2)皮肤接触时,新生儿与母亲应有目光交流。

(3)皮肤接触时,应注意新生儿保暖。

(4)留产房观察期间要尽可能保证母婴在一起。

(5)剖宫产新生儿脐带处理完毕后,应与母亲进行局部皮肤接触,回室后补做母婴的皮肤接触和早吸吮。

5. 指导母亲如何喂奶,以及在需与其新生儿分开的情况下如何保持泌乳。

(1)通过指导和示范教会母亲如何喂奶,教会母亲如何挤奶。

(2)开展模式化护理,由责任护士经常巡视病房。

（3）应当教会母婴分开的母亲在生后 6 小时开始挤奶，每 3 小时挤一次，注意强调夜间挤奶，挤奶持续时间 20～30 分钟。

6. 除母乳外，禁止给新生儿吃任何食物或饮料。

（1）加强护理工作，做到早开奶、按需哺乳，使母亲拥有充足的乳汁。

（2）给有医学指征的新生儿加奶，可用乳旁加奶或使用小勺小碗的方法。

（3）如新生儿需要加奶、加水，要有医生医嘱，并在病程记录中写明医学指征。

（4）医院所需的奶粉通过正规途径购买，不允许接受奶粉厂商的馈赠。

7. 实行 24 小时母婴同室。

（1）取消婴儿室。

（2）保证新生儿洗澡及治疗时间不超过一小时。

（3）母婴分离在病历中应有医学指征记录。

8. 鼓励按需哺乳。

（1）坚持母婴同室。

（2）做好宣教，使母亲了解按需哺乳的重要性。

（3）加强对剖宫产母亲术后的护理和指导。

9. 不要给母乳喂养的新生儿吸人工奶头，或使用奶头作安慰物。

（1）让母亲了解使用奶瓶、奶头的危害。

（2）有医学指征需要加奶的新生儿，使用小杯小碗或乳旁加奶。

（3）鼓励乳头条件不好的母亲建立信心。

（4）人工喂养的新生儿，其奶瓶、奶头及奶粉由病房提供并管理。

10. 促进母乳喂养支持组织的建立，并将出院的母亲转给这些组织。

（1）妇幼保健机构应培训地段保健系统及家庭访视小组，使其掌握正确处理母乳喂养中出现问题的方法。

（2）有经验的人负责热线电话，让母亲知道热线电话号码。

（3）结合当地实际情况，通过一定方式把即将出院的母亲转给这些组织。

第三节　社区卫生管理

一、社区卫生绩效考核管理

【工作内容】

1. 根据社区卫生服务机构的运行状况、服务功能、服务质量、服务效果和社会满意度，每年底对社区卫生服务机构进行绩效考核。

2. 评估、公布社区卫生服务机构的绩效考核结果，提出整改意见，监督整改措施的落实。

3. 监督检查社区卫生服务机构各岗位的绩效考核指标、考核办法及实施措施。

4. 监督社区卫生服务机构对聘用人员业务水平、工作绩效、职业道德和接受服务居民的满意度考核的落实情况。

5. 每年监督检查社区卫生服务机构绩效考核结果与绩效工资挂钩情况。

二、社区卫生统计信息管理

【工作内容】

1. 监督检查信息统计工作质量,满足社区卫生工作需求,并提供业务指导。

2. 监督社区卫生服务机构统计信息原始记录,各种医疗登记、医疗质量统计、信息资料的收集、保管情况。

3. 监督信息资料的保密制度执行情况,统计信息发布需有相关部门批准。

4. 监督社区卫生服务机构计算机网络平台的构建、升级、维护工作,保证软件、硬件安全。

5. 监督检查社区卫生服务机构的各种法定统计报表及信息统计资料上报的及时、准确、完整性。

6. 对所辖的社区卫生服务机构的信息化建设应做到统筹规划、统一标准、联合建设、互联互通、资源共享。

三、社区卫生服务健康管理团队

【工作内容】

1. 由全科医生、社区护士、预防保健人员组成社区卫生服务健康管理团队,按照所辖区域、常住人口、服务功能与任务等情况,分片包干,落实管理责任制。

2. 积极开展社区卫生诊断,确定社区主要健康问题及影响因素,采取干预措施,并对干预效果进行评价。社区卫生诊断至少每三年进行一次。

3. 与社区居民签订"社区家庭健康服务合同",建立家庭及个人健康档案,履行合同条款,开展分类、分层的连续性健康管理和健康教育,提供主动上门服务,追踪随访。

4. 健康管理团队应实行五个统一:文明用语、着装胸卡、服务流程、服务要求、出诊装备(出诊箱和出诊车)统一。

5. 在所辖社区居委会向社区居民公示健康管理团队人员的姓名、服务项目、服务时间、联系方式等,接受监督,并应保证团队进入家庭实行健康管理的服务时间。

6. 对健康管理团队工作进行定期考核,结合管理户数、管理质量以及管理对象的满意度进行综合测评,考核结果与绩效考核挂钩。

四、社区卫生突发公共事件管理

【工作内容】

1. 遵循"预防为主,常备不懈"的方针,建立健全各类突发公共事件应急处理预案,明确组织机构、部门职责工作流程、应急措施。

2. 定期对全体人员进行突发公共事件的应急管理教育、技能培训,并组织应急预案模拟演练。

　　3. 做好相关物资储备,进行动态管理。

　　4. 按规定及时向相关主管部门上报突发公共事件。

　　5. 发生突发公共卫生事件时,应配合相关部门开展调查、控制、监测和医疗救治工作。

　　6. 发生火灾、地震等其他各类突发公共事件时,统一领导,听从指挥,做好报警、人员疏散及现场抢险等各项工作。

　　7. 根据突发事件的变化和实施中发现的问题,及时进行应急预案的修订和补充。

五、社区卫生信息管理

【工作内容】

　　1. 及时准确收集、整理、统计、分析管理公共卫生、基本医疗、科研及培训信息。

　　2. 建立健全各种登记、统计制度,健全统计台账,做好统计汇编,遵守各种信息资料的保密制度。

　　3. 按要求上报卫生行政部门和相关部门各种统计数据和信息,不得拒报、迟报、虚报、瞒报、伪造或篡改。

　　4. 根据统计指标,定期分析工作效率、工作质量,及时总结经验,发现问题,改进工作。

　　5. 逐步健全网络信息系统,做好数据录入及整理工作。

　　6. 严格执行计算机操作规范,定期对计算机进行保养、维护及数据备份。

六、社区卫生突发公共卫生事件应急处理

【工作内容】

　　1. 制定突发公共卫生事件应急预案,包括部门职责、监测、预警、报告、程序、应急处理等。

　　2. 定期对全员开展突发公共卫生事件应急处理相关知识与技能培训并组织演练。

　　3. 做好突发公共卫生事件物资储备,并进行动态管理。

　　4. 疫情报告。发生或可能发生传染病暴发、流行的重大食物和职业中毒事件,发生不明原因的群体性疾病,发生传染病菌种、毒种丢失的应在 2 小时内向所在区县卫生行政部门报告。

　　5. 突发公共卫生事件应急预案的启动应听从政府统一指令,服从统一指挥。

　　6. 提供医疗救护和现场救援,书写完整病历记录,协助转送病人。

　　7. 采取卫生防护措施,防止交叉感染和污染。

七、社区卫生健康教育管理

【工作内容】

　　1. 在街(乡)政府健康促进领导小组领导下,建立健全健康教育工作网络,制定工作计划,定期召开例会,开展健康教育和健康促进工作。

2. 建立健康教育宣传板报、橱窗,定期推出新的有关各种疾病的科普知识,倡导健康的生活方式。

3. 开通社区健康服务咨询热线,提供健康心理和医疗咨询等服务。

4. 针对不同人群的常见病、多发病开展健康知识讲座,解答居民最关心的健康问题。

5. 发放各种健康教育手册、书籍,宣传普及防病知识。

6. 完整保存健康教育计划、宣传板小样、工作过程记录及效果评估等资料。

八、社区卫生儿童保健工作

【工作内容】

1. 设专人负责辖区内新生儿、婴幼儿、托幼园所儿童保健工作以及生命监测等工作。

2. 掌握辖区内 0～6 岁儿童基本情况和健康状况,实行定期健康体检,并对体检结果进行综合评价。

3. 做好新生儿访视工作,指导家长做好新生儿喂养、护理和疾病预防等工作。

4. 对不同月龄和年龄的儿童进行血红蛋白、智力、视力测查,听力筛查和口腔检查,对检查结果异常的儿童进行登记、转诊、追踪和治疗。

5. 在儿童定期健康体检中发现的体弱儿,按照管理常规进行登记和管理。

6. 掌握辖区内托幼园所的基本情况,定期深入园所进行计划免疫接种、传染病预防、卫生消毒、五官保健等工作的督促与指导。

7. 负责辖区内 5 岁以下儿童生命监测工作,掌握辖区内出生活产数、5 岁以下儿童死亡数及死亡原因。

8. 及时准确完成儿童保健信息的登记、统计和上报工作。

九、社区卫生妇女保健工作

【工作内容】

1. 设专人负责辖区内妇女保健相关信息收集与管理、孕前与孕产期保健管理与指导、妇女多发病防治与管理、避孕节育咨询与指导等妇女保健工作。

2. 掌握辖区内人口、已婚妇女、育龄妇女、孕产妇、人口出生、孕产妇死亡、围产儿死亡等基本情况,定期与相关部门进行核实。

3. 负责辖区内妇女常见疾病的筛查工作,对筛查情况进行登记,对筛查出的高危妇女进行随访治疗或转诊。

4. 开展预防常见妇科肿瘤和生殖道感染性疾病的健康教育。

5. 负责为辖区内妇女提供妇女常见病、多发病的诊疗服务,开展妇女病防治工作。

十、社区卫生孕产妇保健工作

【工作内容】

1. 为辖区户籍人口、常住人口中的妊娠妇女建立"母子健康档案"(母子保健手册),并进行早孕检查与指导。

2. 对孕产妇和围产儿进行访视,统计上报相关信息。

3. 做好孕产妇与围产儿生命监测与管理工作。

4. 对建册的孕妇进行高危筛查,筛查出的高危孕妇按要求进行登记、追访与管理。

5. 入户调查、核实本辖区内的孕产妇和围产儿死亡(含外地户口及外区户口)情况,填写死亡报告卡,及时上报。

十一、社区卫生计划生育技术指导工作

【工作内容】

1. 为辖区内育龄妇女提供避孕节育技术服务,开展避孕节育知识宣传普及。

2. 开展避孕节育咨询与指导,做好避孕节育方法的知情选择。指导育龄人群实施有效的避孕措施。做好性生活指导,提高已婚夫妇生活质量。

3. 提供避孕药具,做好相关药具的储存与保管。

4. 开展经常性的孕情监测服务,做好跟踪随访工作。

5. 开展育龄妇女计划生育手术并发症和药具不良反应的监测。

6. 做好计划生育技术服务相关数据的登记、汇总、统计与上报。

十二、社区卫生健康档案管理

【工作内容】

1. 健康档案包括家庭健康档案、个人健康档案。家庭健康档案每户一份,个人健康档案每人一份,以家庭为单位成册。

2. 应为辖区内重点人群(老年、妇女、儿童)、弱势人群(孤寡、残疾、低保)、慢性非传染性疾病病人建立健康档案。

3. 对患有高血压、糖尿病、冠心病、脑卒中、肿瘤的病人,应在健康档案袋上用红、绿、橙、蓝、黑色标识区分。

4. 健康档案由全科医师负责填写,项目齐全,字迹清晰,表述准确,不得随意涂改。诊疗记录按 SOAP(主观治疗、客观检查、评价、计划)要求书写。

5. 健康档案每年至少随访记录四次,进行动态管理。

6. 健康档案应及时收集,及时记录,统一编号,归档保管。个人健康档案分散存放的,应在家庭健康档案中标明其存放地。

7. 健康档案管理应责任到人,制度到位,硬件落实,管理达标,逐步纳入计算机系统管理。

十三、社区卫生口腔工作

【工作内容】

1. 开展社区居民及托幼园所、中小学校等牙病普查普治工作,将筛查人员的口腔基本

情况认真地记载在健康档案中。

2. 做好口腔保健及口腔疾病健康宣传工作。

3. 严格执行操作规程,经诊治三次不能确诊者,要及时请上级医师诊视,减少复诊率,提高治愈率。对疑难病三次不能确诊的,及时转往上级医院。

4. 口腔治疗需注射麻醉剂时应首先询问病人有无过敏史,按照常规做药敏试验,备常规急救药品。

5. 严格无菌操作、器械消毒工作和室内紫外线空气消毒,防止交叉感染。

6. 定期对器械清点、加油保养。

第四节　家庭接生人员考核

【工作内容】

1. 热爱本职工作,认真负责,具有小学以上文化程度。

2. 必须经过县以上卫生行政部门或医疗保健机构组织的专业培训考试合格,在上级医师指导下已独立接生 5 次以上。

3. 具有高压灭菌产包、脐带包,必备的用品和抢救药品等。

4. 能承担孕产妇系统管理,填写保健管理卡,并能识别高危妊娠及时转诊。

5. 认真执行卫生部下发的"农村接产常规",并填写出生医学记录。

6. 执行卫生行政部门制定的孕产妇死亡、婴儿死亡和出生缺陷的报告制度,按程序及时上报。

第二章 妇女保健

第一节 女职工劳动保护

为维护女职工的合法权益，减少和解决女职工在劳动和工作（以下统称劳动）中因生理特点造成的特殊困难，保护其健康，以利于社会主义现代化建设而制定。

【工作内容】

1. 本规定适用一切国家机关、人民团体、企业、事业单位（以下统称单位）的女职工。

2. 凡适合妇女从事劳动的单位，不得拒绝招收女职工。

3. 不得在女职工怀孕期、产期、哺乳期降低其基本工资，或者解除劳动合同。

4. 禁止安排女职工从事矿山井下、国家规定的第四级体力劳动强度的劳动和其他女职工禁忌从事的劳动。

5. 女职工在月经期间，所在单位不得安排其从事高空、低温、冷水国家规定的第三级体力劳动强度的劳动。

6. 女职工在怀孕期间，所在单位不得安排其从事国家规定的第三级体力劳动强度的劳动和孕期禁忌从事的劳动，不得在正常劳动日以外延长时间，对不能胜任原劳动的，应当根据医务部门的证明，予以减轻劳动量或者安排其他劳动。怀孕 7 个月以上（含 7 个月）的女职工，一般不得安排其从事夜班劳动；在劳动时间内应当安排一定的休息时间。怀孕的女职工，在劳动时间内进行产前检查，应当算作劳动时间。

7. 女职工产假为 90 天，其中产前休假 15 天。难产的，增加产假 15 天。多胞胎生育的，每多生育一个婴儿，增加产假 15 天。女职工怀孕流产的，其所在单位应当根据医务部门的证明，给予一定时间的产假。

8. 有不满一周岁的婴儿的女职工，其所在单位应当在每班劳动时间内给予其两次哺乳（含人工喂养）时间，每次 30 分钟。多胞胎生育的，每多哺乳一个婴儿，每次哺乳时间增加 30 分钟。女职工每班劳动时间内的两次哺乳时间，可以合并使用。哺乳时间和本单位内哺乳往返途中的时间，算作劳动时间。

9. 女职工在哺乳期内，所在单位不得安排其从事国家规定的第三级体力劳动强度的劳动和哺乳期禁忌从事的劳动，不得延长其劳动时间，一般不得安排其从事夜班劳动。

10. 女职工比较多的单位应当按照国家有关规定，以自办或者联办的形式，逐步建立女职工卫生室、孕妇休息室、哺乳室、托儿所、幼儿园等设施，并妥善解决女职工在生理卫生、哺乳、照顾婴儿方面的困难。

11. 女职工劳动保护的权益受到侵害时，有权向所在单位的主管部门或者当地劳动部门提出申诉。受理申诉的部门应当自收到申诉书之日起 30 日内作处理决定；女职工对处理决定不服的,可以在收到处理决定书之日起15日内向人民法院起诉。

12. 对违反本规定侵害女职工劳动保护权益的单位负责人及其直接责任人员,其所在单位的主管部门,应当根据情节轻重,给予行政处分,并责令该单位给予被侵害女职工合理的经济补偿;构成犯罪的,由司法机关依法追究刑事责任。

13. 各级劳动部门负责对本规定的执行进行检查。各级卫生部门和工会、妇联组织有权对本规定的执行进行监督。

14. 女职工违反国家有关计划生育规定的,其劳动保护应当按照国家有关计划生育规定办理,不适用本规定。

15. 女职工因生理特点禁忌从事劳动的范围由劳动部规定。

第二节　女职工保健工作措施

为保护女职工的身心健康及其子女的健康发育和成长,提高民族素质,根据《中华人民共和国妇女权益保障法》和《女职工劳动保护规定》特制定。

【工作内容】

1. 月经期保健

(1)宣传普及月经期卫生知识。

(2)女职工在100人以上的单位,应逐步建立女职工卫生室,健全相应的制度并设专人管理,对卫生室管理人员应进行专业培训。

(3)女职工在月经期间不得从事《女职工禁忌劳动范围的规定》中规定的作业。

(4)患有重度痛经的女职工,经医疗或妇幼保健机构确诊后,月经期间可适当给予1至2天的休假。

2. 婚前保健

对欲婚女职工必须进行婚前卫生知识的宣传教育及咨询,并进行婚前健康检查及指导。

3. 孕前保健

(1)已婚待孕女职工禁忌从事铅、汞、苯、镉等作业场所属于有毒作业分级标准中第Ⅲ～Ⅳ级的作业。

(2)积极开展优生宣传和咨询。

(3)对女职工应进行妊娠知识的健康教育,使她们在月经超期时主动接受检查。

(4)患有射线病、慢性职业中毒、近期内有过急性中毒史及其他有碍母体和胎儿健康疾病者,暂时不宜妊娠。

(5)对有过两次以上自然流产史,现又无子女的女职工,应暂时调离有可能直接或间接导致流产的作业岗位。

4. 孕期保健

(1)自确立妊娠之日起,应建立孕产妇保健卡(册),进行血压、体重、血、尿常规等基础检查。对接触铅、汞的孕妇,应进行尿中铅、汞含量的测定。

(2)定期进行产前检查、孕期保健和营养指导。

(3)推广孕妇家庭自我监护,系统观察胎动、胎心、宫底高度及体重等。

（4）实行高危孕妇专案管理,无诊疗条件的单位应及时转院就诊,并配合上级医疗和保健机构严密观察和监护。

（5）女职工较多的单位应建立孕妇休息室。妊娠满 7 个月后,应给予工间休息或适当减轻工作。

（6）妊娠女职工不应加班加点。妊娠 7 个月以上(含 7 个月)一般不得上夜班。

（7）女职工妊娠期间不得从事劳动部颁布的《女职工禁忌劳动范围的规定》规定的作业。

（8）从事立位作业的女职工,妊娠满 7 个月后,其工作场所应设立工间休息座位。

（9）有关女职工产前、产后、流产的假期及待遇按《女职工劳动保护规定》和《关于女职工生育待遇若干问题的通知》执行。

5. 产后保健

（1）进行产后访视及母乳喂养指导。

（2）产后 42 天对母子进行健康检查。

（3）产假期满恢复工作时,应允许有 1 至 2 周时间逐渐恢复原工作量。

6. 哺乳期保健

（1）宣传科学育儿知识,提倡 4 个月内纯母乳喂养。

（2）对有未满 1 周岁婴儿的女工,应保证其授乳时间。

（3）婴儿满周岁时,经县(区)以上(含县、区)医疗或保健机构确诊为体弱儿,可适合延长授乳时间,但不得超过 6 个月。

（4）有未满 1 周岁婴儿的女职工,一般不得安排上夜班及加班、加点。

（5）有哺乳婴儿 5 名以上的单位,应逐步建立哺乳室。

（6）不得安排哺乳女职工从事《女职工劳动保护规定》和《女职工禁忌劳动范围的规定》所指出的作业。

7. 更年期保健

（1）宣传更年期生理卫生知识,使进入更年期的女职工得到社会广泛的关怀。

（2）经县(区)以上(含县、区)的医疗或妇幼保健机构诊断为更年期综合征者,治疗效果不显著,且不适应原工作的,应暂时安排适宜的工作。

（3）进入更年期的女职工应每 1 到 2 年进行一次妇科疾病的查治。

8. 对女职工定期进行妇科疾病及乳腺疾病的查治。

9. 女职工浴室要淋浴化,厕所要求蹲位。

10. 建立健全职工保健工作统计制度。

【经验指导】

1. 女职工保健工作必须贯彻预防为主的方针,注意女性生理和职业特点,认真执行国家有关保护女职工的各项政策和法规。

2. 由各单位分管女职工保健工作的行政领导负责组织本单位医疗卫生、劳动、人事部门工会、妇联组织及有关人员共同实施。

3. 县(含城市区)以上的各级妇幼保健机构,负责对管辖范围内的各单位实施本规定进行业务指导。

4. 各单位的医疗卫生部门应负责本单位女职工保健工作。女职工人数在 1 000 人以下的厂矿应设兼职妇女保健人员;女职工人数在 1 000 人以上的厂矿,在职工医院的妇产科或妇幼保健站中应有专人负责女职工保健工作。

第三节　妇科常见疾病筛查

【工作内容】

1. 筛查对象：育龄妇女、更年期及老年期妇女。

2. 筛查程序：城市每2年至少一次，农村每2～3年一次，更年期妇女应每年检查一次。

(1)询问病史。

(2)妇科检查。

(3)乳房检查。

(4)实验室及其他辅助检查：①常规检查项目如白带常规、宫颈细胞学检查；②其他特殊项目如B超、近红外线乳线扫描、阴道镜、病理活检等。

3. 筛查的主要疾病

(1)生殖道炎症；

(2)生殖器损伤性疾病；

(3)生殖器肿瘤；

(4)乳腺疾病。

4. 妇科检查步骤

(1)内外生殖器检查步骤：①检查前嘱受检者排空膀胱；②检查外阴，注意有无病变；③用消毒窥阴器扩开阴道，取白带标本；④细胞学检查；⑤戴消毒手套作妇科双合诊，必要时作三合诊检查，以全面了解盆腔内情况。

(2)乳房检查：①检查时，取平卧位或者坐位；②观察乳房皮肤颜色和形状，如出现凹陷、橘皮样、溃疡等均提示有乳房病变；③检查乳头，注意是否有溢液，如有溢液需进一步检查；④肿块检查，用手指指腹平贴胸部作滑动触诊，检查是否有肿块，若有肿块，应描写肿块部位、大小、硬度、活动度及压痛情况；⑤检查腋窝及锁骨上淋巴结有无肿大。

(3)未婚妇女可行直肠—腹部诊了解盆腔情况。

【经验指导】

1. 各级卫生行政部门负责妇科常见疾病筛查工作的管理与监督。

2. 各级劳动部门对妇科常见疾病筛查工作执行情况实行国家监察，发现违反有关法律、法规规定的出具书面监察文书，并抄送同级卫生行政部门。

3. 各级工会、妇联组织有权对妇科常见疾病筛查工作进行监督，发现违反有关法律、法规规定的，出具书面监察文书并并抄送同级劳动部门。

4. 各有关部门在各自职责范围内，配合卫生部门做好妇科常见疾病的筛查工作。

5. 凡开展妇科常见疾病筛查的医疗保健机构必须符合省级卫生行政部门规定的妇科常见疾病筛查机构和人员标准，经同级卫生行政部门考核、批准，取得"母婴保健技术服务职业许可证"。未取得"母婴保健技术服务职业许可证"的机构和群众团体均不得擅自组织进行常见疾病筛查工作。

第四节　乳腺超声检查

用无创的超声波对乳腺组织进行形态学检查,通过彩色多普勒可评价乳腺血管供血状况。

【工作内容】

1. 仰卧位,双手上举至头上,以充分暴露乳腺及腋窝等部位。

2. 可先按顺时针或逆时针顺序,以乳头为中心向外行辐射状扫查,再按先横切后纵切的顺序详细检查。

3. 检查的内容:乳腺导管、小叶形态结构。乳腺腺体内如有结节,应描述位置、大小、数目、内部回声、边界、包膜、血流情况等。

【经验指导】

1. 各种乳腺组织都适合作乳腺超声检查,主要用于正常乳腺体检,及可疑乳腺增生、乳腺肿瘤等检查。

2. 乳腺在不同月经期图像可有所不同,乳腺超声检查的特异性有一定限制。

3. 与 X 线钼靶结合互补可以提高乳腺肿瘤的检出率。

第三章 艾滋病管理

第一节 艾滋病防治

一、艾滋病防治工作

为了预防、控制艾滋病的发生与流行,保障人体健康和公共卫生,根据传染病防治法而制定。

【工作内容】

1. 艾滋病防治工作坚持预防为主、防治结合的方针,建立政府组织领导、部门各负其责、全社会共同参与的机制,加强宣传教育,采取行为干预和关怀救助等措施,实行综合防治。

2. 任何单位和个人不得歧视艾滋病病毒感染者、艾滋病病人及其家属。艾滋病病毒感染者、艾滋病病人及其家属享有的婚姻、就业、就医、入学等合法权益受法律保护。

3. 县级以上人民政府统一领导艾滋病防治工作,建立健全艾滋病防治工作协调机制和工作责任制,对有关部门承担的艾滋病防治工作进行考核、监督。

县级以上人民政府有关部门按照职责分工负责艾滋病防治及监督管理工作。

4. 国务院卫生主管部门会同国务院其他有关部门制定国家艾滋病防治规划;县级以上地方人民政府依照有关规定和国家艾滋病防治规划,制定并组织实施本行政区域的艾滋病防治行动计划。

5. 国家鼓励和支持工会、共产主义青年团、妇女联合会、红十字会等团体协助各级人民政府开展艾滋病防治工作。

居民委员会和村民委员会应当协助地方各级人民政府和政府有关部门开展有关艾滋病防治的法律、法规、政策和知识的宣传教育,发展有关艾滋病防治的公益事业,做好艾滋病防治工作。

6. 各级人民政府和政府有关部门应当采取措施,鼓励和支持有关组织和个人依照有关规定以及国家艾滋病防治规划和艾滋病防治行动计划的要求,参与艾滋病防治工作,对艾滋病防治工作提供捐赠,对有易感染艾滋病病毒危险行为的人群进行行为干预,对艾滋病病毒感染者、艾滋病病人及其家属提供关怀和救助。

7. 国家鼓励和支持开展与艾滋病预防、诊断、治疗等有关的科学研究,提高艾滋病防治的科学技术水平;鼓励和支持开展传统医药以及传统医药与现代医药相结合防治艾滋病的临床治疗与研究。

国家鼓励和支持开展艾滋病防治工作的国际合作与交流。

8. 县级以上人民政府和政府有关部门对在艾滋病防治工作中做出显著成绩和贡献的单位和个人,给予表彰和奖励。

对因参与艾滋病防治工作或者因执行公务感染艾滋病病毒,以及因此致病、丧失劳动能力或者死亡的人员,按照有关规定给予补助、抚恤。

【经验指导】

1. 艾滋病是指人类免疫缺陷病毒(艾滋病病毒)引起的获得性免疫缺陷综合征。

2. 对吸毒成瘾者的药物维持治疗,是指在批准开办戒毒治疗业务的医疗卫生机构中,选用合适的药物,对吸毒成瘾者进行维持治疗,以减轻对毒品的依赖,减少注射吸毒引起艾滋病病毒的感染和扩散,减少毒品成瘾引起的疾病、死亡和引发的犯罪。

二、艾滋病防治宣传教育

【工作内容】

1. 地方各级人民政府和政府有关部门应当组织开展艾滋病防治以及关怀和不歧视艾滋病病毒感染者、艾滋病病人及其家属的宣传教育,提倡健康文明的生活方式,营造良好的艾滋病防治的社会环境。

2. 地方各级人民政府和政府有关部门应当在车站、码头、机场、公园等公共场所以及旅客列车和从事旅客运输的船舶等公共交通工具显著位置,设置固定的艾滋病防治广告牌或者张贴艾滋病防治公益广告,组织发放艾滋病防治宣传材料。

3. 县级以上人民政府卫生主管部门应当加强艾滋病防治的宣传教育工作,对有关部门、组织和个人开展艾滋病防治的宣传教育工作提供技术支持。

医疗卫生机构应当组织工作人员学习有关艾滋病防治的法律、法规、政策和知识;医务人员在开展艾滋病、性病等相关疾病咨询、诊断和治疗过程中,应当对就诊者进行艾滋病防治的宣传教育。

4. 县级以上人民政府教育主管部门应当指导、督促高等院校、中等职业学校和普通中学将艾滋病防治知识纳入有关课程,开展有关课外教育活动。

高等院校、中等职业学校和普通中学应当组织学生学习艾滋病防治知识。

5. 县级以上人民政府人口和计划生育主管部门应当利用计划生育宣传和技术服务网络,组织开展艾滋病防治的宣传教育。

计划生育技术服务机构向育龄人群提供计划生育技术服务和生殖健康服务时,应当开展艾滋病防治的宣传教育。

6. 县级以上人民政府有关部门和从事劳务中介服务的机构,应当对进城务工人员加强艾滋病防治的宣传教育。

7. 出入境检验检疫机构应当在出入境口岸加强艾滋病防治的宣传教育工作,对出入境人员有针对性地提供艾滋病防治咨询和指导。

8. 国家鼓励和支持妇女联合会、红十字会开展艾滋病防治的宣传教育,将艾滋病防治的宣传教育纳入妇女儿童工作内容,提高妇女预防艾滋病的意识和能力,组织红十字会会员和红十字会志愿者开展艾滋病防治的宣传教育。

9. 地方各级人民政府和政府有关部门应当采取措施,鼓励和支持有关组织和个人对有易感染艾滋病病毒危险行为的人群开展艾滋病防治的咨询、指导和宣传教育。

10. 广播、电视、报刊、互联网等新闻媒体应当开展艾滋病防治的公益宣传。

11. 机关、团体、企业事业单位、个体经济组织应当组织本单位从业人员学习有关艾滋病防治的法律、法规、政策和知识,支持本单位从业人员参与艾滋病防治的宣传教育活动。

12. 县级以上地方人民政府应当在医疗卫生机构开通艾滋病防治咨询服务电话,向公众提供艾滋病防治咨询服务和指导。

三、艾滋病防治预防与控制

【工作内容】

1. 建立健全艾滋病监测网络。

国务院卫生主管部门制定国家艾滋病监测规划和方案。省、自治区、直辖市人民政府卫生主管部门根据国家艾滋病监测规划和方案,制定本行政区域的艾滋病监测计划和工作方案,组织开展艾滋病监测和专题调查,掌握艾滋病疫情变化情况和流行趋势。

疾病预防控制机构负责对艾滋病发生、流行以及影响其发生、流行的因素开展监测活动。

出入境检验检疫机构负责对出入境人员进行艾滋病监测,并将监测结果及时向卫生主管部门报告。

2. 实行艾滋病自愿咨询和自愿检测制度。

县级以上地方人民政府卫生主管部门指定的医疗卫生机构,应当按照国务院卫生主管部门会同国务院其他有关部门制定的艾滋病自愿咨询和检测办法,为自愿接受艾滋病咨询、检测的人员免费提供咨询和初筛检测。

3. 国务院卫生主管部门会同国务院其他有关部门根据预防、控制艾滋病的需要,可以规定应当进行艾滋病检测的情形。

4. 省级以上人民政府卫生主管部门根据医疗卫生机构布局和艾滋病流行情况,按照国家有关规定确定承担艾滋病检测工作的实验室。

国家出入境检验检疫机构按照国务院卫生主管部门规定的标准和规范,确定承担出入境人员艾滋病检测工作的实验室。

5. 县级以上地方人民政府和政府有关部门应当依照有关规定,根据本行政区域艾滋病的流行情况,制定措施,鼓励和支持居民委员会、村民委员会以及其他有关组织和个人推广预防艾滋病的行为干预措施,帮助有易感染艾滋病病毒危险行为的人群改变行为。

有关组织和个人对有易感染艾滋病病毒危险行为的人群实施行为干预措施,应当符合国家艾滋病防治规划和艾滋病防治行动计划的要求。

6. 县级以上人民政府应当建立艾滋病防治工作与禁毒工作的协调机制,组织有关部门落实针对吸毒人群的艾滋病防治措施。

省、自治区、直辖市人民政府卫生、公安和药品监督管理部门应当互相配合,根据本行政区域艾滋病流行和吸毒者的情况,积极稳妥地开展对吸毒成瘾者的药物维持治疗工作,并有计划地实施其他干预措施。

7. 县级以上人民政府卫生、人口和计划生育、工商、药品监督管理、质量监督、检验检疫、广播电影电视等部门应当组织推广使用安全套,建立和完善安全套供应网络。

8. 省、自治区、直辖市人民政府确定的公共场所的经营者应当在公共场所内放置安全套或者设置安全套发售设施。

9. 公共场所的服务人员应当依照《公共场所卫生管理条例》的规定,定期进行相关健康检查,取得健康合格证明;经营者应当查验其健康合格证明,不得允许未取得健康合格证明的人员从事服务工作。

10. 公安、司法行政机关对被依法逮捕、拘留和在监狱中执行刑罚以及被依法收容教育、强制戒毒和劳动教养的艾滋病病毒感染者和艾滋病病人,应当采取相应的防治措施,防止艾滋病传播。

对公安、司法行政机关依照前款规定采取的防治措施,县级以上地方人民政府应当给予经费保障,疾病预防控制机构应当予以技术指导和配合。

11. 对卫生技术人员和在执行公务中可能感染艾滋病病毒的人员,县级以上人民政府卫生主管部门和其他有关部门应当组织开展艾滋病防治知识和专业技能的培训,有关单位应当采取有效的卫生防护措施和医疗保健措施。

12. 医疗卫生机构和出入境检验检疫机构应当按照国务院卫生主管部门的规定,遵守标准防护原则,严格执行操作规程和消毒管理制度,防止发生艾滋病医院感染和医源性感染。

13. 疾病预防控制机构应当按照属地管理的原则,对艾滋病病毒感染者和艾滋病病人进行医学随访。

14. 血站、单采血浆站应当对采集的人体血液、血浆进行艾滋病检测;不得向医疗机构和血液制品生产单位供应未经艾滋病检测或者艾滋病检测阳性的人体血液、血浆。

血液制品生产单位应当在原料血浆投料生产前对每一份血浆进行艾滋病检测;未经艾滋病检测或者艾滋病检测阳性的血浆,不得作为原料血浆投料生产。

医疗机构应当对因应急用血而临时采集的血液进行艾滋病检测,对临床用血艾滋病检测结果进行核查;对未经艾滋病检测、核查或者艾滋病检测阳性的血液,不得采集或者使用。

15. 采集或者使用人体组织、器官、细胞、骨髓等,应当进行艾滋病检测;未经艾滋病检测或者艾滋病检测阳性的,不得采集或者使用。但是,用于艾滋病防治科研、教学的除外。

16. 进口人体血液、血浆、组织、器官、细胞、骨髓等,应当经国务院卫生主管部门批准;进口人体血液制品,应当依照药品管理法的规定,经国务院药品监督管理部门批准,取得进口药品注册证书。

经国务院卫生主管部门批准进口的人体血液、血浆、组织、器官、细胞、骨髓等,应当依照国境卫生检疫法律、行政法规的有关规定,接受出入境检验检疫机构的检疫。未经检疫或者检疫不合格的,不得进口。

17. 艾滋病病毒感染者和艾滋病病人应当履行下列义务:

(1)接受疾病预防控制机构或者出入境检验检疫机构的流行病学调查和指导;

(2)将感染或者发病的事实及时告知与其有性关系者;

(3)就医时,将感染或者发病的事实如实告知接诊医生;

(4)采取必要的防护措施,防止感染他人。

艾滋病病毒感染者和艾滋病病人不得以任何方式故意传播艾滋病。

18. 疾病预防控制机构和出入境检验检疫机构进行艾滋病流行病学调查时,被调查单位和个人应当如实提供有关情况。

未经本人或者其监护人同意,任何单位或者个人不得公开艾滋病病毒感染者、艾滋病病人及其家属的姓名、住址、工作单位、肖像、病史资料以及其他可能推断出其具体身份的信息。

19. 县级以上人民政府卫生主管部门和出入境检验检疫机构可以封存有证据证明可能被艾滋病病毒污染的物品,并予以检验或者进行消毒。经检验,属于被艾滋病病毒污染的物品,应当进行卫生处理或者予以销毁;对未被艾滋病病毒污染的物品或者经消毒后可以使用的物品,应当及时解除封存。

【经验指导】

1. 标准防护原则,是指医务人员将所有病人的血液、其他体液以及被血液、其他体液污染的物品均视为具有传染性的病原物质,医务人员在接触这些物质时,必须采取防护措施。

2. 有易感染艾滋病病毒危险行为的人群,是指有卖淫、嫖娼、多性伴、男性同性性行为、注射吸毒等危险行为的人群。

3. 艾滋病监测,是指连续、系统地收集各类人群中艾滋病(或者艾滋病病毒感染)及其相关因素的分布资料,对这些资料综合分析,为有关部门制定预防控制策略和措施提供及时可靠的信息和依据,并对预防控制措施进行效果评价。

4. 艾滋病检测,是指采用实验室方法对人体血液、其他体液、组织器官、血液衍生物等进行艾滋病病毒、艾滋病病毒抗体及相关免疫指标检测,包括监测、检验检疫、自愿咨询检测、临床诊断、血液及血液制品筛查工作中的艾滋病检测。

四、艾滋病防治的治疗与救助

【工作内容】

1. 医疗机构应当为艾滋病病毒感染者和艾滋病病人提供艾滋病防治咨询、诊断和治疗服务。

医疗机构不得因就诊的病人是艾滋病病毒感染者或者艾滋病病人,推诿或者拒绝对其其他疾病进行治疗。

2. 对确诊的艾滋病病毒感染者和艾滋病病人,医疗卫生机构的工作人员应当将其感染或者发病的事实告知本人;本人为无行为能力人或者限制行为能力人的,应当告知其监护人。

3. 医疗卫生机构应当按照国务院卫生主管部门制定的预防艾滋病母婴传播技术指导方案的规定,对孕产妇提供艾滋病防治咨询和检测,对感染艾滋病病毒的孕产妇及其婴儿,提供预防艾滋病母婴传播的咨询、产前指导、阻断、治疗、产后访视、婴儿随访和检测等服务。

4. 县级以上人民政府应当采取下列艾滋病防治关怀、救助措施:

(1)向农村艾滋病病人和城镇经济困难的艾滋病病人免费提供抗艾滋病病毒治疗药品;

(2)对农村和城镇经济困难的艾滋病病毒感染者、艾滋病病人适当减免抗机会性感染治疗药品的费用;

（3）向接受艾滋病咨询、检测的人员免费提供咨询和初筛检测；

（4）向感染艾滋病病毒的孕产妇免费提供预防艾滋病母婴传播的治疗和咨询。

5. 生活困难的艾滋病病人遗留的孤儿和感染艾滋病病毒的未成年人接受义务教育的，应当免收杂费、书本费；接受学前教育和高中阶段教育的，应当减免学费等相关费用。

6. 县级以上地方人民政府应当对生活困难并符合社会救助条件的艾滋病病毒感染者、艾滋病病人及其家属给予生活救助。

7. 县级以上地方人民政府有关部门应当创造条件，扶持有劳动能力的艾滋病病毒感染者和艾滋病病人从事力所能及的生产和工作。

【经验指导】

行为干预措施，是指能够有效减少艾滋病传播的各种措施，包括：针对经注射吸毒传播艾滋病的美沙酮维持治疗等措施；针对经性传播艾滋病的安全套推广使用措施，以及规范、方便的性病诊疗措施；针对母婴传播艾滋病的抗病毒药物预防和人工代乳品喂养等措施；早期发现感染者和有助于危险行为改变的自愿咨询检测措施；健康教育措施；提高个人防范意识以及减少危险行为的针对性同伴教育措施。

五、艾滋病防治保障措施

【工作内容】

1. 县级以上人民政府应当将艾滋病防治工作纳入国民经济和社会发展规划，加强和完善艾滋病预防、检测、控制、治疗和救助服务网络的建设，建立健全艾滋病防治专业队伍。

各级人民政府应当根据艾滋病防治工作需要，将艾滋病防治经费列入本级财政预算。

2. 县级以上地方人民政府按照本级政府的职责，负责艾滋病预防、控制、监督工作所需经费。

国务院卫生主管部门会同国务院其他有关部门，根据艾滋病流行趋势，确定全国与艾滋病防治相关的宣传、培训、监测、检测、流行病学调查、医疗救治、应急处置以及监督检查等项目。中央财政对在艾滋病流行严重地区和贫困地区实施的艾滋病防治重大项目给予补助。

省、自治区、直辖市人民政府根据本行政区域的艾滋病防治工作需要和艾滋病流行趋势，确定与艾滋病防治相关的项目，并保障项目的实施经费。

3. 县级以上人民政府应当根据艾滋病防治工作需要和艾滋病流行趋势，储备抗艾滋病病毒治疗药品、检测试剂和其他物资。

4. 地方各级人民政府应当制定扶持措施，对有关组织和个人开展艾滋病防治活动提供必要的资金支持和便利条件。有关组织和个人参与艾滋病防治公益事业，依法享受税收优惠。

六、艾滋病防治法律责任

【工作内容】

1. 地方各级人民政府未依照有关规定履行组织、领导、保障艾滋病防治工作职责，或者未采取艾滋病防治和救助措施的，由上级人民政府责令改正，通报批评；造成艾滋病传播、流行或者其他严重后果的,对负有责任的主管人员依法给予行政处分;构成犯罪的,依法追究刑事责任。

2. 县级以上人民政府卫生主管部门违反有关规定,有下列情形之一的,由本级人民政府或者上级人民政府卫生主管部门责令改正,通报批评;造成艾滋病传播、流行或者其他严重后果的,对负有责任的主管人员和其他直接责任人员依法给予行政处分;构成犯罪的,依法追究刑事责任:

(1)未履行艾滋病防治宣传教育职责的;

(2)对有证据证明可能被艾滋病病毒污染的物品,未采取控制措施的;

(3)其他有关失职、渎职行为。

出入境检验检疫机构有前款规定情形的,由其上级主管部门依照本条规定予以处罚。

3. 县级以上人民政府有关部门未依照有关规定履行宣传教育、预防控制职责的,由本级人民政府或者上级人民政府有关部门责令改正,通报批评;造成艾滋病传播、流行或者其他严重后果的,对负有责任的主管人员和其他直接责任人员依法给予行政处分;构成犯罪的,依法追究刑事责任。

4. 医疗卫生机构未依照有关规定履行职责,有下列情形之一的,由县级以上人民政府卫生主管部门责令限期改正,通报批评,给予警告;造成艾滋病传播、流行或者其他严重后果的,对负有责任的主管人员和其他直接责任人员依法给予降级、撤职、开除的处分,并可以依法吊销有关机构或者责任人员的执业许可证件;构成犯罪的,依法追究刑事责任:

(1)未履行艾滋病监测职责的;

(2)未按照规定免费提供咨询和初筛检测的;

(3)对临时应急采集的血液未进行艾滋病检测,对临床用血艾滋病检测结果未进行核查,或者将艾滋病检测阳性的血液用于临床的;

(4)未遵守标准防护原则,或者未执行操作规程和消毒管理制度,发生艾滋病医院感染或者医源性感染的;

(5)未采取有效的卫生防护措施和医疗保健措施的;

(6)推诿、拒绝治疗艾滋病病毒感染者或者艾滋病病人的其他疾病,或者对艾滋病病毒感染者、艾滋病病人未提供咨询、诊断和治疗服务的;

(7)未对艾滋病病毒感染者或者艾滋病病人进行医学随访的;

(8)未按照规定对感染艾滋病病毒的孕产妇及其婴儿提供预防艾滋病母婴传播技术指导的。

出入境检验检疫机构有前款第(1)项、第(4)项、第(5)项规定情形的,由其上级主管部门依照前款规定予以处罚。

5. 医疗卫生机构违反有关规定,公开艾滋病病毒感染者、艾滋病病人或者其家属的信息的,依照传染病防治法的规定予以处罚。

出入境检验检疫机构、计划生育技术服务机构或者其他单位、个人违反有关规定,公开艾滋病病毒感染者、艾滋病病人或者其家属的信息的,由其上级主管部门责令改正,通报批评,给予警告,对负有责任的主管人员和其他直接责任人员依法给予处分;情节严重的,由原发证部门吊销有关机构或者责任人员的执业许可证件。

6. 血站、单采血浆站违反有关规定,有下列情形之一,构成犯罪的,依法追究刑事责任;

尚不构成犯罪的,由县级以上人民政府卫生主管部门依照献血法和《血液制品管理条例》的规定予以处罚;造成艾滋病传播、流行或者其他严重后果的,对负有责任的主管人员和其他直接责任人员依法给予降级、撤职、开除的处分,并可以依法吊销血站、单采血浆站的执业许可证:

(1)对采集的人体血液、血浆未进行艾滋病检测,或者发现艾滋病检测阳性的人体血液、血浆仍然采集的;

(2)将未经艾滋病检测的人体血液、血浆,或者艾滋病检测阳性的人体血液、血浆供应给医疗机构和血液制品生产单位的。

7. 违反《艾滋病防治条例》有关规定采集或者使用人体组织、器官、细胞、骨髓等,由县级人民政府卫生主管部门责令改正,通报批评,给予警告;情节严重的,责令停业整顿,有执业许可证件的,由原发证部门暂扣或者吊销其执业许可证件。

8. 未经国务院卫生主管部门批准进口的人体血液、血浆、组织、器官、细胞、骨髓等,进口口岸出入境检验检疫机构应当禁止入境或者监督销毁。提供、使用未经出入境检验检疫机构检疫的进口人体血液、血浆、组织、器官、细胞、骨髓等的,由县级以上人民政府卫生主管部门没收违法物品以及违法所得,并处违法物品货值金额3倍以上5倍以下的罚款;对负有责任的主管人员和其他直接责任人员由其所在单位或者上级主管部门依法给予处分。

未经国务院药品监督管理部门批准,进口血液制品的,依照药品管理法的规定予以处罚。

9. 血站、单采血浆站、医疗卫生机构和血液制品生产单位违反法律、行政法规的规定,造成他人感染艾滋病病毒的,应当依法承担民事赔偿责任。

10. 公共场所的经营者未查验服务人员的健康合格证明或者允许未取得健康合格证明的人员从事服务工作,省、自治区、直辖市人民政府确定的公共场所的经营者未在公共场所内放置安全套或者设置安全套发售设施的,由县级以上人民政府卫生主管部门责令限期改正,给予警告,可以并处500元以上5 000元以下的罚款;逾期不改正的,责令停业整顿;情节严重的,由原发证部门依法吊销其执业许可证件。

11. 艾滋病病毒感染者或者艾滋病病人故意传播艾滋病的,依法承担民事赔偿责任;构成犯罪的,依法追究刑事责任。

第二节　艾滋病预防

一、预防艾滋病母婴传播工作

【工作内容】

1. 目的

根据国务院《中国预防与控制艾滋病中长期规划》、《中国遏制与防治艾滋病行动计划》、《国务院关于切实加强艾滋病防治工作的通知》以及"四免一关怀"政策的目标和要求,对全国预防艾滋病母婴传播工作提出具体实施要求,规范各项预防措施,建立适合我国国情的、预防艾滋病母婴传播的服务模式,切实有效降低我国艾滋病母婴传播的发生率,提高母亲及婴儿的生活质量。

2. 总目标

通过广泛开展预防艾滋病母婴传播的健康教育活动,预防育龄妇女感染艾滋病,为孕产妇提供预防艾滋病母婴传播服务,支持感染艾滋病病毒的妇女对自己的生殖健康作出知情选择,为儿童及其父母提供关怀、支持和治疗等预防措施,达到提高人群预防艾滋病母婴传播的意识,最大限度地减少艾滋病母婴传播,降低艾滋病对妇女儿童的影响,提高妇女儿童生活质量及生存率的目的。

3. 具体目标

(1)建立适合我国国情的预防艾滋病母婴传播的有效经验、运作模式和服务方式。

(2)培训一支具有预防艾滋病母婴传播服务能力的专业队伍。

(3)开展预防艾滋病母婴传播的健康教育,扩大健康教育覆盖率。

(4)为孕产妇、婚前保健人群提供艾滋病自愿咨询检测服务,覆盖率达到 90％;孕产妇免费艾滋病病毒抗体检测率达 85％。

(5)为艾滋病病毒感染孕产妇提供孕期、分娩期和产后的预防措施服务。艾滋病病毒感染孕产妇抗病毒药物服用率达到 90％,所生婴儿抗病毒药物服用率达到 90％。

(6)艾滋病病毒感染孕产妇所生婴儿人工喂养率达到 90％;12 个月及 18 个月婴儿艾滋病病毒抗体检测率达到 90％。

4. 原则

所有承担孕产期保健及提供助产服务的医疗保健机构,为孕产妇提供预防艾滋病母婴传播的技术服务。

为孕产妇及婚前保健人群提供免费咨询,为孕产妇提供免费的艾滋病病毒抗体检测,为艾滋病病毒感染的孕产妇及所生婴儿提供免费的抗病毒药物治疗。

为艾滋病病毒感染产妇及所生婴儿提供追踪和检测服务。

对孕期未知感染状况的产妇,在产时提供快速的艾滋病病毒抗体检测,以满足预防措施的需要。

所有预防及干预措施要坚持自愿原则,提供服务的机构有责任为服务对象保密。

5. 策略

政府和卫生行政部门应对预防艾滋病母婴传播工作负有主要责任,切实加强对整体工作的领导和监督管理。各相关部门及非政府组织的领导应对预防艾滋病母婴传播工作提供支持。广泛开展社会动员,为预防艾滋病母婴传播工作的顺利实施营造氛围。

预防艾滋病母婴传播工作应与日常妇幼保健服务相结合,充分发挥三级妇幼保健网络的作用,在加强孕产妇产前检查、住院分娩和产后保健及婴儿保健的基础上,建立符合本地区的预防艾滋病母婴传播的服务模式。

卫生行政部门要协调好妇幼卫生、疾病预防及医政等部门间及与外部相关部门的合作,明确并强化妇幼保健系统在预防艾滋病母婴传播工作中的主导地位,整合卫生服务资源,建立综合的预防艾滋病母婴传播咨询、检测、治疗及关怀的服务体系。

为指导预防艾滋病母婴传播工作,卫生部制定预防艾滋病母婴传播工作实施方案。各地区应根据本方案的要求,结合本地区艾滋病流行状况、服务管理体系和卫生资源制定地区实施方案。

二、预防艾滋病母婴传播措施

【工作内容】

1. 管理措施

（1）组织与管理

承担孕产期保健及提供助产服务的医疗保健机构,应对预防艾滋病母婴传播工作进行有效的组织和管理,明确职责、任务和分工,以保证预防艾滋病母婴传播工作的顺利进行。

（2）人员培训

对所有开展孕产期保健及提供助产服务的相关人员进行预防艾滋病母婴传播的知识及服务技能的培训。培训对象包括当地预防艾滋病母婴传播工作主管部门、卫生行政部门及相关机构的管理人员,医疗保健机构管理、妇产科、婚前保健门诊的医生、护士,信息管理、检测等相关人员。

中央级专家技术指导组编写全国统一的培训教材。采取集中和经常性培训相结合的方法,进行国家—省—地(市)—县的逐级培训,尽快改变及提高相关人员的服务理念和技能,不断扩大培训的覆盖面。

（3）规范实验室检测

承担预防艾滋病母婴传播工作的医疗保健机构,应按照《全国艾滋病检测技术规范》的要求,开展艾滋病病毒抗体检测。配备必要的设备和合格的检验人员,严格执行实验室操作常规和制度,根据孕产妇和婴儿的具体情况及机构的实验能力,为孕产妇提供艾滋病病毒抗体的酶联免疫吸附试验(ELISA)或快速检测筛查及确认试验服务。尚不具备检测条件的机构,应积极创造条件或与疾病预防控制部门合作,建立有效、可行的艾滋病病毒抗体检测流程。

（4）预防医源性感染及职业暴露

承担预防艾滋病母婴传播工作的医疗保健机构,应认真贯彻落实世界卫生组织推荐的普遍性防护原则,避免医源性感染及医护人员的职业暴露。为住院分娩的孕产妇提供符合隔离、无菌操作与消毒要求的医疗环境,为艾滋病病毒感染产妇提供必要的隔离设施和助产服务,防止院内感染或交叉感染。

建立职业暴露后应急处理机制,发生职业暴露应及时通知主管领导,与当地的疾病预防控制(卫生防疫)机构取得联系,正确使用预防用药及接受流行病学监测。

（5）建立信息管理系统

承担预防艾滋病母婴传播工作的医疗保健机构,应建立信息资料管理制度。预防艾滋病母婴传播相关资料包括:婚前保健登记、孕产妇产前检查门诊登记、分娩登记、艾滋病检测结果登记和艾滋病病毒感染孕产妇的检测结果报告单、保健手册、病历记录、个案登记卡、随访信息以及各类报表等。

信息的收集、整理和上报应遵照全国艾滋病防治工作要求,做好各类登记、记录,详细收集艾滋病病毒感染孕产妇的信息,指定专人负责,建立严格保密的逐级上报体系。

（6）监督指导与评估

建立国家、省、市(地)、县预防艾滋病母婴传播工作监督指导评估体系。市(地)、县卫生行政部门应根据年度工作计划,定期组织自查和监督指导评估工作。省级卫生行政部门每半年对市县进行监督指导一次,及时解决存在的问题。

国家级技术指导部门负责制定监督指导工作方案,每年组织有关人员到实施现场进行抽查和监督指导,定期督导省级工作的开展,对工作效果做出评价。

督导评估组要及时总结预防艾滋病母婴传播工作的经验,针对问题提出改进意见,撰写总结报告,上报卫生行政部门,必要时向当地政府及相关部门反馈。

2. 预防措施

(1)健康教育

广泛开展多部门参与的健康教育,卫生行政部门和承担孕产期保健及助产服务的医疗保健机构,应协同有关部门(妇联、计生、教育、共青团、文化、公安等)建立预防艾滋病母婴传播的健康教育网络。运用多种媒体扩大健康教育的覆盖人群。通过健康教育活动向孕产妇及家庭、婚前保健人群传递预防艾滋病母婴传播的知识和信息。提高服务人员进行预防艾滋病母婴传播健康教育的能力。开发、制作健康教育材料,在产前门诊、孕妇学校、病房及产房、婚前保健门诊以及村卫生室、学校等多种场所,进行分发及指导使用。

各相关机构要设立预防艾滋病母婴传播咨询热线(或在预防艾滋病咨询热线中加入预防艾滋病母婴传播内容),提供相关的咨询服务。

(2)提供自愿咨询与检测服务

承担孕产期保健及助产服务的医疗保健机构,为婚前保健人群及孕产妇提供多种形式的艾滋病病毒抗体检测前咨询,传递预防艾滋病母婴传播信息;进行危险行为评估;建议并动员婚前保健人群及孕产妇进行 HIV 抗体检测。

按照《全国艾滋病检测技术规范》的要求开展艾滋病病毒抗体检测,应用 ELISA 或快速检测试剂进行艾滋病病毒抗体筛查试验,结果阴性者按照正常孕产妇进行常规保健;结果阳性者换另外一种检测试剂或检测方法再次进行检测,检测结果仍为阳性或不确定者,进行确认试验以明确感染状况。

对艾滋病病毒抗体检测结果阳性者,提供检测后咨询,帮助其分析感染状况,由本人及其家属知情选择妊娠结局。为决定终止妊娠者提供流产服务,给予有效的避孕指导。对选择继续妊娠者,加强孕期保健,动员其住院分娩,及时得到预防艾滋病母婴传播干预措施的服务;同时建议其配偶接受相关的咨询和检测。

对艾滋病病毒抗体检测结果阴性者,也要进行检测后咨询,特别是本人或配偶具有危险行为者,要提供有关艾滋病感染"窗口期"的信息。

对于已经临产的孕产妇,在没有充分的时间进行复测和确认试验的情况下,应及时应用两种不同的快速试剂同时进行检测,两种试剂检测结果均为阴性则视为阴性,正常分娩;任何一种试剂检测结果出现艾滋病病毒抗体阳性反应或两种试剂均出现阳性反应,应暂时按照阳性结果处理,及时告知受检者并进行咨询,在知情同意原则下,采取预防艾滋病母婴传播综合干预措施,产程中及时服用抗病毒药物。如确认结果为阴性,则及时终止已采取的干预措施。

(3)预防应用抗病毒药物

为艾滋病病毒感染的孕产妇免费提供抗逆转录病毒药物。目前推荐使用孕期＋分娩期＋产后新生儿齐多夫定(azt)＋奈韦拉平(维乐命,nvp)联合用药方案:即孕妇自妊娠 28 周开始服用 azt 300 mg,口服,每日 2 次,至临产;分娩过程中每 3 小时 azt 300 mg,口服,至分娩结束;孕产妇临产后加服 nvp 200 mg。婴儿出生后 72 小时内一次性服用 nvp 2 mg/kg(或混悬液 0.2 mL/kg),最多不超过 6 mg(或混悬液 0.6 mL)。新生儿出生后服用 azt 2 mg/kg,每 6 小时 1 次,如果母亲用药时间满 4 周或 4 周以上,婴儿用药 1 周;如果孕妇用药不足 4 周,婴儿用药应持续 6 周。

在没有条件或在孕期/临产前没有应用抗逆转录病毒药物的情况下,采用孕产妇临产后一次性服用 nvp 200 mg,婴儿出生后 72 小时内一次性服用 nvp 2 mg/kg(或混悬液 0.2 mL/kg)的预防用药方案。

选择预防艾滋病母婴传播用药方案时,应充分考虑孕产妇自身、孕产妇及丈夫以往是否应用抗逆转录病毒药物及用药时间,可能产生的耐药性及毒副反应等因素。艾滋病病毒感染孕妇如有抗病毒治疗指征(CD4<250 个细胞/mm³),推荐使用 azt+3tc+nvp 联合用药方案。

(4)艾滋病病毒感染孕妇的保健

为艾滋病病毒感染孕产妇提供产前、产时及产后的常规保健和随访,开展咨询、心理支持和综合关怀服务。

艾滋病病毒感染孕产妇在阴道分娩过程中应尽量避免侧切、人工破膜、使用胎头吸引器或产钳助产、宫内胎儿头皮监测等可能增加艾滋病母婴传播危险的操作。

在有条件的地区,实施择期剖宫产可降低母婴传播的机会。但由于剖宫产可能有较高的并发症发生,目前尚不主张将艾滋病病毒抗体阳性作为剖宫产指征。实施择期剖宫产术时应按照所选方案正确服用抗逆转录病毒药物。

艾滋病病毒感染的妇女产后应纳入当地艾滋病综合防治体系追踪管理。

(5)艾滋病病毒感染产妇所生婴儿的保健

加强对艾滋病病毒感染母亲及其婴儿的关爱,进行喂养指导、常规儿童保健,监测生长发育,预防营养不良,增强体质。

由于母乳喂养可增加艾滋病母婴传播机会,因此,应在充分咨询的基础上,帮助艾滋病病毒感染母亲权衡母乳喂养和人工喂养的利弊,对婴儿出生后的喂养方式做出正确的选择。提倡实施人工喂养,尽量避免母乳喂养,绝对不要混合喂养。

婴儿应于 12 个月进行艾滋病病毒抗体检测,结果阴性则排除感染,纳入正常儿童保健;阳性者继续追踪随访,至 18 个月再次进行艾滋病病毒抗体检测,结果阴性排除感染,纳入正常儿童保健;结果阳性婴儿转入当地艾滋病综合防治系统。

按照正常计划免疫程序给予预防接种。如果婴儿出现艾滋病临床症状,除不接种卡介苗外,应按照正常预防接种程序接种其他疫苗。

3. 信息管理

(1)各地应建立信息管理系统,在严格遵守保密原则的基础上,做好各类登记、记录。

(2)市县级妇幼保健机构负责收集、整理和汇总有关预防艾滋病母婴传播工作的数据,填写"预防艾滋病母婴传播工作月报表",每月 10 日前上报省级妇幼保健机构数据信息管理部门。

(3)各省(自治区)负责艾滋病母婴传播工作的妇幼保健机构要及时汇总本省(自治区)各示范区有关数据,并于每月 15 日前将汇总表格及"艾滋病病毒感染孕产妇/婚检妇女登记卡(保密)"、"艾滋病病毒感染孕产妇登记卡(保密)"及"婴幼儿随访登记表"上报中国疾病预防控制中心妇幼保健中心,并抄报全国艾滋病综合防治示范区管理办公室。

4. 职责与分工

(1)卫生部妇幼保健与社区卫生司在国务院艾滋病工作委员会办公室(设在卫生部)的领导下,负责预防艾滋病母婴传播工作的总体领导和协调。

(2)中国疾病预防控制中心妇幼保健中心在妇社司的领导下承担预防艾滋病母婴传播工作的技术指导,组织国家级专家技术指导组,制定工作计划和实施方案;编写培训教材进行师资培训;对各地工作的开展进行督导检查和工作评价;负责信息收集和分析;组织经验交流和推广;开展预防艾滋病母婴传播相关的科学研究。

(3)各省(自治区、直辖市)卫生行政部门负责本省(区、市)预防艾滋病母婴传播工作的领导、组织和协调工作。省级妇幼卫生行政主管部门负责本省预防艾滋病母婴传播工作的总体领导和协调,对各项相关工作积极组织,抓紧落实。省级妇幼保健机构,承担本省预防艾滋病母婴传播工作的技术指导,组成省级专家技术指导组,对工作的进展进行督导检查;负责本省数据的收集、整理、分析和上报工作。

(4)市县级政府及卫生行政部门负责组织、协调,与本地区妇儿工委、民政等部门积极沟通,争取支持;妇幼保健行政主管部门负责本辖区预防艾滋病母婴传播工作的总体领导和协调;市县级妇幼保健机构负责辖区内预防艾滋病母婴传播工作的技术指导、人员培训、信息收集整理及反馈;定期收集整理预防艾滋病母婴传播的有关信息资料,及时掌握阳性病例的情况并上报。

第四章　婚前保健

第一节　婚前保健服务

一、婚前保健服务内容

是向公民提供优质保健服务,提高生活质量和出生人口素质而制定的婚前保健工作规范。

【工作内容】

1. 婚前医学检查

(1)婚前医学检查项目包括询问病史、体格检查、常规辅助检查和其他特殊检查。①检查女性生殖器官时应做肛门腹壁双合诊,如需做阴道检查,须征得本人或家属同意后进行。除处女膜发育异常外,严禁对其完整性进行描述。对可疑发育异常者,应慎重诊断。②常规辅助检查应进行胸部透视,血常规、尿常规、梅毒筛查,血转氨酶和乙肝表面抗原检测,女性阴道分泌物滴虫、霉菌检查。③其他特殊检查,如乙型肝炎血清学标志检测,淋病、艾滋病、支原体和衣原体检查,精液常规、B型超声、乳腺、染色体检查等,应根据需要或自愿原则确定。

(2)婚前医学检查的主要疾病:①严重遗传性疾病:由于遗传因素先天形成,患者全部或部分丧失自主生活能力,子代再现风险高,医学上认为不宜生育的疾病。②指定传染病:《中华人民共和国传染病防治法》中规定的艾滋病、淋病、梅毒以及医学上认为影响结婚和生育的其他传染病。③有关精神病:精神分裂症、躁狂抑郁型精神病以及其他重型精神病。④其他与婚育有关的疾病,如重要脏器疾病和生殖系统疾病等。

(3)婚前医学检查的转诊:①婚前医学检查实行逐级转诊制度。对不能确诊的疑难病症,应由原婚前医学检查单位填写统一的转诊单,转至设区的市级以上人民政府卫生行政部门指定的医疗保健机构进行确诊。该机构应将确诊结果和检测报告反馈给原婚前医学检查单位。原婚前医学检查单位应根据确诊结果填写"婚前医学检查证明",并保留原始资料。②对婚前医学检查结果有异议的,可申请母婴保健技术鉴定。

(4)医学意见

婚前医学检查单位应向接受婚前医学检查的当事人出具"婚前医学检查证明",并在"医学意见"栏内注明:①双方为直系血亲、三代以内旁系血亲关系,以及医学上认为不宜结婚的疾病,如发现一方或双方患有重度、极重度智力低下,不具有婚姻意识能力;重型精神病,在病情发作期有攻击危害行为的,注明"建议不宜结婚"。②发现医学上认为不宜生育的严重遗传性疾病或其他重要脏器疾病,以及医学上认为不宜生育的疾病的,注明"建议不宜生育"。③发现指定传染病在传染期内、有关精神病在发病期内或其他医学上认为应暂缓结婚的疾病时,注明"建议暂缓结婚";对于婚检发现的可能会终生传染的不在发病期的传染病患者或病原体携带者,在出具婚前检查医学意见时,应向受检者说明情况,提出预防、治疗及采取其他医学措施的意见。若受检者坚持结婚,应充分尊重受检双方的意愿,注明"建议采取医学措施,尊重受检者意愿"。④未发现前款第①、②、③类情况,为婚检时法定允许结婚的情形,注明"未发现医学上不宜结婚的情形"。在出具任何一种医学意见时,婚检医师应当向当事人说明情况,并进行指导。

2. 婚前卫生指导

婚前卫生指导是对准备结婚的男女双方进行的以生殖健康为核心,与结婚和生育有关的保健知识的宣传教育。

(1)婚前卫生指导内容:①有关性保健和性教育;②新婚避孕知识及计划生育指导;③受孕前的准备、环境和疾病对后代影响等孕前保健知识;④遗传病的基本知识;⑤影响婚育的有关疾病的基本知识;⑥其他生殖健康知识。

(2)婚前卫生指导方法:由省级妇幼保健机构根据婚前卫生指导的内容,制定宣传教育材料。婚前保健机构通过多种方法系统地为服务对象进行婚前生殖健康教育,并向婚检对象提供婚前保健宣传资料。宣教时间不少于40分钟,并进行效果评估。

3. 婚前卫生咨询

婚检医师应针对医学检查结果发现的异常情况以及服务对象提出的具体问题进行解答、交换意见、提供信息,帮助受检对象在知情的基础上作出适宜的决定。医师在提出"不宜结婚"、"不宜生育"和"暂缓结婚"等医学意见时,应充分尊重服务对象的意愿,耐心、细致地讲明科学道理,对可能产生的后果给予重点解释,并由受检双方在体检表上签署知情意见。

二、婚前保健服务机构及人员的管理

【工作内容】

1. 婚前医学检查机构与人员的审批

(1)从事婚前医学检查的机构,必须是取得"医疗机构执业许可证"的医疗、保健机构,并经其所在地设区的地(市)级卫生行政部门审查,取得"母婴保健技术服务执业许可证"。在其"医疗机构执业许可证"副本上须予以注明。设立婚前医学检查机构,应当方便公民。从事外国人、港澳台居民和居住在国外的中国公民婚前医学检查的医疗、保健机构,应为具备条件的省级医疗、保健机构。有特殊需要的,需征求省、自治区、直辖市卫生行政部门的意见,同意后可为设区的地(市)级、县级医疗保健机构。

(2)从事婚前医学检查的人员,必须取得"执业医师证书"和"母婴保健技术考核合格证书"。主检医师必须取得主治医师以上技术职称。

2. 婚前保健服务机构基本标准

(1)应是县级以上医疗、保健机构。

(2)房屋要求:分别设置专用的男、女婚前医学检查室,有条件的地区设置专用综合检查室、婚前卫生宣传教育室和咨询室、检验室及其他相关辅助科室。

（3）设备要求：①女婚检室：诊查床、听诊器、血压计、体重计、视力表、色谱仪、叩诊槌（如设有综合检查室，以上设备应放置在综合检查室）、妇科检查床、器械桌、妇科检查器械、手套、臀垫、化验用品、屏风、洗手池、污物桶、消毒物品等。②男婚检室：听诊器、血压计、体重计、视力表、色谱仪、叩诊槌（如设有综合检查室，以上设备应放置在综合检查室）、诊查床、器械桌、睾丸和阴茎测量用具、手套、化验用品、屏风、洗手池、污物桶、消毒物品等。③宣教室：有关生殖健康知识的挂图、模型、放像设备等宣教设施。④咨询室：有男女生殖器官模型、图片等辅助教具及常用避孕药具等。⑤具有开展常规及特殊检查项目的实验室及其他辅助检查设备。从事外国人、港澳台居民和居住在国外的中国公民婚前保健服务的医疗、保健机构应具备检测艾滋病病毒（HIV）的设备及其他条件。

（4）环境要求：婚前保健服务环境应严肃、整洁、安静、温馨，布局合理，方便群众，有利于保护服务对象的隐私，防止交叉感染。在明显位置悬挂"母婴保健技术服务执业许可证"、检查项目和收费标准。

3. 婚前保健服务人员的配备

婚前保健服务机构应根据实际需要，配备数量适宜、符合要求的男、女婚检医师、主检医师和注册护士，合格的检验人员和经过培训的健康教育人员。从事外国人、港澳台居民和居住在国外的中国公民婚前保健服务人员，要具备一定的外语水平。

三、婚前保健服务工作的管理

【工作内容】

1. 服务质量管理

建立健全各项制度，开展人员培训、业务学习、疑难病例讨论和资料统计分析等活动；加强质量控制，提高疾病诊断和医学指导意见的准确率，及服务对象对服务的满意率等。

2. 实验室质量管理

婚前医学检查中的常规检验项目，应按检验科规范的检验方法及质量控制标准进行。检验人员应严守操作规程，出具规范的检验报告。

3. 信息资料管理

（1）婚前保健信息资料由专人负责管理，定期统计、汇总，按卫生部常规统计报表要求，按时逐级上报，并做好信息反馈。

（2）婚前保健机构应建立"婚前医学检查登记本"、"婚前医学检查疾病登记和咨询指导记录本"、"婚前保健业务学习、讨论记录本"等原始本册，并根据记录及时总结经验，查找问题。

（3）婚前医学检查表应妥善保存，对个人隐私保密。

4. "婚前医学检查表"和"婚前医学检查证明"的管理

（1）"婚前医学检查表"及"婚前医学检查证明"分"国内"和"外国人、港澳台居民和居住在国外的中国公民"两种。格式由卫生部统一规定，各省、自治区、直辖市卫生行政部门自行印制。

（2）"婚前医学检查表"是婚前医学检查的原始记录，是出具"婚前医学检查证明"的依据，应逐项完整、认真填写，并妥善管理。"婚前医学检查证明"是法律规定的医学证明之一，其格式由卫生部统一规定,各省、自治区、直辖市卫生行政部门印制。由婚检医师填写,主检医师审核签名,婚检单位加盖婚前医学检查专用章。"婚前医学检查证明"分两联,存根联由婚前保健服务机构存档保存,另一联交受检者。男女双方在结婚登记时,需将"婚前医学检查证明"或"医学鉴定证明"交婚姻登记部门。

(3)"婚前医学检查表"的保存同医疗机构住院病例,保存期一般不得少于 30 年。"婚前医学检查证明"的保存同医疗机构门诊病例,保存期一般不得少于 15 年。婚检机构应逐步以电子病例的方式保存"婚前医学检查表"和"婚前医学检查证明"。

第二节　计划生育管理

一、计划生育工作内容

为了实现人口与经济、社会、资源、环境的协调发展,推行计划生育,维护公民的合法权益,促进家庭幸福、民族繁荣与社会进步,根据宪法,由国务院制定。

【工作内容】

1. 人口发展规划的制定与实施

(1)国务院编制人口发展规划,并将其纳入国民经济和社会发展计划。

县级以上地方各级人民政府根据全国人口发展规划以及上一级人民政府人口发展规划,结合当地实际情况编制本行政区域的人口发展规划,并将其纳入国民经济和社会发展计划。

(2)县级以上各级人民政府根据人口发展规划,制定人口与计划生育实施方案并组织实施。

县级以上各级人民政府计划生育行政部门负责实施人口与计划生育实施方案的日常工作。

乡、民族乡、镇的人民政府和城市街道办事处负责本管辖区域内的人口与计划生育工作,贯彻落实人口与计划生育实施方案。

(3)人口与计划生育实施方案应当规定控制人口数量,加强母婴保健,提高人口素质的措施。

(4)村民委员会、居民委员会应当依法做好计划生育工作。

机关、部队、社会团体、企业事业组织应当做好本单位的计划生育工作。

(5)计划生育、教育、科技、文化、卫生、民政、新闻出版、广播电视等部门应当组织开展人口与计划生育宣传教育。

大众传媒负有开展人口与计划生育的社会公益性宣传的义务。

学校应当在学生中,以符合受教育者特征的适当方式,有计划地开展生理卫生教育、青春期教育或者性健康教育。

(6)流动人口的计划生育工作由其户籍所在地和现居住地的人民政府共同负责管理,以现居住地为主。

(7)国家根据国民经济和社会发展状况逐步提高人口与计划生育经费投入的总体水平。各级人民政府应当保障人口与计划生育工作必要的经费。

各级人民政府应当对贫困地区、少数民族地区开展人口与计划生育工作给予重点扶持。

国家鼓励社会团体、企业事业组织和个人为人口与计划生育工作提供捐助。任何单位和个人不得截留、克扣、挪用人口与计划生育工作费用。

(8)国家鼓励开展人口与计划生育领域的科学研究和对外交流与合作。

2. 生育调节

(1)公民有生育的权利,也有依法实行计划生育的义务,夫妻双方在实行计划生育中负有共同的责任。

(2)国家稳定现行生育政策,鼓励公民晚婚晚育,提倡一对夫妻生育一个子女;符合法律、法规规定条件的,可以要求安排生育第二个子女。具体办法由省、自治区、直辖市人民代表大会或者其常务委员会规定。

少数民族也要实行计划生育,具体办法由省、自治区、直辖市人民代表大会或者其常务委员会规定。

(3)实行计划生育,以避孕为主。

国家创造条件,保障公民知情选择安全、有效、适宜的避孕节育措施。实施避孕节育手术,应当保证受术者的安全。

(4)育龄夫妻应当自觉落实计划生育避孕节育措施,接受计划生育技术服务指导。预防和减少非意愿妊娠。

(5)实行计划生育的育龄夫妻免费享受国家规定的基本项目的计划生育技术服务。前款规定所需经费,按照国家有关规定列入财政预算或者由社会保险予以保障。

(6)禁止歧视、虐待生育女婴的妇女和不育的妇女。禁止歧视、虐待、遗弃女婴。

3. 奖励与社会保障

(1)国家对实行计划生育的夫妻,按照规定给予奖励。

(2)国家建立、健全基本养老保险、基本医疗保险、生育保险和社会福利等社会保障制度,促进计划生育。

国家鼓励保险公司举办有利于计划生育的保险项目。

有条件的地方可根据政府引导、农民自愿的原则,在农村实行多种形式的养老保障办法。

(3)公民晚婚晚育,可以获得延长婚假、生育假的奖励或者其他福利待遇。

(4)妇女怀孕、生育和哺乳期间,按照国家有关规定享受特殊劳动保护并可以获得帮助和补偿。

公民实行计划生育手术,享受国家规定的休假,地方人民政府可以给予奖励。

(5)自愿终身只生育一个子女的夫妻,国家发给"独生子女父母光荣证"。

获得"独生子女父母光荣证"的夫妻,按照国家和省、自治区、直辖市有关规定享受独生子女父母奖励。

法律、法规或者规章规定给予终身只生育一个子女的夫妻奖励的措施中由其所在单位落实的,有关单位应当执行。

独生子女发生意外伤残、死亡,其父母不再生育和收养子女的,地方人民政府应当给予必要的帮助。

(6)地方各级人民政府对农村实行计划生育的家庭发展经济,给予资金、技术、培训等方面的支持、优惠;对实行计划生育的贫困家庭,在扶贫贷款、以工代赈、扶贫项目和社会救济等方面给予优先照顾。

(7)省、自治区、直辖市和较大的市的人民代表大会及其常务委员会或者人民政府可以依据有关法律、行政法规的规定,结合当地实际情况,制定具体奖励办法。

4. 计划生育技术服务

(1)国家建立婚前保健、孕产期保健制度,防止或者减少出生缺陷,提高出生婴儿健康水平。

(2)各级人民政府应当采取措施,保障公民享有计划生育技术服务,提高公民的生殖健康水平。

(3)地方各级人民政府应当合理配置、综合利用卫生资源,建立、健全由计划生育技术服务机构和从事计划生育技术服务的医疗、保健机构组成的计划生育技术服务网络,改善技术服务设施和条件,提高技术服务水平。

(4)计划生育技术服务机构和从事计划生育技术服务的医疗、保健机构应当在各自的职责范围内,针对育龄人群开展人口与计划生育基础知识宣传教育,对已婚育龄妇女开展孕情检查、随访服务工作,承担计划生育、生殖保健的咨询、指导和技术服务。

(5)计划生育技术服务人员应当指导实行计划生育的公民选择安全、有效、适宜的避孕措施。对已生育子女的夫妻,提倡选择长效避孕措施。国家鼓励计划生育新技术、新药具的研究、应用和推广。

(6)严禁利用超声技术和其他技术手段进行非医学需要的胎儿性别鉴定,严禁非医学需要的选择性别的人工终止妊娠。

5. 法律责任

(1)有下列行为之一的,由计划生育行政部门或者卫生行政部门依据职权责令改正,给予警告,没收违法所得;违法所得 1 万元以上的,处违法所得 2 倍以上 6 倍以下的罚款;没有违法所得或者违法所得不足 1 万元的,处 1 万元以上 3 万元以下的罚款;情节严重的,由原发证机关吊销执业证书;构成犯罪的,依法追究刑事责任:

①非法为他人施行计划生育手术的;

②利用超声技术和其他技术手段为他人进行非医学需要的胎儿性别鉴定或者选择性别的人工终止妊娠的;

③实施假节育手术,进行假医学鉴定,出具假计划生育证明的。

(2)伪造、变造、买卖计划生育证明,由计划生育行政部门没收违法所得,违法所得 5 000元以上的,处违法所得 2 倍以上 10 倍以下的罚款;没有违法所得或者违法所得不足 5 000元的,处 5 000 元以上 2 万元以下的罚款;构成犯罪的,依法追究刑事责任。

以不正当手段取得计划生育证明的,由计划生育行政部门取消其计划生育证明;出具证明的单位有过错的,对直接负责的主管人员和其他直接责任人员依法给予行政处分。

(3)计划生育技术服务人员违章操作或者延误抢救、诊治造成严重后果的,依照有关法律、行政法规的规定承担相应的法律责任。

(4)国家机关工作人员在计划生育工作中,有下列行为之一,构成犯罪的,依法追究刑事

责任;尚不构成犯罪的,依法给予行政处分;有违法所得的,没收违法所得:

①侵犯公民人身权、财产权和其他合法权益的;

②滥用职权,玩忽职守,徇私舞弊的;

③索取、收受贿赂的;

④截留、克扣、挪用、贪污计划生育经费或者社会扶养费的;

⑤虚报、瞒报、伪造、篡改或者拒报人口与计划生育统计数据的。

(5)违反规定,不履行协助计划生育管理义务的,由有关地方人民政府责令改正,并给予通报批评;对直接负责的主管人员和其他直接责任人员依法给予行政处分。

(6)不符合有关规定生育子女的公民,应当依法缴纳社会扶养费。

未在规定的期限内足额缴纳应当缴纳的社会抚养费的,自欠缴之日起,按照国家有关规定加收滞纳金;仍不缴纳的,由作出征收决定的计划生育行政部门依法向人民法院申请强制执行。

(7)按照有关规定缴纳社会扶养费的人员,是国家工作人员的,还应当依法给予行政处分,其他人员还应当由其所在单位或者组织给予纪律处分。

(8)拒绝、阻碍计划生育行政部门及其工作人员依法执行公务的,由计划生育行政部门给予批评教育并予以制止;构成违反治安管理行为的,依法给予治安管理处罚;构成犯罪的,依法追究刑事责任。

(9)公民、法人或者其他组织认为行政机关在实施计划生育管理过程中侵犯其合法权益,可以依法申请行政复议或者提起行政诉讼。

二、计划生育技术服务

为了加强对计划生育技术服务工作的管理,控制人口数量,提高人口素质,保障公民的生殖健康权利而制定。

【工作内容】

1. 计划生育技术服务包括计划生育技术指导、咨询以及与计划生育有关的临床医疗服务。

2. 计划生育技术指导、咨询包括下列内容:(1)生殖健康科普宣传、教育、咨询;(2)提供避孕药具及相关的指导、咨询、随访;(3)对已经施行避孕、节育手术和输卵(精)管复通手术的,提供相关的咨询、随访。

3. 县级以上城市从事计划生育技术服务的机构可以在批准的范围内开展下列与计划生育有关的临床医疗服务:(1)避孕和节育的医学检查;(2)计划生育手术并发症和计划生育药具不良反应的诊断、治疗;(3)施行避孕、节育手术和输卵(精)管复通手术;(4)开展围绕生育、节育、不育的其他生殖保健项目。具体项目由国务院计划生育行政部门、卫生行政部门共同规定。

4. 乡级计划生育技术服务机构可以在批准的范围内开展下列计划生育技术服务项目:(1)放置宫内节育器;(2)取出宫内节育器;(3)输卵(精)管结扎术;(4)早期人工终止妊娠术。乡级计划生育技术服务机构开展上述全部或者部分项目的,应当依照计划生育管理的规定,向所在地设区的市级人民政府计划生育行政部门提出申请。设区的市级人民政府计划生育行政部门应当根据其申请的项目,进行逐项审查。对符合计划生育管理规定条件的,应当予以批准,并在其执业许可证上注明获准开展的项目。

5. 乡级计划生育技术服务机构申请开展计划生育管理条例第九条规定的项目,应当具备下列条件:(1)具有1名以上执业医师或者执业助理医师,其中,申请开展输卵(精)管结扎术、早期人工终止妊娠术的,必须具备1名以上执业医师;(2)具有与申请开展的项目相适应的诊疗设备;(3)具有与申请开展的项目相适应的抢救设施、设备、药品和能力,并具有转诊条件;(4)具有保证技术服务安全和服务质量的管理制度;(5)符合与申请开展的项目有关的技术标准和条件。具体的技术标准和条件由国务院卫生行政部门会同国务院计划生育行政部门制定。

6. 各级计划生育行政部门和卫生行政部门应当定期互相通报开展与计划生育有关的临床医疗服务的审批情况。

计划生育技术服务机构开展计划生育管理条例规定以外的其他临床医疗服务,应当依照《医疗机构管理条例》的有关规定进行申请、登记和执业。

7. 因生育病残儿要求再生育的,应当向县级人民政府计划生育行政部门申请医学鉴定,经县级人民政府计划生育行政部门初审同意后,由设区的市级人民政府计划生育行政部门组织医学专家进行医学鉴定;当事人对医学鉴定有异议的,可向省、自治区、直辖市人民政府计划生育行政部门申请再鉴定。省、自治区、直辖市人民政府计划生育行政部门组织的医学鉴定为终局鉴定。具体办法由国务院计划生育行政部门会同国务院卫生行政部门制定。

8. 向公民提供的计划生育技术服务和药具应当安全、有效,符合国家规定的质量技术标准。

9. 国务院计划生育行政部门定期编制并发布计划生育技术、药具目录,指导列入目录的计划生育技术、药具的推广和应用。

10. 开展计划生育科技项目和计划生育国际合作项目,应当经国务院计划生育行政部门审核批准,并接受项目实施地县级以上地方人民政府计划生育行政部门的监督管理。

11. 涉及计划生育技术的广告,其内容应当经省、自治区、直辖市人民政府计划生育行政部门审查同意。

12. 从事计划生育技术服务的机构施行避孕、节育手术、特殊检查或者特殊治疗时,应当征得受术者本人同意,并保证受术者的安全。

13. 任何机构和个人不得进行非医学需要的胎儿性别鉴定或者选择性别的人工终止妊娠。

【经验指导】

1. 计划生育技术服务实行国家指导和个人自愿相结合的原则。公民享有避孕方法的知情选择权。国家保障公民获得适宜的计划生育技术服务的权利。国家向农村实行计划生育的育龄夫妻免费提供避孕、节育技术服务,所需经费由地方财政予以保障。

2. 计划生育行政部门负责管理计划生育技术服务工作。卫生行政等有关部门在各自的职责范围内,配合计划生育行政部门做好计划生育技术服务工作。

3. 计划生育技术服务网络由计划生育技术服务机构和从事计划生育技术服务的医疗、保健机构组成,并纳入区域卫生规划。国家依靠科技进步提高计划生育技术服务质量,鼓励研究、开发、引进和推广计划生育新技术、新药具。

三、计划生育技术服务机构及人员

【工作内容】

1. 从事计划生育技术服务的机构包括计划生育技术服务机构和从事计划生育技术服务的医疗、保健机构。

2. 从事计划生育技术服务的机构,必须符合国务院计划生育行政部门规定的设置标准。

3. 设立计划生育技术服务机构,由设区的市级以上地方人民政府计划生育行政部门批准,发给"计划生育技术服务机构执业许可证",并在"计划生育技术服务机构执业许可证"上注明获准开展的计划生育技术服务项目。

4. 从事计划生育技术服务的医疗、保健机构,由县级以上地方人民政府卫生行政部门审查批准,在其"医疗机构执业许可证"上注明获准开展的计划生育技术服务项目,并向同级计划生育行政部门通报。

5. 乡、镇已有医疗机构的,不再新设立计划生育技术服务机构;但是,医疗机构内必须设有计划生育技术服务科(室),专门从事计划生育技术服务工作。乡、镇既有医疗机构,又有计划生育技术服务机构的,各自在批准的范围内开展计划生育技术服务工作。乡、镇没有医疗机构,需要设立计划生育技术服务机构的,应当依照计划生育管理的规定从严审批。

6. 计划生育技术服务机构从事产前诊断的,应当经省、自治区、直辖市人民政府计划生育行政部门同意后,由同级卫生行政部门审查批准,并报国务院计划生育行政部门和国务院卫生行政部门备案。

从事计划生育技术服务的机构使用辅助生育技术治疗不育症的,由省级以上人民政府卫生行政部门审查批准,并向同级计划生育行政部门通报。使用辅助生育技术治疗不育症的具体管理办法,由国务院卫生行政部门会同国务院计划生育行政部门制定。使用辅助生育技术治疗不育症的技术规范,由国务院卫生行政部门征求国务院计划生育行政部门意见后制定。

7. 从事计划生育技术服务的机构的执业许可证明文件每三年由原批准机关校验一次。

从事计划生育技术服务的机构的执业许可证明文件不得买卖、出借、出租,不得涂改、伪造。

从事计划生育技术服务的机构的执业许可证明文件遗失的,应当自发现执业许可证明文件遗失之日起 30 日内向原发证机关申请补发。

8. 从事计划生育技术服务的机构应当按照批准的业务范围和服务项目执业,并遵守有关法律、行政法规和国务院卫生行政部门制定的医疗技术常规和抢救与转诊制度。

9. 县级以上地方人民政府计划生育行政部门应当对本行政区域内的计划生育技术服务工作进行定期检查。

10. 国家建立避孕药具流通管理制度。具体办法由国务院药品监督管理部门会同国务院计划生育行政部门及其他有关主管部门制定。

11. 计划生育技术服务人员中依据计划生育管理的规定从事与计划生育有关的临床服务人员,应当依照执业医师法和国家有关护士管理的规定,分别取得执业医师、执业助理医师、乡村医生或者护士的资格,并在依照有关规定设立的机构中执业。在计划生育技术服务机构执业的执业医师和执业助理医师应当依照执业医师法的规定向所在地县级以上地方人民政府卫生行政部门申请注册。具体办法由国务院计划生育行政部门、卫生行政部门共同制定。

个体医疗机构不得从事计划生育手术。

12. 计划生育技术服务人员必须按照批准的服务范围、服务项目、手术术种从事计划生育技术服务,遵守与执业有关的法律、法规、规章、技术常规、职业道德规范和管理制度。

四、计划生育技术服务监督管理

【工作内容】

1. 国务院计划生育行政部门负责全国计划生育技术服务的监督管理工作。县级以上地方人民政府计划生育行政部门负责本行政区域内计划生育技术服务的监督管理工作。

县级以上人民政府卫生行政部门依据有关规定,负责对从事计划生育技术服务的医疗、保健机构的监督管理工作。

2. 国家建立计划生育技术服务统计制度和计划生育技术服务事故、计划生育手术并发症和计划生育药具不良反应的鉴定制度和报告制度。

计划生育手术并发症鉴定和管理办法由国务院计划生育行政部门会同国务院卫生行政部门制定。

从事计划生育技术服务的机构发生计划生育技术服务事故,发现计划生育手术并发症和计划生育药具不良反应的,应当在国务院计划生育行政部门规定的时限内同时向所在地人民政府计划生育行政部门和卫生行政部门报告;对计划生育技术服务重大事故、计划生育手术严重的并发症和计划生育药具严重的或者新出现的不良反应,应当同时逐级向上级人民政府计划生育行政部门、卫生行政部门和国务院计划生育行政部门、卫生行政部门报告。

3. 国务院计划生育行政部门会同国务院卫生行政部门汇总、分析计划生育技术服务事故、计划生育手术并发症和计划生育药具不良反应的数据,并应当及时向有关部门通报。国务院计划生育行政部门应当按照国家有关规定及时公布计划生育技术服务重大事故、计划生育手术严重的并发症和计划生育药具严重的或者新出现的不良反应,并可以授权省、自治区、直辖市计划生育行政部门及时公布和通报本行政区域内计划生育技术服务事故、计划生育手术并发症和计划生育药具不良反应。

第三节　药物避孕

一、女用口服药物避孕

【适应证】

要求避孕的健康育龄妇女,无使用甾体避孕药的禁忌证者,均可选用。

【绝对禁忌证】

1. 血栓性静脉炎或血栓栓塞性疾病,深部静脉炎史或静脉血栓栓塞史。

2. 脑血管或心血管疾病。

3. 高血压,血压＞18.7/13.3 kPa(140/100 mmHg)。

4. 确诊或可疑乳腺癌。

5. 确诊或可疑雌激素依赖性肿瘤。

6. 良、恶性肝脏肿瘤。

7. 糖尿病伴肾或视网膜病变及其他心血管病。

8. 肝硬化、肝功能损伤、病毒性肝炎活动期。

9. 妊娠。

10. 产后 6 周以内母乳喂养。

11. 原因不明的阴道异常流血。

12. 吸烟每日≥20 支,特别是年龄≥35 岁的妇女。

13. 严重的偏头痛,有局灶性神经症状。

14. 肾脏疾病,肾功能损伤。

【相对禁忌证】

1. 高血压。

2. 糖尿病但无并发血管性疾病。

3. 高血脂症。

4. 良性乳腺疾病。

5. 胆道疾病。

6. 胆汁淤积症史及妊娠期胆汁淤积症史。

7. 宫颈上皮内瘤变。

8. 年龄≥40 岁。

9. 吸烟但年龄＜35 岁。

10. 严重偏头痛,但无局灶性神经症状。

11. 服用利福平、巴比妥类抗癫痫药,长期服用抗生素或影响肝酶代谢的药物。

12. 各种疾病急性阶段。

13. 哮喘。

14. 抑郁症。

【操作程序】

按药品的剂量、用法口服。

【经验指导】

(一)复方短效口服避孕药

1. 常规口服

(1)避孕药应按时服用,最好固定在每晚睡前,应注意不可随意更改服药时间,以保证避孕效果。

(2)避孕药片潮解或有裂隙时,不宜服用,因为药物的剂量不足,会影响避孕效果或引起不规则子宫出血。

(3)如有呕吐或腹泻,会影响药物的吸收,可能导致避孕失败,宜暂时加用外用避孕药具。

(4)如用抗生素、利福平、苯妥英钠等药物,会降低避孕药的药效。如长期服用这类药物者宜改用其他避孕方法或加大避孕药剂量。

（5）服药妇女应定期随访体检,包括测量血压及乳房检查、妇科检查、宫颈细胞涂片检查。

（6）吸烟妇女服药,应劝告最好戒烟。

（7）服药期间若出现下肢肿胀疼痛、头痛的情况,应及时就医,考虑有无血栓栓塞性疾病或其他血管疾病。

（8）若有视力障碍、复视、视神经乳头水肿、视网膜血管疾病等情况,应立即停药,并做相应检查。

（9）服药妇女有右上腹痛,应考虑做肝脏 B 超,如诊断为与避孕药有关的肝肿瘤,应立即停药并做相应检查。

（10）服药期间避孕失败妊娠,建议终止妊娠。

（11）有相对禁忌证的妇女,服药期间应加强随访,如有异常及时诊治。

2. 漏服药处理

（1）发现漏服 1 片活性药片（含避孕药）,应立即补服遗漏药片,并按原计划服用其后的药片,这样可能在同一天,甚至同一时间服用 2 片药。

（2）开始服药的时间延迟 2 d 或以上,应从即日起开始照常继续服用新包装药物,每日 1 片。服药后的头 7 d 内,应禁欲或采用其他避孕措施。必要时,可考虑采用紧急避孕。

（3）服药后的 7 d 内漏服 2～4 片活性药片,应尽快补服第 1 次漏服的药片,并按原来的方案照常继续服药,每日 1 片,无须采用其他避孕措施。

（4）在服药后的第 15～21 日内漏服 2～4 片活性药片,应尽快补服第 1 次漏服的药片,并按原来的方案照常继续服药,每日 1 片。放弃无活性药片,直接开始服用下一个包装药片。

（5）漏服 5 片或以上活性药片,应尽快补服第 1 次漏服的药片,并按原来的方案照常继续服药,每日 1 片。放弃无活性药片,直接开始服用下一个包装药片。在补服遗漏的药片后的 7 d 内,应禁欲或采取其他避孕措施。必要时,可考虑采用紧急避孕。

（6）漏服 1 片或以上无活性（不含激素）药片,应放弃漏服的无活性药片,照常继续服药,每日 1 片。照常重新开始服用下一个包装药。无须采用其他避孕措施。

（7）国外避孕药物及三相避孕药均采用有星期标志的包装,便于服药者记忆,活性药物均为 21 片,4 个星期为 1 个服药周期。

3. 不良反应及处理

（1）类早孕反应:服药初期少数人出现轻度类早孕反应,如恶心、头晕、乏力、食欲不振、疲倦、呕吐等。这是由于雌激素刺激胃黏膜所致,一般仍可坚持服药,2～3 个月后反应自然减轻或消失。轻症无须处理,恶心较重者可服维生素 B_6 100 mg 及山莨菪碱 10 mg,每日 1～3 次,以防药物对胃肠道刺激,也可加服抗不良反应片。如治疗无效,可停药或改用单纯孕激素的避孕药。

（2）服药期出血:又称突破性出血。多发生在漏服药之后,少数人虽未漏服药也可发生阴道出血。如出血发生在周期的前半期,可能系雌激素不足,可在服避孕药的同时,加服炔雌醇 0.005～0.015 mg,直到服完 22 片为止。如出血发生在周期的后半期,常因孕激素不足,可每晚加服避孕药片 0.5～1 片,直到服完 22 片为止。若出血如月经量,应当作 1 次月经处理,于当日晚上停药,停药后第 5 日,再开始服下 1 个月的避孕药片。

（3）对月经的影响:如能按规定服药,一般服药后月经较规律,经期缩短,经量减少,痛经减轻或消失。因抑制子宫内膜生长,内膜变薄,致经期出血量减少,这是服药后的正常反应,对健康无影响,可不予处理。如经量过少,可在开始服避孕片的同时,每次加服炔雌醇0.005 mg,连续2～3个周期。个别人服药后月经量显著减少,甚至出现停经。如在服药过程中连续停经2个月,应给予停药,改用其他避孕措施。停药后如发生持续性闭经,应查明原因,给予相应治疗。

(二)复方长效口服避孕药

不良反应及处理:

(1)类早孕反应:大多数妇女的类早孕反应比口服短效避孕药重。少数人伴有呕吐、腹泻等较重的反应,多发生在第1～3次服药后。若能坚持服药,随着服药时间的延长,反应会逐渐减少或消失。类早孕反应一般发生在服药后8～12 h,因此,午饭后与抗不良反应片同时服用,能减少不良反应。

(2)白带增多较常见。多发生在服药2～3周期后,并不随服药次数的增多而增加或减少,月经来潮后更明显。这是服用雌激素为主的长效避孕药的特点。可于月经后加服低剂量孕激素如炔诺孕酮0.1 mg或甲睾酮片5 mg,每日1次,连续服7 d。

(3)月经变化:大多数妇女在服药后6～14 d发生撤退性出血。由于第1次服药是在月经周期第5日,所以服第1片后妇女会感到月经周期缩短。但只要按规定服药,一般周期规律,与服药前相似。经期持续天数与服药前相比也无明显变化。大多数妇女月经量无明显变化。部分妇女经量减少,经量减少一般无须处理。短期停经仍可按期服药,但如连续停经2个周期,则须行妇科检查,以除外服药失败而妊娠。如能排除妊娠,可在再次服药的同时,加用孕激素类药物。连续停经3个周期以上则应停药,等待月经自然来潮。停药期间应采用其他避孕措施。

(4)其他少数人有胃痛、头痛、水肿、乳胀、皮疹、面部色素沉着或脱发等。可对症处理,重者应停药。

(三)速效口服避孕药

(1)不良反应及处理:部分人服药后出现胃不适、恶心、呕吐等类早孕反应,或有少量阴道出血等不良反应,处理同短效口服避孕药。

(2)53号抗孕片所含双炔失碳酯具有雌激素活性,哺乳妇女不宜服用。另外,本产品的剂量较大,故不良反应及对下次月经的影响均较其他单纯孕激素的探亲避孕药明显。

二、长效避孕针剂

【适应证】

1. 需采取高效的避孕方法控制生育,并愿意选择注射方式避孕者。

2. 不能耐受或不能坚持服用口服避孕药,及放置IUD易脱落者。

3. 不宜妊娠的慢性病者,注射避孕针对已有疾病无不良影响,并于治疗无相关作用,如结核病、慢性肾脏病和智力低下等。

4. 贫血又需避孕者,对贫血有改善作用。

【绝对禁忌证】

1. 有严重动、静脉性疾病,如血栓病、冠心病、严重高血压等。

2. 以往用口服避孕药出现过严重不良反应,且不清楚是否由雌激素所致。

3. 不明原因的生殖道出血。

4. 糖尿病或糖耐量试验不正常。

5. 确诊或可疑妊娠。

6. 最近有滋养细胞疾病。

7. 停药后1～2个月内计划妊娠。

8. 不愿意或不可能按时接受注射。

9. 甾体激素依赖性恶性肿瘤者,应听取专科医生建议。

【相对禁忌证】

1. 动脉性疾病的风险度较高者(35岁以上吸烟妇女,需用药物控制高血压者)。

2. 活动性肝脏疾病患者。

3. 月经不规则或闭经者。

4. 严重肥胖者。

5. 严重抑郁症者。

6. 近绝经期妇女,因可引起不规则出血导致不必要的诊断性刮宫。

【经验指导】

1. 用药前应仔细向咨询对象说明针剂的优缺点及可能出现的不良反应。

2. 如发生严重头痛、黄疸、视物模糊等症状,应及时就诊。

3. 使用中应定期做乳房检查,出现肿块,立即停药。

4. 首次注射后,须观察15 min以上,无特殊情况方可离开,以防过敏反应。有过敏者应停药。

5. 抽取药液时,应将药物摇匀并吸净。对Ⅰ号避孕针,如发现针药中有固体物析出,可置于热水中,待溶解后摇匀方可使用。

6. 不良反应及处理

(1)经期延长:经期7 d以上者,可口服短效避孕药,每日1～2片,连服至该周期注射避孕针时止。

(2)月经周期缩短:可在下次用药时增加药量。

(3)不规则出血:可酌情加用雌激素或雌孕激素,无效则停药。月经过多药物治疗无效时,可考虑诊断性刮宫。

(4)闭经:处理同短效口服避孕药。

三、单纯孕激素避孕针

【适应证】

1. 健康育龄妇女。

2. 产后哺乳＞6周,产后非哺乳可于产后3周内起用。

3. 年龄35岁以上吸烟者。

4. 有轻度高血压病者。

5. 轻度子宫内膜异位症需避孕者。

6. 其余同复方制剂。

【禁忌证】

同复方长效避孕针。

【经验指导】

1. 用药前应向咨询对象详细说明针剂的优点及可能出现的不良反应,特别是月经紊乱及不规则阴道出血。

2. 哺乳期用药,不良反应少且轻,对乳儿无不良影响,是哺乳期可选择的良好避孕方法。

3. 停药后生育能力恢复较迟。

4. 严格按照适应证和禁忌证选择对象。

5. 重视对使用者的医疗服务,有利于提高注射避孕针的可接受性。

6. 严格按照各种避孕针注射第 1 针和以后注射的间隔时间,否则易造成避孕失败而妊娠。

7. 出血量多者,应排除器质性病变。

8. 注意随访,消除使用者疑虑,并对不良反应作必要的处理。如出现视力异常,应立即停药,并给予相应检查和处理。

9. 不良反应及处理

(1)闭经:强调治疗前咨询,充分解释,随访时消除顾虑。如有其他症状,应做阴道检查及妊娠试验。闭经持久,忧虑较重者,可用 1～2 个短疗程雌激素治疗:复方口服避孕药 1 个周期(21 d);乙炔雌二醇 20～50 μg/d,10～21 d;戊酸雌二醇 1 mg/d,共 10～14 d;环戊丙酸雌二醇 5 mg 肌注。不宜多次周期性使用雌激素。

(2)长期频繁少量出血:咨询解释为主要的治疗方案。有些需辅助治疗,如口服避孕药,每日 1 片,14～21 d,或每日 2～3 片,出血停止后改为每日 1 片,再服 14 d;乙炔雌二醇 50 μg/d,7～21 d;环戊丙酸雌二醇 5 mg 肌注。这些方法仅能选择一种,以使用 1 个疗程为宜。

(3)严重出血:总的治疗方法与长期频繁出血相似,但雌激素剂量要大一些,疗程要长一些。亦可应用大剂量口服孕激素(每日口服安宫黄体酮 5～20 mg,或每 2 小时给炔诺酮 5 mg)或提前重复注射 DMPA。阴道大出血时,可注射环戊丙酸雌二醇 10 mg,可立即止血,并维持数周之久。如阴道大量出血,可间隔 1～2 周,再重复注射,药物无效时,考虑诊刮止血。

(4)月经稀少:无须处理。

(5)体重变化:少数人体重增加,可调整饮食结构,加强体育锻炼,以咨询为主,无须服用药物。个别体重增加过多,一般停药后可逐渐恢复。

(6)其他:如发生严重头痛或偏头痛、复视时,应停药,并立即就诊。必要时,请相关科室医师会诊、检查,并做相应处理。

四、紧急避孕药

【适应证】

1. 未采用任何避孕措施。

2. 避孕方法失败或使用不当。

(1)避孕套破裂、滑脱或使用不当。

(2)口服避孕药漏服 2 片或 2 片以上。

（3）单纯孕激素避孕针注射时间延误 2 周以上，如醋酸甲羟孕酮（DMPA）、庚炔诺酮（NET-EN）。

（4）雌孕激素复合避孕针注射时间延误 3 d 以上，如醋酸甲羟孕酮和 17-α 环戊烷丙酸雌二醇。

（5）阴道隔膜或宫颈帽放置位置不当，破裂，撕脱或取出过早。

（6）体外排精失误，如阴道内或阴道口射精。

（7）外用杀精子药起效前性交。

（8）安全期计算错误，易受孕期禁欲失败。

（9）IUD 脱落。

3. 无可靠避孕方法的妇女遭受性暴力的伤害。

【禁忌证】

1. 已确诊妊娠。紧急避孕药对已成立的妊娠无明显作用。

2. 雌孕激素复合剂和左炔诺孕酮制剂紧急避孕药的禁忌证与单纯孕激素避孕药相似。专用的紧急避孕药剂量小，疗程短，防止意外妊娠的作用大于对身体的潜在不利影响，即使有心血管、肝脏疾患及偏头痛等情况，亦可酌情使用。

【经验指导】

1. **药名和用法**

（1）米非司酮（商品名司米安、后定诺、弗乃尔）：性交后 72 h 内口服 1 片（10 mg 或 25 mg）。

（2）左炔诺孕酮（商品名毓婷、诺爽、保仕婷）：性交后 72 h 内口服 1 片（0.75 mg），12 h 后重复 1 次。

（3）雌孕激素复合剂（Yuzpe 法）：性交后 72 h 内口服乙炔雌二醇 0.1 mg 和炔诺孕酮 1 mg（或左炔诺孕酮 0.5 mg），12 h 后重复一次。也可用复方左炔诺孕酮短效口服避孕药来替代，每片含乙炔雌二醇 0.03 mg、左炔诺孕酮 0.15 mg。性交后 72 h 内口服 4 片，12 h 后再服 4 片。

2. 对紧急避孕失败者应予警惕，除外异位妊娠。

3. 服用紧急避孕药的周期，不应再有无防护措施的性生活，因紧急避孕药对服药后发生的性交无避孕作用。

4. 与常规避孕方法相比，紧急避孕药激素含量大，避孕有效率低，因此不能替代常规避孕方法。服用紧急避孕药后应尽快落实常规避孕措施。

5. 紧急避孕药没有抗 HIV/AIDS 和 STDs 感染的功能，对 STDs 高危人群，应提供何处可获得 STDs 诊治和咨询的信息。

6. **不良反应及处理**

（1）恶心和呕吐：常发生在服药当天，持续时间一般不超过 24 h，通常不必特殊处理。口服药与食物同时服用或睡前服用，可能会减轻症状。如果使用雌孕激素复合剂，可考虑在服药前 1 h 单次口服氯苯甲嗪 50 mg 作为预防。如在服药后 1 h 内呕吐，应补服 1 次。

（2）乳房胀痛、头痛、头晕、乏力：常发生在服药后 1～2 天内，持续时间一般不超过 24 h，通常不必特殊处理。疼痛严重者可用止痛剂对症处理。

（3）不规则子宫出血：通常为点滴状，一般不必特殊处理。但应让服药者了解这不是月经来潮,也不意味着紧急避孕成功,并应做好相应的咨询工作。

(4)月经提前或延迟:仅在小部分妇女中发生。如果月经延迟1周,应行妊娠试验,以明确是否为避孕失败。

五、阴道药环

【适应证】

健康育龄妇女,对孕激素无禁忌证者。

【禁忌证】

1. 子宫脱垂。

2. 阴道前后壁膨出者。

3. 患慢性咳嗽疾患者。

4. 经常便秘,有腹内压增高者。

以上情况放置阴道环容易脱落。

【经验指导】

随着放置时间的延长,不良反应会自然好转或消失。

1. 突破性出血:为主要不良反应,约占7%。月经周期前半期出血,可服炔雌醇0.005~0.01 mg,每晚1次,连服5~6 d;如月经周期后半期出血,可加服短效口服避孕片1号,每晚1片,连服至下次月经前停止。

2. 药环脱落:脱落率约为2%。

3. 白带增多少见。

第四节 计划生育技术

一、终止妊娠手术、结扎手术服务

【工作内容】

1. 从事终止妊娠手术、结扎手术单位房屋、设备和人员配备基本标准

(1)终止妊娠手术室房屋要求:①手术室应设在门诊或病房一端;②手术室的面积与其任务相适应;③室内墙面装有1.5~2米高的瓷砖或用油漆粉刷;有水池;有水磨石或水泥地面,并有倾斜度和下水道;④门窗严密,光线充足,装有纱窗、纱门,应有采暖、降温设备;⑤除手术间外,设缓冲间(更衣、换鞋),并有刷手、敷料准备、污物处理等的地方;⑥设观察室和观察床。

(2)终止妊娠手术设备:①设手术床、器械台、器械敷料柜、负压吸引器、冲洗设备、照明灯等;②紫外线灯、常用消毒药品或制剂;③必备的抢救设施及备用物品[血压计、体温计、听诊器、注射器、输液器、氧气袋(瓶)、抢救药品];④手术包。

(3)结扎手术在综合手术室进行,综合手术室的设施按卫生部颁发标准执行。

(4)其他必备设施：①转送疑难、急重症病人的应急条件(交通工具、电话等)；②供血、配血、输血设备；③供氧、抢救监护条件；④有效消毒设施(高压灭菌锅等)；⑤有关检验等辅助设施。

(5)人员配备：取得"母婴保健技术考核合格证书"的医师。

2. 终止妊娠手术、结扎手术人员标准

(1)工作认真负责,有良好的医德医风。

(2)从事终止妊娠手术、结扎手术的医师,应接受有关专业的技术培训,经卫生行政部门考核合格,并取得"母婴保健技术考核合格证书"。

(3)具有国家认可的中专及以上医学专业学历,已获得医师及以上技术职称,并具有三年以上妇产科或外科临床经验。

二、宫内节育器

(一)宫内节育器放置

【适应证】

1. 育龄妇女自愿要求放置宫内节育器而无禁忌证。

2. 用于紧急避孕,更适于愿继续以宫内节育器(IUD)作为避孕而无禁忌证者。

【禁忌证】

1. 绝对禁忌证

(1)妊娠或妊娠可疑者。

(2)生殖器官炎症,如阴道炎、急性或亚急性宫颈炎、急慢性盆腔炎、性传播性疾病等,未经治疗及未治愈者。

(3)3 个月以内有月经频发、月经过多(左炔诺孕酮-IUD 除外)或不规则阴道出血者。

(4)子宫颈内口过松、重度撕裂(铜固定式 IUD 除外)及重度狭窄者。

(5)子宫脱垂 II°以上者。

(6)生殖器官畸形,如子宫纵隔、双角子宫、双子宫。

(7)子宫腔小于 5.5 cm、大于 9 cm 者(人工流产时、剖宫产后、正常产后和有剖宫产史者放置及铜固定式 IUD 例外)。

(8)人工流产后子宫收缩不良,出血多,有妊娠组织物残留或感染可能者。

(9)产时或剖宫产时胎盘娩出后放置,有潜在感染或出血可能者。

(10)有各种较严重的全身急、慢性疾患。

(11)有铜过敏史者,不能放置载铜节育器。

2. 相对禁忌证

(1)产后 42 天后,如恶露未净或会阴伤口未愈者,应暂缓放置。

(2)葡萄胎史未满 2 年慎用。

(3)有严重痛经者慎用(左炔诺孕酮-IUD 及含消炎痛 IUD 除外)。

(4)生殖器官肿瘤,如子宫肌瘤、卵巢肿瘤等慎用。

(5)中度贫血,Hb<90 g/L 者慎用(左炔诺孕酮-IUD 及含消炎痛 IUD 除外)。

(6)有异位妊娠史者慎用。

【操作程序】

1. 放置时间

(1)月经期第 3 天起至月经干净后 7 天内均可放置,以月经干净后 3~7 天为最佳。

(2)月经延期或哺乳期闭经者,应在排除妊娠后放置。

(3)人工流产负压吸宫术和钳刮术后、中期妊娠引产流产后 24 小时内清宫术后可即时放置。

(4)自然流产正常转经后、药物流产两次正常月经后放置。

(5)产后 42 天恶露已净,会阴伤口已愈合,子宫恢复正常者。

(6)剖宫产半年后放置。

(7)剖宫产或阴道正常分娩胎盘娩出后即时放置。

(8)用于紧急避孕,在无保护性性交后 5 天内放置。

2. 术前准备

(1)询问病史,做体格、妇科检查,及血常规和阴道分泌物检查。特别要了解高危情况,如哺乳、多次人流史、近期人流或剖宫产史、长期服避孕药史等。

(2)做好术前咨询,受术者知情并签署同意书。

(3)测血压、脉搏、体温(术前两次体温相隔 4 小时以上,均在 37.5℃ 以上者暂不放置)。

(4)术前排空小便。

(5)检查手术包和节育器的有效灭菌日期。

3. 放置步骤

(1)手术者穿清洁工作衣,戴帽子、口罩。常规刷手后戴无菌手套。

(2)受术者取膀胱截石位,常规冲洗、消毒外阴及阴道。

(3)常规铺巾:套腿套,垫治疗巾,铺孔巾。

(4)阴道双合诊检查:仔细查明子宫大小、位置、倾屈度及附件情况后,换手套。

(5)窥阴器暴露阴道和宫颈,拭净阴道内积液。

(6)消毒液消毒宫颈及穹隆。

(7)子宫颈钳钳夹宫颈前唇或后唇。

(8)拭净黏液后,用棉签蘸消毒液消毒颈管。

(9)子宫探针沿子宫方向探测宫腔深度,遇有剖宫产史和宫颈管异常时,宜探颈管长度。

(10)根据宫颈口的松紧和选用节育器的种类与大小,决定是否扩张宫颈口。如宫腔形节育器、Y 型节育器、金塑铜环、药铜环 165 等,需扩至 5.5~6 号。

(11)取出选用的节育器:撕开节育器外包装袋,取出节育器。有尾丝者测量尾丝总长度。如使用消毒液浸泡的节育器,需用无菌生理盐水或注射用水冲洗。

(12)将准备放置的节育器告知受术者,并示以实物。

(13)缓缓牵拉宫颈,拉直子宫轴线。

(14)置入节育器。

(15)撤出宫颈钳,拭净血液,取出窥阴器,手术完毕。

4. 术后处置

(1)填写手术记录表。

（2）发宫内节育器随访卡。

（3）告知受术者注意事项：①放置后可能有少量阴道出血及下腹不适感，为正常现象。如出血多、腹痛、发热、白带异常等，应及时就诊。②放置宫内节育器后三个月内，在经期及大便后，应注意宫内节育器是否脱出。③放置带尾丝节育器者，经期不使用阴道棉塞。④一周内不做过重的体力劳动。⑤两周内不宜房事和盆浴，保持外阴清洁。⑥告知放置 IUD 的种类、使用年限、随访时间。

5. 定期随访

了解主诉和月经情况。做妇科检查及节育器定位检查（尾丝判断检查、B 超检查、X 线检查等）。如有异常，给予相应处理。

【经验指导】

1. 术中注意事项

（1）严格无菌操作，在放置 IUD 的过程中，避免进入宫腔的器械和 IUD 等与阴道壁接触。（2）遇宫颈较紧或使用需要扩张宫口的 IUD 时，均需扩张宫口，不能勉强行事。（3）操作轻柔，以防止心脑综合反应。对高危的妇女更宜小心，以防子宫损伤。（4）放置时如感到 IUD 未放至宫腔底部时，应取出重放。（5）放置环型 IUD 时，放环叉应避开环的接头。（6）手术过程中，如遇多量出血、器械落空感、宫腔深度异常、受术者突感下腹疼痛等，应立即停止操作，进一步检查原因，采取相应措施。

2. 宫腔形宫内节育器放置步骤

（1）内藏式放置器放置：①手持宫腔形 IUD 放置器，取水平位，将套管上带有缺口的一方向下。②将内杆向下拉，把 IUD 完全拉入套管内，然后缓缓上推内杆，待内杆上的小钩从缺口处自然脱落后，继续推进内杆（小钩会退入套管）使 IUD 露出套管顶端成圆钝状。③将限位器上缘移到宫腔深度的位置。④置入放置器达宫腔底部，固定内杆，后退套管，IUD 即置入宫腔内。⑤放置器向上顶送 IUD 下缘后，退出放置器。

（2）套管式放置叉放置：①将 IUD 横臂中点的下方嵌入套管的放置叉上，IUD 露在套管外。②将套管叉上的限位器上缘移到宫腔深度的位置。③带 IUD 的放置器沿宫腔方向轻柔通过宫颈口达宫腔底部。④固定内杆，后退外套管，同时内杆向上推出套管叉上的 IUD，IUD 即置入宫腔，退下放置器于近内口处，再用放置器向上顶送 IUD 后，撤出放置器。

3. TCu220c 或 TCu380A 宫内节育器放置步骤

（1）将 T 型 IUD 的双横臂轻轻下折，并将双横臂远端插入放置管内（横臂下折时间不宜超过 3 分钟）。（2）将套管上的限位器上缘移到宫腔深度的位置。（3）将带 IUD 的放置器沿宫腔方向，送达宫腔底部。（4）固定内芯，后退放置套管使 IUD 的横臂脱出套管。（5）再将套管上推 IUD 并稍待片刻，使 IUD 处在宫腔底部。（6）先取出内芯，然后小心取出放置套管。（7）测量阴道内尾丝长度，以核对 IUD 是否放置到位（阴道内尾丝长度＝尾丝总长度＋IUD 长度－宫腔深度）。（8）在宫颈外口 1.5～2 cm 处剪去多余尾丝。记录留置尾丝的长度。

4. 母体乐宫内节育器放置步骤

（1）将 IUD 放置器上的限位器上缘移到宫腔深度的位置。（2）将带有 IUD 的放置管按 IUD 的平面与宫腔平面相同的方向置入宫腔内，直至宫腔底部，等待 1～2 分钟，抽出放置管。(3)放置后,用探针检查宫颈管,以确认 IUD 纵臂末端已进入宫腔。(4)测量阴道内尾丝长度,以核对 IUD 是否放置到位(阴道内尾丝长度＝尾丝总长度＋IUD 长度－宫腔深度)。(5)在宫颈外口 1.5～2 cm 处剪去多余尾丝。记录留置的尾丝长度。

5. Y 型 IUD 放置步骤

(1)将套管式放置器上端弧形口的前后唇置于节育器中心硅胶处,限位器上缘移到宫腔深度的位置。(2)将放置器沿宫腔方向快速通过宫颈内口后,轻轻送达宫腔底部,稍待片刻。(3)固定内芯,后退套管,IUD 即置入宫腔。(4)内芯向上顶送一次后,连同套管一起撤出放置器。

6. 活性环形节育器放置步骤

(1)用一次性放置叉放置:①检查带环的放置叉,环的上缘应处在套管叉上,下缘应被内杆的小钩拉住,环的结头在侧方。②拉下内杆至缺口处,把缺口嵌入套管下缘使环拉成长椭圆形,便于放置。③将带环的放置叉上的限位器上缘移到宫腔深度的位置。④将放置叉上的环轻轻置入宫腔达宫底。⑤上推内杆,使环的下缘从内杆钩上脱落。⑥后退放置器至近宫颈内口处,上推环的下缘,使环保持靠近宫底部后退出放置器。

(2)金属放环叉放置:①避开环的结头,将环装在叉上。②将放置叉上的限位器移到宫腔深度的位置。③沿宫腔方向将叉偏水平位通过宫颈后转正,将环送达宫底。④然后将放置叉退至子宫内口处,再推环下缘保持靠近宫底部后退出放置器。

7. VCu200 放置步骤

(1)将已安装节育器的放置器上的限位器上缘移到宫腔深度的位置。(2)沿子宫方向置入放置器达宫底(注意使 IUD 平面和宫腔平面一致)。(3)固定内芯,后退套管。(4)先退出内芯,后取出放置套管。(5)测量阴道内尾丝长度,以核对 IUD 是否放置到位(阴道内尾丝长度＝尾丝总长度－宫腔深度)。(6)宫颈口外 1.5 cm 处剪去多余尾丝。记录留置的尾丝长度。

8. 左炔诺孕酮 IUD(曼月乐 IUD)放置步骤

(1)取出带 IUD 的放置套管,缓慢而持续地牵拉尾丝,使 IUD 的横臂向内合拢而牵入套管内,直至横臂顶端的结节处在套管口。(2)在套管下方拉直尾丝,置入内芯。(3)移动限位器上缘到宫腔深度位置(限位器和横臂均保持水平位)。(4)持放置器轻柔通过宫颈管入宫腔,直至限位器上缘。(5)固定内杆,后退套管至内杆有槽处,使节育器在宫腔内展开横臂。(6)再同时将套管和内杆轻缓地向宫腔推进,直至限位器上缘。(7)固定内杆的环形尾端,后退套管触及尾环止。(8)固定套管退出内杆后小心地退出套管。(9)测量阴道内尾丝长度,以核对 IUD 是否放置到位(阴道内尾丝长度＝尾丝总长度＋IUD 长度－宫腔深度)。(10)在宫颈口外 2 cm 处剪去多余尾丝。记录留置的尾丝长度。

9. 铜固定式 IUD(吉妮 IUD)放置步骤

(1)用食、中、拇三指稳稳把持套管末端和内芯避免移动,从放置系统中取出。(2)检查 IUD 顶端的线结是否挂在内芯尖端上,尾丝是否紧扣在内芯的柄上,然后移动限位器上缘到宫腔深度位置。(3)持放置器轻柔通过宫颈管入宫腔,直至宫底正中。(4)一手持套管紧紧顶住宫底,另一手持内芯柄向宫底肌层刺入 1 cm。(5)松解内芯上的尾丝后,轻轻退出内芯,然后退出套管。(6)轻拉尾丝有阻力,说明 IUD 已置入肌层。(7)测量阴道内尾丝长度,以核对 IUD 是否放置到位(阴道内尾丝长度＝尼龙丝总长度－宫腔深度－1 cm)。(8)在宫颈口外 1.5～2 cm 处或宫颈外口内剪去多余尾丝。记录留置的尾丝长度。

(二)宫内节育器取出

【适应证】

1. 因副反应或并发症需取出者。

2. 带器妊娠者(包括带器宫内妊娠或异位妊娠)。

3. 要求改用其他避孕方法或绝育者。

4. 围绝经期月经紊乱、闭经半年以上者。

5. 到期根据实情需要更换者。

6. 计划妊娠或不需继续避孕者。

【禁忌证】

1. 全身情况不良或处于疾病急性期者暂不取,待好转后再取。

2. 并发生殖道炎症时,需在抗感染治疗后再取节育器,情况严重者可在积极抗感染的同时取出节育器。

【操作程序】

1. 取出时间

(1)以月经干净后 7 天内为宜。

(2)如因子宫出血而需取出者,则随时可取,并酌情同时做诊断性刮宫,刮出物应送病理检查。术后给予抗生素治疗。

(3)月经失调者,可在经前取器,并作诊断性刮宫,同时取内膜送病理检查。

(4)因带器早期妊娠需做人工流产者,应取出节育器,可根据节育器所在部位,先取器后吸宫或先吸宫后取器。带器中、晚期妊娠应在胎儿、胎盘娩出时检查 IUD 是否随之排出,如未排出者,可在产后 3 月或转经后再取。

(5)带器异位妊娠,应在术后出院前取出节育器。并发内出血、失血性休克者可在下次转经后取出。

(6)更换 IUD 者,可在取出 IUD 后立即另换一个新 IUD(因症取出除外),或于取出后待正常转经后再放置。

2. 术前准备

(1)术前咨询,了解取器原因。受术者知情并签署同意书。

(2)取器前,应对 IUD 作定位诊断(如尾丝判断检查、超声检查、X 线透视等)。尽可能了解 IUD 的种类。

(3)做妇科检查及阴道分泌物常规检查。

(4)测血压、脉搏、体温。

(5)术前排空膀胱。

(6)绝经时间较长者的取器,估计取器有一定困难,需在有条件的计划生育技术服务机构和医疗保健机构取器。必要时在取器前行宫颈准备,改善宫颈条件后再取 IUD。

3. 操作步骤

无尾丝 IUD:

(1)手术者穿清洁工作衣,戴帽子、口罩,常规刷手后戴无菌手套。

(2)受术者取膀胱截石位,常规冲洗、消毒外阴及阴道。

(3)常规铺巾:套腿套,垫治疗巾,铺孔巾。

(4)阴道双合诊检查:仔细查明子宫大小、位置、倾屈度及附件情况后,换手套。

(5)窥阴器暴露阴道和宫颈,拭净阴道内积液。

(6)消毒液消毒宫颈及穹隆。

(7)子宫颈钳钳夹宫颈前唇或后唇。

(8)拭净黏液后,用棉签蘸消毒液消毒颈管。

(9)探针探查宫腔深度,同时轻轻探查 IUD 在宫腔内的位置。

(10)视宫口情况和所用 IUD,酌情扩张宫口。

(11)用取出器(取环钩或取器钳)勾住 IUD 的下缘或钳住 IUD 的任何部位轻轻拉出,如遇困难,必须扩张宫口,切勿强拉,以免损伤宫壁。

(12)必要时将带出的子宫内膜送病理检查。

(13)环形节育器部分嵌顿肌壁内可拉丝,剪断后取出。

(14)如节育器嵌顿、断裂、残留,可用特殊取出器夹取或在 B 超监导下取出,亦可在宫腔镜下取出。

(15)节育器异位于子宫外,需在腹腔镜下或进行开腹手术取出。

有尾丝的 IUD:

(1)至(8)同无尾丝 IUD 放置术。

(9)用钳或镊子在近宫颈外口处夹住尾丝,轻轻向外牵拉取出 IUD。

(10)如尾丝已断,按无尾丝 IUD 取出法取出。

(11)T 型节育器横、纵臂嵌顿颈管造成取出困难时,可酌情扩张宫口,用止血钳或填塞钳夹住 T 型节育器纵臂向宫腔内推入约 1 cm,边旋转后即可顺利取出。

4. 术后处置

(1)填写手术记录表。

(2)告知受术者注意事项:①两周内禁止性交及盆浴;②需继续避孕者,应落实避孕措施。

三、皮下埋植剂

(一)皮下埋植剂放置

【适应证】

1. 需要长期避孕妇女。

2. 应用宫内节育器反复脱落或带器妊娠者。

3. 生殖道畸形不宜放置宫内节育器者。

4. 对服用含雌激素避孕药有禁忌证者。

5. 应用口服避孕药难以坚持者。

6. 已生子女,需要长期避孕而不适宜绝育术或对绝育有顾虑者。

40 岁以下健康育龄妇女而无禁忌证者,特别适用。

【禁忌证】

1. 绝对禁忌证

（1）妊娠或可疑妊娠者。

（2）患有急慢性肝炎、肾炎、肝肾功能异常者。

（3）缺血性或瓣膜性心脏病，有并发症者。

（4）生殖器官或全身其他器官有恶性肿瘤者。

（5）不明原因不规则阴道出血者。

（6）脑血管意外史，高血脂者。

（7）高血压患者。

（8）糖尿病有并发症者。

（9）内分泌系统疾患者。

（10）患有严重的静脉曲张、血栓或栓塞性疾病史者。

（11）凝血障碍或严重贫血者（特别是镰状细胞贫血）。

（12）频发性偏头痛及严重头痛者。

（13）因病服用巴比妥类、抗癫痫类、利福平、苯妥英钠或四环素族抗生素等药物者。

2．相对禁忌证

（1）癫痫病患者。

（2）精神抑郁症者。

（3）胆囊疾病或胆汁淤积症者。

（4）患生殖器官良性肿瘤、良性乳腺疾病、乳腺纤维瘤者。

（5）有明显糖尿病家族史者。

【操作程序】

1．术前准备

（1）术前咨询：说明优缺点，介绍可能发生不规则出血、闭经等副反应。受术者知情并签署同意书。

（2）询问病史。

（3）体格检查：包括测体重、血压，心肺听诊，乳房和盆腔检查。

（4）做血常规、盆腔 B 超检查，有条件做宫颈防癌刮片。

（5）填写皮下埋植避孕法接纳和手术记录表，安排手术日期。

2．埋植剂种类

目前推广应用的为左炔诺孕酮硅胶棒埋植剂Ⅰ型（6根）、左炔诺孕酮硅胶棒埋植剂Ⅱ型（2根）。

3．埋植时间

（1）月经来潮第 1～7 天内。

（2）人工流产术后（确保无妊娠组织残留）立即埋植。

（3）产后月经未转经者，应排除妊娠后埋植。

4．埋植部位

以左上臂内侧为宜，左利者埋于右上臂内侧。

5．麻醉

可选用 0.5％利多卡因局部浸润麻醉。如采用普鲁卡因麻醉者，术前需做过敏试验。

6．操作步骤

（1）受术者取平卧位，左（右）手臂外展外旋平放于托板上。

（2）术者戴帽子、口罩，穿清洁手术衣。

（3）打开消毒手术包，术者戴无菌手套，以无菌纱布擦净手套上的滑石粉。

（4）用 2.5% 碘酒和 75% 酒精或用碘伏消毒上臂皮肤，铺上消毒孔巾。

（5）打开皮下埋植剂的包装，置于手术台消毒巾上，清点埋植剂数目。

（6）肘关节上 6～8 cm 处以 5 号针头行扇形浸润麻醉。

（7）用尖刀切开皮肤，长 2～3 mm。

（8）认清套管针的刻度，斜向刺入皮下组织内，轻轻将皮肤挑起，向扇形的一侧推进达第二或第三刻度处（视皮下埋植剂的类型而定），拔出针芯，放入一根埋植剂，用针芯将其推送到遇阻力时停止并固定针芯，后退套管达第一刻度处，针头以 15 度角向外侧移动，固定第一根埋植剂。再行第 2 次穿刺，同法推送埋植剂。6 根型则呈 75 度角扇形排列，2 根型则呈 45 度角排列。

（9）放置完毕拔出套管针，酒精消毒后以创可贴封闭切口，外覆盖纱布再用绷带包扎。

7. 术后处置

（1）填写手术记录表。

（2）告知受术者注意事项：①加压包扎者术后 4～6 小时自行松解绷带。②3 天后取下绷带和纱布，第 5 天取下创可贴。7 天内保持伤口干燥，不浸水。③伤口局部可能出现肿胀、疼痛和轻度皮下淤血，无须特殊处理。④术后可进行日常活动。⑤告知定期随访。随访时应填写皮下埋植避孕法随访记录表。

（3）告知受术者应随时就诊的情况：①可疑妊娠或已确诊为妊娠；②局部肿胀、淤血、感染或埋植物脱出；③持续性阴道多量出血；④下腹部剧烈疼痛或可疑异位妊娠；⑤严重头疼、黄疸、乳房肿块、高血压或视觉障碍等特殊症状；⑥到期取出或因各种原因提前取出者，应到原埋植单位或开展皮下埋植手术的单位施行手术。

【经验指导】

1. 麻醉剂注入真皮皮下组织内，分离真皮与皮下组织。

2. 套管针行进时，应将皮肤轻轻挑起，保证埋植于紧贴真皮下的皮下组织内，避免误入深皮下组织或肌层。

3. 穿刺中如遇阻力应改变方向，不可强行穿刺。

4. 每做下一次穿刺时，左手食指固定已植入的前一根胶棒，避免重叠或将其刺破。

5. 后退套管必须固定针芯，以免胶棒移位。

6. 术中若发现皮下出血较多，术毕应用绷带加压包扎压迫止血。

（二）皮下埋植剂取出

【适应证】

1. 埋植剂使用期已满。

2. 计划妊娠。

3. 改换避孕措施。

4. 不需要继续避孕。

5. 因副反应要求取出。

6. 避孕失败。

7. 身体患有其他疾病不宜继续使用者。

【禁忌证】

1. 患病急性期(因皮下埋植剂引起严重不良反应除外),需待治愈或病情稳定后再取。

2. 局部皮肤感染时先控制感染后再取,如因埋植剂引起的感染需在抗感染同时立即取出埋植剂。

【操作程序】

1. 术前准备

(1)术前咨询并了解取出原因。受术者知情并签署同意书。

(2)体格检查:测体重、血压,心肺听诊,乳房和盆腔检查。

2. 操作步骤

(1)体位与埋植术相同。

(2)摸清胶棒的分布及深浅。

(3)在胶棒切口端的下方注入麻醉剂2～3 mL,使胶棒切口端上举接近皮肤表面。

(4)于胶棒切口端根部或原切口处切开皮肤,长3～4 mm。

(5)左手指将接近切口的一根胶棒推向切口,暴露末端,用小弯血管钳夹住,钝或锐性剥离胶棒表面的纤维,胶棒外露后再用另一把小弯钳将其抽出。同法再取其余胶棒,直至全部取出。如胶棒不易推向切口处,分离纤维膜后抽出。

(6)局部消毒后用创可贴封闭伤口,纱布和绷带包扎压迫止血。

3. 术后处置

(1)填写手术记录表。

(2)告知受术者注意事项:①5天后取下创可贴,7天内保持局部干燥,不浸水;②如需避孕者给予指导;③取出术后3～6个月随访1次,了解月经情况,计划妊娠者记录妊娠时间和妊娠结局。

【经验指导】

1. 钳夹时一定要夹住胶棒末端,避免胶囊壁断裂,造成取出困难。

2. 取出困难时,不要勉强,必要时可行第二切口,或等6～8周后再行取出术。

3. 全部取出后清点埋植剂根数,核对每根长度,并记录埋植剂的外观和有无缺损。

4. 皮下埋植剂放置后,如果发生如下情况应立即取出:(1)首次发生偏头痛型的头痛;(2)反复发生异常剧烈的头痛;(3)急性视觉障碍;(4)血栓性静脉炎或血栓栓塞症;(5)长期因病卧床不起;(6)肝病症状;(7)明显的血压增高;(8)意外妊娠;(9)可疑异位妊娠。

四、输卵管结扎术常规

【适应证】

1. 已婚妇女自愿要求输卵管结扎术而无禁忌证。

2. 因某种疾病如心脏病、肾脏病、严重遗传病等不宜妊娠者。

【禁忌证】

1. 有感染情况,如腹部皮肤感染、产时产后感染、盆腔炎等。

2. 全身情况虚弱,不能经受手术者,如产后出血、贫血、休克、心力衰竭和其他疾患的急性阶段。

3. 24 小时内测量体温两次,间隔 4 小时,均在 37.5 ℃ 以上者,应暂缓。

4. 严重的神经官能症者。

【操作程序】

1. 手术时间

(1)以月经后 3～7 天为宜,应尽量避免在排卵后或月经期进行。

(2)分娩后、中期妊娠引产流产后、人流后(不适用银夹法)。

(3)自然流产正常转经后、药物流产两次正常月经后。

(4)哺乳期闭经排除妊娠后。

(5)取出宫内节育器后。

(6)剖宫产、小剖宫产或其他开腹手术(有感染可能的手术除外)同时。

(7)妊娠或带器者要求绝育,必须先终止妊娠或取出节育器,然后进行输卵管结扎。

2. 术前准备

(1)做好术前咨询。夫妻双方知情,签署同意书。

(2)详细询问病史。注意有无腹部手术史。

(3)做体格检查,包括测血压、脉搏、体温,心肺听诊及妇科检查。必要时查宫颈防癌刮片,1 年内检查正常者可免做。

(4)查血、尿常规及出凝血时间。做肝功能、乙型肝炎病毒表面抗原及其他检查。必要时胸透。术前应完成病历记录。

(5)采用普鲁卡因麻醉者应作皮试。

(6)腹部备皮,包括脐部处理。

(7)临术前排空膀胱,注意有无残余尿。

(8)必要时术前半小时至 1 小时给予镇静剂。

(9)术前空腹或进食 4 小时后。

3. 手术准备

(1)手术必须在手术室进行。

(2)手术者应戴帽子、口罩,常规刷手后穿无菌衣及戴无菌手套。

(3)受术者取平卧位,或头低臀高位。

(4)用 2.5％碘酒及 75％酒精或碘伏消毒皮肤。

(5)消毒范围:上达剑突下水平,下至阴阜、耻骨联合及腹股沟以下,并至大腿上 1/3 处,两侧达腋中线。

(6)用无菌巾遮盖腹部,露出手术视野,并罩以无菌大单。

4. 麻醉

(1)切口部位注射 0.5％～1％普鲁卡因作局部浸润麻醉,亦可选用 0.5％利多卡因。

(2)也可酌情选用其他麻醉方法。

5. 操作步骤

(1)以选择纵切口为宜,也可选用横切口,长度约 2～3 cm。产后结扎者,明确宫底的高度,产后子宫过软的,轻轻按摩使之变硬,切口上缘在宫底下二横指。月经后结扎者,切口下缘距耻骨联合(上缘)二横指即 3～4 cm 处。

(2)逐层切开皮肤、皮下脂肪,剪开腹直肌前鞘,钝性分离腹直肌,提取腹膜。

(3)避开膀胱和血管,避免钳夹腹膜下肠管,确认为腹膜,将其切开后进入腹腔。

(4)寻找输卵管要稳、准、轻,可采取以下方法提取输卵管。①指板法:如子宫为后位,先复到前位。用食指进入腹腔触及子宫,沿子宫角部滑向输卵管后方,再将压板放入,将输卵管置于手指与压板之间,共同滑向输卵管壶腹部,再一同轻轻取出。②吊钩法:将吊钩沿腹前壁经膀胱子宫陷凹,吊钩背部紧贴子宫前壁,滑至宫底部后方,然后向一侧输卵管滑去,勾住输卵管壶腹部后,轻轻提起,在直视下,用无齿镊夹住输卵管并轻轻提出。如吊钩提起时感觉太紧,可能勾住卵巢韧带,如太松可能勾住肠曲。③卵圆钳夹取法:如子宫后位,先复到前位。用无齿无扣弯头卵圆钳进腹腔后,沿前腹壁下经膀胱子宫陷凹滑过子宫体前壁至子宫角处,然后分开卵圆钳二叶,滑向输卵管,向内旋转 90°,虚夹住输卵管壶腹部,并提出输卵管。

(5)提出的输卵管均需追溯到伞端,确定输卵管无误,常规检查双侧卵巢。

(6)阻断输卵管方法,可根据各地经验,但必须力求方法有效、简单,并发症少。

(7)以同样方法结扎对侧输卵管。

(8)检查腹腔内、腹壁各层有无出血、血肿及组织损伤。

(9)清点纱布和器械无误关闭腹腔,用丝线逐层缝合腹壁。

(10)用无菌纱布覆盖伤口。

6. 术后处置

(1)填写手术记录表。

(2)酌情给予抗生素预防感染。

(3)受术者应住院观察,如有异常情况及时处理。

(4)术后 5 天拆线。

(5)术后告知受术者术后注意事项:①鼓励早期下床活动。②保持手术部位清洁卫生,2周内不宜房事,流产后、产后绝育者 1 月内不宜房事。③休假内不宜进行体力劳动或剧烈运动。

7. 随访时间和内容

(1)术后 3 月内随诊一次,以后可结合妇科普查进行随访。

(2)随访内容:手术效果、一般症状、月经情况(周期、经量、痛经)、手术切口、盆腔检查及有关其他器官的检查。

【经验指导】

1. 严格注意无菌操作,以防感染。出血点结扎仔细,以防出血或血肿形成。

2. 手术时思想应高度集中,术中应避免因言语不当造成对受术者的不良刺激。

3. 不要盲目追求小切口,一刀切开全层。

4. 操作要稳、准、轻、细,防止损伤输卵管系膜、血管、肠管、膀胱或其他脏器。

5. 寻找输卵管必须追溯到伞端,以免误扎。结扎线应松紧适宜,避免造成输卵管瘘或滑脱。

6. 关闭腹腔前应核对器械、纱布数目,严防异物遗留腹腔。

7. 结扎术与阑尾切除术不宜同时进行。

8. 阻断输卵管方法

(1)抽芯近端包埋法:用两把组织钳将输卵管峡部提起,两钳距离为2～3.0 cm。选择峡部无血管区,先在浆膜下注射少量生理盐水,使浆膜层浮起,再将该部浆膜切开,游离出输卵管后,用两把蚊式钳夹住两端,中间切除1～1.5 cm,用4号丝线分别结扎两断端,远端同时环绕结扎浆膜层,用0号丝线将近端包埋缝合于输卵管浆膜内。

(2)银夹法:将银夹安放在放置钳上,钳嘴对准提起的输卵管峡部,使峡部横径全部进入银夹的二臂环抱之中,缓缓紧压钳柄,压迫夹的上下臂,使银夹紧压在输卵管上,持续压迫1～2秒钟然后放开上夹钳,检查银夹是否平整地夹在输卵管上。

(3)输卵管折叠结扎切断法(普氏改良法):此法仅在上述方法不能施行时采用。①以一把鼠齿钳提起输卵管峡部,使之折叠。②在距顶端1.5 cm处用血管钳压挫输卵管1分钟。③用7号丝线穿过系膜,于压挫处先结扎近侧输卵管,后环绕结扎远侧,必要时再环绕结扎近侧。

(4)在结扎线上方剪去约1 cm长的一段输卵管。

五、输精管结扎术常规

【适应证】

已婚男子自愿要求输精管结扎术而无禁忌证者。

【禁忌证】

1. 出血性疾病、精神病、明显神经症、各种疾病急性期和其他严重慢性病。

2. 泌尿生殖系统炎症,如阴囊炎症、湿疹、淋巴水肿等尚未治愈。

3. 腹股沟斜疝、鞘膜积液、严重的精索静脉曲张等阴囊内疾病。但如受术者同意,可在手术治疗上述疾病时行输精管结扎术。

4. 性功能障碍。

【操作程序】

1. 术前准备

(1)做好术前咨询,解除思想上的各种疑虑,夫妻双方知情,签署同意书。

(2)询问有关病史,做全身体检及局部检查。查血常规、尿常规、出凝血时间,必要时作其他相关检查。

(3)对采用普鲁卡因麻醉者,术前应作皮试。

(4)阴部备皮后,用温水、肥皂清洗阴囊、阴茎、下腹及会阴。

2. 操作步骤

(1)术者穿刷手衣裤,戴帽子、口罩。常规刷手后,戴无菌手套。

(2)橡皮筋悬吊固定阴茎后,用碘伏或其他刺激性小的消毒液消毒手术野。

(3)在阴囊下垫消毒手术巾,使阴囊和肛门区隔开。铺无菌孔巾,仅露阴囊于孔巾外。

(4)用手指将输精管固定于阴囊皮下。

(5)选择阴囊血管稀少区,用1％～2％利多卡因或普鲁卡因行阴囊手术入口处皮肤浸润麻醉及精索阻滞麻醉,每侧2.5 mL。

(6)用拇食指挤压麻药皮丘以减轻皮肤肿胀。

(7)输精管结扎法：常用直视钳穿法和传统方法。

(8)同法进行对侧结扎术。

(9)皮肤伤口用创可贴或覆盖无菌纱布以胶布固定。

3. 术后处置

(1)填写手术记录表。

(2)观察2小时，检查局部无出血等异常情况，方可离去。

(3)告知受术者注意事项：①1周内避免体力劳动和剧烈运动，2周内不宜房事。②有伤口出血、阴囊肿大或疼痛、发热时必须及时就诊。③术后5天拆线，未缝合切口5天后去除敷料即可。④若术中未作精囊灌注，术后应坚持避孕3个月，经精液检查证实无精子后再停用其他避孕措施。⑤嘱受术者定期随访，发现问题及时处理。

【经验指导】

1. 严格遵守无菌操作。

2. 手术时应轻巧细致，仔细止血，减少损伤。

3. 游离输精管时，尽量不损伤输精管动脉，避免结扎过多组织。

4. 结扎部位不宜距附睾和皮下环太近。

5. 输精管结扎直视钳穿法

(1)以三指法固定输精管，用输精管皮外固定钳在局麻处将输精管连同绷紧的皮肤套入钳圈内，抬高钳尖，下压钳尖前方的皮肤，使钳圈前方的皮肤绷紧、变薄，致该处输精管呈现高度突起。

(2)用输精管分离钳的一叶在钳圈前方输精管最突出处刺入皮肤直至输精管前壁及管腔。退出分离钳，闭合钳尖，再由该刺孔插入。以均匀力量徐徐张开钳尖，使阴囊皮肤至输精管各层组织一并分开，裂口长度约为输精管直径的2倍。

(3)将套在拇指一叶的朝下的分离钳钳尖刺入光裸的输精管前壁。以顺时针方向旋转180°使钳尖朝上，适当闭合钳尖夹住输精管前壁，放开固定钳，用该钳夹住略微提出的光裸输精管，去除分离钳，提出输精管。

(4)用分离钳在紧靠输精管迂曲部穿过，与提出的输精管呈平行方向缓缓张开钳尖，游离约1.5 cm输精管，避免损伤输精管动脉。

(5)用眼科剪剪开精囊端的输精管前壁，插入6号钝针，缓慢灌注1%普鲁卡因5 mL。

(6)用分离钳在输精管拟结扎处轻轻压挫，1号丝线结扎。剪去两结扎间约1 cm长的输精管，剪下的组织应仔细检查，确认输精管，避免误扎其他组织，暂保留精囊端的一根结扎线。

(7)捏住附睾端输精管向下牵拉，使两输精管残端完全回缩至精索内，然后缓缓提出保留线，当输精管精囊端被提出皮肤裂口时，即用分离钳夹住所带出的精索筋膜。将该筋膜与精囊端输精管后壁一并钳夹，1号丝线结扎，使两残端分层隔离。

(8)无出血后，剪去保留线，将输精管复位，皮肤伤口不缝合。

6. 输精管结扎传统法

(1)固定输精管，在固定输精管处的阴囊皮肤作小切口，暴露输精管。

(2)挑出输精管，剥离输精管外膜，仔细游离输精管约1.5 cm。如损伤血管应及时止血。

(3)用眼科剪剪开精囊端的输精管前壁，插入6号钝针，缓慢灌注1%普鲁卡因5 mL。

（4）用止血钳在输精管拟结扎处轻轻压挫，1号丝线结扎，切除其间约1 cm，将附睾端包埋于精索筋膜内。

（5）检查无出血后，将输精管复位，全层缝合阴囊皮肤切口，如切口小可不缝合。

六、负压吸宫术

【适应证】

1．妊娠在10周以内自愿要求终止妊娠而无禁忌证者。

2．因某种疾病（包括遗传性疾病）不宜继续妊娠者。

【禁忌证】

1．各种疾病的急性阶段。

2．生殖器炎症，如阴道炎、急性或亚急性宫颈炎、急慢性盆腔炎、性传播性疾病等，未经治疗者。

3．全身健康状况不良不能耐受手术者。

4．术前两次体温在37.5 ℃以上者暂缓手术。

【操作程序】

1．术前准备

（1）术前咨询，解除思想顾虑。讲明负压吸宫术可能出现的异常情况，受术者签署知情同意书。

（2）详细询问病史及避孕史，特别注意高危情况。如：年龄≤20岁或≥50岁，反复人流史、剖宫产后半年、哺乳期、生殖器畸形或合并盆腔肿瘤、子宫极度倾屈、有子宫穿孔史及子宫肌瘤剔除史、带器妊娠及有内外科合并症等。

（3）检查心、肺，测量血压、体温。必要时做相应的辅助检查。

（4）做体格检查、妇科检查及测尿妊娠试验。必要时做B超检查。取阴道分泌物检查滴虫、念珠菌、清洁度，如有阳性发现，应治愈后再行手术。

（5）查血常规，如有异常，应作相应处理。

（6）术前排空膀胱。

2．操作步骤

（1）术者应穿清洁工作服，戴帽子、口罩。常规刷手并戴无菌袖套及手套，整理手术器械。

（2）受术者取膀胱截石位。常规冲洗外阴及阴道，消毒方法和顺序同放置宫内节育器。

（3）常规铺巾。

（4）复查子宫位置、大小、倾屈度及附件情况，更换无菌手套。

（5）窥阴器扩开阴道，拭净阴道积液，暴露出子宫颈，用2.5%碘酒及75%酒精或碘伏等其他消毒液消毒宫颈及颈管后，用宫颈钳钳夹宫颈前唇或后唇。

（6）探针依子宫方向探测宫腔深度及子宫位置。

（7）用宫颈扩张器以执笔式逐号轻轻扩张宫口（扩大程度比所用吸管大半号到1号）。如宫颈内口较紧，应避免强行扩张，可加用润滑剂。

（8）吸管及负压的选择：根据孕周及宫颈口大小，选择适当号的吸管，负压一般在400～500 mmHg左右。

(9)吸引:①将吸管与术前准备好的负压装置连接试负压。②依子宫方向将吸管徐徐送入宫腔,达宫底部后退出少许,寻找胚胎着床处。③开放负压400～500 mmHg,将吸管顺时针或逆时针方向顺序转动,并上下移动,吸到胚囊所在部位时吸管常有震动并感到有组织物流向吸管,同时有子宫收缩感和有宫壁粗糙感时,可折叠并捏住皮管,取出吸管(注意不要带负压进出宫颈口)。再将负压降低到200～300 mmHg,继续用吸管按上述方法在宫腔内吸引1～2圈后,取出吸管。如组织物卡在子宫口,可用卵圆钳将组织取出。

(10)必要时可用小刮匙轻轻地刮宫底及双角,检查是否已吸干净。测量术后宫腔深度。

(11)用纱布拭净阴道,除去宫颈钳,取出阴道窥器。如需放置宫内节育器者,可按常规操作。

(12)每例手术结束前,将吸出物过滤,检查吸出胚胎及绒毛组织是否完全,分别测量血及组织物的容量。

3. 术后处理

(1)填写手术记录表。

(2)受术者在观察室休息半小时至1小时,注意阴道出血及一般情况,无异常方可离去。

(3)酌情给予子宫收缩药及抗生素。

(4)告知受术者术后注意事项:①嘱两周内或阴道出血未净前禁止盆浴,但应每日清洗外阴。②嘱1月内禁止性交。③指导避孕方法。④如有阴道多量出血、发热、腹痛等异常情况,随时就诊。一般术后1月应随诊一次。

【经验指导】

1. 供人工流产专用的电动吸引器必须设有安全阀和负压储备装置,不得直接使用一般的电动吸引器,以防发生意外。

2. 如吸引负压较大,吸管将宫壁吸住,应解除负压(打开吸管的通气孔,或将吸管与所连接的负压管分离)。也可应用装有减压装置的吸引器。

3. 吸引时先吸孕卵着床部位,可减少出血。

4. 带器妊娠者,应在术前检查节育器情况。人工流产时,如节育器取出困难应进一步作定位诊断。

5. 子宫倾屈明显、子宫畸形、宫角妊娠等可在B超监导下手术。

6. 人工流产时未吸出绒毛胚囊,应将吸出物送病理检查。动态观察血、尿妊娠试验及B超检查。警惕异位妊娠、残角子宫妊娠及滋养细胞疾病漏诊。

7. 对高危妊娠孕妇应在病历上注有高危标记。术前向家属及受术者说明手术难度及可能发生的并发症。将该手术作为重点手术对待,由有经验的医师承担。疑难高危手术需在区(县)以上医院或计划生育服务机构进行。

七、钳刮术常规

【适应证】

1. 妊娠在10～14周以内自愿要求终止妊娠而无禁忌证者。妊娠12周或以上必须住院。

2. 因某些疾病(包括遗传性疾病)不宜继续妊娠者。

3. 其他流产方法失败者。

【禁忌证】

同负压吸宫术。

【操作程序】

1. 术前准备

除与负压吸引术相同外,还需做出凝血时间、血型检查,必要时作肝功能及心电图检查等。

2. 术前宫颈准备

钳刮术前必须行宫颈准备。

(1)机械扩张法:应用本法扩张宫颈,必须术前阴道冲洗上药2～3天。①术前24小时用18号专用无菌导尿管一根,放入宫腔内,留下部分用无菌纱布卷住,置于后穹隆。②术前24小时用灭菌宫颈扩张棒或亲水棒扩张宫颈。

(2)药物准备(选其中之一):①术前2～3小时口服米索前列醇0.4～0.6 mg;②术前1～2小时将卡孕栓0.5～1 mg置入阴道后穹隆。

3. 手术步骤

(1)术者应穿清洁工作服,戴帽子、口罩。常规刷手并戴无菌袖套及手套,整理手术器械。

(2)受术者取膀胱截石位。常规冲洗外阴及阴道,消毒方法和顺序同放置宫内节育器。

(3)常规铺巾。

(4)复查子宫位置、大小、倾屈度及附件情况,更换无菌手套。

(5)窥阴器扩开阴道,拭净阴道积液,暴露出子宫颈,用2.5%碘酒及75%酒精或碘伏等其他消毒液消毒宫颈及颈管后,用宫颈钳钳夹宫颈前唇或后唇。

(6)探针依子宫方向探测宫腔深度及子宫位置。

(7)用宫颈扩张器以执笔式逐号轻轻扩张宫口(扩大程度比所用吸管大半号到1号)。如宫颈内口较紧,应避免强行扩张,可加用润滑剂。

(8)用大号吸管或卵圆钳进入宫腔,破羊膜,流尽羊水,其后才能酌情应用宫缩剂。

(9)取胎盘:①用卵圆钳沿子宫前或后壁逐渐滑入达宫底。②到达宫底后,退出1 cm,在前壁、后壁或侧壁寻找胎盘附着部位。③夹住胎盘(幅度宜小),左右轻轻摇动,使胎盘逐渐剥离,以便能完整地或大块地钳出胎盘。

(10)取胎体时,以保持胎儿纵位为宜,避免胎儿骨骼伤及宫壁。如妊娠月份较大,可先取胎体后取胎盘。

(11)保留取出的胎块,手术结束时核对是否完整。

(12)用中号钝刮匙或6～7号吸管清理净宫腔内残留组织,测量术后宫腔深度。

(13)观察宫腔有无活跃出血及子宫收缩情况。

(14)用纱布拭净阴道,除去宫颈钳。如宫颈钳钳夹部位出血,用纱布压迫止血。取出阴道窥器。

(15)填写手术记录。

4. 术后处置

同负压吸宫术。

【经验指导】

1. 凡进入宫腔的任何器械严禁碰触阴道壁,以防感染。

2. 胎儿骨骼通过颈管时不宜用暴力,钳出时以胎体纵轴为宜,以免损伤颈管组织。

3. 出血较多时,可宫颈注射缩宫素 10 U。必要时可静脉滴入缩宫素。

4. 警惕羊水栓塞。

八、水囊引产常规

【适应证】

1. 妊娠在 14～27 周内要求终止妊娠而无禁忌证者。

2. 因某种疾病不宜继续妊娠者。

3. 产前诊断发现胎儿畸形者。

【禁忌证】

1. 子宫有疤痕者。

2. 生殖器炎症,如阴道炎、重度宫颈糜烂、盆腔炎或阴道分泌物异常者。

3. 严重高血压、心脏病及其他疾病急性阶段。

4. 妊娠期间反复有阴道出血及不能除外胎盘位置异常者。

5. 前置胎盘。

6. 当天两次体温(间隔 4 小时)37.5 ℃以上者。

【操作程序】

1. 术前准备

(1)必须住院引产。

(2)术前检测阴道分泌物。查血、尿常规,出凝血时间、血型、心电图、肝肾功能检查等。酌情查乙型肝炎病毒表面抗原。做 B 超胎盘定位。

(3)有条件应做宫颈管分泌物细菌培养及药物敏感试验。

(4)备好无菌水囊(将 18 号导尿管插入双层避孕套内,排出套内及夹层间的空气,用丝线将避孕套套口结扎于导尿管上)。

(5)术前阴道擦洗 2～3 次。

(6)术前咨询,夫妻双方知情,签署同意书。

2. 操作步骤

(1)排空膀胱。

(2)取膀胱截石位,外阴及阴道消毒与负压吸宫术相同。铺无菌孔巾。

(3)检查事先备好的无菌水囊无漏气,并用注射器抽尽套内空气,用钳子夹住导尿管末端。

(4)窥阴器扩开阴道,拭净阴道内积液,暴露宫颈。

(5)宫颈及颈管用 2.5％碘酒消毒后用 75％酒精脱碘或用碘伏等其他消毒液消毒。

(6)子宫颈钳夹住宫颈前唇或后唇。

(7)将水囊顶端涂以无菌润滑剂,徐徐放入宫腔。放置时注意:①放入时如遇出血则从另一侧放入,使水囊处于胎囊与子宫壁之间。②水囊结扎处最好放在宫颈内口以上。

(8)经导尿管注入所需量的无菌生理盐水。①液体内可加美蓝数滴,以便识别羊水或注入液。②注入的液量根据妊娠月份大小,酌情增减,一般在 300～500 mL。缓慢注入,如有阻力应立即停止。也可采用静脉滴注的方法向水囊快速滴入。

(9)导尿管末端用丝线扎紧。

(10)将导尿管放于穹隆部,阴道内填塞纱布数块,并记录纱布数。

一般放置24小时取出水囊(先将水囊液体放出)。如宫缩过强、出血较多或有感染征象及胎盘早剥时,应提早取出水囊,并设法结束妊娠,清除宫腔内容物。应用抗生素预防感染。

根据子宫收缩情况,加用缩宫素。①开始用5％葡萄糖500毫升加缩宫素静脉点滴,根据宫缩情况用药量从5 IU开始逐渐递增,直至规律宫缩。最大浓度为5％葡萄糖500毫升内加缩宫素20 IU。②点滴时速度不宜过快,从每分钟8滴开始,并需有专人观察体温、脉搏、血压、宫缩、出血、腹痛以及子宫轮廓等。随时调整药物浓度及滴速,防止子宫破裂。

胎儿及胎盘娩出后,注意出血情况,如正在用缩宫素静脉点滴时,可继续使用。避免宫缩乏力,引起出血。流产后宫缩乏力性出血可应用子宫收缩剂。

(11)检查胎盘及胎膜是否完整,必要时清理宫腔。

(12)检查阴道及宫颈,如有损伤应及时处理。

第一次水囊引产失败后,如无异常情况(指体温、脉搏、血象正常,子宫无压痛,阴道无脓性分泌物),休息72小时后应换用其他方法结束妊娠。

3. 术后处置

(1)填写手术记录表。

(2)给予抗生素预防感染。

(3)给予子宫收缩药物、回乳药物。

(4)告知受术者注意事项:①注意外阴清洁卫生,预防感染。②1个月内不宜房事及盆浴。③做好避孕指导,1个月后随访。④出院后阴道多量出血、腹痛、发热随时就诊。

【经验指导】

1. 严格遵守无菌操作规程,放水囊时绝对避免碰触阴道壁,以防感染。

2. 加用缩宫素静脉点滴时,必须专人严密观察和监护孕妇状态,以防子宫破裂。

3. 宫缩过强时可在严格消毒下进行阴道检查。如宫口未开,则应停用或调整催产素用量和滴速,并考虑应用镇静剂或子宫肌松弛剂,以缓解宫缩。

4. 受术者放水囊后,不宜活动过多,防止水囊脱落,如有发热寒战等症状,查明原因,及时处理,必要时提早取出水囊。

5. 胎儿、胎盘娩出后,应检查胎盘是否完整。严密观察2小时,注意阴道流血、子宫收缩状态,并测量和记录血压、脉搏、体温,如发现异常情况,及时处理。

九、米非司酮配伍前列腺素终止早期妊娠常规

【适应证】

1. 确诊为正常宫内妊娠,停经天数(从末次月经第1天算起)不超过49天,本人自愿要求使用药物终止妊娠的18～40岁健康妇女。

2. 手术流产的高危对象:生殖道畸形(残角子宫例外)、严重骨盆畸形、子宫极度倾屈、宫颈发育不全或坚韧、疤痕子宫、产后哺乳期妊娠、多次人工流产等。

3. 对手术流产有顾虑或恐惧心理者。

【禁忌证】

1. 米非司酮禁忌证：肾上腺疾患、糖尿病等内分泌疾患，肝肾功能异常、妊娠期皮肤瘙痒史、血液疾患和血管栓塞病史、与甾体激素有关的肿瘤。

2. 前列腺素禁忌证：心血管系统疾病、高血压、低血压、青光眼、胃肠功能紊乱、哮喘、癫痫等。

3. 过敏体质。

4. 带器妊娠。

5. 异位妊娠或可疑异位妊娠。

6. 贫血（血红蛋白低于 95 g/L）。

7. 妊娠剧吐。

8. 长期服用下列药物者：利福平、异烟肼、抗癫痫药、抗抑郁药、西咪替丁、前列腺素生物合成抑制药（阿司匹林、消炎痛等）、巴比妥类药物。

9. 吸烟超过 10 支/天或酗酒。

10. 对象居住地远离医疗单位或计划生育服务机构而不能及时随访者。

【操作程序】

1. 接纳程序

（1）医生应向用药对象讲清用药方法、流产效果（完全流产率约 90％）和可能出现的副反应，如对象自愿选用药物流产并签署知情同意书后方可用药。

（2）询问病史，进行体格检查和妇科检查，确诊是否为宫内妊娠，注意子宫大小与停经天数是否相符。

（3）实验室检查：查血常规、尿妊娠试验，必要时进行血 HCG 测定。取阴道分泌物查阴道清洁度、滴虫和念珠菌。

（4）必须经 B 型超声检查证实为宫内妊娠方可药物流产，如胚囊的平均直径大于 25 mm，并有胚芽伴有胎心者不宜药物流产。经检查合格者，应予填写记录表，确定服药日期、随访日期，告之注意事项，发给月经卡，嘱对象记录阴道出血情况及不良反应。

2. 用药方法

药物流产必须联合应用米非司酮和前列腺素类药物。

米非司酮顿服法（每次服药前后各禁食 1 小时）：用药第 1 天顿服米非司酮 200 mg，服药后 36～48 小时（第 3 天上午）加用前列腺素。

米非司酮分次服法（每次服药前后各禁食 1 小时）：①用药第 1 天：晨空腹首剂服米非司酮 50 mg（2 片），8～12 小时并禁食 2 小时后再服 25 mg（1 片）。用药第 2 天：早晚各服米非司酮 25 mg（1 片）。用药第 3 天：早上 7 时左右空腹服米非司酮 25 mg（1 片），1 小时后在原就诊单位加用前列腺素。②或第 2 天和第 1 天同样服法。

前列腺素：于首次服米非司酮 36～48 小时（第 3 天上午）来原就诊单位，空腹口服米索前列醇 600 μg（阴道用药尚未注册故不宜置阴道），或卡前列甲酯栓（卡孕栓 PG05）1 mg 置阴道后穹隆。留院观察 6 小时。

3. 用药后观察

（1）服用米非司酮后：注意阴道开始出血时间、出血量，如出血量多或有组织物排出，应及时来院就诊，必要时将组织物送病理检查。

（2）使用前列腺素类药物后留院观察期间：观察体温、血压、脉搏变化及恶心、呕吐、腹泻、头晕、腹痛、手心瘙痒、药物过敏等副反应，警惕过敏性休克及喉头水肿等严重不良反应，副反应较重者应及时对症处理。密切注意出血和胚囊排出情况。胚囊排出后如有活动性出血，应急诊处理。胚囊排出后再观察 1 小时无多量出血方可离院，并嘱过 2 周左右来院随诊。6 小时内胚囊未排出且无活动性出血者可离院，并预约在 1 周左右来院随诊。

（3）对所有对象需告知离院后注意事项。

4. 填写药物流产记录表。

5. 随访

（1）用药后 1 周随访：重点了解胚囊未排出者离院后阴道出血和胚囊排出情况。

胚囊仍未排出者应做超声检查。确诊为继续妊娠或胚胎停止发育者，应作负压吸宫术。胚囊已排出且出血不多者，预约用药后 2 周来诊。

（2）用药后 2 周随访：如胚囊排出后，至来诊时尚未止血、出血如月经样者，应作超声检查或 HCG 测定，诊断为不全流产者，应行清宫处理，刮宫组织物应送病理检查。如出血不多，根据临床情况，可继续观察。观察期间有活动性出血或持续性出血，需随时积极处理。

（3）用药后 6 周随访：作流产效果评定和了解月经恢复情况。

【经验指导】

1. 药物流产应在具备抢救条件，如急诊刮宫、给氧、输液、输血（如无输血条件的单位必须有就近转院条件）的区、县级及以上医疗单位或计划生育服务机构进行。实施药物流产的单位及医务人员必须依法获得专项执业许可，方可进行。

2. 药物流产评定标准

完全流产：用药后胚囊自行完整排出，或未见胚囊完整排出，但经超声检查宫内无妊娠物，未经刮宫，出血自行停止，尿 HCG 转为阴性，子宫恢复正常大小。

不全流产：用药后胚囊自然排出，在随诊过程中因出血过多或时间过长而施行刮宫术，刮出物经病理检查证实为绒毛组织或妊娠蜕膜组织者。

失败：至用药第 8 天未见胚囊排出，经 B 超证实胚胎继续发育或停止发育，最终采用负压吸引术终止妊娠者，均为药物流产失败。

3. 告知服药者注意事项

（1）服药必须按时，不能漏服，用药期内不可同时服用消炎痛、水杨酸、镇静剂及广谱抗菌素。

（2）按期随访。

（3）用药者在开始阴道出血后，大小便应使用专用便器或用一次性杯置于阴道口，以便观察有无组织物排出。如有组织物排出，应及时送至原就诊单位检查。

（4）如胚囊排出后 3 周仍有阴道流血应就诊。

（5）如突然发生大量活动性阴道出血、持续腹痛或发热，均需及时急诊。

（6）药物流产后，转经前应禁止性交，转经后应及时落实避孕措施。

（7）药物流产过程中医护人员应随时注意鉴别异位妊娠、葡萄胎及绒毛膜上皮癌等疾病，防止漏诊。

十、依沙吖啶羊膜腔内注射中期妊娠引产

【适应证】

1. 凡妊娠14～27周内要求终止妊娠而无禁忌证者。

2. 因某种疾病(包括遗传性疾病)不宜继续妊娠者。

3. 产前诊断发现胎儿畸形者。

【禁忌证】

1. 绝对禁忌证

(1)全身健康状况不良不能耐受手术者。

(2)各种疾病的急性阶段。

(3)有急性生殖道炎症或穿刺部位皮肤有感染者。

(4)中央性前置胎盘。

(5)对依沙吖啶过敏者。

2. 相对禁忌证

(1)子宫体上有手术疤痕、宫颈有陈旧性裂伤、子宫颈因慢性炎症而电灼术后、子宫发育不良者慎用。

(2)术前24小时内两次测量(间隔4小时)体温在37.5℃以上者。

【操作程序】

1. 术前准备

(1)必须住院引产。

(2)详细询问病史,做好术前咨询,说明可能发生的并发症。夫妻双方知情,签署同意书。

(3)测血压、体温、脉搏,进行全身及妇科检查,注意有无盆腔肿瘤、产道疤痕及畸形等。

(4)检查血尿常规及出血、凝血时间,血型、心电图、乙型肝炎病毒表面抗原、肝肾功能的测定。

(5)引产所使用的器械及敷料必须经高压灭菌。

(6)清洗腹部及会阴部皮肤。

(7)酌情做B超胎盘定位和穿刺点定位。

2. 操作方法

(1)手术操作应在手术室或产房进行。

(2)术者穿刷手衣裤,带帽子、口罩。常规刷手,带无菌手套。

(3)受术者术前排空膀胱。

(4)孕妇取平卧位,月份大者可取头稍高足低位。腹部用碘酒酒精或碘伏消毒皮肤,并铺无菌孔巾。

(5)选择穿刺点:将子宫固定在下腹部正中,在子宫底两、三横指下方中线上(或中线两侧),选择囊性感最明显的部位或根据B超定位选择穿刺点,尽量避开胎盘附着处。

羊膜腔穿刺用7号带芯的腰椎穿刺针,从选择好的穿刺点垂直刺入,一般通过三个阻力(即皮肤、肌鞘、子宫壁)后有落空感,即进入羊膜腔内。当穿刺针进入羊膜腔后,拔出针芯即有羊水溢出。如见血液溢出,暂勿注药,调整穿刺部位、方向。重复穿刺不得超过2次。

(6)注药:准备好装有依沙吖啶药液的注射器,与穿刺针相接,注药前先往注射器内抽少许羊水,药液与羊水混合后呈絮状。确认针头在羊膜腔内,然后注入药液。一般注入 0.5%~1%依沙吖啶 10 毫升,含依沙吖啶 50~100 mg。

(7)拔出穿刺针:注完药液后,回抽少量羊水后再注入,以洗净注射器内的药液,然后,插入针芯再迅速拔针。针眼处盖无菌纱布一块,并压迫片刻,以胶布固定。

3. 术后处置

(1)填引产、流产记录表。

(2)引产后给予抗生素、宫缩药和回乳药。

(3)告知受术者注意事项:①引产后注意阴道流血、发热、寒战等征象,如发现异常及时向医师报告。②注意外阴清洁卫生,预防感染。③流产后 1 个月内不宜房事和盆浴。④出院时作好避孕指导,1 个月后随访。

【经验指导】

1. 必须住院观察,医务人员应严密观察有无副反应及体温、宫缩、阴道出血等情况。

2. 如一次注药引产失败,需作第二次羊膜腔注射引产时,则至少应在引产失败 72 小时后方可再次用药,用药剂量仍为 50~100 mg。如两次引产均失败,应采取其他方法终止妊娠。

3. 规律宫缩后,应严密监护孕妇及产程进展情况。胎儿娩出前应送入产房待产,外阴部应用消毒液消毒,臀部铺上无菌巾。

4. 胎儿娩出后,如出血不多,可在严密观察下,等待胎盘自行娩出。如半小时胎盘尚未娩出,而出血不多,应肌肉注射缩宫素 10 IU 或麦角新碱 0.2 mg,如仍不娩出或流血增多,应立即进行钳刮术。

5. 胎盘娩出后应仔细检查是否完整,如怀疑有残留,或肉眼检查完整,但阴道有活动性出血时,应立即进行清理宫腔术。宫缩乏力出血可肌肉注射缩宫素 20 IU,也可在 5%葡萄糖液或生理盐水 250 mL 中加入缩宫素 20 IU 静脉滴入。

5. 流产后常规检查子宫颈、阴道有无裂伤,如发现软产道裂伤及时缝合。

第五章 孕前保健

第一节 孕前保健服务内容

孕前保健是以提高出生人口素质,减少出生缺陷和先天残疾发生为宗旨,为准备怀孕的夫妇提供健康教育与咨询、健康状况评估、健康指导为主要内容的保健服务。孕前保健是婚前保健的延续,是孕产期保健的前移。各级医疗保健机构要逐步提供婚前、孕前、孕产期、产后保健等规范化、系统化的生育健康服务。

【工作内容】

1. 健康教育与咨询

热情接待夫妻双方,讲解孕前保健的重要性,介绍孕前保健服务内容及流程。通过询问、讲座及健康资料的发放等,为准备怀孕的夫妇提供健康教育服务。主要内容包括有关生理和心理保健知识,有关生育的基本知识(如生命的孕育过程等),生活方式、孕前及孕期运动方式、饮食营养和环境因素等对生育的影响,出生缺陷及遗传性疾病的防治等。

2. 健康状况检查

通过咨询和孕前医学检查,对准备怀孕夫妇的健康状况做出初步评估。针对存在的可能影响生育的健康问题,提出建议。

孕前医学检查(包括体格检查、实验室和影像学等辅助检查)应在知情选择的基础上进行,同时应保护服务对象的隐私。

(1)了解一般情况:了解准备怀孕夫妇和双方家庭成员的健康状况,重点询问与生育有关的孕育史、疾病史、家族史、生活方式、饮食营养、职业状况及工作环境、运动(劳动)情况、社会心理、人际关系等。

(2)孕前医学检查:在健康教育、咨询及了解一般情况的基础上,征得夫妻双方同意,通过医学检查,掌握准备怀孕夫妇的基本健康状况。同时,对可能影响生育的疾病进行专项检查。①体格检查:按常规操作进行,包括对男女双方生殖系统的专业妇科及男科检查。②辅助检查:包括血常规、血型、尿常规、血糖或尿糖、肝功能、生殖道分泌物、心电图、胸部 X 线及妇科 B 超等。必要时进行激素检查和精液检查。③专项检查:包括:严重遗传性疾病,如地中海贫血;可能引起胎儿感染的传染病及性传播疾病,如乙型肝炎、结核病;弓形体、风疹病毒、巨细胞病毒、单纯疱疹病毒、梅毒螺旋体、艾滋病病毒等感染;精神疾病;其他影响妊娠的疾病,如高血压病和心脏病、糖尿病、甲状腺疾病等。

3. 健康指导

根据一般情况了解和孕前医学检查结果对孕前保健对象的健康状况进行综合评估。遵循普遍性指导和个性化指导相结合的原则,对计划怀孕的夫妇进行怀孕前、孕早期及预防出生缺陷的指导等。主要内容包括：

(1)有准备、有计划地怀孕,避免大龄生育;

(2)合理营养,控制饮食,增补叶酸、碘、铁、钙等营养素及微量元素;

(3)接种风疹、乙肝、流感等疫苗,及时对病毒及传染性疾病已感染情况采取措施;

(4)积极预防、筛查和治疗慢性疾病和传染病;

(5)合理用药,避免使用可能影响胎儿正常发育的药物;

(6)避免接触生活及职业环境中的有毒有害物质(如放射线、高温、铅、汞、苯、农药等),避免密切接触宠物;

(7)改变不良生活习惯(如吸烟、饮酒、吸毒等)及生活方式;

(8)保持心理健康,解除精神压力,预防孕期及产后心理问题的发生;

(9)合理选择运动方式;

(10)对于有高遗传风险的夫妇,指导其做好相关准备,提示孕期检查及产前检查中可能发生的情况。

第二节　孕前保健服务实施

【工作内容】

1. 加强组织领导

卫生行政部门应争取政府领导的重视,与人口和计划生育、民政、妇联、残联、教育、文化和广电等有关部门合作,积极支持医疗保健机构开展孕前保健服务工作。有条件的地区可与民政、人口和计划生育等部门积极配合,广泛联系新婚夫妇,通过社区卫生服务机构或居民委员会,向每一对准备怀孕的夫妻宣传孕前保健。

各级卫生行政部门可根据实际情况制定孕前保健服务的实施办法及服务规范,建立相关管理制度及服务评估标准;组织由妇产科、儿科、妇幼保健、健康教育及其他相关学科业务骨干组成的技术指导组,对孕前保健服务人员进行技术培训和指导,对孕前保健服务机构进行考核,不断提高服务水平。

2. 加强管理,规范开展孕前保健服务

各级医疗保健机构应当依照孕前保健服务内容全面实施和落实孕前保健服务。

(1)医疗保健机构可根据自身实际情况,开设孕前保健服务门诊,将具有良好人际沟通技能和综合服务能力的专业人员作为孕前保健服务的业务骨干;同时,合理利用现有房屋和设备,制定具体的孕前保健服务流程和规章制度。有条件的医疗保健机构可尝试婚前、孕前、孕期、产时、产后保健"一条龙"等系统化生育健康服务。在孕产期保健管理的基础上,加强生育健康服务的管理。

(2)建立孕前保健资料档案,及时进行资料的汇总、统计和分析。有条件的地方要逐步实行电子化管理,并与现行的孕产期系统管理相衔接。

(3)各级妇幼保健机构要在卫生行政部门的领导下,积极探索符合当地实际的孕前保健服务模式;同时,切实承担起本辖区孕前保健服务的技术指导、培训、资料收集和汇总等工作。

3. 孕前保健宣传

利用广播、电视、报刊等多种媒体，广泛宣传孕前保健的必要性和主要内容，唤起全社会特别是新婚夫妇以及准备生育的夫妇的积极参与。同时，以群众喜闻乐见的形式，利用"亿万农民健康教育行动"、"相约健康社区行"、"科技文化卫生三下乡"等活动，将预防出生缺陷的科普知识送到农村、城市社区，引导群众树立"生健康孩子，从孕前做起"的观念。

第六章 孕产妇保健

第一节 孕产妇系统保健

一、孕产妇系统保健工作

【工作内容】

1. 孕期保健

从确定妊娠之日开始进行孕期检查。孕早期检查一次,孕中期每4周检查一次,孕28周以后每2周检查一次,孕36周以后每周检查一次,有高危因素者根据病情增加检查次数。

孕早期(孕13周前):

(1)及时发现孕妇,建立孕产妇系统保健管理卡(以下简称"孕管卡"),仔细询问病史、孕产史,计算预产期,进行体格检查(包括妇科检查),测量基础血压与体重。

(2)辅助检查:①常规检查项目:血、尿常规,白带常规,肝功(ALT、AST),HBsAg,RPR。②建议检查:ABO、Rh血型、乙肝两对半、HIV、心电图;孕9~13周知情选择21-三体综合征产前筛查。

(3)发现高危因素,进行高危评分、专案管理。早发现妊娠合并症,及时治疗。对患严重疾病,妊娠可能危及孕妇生命安全或可能严重危害孕妇健康的,应提出终止妊娠的医学意见。

(4)孕妇遇有高危因素情况之一者,应告知到有产前诊断资格的医疗保健机构进行产前诊断。

(5)宣传优生知识,避免接触有毒有害物质,预防先天畸形;进行早孕生理特点及早孕卫生知识的宣教。

孕中期(孕13~28周):

(1)询问孕妇健康状况,了解胎动出现时间。

(2)常规产前检查:测血压、体重、宫高、腹围,听胎心,绘制妊娠图,观察胎儿生长发育情况;行骨盆外测量。

(3)辅助检查:①孕15~20周知情选择21-三体综合征和神经管缺陷筛查;②孕16~24周建议B超筛查胎儿畸形;③孕24~28周建议糖尿病筛查。

(4)及时发现新的高危因素,进行评分及专案管理,必要时转诊。

(5)进行孕期卫生、营养知识及心理卫生指导,预防胎儿生长受限或巨大儿。

孕晚期(孕28周后):

(1)常规产前检查,了解胎儿宫内发育情况,防治各种妊娠并发症及合并症。

（2）辅助检查：复查血、尿常规，必要时复查肝功、肾功，B超及胎儿监护。

（3）及时发现新的高危因素，进行评分及专案管理，必要时转诊。

（4）高危孕妇确定分娩地点，动员住院分娩。

（5）进行家庭自我监护（数胎动）指导；宣传分娩知识及母乳喂养知识；将"出生医学证明"的有关信息作为产前保健、宣传的重要内容，让孕妇充分了解签发"出生医学证明"的意义和要求，指导孕产妇及其家庭拟起新生婴儿的姓名，自觉申领"出生医学证明"。

2. 产时保健

（1）重点五防：防滞产、防出血、防窒息、防产伤、防感染。

（2）严密观察产程，正确使用并绘制产程图，及早发现和处理难产；基层单位发现异常情况应及早护送转诊。

（3）正确处理产程，严格无菌操作，保护会阴，避免产伤。预防新生儿窒息，掌握新生儿窒息复苏技术。

（4）严格掌握产前使用宫缩剂的适应证和禁忌证。

（5）提倡自然分娩，掌握剖宫产、阴道助产和会阴切开指征。

（6）预防产后出血，准确测量、记录出血量，产后应在产房观察2小时。

（7）严格执行产科危急重症抢救常规、流程及抢救制度。

（8）指导母乳喂养，坚持"三早"：产后半小时内开奶——早开奶、早接触、早吸吮。

3. 产褥期保健

（1）分娩后按规定时间对新生儿接种第一针乙肝疫苗和卡介苗，动员接受新生儿疾病筛查和听力筛查。

（2）出院后3天内、产后14、28天各产后访视一次，如有异常情况，酌情增加访视次数；产后42天到医疗保健机构进行母婴健康检查。

（3）访视内容：①产妇：了解产妇一般情况，测血压、体温，检查乳房、子宫复旧、恶露量及性状、会阴或腹部切口，发现异常情况及时就诊；②新生儿：测体温、体重，观察新生儿面色、精神、呼吸、睡眠、哭声、吸吮和大小便等情况，注意有无畸形、黄疸、脐部感染等，若发现异常应及时就诊。

进行产褥期母乳喂养、卫生、营养、心理指导。

4. 高危妊娠的筛查与管理

（1）各级医疗保健机构发现高危孕妇应评分、登记和专案管理。

（2）高危妊娠应在孕管卡上作出高危标志，每次产前检查应详细填写"异常情况处理"，并预约复查时间。

（3）应建立"高危妊娠登记簿"及"高危妊娠预约表、卡"上墙管理，定期检查高危孕妇诊疗情况。发现未按预约时间复诊的应追访，失访的应填写"高危妊娠联系（转诊）卡"，通知孕产妇所在地的县（市、区）级妇幼保健机构协助追踪随访。

（4）对需要转诊的高危孕产妇应填写"高危妊娠联系（转诊）卡"，交接诊的医疗保健机构。

（5）督促住院分娩。高危孕妇住院治疗未分娩出院者，医疗保健机构应填写此卡，通知孕产妇所在地的县（市、区）级妇幼保健机构协助追访。

（6）重度高危孕产妇需要向上级医疗机构转送的，由医疗机构直接与上级医疗机构联系,及时转诊并有医护人员护送。如有困难,县级卫生行政部门应协助联系。

(7)高危孕产妇分娩后,接产单位应及时将孕管卡转送至产妇所在乡(镇)卫生院或社区卫生服务中心进行产后访视。

5. 孕产妇系统管理的各种表、簿、卡的内容及使用

(1)孕产妇系统保健管理卡(外卡):孕妇到户口所在地或居住地的乡(镇)卫生院、社区卫生服务中心或辖区内县(市、区)妇幼保健机构建卡;孕妇携带孕管卡进行产前检查,由检查单位填写检查记录;住院分娩时将孕管卡交接产单位填写分娩记录,分娩后由接产单位将孕管卡转建卡单位进行产后访视。产后 42 天,产妇应携带孕管卡到医疗保健机构进行母婴健康检查,检查单位应填写检查情况。最后,孕管卡应交建卡单位进行质量评估及统计分析。

(2)产前检查记录单(内卡):由产前检查的医生记录每次产前检查情况,分娩前由产科门诊保管,分娩时转入产科病区作为病历归档。

(3)高危妊娠登记簿:产科门诊发现高危妊娠孕妇应进行登记。内容包括发现高危日期、编号、孕妇姓名、家庭住址、电话号码、预产期、高危因素、转归、分娩日期、分娩方式、分娩孕周、并发症、合并症及新生儿性别、体重、Apgar 评分。

(4)高危妊娠预约表、卡:应挂贴提示。每次产前检查后预约下次检查日期;每天查看预约卡,对未及时就诊的应追访。预约卡内容应包括姓名、预产期、电话号码、高危编号(应和高危妊娠登记簿编号一致)、高危因素、预约日期。

(5)高危妊娠联系(转诊)卡:内容应包括孕产妇姓名、丈夫姓名、家庭地址、联系电话、预产期、孕周、高危因素、就诊情况、填表单位、填表日期。

(6)高危孕产妇追访记录本:内容包括姓名、追访日期、高危编号(应和高危妊娠登记本编号一致)、高危因素、联系方式、追访结果。

6. 产前诊断

(1)孕妇有下列情形之一的,医师应当对其进行产前诊断:①羊水过多或者过少的;②胎儿发育异常或胎儿有可疑畸形的;③孕早期接触过可能导致胎儿先天缺陷的物质的;④有遗传病家族史或者曾经分娩过先天性严重缺陷婴儿的;⑤初产妇年龄超过 35 周岁的。

(2)严禁非医学需要胎儿性别鉴定。对怀疑胎儿可能为伴性遗传病、需要进行性别鉴定的,由省级卫生行政部门指定的医疗保健机构按照相关法律、法规和规章的规定进行鉴定。

二、孕产妇系统保健管理

【工作内容】

1. 卫生行政部门职责

(1)负责制定本地区孕产妇系统保健管理实施细则,并组织实施。

(2)按孕产妇系统保健管理实施办法规定的权限,负责辖区内助产技术服务机构和人员的考核、准入、校验。

(3)加强妇幼保健服务网络的建设,重点抓好乡(镇)卫生院产科建设。

(4)负责辖区内孕产妇系统保健管理的检查、监督与协调。

(5)健全围产保健协作组,组织辖区内孕产妇死亡评审和疑难病例的围产儿死亡评审,

组织助产技术、计划生育技术的人员培训、考核。

(6)督促辖区内医疗保健机构按时上报孕产妇死亡、围产儿死亡及出生缺陷等监测资料。

2. 妇幼保健机构职责

(1)负责辖区内孕产妇系统保健管理与业务指导工作,按时完成孕产妇死亡、围产儿死亡、出生缺陷资料的收集、汇总、上报,每年应组织漏报调查与质量控制。

(2)协助卫生行政部门组织围产保健协作组活动与助产技术质量检查。

(3)每季度召开县、乡级妇幼保健工作例会,组织业务学习、人员培训。

(4)县(市、区)级妇幼保健机构应协调辖区内医疗机构做好本地区重度高危孕产妇专案管理工作,掌握重度高危孕产妇治疗、监护、转归结局。

(5)开展健康教育,普及妇幼保健知识。

3. 开展助产技术的医疗保健机构职责

(1)实施本省和辖区的孕产妇系统保健管理规范。

(2)设立高危门诊,接受基层高危孕妇的转诊,重度高危孕产妇由主治及以上医师负责诊治。

(3)成立产科急救小组,由院妇产科、内科、外科、医技等有关科室业务骨干组成,负责院内外重症孕产妇的抢救。

(4)参加围产保健协作组活动,开展业务培训、技术指导、助产技术检查。

(5)危急重孕产妇应由医务科报告辖区内卫生行政部门。发生孕产妇死亡应在7天内通知辖区县级妇幼保健院(所),主动提供住院治疗抢救经过,配合完成个案调查,严格执行孕产妇、围产儿死亡评审及死亡报告制度。

(6)指定专人负责出生缺陷监测工作,按时上报监测资料;认真填写爱婴医院报表并及时上报。

(7)做好新生儿第一针乙肝疫苗及卡介苗接种。

(8)开展健康教育,普及妇幼保健知识。

4. 乡(镇)卫生院职责

(1)承担全乡(镇)孕产妇系统保健管理,负责孕产妇系统保健管理卡的回收、核实、统计,定期总结全乡(镇)孕产妇系统管理情况并上报县(市、区)妇幼保健机构。

(2)尽早发现孕妇,建立孕产妇系统保健管理卡,督促其定期产前检查。负责高危筛查、评分,高危孕妇管理,及重度高危孕妇的转诊、报告、追踪。产后访视,产后42天检查及结案等。

(3)参加县级例会。每季度召开村级乡村医生(含家庭接生人员)例会。

(4)开展健康教育,普及妇幼保健知识。

5. 社区卫生服务中心(或街道卫生院)职责

(1)及早发现孕妇,建立孕产妇系统保健管理卡(或动员孕妇到辖区内妇幼保健机构建卡),动员孕妇产前检查与住院分娩,协助高危孕妇追访。

(2)负责产后访视和母乳喂养的指导。

(3)开展健康教育,普及孕产期保健知识。

(4)做好资料的收集、整理、统计并定期上报。

6. 村级卫生所和社区卫生服务站职责

（1）承担妇幼保健工作，早发现孕妇，动员到乡（镇）卫生院、社区卫生服务中心或辖区内妇幼保健机构建立孕产妇系统保健管理卡。

（2）掌握全村或社区内孕产妇数、出生数、婴幼儿数，孕产妇死亡、围产儿死亡、新生儿死亡人数及有关数据，按规定时间及时上报。

（3）取得"家庭接生员技术合格证书"的接生员可开展产前检查，但必须在乡（镇）卫生院建卡后转到村检查，并详细记录检查结果；孕 32～36 周无论是否高危，都必须动员孕妇到乡（镇）及以上医疗保健机构检查，并动员住院分娩。

（4）做好产后访视和母乳喂养随访，指导产褥期保健、新生儿保健及避孕节育措施。督促产妇产后 42 天到上一级医疗保健机构进行母婴健康检查。

（5）开展健康教育，普及妇幼保健知识。

（6）参加例会，汇报孕产妇保健管理工作情况。

7. 流动人口孕产妇系统管理

（1）流动人口孕产妇应与居住地有户籍的孕产妇享有同等的卫生保健服务。

（2）社区卫生服务机构，乡、村级妇幼人员应定期与计生服务站、流动人口办公室联系，尽早发现流动人口孕妇，督促建卡、定期产前检查与住院分娩，并做好产后访视。

（3）各级各类医疗机构发现流动人口的孕产妇应动员其到辖区内县（市、区）妇幼保健院（所）建立孕产妇系统保健管理卡，进行系统保健管理，追踪观察，并将其纳入高危管理。

【经验指导】

1. 卫生行政部门要加强孕产期系统保健管理工作的领导，建立健全制度，每年开展监督和评估工作。

2. 充分发挥围产保健协作组作用，定期对孕产妇系统保健工作进行检查评比或调查研究，总结经验，发现问题，研讨对策和措施。

3. 卫生行政部门每半年组织一次孕产妇死亡评审和疑难病例围产儿死亡评审，提出降低死亡率的干预措施，提高孕产妇系统保健管理质量。

4. 卫生行政部门应将孕产妇系统保健工作作为助产技术机构和人员考核、验证的重要内容。

第二节　助产技术服务机构

一、一级助产技术服务机构

【工作内容】

1. 设施

产科门诊：设有产前检查室、妇科检查室、健康教育室，每室面积不少于 12 m²，各检查室内有洗手池，就近有候诊场所。有孕产期保健、母乳喂养等宣传画、宣传资料。

产科病房设母婴同室，每床的使用面积不少于 6 m²，床位数根据当地实际需求确定。

有独立的婴儿床,有调温设备,室内安静、清洁、舒适,日照好,张贴有母乳喂养宣传画。

分娩区相对独立,应集中在病区的一端,远离污染源。分娩区内设有待产室与分娩室,布局合理,各室之间用门隔开,并有明显标记。分娩区与其他区之间应有缓冲区。①分娩室:面积不少于 12 m²。地板、天花板、墙壁便于清洁消毒,门窗严密,装有纱窗、纱门,光线充足,通风良好。有调温设备,温度保持 24～26 ℃,湿度 50％～60％。②待产室:待产室设待产床,并有流水洗手设施。③缓冲区:为更衣、换鞋、洗手、敷料准备、污物处理场所。

2. 设备与器械

产科门诊:产科检查床、妇科检查床、氧气瓶(袋)、器械台、血压计、体重计、体温计、听诊器、胎心听诊器(或多普勒胎心监测仪)、软尺、骨盆测量器、臀垫、手套或指套、石蕊试纸、窥阴器、滑润剂、长镊子、外阴消毒用品、取样本的器具、紫外线灯、污物处理用具,候诊处设候诊椅,有孕产期保健和母乳喂养宣传画、宣传资料。有推车或单架。

产科母婴同室:产妇床、婴儿床、床头柜、椅子、热水瓶、新生儿洗澡盆等。

待产室:待产床、床头柜、凳子、热水瓶、氧气瓶(袋)、润滑剂、手套或指套、石蕊试纸、胎心听诊器(或多普勒胎心监测仪)、血压计、听诊器、骨盆测量器、软尺、紫外线灯。

分娩室:产床、婴儿床(简易复温床)、器械台、器械敷料柜(无菌柜)、桌椅、急救药品柜(车)、消毒毛巾、脸盆、软尺、婴儿磅秤、负压电动吸引器、新生儿保温复苏台、新生儿复苏囊、鹅颈灯、砂袋、污物桶、便盆、聚血盆、血压计、听诊器、胎儿听诊器、挂钟、体温计、消毒产包、吸球、输液器、各种型号注射器、输液架、氧气瓶(袋)、氧气面罩、新生儿脐带注射器、阴道窥器、卵圆钳、大刮匙、开口器、舌垫、舌钳、导尿管、吸痰器及吸痰管、会阴切开包、无菌手套、胎头吸引器、阴道拉钩、外阴冲洗用品及消毒剂、消毒敷料罐(纱布、棉球)、消毒的液体石蜡油、紫外线灯等。

产科宣传设备:宣传板、宣传资料、电视机、录像机或 VCD 等。

产科其他设备:有条件的争取配备胎心监护仪。

医院共用设备:①化验设备:能开展血尿便等三大常规、血糖、血小板、凝血功能四项检测[凝血酶原时间(PT)、部分活化凝血活酶时间(APTT)、纤维蛋白原定量(FIB)、凝血酶时间(TT)]、肝功能、血型、血交叉试验、滴虫、霉菌、妊娠试验等检查的设备和试剂。有条件的配有梅毒筛查的设备。②消毒设备:高压灭菌设备及其他灭菌法的设备、消毒浸泡桶及消毒液。③其他设备:心电图机、B 超、冰箱。

3. 药品

(1)宫缩剂:缩宫素。

(2)心血管系统药物:西地兰、阿拉明、多巴胺、肾上腺素、阿托品、654-2、氨茶碱。

(3)解痉降压药:硫酸镁、心痛定。

(4)镇静药:安定、杜冷丁、冬眠灵、非那更、鲁米那。

(5)利尿剂:甘露醇、速尿。

(6)止血药:维生素 K₁、止血敏、止血芳酸。

(7)扩容剂:生理盐水、林格氏液(平衡液)、低分子右旋糖酐、5％及 10％葡萄糖液、706 代血浆。

(8)纠酸药:5％碳酸氢钠。

(9)麻醉药:普鲁卡因、利多卡因、的卡因。

（10）其他：地塞米松、可拉明、3.8％枸橼酸钠、钠络酮、10％葡萄糖酸钙、利福平眼药水、维生素 C。

4. 人员

（1）助产技术人员配备：①助产技术人员配备应与接生任务相适应。至少配备 2 名助产技术人员，其中有一名为产科把关人员。②产房实行 24 小时负责制。实施助产技术时，必须有助产技术人员 2 人在场，抢救危重新生儿时应有内、儿科医师在场。

（2）助产技术人员条件：①助产技术人员应具有国家认可的中专及以上医学专业学历，医生应取得执业医师（或执业助理医师）资格证书，并经注册取得"医师执业证书"或"助理医师执业证书"，护理人员应取得"护士执业证书"并经护士执业注册；②助产技术人员（含外聘人员）必须经辖区内县级以上卫生行政部门组织的助产技术理论知识和操作技能的岗前培训与考核，经考核合格取得从事助产技术服务的"母婴保健技术考核合格证书"，方可上岗；③产科把关人员需由具有至少 3 年以上妇产科临床经验，且有独立产科工作能力的医师担任；④从事助产技术服务的专业技术人员脱离助产专业岗位 3 年以上者，需重新接受助产技术岗前培训与考核，经考核合格取得"母婴保健技术考核合格证书"方可上岗；⑤工作认真负责，有良好的医德医风，严格执行产科工作常规及有关操作规程。

5. 职责与制度

（1）认真执行《孕产妇系统保健管理办法》、各种规章制度（门诊和产房工作制度、交接班制度、消毒制度、安全管理制度、差错防范制度、急救药品管理制度、高危妊娠管理制度、出生医学证明管理制度、病历书写规范和管理制度、登记统计制度、人员业务培训制度等）、诊疗常规和岗位职责，做到持证上岗。

（2）做好产科 24 小时值班，随到随诊。

（3）做好孕产妇系统保健管理，动员所有孕妇住院分娩。

（4）开展高危孕产妇的筛查，做好高危孕产妇的登记、随访。动员高危孕产妇到上一级医院住院分娩。

（5）严格执行孕产妇首诊负责制。孕产妇所患疾病确非本科（本单位）诊治范围，或限于条件无法处理时，应与上级医院联系转诊或请相关人员到场协助处理，病情危重时以就地应急处理抢救为宜，待病情稳定后护送转诊。

（6）严格掌握转诊指征，及时转诊，并附有转诊记录。

（7）建立产科工作常规和子痫、产后出血、羊水栓塞抢救及新生儿复苏流程并上墙。

（8）有产科急救小组，并能发挥作用。

（9）依法管理、出具"出生医学证明"，保证每位新生儿（包括婚生、非婚生、计划内和计划外及流动人口的新生儿）均能获得"出生医学证明"。

（10）按有关规定向县级卫生行政部门（或受委托的县级妇幼保健机构）上报接生情况；对全乡（或所辖区域内）所有孕产妇、围产儿、儿童死亡及出生缺陷及时进行调查并填表上报。

（11）创造条件开展新生儿疾病筛查的血样采集和听力筛查工作。

（12）组织助产技术人员到上级医疗保健机构接受业务培训和继续教育，每年培训时间不少于 20 学时；指导村级妇幼保健人员开展围产保健工作。

二、二级助产技术服务机构

【工作内容】

1. 设施

(1)产科门诊设有产前检查室(含高危门诊)、妇科检查室、健康教育室,每室面积不少于 15 m²。各检查室内有洗手池,就近有候诊场所。有孕产期保健和母乳喂养宣传画、宣传资料。

(2)产科病房设母婴同室,床位数根据当地任务确定,每组母婴床使用面积不少于 6 m²,有独立的婴儿床。室内有调温设备,温度保持在 24～26 ℃,湿度 50％～60％。室内安静、清洁、舒适,日照好,色调温馨,张贴有母乳喂养宣传画。

(3)分娩区相对独立,应集中在病区的一端,远离污染源。分娩区内部要求严格划分污染区、清洁区、无菌区,设有待产室与分娩室,布局合理,各室之间用门隔开,有明显标记。分娩区与其他之间应有缓冲区。①分娩室:面积不少于 20 m²。地板、墙壁、天花板便于清洁、消毒;门窗严密,装有纱窗、纱门,光线充足,通风良好。室内应有调温设备,温度宜保持在 24～26 ℃,湿度 50％～60％,新生儿微环境温度在 30～32 ℃。分娩区内应设隔离分娩室,或在分娩室内设隔离产床。②待产室:设有待产床,并有流水洗手设备。③缓冲区:为更衣、换鞋、洗手、敷料准备、污物处理场所。

2. 设备与器械

(1)产科门诊设备同一级。

(2)产科母婴同室设备同一级,每床应配备夜用灯。

(3)待产室设备同一级,另增加多普勒胎心监测仪、推车。

(4)分娩室设备同一级,另增加新生儿喉镜及气管插管、产钳及毁胎器械。

(5)手术室同医院手术室的设备与器械,另增加婴儿磅秤、软尺、婴儿身长测量器、骨盆测量器、多普勒胎心监测仪、集血器、吸球、剖宫产手术包、子宫切除手术包、新生儿及成人气管插管全套设备、脐静脉插管包、新生儿保温复苏台。

(6)产科宣教设备:同一级,另增加生殖器官解剖模型(或挂图)。

(7)产科其他设备:胎心监护仪、蓝光箱。

(8)医院共用设备,除同一级辅助设备外,必须具备以下检查项目的设备:(1)化验设备:HIV/梅毒/淋病、红细胞压积、乙肝五项、肾功能检查及 DIC 筛查、血小板计数、纤维蛋白降解产物(FDP)、3P 试验、D-二聚体、电解质测定及酸碱状态等检查项目的设备。(2)急救设备:成人气管插管全套设备、心电血压监护仪、输液泵、输血设备、眼底镜、供氧设备、静脉切开包、救护车。(3)消毒设备:同一级。

3. 药品

各类药品同一级,另增加卡孕栓、米索前列醇、罂粟碱、东莨菪碱、瑞吉亭(酚妥拉明)、硝普钠、柳胺苄心定、立止血、凝血酶原复合物、纤维蛋白、白蛋白、血定安、全麻药、鱼精蛋白、肝素等。

4. 人员

助产技术人员配备:(1)技术人员配备应与接生任务相适应,医护比例合理。产科应有 6 名以上医师,梯队结构合理,护士与助产士之和应不少于 10 名。(2)至少配备 1 名副主任以上的妇产科医师,负责产科质量把关。门诊至少有 1 名高年资主治(管)以上医师。

助产技术人员条件：(1)助产技术人员应具有国家认可的中专及以上医学专业学历，医生应取得执业医师(或助理医师)资格证书，并经注册取得"医师执业证书"或"助理医师执业证书"。护理人员应取得"护士执业证书"，并经护士执业注册者。(2)助产技术人员(含外聘人员)必须经辖区内县级以上卫生行政部门组织的助产技术理论知识和操作技能的岗前培训与考核，经考核合格取得从事助产技术的"母婴保健技术考核合格证书"，方可上岗。(3)产科把关人员，应由具有妇产科临床经验的副主任以上医师担任。(4)从事助产技术服务的专业技术人员脱离助产专业岗位 3 年以上者，需重新接受助产技术岗前培训与考核，经考核合格并取得"母婴保健技术考核合格证书"后，方可上岗。(5)工作认真负责，有良好的医德医风，严格执行产科工作常规及有关操作规程。

5. 职责

(1)认真执行孕产妇系统保健管理办法、各种规章制度(门诊和产房工作制度、交接班制度、消毒制度、安全管理制度、差错防范制度、急救药品管理制度、危重病人抢救制度、高危妊娠管理制度、病历书写规范和质量检查制度、出生医学证明管理制度、接受转诊和反馈转诊病人情况制度、登记统计制度、孕产妇及围产儿死亡讨论制度、人员业务培训制度、产科质量自我评估制度等)和岗位职责，做到持证上岗。

(2)建立并执行产科诊疗常规和操作规程，如产科出血、子痫前期(子痫)、产道裂伤、出血性休克、羊水栓塞、DIC、早产、低体重儿等诊疗常规；有宫缩剂应用、剖宫产手术以及其他产科操作规程，建立子痫、出血性休克、羊水栓塞、DIC 抢救及新生儿复苏流程并上墙。

(3)做好产科 24 小时值班，随到随诊。

(4)严格执行孕产妇首诊负责制。孕产妇所患疾病确非本科(本单位)诊治范围，应与兄弟(或上级)医院联系转诊或请相关人员到场协助处理，病情危重时应就地应急处理抢救，待病情稳定后护送转诊。

(5)成立产科抢救小组，包括行政管理、妇产科、麻醉科、内外科、新生儿科及辅助科室人员，分工明确相互配合，充分发挥作用。

(6)组织助产技术人员参加业务培训和继续教育，每年培训时间不少于 30 学时；接受下一级助产技术机构产儿科人员进修，承担乡、村两级高危孕产妇筛查、处理的知识及技能培训。

(7)对下级助产技术机构进行检查和指导；接受下一级助产技术机构高危孕产妇及新生儿的转诊与会诊，对转诊的孕产妇和新生儿诊疗情况向转诊单位进行反馈及指导。

(8)依法管理、出具"出生医学证明"，保证每位新生儿(包括婚生、非婚生、计划内和计划外及流动人口的新生儿)均能获得"出生医学证明"。

(9)按属地管理原则，定期向县级卫生行政部门(或受委托的县级妇幼保健机构)上报本单位接生情况，对孕产妇、围产儿、儿童死亡及出生缺陷及时进行调查并填表上报。

(10)按省级卫生行政部门规定开展新生儿疾病筛查的血样采集和听力筛查工作。

(11)承担有关助产技术的科研工作。

三、三级助产技术服务机构

【工作内容】

1. 设施

（1）产科门诊：同二级，另增设高危诊室。

（2）产科病房设母婴同室，床位数根据当地任务确定。每组母婴床使用面积不少于 6 m²，有独立的婴儿床。室内有调温设备，温度保持 24～26 ℃，湿度 50％～60％。新生儿微环境温度 30～32 ℃，安静、清洁、避风、舒适，日照好，色调温馨。

（3）产科病房还应设置产科重症监护室、新生儿监护室。

（4）分娩区相对独立，应集中在病区的一端，远离污染源。分娩区内部要求严格划分污染区、清洁区、无菌区。设有待产室与分娩室，布局合理，各室之间用门隔开，有明显标记。分娩区与其他部门之间应有缓冲区。①分娩室：面积与分娩人次数相适应，净使用面积不少于 30 m²。地板、天花板、墙面便于清洁消毒。门窗严密，光线充足，通风良好，装有纱窗、纱门。有调温设备，温度保持在 24～26 ℃，湿度 50％～60％，新生儿微环境温度 30～32 ℃。应设隔离分娩室并有专用物品。有条件的可设家庭式分娩室（单间）。②待产室：同二级。③缓冲区：为更衣、换鞋、洗手、敷料准备、污物处理场所。

2. 设备与器械

（1）产科设备与器械同二级。

（2）医院共用设备：①化验设备：同二级，另增加生化全套、免疫、细菌病毒培养的设备。②急救设备：同二级，另增加心脑复苏全套设备、呼吸机、血气分析仪、多功能监护仪、中心静脉压监测的设备。

3. 药品

各类药品同二级，另增加硝酸甘油、吗啡、氨甲环酸。

4. 人员

（1）助产技术人员配备

①技术人员配备应与接生任务相适应，医护比例合理。产科应有 10 名以上医师，梯队结构合理；护士与助产士之和应不少于 20 名。

②至少配备 1 名主任医师，负责产科质量把关。门诊至少有 1 名副主任以上医师。

（2）助产技术人员条件

①助产技术人员应具有国家认可的中专及以上医学专业学历，医生应取得执业医师（或助理医师）资格证书，并经注册取得"医师执业证书"或"助理医师执业证书"，护理人员应取得"护士执业证书"，并经护士执业注册。

②助产技术人员（含外聘人员）必须经辖区内县级以上卫生行政部门组织的助产技术理论知识和操作技能的岗前培训与考核，经考核合格获得从事助产技术的"母婴保健技术考核合格证书"，方可上岗。

③产科把关人员，应由具有丰富妇产科临床经验的主任医师担任。

④从事助产技术服务的专业技术人员脱离助产专业岗位 3 年以上者，需重新接受助产技术岗前培训与考核，经考核合格取得从事助产技术的"母婴保健技术考核合格证书"方可上岗。

⑤工作认真负责，有良好的医德医风，严格执行产科工作常规及有关操作规程。

5. 职责

（1）认真执行孕产妇系统保健管理办法、各种规章制度（门诊和产房工作制度、交接班制度、消毒制度、安全管理制度、差错防范制度、急救药品管理制度、危重病人抢救制度、高危妊娠管理制度、病历书写规范和质量检查制度、出生医学证明管理制度、接受转诊和反馈转诊病人情况制度、登记统计制度、孕产妇及围产儿死亡讨论制度、人员业务培训制度、产科质量自我评估制度等)和岗位职责,做到持证上岗。

(2)建立并执行产科诊疗常规和操作规程,如产科出血、子痫前期(子痫)、产道裂伤、出血性休克、羊水栓塞、DIC、早产、低体重儿等诊疗常规;有宫缩剂应用、剖宫产手术及其他产科操作规程,建立子痫、出血性休克、羊水栓塞、DIC抢救及新生儿复苏流程并上墙。

(3)做好产科24小时值班,随到随诊。必须为所有母婴提供爱母、爱婴温馨、便捷、安全的生殖保健服务与咨询。

(4)严格执行孕产妇首诊负责制。孕产妇所患疾病确非本专科诊治范围,应与有关科室或兄弟医院联系会诊或转诊,病情危重时应就地应急处理抢救,待病情稳定后护送转诊。

(5)成立产科抢救小组,包括行政管理、妇产科、麻醉科、内外科、新生儿科及辅助科室人员,分工明确相互配合,充分发挥作用。

(6)组织助产技术人员参加业务培训和继续教育,每年培训时间不少于30学时;接受二级助产技术机构产儿科人员进修及知识、技能培训。

(7)对下级助产技术机构的业务进行检查和指导;接受下级助产技术机构高危孕产妇及新生儿的转诊与会诊,对转诊的孕产妇和新生儿诊疗情况向转诊单位进行反馈及指导。

(8)依法管理、出具"出生医学证明",保证每位新生儿(包括婚生、非婚生、计划内和计划外及流动人口的新生儿)均能获得"出生医学证明"。

(9)按属地管理原则,向县级卫生行政部门(或受委托的县级妇幼保健机构)上报本单位接生情况,对孕产妇、围产儿、儿童死亡及出生缺陷及时进行调查并填表上报。

(10)按省级卫生行政部门规定开展新生儿疾病筛查的血样采集和听力筛查工作。

(11)承担相关助产技术的科研工作。

第三节　助产技术水平

一、一级助产技术水平

【工作内容】

一级助产技术服务机构只提供正常分娩的助产技术服务,不能开展剖宫产术、产钳术、臀牵引术、内倒转术、毁胎术等技术服务,严禁产前使用宫缩剂。

1. 产前

(1)能计算预产期,进行产科腹部四步触诊、骨盆外测量,绘制并应用妊娠图,书写病历。

(2)能识别和筛查高危孕产妇,进行孕产期监护及管理,识别和应急处理常见的妊娠并发症及内外科合并症,掌握转诊指征与技术。

(3)掌握双合诊、三合诊、肛查技能。

（4）能进行孕产期健康教育与咨询。

2. 产时、产后

（1）能观察产程，绘制并应用产程图，独立处理正常分娩；掌握胎头吸引术，能识别和应急处理产程异常，及时转诊。

（2）掌握阴道检查、会阴侧切和缝合术、会阴Ⅱ度裂伤修补术、宫颈裂伤检查及缝合术、人工剥离胎盘术及胎盘残留清宫术、子宫腔纱条填塞术。

（3）能正确处理第三产程，准确收集产后出血量，诊断与应急处理产后出血。

（4）能处理正常新生儿，进行新生儿 Apgar 评分，识别和处理胎儿窘迫及新生儿窒息，掌握新生儿复苏技术。

（5）掌握早产儿处理及转诊技术，能识别新生儿生理性和病理性黄疸，诊断和处理新生儿脐炎、肺炎。

（6）掌握产后访视，识别产褥感染，指导村妇幼保健员开展孕产期保健、母乳喂养及计划生育等技术。

二、二级助产技术水平

【工作内容】

二级助产技术服务机构为助产技术的转诊机构，并具有对一级助产技术服务机构培训与指导的责任与能力。除能熟练掌握一级产科各种基本理论、基本技术外，重点要求掌握以下基本知识、技能、技术。

1. 产前

（1）具有处理产科疑难病症的能力。能根据产前检查及胎儿监护、B超、血生化及羊水监测等作出正确诊断，及时筛出高危并能妥善处理。

（2）能诊断并处理妊娠并发症，具有常见重、危、急病人的抢救与处理能力。

（3）产前能正确使用宫缩剂（催产素、米索前列醇等），掌握使用宫缩剂的适应证、禁忌证、使用方法。

（4）具有早产及低体重儿的处理技术。

2. 产时、产后

（1）能应用产程图观察产程，识别异常并能正确处理。熟练进行阴道检查、骨盆内测量及头盆评分。

（2）能正确处理全产程，具有诊断和处理头盆不称与头位难产技术。

（3）能进行产科常见重、危、急病人的抢救与处理，如子痫、产科出血、休克、羊水栓塞、DIC、心衰等急救处理。

（4）能独立并熟练进行子宫下段剖宫产术、臀助产及臀牵引术、毁胎术、胎头吸引术、低位产钳术、内倒转术、人工剥离胎盘术、胎盘残留刮宫术、会阴Ⅲ度裂伤缝合术、宫颈复杂裂伤修补术、外阴及阴道血肿的处理。

（5）能处理手术中出现的意外，如出血、麻醉意外、损伤，必要时行子宫切除术。

（6）掌握新生儿复苏技术，并能及时诊治并发症。

（7）具有安全转诊技术。

三、三级助产技术水平

【工作内容】

三级助产技术服务机构作为助产技术的最高级转诊机构，应接收并处理下级助产技术服务机构的转诊病人，参加下级机构的会诊；具有对二级及以下助产技术服务机构培训与指导的责任与能力。重点要求掌握如下基本知识、技能、技术。

1. 产前

(1)具有处理产科疑难病症的能力。能根据产前检查及胎儿监护、B超、血生化及羊水监测等作出正确诊断，及时筛出高危并能妥善处理。

(2)能诊断并处理妊娠并发症、内外科合并症，具有常见重、危、急病人的抢救与处理能力。

(3)产前能正确使用宫缩剂，严格掌握使用宫缩剂的适应证、禁忌证、使用方法。

(4)具有早产及低体重儿的处理技术。

(5)具有胎儿疾病诊断和监测技术，如先天性缺陷和宫内感染的产前诊断、胎儿生长发育及成熟度监测、宫内缺氧的监测。

2. 产时、产后

(1)应用产程图观察产程，识别异常并能正确处理。熟练进行阴道检查、骨盆内测量及头盆评分。

(2)能正确处理全产程，具有诊断和处理头盆不称与头位难产技术。

(3)具有产科危急重症的快速诊断和抢救能力，如心脑肺复苏、心力衰竭和心律失常、呼吸、肝脏和肾脏等多脏器功能衰竭的抢救，各种休克、糖尿病酸中毒、甲状腺危象、子痫等的抢救，水电解质和酸碱平衡紊乱的诊治、羊水栓塞急救、肺栓塞急救、弥漫性血管内凝血的预防与诊治等。

(4)能开展呼吸管理(包括判断缺氧程度、氧疗、气管插管、呼吸机应用等)、循环管理(包括心血管功能判断、休克救治、中心静脉道路开放及中心静脉压监测、心肺复苏、除颤、输液种类及速度控制等)技术。

(5)掌握各种急救药的药理作用、使用剂量、途径、副作用处理等。

(6)掌握各种难产诊疗技术，如子宫下段剖宫产术、臀助产及臀抽术、毁胎术、胎头吸引术、低位产钳术、人工剥离胎盘术、胎盘残留刮宫术、会阴/阴道或宫颈复杂裂伤修补术及外阴、阴道血肿的处理等。

(7)能处理手术中出现的意外，如出血、麻醉意外、复杂损伤，必要时行子宫切除术、子宫肌瘤剔除术等。

(8)掌握新生儿复苏技术，并能及时诊治并发症。

【经验指导】

1. 孕产妇系统保健管理是指从妊娠开始到分娩后42天，医疗保健机构对孕产妇和胎婴儿进行的定期检查、保健指导和追踪管理。孕产妇系统保健管理的对象为本省常住人口和流动人口的孕产妇和新生儿。

2. 孕产妇系统保健服务以保健为中心，保健与临床相结合，实行分级管理。

第四节　妊娠期超声检查

一、Ⅰ级早妊期超声检查

【工作内容】

1. 检查目的:确定宫内孕,诊断多胎妊娠,评估孕周,排除妊娠有关异常(异位妊娠、葡萄胎、阴道出血),排除其他妇科疾患(盆腔肿块、子宫畸形)等。

2. 检查内容主要包括胎囊(大小、形状、位置)、胎芽(头臀长、胎心搏动)、子宫、双附件。

【经验指导】

1. 早妊期B超检查在11～14周进行,可经腹部或经阴道超声检查。

2. Ⅰ级产前超声检查应用黑白B超即可完成。

3. 11～14周的NT检查应使用高精度彩超进行,属于Ⅲ级产前检查的针对性检查。

二、Ⅰ级中、晚期妊娠超声检查

【工作内容】

1. 检查目的是评估胎儿生长参数,评估羊水、胎盘,确定妊娠数、胎位。

2. 检查内容主要包括双顶径、股骨长、腹围、胎位、胎心率及节律、胎盘、羊水等大体形态指标,估计胎儿大小。

【经验指导】

1. 中妊超声检查在20～24周进行。

2. 晚妊超声检查在32～36周进行,可经腹部或经阴道超声检查。

3. 主要对胎儿的生长发育进行大致评估,为产科临床提供一些基本的诊断依据,不以检测胎儿畸形为目的。

4. 告知孕妇此超声检查并不能发现所有胎儿畸形。

三、Ⅱ级产前超声检查

为常规产前超声筛查,应在卫生行政部门认可的产前筛查机构进行。

【工作内容】

1. 包括Ⅰ级产前超声检查的全部内容。

2. 对胎儿主要脏器进行形态学的观察,如颅内某些重要结构、四腔心切面、腹腔内的肝、胃、肾等脏器的观察,对胎儿严重致死性畸形进行粗略的筛查。

3. 产前超声筛查应该检出的胎儿严重致死性畸形包括:无脑儿、严重的脑膨出、严重的开放性脊柱裂,严重胸、腹壁缺损内脏外翻,单腔心、致死性软骨发育不全。

4. Ⅱ级产前超声检查最少应包括以下解剖方面的项目(并保留相应检查图片):(1)头部:颅骨、大脑、脑中线、侧脑室、丘脑;(2)颜面部:唇;(3)心脏:四腔心切面;(4)脊柱:颈、胸、腰、骶尾段;(5)腹部:腹壁的完整性、肝、胃、双肾、膀胱;(6)胎儿脐带及其附着部位,脐血参数 S/D、RI 等。

【经验指导】

1. 主要指在 18～24 周进行的超声检查,最适合孕期 20～24 周。一般用彩超进行。

2. 主要观察胎儿重要器官的形态结构,从孕妇群体中发现某些怀疑有先天性缺陷和遗传性疾病胎儿的高危孕妇。

3. Ⅱ级产前超声筛查最少应检查以上胎儿解剖结构。

4. 有时因为胎位、羊水少、母体因素的影响,超声检查并不能很好地显示这些结构,超声报告要说明哪些结构显示欠清。

5. 要明确告知孕妇此超声检查并不能发现所有胎儿畸形。

四、Ⅲ级产前超声检查

为系统性超声产前检查或称为产前超声诊断,应由具备产前超声诊断资质的医师和机构对胎儿实施系统性超声检查,并做出相应超声诊断,同时包括针对性超声检查。

【工作内容】

1. Ⅲ级产前超声检查最少应包括以下解剖方面的项目(并保留相应检查图片):

(1)基本内容:观察双顶径、头围,颅骨是否完整,胎儿数目、胎方位及胎儿大小,脐带有无绕颈,羊水量,胎盘附着位置,胎盘厚度,胎盘成熟度,脐带多普勒参数。

(2)颅脑:脑中线的位置,侧脑室是否增宽,小脑形态及小脑蚓部的完整性。

(3)颜面部:应观察并报告双眼眶结构和上唇皮肤是否连续。

(4)脊柱:应观察并报告各段脊柱椎体排列形态是否正常,脊柱弯曲度是否正常,脊椎骨是否呈平行排列,有无椎体连续性中断。

(5)胸腔:应观察并报告肺脏、心脏位置是否正常。

(6)心脏:应测量胎儿心率,描述心律、心脏大小、四腔心切面、左右房室对称性、左右心室流出道切面,根据基本检查情况确定是否建议进一步的超声心动图检查。

(7)腹部脏器:描述腹壁是否完整,肝、胃、双肾及膀胱形态,脐血管。

(8)四肢:测量股骨,应观察并报告四肢肱骨、尺桡骨、股骨、胫腓骨(不包括手、足及指、趾数目)。

2. 针对性检查:此检查仍属于Ⅲ级产前超声检查范畴,应在胎儿超声筛查基础上,针对胎儿、孕妇特殊问题进行特定目的的检查,如测量颈项透明层(NT),以及胎儿神经系统、心血管系统(超声心动图)等专项超声检查。

【经验指导】

1. 应在妊娠 20～24 周进行一次系统胎儿彩超检查。

2. 中、晚期妊娠常规超声检查中发现或疑诊胎儿畸形或有胎儿畸形高危因素时,应及时进行系统性胎儿彩超检查。同时接受产前筛查机构转诊的疑诊畸形胎儿并进行重点检查。

3. 超声检查之后,尽可能做出诊断或合理的解释。

4. 要明确告知孕妇:(1)产科超声检查不能发现所有胎儿畸形;(2)产前超声检查一般不包括手、足及指、趾数目;(3)对于胎儿心脏仅做基本筛查,不同于针对性的超声心动图检查。

第五节　正常产褥

从胎盘娩出至产妇全身各器官除乳腺外均恢复或接近正常未孕状态所需的一段时期,称产褥期,一般规定为产后 6 周。

【诊断】

1. 体温、脉搏、呼吸、血压

(1)产后体温多数在正常范围内,产后 24 小时内体温可略升高但不超过 38 ℃,可能与产程长导致过度疲劳有关,产后 3～4 日可能会出现"泌乳热",乳房充血影响血液和淋巴回流,不能排出乳汁,体温不超过 38 ℃。

(2)心率可反映体温和血容量情况,如心率增快应注意有无感染和失血。产后呼吸恢复为胸腹式呼吸。

(3)产褥期血压多平稳,如血压下降要警惕产后出血。对有妊娠期高血压疾病者,产后仍应监测血压,预防产后子痫的发生。

2. 子宫复旧

(1)胎盘娩出后,子宫收缩圆而硬,宫底位于脐下一指。

(2)以后宫底高度每日下降 1～2 cm。

(3)产后 1 周子宫缩至妊娠 12 周大小,耻骨联合上方可扪及宫体。

(4)产后 10 天子宫降至盆腔内。

(5)产后 6 周子宫恢复到正常大小。

3. 产后宫缩痛

(1)早期因子宫收缩引起的下腹部阵发性疼痛,一般产后持续 2～3 天自然消失。

(2)哺乳时反射性引起催产素分泌增加可使疼痛加重。一般无须用药,但可酌情给予镇痛剂。

4. 褥汗

产褥早期皮肤排泄功能旺盛,排出大量汗液,以夜间睡眠和初醒时更明显,不属病态,产后 1 周可自行好转。

5. 恶露

产后随子宫蜕膜(特别是胎盘附着处蜕膜)的脱落,含有血液、坏死蜕膜等的组织经阴道排出。恶露分为三种:

(1)血性恶露:色鲜红、量多,有少量胎膜及坏死组织。

(2)浆液性恶露:色淡红,量不多,含有较多的坏死蜕膜组织、宫颈黏液、阴道排液,有细菌。

(3)白色恶露:黏稠、色白,含有大量白细胞、坏死蜕膜组织、表皮细胞及细菌等。

正常恶露有血腥味,但无臭味,持续 4～6 周,总量为 250～500 mL。血性恶露持续约 3 天,逐渐转为浆液性恶露,约 2 周后变为白色恶露,约持续 3 周干净。

【治疗】

1. 营养和饮食

产妇的胃肠功能恢复需要一定时间,建议少量多餐,以清淡高蛋白质饮食为主,同时注意补充水分。

2. 排尿与排便

产后 4 小时应让产妇自行排尿,警惕产后尿潴留。如排尿困难可采用热敷下腹部、针灸、肌注新斯的明 1 mg 以促进排尿。上述处理无效者可留置导尿管。产妇易发生便秘,鼓励产妇早日下床活动,多食富含维生素的食物。对便秘者可口服适量缓泻剂。

3. 观察子宫复旧及恶露情况

每日手测宫底高度,以了解子宫复旧情况。测量前应嘱产妇排空膀胱。每日观察记录恶露的颜色、数量和气味。如子宫复旧不全、恶露增多,应及早给予宫缩剂;如合并感染,恶露有臭味,宫体有压痛,应给予广谱抗生素控制感染,同时行宫腔培养。

4. 会阴处理

每日冲洗会阴两次。会阴缝线一般于产后 3～5 天拆线。如有伤口感染,则酌情处理。

5. 乳房护理

产后 30 分钟内开始哺乳,以后按需哺乳。哺乳前产妇应先洗净双手,清洁乳头后哺乳。一侧乳房吸空后再吸另一侧乳房。如果由于医源性因素不能哺乳,退奶可选择以下方法:

(1)生麦芽 60～90 g 煎服,连用 3～5 日。

(2)芒硝 250g,分装于两纱布袋内,敷于两乳房,湿硬时更换。

(3)维生素 B_6 200 mg 口服,每日 3 次,共 5～7 日。

(4)己烯雌酚 5 mg,每日 3 次,连服 3 天后减量,再服 3 天。

(5)溴隐亭 2.5 mg,每日 2 次,连用 14 天。

(6)针灸。

【保健】

1. 适当活动及做产后健身操。

2. 产后 42 天去分娩医院做产后健康检查,包括:

(1)全身检查:血压、心率,血、尿常规。

(2)如有内、外科合并症,需行相应的检查,对妊娠期糖尿病者应复查糖耐量试验。

(3)妇科检查了解子宫复旧,观察恶露,检查乳房。

(4)计划生育指导。

(5)婴儿全身体格检查。

第六节 孕产妇保健项目指标

一、孕产妇保健工作指标

【工作内容】

1. 产前检查率 $= \dfrac{该年该地区产前检查人数}{某年某地区活产数} \times 100\%$

2. 孕早期检查率 $= \dfrac{该年该地区孕早期产前检查人数}{某年某地区活产数} \times 100\%$

3. 产后访视率 $= \dfrac{该年该地区接受产后访视的产妇人数}{某年某地区活产数} \times 100\%$

4. 系统管理率 $= \dfrac{该年该地区接受系统管理的产妇人数}{某年某地区活产数} \times 100\%$

5. 规范化管理率 $= \dfrac{该年该地区接受规范化管理的产妇人数}{某年某地区活产数} \times 100\%$

6. 高危管理的百分比 $= \dfrac{该年该地区高危管理产妇数}{某年某地区高危产妇总数} \times 100\%$

【经验指导】

1. 活产数：指妊娠满 28 周及以上（如孕周不清楚，可参考出生体重达 1 000 克及以上），娩出后有心跳、呼吸、脐带搏动、随意肌收缩 4 项生命指标之一的新生儿数。

2. 产前检查人数：指该地区该统计年度内产前接受过一次及以上产前检查的产妇人数（初次检查仅做妊娠试验或孕期无检查，仅在临产当天入院进行的产前检查不计算在内）。

3. 产妇数：指该地区该统计年度内妊娠满 28 周及以上（如孕周不清楚，可参考出生体重达 1 000 克及以上）的分娩产妇人数。

4. 产后访视人数：指该地区该统计年度内接受过一次及以上产后访视的产妇人数。住院分娩者，统计出院后的访视次数。

5. 系统管理人数：指该地区该统计年度内按孕产妇系统保健管理规范的要求，从妊娠至产后 42 天内有过早孕检查、至少 5 次产前检查、新法接生和产后访视 1 次及以上的产妇人数。收卡时间与报表统计时限应一致。

6. 早孕检查：指体格检查（包括妇科检查），测量基础血压与体重，并进行常规辅助检查（血、尿常规、白带常规、肝功、HBsAg、RPR）。早孕检查也计为一次产前检查。

7. 规范化管理人数：指该地区该统计年度内按孕产妇系统保健管理规范的要求，从妊娠至产后 42 天内有过早孕检查、至少 5 次产前检查（孕早、中、晚期至少各 1 次，间隔合理）、新法接生、产后访视 3 次且完成产后 42 天健康检查的产妇人数。收卡时间与报表统计时限应一致。

8. 高危产妇人数:指在妊娠期有某种病理因素或致病因素可能危害孕妇、胎儿与新生儿或导致难产的产妇人数。孕期只要出现高危因素,无论临产前是否纠正均按一例高危统计。

9. 高危产妇管理人数:指对筛出的高危孕产妇按照高危管理的要求进行了管理并登记的产妇人数。

二、孕产妇保健质量指标

【工作内容】

1. 出生率 $=\dfrac{\text{该年该地区活产数}}{\text{某年某地区总人口数}}\times 1000‰$

2. 孕产妇死亡率 $=\dfrac{\text{该年该地区孕妇死亡人数}}{\text{某年某地区活产数}}\times 100\,000/10\,\text{万}$

3. 孕产期中重度贫血率 $=\dfrac{\text{该年该地区孕产期中重度贫血人数}}{\text{某年某地区产妇人数}}\times 100\%$

4. 高危产妇占总产妇数的百分比 $=\dfrac{\text{该年该地区高危产妇数}}{\text{某年某地区产妇总数}}\times 100\%$

5. 低出生体重儿百分比 $=\dfrac{\text{该年该地区出生体重低于 2 500 克的活产数}}{\text{某年某地区活产数}}\times 100\%$

6. 围产儿死亡率 $=\dfrac{\text{该年该地区围产儿死亡数}}{\text{某年某地区活产数}+\text{死胎、死产数}}\times 1000‰$

7. 出生人缺陷发生率 $=\dfrac{\text{该年该地区围产儿中出生缺陷发生数}}{\text{某年某地区活产数}+\text{死胎、死产数}}\times 1000‰$

8. 新生儿破伤风发病率 $=\dfrac{\text{该年该地区新生儿破伤风发病数}}{\text{某年某地区活产数}}\times 10000/\text{万}$

9. 新生儿破伤风死亡率 $=\dfrac{\text{该年该地区新生儿破伤风死亡数}}{\text{某年某地区活产数}}\times 10000/\text{万}$

【经验指导】

1. 孕产期中重度贫血人数:指该地区该统计年度内孕期和产后 42 天内至少一次检查发现患有中重度贫血的产妇人数。中重度贫血的诊断标准为血红蛋白含量小于 90 g/L,检验方法为氰化高铁法。

2. 孕产妇死亡数:在妊娠期至妊娠终止后 42 天以内的妇女,不论妊娠时间和部位,由于任何与妊娠或妊娠处理有关的或由此而加重了的原因导致的死亡,但不包括意外原因(如车祸、中毒等)导致的死亡。

3. 死胎数:指妊娠满 28 周及以上(如孕周不清楚,可参考出生体重达 1 000 克及以上)的胎儿在宫内死亡的例数(不含因计划生育要求的引产所致的死胎数)。

4. 死产数:指妊娠满 28 周及以上(如孕周不清楚,可参考出生体重达 1 000 克及以上)的胎儿在分娩过程中死亡的例数(不含因计划生育要求的引产所致的死产数)。

5. 早期新生儿死亡数:指妊娠满 28 周及以上(如孕周不清楚,可参考出生体重达 1 000克及以上)的新生儿在产后 7 天内死亡的人数。早期新生儿死亡数分性别统计。

6. 围产儿死亡数：包括死胎数、死产数、早期新生儿死亡数（不含因计划生育要求的引产所致的死胎、死产数）。

7. 新生儿破伤风：指(1)活产，生后 2 天内正常吸吮，哭叫；(2)出生后第 3～28 天内发病；(3)发病后不能吸吮，进食困难，强直，抽搐。必须同时符合上述三项标准者才可诊断为新生儿破伤风。

第七章 辅助生殖

第一节 辅助生殖学科一般要求

一、体外受精

【工作内容】

（一）基本要求

1. 机构设置条件

（1）必须是持有"医疗机构执业许可证"的综合性医院、专科医院或持有"计划生育技术服务机构执业许可证"的省级以上（含省级）的计划生育技术服务机构。

（2）中国人民解放军医疗机构开展体外受精—胚胎移植及其衍生技术，根据《人类辅助生殖技术管理办法》和《人类精子库管理办法》规定，由所在的省、自治区、直辖市卫生行政部门或总后勤部卫生科技部门组织专家论证、审核并报卫生部审批。

（3）中外合资、合作医疗机构必须同时持有卫生部批准证书和原外经贸部（现商务部）颁发的"外商投资企业批准证书"。

（4）机构必须设有妇产科和男科临床并具有妇产科住院开腹手术的技术和条件。

（5）生殖医学机构由生殖医学临床（以下称临床）和体外受精实验室（以下称实验室）两部分组成。

（6）机构必须具备选择性减胎技术。

（7）机构必须具备胚胎冷冻、保存、复苏的技术和条件。

（8）机构如同时设置人类精子库，不能设在同一科室，必须与生殖医学机构分开管理。

（9）凡计划拟开展人类辅助生殖技术的机构必须由所在省、区、市卫生行政部门根据区域规划、医疗需求予以初审，并上报卫生部批准筹建。筹建完成后由卫生部组织专家进行预准入评审，试运行一年后再行正式准入评审。

（10）实施体外受精—胚胎移植及其衍生技术必须获得卫生部的批准证书。

2. 在编人员要求

机构设总负责人、临床负责人和实验室负责人，临床负责人与实验室负责人不得由同一人担任。

生殖医学机构的在编专职技术人员不得少于12人，其中临床医师不得少于6人（包括男科执业医师1人），实验室专业技术人员不得少于3人，护理人员不得少于3人。上述人员须接受卫生部指定医疗机构进行生殖医学专业技术培训。

外籍、中国台湾地区、香港和澳门特别行政区技术人员来内地从事人类辅助生殖诊疗活动须按国家有关管理规定执行。

(1)临床医师:①专职临床医师必须是具备医学学士学位并已获得中级以上技术职称或具备生殖医学硕士学位的妇产科或泌尿男科专业的执业医师。②临床负责人须由从事生殖专业具有高级技术职称的妇产科执业医师担任。③临床医师必须具备以下方面的知识和工作能力:掌握女性生殖内分泌学临床专业知识,特别是促排卵药物的使用和月经周期的激素调控;掌握妇科超声技术,并具备卵泡超声监测及B超介导下阴道穿刺取卵的技术能力,具备开腹手术的能力;具备处理人类辅助生殖技术各种并发症的能力。④机构中应配备专职男科临床医师,掌握男性生殖医学基础理论和临床专业技术。

(2)实验室技术人员:①胚胎培养实验室技术人员必须具备医学或生物学专业学士以上学位或大专毕业并具备中级技术职称;②实验室负责人须由医学或生物学专业高级技术职称人员担任,具备细胞生物学、胚胎学、遗传学等相关学科的理论及细胞培养技能,掌握人类辅助生殖技术的实验室技能,具有实验室管理能力;③至少一人具有按世界卫生组织精液分析标准程序处理精液的技能;④至少一人在卫生部指定的机构接受过精子、胚胎冷冻及复苏技术培训,并系统掌握精子、胚胎冷冻及复苏技能;⑤开展卵胞浆内单精子显微注射技术的机构,至少有一人在卫生部指定机构受过本技术的培训,并具备熟练的显微操作及体外受精与胚胎移植实验室技能;⑥开展植入前胚胎遗传学诊断的机构,必须有专门人员受过极体或胚胎卵裂球活检技术培训,熟练掌握该项技术的操作技能,掌握医学遗传学理论知识和单细胞遗传学诊断技术,所在机构必须具备遗传咨询和产前诊断技术条件。

(3)护士:护士须有护士执业证书,受过生殖医学护理工作的培训,护理工作的负责人必须具备中级技术职称。

3. 场所要求

(1)场所须包括候诊区、诊疗室、检查室、取精室、精液处理室、资料档案室、清洗室、缓冲区(包括更衣室)、超声室、胚胎培养室、取卵室、体外受精实验室、胚胎移植室及其他辅助场所。

(2)用于生殖医学医疗活动的总使用面积不小于260平方米。

(3)场所布局须合理,符合洁净要求,建筑和装修材料要求无毒,应避开对工作产生不良影响的化学源和放射源。

(4)工作场所须符合医院建筑安全要求和消防要求,保障水电供应。各工作间应具备空气消毒设施。

(5)主要场所要求:①超声室:使用面积不小于15平方米,环境符合卫生部医疗场所Ⅲ类标准。②取精室:与精液处理室邻近,使用面积不小于5平方米,并有洗手设备。③精液处理室:使用面积不小于10平方米。④取卵室:供B超介导下经阴道取卵用,使用面积不小于25平方米,环境符合卫生部医疗场所Ⅱ类标准。⑤体外受精实验室:使用面积不小于30平方米,并具备缓冲区。环境符合卫生部医疗场所Ⅰ类标准,建议设置空气净化层流室。胚胎操作区必须达到百级标准。⑥胚胎移植室:使用面积不小于15平方米,环境符合卫生部医疗场所Ⅱ类标准。

4. 设备条件

(1)具备B超2台(配置阴道探头和穿刺引导装置)和妇科床;(2)负压吸引器和超净工作台3台;(3)具备解剖显微镜、生物显微镜和倒置显微镜(含恒温平台);(4)具备二氧化碳培养箱(至少 3 台)、二氧化碳浓度测定仪、恒温平台和恒温试管架;(5)精液分析设备;(6)冰箱;(7)离心机;(8)实验室常规仪器:pH 计、渗透压计、天平、电热干燥箱等;(9)配子和胚胎冷冻设备,包括冷冻仪、液氮储存罐和液氮运输罐等;(10)申报开展卵胞浆内单精子显微注射技术的机构,必备具备显微操作仪 1 台。

5. 其他要求

开展体外受精与胚胎移植及其衍生技术的机构,还必须具备以下条件:

(1)临床常规检验(包括常规生化、血尿常规、影像学检查、生殖免疫学检查);

(2)生殖内分泌实验室及其相关设备;

(3)细胞和分子遗传学诊断实验室及其相关设备,开展植入前胚胎遗传学诊断的机构必须同时具备产前诊断技术的认可资格;

(4)开腹手术条件;

(5)住院治疗条件;

(6)用品消毒和污物处理条件。

(二)管理

1. 实施体外受精与胚胎移植及其衍生技术的机构,必须遵守国家人口和计划生育法规和条例的规定,并同不育夫妇签署相关技术的"知情同意书"和"多胎妊娠减胎术同意书"。

2. 机构必须预先认真查验不育夫妇的身份证、结婚证和符合国家人口和计划生育法规和条例规定的生育证明原件,并保留其复印件备案;涉外婚姻夫妇及外籍人员应出示护照及婚姻证明并保留其复印件备案。

3. 机构必须按期对工作情况进行自查,按要求向卫生部提供必需的各种资料及年度报告。

4. 机构的各种病历及其相关记录,须按卫生部和国家中医药管理局《关于印发〈医疗机构病历管理规定〉的通知》要求,予以严格管理。

5. 机构实施供精体外受精与胚胎移植及其衍生技术,必须向供精的人类精子库及时准确地反馈受者的妊娠和子代等相关信息。

6. 规章制度

机构应建立以下制度:

(1)生殖医学伦理委员会工作制度;

(2)病案管理制度;

(3)随访制度;

(4)工作人员分工责任制度;

(5)接触配子、胚胎的实验材料质控制度;

(6)各项技术操作常规;

(7)特殊药品管理制度;

(8)仪器管理制度;

(9)消毒隔离制度;

(10)材料管理制度。

7. 技术安全要求

(1)要求机构具有基本急救条件,包括供氧、气管插管等用品和常用急救药品和设备等;

(2)采用麻醉技术的机构,必须配备相应的监护、抢救设备和人员;

（3）实验材料必须无毒、无尘、无菌，并符合相应的质量标准；

（4）实验用水须用去离子超纯水；

（5）每周期移植胚胎总数不得超过 3 个，其中 35 岁以下妇女第一次助孕周期移植胚胎数不得超过 2 个；

（6）与配子或胚胎接触的用品须为一次性使用耗材；

（7）实施供精的体外受精与胚胎移植及其衍生技术的机构，必须参照人工授精的有关规定执行。

（三）质量标准

1. 为了切实保障患者的利益，维护妇女和儿童健康权益，提高人口质量，严格防止人类辅助生殖技术产业化和商品化，以及确保该技术更加规范有序进行，任何生殖机构每年所实施的体外受精与胚胎移植及其衍生技术不得超过 1 000 个取卵周期。

2. 机构对体外受精—胚胎移植出生的随访率不得低于 95%。

3. 体外受精的受精率不得低于 65%，卵胞浆内单精子显微注射的受精率不得低于 70%。

4. 取卵周期临床妊娠率在机构成立的第一年不得低于 15%，第二年以后不得低于 20%；冻融胚胎的移植周期临床妊娠率不得低于 10%。

移植周期临床妊娠率＝（临床妊娠数/移植周期数）×100%。

5. 对于多胎妊娠必须实施减胎术，避免双胎，严禁三胎和三胎以上的妊娠分娩。

二、人工授精

根据精子来源分为夫精人工授精和供精人工授精技术。

【工作内容】

（一）基本要求

1. 机构设置条件

（1）必须是持有"医疗机构执业许可证"的综合性医院、专科医院或持有"计划生育技术服务执业许可证"的计划生育技术服务机构。

（2）实施供精人工授精技术必须获得卫生部的批准证书，实施夫精人工授精技术必须获得省、自治区、直辖市卫生行政部门的批准证书并报卫生部备案。

（3）中国人民解放军医疗机构开展人工授精技术的，根据有关规定，对申请开展夫精人工授精技术的机构，由所在省、自治区、直辖市卫生厅局或总后勤部卫生科技部门组织专家论证、评审、审核、审批，并报卫生部备案；对申请开展供精人工授精的医疗机构，由所在省、自治区、直辖市卫生厅局或总后勤部卫生科技部门组织专家论证、审核，报卫生部审批。

（4）中外合资、合作医疗机构必须同时持有卫生部批准证书和原外经贸部（现商务部）颁发的"外商投资企业批准证书"。

（5）实施供精人工授精的机构，必须从持有"人类精子库批准证书"的人类精子库获得精源并签署供精协议，并有义务向供精单位及时提供供精人工授精情况及准确的反馈信息；协议应明确双方的职责。

（6）具备法律、法规或主管机关要求的其他条件。

2. 人员要求

(1)最少具有从事生殖医学专业的在编专职医师2人,实验室工作人员2人,护士1人,且均具备良好的职业道德;

(2)从业医师须具备执业医师资格;

(3)机构必须指定专职负责人,该负责人须是具备高级技术职称的妇产科执业医师;

(4)机构内医师应具备临床妇产科和生殖内分泌理论及实践经验,并具备妇科超声技术资格和经验;

(5)实验室工作人员应具备按世界卫生组织精液分析标准程序处理精液的培训经历和实践操作技能;

(6)护士具备执业护士资格;

(7)同时开展体外受精—胚胎移植技术的机构必须指定专职负责人1人,其他人员可以兼用。

3. 场所要求

场所包含候诊室、诊室、检查室、B超室、人工授精实验室、授精室和其他辅助区域,总使用面积不得少于100平方米,其中人工授精实验室不少于20平方米,授精室的专用面积不少于15平方米;同时开展人工授精和体外受精与胚胎移植的机构,候诊室、诊室、检查室和B超室可不必单设,但人工授精室和人工授精实验室必须专用,且使用面积各不少于20平方米。另外,技术服务机构须具备妇科内分泌测定、影像学检查、遗传学检查等相关检查条件。

4. 设备条件

(1)妇检床2张以上;(2)B超仪1台(配置阴道探头);(3)生物显微镜1台;(4)离心机1台;(5)百级超净工作台1台和二氧化碳培养箱1台;(6)液氮罐2个以上;(7)冰箱一台;(8)精液分析设备;(9)水浴箱1台;(10)与精液接触的器皿等须使用无毒的一次性耗材。以上设备要求运行良好,专业检验合格。

(二)管理

1. 实施授精前,不育夫妇必须签订"知情同意书"及"多胎妊娠减胎术同意书"。

2. 供精人工授精只能从持有卫生部批准证书的人类精子库获得精源。

3. 机构必须及时做好不育夫妇的病历书写并按《医疗机构病历管理规定》严格管理,对每一位受者都应进行随访。

4. 实施供精人工授精的机构必须向人类精子库反馈妊娠、子代以及受者使用冷冻精液后是否出现性传播疾病的临床信息等情况,记录档案应永久保存。

5. 严格控制每一位供精者的冷冻精液最多只能使5名妇女受孕。

6. 除司法机关出具公函或相关当事人具有充分理由同意查阅外,一律谢绝其他任何单位和个人查阅供受精者双方的档案;确因工作需要及其他特殊原因非得查阅档案时,则必须经授精机构负责人批准,并隐去供受者双方的社会身份资料。

7. 人工授精必须具备完善、健全的规章制度和技术操作手册并切实付诸实施。

8. 机构必须按期对人工授精的情况进行自查,按要求向卫生行政审批部门提供必要的资料及年度报告。

(三)技术程序与质量控制

1. 技术程序

（1）严格掌握适应证并排除禁忌证。

（2）人工授精可以在自然周期或药物促排卵周期下进行，但严禁以多胎妊娠为目的使用促排卵药。

（3）通过 B 超和有关激素水平联合监测卵泡的生长发育。

（4）掌握排卵时间，适时实施人工授精。

（5）用于人工授精的精子必须经过洗涤分离处理，行宫颈内人工授精，其前向运动精子总数不得低于 20×10^6；行宫腔内人工授精，其前向运动精子总数不得低于 10×10^6。

（6）人工授精后可用药物支持黄体功能。

（7）人工授精后 14～16 天诊断生化妊娠，5 周 B 超确认临床妊娠。

（8）多胎妊娠必须到具有选择性减胎术条件的机构行选择性减胎术。

（9）实施供精人工授精的机构如不具备选择性减胎术的条件和技术，必须与具备该技术的机构签订使用减胎技术协议，以确保选择性减胎术的有效实施，避免多胎分娩。

2. 质量标准

（1）用于供精人工授精的冷冻精液，复苏后前向运动的精子不低于 40%；

（2）周期临床妊娠率不低于 15%。

周期临床妊娠率＝临床妊娠数/人工授精周期数×100%。

三、辅助生殖技术实施人员的行为准则

【工作内容】

1. 必须严格遵守国家人口和计划生育法律法规。

2. 必须严格遵守知情同意、知情选择的自愿原则。

3. 必须尊重患者隐私权。

4. 禁止无医学指征的性别选择。

5. 禁止实施代孕技术。

6. 禁止实施胚胎赠送。

7. 禁止实施以治疗不育为目的的人卵胞浆移植及核移植技术。

8. 禁止人类与异种配子的杂交；禁止人类体内移植异种配子、合子和胚胎；禁止异种体内移植人类配子、合子和胚胎。

9. 禁止以生殖为目的对人类配子、合子和胚胎进行基因操作。

10. 禁止实施近亲间的精子和卵子结合。

11. 在同一治疗周期中，配子和合子必须来自同一男性和同一女性。

12. 禁止在患者不知情和不自愿的情况下，将配子、合子和胚胎转送他人或进行科学研究。

13. 禁止给不符合国家人口和计划生育法规和条例规定的夫妇和单身妇女实施人类辅助生殖技术。

14. 禁止开展人类嵌合体胚胎试验研究。

15. 禁止克隆人。

四、辅助生殖技术伦理原则

【工作内容】

人类辅助生殖技术是治疗不育症的一种医疗手段。为安全、有效、合理地实施人类辅助生殖技术,保障个人、家庭以及后代的健康和利益,维护社会公益,特制定以下伦理原则。

(一)有利于患者的原则

1. 综合考虑患者病理、生理、心理及社会因素,医务人员有义务告诉患者目前可供选择的治疗手段、利弊及其所承担的风险,在患者充分知情的情况下,提出有医学指征的选择和最有利于患者的治疗方案。

2. 禁止以多胎和商业化供卵为目的的促排卵。

3. 不育夫妇对实施人类辅助生殖技术过程中获得的配子、胚胎拥有其选择处理方式的权利,技术服务机构必须对此有详细的记录,并获得夫、妇或双方的书面知情同意。

4. 患者的配子和胚胎在未征得其知情同意情况下,不得进行任何处理,更不得进行买卖。

(二)知情同意的原则

1. 人类辅助生殖技术必须在夫妇双方自愿同意并签署书面知情同意书后方可实施。

2. 医务人员对人类辅助生殖技术适应证的夫妇,需使其了解:实施该技术的必要性、实施程序、可能承受的风险以及为降低这些风险所采取的措施、该机构稳定的成功率、每周期大致的总费用及进口、国产药物选择等与患者作出合理选择相关的实质性信息。

3. 接受人类辅助生殖技术的夫妇在任何时候都有权提出中止该技术的实施,并且不会影响对其今后的治疗。

4. 医务人员必须告知接受人类辅助生殖技术的夫妇及其已出生的孩子随访的必要性。

5. 医务人员有义务告知捐赠者对其进行健康检查的必要性,并获取书面知情同意书。

(三)保护后代的原则

1. 医务人员有义务告知受者通过人类辅助生殖技术出生的后代与自然受孕分娩的后代享有同样的法律权利和义务,包括后代的继承权、受教育权、赡养父母的义务、父母离异时对孩子监护权的裁定等。

2. 医务人员有义务告知接受人类辅助生殖技术治疗的夫妇,他们通过对该技术出生的孩子(包括对有出生缺陷的孩子)负有伦理、道德和法律上的权利和义务。

3. 如果有证据表明实施人类辅助生殖技术将会对后代产生严重的生理、心理和社会损害,医务人员有义务停止该技术的实施。

4. 医务人员不得对近亲间及任何不符合伦理、道德原则的精子和卵子实施人类辅助生殖技术。

5. 医务人员不得实施代孕技术。

6. 医务人员不得实施胚胎赠送助孕技术。

7. 在尚未解决人卵胞浆移植和人卵核移植技术安全性问题之前,医务人员不得实施以治疗不育为目的的人卵胞浆移植和人卵核移植技术。

8. 同一供者的精子、卵子最多只能使 5 名妇女受孕。

9. 医务人员不得实施以生育为目的的嵌合体胚胎技术。

(四)社会公益原则

1. 医务人员必须严格贯彻国家人口和计划生育法律法规,不得对不符合国家人口和计划生育法规和条例规定的夫妇和单身妇女实施人类辅助生殖技术。

2. 根据《母婴保健法》,医务人员不得实施非医学需要的性别选择。

3. 医务人员不得实施生殖性克隆技术。

4. 医务人员不得将异种配子和胚胎用于人类辅助生殖技术。

5. 医务人员不得进行各种违反伦理、道德原则的配子和胚胎实验研究及临床工作。

(五)保密原则

1. 互盲原则:凡使用供精实施的人类辅助生殖技术,供方与受方夫妇应保持互盲,供方与实施人类辅助生殖技术的医务人员应保持互盲,供方与后代保持互盲。

2. 机构和医务人员对使用人类辅助生殖技术的所有参与者(如卵子捐赠者和受者)有实行匿名和保密的义务。匿名是藏匿供体的身份;保密是藏匿受体参与配子捐赠的事实以及对受者有关信息的保密。

3. 医务人员有义务告知捐赠者不可查询受者及其后代的一切信息,并签署书面知情同意书。

(六)严防商业化的原则

机构和医务人员对要求实施人类辅助生殖技术的夫妇,要严格掌握适应证,不能受经济利益驱动而滥用人类辅助生殖技术。

供精、供卵只能是以捐赠助人为目的,禁止买卖,但可给予捐赠者必要的误工、交通和医疗补偿。

(七)伦理监督的原则

1. 为确保以上原则的实施,实施人类辅助生殖技术的机构应建立生殖医学伦理委员会,并接受其指导和监督。

2. 生殖医学伦理委员会应由医学伦理学、心理学、社会学、法学、生殖医学、护理学专家和群众代表等组成。

3. 生殖医学伦理委员会应依据上述原则对人类辅助生殖技术的全过程和有关研究进行监督,开展生殖医学伦理宣传教育,并对实施中遇到的伦理问题进行审查、咨询、论证和建议。

第二节　辅助生殖临床技术

一、适应证与禁忌证

(一)体外受精—胚胎移植

【适应证】

1. 女方各种因素导致的配子运输障碍。

2. 排卵障碍。

3. 子宫内膜异位症。

4. 男方少、弱精子症。

5. 不明原因的不育。

6. 免疫性不孕。

【禁忌证】

1. 有如下情况之一者,不得实施体外受精—胚胎移植及其衍生技术:

(1)男女任何一方患有严重的精神疾患、泌尿生殖系统急性感染、性传播疾病。

(2)患有《母婴保健法》规定的不宜生育的、目前无法进行胚胎植入前遗传学诊断的遗传性疾病。

(3)任何一方具有吸毒等严重不良嗜好。

(4)任何一方接触致畸量的射线、毒物、药品并处于作用期。

2. 女方子宫不具备妊娠功能或严重躯体疾病不能承受妊娠。

(二)卵胞浆内单精子注射技术

【适应证】

1. 严重的少、弱、畸精子症。

2. 不可逆的梗阻性无精子症。

3. 生精功能障碍(排除遗传缺陷疾病所致)。

4. 免疫性不育。

5. 体外受精失败。

6. 精子顶体异常。

7. 需行植入前胚胎遗传学检查的。

(三)人工授精术

【适应证】

1. 夫精人工授精

(1)男性因少精、弱精、液化异常、性功能障碍、生殖器畸形等不育。

(2)宫颈因素不育。

(3)生殖道畸形及心理因素导致性交不能等不育。

(4)免疫性不育。

(5)原因不明不育。

2. 供精人工授精

(1)不可逆的无精子症、严重的少精症、弱精症和畸精症。

(2)输精管复通失败。

(3)射精障碍。

(4)适应证(1)、(2)、(3)中,除不可逆的无精子症外,其他需行供精人工授精技术的患者,医务人员必须向其交代清楚:通过卵胞浆内单精子显微注射技术也可能使其有自己血亲关系的后代,如果患者本人仍坚持放弃通过卵胞浆内单精子显微注射技术助孕的权益,则必须与其签署知情同意书后,方可采用供精人工授精技术助孕。

(5)男方和/或家族有不宜生育的严重遗传性疾病。

(6)母儿血型不合不能得到存活新生儿。

【禁忌证】

1. 夫精人工授精

(1)男女一方患有生殖泌尿系统急性感染或性传播疾病。

(2)一方患有严重的遗传、躯体疾病或精神心理疾患。

(3)一方接触致畸量的射线、毒物、药品并处于作用期。

(4)一方有吸毒等严重不良嗜好。

2. 供精人工授精

(1)女方患有生殖泌尿系统急性感染或性传播疾病。

(2)女方患有严重的遗传、躯体疾病或精神疾患。

(3)女方接触致畸量的射线、毒物、药品并处于作用期。

(4)女方有吸毒等不良嗜好。

二、宫腔内人工授精(IUI)

【工作内容】

(一)术前准备及术后处理

1. 自然周期或药物促排卵周期:(1)自然周期:自月经第 10 天开始监测卵泡发育;(2)药物促排卵周期:自月经第 5 天开始,采用 CC 或 HMG 促排卵。

2. 通过 B 超或有关激素水平监测卵泡的生长发育及子宫内膜的发育,若为药物促排卵周期,应根据卵泡发育情况调整药物用量,对发育卵泡个数多者,应注意是否有 OHSS 的可能,预防 OHSS 的发生。

3. 根据 B 超显示卵泡大小及尿 LH 检测结果,适时注射 HCG。

4. 注射 HCG 24 h 后行宫腔内人工授精一次。36 h 后复查 B 超,观察有无排卵,已排卵者,可再次宫腔内人工授精;未排卵者,可酌情追加一次 HCG,但要警惕有无发生 OHSS 的可能。

5. 黄体期支持,黄体酮 20～40 mg/d。

6. 受精后 2 周进行血 HCG 检测是否妊娠。

7. 随访:严格执行随访制度。

(二)宫腔内人工授精临床操作

1. 病人取膀胱截石位,0.2%的碘伏棉球消毒外阴;放置窥器,消毒阴道及宫颈。

2. 暴露宫颈,将导管自宫颈口沿宫腔方向缓慢插入,至宫颈内口上方约 1 cm 处。

3. 以移植管缓慢抽吸已经处理好的精子液 0.3～0.5 mL(先抽吸空气 0.2 mL)。

4. 退出导管内芯,将移植管经导管置入宫腔中(移植管超出导管一定长度),缓慢推注精子液。

5. 将导管及移植管一起退出宫腔。子宫后位者取臀低仰卧位,子宫前位者臀高俯卧位,保持上述体位 1 h。

（三）护理

1. 取精

（1）核对病人身份。准备无菌无毒取精杯或平皿,标记好病人姓名和日期。

（2）肥皂洗手三遍,清洗外生殖器。

（3）取精无困难者用手淫法取精,留取时不要触摸杯缘及杯内,取好后与护士联系,由专人将精液递交与洗精室。

（4）取精困难者向男科医师通报。

2. 授精

（1）人工授精术前的护理

①根据护理评估,向病人做好心理护理,耐心细致地向病人解释人工授精的全过程及有关费用,以取得病人夫妇的合作。

②自然周期（不用任何药物刺激排卵）进行人工授精者,定期协助医生 B 超监测卵泡发育情况,取宫颈黏液检查,教会病人自己验尿测黄体生成素（LH）,根据个人情况,确定 IUI 时机。

③刺激周期（药物刺激超排卵）进行人工授精者,指导病人口服或肌注药物,定期回院 B 超监测卵泡发育情况。

④当卵泡直径在 13～14 mm 时,嘱病人丈夫排精一次,以避免人工授精时取出的精液死精子多。

⑤当主导卵泡直径足够大时,按医嘱按时给予 HCG 肌注,并告诉病人 IUI 日期。

⑥发无菌取精杯给病人,于 IUI 日按时取精,取精后马上或半小时内把精液送至实验室。

（2）IUI 术中护理

①嘱病人更换清洁衣、帽,解小便,取膀胱截石位,核对其姓名与精液标本上的名字是否一致,必要时再次核对身份证。

②协助医生轻轻擦干净病人阴道分泌物,把处理好的精液放入授管内,交于病人手中确认后注入病人的宫腔内。

③术中可与病人沟通,解释操作过程,以减轻紧张情绪。

④术毕撤出器械,物品归位,清洁手术间。

（3）IUI 术后护理

①嘱病人术后放松平卧半小时,如无不适即可回家。

②嘱第二天上午夫妇双方回生殖医学中心,女方复查 B 超,根据排卵的情况是否需要男方再次取精液行第二次 IUI。

③对超排卵周期的病人,嘱其术后观察有无腹胀、腹痛、尿少等卵巢过度刺激征的症状。如出现上述症状,需及时回院就诊。

④嘱其于 IUI 术后 2 周留晨尿自测尿 HCG,如阳性即为妊娠,应去医院检查,以便进行保胎治疗。阳性后 3 周要做 B 超,检查胚胎发育的情况;如发现多胎妊娠,需及时进行选择性减胎术。如验尿阴性,即 IUI 失败,病人可自然来月经,也可安排下一步的检查治疗。

三、体外受精(IVF)术前准备

【工作内容】

1. 患者应具备以下条件

(1)45 岁以下的不孕夫妇。

(2)女方身体健康,精神正常,能够经受妊娠及分娩。

(3)常规检查结果基本正常或经治疗后基本恢复正常者。

(4)除接受卵子赠送外,估计促排卵能够获得足够数量的卵子(≥3 个)。

(5)子宫正常,估计能接受胚胎着床、生长。

(6)除 ICSI 外,男方有足够的精子(计数>2 000 万/mL,活动率≥30%),必要时行精液预洗,充分估计受精能力。

(7)夫妇双方充分了解体外助孕技术的治疗过程及可能发生的风险,并能够积极配合各种操作。

(8)治疗周期前一周期的黄体期探宫腔及模拟移植,酌情对卵巢非赘生性囊肿进行穿刺。

2. 治疗周期前的常规检查

(1)基础内分泌检查(月经来潮第 3 天),包括 FSH,LH,E2,PRL,T0。

(2)夫妇双方肝炎六项、肝肾功能、血常规及血型、HIV、RPR、AsAb。

(3)女方 TORCH、凝血功能检查。

(4)女方生殖道衣原体、支原体检查。

(5)子宫内膜异位症患者需查 AEmAb,CA-125。

(6)子宫输卵管造影(月经干净后 3～7 天)。

(7)阴道 B 超检查。

(8)必要时行其他检查:宫腔镜、腹腔镜、染色体。

(9)男方精液常规。

四、模拟移植

【工作内容】

1. 术前双合诊查明子宫形态、位置、倾度、屈度。

2. 患者排空膀胱,取膀胱截石位,0.2%碘伏消毒外阴、阴道。

3. 移植管沿子宫腔方向进入,达宫底部。标记移植管在宫颈外口处的位置。退出移植管,准确读取刻度。

4. 术毕详细记录移植管进入宫腔的方向、深度及探宫腔的难易度。

5. 移植管进入困难者,多系子宫过度前屈或后屈所致,应重新复查双合诊了解子宫形态、位置及倾、屈度,以鼠齿钳牵宫颈前唇(严重后屈)或后唇(严重前屈),同时按子宫屈度弯曲移植管外套管及管芯,小心进入宫腔。切忌暴力进入移植管,以防子宫穿孔。

6. 移植管确实不能进入宫腔者,应行宫颈管扩张术或宫腔镜检查。

五、控制性超促排卵

【工作内容】

（一）控制性超促排卵方案

1. 黄体期长方案

（1）适于月经周期规律者。

（2）促排卵的前一周期月经第 10 天开始监测卵泡发育，直至确定排卵日。

（3）排卵后一周（相当于月经来潮前 7 天）开始给 GnRHa（标准体重者用达菲林 0.1 mg，隔天 1 次，月经第二天剂量不变或者根据患者的情况减量为 0.033 mg/d；体重＞70 kg 者用达菲林 0.1 mg/d，月经第二天剂量不变或者根据患者的情况减量为 0.05 mg/d）至应用 HCG 之前。

（4）垂体降调节后，于促排周期第 3～5 天应用 FSH/HMG，根据卵泡发育和雌二醇水平适时注射 HCG。

2. 卵泡期长方案

（1）适用于月经周期不规律者。

（2）月经周期第 1～2 天用 GnRHa 至应用 HCG 之前。

（3）垂体降调节后，于用 GnRHa 第 14 天左右开始用 FSH/HMG，监测方式同前。

3. OCC＋黄体期长方案

（1）适用于月经周期不规律或轻度 PCO 患者。

（2）促排前一周期月经第 5 天服用口服避孕药或达英-35。

（3）月经第 21 天应用 GnRHa，其他同前。

4. 短方案

（1）本方案适用于 35 岁以上或卵泡数目少于 5 个的患者。

（2）月经周期第 2 天开始注射达必佳 0.1 mg/d，第 3 天注射 FSH/HMG 至应用 HCG 日。

5. 超长方案

（1）本方案适用于 PCO、高 LH 及子宫内膜异位症的患者。

（2）月经周期第 1～2 天用长效 GnRHa 一支，视患者病情酌情于第 28 天加用第 2 支 GnRHa，对子宫内膜异位症患者可连续使用 2～6 个月。

（3）最后一次注射 GnRHa 28 天后，根据 B 超监测卵泡情况以及血 FSH、LH 水平适时进行 Gn 启动。

（4）其他同前。

6. 垂体降调节的标准

（1）阴道 B 超检测卵泡直径≤5 mm，子宫内膜＜5 mm。

（2）LH、FSH＜5 IU/L，E2＜30 pg/mL。

（二）控制性超促排卵周期的监测

接受 IVF-ET 的治疗患者经用促排卵药超促排卵后，应对卵泡发育的数目及大小、血中激素水平的变化以及尿 LH 水平进行监测，以观察刺激效果并根据卵巢的反应性调整用药量。

1. B超监测

(1)在患者进入体外助孕促排卵周期之前,应做一次 B 超全面探测双侧卵巢位置、大小,尤其是基础卵泡数目,特别注意 PCO 典型卵巢超声像及有无生理、病理性囊肿。若存在直径＞0.8 cm 的残余卵泡,应穿刺后用药。同时注意子宫大小、肌壁回声均匀性及有无肌瘤等异常及内膜形态等。

(2)促排卵后第 5 天起,连续监测双侧卵巢中被刺激发育的卵泡个数、大小,测定每侧各卵泡最大平面的横径及垂直径,取其平均值详细记录。同时注意卵泡的张力、卵泡回声强弱。卵泡发育＞14 mm 以下时,可间隔 2～3 日监测一次,≥14 mm 时,应每日监测一次,若卵泡发育过快或过慢,可适当缩短或延长 B 超的间隔时间。

(3)监测卵泡生长时,应同时监测子宫内膜的发育,即子宫内膜厚度及形态变化。子宫内膜的测量:取子宫纵切面,清晰显示内膜,从一侧内膜与子宫肌层交界垂直于子宫纵轴测量至对侧内膜与肌层交界处,其"厚度"实际包括前后壁子宫内膜厚度与宫腔间隙。

2. 宫颈黏液性状观察:视卵泡发育情况询问患者宫颈口黏液量、拉丝性、清亮度,并作记录,必要时检测宫颈黏液,进行评分,还可涂片观察羊齿状结晶出现情况,以间接判断雌激素水平。

3. 血清 E2 检测:在促排卵后的第 5、7、9、11 天晨抽空腹血测 E 水平,测定的结果作为判断卵泡发育、调整用药量及注射 HCG 时间的重要指标。

4. 尿 LH 半定量:结合 B 超监测,主导卵泡≥14 mm 时检测,每日 9 am、9 pm 各一次,直至 HCG 日。

六、赠、受卵技术

【适应证】

(一)赠卵

1. 赠卵的基本条件

(1)赠卵是一种人道主义行为,禁止任何组织和个人以任何形式募集供卵者进行商业化的供卵行为。

(2)赠卵只限于人类辅助生殖治疗周期中剩余的卵子。

(3)对赠卵者必须进行相关的健康检查(参照供精者健康检查标准)。

(4)赠卵者对所赠卵子的用途、权利和义务应完全知情并签署知情同意书。

(5)每位赠卵者最多只能使 5 名妇女妊娠。

(6)赠卵的临床随访率必须达 100%。

2. 赠卵者的适应证

(1)只限于接受人类辅助生殖治疗周期中取卵的妇女;

(2)每周期取成熟卵子 20 个以上,并在保留 15 个以上的基础上进行赠卵;

(3)对实施赠卵技术而获得的胚胎必须进行冷冻;

(4)对赠卵者应在半年后进行艾滋病抗体和其他相关疾病的检查,获得确定安全的结果后方可解冻相关胚胎。

(二)受卵

1．接受卵子赠送的基本条件

(1)丧失产生卵子的能力。

(2)女方是严重的遗传性疾病携带者或患者。

(3)具有明显的影响卵子数量和质量的因素。

2．接受卵子赠送的适应证

受卵者：准备方案基本同冻胚移植周期。

(1)自然周期法

①适用于月经周期规律、有排卵者。

②在自然周期中预计排卵前 4～5 天监测卵泡发育。

③当最大卵泡直径达 14 mm 时，每 8 h 测一次尿 LH 值。

④D2 天冷冻的胚胎，在尿 LH 峰出现后 80～84 h，即估计排卵后 48 h 左右进行冷冻胚胎复苏。D3 天冷冻的胚胎则需延长 24 h 后进行冻胚复苏。

⑤胚胎复苏后培养 2～4 h 行母体宫腔内胚胎移植。

(2)人工周期法

①适于排卵不规律或无排卵者，用激素替代法行子宫内膜准备。

②月经周期第 1 天开始口服戊酸雌二醇 4～6 mg/d，第 10 天开始阴道 B 超监测子宫内膜发育。

③子宫内膜厚度达 10 mm，E2 值达到 160 pg/mL 以上时，当日肌注黄体酮 60 mg，次日改成 80 mg，注射黄体酮 3～4 天后移植冷冻胚胎，一般移植冻胚日控制在月经周期第 17～19 天。

④黄体酮及戊酸雌二醇用至移植后 15 天，监测尿 HCG 或血 β-HCG，若确定妊娠，继续用至妊娠 3 个月。

(3)卵巢早衰(闭经一年以上)患者：参照上述人工周期法。

七、超声引导下经阴道取卵

【工作内容】

1．取卵时间：在注射 HCG 后 36 h 进行。

2．术前准备：术前 30 min 肌注杜冷丁 50～75 mg，排空膀胱。患者取膀胱截石位。

3．操作步骤

(1)用生理盐水及生理盐水棉球反复冲洗、擦洗外阴 6 遍以上，再用生理盐水棉球擦洗阴道宫颈 6 遍以上。铺无菌单。

(2)用生理盐水棉球反复擦洗 B 超阴道探头 6 遍以上，套探头手柄套、无菌避孕套。

(3)穿刺针进入前，B 超监测，确认双侧卵巢位置、卵泡数目及大小，注意周围大血管分布。

(4)自阴道后穹隆或侧穹隆(避开 3 点、9 点位置)进针，在超声监视下沿穿刺线由近至远依次穿刺所有卵泡，抽吸负压为 110 mmHg。屏幕上可显示针尖的强回声影。随着卵泡液抽出，卵泡迅速缩小、消失。

(5)一侧穿刺完毕后，再行对侧穿刺。

(6)穿刺毕,退出阴道探头,检查阴道穹隆、宫颈是否有活动出血,如为针眼处少量渗血,用干纱布压迫片刻抽出即可。

(7)穿刺后病人原位休息半小时,有异常时复查 B 超一次,观察有无内出血等情况。

4. 注意事项

(1)手套上的粉必须用生理盐水冲干净。

(2)穿刺时避开卵巢内、卵巢外的血管,特别要注意不能误伤髂内动、静脉。

(3)巧克力囊肿可随卵泡的发育而长大,易被误认为是卵泡。对判断有疑问的囊泡,应放在取卵的最后穿刺。如在取卵过程中误穿巧克力囊肿,应立即更换穿刺针及试管。

(4)对于输卵管积水,取卵时不进行穿刺以避免感染。

(5)术中若发现盆腔内出血明显,或误穿大血管,应立即停止操作,并注意病人血压、脉搏,给予止血药物(如立止血)及相应处理,必要时开腹探查。

5. 护理

(1)患者到生殖医学中心手术室前台报到、核对身份后等待手术通知。

(2)准备物品:取卵包、穿刺针、消毒穿刺架、无菌生理盐水、无菌大试管、无粉无菌手套、无菌探头套、恒温试管架(温度调至 37 ℃,并用温度计测量复核)、负压吸引器(负压调至 90～110 kPa)、B 超机(将 B 超调到图像清晰呈待机状态,在超声显示器的屏幕上显示穿刺线)、无影灯。

(3)术前病人解小便,更换清洁衣服,戴帽子进入手术室。

(4)取膀胱截石位,用无菌生理盐水冲洗外阴和阴道至干净为止。

(5)将大病历携至取卵室分别和病人及培养室工作人员核对病人姓名、年龄。

(6)术前 10 min 肌注杜冷丁 50～75 mg。

(7)术前束上血氧检测仪,以便术中观察 BP、P 及血氧饱和度并将结果及时记录。

(8)台上准备:戴无菌无尘手套,打开无菌包。除常规器械外,备无菌试管 3～5 支、消毒穿刺架、穿刺针、无菌盘、两个小药杯(放置若干小纱布)、无菌 B 超探头手柄套、无菌 B 超探头套、无菌恒温台布一块、无菌油膏缸一个(盛无菌生理盐水)。

(9)负压吸引器与穿刺针连接好,再次核对负压。术中配合医生抽吸卵泡液,注意抽吸系统连接紧密、不漏气,注意负压吸引器压力,随时更换大试管,避免卵泡液过满吸进负压吸引瓶内。

(10)平稳地将取卵试管传递到培养室传递窗。

(11)术中注意观察病人的一般情况,未行麻醉者可向病人解释取卵进程,以缓解病人的紧张心理。

(12)术毕后整理手术用物,清洁器械,打包消毒备用。手术室用物归位,关闭 B 超、负压器、恒温台等的电源,房间清洁消毒。

(13)取卵术后监测病人 BP、P、腹痛、阴道出血情况,如有阴道出血,可阴道填塞纱布并于术后 7～8 h 后取出。

(14)根据医嘱给予注射黄体酮或 HCG 以支持黄体功能。

(15)取卵术后观察 4 h 无不适,方可离院。

(16)取卵术后可正常工作生活,但禁性生活,注意有无腹痛和阴道出血情况,严重者可回院检查。

（17）嘱病人行胚胎移植术的时间及有关注意事项。

（18）获卵数目多者，注意其腹胀情况，超过 30 个卵子，建议放弃新鲜胚胎移植，将全部胚胎冷冻保存，从而避免严重卵巢过度刺激征的出现，必要时遵医嘱给予病人输入白蛋白进行预防性治疗。

八、胚胎移植

【工作内容】

1. 移植时间

常规在取卵后 72 h(D3)进行，胚胎在 6～10 卵裂球阶段。

2. 操作步骤

（1）患者取膀胱截石位，生理盐水棉球擦洗清洁外阴，铺洞巾。

（2）放置窥器，根据试移植的结果，向宫腔置入移植外套管，实验室人员用内管抽取胚胎。

（3）促排卵后，由于双侧卵巢增大，有些患者的子宫位置会发生改变，移植时应注意。

（4）取出外套管内芯，置入移植内管至宫底下 10～20 mm。

（5）缓慢注入胚胎，停留约 30 s。

（6）缓慢取出移植管，送入实验室以确认无剩余胚胎，术毕。

3. B 超下移植操作

（1）患者适当膀胱憋尿。

（2）由另一医师或移植护师帮助行腹部 B 超监测，确定宫颈管走向和内膜、宫底位置，在 B 超实时监测下会很容易置入外管，内管置入的部位也很明确。

（3）其余步骤同上。

4. 移植后处理

（1）根据病人子宫位置采取仰卧位、俯卧位或臀高位，静卧 3～4 h。

（2）黄体支持可用黄体酮、HCG 或二者同时应用。

（3）移植后 14～16 天查尿 HCG 和血 β-HCG。

5. 护理

（1）ET 当天 8 点到中心报到、登记等。

（2）物品准备：移植管、1 mL 注射器、外用生理盐水、无粉无菌手套。

（3）如在超声下 ET，嘱病人稍憋尿，取膀胱截石位，常规清洁、铺巾。

（4）分别和病人与培养室人员核对病人姓名。

（5）配合医生将移植管植入病人宫腔内，注入胚胎前再次核对病人姓名，注射后退管时拇指要顶紧 1 mL 注射器，以免胚胎遗留在移植管内。把移植管递回培养室，检查胚胎有无遗留。

（6）ET 后嘱病人憋尿，术后半小时可起床解小便，卧床时应放松心情，自动体位。

（7）嘱病人术后有无腹胀、腹痛、尿少等卵巢过度刺激征的临床症状。如出现上述症状，停止注射 HCG，并回院复查就诊。

（8）发给妊娠试验试纸或尿板，嘱咐验尿日期（即于移植术后 2 周留尿自测尿 HCG），如为阳性者为妊娠，以便进行保胎治疗。阳性后三周要做 B 超，检查胚胎的发育情况，如发现多胎妊娠,需及时进行选择性胚胎减胎术。如为阴性,即移植失败,病人会自然来月经,也可安排下一步的检查治疗。

(9)病人休息 2～3 h 后无不适即可回家,术后可正常生活和工作,但避免性生活及剧烈体育运动。

(10)移植后多余的质量好的胚胎,经病人夫妇签署冷冻胚胎保存知情同意书后可做冷冻保存。

九、冷冻胚胎移植方案

【工作内容】

1. 自然周期法:适用于月经周期规律、有排卵者。

(1)在自然周期中预计排卵前 4～5 天监测卵泡发育。

(2)当最大卵泡直径达 14 mm 时,每 8 h 测一次尿 LH 值。

(3)D2 天冷冻的胚胎,在尿 LH 峰出现后 80～84 h,即估计排卵后 48 h 左右进行冷冻胚胎复苏。D3 天冷冻的胚胎则需延长 24 h 后进行冻胚复苏。

(4)胚胎复苏后培养 2～4 h 行母体宫腔内胚胎移植。

2. 人工周期法:适于排卵不规律或无排卵者,用激素替代法行子宫内膜准备。

(1)月经周期第 1 天开始口服戊酸雌二醇 4～6 mg/d,第 10 天开始阴道 B 超监测子宫内膜发育。

(2)子宫内膜厚度达 10 mm,E2 值达到 160 pg/mL 以上时,当日肌注黄体酮 60 mg,次日改成 80 mg,注射黄体酮 3～4 天后移植冷冻胚胎,一般移植冻胚日控制在月经周期第 17～19 天。

(3)黄体酮及戊酸雌二醇用至移植后 15 天,监测尿 HCG 或血 β-HCG,若确定妊娠,继续用至妊娠 3 个月。

十、经阴道超声卵巢非赘生性囊肿穿刺

【适应证】

1. 黄素化未破裂卵泡(LUF)。

2. 卵巢巧克力囊肿。

3. 卵泡囊肿。

【禁忌证】

1. 卵巢肿瘤。

2. 急性生殖系统炎症或慢性炎症急性发作。

3. 体温≥38 ℃者。

【操作程序】

1. 患者排空膀胱,取膀胱截石位,0.2%碘伏消毒外阴、阴道,尤其注意阴道穹隆的消毒。

2. 阴道 B 超再次确认囊肿位置及性质,并注意子宫位置及卵巢外侧的血管。

3. 将探头置于拟穿刺囊肿侧的阴道穹隆处,沿穿刺引导线快速进入穿刺针。

4. 屏幕显示针尖在囊肿内的回声,以 15～20 kPa 的负压将囊内液体吸出,屏幕显示囊肿壁塌陷,直至囊肿消失。将穿刺针退至卵巢外,若该侧有多个囊肿,可依次穿刺。

5. 退出穿刺针,若对侧无囊肿,则术毕;若对侧有囊肿,可同法穿刺,直至囊肿全部穿刺完毕。

6. 再次阴道 B 超扫描,注意盆腔有无积血。

7. 放置窥器,检查阴道穹隆穿刺点有无活动出血,若有,以干纱布压迫止血。

8. 护理

(1)病人准备:签署知情同意书;更换清洁衣服、帽子进入手术室。

(2)连接负压吸引器并调试好压力;确保 B 超机性能良好,图像清晰,屏幕显示器显示穿刺线。

(3)术时连接血氧监测仪,束袖带,测 BP、P,术前 10 min 肌注盐酸曲马多 75 mg。

(4)术前排空膀胱,摆好体位(取膀胱截石位)。常规清洁、消毒,用安尔碘进行阴道灌洗至干净,铺无菌单。

(5)台上备穿刺针、无菌大试管 1～2 个、小药杯 2 个、油膏缸 1 个、弯盘 1 个、小纱布块若干。将穿刺针与调试好的负压吸引器连接(穿刺针为穿刺取卵针),护士戴手套协助囊肿穿刺,控制好压力。

(6)术中密切观察 Bp、P、穿刺液的颜色、量及性质,及时告知术者并作好记录。

(7)如穿刺液为巧克力样物,需留取标本做常规病检并对囊液进行冲洗,边冲边吸;如穿刺液性质不明,应送细胞学检查。如穿刺点有出血应压迫止血,并及时取下阴纱,将外阴擦洗干净。

(8)术后整理手术间用物,关闭各电源开关,撤出器械,清洗打包,消毒备用,穿刺针毁形处理。按时随访。

(9)其他护理同取卵术。

【经验指导】

1. 穿刺时应尽可能避开子宫进行穿刺。

2. 若系巧克力囊肿,液体黏稠不易抽吸,可以三腔穿刺针进行穿刺,边冲边吸。

3. 若抽吸出的液体为脓性分泌物,应送细菌培养并做药敏试验。

4. 若抽吸出的液体性质不明,应送细胞学检查。

十一、多胎妊娠选择性减胎术

【适应证】

三胎以上早期多胎妊娠,妊娠时间在 6～12 周。

【禁忌证】

1. 已有阴道流血的先兆流产者,应慎行减胎术。

2. 怀疑或确诊为单卵双胎、单卵多胎者。

【操作程序】

1. 术前准备

(1)向患者及其家属讲明行该手术的必要性、可行性及可能发生的意外,签署多胎妊娠选择性减胎术知情同意书。

(2)术前 6 h 头孢类抗生素 2~3 g、生理盐水 250 mL 静脉滴注。实施降调解方案的IVF 周期受孕,黄体酮 60~80 mg/d,其他方案受孕,黄体酮 40 mg/d,肌肉注射。

(3)外阴备皮。

2. 操作步骤

(1)病人排空膀胱,取膀胱截石位,阴道 B 超再次监测宫内妊娠囊个数,确认胚胎及心管搏动,并选择拟减灭的胚胎。

(2)在阴道 B 超穿刺引导线指示下,对准拟减灭的胚胎心管搏动处进针,至针尖达该部位,若回抽有阻力,且无血,可注入无菌生理盐水 1~2 mL,观察无异常。注入 10% KCl 1~2 mL,观察直至心管搏动消失,迅速退出穿刺针。再次 B 超,确认减灭的胚胎无心管搏动,而其余胚胎无异常。

(3)若系 7~8 周妊娠,在阴道 B 超穿刺引导线指示下,对准拟减灭的胚胎心管搏动处进针,至针尖达该部位后适度跳动针头直至胎心搏动消失,在给予适当负压的同时快速出针,可以看到部分胎体和绒毛组织被抽吸到空针内。

(4)若系 4 胎以上妊娠,可再减灭 1~2 个胚胎,一次减灭的胚胎一般不超过 3 个,保留1~2 个胚胎。

3. 术后管理

(1)术后住院观察,适当卧床休息,严密观察有无腹痛及阴道分泌物情况。保持外阴清洁,每日用 0.2% 碘伏擦洗外阴,早晚各一次。

(2)鼓励孕妇多进富含维生素、蛋白质、纤维素的易消化饮食,保持大便通畅。

(3)预防性应用抗生素 2 天,一般用头孢类抗生素 2~3 g、生理盐水 250 mL 静脉输注,每日一次。如术后阴道有少量出血或血性分泌物,则应适当延长抗生素用药时间。

(4)黄体酮的应用:实施降调解方案的 IVF 周期受孕,黄体酮 60~80 mg/d,用至妊娠 3个月时停药,其他方案受孕,黄体酮 40 mg/d,肌肉注射,持续应用 2~3 周。

(5)术后 1 天,3~5 天,复查 B 超,以确认减灭成功,否则,需行第二次减胎术。

(6)出院后注意保持外阴清洁,每日用温开水清洗外阴。禁止性生活,以免引起流产、早产。

(7)为预防晚期流产及早产,在孕 16 周复查 B 超时,注意观察子宫颈发育情况及有无内口松弛,必要时行宫颈环扎术。

4. 护理

(1)术前病人准备

①做好病人的心理护理,解释多胎妊娠的危害和减胎术的过程,说明出现危险的可能性很小,从而消除病人的恐惧,坚定其信念。

②夫妇双方签署知情同意书,告知减灭胚胎数。

③抽血查血常规、凝血三项、血 β-HCG,结果正常方可行减胎术。

(2)术中病人准备

①术前准备穿刺包、穿刺针、穿刺架、负压吸引器、10% KCl 10 mL、10 mL 注射器一个。

②术前输抗生素预防感染,肌注黄体酮 40 mg,皮下注射鲁米那 0.2 mg 镇静安胎。

③嘱病人解小便,取膀胱截石位,用安尔碘进行外阴消毒及阴道灌洗,避免消毒液带入宫腔。

④协助医生记录各胚体大小、胚囊大小和位置关系,选择靠近阴道壁容易减灭的胚囊。

⑤调试 B 超机至图像清晰,穿刺针在 B 超指引下经阴道壁、子宫壁刺入胚体,接好电动负压吸引器,调试好压力,负压调至 $50\sim60$ kPa,直至把胚体全部或部分吸出,胚胎心搏消失。避免抽吸羊水,以免影响 B 超观察。

⑥束好血压袖带,测 BP、P 并记录。

⑦术中密切监视胎心及孕囊的变化,并随时观察病人的生命体征。

⑧术中随时询问病人有何不适,安慰和鼓励病人,以减少失去孩子的痛苦,以利手术顺利进行。

(3)术后护理

①术后观察病人有无阴道流血,留观 $2\sim3$ h,生命体征正常,无不适即可回家。

②嘱病人第 2 天回院行 B 超检查存活和被减灭的胚囊,继续静脉注射抗菌素 2 天,继续保胎治疗。禁止性生活至 12 周。不适随诊。

③术后观察有无腹痛及阴道流血,注意出血量、出血时间长短、血的颜色、有无血块和组织排出、排出前有无腹痛加剧。如有组织排出需保留标本送病理检查。

④术后绝对卧床休息,禁止不必要的生殖医学妇科检查,及时随访。

【经验指导】

1. 多胎妊娠的预防:严格控制助孕技术中的胚胎移植数目,杜绝以多胎为目的的促排卵治疗。

2. 确诊妊娠后,宜在停经 $50\sim56$ 天做 B 超,如为多胎妊娠,只要出现心管搏动,即可行该手术,手术时间越早,手术越易进行,且成功率越高,流产的可能性越小。

3. 严格无菌操作,以防感染。术后抗生素应用时间不可过长,以免引起菌群失调。

十二、经皮附睾细针抽吸取精术

【适应证】

1. 睾丸体积/质地基本正常,FSH 正常的无精症患者。

2. 严重少、弱、畸精症患者为行 ICSI 取精。

【禁忌证】

1. 急性泌尿、生殖系感染。

2. 阴囊皮肤局部炎性病变。

3. 凝血异常及严重全身系统性疾病。

【操作程序】

1. 术前准备

一般无须特殊准备,术前备皮或不备皮,询问抗生素及麻醉剂过敏史。

2. 操作步骤

(1)0.5%碘伏消毒,戴无菌手套,铺洞巾。

(2)左手握住睾丸,拇指与食指固定预穿刺部位于前面,阴囊皮肤绷紧,皮下注射 2%利多卡因局麻,继续麻醉达附睾面及精索旁。

(3)20 mL 注射器吸入约 0.5 mL 培养液于麻醉点穿刺达皮下,在助手的帮助下抽成负压,继续穿刺入附睾,看到有液体溢出时拔出穿刺针,将穿刺液送实验室处理、镜检。

3. 护理

(1)签署知情同意书,更换清洁衣服、帽子等待手术。

(2)准备物品:取精手术包、碘伏或安尔碘、外用生理盐水、头皮针一条、10 mL 注射器一个、大头棉签、无菌手套,若睾丸活检备输精管分离钳。

(3)嘱病人解小便,取膀胱截石位。

(4)用安尔碘擦洗外阴、阴茎、阴囊,再用生理盐水把安尔碘冲掉,避免消毒剂对外阴的损害。

(5)用 10 mL 注射器吸 0.1% 的利多卡因 10 mL 做局麻准备。

(6)附睾取精:局麻后戴手套协助医生从附睾抽吸精液,并将抽出的精液注入装有培养液的培养皿内,传递至培养室,检查有无精子。如发现有足够的精子,结束手术;如未发现精子或精子数量不足,穿刺抽吸另一侧附睾;如未发现精子,则行睾丸取精术。

(7)用纱布块压迫手术部位,无出血后用大方纱包裹阴囊,穿紧身内裤。

(8)术后注意观察手术部位有无出血。阴囊肿胀,及时随访。

(9)嘱口服抗生素 2 天,当天注意休息,避免剧烈运动。

十三、经皮睾丸细针穿刺取精、活检术

【适应证】

无精症患者欲明确病因。

【禁忌证】

1. 急性泌尿、生殖系感染;

2. 阴囊皮肤局部炎性病变;

3. 凝血异常及严重全身系统性疾病。

【操作程序】

1. 术前准备

一般无须特殊准备,术前备皮或不备皮,询问抗生素及麻醉剂过敏史。

2. 操作步骤

(1)0.5% 碘伏消毒,戴无菌手套,铺洞巾。

(2)左手握住睾丸,拇指与食指固定预穿刺部位于前面,阴囊皮肤绷紧,皮下注射 2% 利多卡因局麻,继续麻醉达睾丸面及精索旁。

(3)20 mL 注射器吸入约 0.5 mL 培养液于麻醉点穿刺达皮下,在助手的帮助下抽成负压,继续沿横轴穿刺入睾丸,拔出穿刺针,将穿刺物送实验室镜检找曲细精管并送病检。

3. 护理

(1)~(5)同经皮附睾细针抽吸取精术。

(6)睾丸取精时协助医生把从睾丸取出的曲细精管放在装有培养液的培养皿中,传递至培养室培养。

(7)～(9)同经皮附睾细针抽吸取精术。

(10)睾丸取精者,待主管医生通知后方可离院,因为曲精管不一定有精子。如没有精子,病人夫妇要决定是否供精等,并及时宣教、随访。

第三节　辅助生殖实验室技术

一、IVF 实验室质控

【工作内容】

(一)设备设施

1. 设备监控

(1)培养箱:每天检查温度、CO_2 浓度、湿度并用检测仪检测核对,将检查和检测结果详细记录,包括室温、湿度。培养箱专人管理。每周更换一次蒸馏水,每 4 周彻底清洁消毒一次。质控负责人负责监督检查使用情况。

(2)其他设备:每天检查其维护和使用情况并记录。

2. IVF 实验室及手术室一次性用品要有供应商质检证书、批号,所有接触配子和胚胎的用品须为一次性用品并达到要求的质量标准。

3. 所有接触配子和胚胎的一次性用品在批量进货后使用前进行质控测试。常用的巴斯特玻璃吸管在使用前先行培养液漂洗。

4. 培养液的准备与测试:所有培养液的批号、保存期限、使用期限应写明;要改进工作培养液,应购买 ACS 级别的试剂;配制培养液的用水应使用未开瓶的新鲜水;培养液应在标定的有效期内使用;每一批次的培养试剂在使用前要进行质控测试。

5. 需保存以下记录:

(1)诱导方案:包括 TV-B 与 E2 监测。

(2)抽吸卵泡数、获卵数及成熟度。

(3)精液指标。

(4)受精卵数、卵裂数、移植卵数及胚胎命运。

(5)胚胎冻存记录。

(二)IVF 质控标准

1. 所有操作步骤都使用已知参考的产品,进行实验者需作记录,注明日期并对结果签字。

2. 鉴定对照常足以说明实验结果的可靠性。

3. 用已建立的标准与质控研究结果对照,确定并证明任何差异。

4. 对于确定的每一次差异都要对操作步骤进行评估。

5. 明确差异的原因后需评估适当的正确操作。

6. 重复质控步骤,在应用于患者之前需证明重复结果的可接受性。

7. 记录检测时间及仪器使用情况。

（三）IVF 质控实验

1. 目的：检测各种试剂和培养器皿是否存在对胚胎有害的毒素。

2. 方法

（1）鼠卵培养试验：观察鼠卵的体外受精及分裂过程，达到 75％以上的受精率及培养 4 天后 80％受精卵分裂至囊胚期，证明培养系统满意。

（2）人精子生存试验：用上游法分离活动良好的精子，调整活精浓度为 $5×10^8/L$，取 0.5 mL 精子混悬液，置于 5 mL 培养管内，作为试验管；取 0.5 mL 精子混悬液置于另一个培养管内，作为对照管。将 IVF 所需的各种注射器、培养皿、试管、移植管、吸管吸取试验管内的精液后再放入试验管内，试验管、对照管同时置入 37 ℃、5％ CO_2 培养箱内，24 h 及 72 h 后用 Makler 计数器计数试验管及对照管内的活动精子，并计算它们之间的生存指数。

生存指数＝试验管内活精/对照管内活精×100％

如果 24 h 生存指数＜85％，72 h＜60％就考虑可能有细胞毒素存在。

二、IVF-ET 实验室操作

【工作内容】

1. 取卵前日（D−1）

准备培养液：

（1）取卵液：一般为 MHTF。

（2）受精液：一般为 HTF\IVF-20。

（3）洗精液：一般为 HTF\Spermrines。

（4）矿物油。

将上述试剂放入孵箱中过夜平衡待用。

2. 取卵日（D0）

（1）肉眼及体视显微镜观察手术室中取到的卵泡液，尽快地将卵子移入 37 ℃已经过夜平衡的取卵液中。尽量将卵泡液中的所有卵子拣选出来，移入取卵液中。

（2）将取卵液中的卵子加以镜检，拨除黏液团上附带的血液及组织块，冲洗干净后，移入受精液中，置 5％ CO_2 培养环境中培养。

（3）将在无菌条件下用手淫法取到的患者丈夫的精液置 37 ℃下液化 30 min，开始洗涤精液。二次上游法较简单易行，适用于精液常规检查正常的标本，洗涤后得到的精子液纯净，精子成活率及 a 级精子数均较高。

操作步骤：①按 1：1 比例，上层为洗精液（培养液），下层为吹打混匀液化后的精液；② 37 ℃、5％ CO_2 环境下上游 1 h；③取上清液离心，2 000 rpm，10 min；④弃上清液，在精子沉渣上缓慢加入少量洗精液，于 37 ℃、5％ CO_2 环境下上游 30 min；⑤取上清液进行受精。

（4）受精：取洗涤后的精子液，按 10～50 万个精子：1 个卵子的比例进行受精；受精液上封矿物油，置 37 ℃、5％ CO_2 环境中过夜培养。整个过程注意避光、保温和保持工作液的 pH 值。

（5）当日工作结束前，准备第二天的工作液，包括：①胚胎培养液，置 CO_2 培养箱中过夜平衡；②矿物油：将分装好的矿物油置培养箱过夜平衡。

3. 取卵第二天（D1）

(1)于受精后 16~18 h,取出前一天受精的卵子,吹打或用针拨去卵周围的冠丘细胞,置倒置显微镜下观察卵子的受精情况。如果卵细胞质中出现双原核结构,则为正常受精;如出现多个原核,为多精受精;如无原核出现,则为未受精卵。记录受精情况。

(2)将正常受精的卵子移入胚胎培养液中,置 5% CO_2、37 ℃下过夜培养。

(3)同样,于当日工作结束前,配置第三天需要用的胚胎培养液或胚胎移植液,均加 10%母血清或 SSS 过夜平衡。

4. 取卵第三天(D2):经典的 IVF-ET 均是于这一天进行胚胎移植,现多于 D3 移植,此天只进行胚胎观察和评分。

5. 取卵第四天(D3):移植。

6. 移植手术步骤(实验室部分)

(1)在病人进行消毒的同时,培养室内将要移植的胚胎挑选出来,随时准备抽吸到胚胎移植管内。接到可以抽吸胚胎的通知后,将胚胎抽吸到移植管内芯中,总量不超过 30 μL,迅速将内芯递入手术室。

(2)在体视镜下仔细检查送回的移植后的外套管和内芯管,有无胚胎存留,并将检查结果反馈手术室。

(3)如有胚胎剩余,可以进行胚胎冷冻或继续培养至囊胚(用囊胚培养液)后冷冻。

三、ICSI 实验室操作

【工作内容】

1. 取卵前日

准备培养液,放入孵箱中过夜平衡待用。

2. 取卵日

(1)肉眼及体视显微镜观察手术室中取到的卵泡液,尽快地将卵子移入 37 ℃已经过夜平衡的取卵液中。尽量将卵泡液中的所有卵子拣选出来,移入取卵液中。

(2)将取卵液中的卵子加以镜检,拨除黏液团上附带的血液及组织块,冲洗干净后,移入受精液中,置 5% CO_2 培养环境中培养。

(3)卵子的处理:通常在取卵后 2~6 h 进行。先将其置于 80 IU/mL 透明质酸酶液中约 30 s,并不断吹打,然后将卵子吸至不含透明质酸酶的培养液中漂洗数次,再用内径为 130~150 μm 的细巴斯特管继续吹打,直到完全去除颗粒细胞后将卵子转移到培养箱中备用。消化后的卵子置于倒置显微镜下观察,只有排出第一极体的处于第二次减数分裂中期(metaphaseⅡ,MⅡ期)的卵子才能进行显微受精。

(4)精子的准备:将在无菌条件下用手淫法取到的患者丈夫的精液置 37 ℃下液化 30 min,开始洗涤精液。二次上游法较简便易行,适用于精液常规检查正常的标本,洗涤后得到的精子液纯净,精子成活率及 a 级精子数均较高。

操作步骤:①按 1∶1 比例,上层为洗精液(培养液),下层为吹打混匀液化后的精液;②置 37 ℃、5% CO_2 培养箱中上游 1 h;③取上清液离心,2 000 rpm,10 min;④弃上清液,在精子沉渣上缓慢加入少量洗精液,于 37 ℃、5% CO_2 培养箱中上游 30 min。

(5)ICSI 操作皿的准备:在浅薄的培养皿中做一个 PVP 液滴,用于精子制动。在 PVP

液滴周围做数个 HEPES 缓冲的培养液液滴,用于 ICSI 注射。液滴做好后,用预热的矿物油覆盖,置培养箱中平衡备用。

(6)ICSI 操作步骤:①在 PVP 液滴中加入精子液,周围培养液液滴中放入卵子,然后将培养皿转移到有恒温装置的倒置显微镜的载物台上;②将注射针降低放入含有精子的 PVP 液滴中,挑选形态正常的活动精子,制动后,将精子吸入注射针,抬高注射针;③将一个含有卵子的液滴移到视野中央,将卵子固定;④将精子注入卵子内;⑤将卵子从固定针上松开;⑥重复上述步骤注射其余卵子;⑦将注射后的卵子用培养液冲洗数次后置 CO_2 培养箱中培养。

3. 取卵第二天、第三天、第四天:均同 IVF-ET。

四、胚胎冷冻操作

4~8 细胞胚胎冷冻。

【工作内容】

1. 准备胚胎冷冻保护剂(S1,S2,S3)。

2. 准备四孔皿,分别放置 900 μL 冷冻保护剂,平衡至室温。

3. 将胚胎移入 S1,洗涤 2 次。

4. 将胚胎移入 S2,放置 10 min。

5. 准备冷冻程序仪,开启等待;准备麦管,做好标记。

6. 将胚胎移入 S3,将麦管连接 1 mL 注射器,将胚胎吸入麦管,封口。

7. 将麦管装入胚胎冷冻程序仪,开始程序运行。

8. 胚胎在冷冻保护剂中的时间不超过 20 min。

9. 所有操作均需室温,暗光条件下操作。

五、胚胎融解操作

4~8 细胞胚胎融解。

【工作内容】

1. 融胚前一天准备胚胎培养液,过夜平衡。

2. 融胚当天准备溶解液(S1,S4,S4a,S4b)。

3. 准备四孔皿,分别放置 900 μL 溶解液,平衡至室温;准备 30 ℃温水。

4. 从液氮罐中取出冻胚麦管,置室温下 40 s,注意勿用手触及胚胎液柱。

5. 置麦管于 30 ℃温水中 40 s。

6. 连接 1 mL 注射器,将胚胎从麦管中推出至 S4a 中,放置 5 min。

7. 将胚胎移入 S4b、S4 中分别放置 5 min。

8. 将胚胎移入 S1,逐渐加温至 37 ℃。

9. 倒置镜下检查融解的胚胎质量。

10. 将胚胎移入胚胎培养液置培养箱培养。

六、IUI 实验室操作

【工作内容】

1. 在无菌间内,嘱患者用手淫法取出精液,立即放在 37 ℃恒温平台上或 37 ℃培养箱中 30 min 使之液化。

2. 将精液吹打混匀,按 1∶1 的比例分数管将精液与培养液混匀,离心,2 000 rpm,10 min,弃去上清液,用吸管搅动或手指弹松沉淀。

3. 在沉淀上缓慢加入新鲜的培养液 0.3～0.5 mL,使之与沉渣形成明显的分界线,放入 37 ℃、5％ CO_2 培养箱中,使精子向上爬升。

4. 20～30 min 后,取上层云雾状悬浮液,镜检精子数量和活动力后,行人工授精。

第四节　不孕症诊疗

一、输卵管障碍性不孕

指各种原因所导致的女性输卵管本身及周围的器质性和/或机能性病变,而使配子的运输、卵子的捡拾、受精卵和早期胚胎的回输功能障碍以及精—卵受精环境的改变或破坏等,使女性患者不能自然受孕。

【诊断】

1. 有关疾病群

(1)输卵管梗阻(单侧或双侧)。

(2)输卵管伞端粘连或不全梗阻(单侧或双侧)。

(3)输卵管周围粘连或盆腔粘连。

(4)输卵管积水或积脓。

(5)输卵管切除术后。

(6)子宫内膜异位症所致的输卵管及周围粘连。

(7)输卵管先天缺如。

(8)输卵管发育不全:过度细长扭曲,宫腔发育不全,纤毛运动及管壁蠕动功能丧失,副输卵管、输卵管憩室等。

(9)非特异性慢性输卵管炎:附件炎块、慢性间质性输卵管炎、峡部结节性输卵管炎等。

(10)特异性慢性输卵管炎:淋菌性输卵管炎、结核性输卵管炎、支原体及衣原体性输卵管炎、血吸虫性输卵管炎等。

(11)输卵管结扎术后或输卵管显微外科再通术后。

(12)输卵管肿瘤。

2. 病史

(1)人工流产史。

（2）急、慢性盆腔炎或附件炎史。

（3）卵巢、输卵管、子宫手术史（包括输卵管绝育手术）。

（4）腹部手术史。

（5）慢性阑尾炎史。

（6）结核病史。

（7）淋病、冶游史。

（8）痛经史。

3. 子宫输卵管造影：是首选的检查方法，可明确或部分明确病变的性质、部位、程度。

4. 腹腔镜检查：经 HSG 检查难以明确病因和诊断者，可以进行经腹腹腔镜或经阴道腹腔镜手术以明确诊断。

【治疗】

1. 放射介入再通术：仅限于间质部梗阻且无输卵管伞端及周围粘连的患者。

2. 腹腔镜手术

（1）对病史高度怀疑但 HSG 结果正常者。

（2）HSG 提示一侧或两侧梗阻或不全梗阻、伞端或周围粘连。

（3）HSG 或 B 超提示输卵管积水。

3. 上述治疗尤其是腹腔镜手术后半年以上妊娠失败者，在患者知情同意的情况下行体外受精—胚胎移植（IVF-ET）。

二、排卵障碍性不孕

育龄期妇女由于内分泌等各种因素引起的排卵稀发或不排卵。

【诊断】

有关症候群：

（1）多囊卵巢综合征。

（2）黄素化不破裂卵泡综合征。

（3）内分泌因素闭经：①下丘脑性闭经：精神应激、神经性厌食、运动性闭经、药物性闭经、颅咽管瘤；②垂体性闭经：希恩综合征、垂体肿瘤、空蝶鞍综合征；③卵巢性闭经：卵巢功能性肿瘤；④甲状腺性闭经：甲状腺功能减退、甲状腺功能亢进；⑤肾上腺性闭经：库欣综合征、肾上腺—生殖综合征、肿瘤等。

（4）高泌乳素血症。

（5）卵巢早衰。

（6）无排卵性功血。

【治疗】

见有关症候群。

三、多囊卵巢综合征

是一种生殖功能障碍与糖代谢异常并存的内分泌紊乱综合征。

【诊断】

1. 稀发排卵或无排卵

(1)初潮两年不能建立规律月经,闭经(停经时间超过 3 个以往月经周期或月经周期≥6 个月),月经稀发≥35 天及每年≥3 个月不排卵者(WHOⅡ类无排卵)。

(2)月经规律并不能作为判断有排卵的证据。

(3)基础体温、B 超监测排卵、月经后半期孕酮测定等方法明确是否有排卵。

(4)FSH 和 E2 水平正常,目的在于排除低促性腺激素性性腺功能减退和卵巢早衰。

2. 高雄激素的临床表现和/或高雄激素血症

(1)高雄激素性痤疮特点:复发性痤疮,常位于额、双颊、鼻及下颌等部位。

(2)高雄激素性多毛特点:上唇、下颌、乳晕周围、下腹正中线等部位出现粗硬毛发。

(3)高雄激素的生物化学指标:总睾酮、游离睾酮指数[游离雄激素指数(FAI)＝总睾酮/性激素结合球蛋白浓度×100]或游离睾酮高于实验室参考正常值。

3. 卵巢多囊样改变

(1)一侧或双侧卵巢直径 2～9 mm 的卵泡≥12 个,和/或卵巢体积≥10 mL。

(2)阴道超声较准确。

(3)早卵泡期(月经规律者)或无优势卵泡状态下超声检查。

(4)卵巢体积计算:0.5×长×宽×厚(mL)。

(5)卵泡数目测量应包括横面与纵面扫描。

(6)卵泡直径＜10 mm:横径与纵径的平均数。

4. 上述 3 条中符合 2 条,需排除其他高雄激素病因,如先天性肾上腺皮质增生、库欣氏综合征、分泌雄激素的肿瘤等。

5. 多囊卵巢综合征诊断的排除标准

(1)排除标准是诊断 PCOS 的必需条件。

(2)泌乳素水平明显升高者,应排除垂体瘤。多囊卵巢综合征可导致 20％～35％患者泌乳素轻度升高。

(3)如高雄激素血症或明显的高雄激素临床表现,应排除非典型肾上腺皮质增生(由于 21-羟化酶缺乏,测定 17-羟孕酮水平)、库欣氏综合征、分泌雄激素的卵巢肿瘤等。

【治疗】

仅针对有生育要求的患者。

(一)基础治疗

1. 降低体重。

2. 高雄激素血症的治疗:首选达英-35。

3. 胰岛素抵抗的治疗:二甲双胍。

(二)促排卵治疗

1. 一线促排卵治疗:克罗米芬。

(1)用法:①剂量从 50 mg/d 起始,如无排卵每周期增加 50 mg/d 直至 150 mg/d;②有满意排卵者不必增加剂量,如卵泡期长或黄体期短说明剂量可能低,可适当增加剂量;③克罗米芬周期应记录基础体温和行阴道超声卵泡监测,以判断疗效;④如有近成熟卵泡,可注射 HCG 诱发排卵。

(2)克罗米芬抵抗:月经第 5 天起克罗米芬 50 mg/d×5 天;一种剂量无效后于下一周期加量,每次加 50 mg/d,用至 150 mg/d×5 天,无排卵为克罗米芬抵抗。

(3)戊酸雌二醇使用:于近排卵期适量加用。

2. 二线促排卵治疗:促性腺激素。

(1)种类:人绝经期促性腺素、高纯度 FSH(FSH-HP)、基因重组 FSH(γ-FSH)。

(2)适应证:①克罗米芬抵抗的无排卵患者;②具备盆腔超声监测、雌激素检测、卵巢过度刺激综合征治疗以及妊娠早期选择性减胎的技术条件。

(3)禁忌证:血 FSH 水平升高,提示卵巢性无排卵;无监测卵泡发育和排卵的技术条件。

(4)用法:①低剂量少量递增的 FSH 方案和逐渐减少的方案;②需要反复超声和雌激素监测;③直径 16 mm 以上卵泡≥4 个时,发生 OHSS 的可能性极大,应取消该周期。

(5)并发症:①多胎妊娠;②卵巢过度刺激综合征。

3. 腹腔镜下卵巢打孔术(LOD)

(1)适应证:①克罗米芬抵抗;②因其他疾病需腹腔镜检查盆腔;③随诊条件差,不能作促性腺激素治疗/监测;④建议选择体重指数<34,LH>10 mIU/mL,游离睾酮高者作为治疗对象。

(2)打孔方法:①电针或激光,8 mm(深)×2 mm(直径);②功率:30 瓦;③建议每侧打孔 4 个;④时间:5 s/孔。

(3)注意事项:①打孔个数不要过多;②打孔不要过深;③电凝的功率不要过大;④避开卵巢门打孔;⑤促排卵引起的多囊状卵巢不是 LOD 的指征。

(4)并发症:①无效;②盆腔粘连;③卵巢早衰。

4. IVF-ET。

四、黄素化不破裂卵泡综合征(LUF's)

卵泡生长至一定时期不发生排卵,其内部发生黄素化而不破裂的现象。

【诊断】

1. 病史:(1)不孕病史;(2)明确诊断前往往被诊断为原因不明性不孕;(3)盆腔炎史或盆腔手术史;(4)克罗米芬促排卵;(5)PCOS 患者;(6)黄体功能不全;(7)内异症患者;(8)年龄>35 岁。

2. B超监测:连续监测有优势卵泡生长,至成熟卵泡不破裂,是诊断 LUF's 的主要依据。

3. 黄体中期血清孕激素检测:<10 ng/mL 有助于诊断。

4. 腹腔镜检查:不常用,不作为常规检查手段。

5. 腹腔液雌、孕激素检测:不常用,不作为常规检查手段。

【治疗】

1. 原发病治疗。

2. 促排卵:

(1)HCG 方案;

(2)CC+HCG 方案;

（3）HMG＋HCG 方案。

3. 人工破卵：穿刺卵泡。

4. IVF-ET。

五、高泌乳素血症

各种原因导致血清泌乳素（prolactin，PRL）异常升高，＞1.14 nmol/L（25 μg/L）。

【诊断】

1. 有关症候群

（1）颅咽管瘤；

（2）垂体催乳素瘤；

（3）空泡蝶鞍综合征；

（4）原发性甲状腺功能减退症；

（5）特发性高催乳素血症（包括大分子催乳素）；

（6）药物性高催乳素血症；

（7）PCOS。

2. 血清 PRL＞1.14 nmol/L（25 μg/L），可明确诊断。

3. 如下临床症状有助于诊断：月经稀发、闭经、不孕（持续不排卵）、溢乳、视觉障碍等。

4. 相关辅助检查的阳性结果有助于原发病诊断（尽可能原发病诊断）：

（1）CT/MRI 头颅、蝶鞍区扫描：颅咽管瘤、垂体腺瘤、空泡蝶鞍综合征。

（2）TSH、T3、T4 检测：原发性甲状腺功能减退症。

（3）阴道超声、性激素检测：PCOS。

5. 应注意大分子高泌乳素血症：仅仅血清 PRL 升高，无任何临床症状、体征以及其他辅助检查的阳性结果。

【治疗】

1. 药物治疗

（1）溴隐亭：①药理作用：多肽类麦角生物碱，多巴胺受体激动剂。②适应证：对功能性和肿瘤引起的高泌乳素血症均有效。③用药方法：1.25 mg，每日一次；每 3～4 天加 1.25～2.5 mg，每日两次；泌乳数周消失，两个月恢复排卵，半年后复查 PRL 正常可渐减量，1～2 个月减至 1.25 mg/d 维持。长效注射剂：50～100 mg，每 28 日注射一次，起始剂量 50 mg。④注意事项：溴隐亭是一种多巴胺受体激动剂，有引起高血压的危险；一旦妊娠即停药；长效注射制剂能克服胃肠道症状。

（2）奎高利特：①药理作用：多巴胺 D2 受体激动剂。②适应证：对溴隐亭副反应无法耐受时。③用药方法：25 μg/d，连服 3 天，随后每 3 日增加 25 μg，直至获得最佳效果。

（3）维生素 B6：20～30 mg，每日三次，与溴隐亭起协同作用。

2. 原发病治疗：如 PCOS、甲状腺功能减退症等治疗。

3. 手术治疗：垂体肿瘤药物治疗无效时。

4. 大分子高泌乳素血症不用治疗。

六、卵巢早衰

女性 40 岁以前由于卵巢内卵泡耗竭或医源性损伤导致卵巢功能衰退。

【诊断】

1. 年龄≤40 岁闭经;

2. FSH>40 IU/L 或 LH≥30 IU/L,E2<30 pg/mL。

【治疗】

1. 有生育要求者行雌孕激素替代治疗:共 4～6 个周期。

2. 促排卵治疗:在雌孕激素替代或雌激素治疗后进行。

3. 免疫抑制剂:大剂量的短期强的松治疗可能有效。

4. 赠卵 IVF-ET。

七、子宫内膜异位症

具有活性的子宫内膜组织出现在子宫内膜以外部位。

【诊断】

1. 疼痛(痛经、慢性盆腔痛、性交痛)与不孕、盆腔检查、影像学检查、血清 CA-125 检测等均是重要的临床诊断指标。

2. 腹腔镜检查:是明确诊断和进行临床分期的通用方法,为首选。

3. 特殊部位内异症:依据症状和相应的检查。

【治疗】

仅适用于有生育要求的不孕患者。

1. 一般原则

(1)全面的不孕检查,排除其他不孕因素。

(2)单纯药物治疗无效。

(3)腹腔镜检查用于评估内异症病变及分期。

(4)年轻的轻中度内异症患者,术后期待自然受孕半年,给予生育指导。

(5)有如下高危因素者应积极采取辅助生殖技术助孕:①年龄>35 岁;②不孕时间>3年;③原发不孕患者;④输卵管粘连;⑤功能评分低;⑥中重度内异症;⑦盆腔粘连;⑧病灶切除不彻底者。

2. 保守性手术:保留生育功能,尽量切除肉眼可见的病灶,剔除卵巢内异症囊肿,分离粘连;可以同时进行宫腔镜检查和输卵管通液术。

3. 促排卵加宫腔内人工授精(COH-IUI)

(1)指征:①轻度或中度内异症;②轻度男性因素(轻度少弱精等);③宫颈因素;④不明原因不孕。

(2)IUI 单周期妊娠率约 15％,3～4 个周期不成功,行 IVF-ET。

4.IVF-ET

(1)指征:①重度内异症,经其他方法治疗失败者(包括自然受孕、诱导排卵、人工授精、手术治疗等)；②病程长、高龄患者。

(2)IVF-ET 助孕治疗前使用 GnRHa 预处理 2~6 个月，有助于提高妊娠率。用药时间长短依据患者内异症严重程度以及卵巢储备进行调整。

八、子宫腺肌病

子宫肌层内存在子宫内膜腺体和间质，在激素的影响下发生出血、肌纤维结缔组织增生，形成弥漫性病变或者局限性病变。

【诊断】

1. 症状、体征：(1)痛经；(2)月经异常；(3)不孕；(4)子宫增大。

2. 辅助检查

(1)超声；

(2)MRI；

(3)血清 CA-125 升高。

3. 病理检查：是诊断的金标准。

【治疗】

仅适用于由生育要求的不孕患者。

1. GnRHa(3~6 个月)+IVF-ET。

2. 手术+GnRHa+IVF-ET，适合于病变局限或者子宫肌腺瘤者。

九、不明原因的不孕

【诊断】

1. 排除引起不孕的男女方其他因素。

2. 腹腔镜检查排除输卵管、盆腔因素和内膜异位症。

【治疗】

1. 期待治疗：年龄小、病程短者，自然周期期待治疗 6~12 个月。

2. IUI 3 个周期。

3. IVF-ET：IUI 失败后进行。

十、复发性流产

【诊断】

1. 分类

非免疫性复发性流产：(1)染色体异常型：指夫妻双方或一方或胚胎染色体异常所致流产；(2)生殖道解剖异常型：指子宫解剖异常所致流产，子宫解剖异常包括先天性发育异常和/或后天性子宫疾病所致解剖异常，如子宫畸形、宫颈机能不全、宫腔粘连、子宫肌瘤等；(3)内分泌异常型：主要指由于内分泌功能失调所致流产，如黄体功能不足、雌激素低下、高泌乳素、糖尿病、肾上腺、甲状腺疾病、子宫内膜异位症、PCOS；(4)生殖道感染型：主要指弓形虫、巨细胞病毒、单纯疱疹病毒等感染所致的流产。

免疫性复发性流产:(1)自身免疫型:主要指抗磷脂抗体所致的流产,实际上属于抗磷脂抗体综合征范畴;(2)同种免疫型:排除染色体、解剖、内分泌、感染以及自身免疫方面的病因,未能发现其他导致流产的原因,称之为同种免疫型,也可称为原因不明复发性流产。

2. 染色体核型检测:如染色体异常型的夫妻双方以及流产胚胎。

3. B超:子宫解剖畸形检查的首选方法。

4. 宫腔镜和HSG:在B超检查不能确定的情况下行之。

5. 宫颈机能检查:于妊娠12周和20周分别进行超声检查,阴道内放置水囊200 mL,观察宫颈管形态学改变。若宫颈长小于2.6 cm,颈管内径等于或大于0.5 cm,则可确诊宫颈机能不全。

6. 内分泌检测:适用于内分泌异常者,同时可做其他相关的病因学辅助检查。

7. 血清学检查:适用于生殖道感染者。

8. 自身免疫:抗磷脂抗体综合征的诊断标准至少有以下一项临床症状(复发性流产或血栓栓塞)和一项抗磷脂抗体阳性实验室指标。抗磷脂抗体检测指标为:(1)抗心磷脂抗体(ACL);(2)抗β2GP-1抗体;(3)狼疮抗凝因子(LAC)。阳性诊断标准是指出现2次以上抗磷脂抗体阳性,其间隔时间6周或以上。

9. 排除性诊断:即排除染色体、解剖、内分泌、感染以及自身免疫方面的病因,未能发现其他导致流产的原因。

【治疗】

1. 染色体异常:(1)部分可行产前遗传学诊断(prenatal genetic diagnosis,PGD);(2)女方异常可考虑赠卵IVF-ET;(3)男方异常可考虑IUI(AID)。

2. 生殖道解剖异常:以手术治疗为主:(1)宫腔镜手术;(2)腹腔镜手术;(3)宫颈环扎术。

3. 内分泌异常:(1)病因治疗;(2)内分泌调整;(3)激素替代;(4)垂体脱敏。

4. 生殖道感染:抗感染治疗。

5. 自身免疫型:采用小剂量、短疗程、个体化免疫抑制和抗凝疗法:

(1)抗心磷脂抗体呈偶发阳性和/或伴有血小板聚集性增高:阿司匹林。

(2)抗心磷脂抗体呈偶发阳性并伴有高凝状态:低分子肝素。

(3)抗心磷脂抗体呈偶发阳性伴有血小板聚集性增高和高凝状态:阿司匹林+低分子肝素。

(4)抗心磷脂抗体呈频繁出现阳性或持续阳性,不伴有血小板聚集性增高和高凝状态:强的松。

(5)抗心磷脂抗体呈频繁出现阳性或持续阳性并伴有血小板聚集性增高:强的松+阿司匹林。

(6)抗心磷脂抗体呈频繁出现阳性或持续阳性并伴有高凝状态:强的松+低分子肝素。

(7)抗心磷脂抗体呈频繁出现阳性或持续阳性并伴有血小板聚集性增高和高凝状态:强的松+阿司匹林+低分子肝素。

具体用法:

免疫抑制疗法:采用小剂量泼尼松,指征为抗磷脂抗体持续阳性或呈中、高水平,药物剂量为 5 mg/d。用药时间:确定妊娠开始用药,用药疗程长短根据抗磷脂抗体水平变化:频繁出现阳性或持续阳性者用药至妊娠结束,用药期间抗体水平转阴 1～2 个月可考虑停药。合并 SLE 者,泼尼松用药剂量及用法根据 SLE 治疗方案。

抗凝疗法:采用小剂量阿司匹林和/或低分子肝素。阿司匹林适用于血小板激活状态者(血小板聚集试验和/或 GMP-140 水平增高)。用药时间:从确定妊娠开始至产前 3 天,药物起始剂量为 25 mg/d,后继用量根据控制血小板聚集试验在 35%～75%/mL 之间进行调节,一般用量在 25～75 mg/d 之间。低分子肝素适用于 D-二聚体水平等于或大于 1.0 μg/mL 的高凝状态者。用药时间:从确定妊娠开始至产前 3 天,妊娠期间密切检测 D-二聚体水平变化,药物起始剂量为 5 000 U/d,后继剂量为根据 D-二聚体水平维持在 0.2～0.4 μg/mL 进行剂量调整,一般用量为 5 000 U/d 到每 8 h 一次,皮下注射。

6. 同种免疫型

(1)同种免疫型不伴有血小板聚集性增高和高凝状态:主动免疫。

(2)同种免疫型伴有血小板聚集性增高:主动免疫＋阿司匹林。

(3)同种免疫型伴有高凝状态:主动免疫＋低分子肝素。

(4)同种免疫型伴有血小板聚集性增高和高凝状态:主动免疫＋阿司匹林＋低分子肝素。

具体用法:

主动免疫疗法:小剂量淋巴细胞,免疫原可为患者丈夫或无关第三者淋巴细胞(男性或女性均可使用),疗程从孕前开始,孕前主动免疫 2 次为一个疗程,孕后再主动免疫一个疗程。每次免疫淋巴细胞总数为 20～30×10⁶,皮下注射,间隔 3 周。第一疗程结束后,鼓励患者在 3 个月内妊娠,如获妊娠则再进行 1 个疗程。如未妊娠则在排除不育症的情况下,重新进行 1 个疗程免疫。

同种免疫型患者应该检测是否存在着血小板激活状态及高凝状态,如有,则应在主动免疫基础上联合抗凝治疗方案,阿司匹林和/或低分子肝素用法同上。

十一、黄体功能不足

月经周期中有卵泡发育及排卵,但黄体期孕激素分泌不足或黄体过早衰退导致子宫内膜分泌反应不良和黄体期缩短。

【诊断】

1. 病史:月经周期缩短,不孕,早孕流产。

2. BBT 双相型,高温相或黄体期<12 天。

3. 诊刮腺体分泌不足。

4. 黄体中期 P<10 ng/mL 有助于诊断。

5. 诱发因素:PCOS、LUF's、子宫内膜异位症、高 PRL 血症等。

【治疗】

1. 促进卵泡发育

(1)低剂量雌激素:结合雌激素 0.625 mg 或戊酸雌二醇 1 mg,每日 1 次,月经第五日起服,连续 5～7 日。

(2)氯米芬。

2. 诱发或加强排卵前 LH 峰:B 超监测主导卵泡平均直径达 18 mm 时,HCG 5 000～10 000 U 一次性肌注。

3. 黄体功能刺激:HCG 1 000～2 000 U,每两天一次,共 5 次,于基础体温上升或监测排卵后开始注射。

4. 黄体功能替代:(1)天然黄体酮 10～20 mg 肌注,qd,共 10～14 天;(2)地屈孕酮 10 mg,qd,共 10～14 天。

5. 治疗原发疾病,解除诱发因素。

第八章 产前诊断技术

第一节 产前诊断技术管理

一、产前诊断技术管理与审批

为保障母婴健康,提高出生人口素质,保证产前诊断技术的安全、有效,规范产前诊断技术的监督管理,依据《中华人民共和国母婴保健法》以及《中华人民共和国母婴保健法实施办法》所制定。

【工作内容】

1. 卫生部根据医疗需求、技术发展状况、组织与管理的需要等实际情况,制定产前诊断技术应用规划。

2. 产前诊断技术应用实行分级管理。

(1)卫生部制定开展产前诊断技术医疗保健机构的基本条件和人员条件;颁布有关产前诊断的技术规范;指定国家级开展产前诊断技术的医疗保健机构;对全国产前诊断技术应用进行质量管理和信息管理;对全国产前诊断专业技术人员的培训进行规划。

(2)省、自治区、直辖市人民政府卫生行政部门(以下简称省级卫生行政部门)根据当地实际,因地制宜地规划、审批或组建本行政区域内开展产前诊断技术的医疗保健机构;对从事产前诊断技术的专业人员进行系统培训和资格认定;对产前诊断技术应用进行质量管理和信息管理。

(3)县级以上人民政府卫生行政部门负责本行政区域内产前诊断技术应用的日常监督管理。

3. 从事产前诊断的卫生专业技术人员应符合以下所有条件:

(1)从事临床工作的,应取得执业医师资格;

(2)从事医技和辅助工作的,应取得相应卫生专业技术职称;

(3)符合《从事产前诊断卫生专业技术人员的基本条件》;

(4)经省级卫生行政部门批准,取得从事产前诊断的"母婴保健技术考核合格证书"。

4. 申请开展产前诊断技术的医疗保健机构应符合下列所有条件:

(1)设有妇产科诊疗科目;

(2)具有与所开展技术相适应的卫生专业技术人员;

(3)具有与所开展技术相适应的技术条件和设备;

(4)设有医学伦理委员会；

(5)符合《开展产前诊断技术医疗保健机构的基本条件》及相关技术规范。

5. 申请开展产前诊断技术的医疗保健机构应当向所在地省级卫生行政部门提交下列文件：

(1)医疗机构执业许可证副本；

(2)开展产前诊断技术的母婴保健技术服务执业许可申请文件；

(3)可行性报告；

(4)拟开展产前诊断技术的人员配备、设备和技术条件情况；

(5)开展产前诊断技术的规章制度；

(6)省级以上卫生行政部门规定提交的其他材料。

申请开展产前诊断技术的医疗保健机构，必须明确提出拟开展的产前诊断具体技术项目。

6. 申请开展产前诊断技术的医疗保健机构，由所属省、自治区、直辖市人民政府卫生行政部门审查批准。省、自治区、直辖市人民政府卫生行政部门收到有关规定的材料后，组织有关专家进行论证，并在收到专家论证报告后 30 个工作日内进行审核。经审核同意的，发给开展产前诊断技术的母婴保健技术服务执业许可证，注明开展产前诊断以及具体技术服务项目；经审核不同意的，书面通知申请单位。

7. 卫生部根据全国产前诊断技术发展需要，在经审批合格的开展产前诊断技术服务的医疗保健机构中，指定国家级开展产前诊断技术的医疗保健机构。

8. 开展产前诊断技术的"母婴保健技术服务执业许可证"每三年校验一次，校验由原审批机关办理。经校验合格的，可继续开展产前诊断技术；经校验不合格的，撤销其许可证书。

9. 省、自治区、直辖市人民政府卫生行政部门指定医疗保健机构协助卫生行政部门负责本行政区域内产前诊断的组织管理工作。

10. 从事产前诊断的人员不得在未许可开展产前诊断技术的医疗保健机构中从事相关工作。

二、产前诊断技术实施

【工作内容】

1. 对一般孕妇实施产前筛查以及应用产前诊断技术坚持知情选择。开展产前筛查的医疗保健机构要与经许可开展产前诊断技术的医疗保健机构建立工作联系，保证筛查病例能落实后续诊断。

2. 孕妇有下列情形之一的，经治医师应当建议其进行产前诊断：

(1)羊水过多或者过少的；

(2)胎儿发育异常或者胎儿有可疑畸形的；

(3)孕早期时接触过可能导致胎儿先天缺陷的物质的；

(4)有遗传病家族史或者曾经分娩过先天性严重缺陷婴儿的；

(5)年龄超过 35 周岁的。

3. 既往生育过严重遗传性疾病或者严重缺陷患儿的,再次妊娠前,夫妻双方应当到医疗保健机构进行遗传咨询。医务人员应当对当事人介绍有关知识,给予咨询和指导。经治医师根据咨询的结果,对当事人提出医学建议。

4. 确定产前诊断重点疾病,应当符合下列条件:(1)疾病发生率较高;(2)疾病危害严重,社会、家庭和个人疾病负担大;(3)疾病缺乏有效的临床治疗方法;(4)诊断技术成熟、可靠、安全和有效。

5. 开展产前检查、助产技术的医疗保健机构在为孕妇进行早孕检查或产前检查时,遇到本内容第二条所列情形的孕妇,应当进行有关知识的普及,提供咨询服务,并以书面形式如实告知孕妇或其家属,建议孕妇进行产前诊断。

6. 孕妇自行提出进行产前诊断的,经治医师可根据其情况提供医学咨询,由孕妇决定是否实施产前诊断技术。

7. 开展产前诊断技术的医疗保健机构出具的产前诊断报告,应当由 2 名以上经资格认定的执业医师签发。

8. 对于产前诊断技术及诊断结果,经治医师应本着科学、负责的态度,向孕妇或家属告知技术的安全性、有效性和风险性,使孕妇或家属理解技术可能存在的风险和结果的不确定性。

9. 在发现胎儿异常的情况下,经治医师必须将继续妊娠和终止妊娠可能出现的结果以及进一步处理意见以书面形式明确告知孕妇,由孕妇夫妻双方自行选择处理方案,并签署知情同意书。若孕妇缺乏认知能力,由其近亲属代为选择。涉及伦理问题的,应当交医学伦理委员会讨论。

10. 开展产前诊断技术的医疗保健机构对经产前诊断后终止妊娠娩出的胎儿,在征得其家属同意后,进行尸体病理学解剖及相关的遗传学检查。

11. 当事人对产前诊断结果有异议的,可以依据《中华人民共和国母婴保健法实施办法》的有关规定申请技术鉴定。

12. 开展产前诊断技术的医疗保健机构不得擅自进行胎儿的性别鉴定。对怀疑胎儿可能为伴性遗传病,需要进行性别鉴定的,由省、自治区、直辖市人民政府卫生行政部门指定的医疗保健机构按照有关规定进行鉴定。

13. 开展产前诊断技术的医疗保健机构应当建立健全技术档案管理和追踪观察制度。

【经验指导】

1. 本工作内容中所称的产前诊断,是指对胎儿进行先天性缺陷和遗传性疾病的诊断,包括相应筛查。产前诊断技术项目包括遗传咨询、医学影像、生化免疫、细胞遗传和分子遗传等。

2. 本管理办法适用于各类开展产前诊断技术的医疗保健机构。

3. 产前诊断技术的应用应当以医疗为目的,符合国家有关法律规定和伦理原则,由经资格认定的医务人员在经许可的医疗保健机构中进行。医疗保健机构和医务人员不得实施任何非医疗目的的产前诊断技术。

第二节 新生儿疾病筛查

一、新生儿疾病筛查管理

【工作内容】

1. 基本要求

(1)机构设置:①取得"医疗机构执业许可证"的医疗保健机构;②取得"母婴保健技术服务执业许可证";③承担区域内妇幼保健网络的管理职能。

(2)人员要求:必须取得"母婴保健技术考核合格证",中专以上学历,从事医疗保健工作2年以上,接受过新生儿疾病筛查相关知识和技能培训,包括:①新生儿疾病筛查目的、原则、方法及网络运行;②儿童保健学相关内容;③心理学相关知识。

2. 管理及职责

(1)追访要求:①依托区域内妇幼保健网络,建立追踪随访网络;②接到筛查检测机构出具的可疑阳性报告,立即电话或书面等方式通知新生儿监护人,到筛查检测机构进行复查,并提供健康教育;③敦促并确保可疑阳性患儿在规定时间内(遗传代谢病在7个工作日内,听力障碍按听力筛查技术规范追踪要求)至确诊治疗机构就诊,尽早给予治疗及干预;④因地址不详或拒绝随访等原因而失访者,须注明原因,并告采血机构及检测机构备案;⑤每次通知或访视均须记录,相关资料保存10年;⑥按筛查疾病的不同诊治要求,定期访视确诊患儿,给予长期健康教育和健康促进。

(2)遗传代谢性疾病筛查检测及听力检测医疗保健机构的技术管理职责:①承担本省新生儿疾病筛查技术培训和继续教育,负责对开展新生儿疾病筛查的医疗保健机构的业务指导工作;②对开展新生儿疾病筛查医疗保健机构进行质量控制;③本省新生儿疾病筛查有关信息的收集、统计、分析、上报和反馈工作;④承担省级卫生行政部门交办的其他工作。

二、新生儿疾病筛查血片采集技术

【工作内容】

1. 采血机构及人员要求

采血机构:取得"医疗机构执业许可证"并设有产科或儿科的医疗保健机构。

采血人员:(1)具有中专以上学历,从事临床工作2年以上。(2)接受过新生儿疾病筛查相关知识和技能的培训,包括:新生儿疾病筛查的目的、原则、方法及网络运行;滤纸干血片采集、保存、递送的相关知识;新生儿疾病筛查有关信息、结果登记和档案管理。

2. 采血机构和人员职责

(1)采血人员在实施血片采集前,应将新生儿疾病筛查的项目、条件、方式、费用等情况如实告知新生儿的监护人,并应遵循知情选择的原则。

(2)认真填写采血卡片,做到字迹清楚,登记完整。卡片内容包括:采血单位、母亲姓名、住院号、居住地址、联系电话、新生儿性别、孕周、出生体重、出生日期及采血日期等。

(3)严格按照新生儿疾病筛查采血技术程序,采集足跟血,制成滤纸干血片,并递送至筛查检测机构。

(4)因特殊情况未按期采血者,应及时预约或追踪采集血片。

(5)对可疑阳性病例应协助追访机构,及时通知复查,以便确诊或采取干预措施。

(6)做好资料登记和存档保管工作,包括掌握活产数、筛查数、新生儿采血登记信息、反馈的检测结果及确诊病例等资料,保存时间至少10年,以备查。

3. 血片采集步骤

(1)采血人员清洗双手并佩戴手套。

(2)按摩或热敷新生儿足跟,并用75%酒精消毒皮肤。

(3)使用一次性采血针刺足跟内或外侧,深度小于3毫米,用干棉球拭去第一滴血,取第二滴血。

(4)将滤纸片接触血滴,切勿触及足跟皮肤,使血自然渗透至滤纸背面,至少采集三个血斑。

(5)手持消毒棉轻压取血部位使其止血。

(6)将血片置于清洁空气中,避免阳光直射,自然晾干呈深褐色,并登记造册。

(7)将检查合格的滤纸干血片置于塑料袋内,保存在2～8℃冰箱中。

(8)在规定时间内将滤纸干血片递送至新生儿疾病筛查实验室检测机构。

4. 采血工作质量要求

(1)采血滤纸应与试剂盒标准、质控血片用滤纸一致。

(2)采血针必须一人一针。

(3)采血时间为出生72小时后,7天之内,并充分哺乳;对于各种原因早产儿、低体重儿、提前出院者等没有采血者,最迟不宜超过出生后20天。

(4)合格滤纸干血片应为:①每个血斑直径大于8毫米。②血滴自然渗透,滤纸正反面血斑一致。③血斑无污染。

(5)滤纸干血片应在采集后5个工作日内递送,3天内必须到达筛查检测机构。

(6)有完整的采血卡片及结果登记册。

【经验指导】

血片采集是新生儿疾病筛查技术流程中最重要的环节。采血质量直接影响实验室检测结果,因此必须按规范要求完成血片采集工作。

三、新生儿疾病筛查实验室检测技术

【工作内容】

(一)基本要求

1. 机构要求

(1)取得"医疗机构执业许可证"的医疗保健机构。

(2)获得省、自治区、直辖市卫生行政部门审查批准,取得"母婴保健技术服务执业许可证"的医疗保健机构。

(3)年筛查量达3万人以上。

2. 人员要求

(1)业务负责人：全日制医学及相关学校本科以上学历，高级职称，具有儿科或临床检验10年以上工作经验，从事新生儿疾病筛查工作5年以上，并熟悉或掌握新生儿疾病筛查网络运作和管理。

(2)实验室技术人员：中专以上学历，从事检验工作两年以上，具有技师或以上职称，接受过新生儿疾病筛查相关实验室知识和技能培训，包括：①新生儿疾病筛查的目的、原则、方法及网络运行；②滤纸干血片采集、保存、处理的相关知识；③标记免疫检测技术的基本知识和技能操作；④新生儿疾病筛查结果的定量和定性判断；⑤实验室质量控制的基本技能；⑥消毒隔离技术。

(3)文案人员：熟练掌握计算机操作(文字处理及统计)技术且有档案管理的工作经验。

3. 设备要求

(1)共用设备：酶标仪或荧光酶标仪或时间分辨荧光分析仪1台，洗板仪1台，振荡器1台，负压吸引器1台，空调2台，计算机(包括打印机)1台，温箱1个，水浴箱1个，2～8℃冷藏柜2个，8通道加样器2个，单通道加样器2个，打孔器5个和适量的实验室通用低值用品。以上设备可与其他实验室共用。

(2)添置设备：若采用细菌抑制法进行苯丙氨酸测定的实验室，则需另添置：高压灭菌器1台，超净工作台1个，电子天平1台，微波炉或加热搅拌器1台，琼脂糖胶浇板模具10个。

4. 房屋要求

(1)实验室用房2间，共计使用面积至少40平方米以上。

(2)综合用房1间，至少15平方米以上，用于滤纸干血片的验收、计算机录入和资料登记保存。

(3)血片储藏室或冰库一间，用于滤纸干血片的长期保存。

(二)实施原则及职责

1. 收到标本应在24小时内登记，不符合要求的标本应立即退回重新采集。

2. 采用国家推荐的实验方法进行滤纸干血片检测。

3. 必须参加全国新生儿疾病筛查实验室间能力验证计划，及时上报测定结果，并对回报结果进行分析。

4. 统计分析筛查技术服务的有关信息，包括筛查量、确诊阳性数和治疗数，定期向省、市卫生行政部门报告。

5. 发现漏检病例，需寻找原因，立即向卫生行政部门报告。

6. 提供可疑阳性病例的确诊和阳性病人治疗转诊联系服务。

7. 必须建立以下实验室规章制度：①人员分工责任制度；②各种技术操作常规；③质量控制管理制度；④仪器管理及校准制度；⑤试剂材料管理制度；⑥标本登记保存制度；⑦消毒隔离制度。

8. 实验室检测结果登记和资料保存，包括：(1)不符合要求退回的血片标本的信息，应注明原因及日期。(2)每次检测结果的原始资料，包括标准曲线、质控结果、筛查结果。(3)有关质量控制资料，包括室内质控图、实验室间能力比对检验结果反馈、失控原因、纠正方法等。(4)可疑阳性追踪随访记录。

(三)检测方法

1. 苯丙酮尿症

(1)以苯丙氨酸(Phe)作为筛查指标。

(2)Phe 浓度阳性切值根据实验室及试剂盒而定,一般大于 120 $\mu mol/L$(大于 2 mg/dL)。

(3)推荐方法为细菌抑制法、定量酶法和荧光分析法。

2. 先天性甲状腺功能减低症

(1)以促甲状腺素(TSH)作为筛查指标。

(2)TSH 浓度的阳性切值根据实验室及试剂盒而定,一般为 10～20 $\mu IU/mL$ 间。

(3)推荐方法为酶联免疫吸附法(ELISA)、酶免疫荧光分析法(EFIA)和时间分辨免疫荧光分析法(Tr-FIA)。

(四)质量控制

1. 检测机构须在接到标本 5 个工作日内进行检测,并出具可疑阳性报告。

2. 每月向血片采集机构反馈实验室检测结果。

3. 定期参加全国新生儿疾病筛查实验室间能力比对检验,成绩合格。

4. 滤纸干血片标本必须保存在 2～8 ℃条件下至少 5 年,以备复查。

5. 备有完整的实验室检测信息资料,存档保留至少 10 年。

6. 结合卫生部指定质量控制中心定期公布的各种试剂灵敏度和特异性的标准,对实验室的筛查方法和结果进行评估和调整。

【经验指导】

1. 本规范适用于承担新生儿苯丙酮尿症和先天性甲状腺功能减低症等遗传代谢性、先天性内分泌疾病实验室检测的医疗保健机构。

2. 检测方法应采用国家推荐的实验方法和批准的标准试剂盒。对于 2 次实验结果均大于阳性切值的,需追踪确诊。

第三节　苯丙酮尿症和先天性甲状腺功能减低症诊治技术

【工作内容】

(一)基本要求

1. 机构设置

(1)取得"医疗机构执业许可证"的医疗保健机构;

(2)取得"母婴保健技术服务执业许可证";

(3)具有儿科诊疗科目,且有检验(生化和血清学标记免疫检测)、放射、营养、保健等专业技术的医疗保健机构。

2. 人员要求

(1)临床医师:1 名以上在编人员,必须取得执业医师资格,并有 5 年以上儿科临床经验,接受过遗传代谢病及内分泌等专业及新生儿疾病筛查相关知识和技能培训,包括:①新生儿疾病筛查目的、原则、方法及网络运行;②常见遗传代谢性疾病及内分泌疾病的临床表现、一般进程、治疗、鉴别诊断、预后评估;③新生儿疾病筛查、确诊的检测方法和临床意义;④心理学的有关知识。

（2）其他医疗技术人员：检验师、放射科医师、营养师等。

（二）管理及职责

（1）建立健全各项规章制度：①人员职责；②诊疗常规；③建立专科档案与管理制度；④疑难病例会诊制度；⑤转诊制度及跟踪观察制度。

（2）对可疑阳性患儿提供确诊或鉴别诊断服务。

（3）尽早为确诊阳性患儿提供治疗服务，一般不超过患儿出生后6周，并定期评估。

（4）及时将确诊数、治疗数及治疗评估反馈给检测机构及追踪随访机构。

（三）诊断

1. 苯丙酮尿症（PKU）

（1）血苯丙氨酸浓度＞120 μmol/L，诊断为高苯丙氨酸血症（HPA）。

（2）对高苯丙氨酸血症者均应进行鉴别诊断，以鉴别苯丙氨酸羟化酶缺乏性 HPA 和四氢生物蝶呤缺乏症。

（3）苯丙氨酸羟化酶缺乏性 HPA，根据血苯丙氨酸浓度分为经典型 PKU、中度 PKU 和轻度 HPA。

2. 先天性甲状腺功能减低症（CH）

（1）确诊指标：血清促甲状腺素（TSH）、游离三碘甲状腺原氨酸（FT3）、游离甲状腺素（FT4）浓度。超声波检查、骨龄测定、甲状腺同位素扫描等可作为辅助手段。

（2）血 TSH 增高，FT4 降低，可诊断为先天性甲状腺功能减低症，包括永久性甲状腺功能减低症和暂时性甲状腺功能减低症。

（3）血 TSH 增高，FT4 正常者，为代偿性甲状腺功能减低症或高 TSH 血症，应定期随访。

（四）治疗

1. 苯丙酮尿症

（1）苯丙酮尿症治疗应由专科医生指导，在营养师配合下进行低苯丙氨酸饮食治疗。

（2）苯丙氨酸羟化酶缺乏者，血苯丙氨酸浓度持续＞360 μmol/L 者均应给予低苯丙氨酸饮食治疗。

（3）对四氢生物喋呤缺乏者给予四氢生物喋呤及神经递质前质的联合治疗。

（4）低苯丙氨酸饮食治疗至少到10岁。

（5）对女性苯丙酮尿症患者，应告知怀孕之前半年起严格控制血苯丙氨酸浓度在120～360 μmol/L，直至分娩。

（6）定期进行体格和智能发育评估。

2. 先天性甲状腺功能减低症

（1）采用甲状腺素替代疗法。

（2）正规治疗2～3年停药1个月，复查甲状腺功能、甲状腺 B 超或甲状腺同位素扫描，如为暂时性 CH 则停药定期随访。如为永久性甲状腺功能减低症予终身治疗。

（3）定期进行体格和智能发育情况评估。对所有确诊患儿和监护人须进行健康教育，以树立信心，坚持长期随访。

第四节　产前筛查技术工作

【工作内容】

（一）基本原则

1. 筛查对象为 35 岁以下妊娠 7～20 周的一般孕妇。

2. 按知情同意、孕妇自愿的原则，进行产前筛查。

3. 负责筛查阳性病例的后继实验诊断。

4. 所采用的筛查方案和结果具有可比性。

5. 所采用的设备和试剂符合国家的规定。

（二）筛查方案

1. 早孕期（孕 7～12 周）

（1）妊娠相关血浆蛋白-A（PAPP-A）；

（2）妊娠相关血浆蛋白-A（PAPP-A）＋B 超测量胎儿颈后半透明带厚度（NT）。

2. 孕中期（孕 14～20 周）

（1）二联方案：Free-β-HCG（或 HCG）＋甲胎蛋白（AFP）；

（2）三联方案：Free-β-HCG（或 HCG）＋AFP＋未结合雌三醇（uE3）。

（三）操作程序和质量控制

1. 标本的采集与接收

（1）标本采集与接收时，认真核对送检单各项目填写的完整、准确，并已签署知情同意书。

（2）对所有筛查孕妇应再次确定准确的年龄、孕周等。

（3）采集静脉血 2～3 mL，置不抗凝管内，经室温 30 分钟，2 000 rpm 离心 10 分钟，取血清。

（4）送检标本若有溶血、高血脂或已使用抗凝剂等，则立即退回，并通知重采。

（5）标本使用统一、唯一的编号。

2. 标本的保存

（1）血清标本于－70℃，保存期为产后 1 年。

（2）储存的标本有完整的档案，记录标本储存的位置，包括冰箱编号、保存架编号、盒子编号与盒中的位子。

3. 实验中的质控

（1）实验仪器定期校正。

（2）实验前必须校对试剂的批号、效期，标本的编号、姓名。

（3）每次实验均插入定值质控，质控品测定值在参考范围内，方可确认标本的测定值。

（4）严格按实验步骤进行各项实验操作。

（5）实验记录应包括实验室的温度、湿度、仪器运作状况、标本实验结果、质控结果等。

（6）对血清标志物 MoM 值异常者，应进行重复检测，以排除检测误差，确认结果后方可报告。

(7)实验室报告在 B 超校正孕周后,假阳性率应控制在 5%。

(8)相关项目参加卫生部临检中心的室间质评。

4. 筛查结果的报告内容

筛查报告应包括以下信息:

(1)所测生化标志物的绝对值;

(2)MoM 值;

(3)风险度;

(4)阳性结果与高风险切割值(应与临床医生常规以年龄为唯一唐氏儿风险指标行产前细胞遗传学诊断人群的切割值相一致);

(5)有关说明,如阴性、低风险、高风险或阳性等。

(6)相关提示与建议,如对 21-三体、18-三体、NTD 或高龄孕妇的提示与建议。

【经验指导】

1. 月经紊乱等原因,而无法准确计算孕周者,应建议 B 超测定胎儿双顶径确定胎龄,以避免因年龄、孕周错误影响筛查结果。

2. 筛查结果应以书面形式送交孕妇。

3. 结果报告时间应为采血或收到血标本后 5 个工作日完成。

4. 筛查报告必须经副高以上职称的具有从事产前诊断技术资格的专业技术人员复核后方可签发。

5. "低风险(<1/270,<1/350)或阴性的报告",仅表明此胎儿发生该种先天异常的机会很低,并不能完全排除这种异常或其他异常的可能性。

6. "高风险(≥1/270,≥1/350)或阳性的报告",仅表明此胎儿发生该种先天异常的可能性较大,并不是确诊,应建议立即到胎儿医学门诊就诊,进一步作羊水穿刺细胞遗传学检查,以确定诊断。

第五节 血细胞染色体检查

【工作内容】

1. 采血

用无菌的肝素液(125 U/mL)湿润注射器,抽取外周血 1～2 mL(或通过脐血穿刺,抽取脐血 1～2 mL),充分混匀。注射器及以下使用的离心管、玻片均需标注患者的姓名、编号和日期。

2. 接种培养

在超净工作台内,接种 20 滴(6 号针头)左右于含 5 mL 1640 培养液的培养瓶中,混匀(培养基需预先在室温下溶化)。在 37 ℃培养箱中静置培养 68～72 小时。余血保存在 4 ℃,至检验结束,报告发出、审核后方可丢弃。

3. 收获

终止培养前 2 小时,加入 20 μg/mL 的秋水仙素 50 μL,摇匀后继续培养 2 小时,使细胞生长停止在中期。

4. 制片

(1)将细胞悬液移入 15 mL 尖底离心管中,室温 1 700～1 800 r/min 离心 10 分钟,吸去上清液,留约 0.5～1 mL。

(2)加入 37 ℃预热的 0.075 mol/L 的 KCl 低渗液 5 mL,充分打匀,37 ℃水浴箱低渗 15 分钟。

(3)预固定:在上述细胞悬液中缓慢加入 1 mL 新鲜配制的固定液(甲醇:冰醋酸＝3:1),轻轻混匀细胞,室温 1 700～1 800 r/min 离心 10 分钟,吸去上清液,留约 0.5 mL。

(4)第一次固定:加入固定液 5 mL,轻轻混匀,室温下静置 30 分钟。室温 1 700～1 800 r/min离心 10 分钟,吸去上清液,留约 0.5 mL。

(5)按步骤(4)再固定 1 次。

(6)离心(同上),去上清液,加入 0.2～0.5 mL(根据细胞量增减)固定液,制成细胞悬液。滴数滴细胞悬液在预冰冷的载玻片上,吹 3～4 张片子,静置晾干。标注被检者姓名、编号及片号。

(7)烤片:75 ℃ 1 小时或 37 ℃ 2～3 天。

5. 分带染色(G 显带)

(1)玻片标本在预热的 0.02%胰蛋白酶液中浸数秒钟,轻轻搅动。不同片龄要摸索消化时间。

(2)用水漂洗,洗去多余的胰酶液。

(3)用 pH 7.0 磷酸盐缓冲液 10:1 稀释的 Giemsa 液,染色 5 分钟左右。

(4)玻片漂洗,晾干,按标本序号放置玻片盒。

(5)镜检时需作好以下记录:病人姓名、性别、玻片序号及片号、坐标、结果。

6. 阅片

外周血一般滴片三张,分带染色处理两张,在每张玻片上分别计数 15 个核型(共需计数 30 个核型),选择 3～5 个分散良好、带型清晰的于计算机中分析并配对保存。如果在镜下发现有两个相同异常的核型则需计数 50 个核型,如其中又发现相同异常要计数至 100 个核型,并增加计算机分析核型至 10 个。

第六节 羊水细胞染色体检查

【工作内容】

1. 接种

(1)将 20～30 mL 羊水分装到两个 15 mL 离心管中,1 200 r/min 离心 10 分钟。(或留 5 mL 羊水直接加入到有 4 mL 培养液的 50 mL 培养瓶中培养以用于原位法制片。)

(2)离心管和培养瓶均标注孕妇的姓名、编号和种植日期。

(3)去上清液,留约 1～1.5 mL,用滴管轻轻吹打混匀成细胞悬液。

(4)将细胞悬液均匀铺在 50 mL 培养瓶内,加入 4 mL 培养液,放置在 37 ℃、5% CO_2 培养箱内培养。

(5)静置培养 6 天,镜下观察细胞生长,有多个细胞集落生长即换液。将三瓶培养瓶中的液体倒入另一新培养瓶中,同时在这三瓶中加入 3 mL 新鲜培养液。

(6)换液后,每天观察细胞的生长,直到看到大的可收获的克隆时收获。

2. 消化法制片

(1)每个培养瓶内加入预热的 250 μg/mL 秋水仙素 20 μL,混匀后放入 37 ℃培养箱。

(2)20 min 后将培养液吸出移至已标注的离心管内。

(3)培养瓶内加入预热的 2～3 mL EDTA-胰酶消化液,置 37 ℃培养箱中作用 5 分钟。

(4)加数滴培养液,终止消化。用滴管吸打培养管壁,冲洗细胞,把消化液吸到标注的离心管。

(5)用生理盐水冲洗培养瓶内残留细胞后,也移入离心管。

(6)1 500 r/min 离心 10 min。

(7)吸去上清液,留约 0.5 mL,吹匀。加入 5 mL 预热的低渗液(0.075 mol/L KCl),吹气泡混匀,37 ℃低渗 4 min。

(8)加新鲜配制的固定液 1 mL(3∶1 甲醇与冰醋酸)作预固定,轻轻吹匀。

(9)1 000 r/min 离心 10 min。

(10)吸去上清液,留约 0.5 mL。加入 5 mL 固定液,轻轻吹匀,固定 30 min。

(11)重复步骤(9)、(10)。

(12)1 000 r/min 离心 10 min。

(13)去上清液,加固定液 2～3 滴,轻轻吹匀,制成细胞悬液,滴片 3 张左右(用洁净、烘干冷冻的玻片)。

(14)每张玻片均标注编号、孕妇姓名与片号。

(15)烤片与分带同外周血。

3. 原位法制片

(1)加入 20 μL 250 μg/mL 预热的秋水仙素,轻轻混匀,作用 15 min。

(2)倒掉培养液,加入 5 mL 预热的低渗液 1%(枸橼酸钠),40 min。

(3)沿瓶口一点一点加入 1 mL 固定液,2 min。

(4)液体弃掉,加 1.5 mL 固定液涮壁,弃去。

(5)加入 4 mL 固定液,20 min。

(6)弃掉固定液,加入 4 mL(-20 度)固定液,10 min。

(7)重复步骤(6)(常温固定液)。

(8)用偏口钳将盖掀掉,将液体甩掉。

(9)自然干燥后,75 ℃ 1 小时烤片,常规 G 显带。

4. 阅片

(1)每例细胞必须来自两个以上不同的培养瓶。

(2)按一定的方向进行读片。

(3)必须把在低倍镜下选定的细胞记录下来并作核型分析,以保证细胞分析的代表性。

(4)对一般的病例,需计数 20～30 个分裂相,数染色体数目以及查对性染色体和 G 组染色体的数目。分析 3～5 个分裂相,在显微镜下进行染色体逐带分析。

(5)当出现镶嵌体,则按照有关标准的要求进行分析。单纯三体型和结构异常型应有两个或以上相同异常核型;单体型应有三个或以上相同异常核型。原位培养收获的玻片中要计数出现异常核型的克隆数目,如发嵌合体,报告要有两个以上克隆出现相同异常核型。

(6)羊水染色体结果中出现嵌合体现象,建议行脐静脉血核型分析。

(7)异常核型按 ISCN 描述。

(8)审核人必须具有副高以上专业技术职称,最后的诊断结果由专人核对签名后发出。

【经验指导】

血性羊水的接种:轻度血性羊水可按上述接种步骤操作,但离心后的细胞在接种时应多加一些培养液(4~5 mL)。若重度血性羊水,除在抽取后及时加入肝素抗凝外,接种时应直接加入到培养液中,混匀后平放于培养箱即可。

第九章 儿童保健

第一节 体格生长

一、体格测量

【工作内容】

1. 体格生长常用指标

(1)体重；

(2)身长(高)；

(3)坐高；

(4)胸围；

(5)头围；

(6)上臂围；

(7)皮脂(褶)厚度。

2. 体格生长测量方法

(1)体重：①测量前均应检查磅秤的零点。体重应在空腹、排尽大小便、裸体或穿背心短裤情况下进行。如果衣服不能脱成衬衣衬裤,则应设法扣除衣服重量。称体重时婴儿可取卧位,1～3 岁可取坐位,3 岁以上可取站位,两手自然下垂。②小婴儿最好用载重 15 kg 盘式杠秤称量,置婴儿卧于秤盘中央称重,误差不超过 10 g。儿童用载重 50 kg 杆秤测量,误差不超过 50 g。7 岁以上用的磅秤,最大载重 100 kg,误差不超过 100 g。

(2)身长(高)：①3 岁以内儿童量卧位的身长,脱去帽、鞋、袜,穿单衣仰卧于量床底板中线上。助手将头扶正,头顶接触头板,儿童面向上。测量者位于儿童右侧,左手握住双膝,使腿伸直,右手移动足板使其接触两侧足跟。如果刻度在量床双侧,则应注意量床两侧的读数应该一致,然后读刻度,误差不超过 0.1 cm。②3 岁以上儿童量身高时,要取立正姿势,两眼直视正前方,胸部稍挺,腹部稍后收,两臂自然下垂,手指并拢,脚跟靠拢,脚尖放开约 60 度,脚跟、臀部和两肩胛间几个点同时靠着立柱,头部保持立正位置,然后测量。使顶板与颅顶点接触,同时观察被测者姿势是否正确,然后读立柱上数字,误差不超过 0.1 cm。

3. 坐高

3 岁以下量顶臀长,即为坐高。取卧位测量,测者提起儿童下肢,膝关节弯曲,同时使骶骨紧贴底板,大腿与底板垂直,移动底板,使其压紧臀部,读刻度,误差不超过 0.1 cm。

4. 胸围

3 岁以下取卧位,3 岁以上取立位,测量时被测者两手自然平放或下垂,两眼平视。测量者立于前方或右方,用左拇指将软尺零点固定于被测者胸前乳头下缘,右手将软尺经右侧绕背部,以两肩胛下角下缘为准,经左侧面回至零点,取平静呼吸时的中间读数,误差不超过 0.1 cm。

5. 头围

取坐位或立位。测量者位于被测者的前方或右方,用软尺从头部右侧眉弓上缘向后经枕骨粗隆,从左侧眉弓上缘回至零点,读出头围数字,误差不超过 0.1 cm。量时软尺应紧贴皮肤,左右对称。如有辫子,则将辫子分开,勿把辫子和女孩头上的蝴蝶结压在软尺下,以免影响读数。

6. 上臂围

取立位、坐位或仰卧位,被测者两手自然平放或下垂。取左上臂自肩峰至鹰嘴连线的中点为测量点。以臂围尺绕该点水平的上臂 1 周,轻轻接触皮肤,进行测量,读数误差不超过 0.1 cm。

7. 皮脂(褶)厚度

常用的测量部位及方法如下:①腹壁皮下脂肪:取平脐处锁骨中线部位的腹壁,测量时皮褶方向与躯干长轴平行。②背部皮下脂肪:取左肩胛下角下稍偏外侧处,量时皮褶自下侧向上中方向,与脊柱成 45°角。不论在哪个部位测量皮下脂肪厚度,测量者均用左手拇指及食指在测量部位捏起皮肤和皮下脂肪,捏时两指的距离为 3 cm,右手提量具。量具的钳板大小宜为 0.6 cm×1.5 cm。若为带有弹簧的量具,弹簧的牵力应保持恒定,约为每平方厘米 15 g,测量时误差不超过 0.5 mm。③上臂内侧:肩峰与鹰嘴连线中点水平,皮褶方向与长臂长轴平行。

【经验指导】

1. 称重时应先熟悉磅秤的读数砝码、游锤或称锤,将它们放置在与儿童年龄相当的体重附近,称儿童时迅速调整游锤至杠杆正中水平,所示读数记录以千克为单位,至小数点后两位数。

2. 3 岁以上量坐高取坐位,注意坐凳高度是否合适,坐时两大腿伸直面与躯干成直角而与地面平行,头与肩部的位置与量身高的要求相同。

3. 所用软尺刻度要准确,要有 0.1 cm 的刻度,软尺测量数十次后要注意检查刻度是否因反复牵引或汗水浸湿而受影响。

二、体格检查

【工作内容】

1. 问诊

(1)新生儿期:①母亲怀孕时的年龄、健康和营养状态,是否近亲婚配,患病史(如宫内感染)。②新生儿出生时有无窒息、产伤或黄疸,出生时体重和喂养情况。

(2)婴儿期:①喂养情况:人乳或配方奶喂养,奶量是否充足,喂养习惯、断乳月龄、添加辅食品的月龄、种类、数量,有无添加鱼肝油或维生素 D。②生长发育情况:何时能抬头、坐、爬、站、走、开始出牙,何时会笑、认人、讲词及短句,对周围人和物的反应,有无运动和感觉方面的障碍。③预防接种的种类和次数。④曾患何种疾病或传染病。

（3）幼儿期：①饮食内容、饮食习惯，有无挑食、偏食等不良习惯。②大运动、精细动作、语言等发育情况。③生活习惯，如睡眠、户外活动、口腔卫生等。④预防接种完成情况。⑤曾患何种疾病或传染病。

（4）学龄前期：除与幼儿期大致相同外，主要询问卫生习惯，如早晚刷牙、饭后漱口、饭前便后洗手以及与其他小朋友交往情况等。

2. **体格测量**：如体重、身长或身高、坐高、胸围、头围等。

3. **体格检查要点**

目测小儿的发育、营养和精神状态，面部表情，对环境中人和物的反应；头发的光泽，有无脱发；面部皮肤是否苍白或发黄，口唇是否发绀；眼睑有无浮肿；有无畸形等。

（1）头部：头颅大小有无异常，6个月以内婴儿有无乒乓颅征，1岁半内小儿要检查前囟门的大小。

（2）眼：眼睑是否正常，巩膜有无黄染，有无分泌物或斜视，视力是否正常，眼距是否过宽。

（3）耳：外耳有无畸形，耳道有无分泌物，听觉是否正常。

（4）口腔：口唇颜色，口腔黏膜及咽部有无充血，有无唇、腭裂，乳牙数目，有无龋齿。

（5）胸部：胸廓有无鸡胸、漏斗胸、肋骨串珠、Harrison 沟；听诊肺部有无啰音，心脏有无Ⅱ级以上收缩期杂音。

（6）腹部：有无异常包块、膨隆，肝脾有无肿大。

（7）外生殖器：有无畸形，男婴有无包茎、隐睾、鞘膜积液；女婴尿道及阴道有无分泌物、外阴粘连，有无畸形。

（8）脊柱和四肢：有无畸形，有无先天性髋关节脱位的体征，四肢肌张力有无异常。

（9）全身浅淋巴结：有无异常肿大。

（10）凡出生时有窒息或产伤者应检查运动功能发育、语言发育、对人和动物的反应能力。

4. **实验室和其他检查**

根据体格测量和全身体格检查结果，确定相应的实验检查项目。一般情况下要检查：

（1）出生6个月或9个月检查血红蛋白，一岁以后每年1次检查血红蛋白。

（2）1岁、2岁分别进行1次尿常规检查，两岁以后，每半年检查1次粪便，了解有无寄生虫。

（3）必要时，查血钙、磷、锌、铜、铁等有关元素，血铅检测，作肝功能，乙型肝炎表面抗原检测，及X线摄片等检查。

三、生长不良评价

【工作内容】

1. 体重低下（underweight）

（1）低于按年龄的体重的中位数－2SD 为轻度；

（2）低于按年龄的体重的中位数－2SD～－3SD 为中度；

(3)低于按年龄的体重的中位数－3SD 以下为重度。

2. 发育迟缓

(1)低于按年龄的身长中位数－2SD 为轻度；

(2)低于按年龄的身长中位数－2SD～－3SD 为中度；

(3)低于按年龄的身长中位数－3SD 以下为重度。

3. 消瘦

(1)低于按身长的体重的中位数－2SD 为轻度；

(2)低于按身长的体重的中位数－2SD～－3SD 为中度；

(3)低于按身长的体重的中位数－3SD 以下为重度。

【经验指导】

推广应用生长发育监测图:定期测量体重,并将体重值标在生长发育监测图上,如发现体重增长缓慢或不增,应尽快查明原因,及时予以纠正。

第二节　儿童疾病综合管理

一、一般管理规程

【工作内容】

1. 与家长交流:(1)倾听;(2)赞扬;(3)指导;(4)检查理解程度。

2. 确定此次患病是初诊或复诊。

3. 确定患儿年龄与年龄组别:(1)1 天至 2 个月;(2)2 个月至 5 岁。

4. 评估儿童或婴儿的症状。

5. 复诊管理。

【经验指导】

1. 儿童疾病综合管理目的是提高卫生部门、保健机构和家庭的干预措施,改进卫生体制。策略的核心是对儿童期最常见的问题,尤其是引起儿童死亡的疾病实施综合病例管理。

2. 初诊为此次疾病或症状是首次来看病,而复诊为同一疾病或症状几天前已看过一次。

3."评估患儿"是问病史和进行体格检查。"分类疾病"是通过儿童主要症状来确定患儿疾病的严重程度,不是疾病的诊断,只是用来确定治疗的类别。

4. 分类的特点以不同的颜色表示,粉红色是极重症的分类,需要紧急转诊或住院治疗;黄色可在卫生站立即治疗,并包括教会母亲如何在家中护理小儿和何时立即复诊;绿色为教会母亲如何在家中护理小儿和指导何时复诊。

5. 使用分类表时,应从分类表的最上面的行开始。在每一种分类表,每个小儿只有一种分类。若患儿有一行以上的体征,总是选择最严重的分类。

二、2个月至5岁患儿疾病管理规程

【工作内容】

1. 询问母亲。

2. 检查一般危险体征。

3. 对患儿的主要症状进行评估和分类：

(1)咳嗽或呼吸困难；

(2)腹泻；

(3)发热；

(4)耳部疾病。

4. 测量体重和体温,对营养状态和贫血进行分类。

5. 检查患儿的免疫接种和维生素补充情况。

6. 评估儿童发展和其他的问题。

【经验指导】

1. 当患儿有一个主要症状时,应进行评估,同时要发现与症状相关的其他体征,对疾病进行分类。

2. 确定治疗方案,治疗或咨询患儿家长,随访。

3. 适宜的家庭护理:应教会母亲或其他家长如何在家中给予口服药及治疗局部感染;咨询母亲有关食物问题(如喂养推荐、喂养问题),知晓何时复诊等。

三、一般危险体征

【工作内容】

1. 对所有的患儿都要检查一般危险体征：

(1)不能进食,包括喝水或喂母乳；

(2)不能容纳任何食物,即将吃进的东西都吐出来；

(3)有过惊厥；

(4)有嗜睡或昏迷；

(5)正在惊厥。

2. 需紧急转诊：

(1)立即完成评估并给予转诊前的紧急治疗,以免延误转诊。

(2)若患儿正在惊厥,立即给予止惊药物治疗,停止后立即完成评估并给予转诊前的紧急治疗,以免延误转诊。

【经验指导】

1. 当患儿太虚弱时,不能吸吮或吞咽,是"不能喝水或喂母乳"的体征。

2. 当小儿的鼻腔堵塞时,小儿吸吮母乳时会有困难。若小儿的鼻腔堵塞,则清理一下。若小儿的鼻腔清理后,可以喂母乳,则说明小儿没有"不能喝水或喂母乳"的危险体征。

3. 吃什么吐什么:是将吃进的东西都吐出来,患儿不能保留吃进去的食物、液体或口服药物。一个反复呕吐但仍能在胃内保留一些液体的小儿无"将吃进的东西都吐出来"的危险体征。

4. 患儿惊厥时,由于肌肉收缩,患儿的胳膊和腿发生强直。患儿可能有意识丧失或不能对指令做出反应。

5. 嗜睡或昏迷的患儿是当他应该处于清醒状态时,仍昏昏沉沉,对周围发生的一切失去兴趣。昏迷的患儿是无法唤醒的,即当触摸、摇他或向他说话时,均无反应。

6. 患儿正在惊厥时,胳膊和腿因肌肉收缩而强直,也可能出现手、胳膊和脚的抽搐。此时应立即给予止惊药物治疗。

7. 立即完成评估是对主要症状进行评估,如咳嗽或呼吸困难、腹泻、发热和耳部疾病,而对营养、免疫接种状况、喂养问题、儿童发展问题等其他潜在的问题则不需评估。

四、主要症状评估

(一)咳嗽或呼吸困难

【工作内容】

1. 询问

问咳嗽有多长时间了。

2. 望、听和触诊(患儿必须安静)

(1)数一分钟呼吸次数:呼吸增快的标准:取决于小儿的年龄,若2月至12月小儿的呼吸次数在50次/分或以上,12月至5岁在40次/分或以上,则为呼吸增快。

(2)观察有无胸凹陷:在小儿吸气时,观察胸壁的下部(靠下边的肋骨),若下胸壁凹陷下去,表示小儿有胸凹陷。

(3)望和听有无喉喘鸣:喉喘鸣是吸气时产生的一种噪音。

3. 分类

(1)重度肺炎或极重症:①任何一般危险体征,或②胸凹陷,或③安静时有喉喘鸣。

(2)肺炎:有呼吸增快。

(3)无肺炎,即咳嗽或感冒:无上述体征。

4. 治疗

(1)重度肺炎或极重症:①给予首剂适宜的抗生素;②治疗患儿以预防低血糖;③立刻紧急转诊。

(2)肺炎:①给予5天适宜的抗生素;②给予适宜的药物减轻咽痛,缓解咳嗽;③指导母亲何时需立刻复诊;④2天后复诊。

(3)无肺炎,即咳嗽或感冒:①给予适宜的制剂减轻咽痛,缓解咳嗽;②指导母亲何时需立刻复诊;③若病情未好转,5天后复诊。

【经验指导】

1. 小儿如果咳嗽或呼吸困难超过了30天,即有慢性咳嗽,可能是结核、哮喘、百日咳或其他疾病的体征。

2. 数一分钟呼吸次数,小儿必须安静。必须数满一分钟呼吸次数。如果小儿害怕、哭闹或恼怒,则无法正确地数呼吸次数。

3. 为了数一分钟呼吸次数,①可使用有秒针的手表或电子表;②请其他卫生工作者看秒针,到 1 分钟时告知;③若无人帮忙,将手表放在能看清楚秒针的地方,同时数呼吸数。

4. 可以通过观察小儿的胸部或腹部的运动来数呼吸次数。

5. 若不能肯定呼吸次数,例如因小儿的多动或哭闹很难看清呼吸运动,应重复数一次。

6. 12 个月整的小儿的呼吸次数为 40 次/分时有呼吸增快。

7. 若小儿的身体未伸直,很难看清楚胸壁下部的运动,应将小儿平躺在母亲的怀中,直接观察胸壁下部的皮肤运动。

8. 若仅在小儿哭闹或进食时见到胸凹陷,则不能说明有胸凹陷。

9. 若仅有肋间的软组织在吸气时凹陷下去,称之肋间凹陷,此不表明患儿有胸凹陷。

10. 当喉、气管或会厌有水肿时,就会出现喉喘鸣。安静时有喉喘鸣,则表明小儿患有严重的疾病。

11. 当鼻腔堵塞时,可听到噪的声音。应清理鼻腔后,再听一次。

12. 当小儿呼气时,听到的是喘鸣音,不是喉喘鸣。

13. 重度肺炎或极重症的患儿,紧急转诊到医院进一步治疗,如给予氧气、支气管扩张药,或注射抗生素等。在转诊前,先给予首剂适宜的抗生素和维生素 A。抗生素可以阻止病情的发展,同时也有助于治疗其他严重感染如败血症或脑膜炎。

14. 若无法转诊,应参照住院病人治疗指导原则对患儿进行治疗。

15. 病毒可以引起肺炎,但尚无可靠的方法区分细菌性和病毒性肺炎。因此,只要患儿出现肺炎的体征,应该给予适宜的抗生素治疗。

16. 咳嗽或感冒的患儿不需要抗生素治疗。抗生素并不能减轻患儿的症状,也不能阻止感冒转成肺炎,应指导母亲在家中更好地护理患儿。

(二)腹泻

【工作内容】

(一)询问

(1)患儿有腹泻吗?

(2)多长时间了?

(3)有无脓血便?

(二)观察患儿的一般状况

(1)精神状况:①嗜睡或昏迷;②烦躁或易激惹。

(2)检查有无眼窝凹陷。

(3)观察患儿喝水状况:①不能喝水或喝水差;②喝水很急或烦渴。

(4)检查皮肤弹性:①皮肤恢复原状非常缓慢,长于 2 秒;②缓慢。

(三)分类

1. 脱水分类

(1)重度脱水:具有以下任何 2 项体征,①嗜睡或昏迷;②眼窝凹陷;③不能喝水或喝水差;④皮肤恢复原状非常缓慢。

（2）有脱水：具有以下任何 2 项体征，①烦躁和易激惹；②眼窝凹陷；③喝水很急或烦渴；④皮肤恢复原状缓慢。

（3）无脱水：无足够的体征分类为重度脱水或有脱水。

2. 迁延性腹泻类

（1）重度迁延性腹泻：伴有任何脱水。

（2）迁延性腹泻：不伴有任何脱水。

3. 痢疾分类

痢疾：伴有脓血便。

（四）治疗

1. 脱水

（1）重度脱水：①若患儿无其他严重分类，按重度脱水补液；②若患儿有其他严重分类，立刻紧急转诊，并嘱母亲在途中经常给予 ORS，并继续母乳喂养；③若患儿 2 岁或以上，并且当地有霍乱，给予治疗霍乱的抗生素。

（2）有脱水：①按有些脱水补液并给予食物；②指导母亲何时需立刻复诊；③若无好转，5 天后复诊。

（3）无脱水：①在家中补液并给予食物（继续母乳喂养）；②指导母亲何时需立刻复诊；③若无好转，5 天后复诊。

2. 迁延性腹泻

（1）重度迁延性腹泻：①若患儿有其他严重分类，应转诊治疗；②转诊前需治疗患儿的脱水。

（2）迁延性腹泻：①指导母亲喂养迁延性腹泻的患儿；②给予多种维生素和微量元素 14 天；③指导母亲何时需立刻复诊；④5 天后复诊。

3. 痢疾

（1）用当地推荐的治疗痢疾的口服抗生素 5 天；

（2）指导母亲何时需立刻复诊；

（3）2 天后复诊。

【经验指导】

1. 纯母乳喂养的婴儿大便一般比较软，此不是腹泻，腹泻时大便的性质和次数与正常时均不相同。

2. 若腹泻时间短于 14 天，则为急性腹泻，可引起脱水和营养不良，其所致的死亡一般与脱水有关。

3. 若腹泻时间超过 14 天，则为迁延性腹泻，可继发引起营养问题，同样可导致死亡。

4. 患儿不能将水喝入口中和不能吞咽时，即不能喝水。患儿喝水差时，可能因患儿太虚弱而需要帮助喝水，若将水喂入口中，便能吞咽下去。

5. 若患儿想喝水很明显，就是喝水很急、烦渴的体征。若只有在鼓励时才喝水，即无喝水很急、烦渴的体征。

6. 检查皮肤弹性，请母亲将患儿平卧在检查床上，手臂放在身体的两侧，腿伸直。或请母亲将患儿平卧在她的腿上。在肚脐与腹侧壁的中间，用大拇指和食指捏起患儿的皮肤，不要用指尖。将手放在患儿的腹壁上，这样捏起皮肤时，整个皮肤将在两个手指间形成一条直线,将皮肤连同皮下组织一起掐起。将皮肤掐起1秒钟后再松手,松手后,观看皮肤恢复原状的时间。

7. 严重营养不良的患儿,即使无脱水,皮肤恢复原状也比较缓慢。对肥胖的患儿,或水肿的患儿,即使有脱水,皮肤也立刻恢复原状。

8. 腹泻的患儿可能有一种或几种分类,如患儿可能有"无脱水和痢疾"两种分类。

9. 腹泻的患儿可能有脱水的一个体征或已经丢失液体但无达到脱水的体征,所有腹泻的患儿均需要额外补充液体。

(三)发热

【工作内容】

(一)询问

(1)有否发热;

(2)多长时间了;

(3)若持续5天以上,是否每天发热;

(4)最近3个月内是否患过麻疹。

(二)望诊和触诊

(1)检查颈项强直。

(2)囟门突起(小于18个月)。

(3)观察麻疹的体征:①全身麻疹样皮疹。②有关体征,如咳嗽、流鼻涕或红眼。若患儿现患麻疹或在最近3个月内患过麻疹,则③检查口腔溃疡以及是否深或广泛。④检查眼睛脓性分泌物和角膜浑浊。

(三)分类

1. 发热性疾病

(1)极严重的发热性疾病:①有任何一般危险体征,或②颈项强直,或③囟门突起(小于18个月)。

(2)发热:任何发热少于5天。

(3)持续发热:任何发热,且每天发热,持续5天或以上。

2. 麻疹

若患儿无麻疹的体征,或在最近3个月内未患过麻疹,不要对麻疹进行分类。

(1)重度麻疹并发症:①任何一般危险体征,或②角膜浑浊,或③深或广泛的口腔溃疡。

(2)麻疹合并眼睛或口腔并发症:①眼睛脓性分泌物或②口腔溃疡。

(3)麻疹:无上述并发症。

(四)治疗

1. 发热性疾病

(1)极严重的发热性疾病:①给予首剂适宜的抗生素;②治疗患儿以预防低血糖;③给予一剂退热药物(38.5 ℃或以上);④立刻紧急转诊。

(2)发热:①给予一剂退热药物(38.5 ℃或以上);②指导母亲何时需立刻复诊;③若发热持续不退,2天后复诊。

(3)持续发热:转诊评估。

2. 麻疹

(1)重度麻疹并发症:①给予维生素 A;②给予首剂适宜的抗生素;③若有角膜浑浊或眼睛脓性分泌物,给予抗生素眼膏;④立刻紧急转诊。

(2)麻疹合并眼睛或口腔并发症:①给予维生素 A;②若有眼睛脓性分泌物,给予抗生素眼膏;③若有口腔溃疡,给予龙胆紫治疗;④指导母亲何时需立刻复诊;⑤2 天后复诊。

(3)麻疹:①给予维生素 A;②指导母亲何时需立刻复诊。

【经验指导】

1. 对所有的患儿均询问(或测量)发热。

2. 发热患儿的原因可能有严重疾病,如脑膜炎、脑炎、败血症、重症麻疹或乳突炎,或可能有一般疾病,包括肺炎、痢疾、麻疹和急性耳部疾病等,也可能仅有咳嗽或感冒等病毒感染。

3. 麻疹的传染性很强,大多数麻疹病例发生在 6 个月至 2 岁的患儿。患麻疹后,可使机体的免疫系统损害达数周之久,使儿童易感其他疾病。麻疹病例可出现并发症,如腹泻(包括痢疾和迁延性腹泻)、肺炎、喉喘鸣、口腔溃疡、耳部感染和严重的眼睛感染(严重者可导致角膜溃疡和失明)。

4. 发热的判断,可根据①有发热的病史,或②感觉发烫,或③患儿腋温达到 37.5 ℃或以上。

5. 由疾病导致的发热,大多数在数天内会自动消退。若每天有发热,持续超过 5 天,提示患儿有较为严重的疾病,如伤寒、结核或尿道感染,应将患儿转诊以进一步评估。

6. 发热伴有颈项强直的患儿,则可能有脑膜炎,需要紧急注射抗生素并转诊治疗。

7. 在诊室里,患儿的头部能自由活动,或能自由低头看自己的脐部或脚趾,则说明没有颈项强直。例如,用手电筒照他的脚趾或脐部或挠他的脚趾使他向下看,注意观察患儿是否会向下看。若有疑问,请患儿平躺下,用一只手托住患儿的背和肩把患儿轻轻地扶起来,另一只手轻轻地将头向胸部弯曲。如果头部很容易弯曲,则说明患儿无颈项强直;若感觉到颈部有强直,对弯曲有抵抗,说明患儿有颈项强直。

8. 观察并触摸有无囟门突起(若患儿小于 18 个月)。

9. 检查囟门突起应保持小儿身体竖直,且不能让小儿哭闹,然后望并触摸囟门。

10. 麻疹患儿的皮疹由耳后和颈部开始,逐渐波及面部。第 2 天皮疹波及躯干和四肢。四五天后皮疹开始消退,皮肤有可能脱落。严重感染的患儿皮疹波及部位更多一些。皮疹部位颜色越深,皮肤脱落的越多。麻疹的皮疹无水疱或脓疱,也不痒。应将麻疹的皮疹与其他常见的儿童皮疹相鉴别,如水痘或热疹等。水痘是伴有水疱的全身皮疹,热疹是有小突起和水疱的全身性发痒的皮疹。热疹不是疾病。

11. 麻疹可出现并发症,如安静时的喉喘鸣、肺炎、腹泻、营养不良和耳部感染等与有关评估相同。

12. 口腔溃疡常为口腔内侧、嘴唇或舌头上的疼痛性缺损。溃疡可以是红色的,也可以有白色覆盖物。在严重的病例,溃疡面深而范围分布广。有口腔溃疡时,可因疼痛而难以进食或饮水。口腔溃疡与 Koplik(柯氏)斑不同,柯氏斑在麻疹感染早期见于颊黏膜的内侧,小而形状不规则,亮红色的斑点中央有一小白点。柯氏斑不影响患儿的喝水或进食,也不需要治疗。

13. 眼睛有脓性分泌物是结膜炎的体征,同时观察眼睑有无脓性分泌物。在检查完眼睛后,要注意规范地洗手。

14. 角膜混浊是一种危险的病症,可能是由维生素 A 缺乏所致,可使病症更进一步加重。应紧急给予维生素 A 治疗。有角膜混浊时,见到光线会紧闭眼睛,因为光线可以刺激眼睛并引起疼痛。

(四)耳部疾病

【工作内容】

1. 询问

(1)耳部有疼痛吗?

(2)耳部有分泌物吗?

(3)若有分泌物,多长时间了?

2. 望诊和触诊

(1)观察耳部有无脓性分泌物;

(2)触摸耳后有无压痛和肿胀。

3. 分类

(1)乳突炎:耳后有压痛和肿胀。

(2)急性耳部感染:①耳部有脓性分泌物不到 14 天,或②耳痛。

(3)慢性耳部感染:耳部有脓性分泌物且超过 14 天。

(4)耳部无感染:耳部无疼痛,并且无脓性分泌物。

4. 治疗

(1)乳突炎:①给予首剂适宜的抗生素;②给予首剂扑热息痛;③立刻紧急转诊。

(2)急性耳部感染:①给予扑热息痛止痛;②若耳部流脓,用棉签或纸芯干燥耳道;③指导母亲何时需立刻复诊;④5 天后复诊。

(3)慢性耳部感染:①用棉签或纸芯干燥耳道;②指导母亲何时需立刻复诊;③5 天后复诊。

(4)耳部无感染:无须治疗耳部感染。

【经验指导】

1. 有耳部疾病的患儿可能有耳部感染。

2. 当耳部有感染时,脓液常聚积在鼓膜的后面,而导致疼痛和发热。若鼓膜破裂,脓液流出后,患儿的疼痛会有所减轻。因鼓膜有一小孔,患儿的听力可减退。

3. 感染可从耳道扩散到乳突而导致乳突炎,也可以扩散到脑部,而引起脑膜炎。

4. 耳部感染很少引起死亡,但可成为慢性疾病。耳部感染是耳聋的主要原因之一。

5. 触摸患儿的双侧耳后并作比较,以确定有无乳突骨的肿胀和压痛,压痛点可能在耳朵的上部。应将乳突骨的肿胀与肿大的耳后淋巴结相鉴别。

6. 口服抗生素一般对慢性耳部感染没有效果,不要对耳道有分泌物的患儿反复使用抗生素。慢性耳部感染最重要和最有效的治疗方法为用布芯等保持耳道的干燥。

五、患儿转诊

【工作内容】

1. 向母亲解释为何需要转诊,使之同意带孩子去转诊。

2. 安慰母亲,减轻她的顾虑并帮助解决有关问题。

3. 书写转诊记录:包括:(1)患儿的姓名和年龄;(2)转诊的日期和时间;(3)患儿疾病的描述;(4)转诊的原因(与严重分类有关的症状和体征);(5)已给予的治疗;(6)上级医院人员治疗患儿所需知道的信息,如疾病的早期治疗和需要的免疫接种等;(7)转诊医生姓名和卫生站的名称。

4. 给予去医院路上患儿需要的治疗或护理的物品及有关指导。

【经验指导】

1. 解释医院的治疗措施,及这些措施如何有助于孩子。

2. 若转诊不可能,给予足量的抗生素以完成疗程并教会如何喂服。

3. 若医院比较远,多给一剂抗生素,并指导何时喂服。

4. 指导如何在路上给孩子保暖。

5. 指导如何继续喂养。

6. 若患儿有轻度或重度脱水并且能够喝水,多给一些 ORS 液少量多次地喂服。

7. 对小婴儿进行转诊,要教会母亲在转诊的路上需做的事情,如保暖、母乳喂养和给予ORS 等。

8. 小婴儿病情发展很快,病情重时需要紧急转诊治疗。

六、立刻复诊的管理

【工作内容】

指导母亲若患儿出现下列体征的任何一项,需要立刻回来复诊:

1. 一般患儿:①不能喝水或喂母乳;②病情加重;③出现发热。

2. 无肺炎的患儿:①一般患儿的任何一项体征;②呼吸增快;③呼吸困难。

3. 腹泻的患儿:①一般患儿的任何一项体征;②脓血便;③喝水差。

【经验指导】

1. 若患儿已经有发热,没必要指导母亲孩子如有发热立刻复诊。

2. 若患儿已经有脓血便,没必要指导母亲孩子出现脓血便后立刻复诊,仅指导她关于喝水差的体征。

七、指导家中治疗

【工作内容】

1. 根据患儿的年龄或体重确定适宜的药物和剂量。

2. 告诉用该药的原因,包括:(1)为什么要口服药物;(2)该药是治什么疾病的。

3. 告诉用该药的方法,包括:(1)一次给孩子多少药;(2)什么时间给药;(3)给多少天;(4)怎么给孩子药片等。

4. 解释清楚,即使患儿有所好转,也需要将所有药片或糖浆给患儿服完。

5. 检查母亲是否完全理解。

【经验指导】

1. 患儿病情有所好转,也需要继续给患儿治疗,这一点很重要。

2. 告诉母亲将药品放在患儿拿不到的地方。

3. 若家长在家中给孩子喂服药物时,可能还会遇到其他有关问题,依然给她再次提供更多信息。病情要好得快,必须治疗正确。

八、儿童发展

【工作内容】

1. 评估发展的儿童

(1)分类为低体重或贫血;

(2)小于2岁。

2. 询问

(1)怎样与孩子游戏玩耍的;

(2)怎样与孩子交流的。

3. 确定母亲关注儿童发育中的问题

(1)给予正确的指导;

(2)介绍关注儿童发育的建议;

(3)帮助母亲解决在关注儿童发育过程中可能碰到的问题。

4. 评估6个月或6个月以上发育落后的儿童

(1)询问母亲

听觉:①当有人在孩子背后说话时,孩子有没有转过头去看他;②孩子对大的声响或高的声音有没有反应;③孩子会不会发出多种声音(太太、大大、爸爸)。

视觉:①孩子会不会看你的眼睛;②孩子的头和眼睛是否会跟随移动的物体而运动;③孩子认识家里的人吗(如母亲、父亲,兄姐)?④孩子会不会抓东西。

(2)检查小儿是否能看见和听到,将看和听有困难的孩子转诊到专科医生处诊治。

5. 发展内容

(1)小于4个月:①玩:通过多种方式让孩子去看、听、感觉与运动。②交流:注视孩子的眼睛并且对着他微笑,尤其在哺乳时,这是与孩子交流的最好时机。

(2)4至6个月:①玩:用一些体积大、颜色鲜艳的东西让孩子抓取,并让他尝试去看一些新鲜的东西。②交流:对着孩子讲话,尝试着声音和手势与孩子交流。

(3)12个月至2岁:①玩:给孩子一些东西让他叠高,同时让他学习从盒子里取出和放进东西。②交流:问一些简单的问题,对于孩子的行为应作出积极的应答。让孩子学习说"再见"。

(4)2岁及2岁以上:①玩:教孩子数数,说出一些东西的名称以及比较事物间的不同。让孩子玩一些简单的家庭用具。②交流:鼓励孩子多说话,多回答母亲的问题。可以教孩子讲故事、念儿歌及玩游戏。

【经验指导】

1. 母亲和抚养人在孩子出生后第一年的抚育方式将极大地影响到孩子的成人时代。

2. 小儿开始发展得越早,发展就越多。

3. 小儿学习时需要安全的环境。

4. 小儿需要有始终不渝的关爱,要使孩子学习礼貌和尊敬别人,母亲就应对孩子礼貌并尊敬孩子。

5. 母亲可以通过对小儿的言语、行为、兴趣的应答帮助他学习,母亲能帮助自己的孩子发展成为快乐而健康的人,即使孩子很小不会说话,也要与他对话,对孩子的一举一动有所应答,就是与孩子的交流。

6. 小儿通过游戏、观察和模仿行为进行学习。

7. 每日要有一些时间让儿童活动,看和触摸周围的东西和人。鼓励母亲额外多做些关注儿童发育的活动,鼓励母亲和家庭其他成员通过抚触和帮助孩子运动的方式与孩子玩和交流。

九、咨询母亲

【工作内容】

1. 咨询母亲自身健康。

2. 若母亲患病,对她进行治疗或转诊。

3. 若母亲有乳房疾病(如肿胀、乳房疼痛、乳房感染),对她进行治疗或转诊。

4. 指导母亲吃饱吃好以保持体力和健康。

5. 指导母亲做菜时使用碘盐,并且建议在菜好后再加碘盐。

6. 检查母亲的免疫接种情况。

7. 确保母亲能够:(1)采取计划生育措施;(2)给予性病和艾滋病预防的咨询。

【经验指导】

患儿就诊时,咨询母亲自己可能有的健康问题,因为这些健康问题可能需要治疗或转诊。

十、1天至2个月小婴儿疾病的评估管理

【工作内容】

1. 评估与分类

(1)检查细菌感染的体征,根据所发现的体征对患儿进行分类。

(2)评估2周以内小婴儿的眼部感染、脐部感染和黄疸,进行分类。

(3)询问有无腹泻。若小婴儿有腹泻,评估有关的体征,对小婴儿的脱水进行分类。若有迁延性腹泻和血便,对其进行相应的分类。

(4)检查喂养问题或低体重,也包括评估母乳喂养,并对喂养分类。

(5)检查小婴儿的免疫接种状况。

(6)评估其他问题。

2. 治疗

(1)用口服或肌注抗生素治疗小婴儿。

(2)腹泻的补液。

3. 咨询母亲

(1)教会母亲在家中治疗局部感染。

(2)教会母乳喂养的正确姿势和含接乳头的方法。

(3)指导母亲如何在家中护理小婴儿。

4. 复诊。

【经验指导】

1.1 天至 2 个月患病小婴儿的管理过程与 2 个月至 5 岁患病儿童的管理类似。

2. 对小婴儿的疾病进行分类时,应该考虑到小婴儿的特殊性。如小婴儿常常只有一般危险体征,包括活动减少、发热或低体温等。由于胸壁较软,轻微的胸凹陷在小婴儿是正常的。

3. 评估其他任何由母亲提及或所观察到的问题,参考有关的治疗指导。若认为小婴儿的问题比较严重或无法处理,将小婴儿转诊。

十一、小婴儿细菌感染的评估管理

【工作内容】

(一)询问

小婴儿有无惊厥?

(二)望、听和触诊

1. 数一分钟呼吸次数(若增快再数一次),60 次/分或以上确定为小婴儿呼吸增快。

2. 观察有无严重胸凹陷小婴儿必须安静。

3. 观察有无鼻翼煽动。

4. 望和听有无呻吟。

5. 望和触摸有无囟门突起。

6. 观察耳部有无脓性分泌物。

7. 观察脐部有无发红或脓性分泌物,发红是否波及周围皮肤。

8. 测量体温(或感觉皮肤发烫或低体温)。

9. 观察有无皮肤脓疱,是否很多或很严重。

10. 观察小婴儿有无嗜睡或昏迷。

11. 观察小婴儿的活动是否比平常减少。

12. 观察小婴儿是否正在惊厥。

(三)评估分类

1. 可能为严重的细菌感染或极重症:

(1)惊厥或

(2)呼吸增快(60 次/分或以上),或

(3)严重胸凹陷,或

(4)鼻翼煽动,或

(5)呻吟,或

（6）囟门突起，或

（7）耳部脓性分泌物，或

（8）脐部发红波及周围皮肤，或

（9）发热（37.5 ℃或以上或感觉皮肤发烫）或

（10）低体温（35.5 ℃以下或感觉发凉），或

（11）皮肤脓疱达到 5 个或很严重，或

（12）嗜睡或昏迷，或

（13）活动比平常减少。

2．局部细菌感染

（1）脐部发红或有脓性分泌物；

（2）皮肤脓疱少于 5 个且不严重。

（四）治疗

1．可能为严重的细菌感染或极重症：①给予首剂肌注抗生素；②治疗预防低血糖（喂母乳）；③指导母亲在转诊中注意给小婴儿保暖；④立刻紧急转诊；⑤若小婴儿正在惊厥，经直肠给予止惊药物治疗。

2．局部细菌感染：①给予适宜的口服抗生素；②教会母亲在家中治疗局部感染；③指导母亲在家中护理小婴儿；④指导母亲何时需立刻复诊；⑤2 天后复诊。

【经验指导】

1．对每一个患病小婴儿都应进行细菌感染的评估。

2．数呼吸次数，观察胸凹陷、鼻煽和呻吟时，小婴儿必须安静。

3．评估随后的几个体征时，可以抱起小婴儿，将衣服解开，观察他的全身皮肤及测体温。在觉醒情况下，观察有否嗜睡或昏迷，并观察小婴儿的活动。

4．由于小婴儿的呼吸不太规则，偶然小婴儿呼吸会停几秒钟，随后又会出现较快的呼吸。若第 2 次呼吸次数仍为 60 次/分或以上，那么小婴儿就有呼吸增快。

5．小婴儿有轻微的胸凹陷是正常的，严重的胸凹陷很深，容易看到，严重胸凹陷是肺炎的体征，是小婴儿严重的体征。

6．鼻煽是当小婴儿吸气时，鼻孔张大。

7．呻吟为小婴儿呼气时发出的柔和和短促的声音，当小婴儿有呼吸困难时，会出现呻吟。

8．囟门是小婴儿头顶部尚未完全覆盖的柔软部分。抱着小婴儿使其保持直立的位置。小婴儿必须无哭闹，然后再观察和触摸囟门。若囟门有突起，说明小婴儿有脑膜炎。

9．在脐窝的根部可能会有发红或脓性分泌物（脐带一般在 1 周时脱落）。发红从脐窝波及周围皮肤的程度决定感染的严重程度，若发红波及腹壁的皮肤，则为严重的感染。

10．发热（腋温高于 37.5 ℃或肛温高于 38 ℃）对 2 个月内的小婴儿不太常见。若小婴儿有发热，说明小婴儿有严重的细菌感染。发热可能为严重细菌感染的唯一体征。

11．小婴儿在发生细菌感染时，也可能出现低体温，体温低于 35.5 ℃（肛温 36 ℃）。

12．若无体温表，可触摸婴儿的胃部或腋窝，以确定是否发热或发冷。

13．皮肤脓疱为带脐的红点或水疱。若看到脓疱，要注意脓疱的数量。严重的脓疱为大脓疱或发红波及周围的皮肤的脓疱。严重的脓疱表明有严重的感染。

14．小婴儿大多数时间都在睡觉，这并不是疾病的体征。应该清醒或觉醒时仍处于睡

眠状态的小婴儿为嗜睡的小婴儿。昏迷的小婴儿完全无法唤醒他,他对触摸或说话完全无任何反应。

15. 觉醒的小婴儿一般在一分钟内会移动他的手臂或腿或转动头几次,在评估的过程中,可观察小婴儿的活动。

十二、小婴儿眼部感染和黄疸的评估管理

【工作内容】

1. 望诊

(1)眼睛:观察脓性分泌物。

(2)脐部:观察①有无发红或脓性分泌物;②发红是否波及周围皮肤。

(3)手和足:观察黄染(皮肤发黄)。

2. 分类评估

(1)可能为淋球菌引起的眼部感染:眼睛有脓性分泌物。

(2)严重脐部感染:①脐部发红波及周围皮肤,或②有脓性分泌物。

(3)局部脐部感染:脐部发红。

(4)严重黄疸:手和足黄染。

3. 治疗

(1)可能为淋球菌引起的眼部感染:①给予一剂适宜的肌注抗生素;②教会母亲在家中用抗生素眼膏治疗;③建议父母检查有无淋球菌感染并接受相应治疗;④指导母亲何时需立刻复诊;⑤2天后复诊。

(2)严重脐部感染:①给予首剂适宜的肌注抗生素;②指导母亲在转诊中注意给小婴儿保暖并继续母乳喂养;③立刻紧急转诊。

(3)局部脐部感染:①给予适宜的口服抗生素;②教会母亲在在家中治疗感染;③指导母亲何时需立刻复诊;④2天后复诊。

(4)严重黄疸:①鼓励母乳喂养;②若喂母乳不好,用杯子或勺子喂额外的液体;③紧急转诊。

【经验指导】

在"检查小婴儿有无可能为细菌感染"评估中已经包括了此部分内容,对于2周内的小婴儿不但要进行评估,更要做出具体的分类。

十三、小婴儿腹泻的评估管理

【工作内容】

(一)询问

(1)有腹泻吗?

(2)若有,问多久时间了。

(3)大便是否带血。

(二)望诊和触诊

(1)观察小婴儿的一般状况:①嗜睡或昏迷;②烦躁和易激惹。

(2)眼窝凹陷。

(3)皮肤弹性:皮肤恢复原状①非常缓慢(长于2秒);②缓慢。

(三)分类评估

1. 腹泻脱水

(1)重度脱水(具有以下一项体征):①嗜睡或昏迷;②眼窝凹陷;③皮肤恢复原状非常缓慢。

(2)有些脱水(具有以下两项体征):①烦躁和易激惹;②眼窝凹陷;③皮肤恢复原状缓慢。

(3)无脱水:无足够体征分类为有些脱水或重度脱水。

2. 重度迁延性腹泻

腹泻14天或以上。

3. 血便

大便带血。

(四)治疗

1. 腹泻脱水

(1)重度脱水:①若小婴儿无可能为严重的细菌感染,按重度脱水补液;或②若小婴儿可能为严重的细菌感染,紧急转诊,指导母亲在转诊途中经常给予ORS并继续母乳喂养。

(2)有些脱水:①按有些脱水补液并给予食物;②若小婴儿还有可能为严重的细菌感染紧急转诊;③指导母亲在转诊途中经常给予ORS并继续母乳喂养;④指导母亲何时需立刻复诊;⑤若无好转,5天后复诊。

(3)无脱水:①在家中治疗腹泻;②指导母亲何时需立刻复诊;③若无好转,5天后复诊。

2. 重度迁延性腹泻

(1)若小婴儿有脱水,转诊前需要治疗脱水;(2)转诊。

3. 血便

(1)紧急转诊;(2)治疗患儿以预防低血糖;(3)指导母亲在转诊途中给小婴儿保暖并继续母乳喂养。

【经验指导】

1. 母乳喂养的小婴儿正常的排便次数较多或稀便不是腹泻。

2. 小婴儿对烦渴不做评估,因为对小婴儿不可能区分饥饿和烦渴。

十四、小婴儿喂养

【工作内容】

(一)询问

(1)有无喂养困难?

(2)是否为母乳喂养?若是则问24小时喂几次。

(3)是否经常喂其他食物或饮料?若是则问24小时喂几次。

(4)用什么喂小婴儿?

(二)望诊和触诊

(1)确定年龄别体重;

(2)评估母乳喂养；

(3)观察有无口腔溃疡或白斑(鹅口疮)。

(三)分类评估

(1)不能喂母乳——可能为严重的细菌感染；

(2)喂养问题或低体重；

(3)无喂养问题。

(四)治疗

1. 不能喂母乳

(1)给予首剂肌注抗生素。

(2)治疗以预防低血糖。

(3)指导母亲在转诊途中给小婴儿保暖。

(4)立刻紧急转诊。

2. 喂养问题

(1)指导母亲不分白天黑夜,只要小婴儿想吃就喂母乳。

(2)若小婴儿含接乳头不好或吸吮无效,教会母亲正确的哺乳姿势和含接乳头。

(3)若 24 小时喂母乳少于 8 次,指导母亲增加喂母乳次数。

(4)若喂小婴儿其他食物或饮料,指导母亲增加母乳喂养,减少其他食物或饮料,并用杯子喂。

(5)若完全无母乳喂养就母乳喂养进行咨询及催乳。

(6)指导正确配制代乳品并用杯子喂。

(7)若有鹅口疮,教会母亲在家中治疗鹅口疮。

(8)指导母亲在家中护理小婴儿。

(9)就任何喂养问题或鹅口疮,2 天后复诊。

(10)低体重于 14 天后复诊。

(11)指导母亲何时需立刻复诊。

3. 无喂养问题

(1)指导母亲在家中护理小婴儿。

(2)表扬母亲对小婴儿喂养得好。

(3)指导母亲何时需立刻复诊。

【经验指导】

1. 不能喂母乳的小婴儿有危及生命的严重问题,如强直状态,可能为细菌感染或其他疾病所致。小婴儿需要紧急处理。

2. 小婴儿含接乳头不好和吸吮无效的原因:可能因使用奶瓶,特别在生后最初几天,也可能因母亲无经验。她可能有一些难题但无人帮助或指导她,如婴儿较小和虚弱,母亲的乳头扁平或母乳喂养时间推迟等。

3. 喂母乳的正确姿势:①婴儿的颈部伸直或轻微后仰;②婴儿的身体面向母亲;③婴儿的身体紧贴母亲;④婴儿的整个身体得到支撑。

4. 正确含接乳头:4 个体征为①下巴触及乳房(或很近);②嘴张大;③下嘴唇向前伸出;④口上乳晕较口下乳晕露出来的多。

5. 若母亲给婴儿喂母乳 24 小时少于 8 次,让母亲增加喂母乳的次数。不论白天黑夜,只要婴儿想吃就喂母乳。

6. 若婴儿还吃其他的食物或饮料,咨询母亲,增加母乳喂养的次数,减少其他食物或饮料的量。若有可能,完全停止喂养其他食物和饮料。指导母亲喂婴儿其他饮料时用杯子而不是奶瓶。

第三节　儿童营养

一、单纯性肥胖症

【诊断】

1. 临床表现

(1)本病以婴儿期、学龄前期及青春期为发病高峰。

(2)食欲亢进,进食量大,喜食甘肥,懒于活动。

(3)外表呈肥胖,不仅体重超过同龄儿,而且身高、骨龄皆在同龄儿的高限,甚或超过。

(4)皮下脂肪分布均匀,以面颊、肩部、胸乳部及腹壁脂肪积累为显著,四肢以大腿、上臂粗壮,而肢端较细。

(5)男孩可因会阴部脂肪堆积,阴茎被埋入而误认为外生殖器发育不良,患儿性发育大多正常,智能正常。

(6)严重肥胖者可出现肥胖通气不良综合征。

2. 肥胖分度

(1)体重超过按身高的体重 20%～30%者为轻度肥胖;

(2)体重超过按身高的体重 30%～50%者为中度肥胖;

(3)体重超过按身高的体重 50%者为重度肥胖。

3. 辅助检查

(1)血清甘油三酯、胆固醇、低密度脂蛋白、极低密度脂蛋白、载脂蛋白 B。大多显著升高,而高密度脂蛋白载脂蛋白 A1 正常。

(2)血清胰岛素水平增高,患儿减肥后,血胰岛素浓度可恢复正常。

(3)肾上腺皮质激素的分泌率增加,但外周组织对皮质激素的分解代谢也加快,故血浆总皮质醇浓度大多正常,但尿中的代谢产物增多,尿 17-羟皮质类固醇往往显著升高。

(4)地塞米松抑制筛查试验:患儿皮质醇的分泌可被明显抑制。

(5)血生长激素水平减低,生长激素刺激试验的峰值也较正常小儿为低。

(6)肝脏超声波检查常有脂肪肝。

【治疗】

肥胖症的治疗原则是减少产热能性食物的摄入和增加机体对热能的消耗。

1. 饮食疗法

(1)推荐低脂肪、低碳水化合物和高蛋白食谱。食物的体积在一定程度上会使患儿产生饱腹感,故应鼓励其多吃体积大而热能低的蔬菜类食品,其纤维还可减少糖类的吸收和胰岛素的分泌,并能阻止胆盐的肠肝循环,促进胆固醇排泄,且有一定的通便作用。萝卜、胡萝卜、青菜、黄瓜、番茄、莴苣、苹果、柑橘、竹笋等均可选择。

(2)良好的饮食习惯对减肥具有重要作用,如避免晚餐过饱,不吃夜宵,不吃零食,少吃多餐,细嚼慢咽等。

2. 运动疗法

(1)鼓励和选择患儿喜欢和有效且易于坚持的运动,如晨间跑步、散步、做操等,每天坚持至少运动 30 分钟。

(2)活动量以运动后轻松愉快、不感到疲劳为原则。

(3)运动要循序渐进,不要求之过急。

【预防】

1. 孕妇在妊娠后期要适当减少摄入脂肪类食物,防止胎儿体重过重。

2. 宣传肥胖儿不是健康儿的观点,使家长摒弃"越胖越健康"的陈旧观念。

3. 父母肥胖者更应定期监测小儿体重,以免小儿发生肥胖症。

二、蛋白质—热量营养不良

由于缺乏能量和/或蛋白质所致的一种营养缺乏症。

【诊断】

1. 根据小儿年龄及喂养史,有体重下降,皮下脂肪减少,全身各系统功能紊乱及其他营养素缺乏的临床症状和体征,典型病例的诊断并不困难。轻度患儿易被忽略,通过定期生长监测即能发现。

2. 常见类型

(1)以能量供应不足为主的消瘦型;

(2)以蛋白质供应不足为主的浮肿型;

(3)介于两者的为消瘦—浮肿型。

3. 实验室检查

(1)血清白蛋白浓度降低是最重要的改变,但其半衰期较长(19～21 天),故不够灵敏。视黄醇结合蛋白(半衰期 10 小时)、前白蛋白(半衰期 1.9 天)、甲状腺结合前白蛋白(半衰期 2 天)和转铁蛋白(半衰期 3 天)等代谢周期较短的血浆蛋白质具有早期诊断价值。

(2)胰岛素样生长因子—1(IGF-1)不仅反应灵敏且受其他因素影响较小,是诊断蛋白质营养不良的较好指标。

(3)营养不良小儿牛磺酸和必需氨基酸浓度降低,而非必需氨基酸变化不大;血清淀粉酶、脂肪酶、胆碱酯酶、转氨酶、碱性磷酸酶、胰酶和黄嘌呤氧化酶等活力均下降,经治疗后可迅速恢复正常。

(4)胆固醇、各种电解质及微量元素浓度皆可下降。

【治疗】

1. 处理危及生命的并发症:严重营养不良常发生危及生命的并发症,如腹泻时的严重脱水和电解质紊乱、酸中毒、休克、肾功能衰竭、自发性低血糖、继发感染及维生素 A 缺乏所致的眼部损害等。

2.去除病因:在查明病因的基础上,积极治疗原发病,如纠正消化道畸形,控制感染性疾病,根治各种消耗性疾病,改进喂养方法等。

3.调整饮食。

(1)应低能量地逐步摄入,过快增加摄食量易出现消化不良、腹泻,故饮食调整的量和内容应根据实际的消化能力和病情逐步完成。轻度营养不良可从每日 $250\sim330$ kJ/kg($60\sim80$ kcal/kg)开始,中、重度可参考原来的饮食情况,从每日 $165\sim230$ kJ/kg($40\sim55$ kcal/kg)开始,逐步少量增加;若消化吸收能力较好,可逐渐加到每日 $500\sim727$ kJ/kg($120\sim170$ kcal/kg),并按实际体重计算热能需要。

(2)母乳喂养儿可根据患儿的食欲哺乳,按需哺喂。

(3)人工喂养儿从给予稀释奶开始,适应后逐渐增加奶量和浓度。除乳制品外,可给予蛋类、肝泥、肉末、鱼粉等高蛋白食物,必要时也可添加酪蛋白水解物、氨基酸混合液或要素饮食。蛋白质摄入量从每日 $1.5\sim2.0$ g/kg 开始,逐步增加到 $3.0\sim4.5$ g/kg。

(4)食物中应含有丰富的维生素和微量元素。

4.促进消化。其目的是改善消化功能。

(1)药物:可给予 B 族维生素和胃蛋白酶、胰酶等以助消化。锌制剂可提高味觉敏感度,有增加食欲的作用,每日可口服元素锌 $0.5\sim1$ mg/kg。

(2)中医治疗:中药参苓白术散能调整脾胃功能,改善食欲;针灸、推拿、抚触、捏脊等也有一定疗效。

5.其他病情严重、伴明显低蛋白血症或严重贫血者,可考虑成分输血。静脉点滴高能量脂肪乳剂、多种氨基酸、葡萄糖等也可酌情选用。此外,充足的睡眠、适当的户外活动、纠正不良的饮食习惯和良好的护理亦极为重要。

【预防】

1.合理喂养:大力提倡母乳喂养,对母乳不足或不宜母乳喂养者应及时给予指导,采用混合喂养或人工喂养并及时添加辅助食品。

2.纠正偏食、挑食、吃零食的不良习惯:小学生早餐要吃饱,午餐应保证供给足够的能量和蛋白质。

3.合理安排生活作息制度:坚持户外活动,保证充足睡眠,纠正不良的卫生习惯。

4.防治传染病和先天畸形:按时进行预防接种;对患有唇裂、腭裂及幽门狭窄等先天畸形者应及时手术治疗。

三、维生素 D 缺乏性佝偻病

【诊断】

1.判定指标

(1)病史:①近 $1\sim2$ 个月内缺少日光接触同时未补充维生素 D 等维生素 D 缺乏史。②早产儿、低出生体重儿、人工喂养、体弱多病、食欲低下、偏食、生长过快者等。

(2)症状:夜惊、多汗、烦躁不安。

(3)主要体征:颅骨软化(囟门边软、乒乓头)、方颅、肋串珠、典型肋膈沟、鸡胸、漏斗胸、

"手镯"、"脚镯"、O 形腿(两踝靠拢,测两膝关节间距<3 cm 为轻度,3～6 cm 为中度,>6 cm 为重度)。

(4)次要体征:枕秃、囟门增大(1 岁以内小儿前囟大于 3 cm×3 cm),囟门晚闭(前囟于 18 个月后尚未闭合),出牙迟缓(小儿 10 个月后尚未出牙),肋外翻。

(5)血生化:血钙、血磷可降低,碱性磷酸酶增高,25-(OH)D₃ 减少,骨碱性磷酸酶增高。

(6)腕部 X 线检查:干骺端临时钙化带模糊或消失,干骺端增宽为初期,干骺端呈毛刷状或杯口状改变,骨骺软骨加宽为激期。

2. 临床分期

(1)活动期(分初期、激期):①有 2 项主要体征,同时有维生素 D 缺乏史及明显症状;②有 1 项主要体征及 2 项次要体征,同时有维生素缺乏史及明显症状;③有 2 项次要体征同时有明显症状,维生素 D 缺乏及血生化或 X 线改变;④虽有症状、体征、病史,但不具备上述条件,临床上不可诊断为佝偻病,列为"可疑",给予预防;⑤未满 3 个月婴儿出现"乒乓头"体征应加有明显症状,大于 3 个月有"乒乓头"体征伴有一个症状;⑥X 线改变或血生化改变明显,单项亦可诊断,但应查找病因;⑦凡出生后正规服用鱼肝油或使用维生素 D₃、英康利的婴儿,出现"乒乓头"体征的无须有明显症状。

(2)恢复期:症状减轻或消失,体征逐渐减轻或基本恢复,血生化恢复正常,X 线片见临时钙化带重现、增宽,密度加厚。

(3)后遗症期:多见于三岁以后的小儿,症状消失,骨骺改变不再进展,X 线及血生化检查正常,仅留有不同程度的骨骼畸形。

3. 临床分度

(1)轻度:表现有轻度的骨骼改变,如颅骨软化、囟门增大、轻度方颅、肋串珠、肋软沟等。

(2)中度:表现有典型而明显的骨骼改变,如有典型的肋串珠、手镯征肋膈沟、轻中度鸡胸、漏斗胸(排除先天性的),O、X 形腿等。

(3)重度:表现有严重的骨骼畸形或功能障碍,有严重的肋膈沟、鸡胸、漏斗胸,O、X 形腿,脊柱畸形等。

4. 晚发性佝偻病

易发生在 5～15 岁年龄组人群中,多发于冬春季节。常常由于缺少户外活动或日晒不足,生长速度过快,饮食中维生素 D 和钙供给不足,或有偏食、挑食等不良习惯所致,临床表现为多汗易倦,下肢无力,膝关节、小腿、足跟疼痛,腓肠肌痉挛,骨骼畸形明显。年长儿"X"和"O"型腿可进一步加重。临床上应对这些患儿作血生化及腕部 X 线检查,以明确诊断。

【治疗】

1. 活动期间佝偻病应根据临床表现给予积极治疗,在于控制病情活动和防止畸形。

2. 活动期佝偻病轻度肌注或口服维生素 D 30 万 IU,中度肌注或口服维生素 D 30 万 IU,间隔 1 个月,再给予同样剂量 1～2 次(总量<90 万),同时补充钙剂。

3. 恢复期一般不大剂量投放维生素 D,给予预防剂量即可。但在冬春季为防止复发可投放维生素 D 20 万 IU～30 万 IU,1 次口服或肌注。

4. 给上述维生素 D 治疗量,可维持作用 2～3 个月,因此不必再给维持量口服,以预防维生素 D 中毒。

5. 如果治疗 2～4 个月后未见好转者应查找病因及时鉴别诊治。

6. 对佝偻病后遗症处理,如有中度以上的"O"形腿、重度漏斗胸等应至专科医院进一步矫治。

7. 治愈标准:凡活动期佝偻病经过常规治疗后,症状消失,体征减轻或恢复正常,经观察 3～6 个月后(不少于 2 次随访)无异常变化,即为治愈。

【预防】

1. 在加强宣教、定期检测、户外日照(每日 1～2 小时以上)、科学喂养、生活护理、防治疾病的基础上,必要时应用药物预防。尤其强调冬春季节孕妇、新生儿、早产儿、多胎、体弱多病儿的预防。

2. 胎儿期:对缺少日光照射、食欲低下、体弱多病的孕妇或妊娠后期在冬季时,应补充维生素 D 和钙剂以预防先天性佝偻病,于妊娠 28 周开始补充维生素 D 和钙剂以预防先天性佝偻病,于妊娠 28 周开始补充维生素 D 每天 400～800 IU 同时口服钙剂。

3. 婴幼儿期:小儿出生后两周即可应用维生素 D 预防。(1)每日法:每日口服维生素 D 400～800 IU。(2)每月法:每月一次或分多次口服维生素 D 5 万～10 万 IU。(3)每季法:冬、春季两季,每季一次口服或肌注维生素 D 20 万～30 万 IU。以上方法一般用于 1 岁以内小儿,大于 1 岁以后到 3 足岁可采用"夏秋晒太阳,冬春服维生素 D"的预防方法。(4)应用维生素 D 同时服用钙剂,0～6 个月每天 100 mg,7 个月～3 岁每天 150～200 mg,3 岁以上每天 200～250 mg。如奶量超过 600 mL,可适当减少钙量。

4. 小儿乒乓头体征经治疗后一般需 3～6 个月消失,治疗中如临床症状消失,体征好转或消失,仅有乒乓头体征,不可反复使用维生素 D,以防中毒。

5. 在使用维生素 D 治疗量时,一个月内不再重复使用维生素 D 预防量。

四、铁缺乏症

【诊断】

1. 诊断指标

(1)血清铁蛋白(SF)<16 $\mu g/L$。

(2)红细胞游离原卟啉(FEP)>500 $\mu g/L$ 或 FEP/HB>4.5 $\mu g/g$。

(3)贫血为小细胞低色性:①红细胞形态有明显低色小细胞的表现,mcv<80 立方微米(fL),MCH<31% 或 310 g/L;②在海平面上,血红蛋白值:<10 天的新生儿血红蛋白<145 g/L;10 天～不足 3 个月的婴儿血红蛋白<100 g/L;3 个月～不足 6 岁的儿童血红蛋白<110 g/L;6 岁～不足 14 岁的儿童血红蛋白<120 g/L。

(4)有明确的缺铁病因:如铁供应不足,吸收障碍,需要增多或慢性失血等。

(5)铁剂治疗有效(四周后血红蛋白在原基础上升>10 g/L)。

2. 诊断标准

(1)铁减少期(ID):凡符合以上诊断指标的第 1 项者。

(2)红细胞生成缺铁期(IDE):凡符合以上诊断指标的第 1 和 2 项者。

(3)缺铁性贫血(IDA):凡符合以上诊断指标的第 1 和 2 和 3 项者或 3、4、5 项者。

3. 贫血程度(6 岁以下小儿)

(1)轻度:90～109 g/L;(2)中度:60～89 g/L;(3)重度:30～59 g/L;(4)极重度:<30 g/L。

4. 铁缺乏及贫血检测项目

(1)正常儿:4个月、6个月时测 SF、FEP(或 ZnPP);(2)低出生体重儿:2～3个月、4个月时测 SF、FEP(或 ZnPP);(3)3岁以下小儿每半年查一次 Hb,3岁以上小儿每年复查一次 Hb,以便早期发现贫血和及时治疗。

【治疗】

1. 凡符合铁缺乏诊断者均为治疗对象。

2. 对因治疗应尽量查明和去除病因。

3. 铁剂治疗:①ID,IDE 期:每天每公斤体重元素铁1毫克;②轻—中度贫血:每天每公斤体重元素铁1～2毫克;③中—重度贫血:每天每公斤体重元素铁2～3毫克。在服用铁剂同时应服用维生素 C 片剂,每次100毫克。

4. 随访:(1)治疗后每月复查血红蛋白,红细胞计数,有条件的单位可做网织红细胞计数(在治疗10天内较前增高,说明铁剂治疗有效),中疗程9～12周;(2)当血红蛋白、红细胞达到正常标准后,改用预防剂量每周给药一次,至小儿2岁,补充贮存铁以防血色素再度下降;(3)铁剂治疗后血红蛋白开始上升至未达到正常标准之前为好转;(4)连续服用铁剂不少于8周,治疗后临床症状消失,血红蛋白至少连续两次稳定在正常水平为治愈;(5)集体儿童轻度贫血治疗满12周,血红蛋白一次稳定在正常水平为治愈,轻中度贫血参照以上治疗方案。

5. 服用铁剂注意事项

(1)首选血红素铁及亚铁;(2)铁剂应在二餐间服用,可减少消化道反应。(3)腹泻患者应在痊愈后再用铁剂治疗。

6. 饮食治疗

(1)鼓励多食含铁丰富的食物,如肝、血、红色肉、鱼、禽、内脏等动物性食物;(2)补充维生素 C 丰富的食物,如橘子、甜橙、绿色蔬菜等。

7. 铁剂治疗4～8周后血红蛋白仍不上升,应询问是否遵照医嘱服药或最近是否患影响铁剂吸收的疾病,否则应进一步查明引起贫血的原因。

【预防】

1. 大力宣传和提倡母乳喂养,若乳母患贫血应补充足够的铁剂和含铁丰富的食物。

2. 小儿应及时添加辅助食品及含铁丰富的食物。

3. 开始补铁时间及剂量:足月儿4月龄左右,每周每公斤体重元素铁1毫克,未成熟儿2月龄左右每周每公斤体重元素铁2毫克,根据膳食含铁情况持续2年。

4. 注意补充维生素 C 含量丰富的食物或补充维生素 C 片剂,每次100 mg。

五、碘缺乏

【诊断】

1. 胎儿期缺碘可致死胎、早产及先天畸形;新生儿期则表现为甲状腺功能低下;儿童和青春期则引起地方性甲状腺肿、地方性甲状腺功能减低症。

2. 儿童长期轻度缺碘则可出现亚临床型甲状腺功能减低症,常伴有体格生长落后。

3. 实验室检查

(1)血清总 T3、T4 或游离 T3、T4 明显降低,而 TSH 增高。

(2)尿碘<25 μg/g 肌酐,是判断个体缺碘的有力佐证。

此外,人群尿碘普查结果是判断该地区是否缺碘的一项简便而有效的方法,群体尿碘中位数<20 μg/L 为重度缺碘区,20~49 μg/L 为中度缺碘区,50~99 μg/L 为轻度缺碘区,>100 μg/L 为正常。

4. 亚临床型甲状腺功能减低症的诊断标准

(1)必备条件

①出生后居住于低碘地方性甲状腺肿病流行区。

②智能发育障碍,主要表现轻度智能迟缓。

(2)辅助条件

神经系统障碍,主要表现为:①轻度听力障碍(电测听高频或低频异常);②极轻度语言障碍;③精神运动发育障碍。

甲状腺功能障碍,主要表现有:①极轻度的体格发育障碍;②极轻度的骨龄发育落后;③甲状腺功能低下(T3、T4 降低,TSH 升高)。

具有上述必备条件,以及辅助条件中神经系统障碍或甲状腺功能低下中任何 1 项或 1 项以上,并能排除其他原因如营养不良、锌缺乏、中耳炎影响便可作出诊断。

【治疗】

碘剂:主要用于缺碘所引起的弥漫型重度甲状腺肿大且病程短者。复方碘溶液每日 1~2 滴(约含碘 3.5 mg),或碘化钾(钠)每日 10~15 mg,连服 2 周为 1 疗程,两个疗程之间停药 3 个月,反复治疗 1 年。长期大量服用碘剂应注意甲状腺机能亢进的发生。

除了过敏以外,一般人均能耐受大剂量的碘。但对缺碘并伴有结节性甲状腺肿的患者进行补碘,则有发生碘性甲状腺机能亢进症的危险,其临床表现如食欲亢进、体重减轻、肌无力、畏热等均较轻微,突眼也不明显,但如果患者原有器质性心脏病,就有一定的危险性。

【预防】

1. 正常人每日碘供给量为:<6 月为 40 μg;7~12 月为 50 μg;1~7 岁为 70 μg;7~12 岁为 120 μg;>13 岁为 150 μg。孕妇及乳母为 200 μg。烹饪时应采用碘化食盐(按 1∶10 万的比例加入碘酸钾)。平时应鼓励多吃海带等富含碘的食物。临床上用的碘油每毫升含碘 475 mg,成人 1 次肌肉注射 1 mL,小儿为 0.5 mL,作用可维持 5 年左右,但孕妇须慎用。适当补充碘酸钾制剂也是一种有效的预防方法。

2. 推广碘化食盐可使广大人群,特别是小儿免受缺碘所带来的种种危害,但甲状腺机能亢进和患有结节性甲状腺肿的病人应该使用无碘盐并避免食用富碘食物。

六、锌缺乏

【诊断】

1. 主要临床表现为食纳差,生长发育减慢,免疫机能低下。青春期缺锌可致性成熟障碍。

2. 实验室检查

(1)血清锌测定正常最低值为 11.47 μmol/L(75 μg/dL)。

(2)餐后血清锌浓度反应试验(PZCR):测空腹血清锌浓度(A0)作为基础水平,然后给予标准饮食(按全天总热量的 20%计算,其中蛋白质为 10%～15%,脂肪为 30%～35%,碳水化合物为 50%～60%),2 小时后复查血清锌(A2),按公式 PZCR＝(A0－A2)/A0×100%计算,若 PZCR＞15%,提示缺锌。

【治疗】

1. 针对病因治疗原发病。

2. 饮食治疗鼓励多进食富含锌的动物性食物如肝、鱼、瘦肉、禽蛋、牡蛎等。初乳含锌丰富。

3. 补充锌剂常用葡萄糖酸锌,每日剂量为锌元素 0.5～1.0 mg/kg,相当于葡萄糖酸锌 3.5～7 mg/kg,疗程一般为 2～3 个月。长期静脉输入高能量者,每日锌用量为:早产儿,0.3 mg/kg;足月儿～5 岁,0.1 mg/kg;＞5 岁,2.5～4 mg/d。

【预防】

1. 锌的每日供给量为:0～6 个月为 3 mg,7～12 月为 5 mg,1～10 岁为 10 mg,＞10 岁为 15 mg。

2. 提倡母乳喂养。

3. 平时应提倡平衡膳食,戒绝挑食、偏食、吃零食的习惯。

4. 对可能发生缺锌的情况如早产儿、人工喂养者、营养不良儿、长期腹泻、大面积烧伤等,均应适当补锌。

七、高铅血症

【诊断】

1. 儿童高铅血症和铅中毒要依据儿童静脉血铅水平进行诊断。

2. 血铅水平＜50 μg/L 为正常值,当然这并不意味低于此水平即是安全无忧的。因为铅对儿童健康的损害无安全的临界水平,最佳血铅值为零。

3. 血铅水平为 50～99 μg/L 为正常高值。

4. 高铅血症:连续两次静脉血铅水平为 100～199 μg/L。

5. 铅中毒:连续两次静脉血铅水平等于或高于 200 μg/L。

(1)轻度铅中毒:血铅水平为 200～249 μg/L;

(2)中度铅中毒:血铅水平为 250～449 μg/L;

(3)重度铅中毒:血铅水平等于或高于 450 μg/L。

儿童铅中毒可伴有某些非特异的临床症状,如腹部隐痛、便秘、贫血、多动、易冲动等;血铅等于或高于 700 μg/L 时,可伴有昏迷、惊厥等铅中毒脑病表现。

【治疗】

1. 儿童高铅血症及铅中毒的处理应在有条件的医疗卫生机构中进行。医务人员应在处理过程中遵循环境干预、健康教育和驱铅治疗的基本原则,帮助寻找铅污染源,并告知儿童监护人尽快脱离铅污染源;应针对不同情况进行卫生指导,提出营养干预意见;对铅中毒儿童应及时予以恰当治疗。

高铅血症:脱离铅污染源,卫生指导,营养干预;

轻度铅中毒:脱离铅污染源,卫生指导,营养干预;

中度和重度铅中毒:脱离铅污染源,卫生指导,营养干预,驱铅治疗。

2.脱离铅污染源

排查和脱离铅污染源是处理儿童高铅血症和铅中毒的根本办法。儿童脱离铅污染源后血铅水平可显著下降。当儿童血铅水平在 100 μg/L 以上时,应仔细询问生活环境污染状况,家庭成员及同伴有否长期铅接触史和铅中毒病史。血铅水平在 100～199 μg/L 时,往往很难发现明确的铅污染来源,但仍应积极寻找,力求切断铅污染的来源和途径;血铅水平在 200 μg/L 以上时,往往可以寻找到比较明确的铅污染来源,应积极帮助寻找特定的铅污染源,并尽快脱离。

3.进行卫生指导

通过开展儿童铅中毒防治知识的健康教育与卫生指导,知晓铅对健康的危害,避免和减少儿童接触铅污染源。同时教育儿童养成良好的卫生习惯,纠正不良行为。

4.实施营养干预

高铅血症和铅中毒可以影响机体对铁、锌、钙等元素的吸收,当这些元素缺乏时机体又对铅毒性作用的易感性增强。因此,对高铅血症和铅中毒的儿童应及时进行营养干预,补充蛋白质、维生素和微量元素,纠正营养不良和铁、钙、锌的缺乏。

5.驱铅治疗

驱铅治疗是通过驱铅药物与体内铅结合并排泄,以达到阻止铅对机体产生毒性作用。

驱铅治疗只用于血铅水平在中度及以上铅中毒。

【预防】

儿童高铅血症和铅中毒是完全可以预防的。通过环境干预、开展健康教育、有重点的筛查和监测,达到预防和早发现、早干预的目的。

(一)健康教育

开展广泛的健康教育对预防儿童高铅血症和铅中毒十分重要。通过面对面的宣传与指导、知识讲座、发放宣传资料等,传播铅对儿童毒性作用的相关科学知识,改变人们的知识、态度和行为,预防和减少铅对儿童的危害。

1.知识介绍

医务人员应向群众讲解儿童铅中毒的原因、铅对儿童健康的危害、血铅高了怎么办等问题,使群众了解儿童铅中毒的一般知识。

2.行为指导

儿童的不良卫生习惯和不当行为可使铅进入体内。通过对家长和儿童的指导,切断铅自环境进入儿童体内的通道。

(1)教育儿童养成勤洗手的好习惯,特别是饭前洗手十分重要。环境中的铅尘可在儿童玩耍时沾污双手,很容易随进食或通过习惯性的手—口动作进入体内,长久如此会造成铅负荷的增高。

(2)注意儿童个人卫生,勤剪指甲。指甲缝是特别容易藏匿铅尘的部位。

(3)经常清洗儿童的玩具和用品。

(4)经常用干净的湿抹布清洁儿童能触及部位的灰尘。儿童食品及餐具应加罩防尘。

(5)不要带儿童到铅作业工厂附近散步、玩耍。

(6)直接从事铅作业的家庭成员下班前必须更换工作服和洗澡。不应将工作服和儿童衣服一起洗涤。不应在铅作业场所(或工间)为孩子哺乳。

(7)以煤作为燃料的家庭应多开窗通风。孕妇和儿童尽量避免被动吸烟。

(8)选购儿童餐具应避免彩色图案和伪劣产品。应避免儿童食用皮蛋和老式爆米花机所爆食品等含铅较高的食品。

(9)不能用长时间滞留在管道中的自来水为儿童调制奶粉或烹饪。

3. 营养干预

儿童患营养不良,特别是体内缺乏钙、铁、锌等元素,可使铅的吸收率提高和易感性增强。因此,在日常生活中应确保儿童膳食平衡及各种营养素的供给,教育儿童养成良好的饮食习惯。

(1)儿童应定时进食,避免食用过分油腻的食品。

(2)儿童应经常食用含钙充足的乳制品和豆制品,含铁、锌丰富的动物肝脏、血、肉类、蛋类、海产品,及富含维生素 C 的新鲜蔬菜、水果等。

(二)筛查与监测

儿童铅中毒的发展是一个缓慢的过程,早期并无典型的临床表现。通过筛查早期发现高铅血症儿童,及时进行干预,以降低铅对儿童机体的毒性作用。同时通过筛查资料分析,以评价环境铅污染状况,进行定期监测。

对生活或居住在高危地区的 6 岁以下儿童及其他高危人群应进行定期监测:

(1)居住在冶炼厂、蓄电池厂和其他铅作业工厂附近的;

(2)父母或同住者从事铅作业劳动的;

(3)同胞或伙伴已被明确诊断为儿童铅中毒的。

八、镉中毒

【诊断】

尿镉正常值大多数在 1 μg/g 肌酐(或 1 μg/L)以下,上限多在 5 μg/g 肌酐(或 5 μg/L)以下,尿镉可反映近期镉接触情况和一定程度上反映体内镉负荷,特别是肾内镉水平。血镉波动很大可作为近期接触指标,世界卫生组织建议个体血镉临界值为 10 μg/L。

1. 急性镉中毒

可根据接触史和呼吸道症状来诊断,先有上呼吸道黏膜刺激症状,脱离接触后,上述症状减轻。经 4～10 小时的潜伏期出现咳嗽、胸闷、呼吸困难伴寒战,背部和四肢肌肉和关节酸痛。胸部 X 线检查有片状阴影和肺纹理增粗,严重患者出现肺水肿和心力衰竭。口服镉化合物引起中毒的临床表现酷似急性胃肠炎,有恶心、呕吐、腹痛、腹泻、全身无力、肌肉酸痛,重者有虚脱

2. 慢性镉中毒

除职业史和临床症状外,结合胸片、肺功能、肾小管功能和尿镉等作出诊断。早期肾脏损害表现为尿中出现低分子蛋白(β₂ 微球蛋白、维生素 A 结合蛋白溶菌酶和核糖核酸酶等),还可出现葡萄糖尿、高氨基酸尿和高磷酸尿,晚期患者出现慢性肾功能衰竭。肺部表现

为慢性进行性阻塞性肺气肿,最终导致肺功能减退。慢性中毒患者常伴有牙齿颈部黄斑,嗅觉减退或丧失,鼻黏膜溃疡和萎缩。其他尚有食欲减退、恶心、体重减轻和高血压。

在慢性镉中毒时,尿 β_2 微球蛋白常超过 420 $\mu g/g$ 肌酐(420 $\mu g/L$),甚至超过 1 000 $\mu g/g$肌酐(1 000 $\mu g/L$)。

【治疗】

1. 急性口服中毒应尽早洗胃。

2. 急性吸入性中毒,参照"刺激性气体中毒"的抢救,并应用大剂量肾上腺皮质糖激素,防止肺水肿和继发感染。驱镉可选用依地酸钙钠等金属络合剂。

3. 慢性镉中毒一般不主张用金属络合剂,因为金属络合剂在体内使镉重新分布,加重肾小管损害。

第四节　儿童保健管理

一、散居儿童卫生保健管理

【工作内容】

1. 管理目的:根据小儿不同时期的生理特点和保健要求,结合实际情况对儿童进行系统的保健管理,以求降低儿童患病率和婴儿死亡率,促进儿童生长发育,使儿童身心得到全面发展。

2. 管理范围:城市和农村七岁以下的散居儿童,重点为新生儿和三岁以下婴幼儿。

3. 管理内容:主要是健康儿的管理,包括新生儿管理和体弱儿管理。

4. 管理方法:(1)家庭访视;(2)健康门诊;(3)家庭自我检测;(4)建立转诊制度。

【经验指导】

1. 加强领导,建立健全儿童保健网络和专业队伍,保健机构要有明确的职责分工。街道、乡以上的医疗单位配备儿童保健医生,负责所管辖范围内的儿童。

2. 有计划地对在职儿保人员进行分期分批轮训,提高业务技术水平。

3. 利用多种形式宣传儿童保健的重要意义和科学知识,指导家长掌握科学育儿方法。

4. 建立健全各种规章制度,定期检查。

5. 做好各种资料的积累、保管和统计分析,提高管理水平。

二、新生儿管理

保健对象为出生至不满 28 天的婴儿。

【工作内容】

1. 访视时间

正常新生儿访视三至四次,在出生后 3、7、14、28 天内各访视一次;遇有异常情况,可增加访视次数,每次访视时应作详细记录。

2. 访视内容

(1)初访:①了解新生儿在出生前、出生时及出生后的情况,包括胎产次,是否窒息,出生体重,吃奶,大小便,黄疸出现时间及卡介苗接种情况等;②观察新生儿一般情况,如面色、哭声、精神、体温等;③进行全身检查,体检时要按常规顺序进行,特别注意头部有无血肿、鹅口疮,皮肤有无黄染,脐带有无出血感染,四肢、外生殖器、臀部、肛门及其他部位有无异常或畸形;④喂养指导:宣传母乳喂养的好处,指导喂养方法,如母乳不足要指导保持母乳充足和正确使用代乳品的方法;⑤家庭指导:保持室内空气新鲜,温度适宜,注意皮肤清洁,保持臀部干燥,防止脐部感染。

(2)复访:①了解新生儿喂养护理工作中存在的问题并给予指导;②观察脐带脱落及黄疸消退情况;③生后14天测量体重,了解生理性体重下降后恢复情况,对尚未恢复到出生体重者应分析其原因,予以指导;④按《儿童疾病综合管理》要求,对早产儿、双胎儿、人工喂养儿或冬季出生的小儿进行小婴儿健康管理。

(3)满月访:①测量体重,增加不足500克者应找出原因,按体弱儿进行管理;②进行全身检查,评价其健康状况后结案,转入婴幼儿系统管理,并指导家长使用小儿生长发育图检测生长趋势。

三、婴幼儿及学龄前儿童管理

【工作内容】

1. 建立儿童健康体检卡,根据年龄特点对儿童进行定期体格检查。

2. 体检内容:测量身长、体重,全身各系统检查,结合小儿各年龄时期特点,抓住重点进行问诊和检查。

3. 指导家长使用小儿生长发育图检测生长趋势。

4. 体格发育评价,按 WHO 0 至 7 岁儿童体格发育衡量数字,采用均值法分级单项评价。

5. 做好小儿常见和多发病的防治。

6. 指导科学育儿

(1)指导喂养:①鼓励母乳喂养,指导正确的混合喂养和人工喂养方法;②指导及时合理地添加辅食及合理断奶方法;宣传小儿合理营养知识,指导小儿体格锻炼,培养良好的生活习惯,包括睡眠、饮食、卫生及户外活动等。

(2)根据小儿神经精神发育及体格特点进行早期教养指导。

(3)配合防疫部门做好计划免疫接种及传染病管理,控制传染病续发,杜绝爆发。

四、体弱儿管理

指早产儿、低出生体重儿、活动期佝偻病、Ⅱ度以上营养不良、中度以上肥胖症、中度以上贫血、先天性甲状腺机能减退、苯丙酮尿症、听力障碍和精神发育迟滞患儿。

【工作内容】

1. 立即建立专案病历:应根据每个体弱儿的具体情况,制定治疗方案,并详细记载有关内容。

2. 管理办法

(1)预约:按不同病种要求,约定下次来保健门诊诊治日期。

(2)随访:因患儿病情或其他原因未按约定时间前来诊治的,要进行随访,电话通知家长尽快来院诊治,并指导家长进行正确的护理和喂养。

(3)随访周期:①凡属早产儿、低出生体重儿、活动期佝偻病、消瘦、严重慢性营养不良、中度以上贫血每月随访一次;②对于中度以上肥胖症、先天性甲状腺机能减退、苯丙酮尿症、听力障碍和精神发育迟滞的患儿按病情要求定期随访。

3. 结案:经专案管理恢复正常后予以结案,转为健康儿童管理。

4. 低出生体重儿和早产儿管理:体重小于 2 500 克的低出生体重儿和胎龄满 28 周至未满 37 周早产儿。

(1)列为专案管理,每周访视 2 次。但体温不正常,生活能力差或体重在 2 000 克以下者,每天访视一次,恢复正常后,转为健康儿系统管理。

(2)注意体温变化,重点注意保暖,指导家长保暖方法,每次访视要测体温。

(3)指导母乳喂养,注意防治呛奶。每周测体重一次,对体重增长缓慢者要分析原因。

(4)指导家长随时注意小儿神志、面色、呼吸、吸吮力、皮肤温暖、大小便等情况,避免感染。

(5)生后 1 至 2 周服用维生素 D 滴剂,第 2 个月起添加绿色蔬菜水及水果汁。

【经验指导】

1. 建专案病历,除按健康儿管理内容外,根据每个体弱儿的具体情况,明确治疗方案,预约定期到保健门诊复诊治疗,未复诊者要及时随访(如人访、电话访或信访)。

2. 针对患儿的发病原因,指导喂养、护理、防治疾病知识和技术。

五、儿童保健项目指标

(一)儿童保健工作指标

【工作内容】

1. 7 岁以下儿童保健覆盖率 $= \dfrac{\text{该年该地 7 岁以下儿童保健覆盖人数}}{\text{某年某地 7 岁以下儿童数}} \times 100\%$

2. 3 岁以下儿童系统管理率 $= \dfrac{\text{该年该地 3 岁以下儿童系统管理人数}}{\text{某年某地 3 岁以下儿童数}} \times 100\%$

3. 体弱儿筛查率 $= \dfrac{\text{该年该地筛查出的体弱儿人数}}{\text{某年某地 7 岁以下儿童保健覆盖人数}} \times 100\%$

【经验指导】

1. 儿童数:分别填写 7 岁以下、5 岁以下和 3 岁以下三个年龄段的儿童人口数。计算年龄均以当年 9 月 30 日 24 时为标准时点。

(1)7 岁以下:指至当年 9 月 30 日不满 7 周岁的全部儿童数。

(2)5 岁以下:指至当年 9 月 30 日不满 5 周岁的全部儿童数。

(3)3 岁以下:指至当年 9 月 30 日不满 3 周岁的全部儿童数。此作为 3 岁以下儿童系统管理的分母。

2. 儿童保健覆盖人数(体检数):指该地区 7 岁以下儿童该统计年度内接受 1 次及以上体格检查(身高和体重等)的总人数。一个儿童当年如接受了多次体检,也只按 1 人计算。

3. 体弱儿范围:凡在体检、访视、门诊或新生儿疾病筛查中发现的早产儿、低出生体重儿、活动期佝偻病、消瘦、严重慢性营养不良、中度以上肥胖、中度以上贫血、先天性甲状腺功能低下症、苯丙酮尿症、听力障碍和精神发育迟滞的患儿,均属体弱儿范畴。

4. 体弱儿管理数:指上述体弱儿中进行立案、预约、诊治、随访、结案的人数。

5. 3 岁以下儿童系统管理人数:指该地区该统计年度内 3 岁以下儿童按年龄要求接受过生长监测或 4∶2∶1(城市)、3∶2∶1(农村)体格检查(身高和体重等)的儿童数。新生儿访视时的体检不包括在内。

(二)儿童保健质量工作指标

【工作内容】

1. 5 岁以下儿童死亡率 $= \dfrac{该年该地 5 岁以下儿童死亡数}{某年某地活产数} \times 1000‰$

2. 婴儿死亡率 $= \dfrac{该年该地婴儿死亡数}{某年某地活产数} \times 1000‰$

3. 新生儿死亡率 $= \dfrac{该年该地新生儿死亡数}{某年某地活产数} \times 1000‰$

4. 5 岁以下儿童中重度营养不良患病率

$= \dfrac{该年该地 5 岁以下儿童体重 < (中位数 - 2SD) 人数}{某年某地 5 岁以下儿童体重检查人数} \times 100\%$

5. 儿童中重度贫血患病率 $= \dfrac{该年该地 6 月至 4 岁儿童中重度贫血患病人数}{某年某地 6 月至 4 岁儿童血红蛋白检查人数} \times 100\%$

【经验指导】

1. 5 岁以下儿童死亡数:指出生至不满 5 周岁的儿童死亡人数。满 5 周岁的儿童死亡不计在内。

2. 婴儿死亡数:指出生至不满 1 周岁的活产婴儿死亡人数。满 1 周岁的儿童死亡不计在内。

3. 新生儿死亡数:指出生至 28 天内(0~27 天)死亡的新生儿数。满 28 天死亡的新生儿不计在内。

4. 5 岁以下儿童营养评价

(1)评价标准:采用世界卫生组织(WHO)标准。

(2)资料来源:"六一"(夏季)前后,进行的儿童体检(横断面调查)。

5. 体重 < (中位数 - 2SD)的人数:对照 WHO 标准的体重参考值,计算该地区 5 岁以下儿童在该统计年度内至少有一次测量体重低于同年龄标准人群体重中位数减 2 个标准差的人数(低出生体重不包括在内)。

6. 儿童中重度贫血患病人数:在进行了血红蛋白检查的 6 个月至 4 岁(不满 5 岁)儿童中,发现患有中重度贫血的人数。中重度贫血的诊断标准为血红蛋白小于 90 g/L,检验方法为氰化高铁法,取血部位为左手无名指端。

六、母乳代用品销售管理

为保护婴儿身心健康,促进母乳喂养,根据《国际母乳代用品销售守则》,结合我国实际情况而制定。

【工作内容】

1. 县以上地方人民政府卫生行政部门是母乳代用品销售、进口的监督管理部门;工商行政管理、广播电影电视、新闻出版、国内贸易等部门及轻工总会,在职责范围内对母乳代用品的生产、销售、广告、宣传等进行管理。

2. 母乳代用品的生产、销售必须符合《中华人民共和国食品卫生法(试行)》、《婴幼儿食品国家标准》、《食品标签通用标准》以及国家有关法律、法规和规章的规定。

3. 母乳代用品产品包装标签上,应用醒目的文字标有说明母乳喂养优越性的警句;不得印有婴儿图片,不得使用"人乳化"、"母乳化"或类似的名词。

4. 生产者、销售者不得向医疗卫生保健机构、孕妇、婴儿家庭实施下列行为:(1)赠送产品、样品;(2)减价销售产品;(3)以推销为目的,向医疗卫生保健机构有条件地提供设备、资金、资料。

5. 县以上地方人民政府卫生行政部门及其指定的妇幼保健机构,负责提供关于婴幼儿喂养方面的资料或宣传材料。资料或宣传材料应包括以下内容:(1)母乳喂养的优越性;(2)母亲营养及如何准备和坚持母乳喂养;(3)添加辅助食品的适宜时间和方法;(4)需要时,说明母乳代用品的正确使用方法。未经各级卫生行政部门的批准,生产者、销售者不得擅自提供宣传材料或资料。

6. 禁止发布母乳代用品广告。

7. 禁止在广播、电影、电视、报纸、杂志、图书、音像制品、电子出版物等传播媒介上进行母乳代用品的宣传,包括播放、刊登有关母乳代用品的报道、文章和图片。

8. 医疗卫生保健机构及其人员应积极宣传母乳喂养的优越性,为孕妇、婴儿母亲和婴儿家庭提供母乳喂养的必要帮助与指导。

9. 医疗卫生保健机构、学术团体不得接受生产者、销售者为推销产品而给予的馈赠和赞助。

10. 医疗卫生保健机构应抵制母乳代用品生产者和销售者在本部门、本单位所做的各种形式的推销宣传。不得在机构内张贴母乳代用品产品的广告或发放有关资料;不得展示、推销和代售产品。

11. 医疗卫生保健机构及其人员不得向孕妇和婴儿家庭宣传母乳代用品,不得将产品提供给孕妇和婴儿母亲。对无法进行母乳喂养的婴儿,应由医生指导其喂养方式。

12. 生产者、销售者违反本办法规定的,由卫生行政部门根据情节,给予责令停止销售、责令收回所售产品、责令限期改进或处以三万元以下罚款的行政处罚。

13. 违反本办法规定,进行广告宣传的,由工商行政管理部门根据有关法律、法规规定予以处罚。

14. 医疗卫生保健机构或其人员违反本办法规定的,卫生行政部门可给予警告,没收非法所得,并处以罚款。

【经验指导】

1. 在中华人民共和国境内从事母乳代用品生产、经营的人员（下称生产者、销售者），均应遵守本办法。

2. 本办法所称母乳代用品，系指以婴儿为对象的婴儿配方食品，以及在市场上以婴儿为对象销售的或以其他形式提供的经改制或不经改制适宜于部分或全部代替母乳的其他乳及乳制品、食品和饮料，包括瓶饲辅助食品、奶瓶和奶嘴。

3. 辅助食品：指当母乳或婴儿配方食品不能满足营养需要时，适合作为这两者补充的任何食品，包括工厂制造的和家庭配置的。

4. 婴儿配方食品：指按照适用的食品标准法典的标准，经工业配置的能够满足四到六个月以内婴儿正常营养需要并适合其生理特点的母乳代用品。婴儿配方食品也可家庭自制，称之为"家制"婴儿配方食品。

5. 销售：指产品的推销、分发、出售、广告宣传、产品的社会联系和情报服务。

七、儿童喂养指导

【工作内容】

1. 小于4～6个月乳儿

（1）母乳喂养：一般健康母亲的乳汁分泌量常可满足4～6月以内婴儿营养的需要，采取按需哺乳的原则，母乳是婴儿最理想的天然食品。母乳不仅营养丰富，容易被婴儿消化吸收，而且含有多种免疫成分，母乳喂养的婴儿患病率较低；母乳喂养还具有经济方便、温度适宜、不易过敏和加快乳母子宫复原，增强母子间感情等优点。

（2）部分母乳喂养：比全人工喂养好但终究不如母乳喂养，如母乳分泌量不足时必须先尽量设法增加乳汁分泌和延长哺乳时间，不要轻易改为部分母乳喂养。小于6月婴儿采用部分母乳喂养时母乳喂养次数一般不变，每次先喂母乳，将乳房吸空，然后再补充乳品或代乳品，这样有利于刺激母乳分泌，外援的乳量按小儿食欲及母乳量的多少而定。若母乳充足而因故不能按时哺喂，可用乳品或代乳品代替一至数次母乳喂养，此时母亲仍应将乳汁挤出或用吸奶器吸空，以保持乳汁分泌，吸出的母乳如保持较好，煮沸后仍可哺喂。但奶瓶上橡胶乳头的空洞不宜过大，否则婴儿因能不费力地吸出乳汁，就会拒绝吮母乳，从而形成恶性循环。

（3）人工喂养：由于代乳品（除配方奶外）所含的营养素与天然的人乳有较大的差异，而且还要经过一定的消毒程序才能应用，故非万不得已不宜采用人工喂养。现有的牛乳制品及其他代乳品有：全脂奶粉、脱脂奶、蒸发乳、甜炼乳、酸牛奶、黄豆制品等，通过稀释、加糖、煮沸等配制。确需进行人工喂养的情况下，最好选择儿童配方奶粉，在根据乳儿每天所需的总能量和总量来计算每天奶量。

2. 大于4月的乳儿

单纯的母乳喂养不能满足其生长发育的需要，一般来说，当每日摄入的奶量达1 000毫升或每次哺乳量大于200毫升时，应添加辅食食品，以保障乳儿的健康。

（1）辅食添加原则：①从少到多，使婴儿有一个适应过程，如添加蛋黄，宜由1/4个开始，5～7天后如无不良反应可增加到1/3～1/2，以后还能增加到一个；②由稀到稠，如从乳类开始到稀粥,再增加到软饭;③由细到粗,如增加绿叶蔬菜应从菜汤到菜泥,乳牙萌出后可试食碎菜;④由一种到多种,习惯一种食物后再加另一种,不能同时添加几种;⑤应在婴儿健康、消化功能正常时逐步添加。

(2)添加辅食的顺序:①2～3月龄的婴儿,添加鲜果汁、青菜水和鱼肝油制剂,以供给Vit-A、C、D和矿物质;②4～6月龄的婴儿,用匙添加米糊、乳儿糕、烂粥、蛋黄、鱼泥、豆腐、动物血、菜泥、水果泥等,以补充热量,动、植物蛋白,Vit-A、B、C,铁、纤维素和矿物质等;③7～9月龄的婴儿,添加烂面、烤馒头片、饼干、鱼、蛋、肝泥、肉末等,以增加热能、动物蛋白质、铁、锌、Vit-A、B,并训练咀嚼功能;④10～12月龄的婴儿,添加稠粥、软饭、挂面、馒头、面包、碎菜、碎肉、豆制品,以供给热能、Vit-B、矿物质、蛋白质、维生素、纤维素,增强咀嚼。

3. 幼儿

推荐每日膳食摄入:①谷类100～250克;②奶类、奶制品350克和豆类及豆制品15～50克;③鱼、禽、肉类、蛋类50克;④蔬菜、水果类75～200克。

4. 学龄前儿童

饮食方式为三餐二点制,推荐每日膳食摄入:①谷类150～200克;②奶类奶制品200～300克和豆类及豆制品50克;③鱼、禽、肉类、蛋类100克和蛋类50克;④蔬菜、水果类150克。同时每周应进食一次猪肝或猪血及富含碘、锌的海产品。

5. 学龄期儿童

推荐每日膳食摄入:①谷类300～500克;②奶类奶制品300克和豆类及豆制品50克;③鱼、禽、肉类、蛋类100～150克和蛋类50～100克;④蔬菜、水果类300～500克。

第五节　集体儿童保健

一、托儿所、幼儿园卫生保健管理

为提高托儿所、幼儿园卫生保健工作质量,保证儿童的身心健康,特制定本办法。

【工作内容】

1. 托儿所、幼儿园园舍、桌椅、教具、采光、照明、卫生设施、娱乐器具及运动器械等必须安全并适合儿童健康发育的需要,符合国家规定的卫生标准和安全标准要求。

2. 各类托儿所、幼儿园必须设立保健室,并符合《保健室设备标准》。

3. 各类托儿所、幼儿园必须设立隔离室(收托儿童在70名以下的单位可设立隔离床),隔离室应配备相应的设施。

4. 托儿所、幼儿园必须根据接收儿童的数量配备儿童保健人员。

(1)日托儿童100名以下,全托儿童50名以下,设专职或兼职保健人员1名;日托儿童100～150名,全托儿童50～100名设专职儿童保健医(护)师(士)1至2名,以后每增加100名儿童,增设专职儿童保健医(护)师(士)1名。幼儿园依据劳动人事部、国家教委关于《全日制、寄宿制幼儿园编制标准(试行)》配备保健人员。

(2)医师应当具有医学院校毕业程度,医士和护士具有中等卫生学校毕业程度,或者取得卫生行政部门的资格认可。保健员应当具有高中毕业程度,并受过儿童保健培训。

5. 托儿所、幼儿园必须严格遵守卫生部颁发的《托儿所、幼儿园卫生保健制度》和有关规定。

6. 托儿所、幼儿园卫生保健工作包括:

(1)建立合理的生活制度,培养儿童良好的生活习惯,促进儿童身心健康。

(2)为儿童提供合理的营养。应为母乳喂养提供必要条件,有哺乳室的应设立奶库。及时添加辅助食品,确保儿童膳食平衡,满足其正常生长发育需要。

(3)建立定期健康检查制度,3岁以下儿童开展生长发育监测,并做好常见病的预防,发现问题及时处理或报告。

(4)完成计划免疫工作,预防传染病的发生,做好传染病的管理。

(5)根据不同年龄开展与其相适应的体格锻炼,增进儿童身心健康,增强抗病能力。

(6)制定各种安全措施,保障儿童人身安全,防止事故的发生。

(7)选择适合儿童身心发展和健康的儿童玩具、教具以及制作材料。

(8)做好环境卫生、个人卫生及美化绿化工作,为儿童创造安全、整洁、优美的环境。

(9)对儿童进行健康教育,学习自我保健的技能,培养健康的生活习惯。

7. 儿童入园所要求:

(1)儿童入园所必须经当地妇幼保健机构或当地卫生行政部门指定的医疗卫生机构进行健康检查,并填写健康检查表。

(2)对离开园所3个月以上或有肝炎接触史的儿童应检疫42天,经体检证实其健康后方能回班。

8. 托儿所、幼儿园工作人员健康要求:

(1)托儿所、幼儿园的工作人员每年必须在当地妇幼保健机构或当地卫生行政部门指定的医疗卫生机构进行一次健康检查,并填写健康检查表。

(2)工作人员体检合格,由健康检查单位签发健康证明后,方能上岗工作。

托儿所、幼儿园工作人员健康证明书由卫生部统一监制。

(3)患有国家法定传染病、滴虫性及霉菌性阴道炎、化脓性皮肤病、精神病的保教人员、炊事员不得从事保教工作、炊事员工作。

9. 托儿所、幼儿园从事炊事工作的人员应接受有关儿童营养及食品卫生方面的专门培训。

10. 托儿所、幼儿园应贯彻保教结合的方针,认真做好卫生保健工作,并将其作为园所评估的重要指标。

11. 对认真执行本办法,在托儿所、幼儿园卫生保健工作中做出显著成绩的单位及个人,由各级人民政府卫生行政部门和教育行政部门给以表彰和奖励。

12. 对违反本办法的,由卫生行政部门和教育行政部门视情节轻重,给予警告、限期整顿、停止招生、停止办园的行政处罚;情节严重构成犯罪的,依法追究刑事责任。

13. 小学附设学前班和单独设立的幼儿班(学前班)参照本办法执行。

【经验指导】

1. 本办法适用于所有招收0~6岁儿童托儿所、幼儿园。

2. 地方各级人民政府卫生行政部门主管辖区内托儿所、指导辖区内幼儿园的卫生保健管理工作。

3. 各级教育行政部门协助卫生行政部门检查、指导幼儿园的卫生保健工作。

二、托幼机构健康检查

【工作内容】

（一）婴幼儿健康检查

1. 新入园（所）的健康检查

（1）婴幼儿在入园前必须到当地妇幼保健机构或卫生行政部门机构指定的医疗卫生机构进行全身体格检查，经检查合格后才能入园（所）。健康检查表上的项目应填写完整正确，体检一个月内有效。

（2）婴幼儿入园（所）时应将健康检查表和预防接种证交幼儿园（托儿所）。

（3）对有传染病接触史的婴幼儿，必须经过医学观察，观察期满且无症状再作检查，正常者可入园（所）。

（4）婴幼儿转园（所），应凭原在园（所）的健康检查表和无传染病接触史的转园（所）证明。婴幼儿离开园（所）三个月以上，需重新体检后方可入园（所）。

（5）重先天性心脏病、裂腭、癫痫、中度以上智力低下（不适应集体生活不能接受教育）等疾患的儿童未矫治前不宜入园（所）。

（6）入园（所）体检时发现疾病应及时治疗，患营养不良、贫血等可以入园（所）后矫治，患传染病应隔离治疗，痊愈后凭医疗单位的证明后方可入园（所）。

2. 定期体格检查

（1）婴幼儿入园（所）后应定期体检，体检次数根据婴幼儿的年龄，一岁以内每季度一次，一岁至不满三岁每半年一次，三岁以上每年一次，每次应按常规进行全面体检。

（2）婴幼儿每半年测身高体重一次，每学期查视力一次，所有在园（所）的婴幼儿每年查血红蛋白一次。

（3）定期体检后要进行婴幼儿健康状况分析评价和疾病统计，发现疾病或缺点及时矫治。

（4）定期体检率的计算按每年"六一"前后的体检为准，新入园（所）未满一个月者可不列入应查人数之内。

3. 晨间检查

（1）配备必要的晨间用品（体温表、压舌板、电筒、常用外用药及纱布棉签、晨检牌、记录本等）。

（2）日托婴幼儿每天早晨进班前，全托婴幼儿每天起床后由保健员做晨间检查，检查步骤包括一问二摸三看四查，检查内容除观察婴幼儿精神、脸色、摸体温、询问在家健康状况外，还应根据婴幼儿的年龄、健康状况、传染病发病季节作有重点检查，如咽喉是否红肿、腮部有无肿大、皮肤有无皮疹、是否携带不安全物品等，对无异常者发给表示健康的牌子，让婴幼儿进班。

（3）发现异常情况要及时处理并记录，对有传染病或其他疾病可疑者，可由家长带婴幼儿去医院求诊,或留在观察室临时隔离观察。

(4)由保健员收下家长带来的药,核对姓名、药名、剂量、用药时间和方法,作好记录,按时给婴幼儿用药。

4. 全日观察

(1)保健员应每日上午、下午、晚间巡视各班级,向班上老师、保育员了解婴幼儿的健康状况,如有可疑或异常应及时处理。

(2)班内的保教人员应全日注意观察婴幼儿的精神、饮食、睡眠、大小便等情况,对有病和体弱的婴幼儿加强生活护理,发现异常情况立即与保健员联系并做好全日观察记录。

(二)工作人员健康检查

1. 托幼机构工作人员进园(所)工作前,工作后每年一次必须到本区(县)妇幼保健院(所)进行健康检查,检查项目按"托幼园、所工作人员健康检查表"规定的内容。工作人员体检合格,由健康检查单位签发"健康证明书"后方可上岗工作。

2. 患有国家法定传染病(包括急、慢性期)、滴虫性及霉菌性阴道炎、化脓性皮肤病的工作人员,在患病期间不得在托幼机构工作,经治痊愈后,持医院或防疫部门的检查证明,方可恢复工作。

3. 患精神病,HBsAg 阳性,有严重生理缺陷者不可在托幼机构工作。

4. 发现工作人员患传染病疑似病例未确诊和排除前,以及病原携带者应暂时调离托幼机构,疑似病人在排除患传染病后,病原携带者经治愈后,持医院或防疫部门证明才可恢复工作。

5. 工作人员有传染病密切接触史,须向园(所)负责人报告,暂时调离岗位接受医学观察,观察期满且无症状再作检查,正常者可恢复工作。

6. 工作人员患急性菌痢后必须隔离全程治疗,于症状消失后继续服药 3 天,并在停药后第五天起进行粪便培养 2 次,结果阴性者解除管理;对慢性病人在复发期必须全程治疗,症状消失后继续服药 3 天,于停药后起粪便培养连续 3 次(每次间隔 1 周)均为阴性,方可解除管理;对志贺氏 Ⅰ 型病人必须全程治疗,于症状消失后继续服药 3 天,并在停药后第 5 天起连续粪检阴性,可解除管理。解除管理后,应隔季度做一次粪便培养,进行复查复治工作。

7. 工作人员患急性肝炎应立即隔离治疗,隔离期满,治疗后临床症状消失,肝功能正常,无明显体征,同时每隔 2 个月作一次肝功能检查,连续 3 次正常,由医疗机构出具证明方可恢复工作。慢性肝炎患者应调离托幼机构。

三、托幼机构膳食营养

【工作内容】

1. 制定计划

膳食计划既要保证婴幼儿营养需要,又要兼顾膳费标准。

2. 编制食谱的原则

(1)根据季节制定适合婴幼儿年龄的食谱,一般可分为三个年龄组,即一岁以内、1～2岁、3～6岁,最好用带量食谱,力求做到平衡膳食。

(2)要求每周编食谱一次,把婴幼儿一日所需营养素合理分配在各餐中,各餐热量分配比例为早餐包括早点 25％、午餐 35％、晚餐包括午点 40％。保证婴幼儿摄入足够的热量和各种营养素。

(3)食物品种搭配多样化,选用适合幼儿消化功能的新鲜质好的食品,避免吃过粗过硬过油有刺激的食品。

3. 合理烹调

(1)食物烹调注意色、香、味、形,讲究烹调技术,尽可能保存食物中的营养素,减少维生素损失,食物外形美观能增进食欲。

(2)2 岁以下小儿的食物以切成碎末或泥煮烂为宜。2～3 岁小儿的食物应切细丝、小片、小丁,去骨、去刺煮软,硬果类食物如豆、花生应磨碎。3～6 岁小儿的食物可以切成较大块,从去骨过渡到带较大的骨或刺。

(3)食物不宜过咸,2～6 岁一日膳食中食盐量以 2.5～4 克左右为宜,少吃咸蛋、咸菜等。

(4)根据季节变化,冬季可多用高热能的食物,夏季应多用清淡爽口的食物。

4. 膳食调查

(1)常用的膳食调查方法有记账法、称重法。一级园、所及有条件的二级园、所应每月一次用记账法作膳食调查,必要时可用称重法作对照。

(2)膳食调查中发现的问题,应在儿保医生的指导下不断改进。

5. 平衡膳食标准

(1)热能推荐摄入量(RNI)90％～100％,蛋白质推荐摄入量(RNI)80％～110％。

(2)三大营养素热量占总热量的百分比:蛋白质 12％～15％,脂肪 25％～30％,碳水化合物 50％～60％。

(3)动物性食物及豆类蛋白质占总蛋白质≥50％。

(4)动物性食物及豆类供给的热量占总热量≥20％。

(5)Zn、Fe、Ca、维生素 A 达到 80％以上,钙、铁、锌、维生素 B_1、B_2、C 均应达到 80％以上。

四、膳食调查

【工作内容】

1. 调查方法

(1)称重法:实际称量各餐进食量,计算实际摄入量。查"食物成分表"得出今日主要营养素的量(人均量)。通常应按季节、食物供给不同每季度测一次。调查需准备表格、食物成分表、计算器、秤(称食物、器皿重)。称重法的优点是准确,但较复杂,调查时间较长(3～4日)。多应用集体儿童膳食调查,也可据调查目的选择个人进行膳食调查。常以平均数法分析结果,即从每日摄入食物种类、数量计算各种食物中某营养素的总量,用日人数算出人平均摄入量。日人数为三餐人数的平均数。(注:如三餐就餐儿童数相差太大,应按日人数计算出人平均摄入量。日人数＝早餐主食量/早餐人数＋中餐主食量/中餐人数＋晚餐主食量/晚餐人数。)

(2)询问法:多用于个人膳食调查,采用询问前 1～3 日进食情况进行计算。询问法简单,易于临床使用,但因结果受被调查对象报告情况或调查者对市场供应情况以及器具熟悉程度的影响而不准确。使用频数表、询问表分类询问,可增加结果的可靠性。计算与结果分析同称重法。

(3)记账法多用于集体儿童膳食调查,以食物出入库来量算。记账法简单,但结果不准确,要求记录时间较长。计算与结果分析同称重法。

2. 膳食评价

(1)营养素摄入

当能量摄入>85%RNI或AI时,显示能量摄入足够,<70%说明能量摄入不足;

当蛋白质摄入>80%RNI或AI时,显示蛋白质摄入足够,<70%说明蛋白质摄入不足;

优质蛋白应占膳食中蛋白质1/2以上;

矿物质、维生素摄入应>80%RNI或AI。

(2)宏量营养素供能比例

膳食中宏量营养素比例应适当,即蛋白质产能应占总能量的10%～15%,脂类占总能量的20%～25%,碳水化合物占总能量的50%～60%。

(3)膳食能量分布

每日三餐食物供能亦应适当,即早餐供能应占一日总能量的25%～30%,中餐应占总能量的35%～45%,点心占总能量的10%,晚餐应占总能量的25%～30%。

【经验指导】

1. 膳食调查是营养调查的基础,要了解不同地区、不同生活条件下某人群或某个人的饮食习惯及存在的主要问题。

2. 从体格测量、临床体征检查和营养状况的实验室检验等结果,评定其膳食对儿童生长发育的影响。

五、托幼机构营养室卫生

【工作内容】

1. 营养室环境及设备要求

(1)托幼机构应设立营养室,并有专人负责管理儿童的膳食。营养室应儿童专用,不能与职工或其他人员混用。

(2)营养室的环境应符合卫生要求,严格与厕所、秽物堆集地分开。每天小扫除一次,每周彻底大扫除一次,做到布局合理,整洁、无害。

(3)营养室内应光线充足,空气流通,装有防蝇防鼠设备,灶台、桌子、墙壁要易于刷洗。

(4)室内设备安排要便于工作,操作时采取流水作业,生熟食物分门进出,应设有熟食间(橱),做到从生到熟一条龙。如条件有限,最低限制也要把营养室分成生熟两部分,避免交叉污染。

(5)桌面、餐具橱保持清洁,食具应放在密封的柜橱内。冰箱内生熟食物应分开放,冰箱定期擦洗。升降机应定期擦洗,用前消毒。

(6)营养室内需有专用的淘米洗碗池、蔬菜池、荤菜池、污水池,保持下水道通畅。

2. 营养室工作人员基本要求

(1)营养室工作人员必须每年进行健康检查,持食品从业人员的健康证上岗工作。

(2)营养室至少应有一名经过专业培训的营养人员,专职负责,其他营养员必须经过上岗业务培训,营养室人员应相对稳定。

(3)营养员应注意个人卫生,做到"三白"(工作服白、工作帽白、口罩白),"四勤"(勤洗头理发、勤洗澡、勤换衣、勤剪指甲),工作前及便后要用肥皂流动水洗净。

(4)营养员应严格掌握饮食卫生要求,学会制定每周食谱和膳食的经济核算,非营养室用品不能放入营养室内。

3. 管理制度

(1)膳食应有专人负责,成立膳食管理委员会,定期研究膳食情况,总结经验,及时解决问题,不断提高儿童膳食的质量。

(2)膳食费应专用,计划开支,合理使用,收支平衡。

(3)根据季节供应情况,制定适合各年龄组儿童的食谱。

(4)食品由专人按实际需要采购,采购食品应新鲜优质,每天由专人验收生、熟食品,并建立验收簿。

(5)生食品验收后入库,库存不宜过多,各类食品应按需要量领取,每月底盘存。库房由专人保管,建立出入库账目。库房保持整洁干燥,各种盛器需加盖。过保质期的食品不得食用。

(6)准确掌握儿童出勤,做到每天按人按量供应主副食品。

(7)各种膳食烹调后,由专人检查质量,合格后根据各班用膳人数发出,营养员应到各班了解儿童用膳情况,听取对膳食的意见。

(8)保健人员(或营养员)应定期进行膳食营养调查,一般可用记账法,必要时可用称重法对照。

(9)每天按时开饭,保证儿童每次进餐时间不少于30分钟。

(10)全营养管理的各项制度,包括操作制度、核算制度、卫生制度等。

4. 饮食卫生

(1)严格执行《食品卫生法》。食具、餐具、饮具、熟食盛器等必须按规定进行消毒处理,接受卫生防疫部门对消毒食具的采样测定,应达到卫生要求。

(2)营养室所有用具及食物必须生熟严格分开放置。

(3)食具及熟食盛器一餐一消毒并定期擦洗,揩布及清洁工具应专用,揩布每天消毒一次,消毒后的食具应放妥,免受污染。

(4)不买加工变质的食物。食品要烧熟煮透现烧现吃。买来的熟食应回锅烧透后再吃。不吃隔夜剩饭菜。买来的豆浆、牛奶要煮沸后食用。豆浆精、豆粉要溶解煮沸后食用。不供应生冷拌菜,防治食物中毒及肠道传染病的发生。

(5)水果应剥皮或削皮后吃。

(6)不得使用糖精、香精、色素添加剂制作糕点或清凉饮料。

(7)熟食品及饮料等不能直接存放在塑料桶或铅桶内。

(8)开饭或点心前,工作人员和婴幼儿应用肥皂流动水洗净双手,餐桌应用消毒液消毒。

(9)营养员上灶前及接触熟食前必须用肥皂流动水洗手,并戴口罩帽子。不留长指甲,不涂指甲油,不戴戒指,不抽烟。入厕所前脱工作服,便后用肥皂洗手,做到操作卫生,尝味用勺,取熟食用食品夹或筷子。

【经验指导】

1. 创设整洁舒适、安静优雅富有童趣的进餐环境,使幼儿情绪愉快。

2. 保教人员做好餐前准备,态度耐心和蔼,关心每个幼儿的进餐情况,纠正挑食、偏食的不良习惯,对食欲差进食慢的幼儿要鼓励帮助,让幼儿爱吃、愉快地吃。

3. 培养幼儿独立进餐的能力和文明良好的饮食习惯。

4. 按时开饭,进餐时间不少于 30 分钟,两餐间隔 3～4 小时,早点和午餐至少隔 2 小时。

六、托幼机构消毒隔离管理

【工作内容】

1. 基本卫生要求

(1)应设置保健室,有专人负责卫生保健工作(托儿在 50 人以下的可以兼职)。

(2)根据本单位条件建立隔离室或观察床(寄宿制幼儿园、托儿所必须建立隔离室),作为疑似传染病患者临时隔离观察之用。

(3)幼儿园、托儿所工作人员,应每年进行健康检查,患急慢性传染病(包括疑似病人)、病原携带者不可从事直接接触食品、食具和婴幼儿的工作。痊愈后,持县(区)以上医疗机构的健康证明方可恢复工作。

(4)儿童在入园、入托前必须进行健康检查,经检查合格后才能入园(所),在园(所)儿童应定期进行健康检查。

(5)持有接种合格的儿童方可办理入园、入托手续。

(6)必须建立严格的晨间检查和全日健康观察制度、健康检查制度、消毒隔离制度以及缺席儿童家访制度等。

(7)班级内发生传染病人时,应做好传染病登记报告工作,及时向托幼机构所在地的卫生防疫站、妇幼保健所报告,并及时隔离病人。对患儿所在班级进行医学观察,在观察期间不得并班和接受新生。

(8)工作人员家中发现传染病人时,应及时报告园(所)领导,必要时暂时调离接触食品和儿童的工作。幼儿家中发现传染病人的,要及时报告园(所)领导并加强对该儿童的观察。

2. 消毒隔离工作的要求

(1)保健教师必须接受市、区、县卫生防疫机构消毒灭菌技术的培训,经考核合格发给合格证书。

(2)保健教师负责本园(所)消毒隔离工作和班级内、营养室消毒工作的技术指导。

(3)托幼机构的餐具、毛巾、玩具和室内空气等必须按规定定期进行消毒处理,并达到以下卫生要求:①班级内空气细菌菌落总数≤2 500 cfu/m³;②环境、玩具、手表面的细菌菌落总数均应≤15 cfu/cm²,并不得检出大肠菌群与致病微生物;③食具、餐具饮具、熟食器具等表面细菌菌落总数均应≤10 cfu/cm²,并不得检出大肠菌群与致病微生物;④使用中的消毒液细菌菌落总数应≤250 cfu/mL。

(4)托幼机构内发生传染病人时,应根据不同病种及时严格地做好消毒隔离工作。

(5)接受卫生行政部门的监督管理和所在地卫生防疫机构的业务指导及每年 2 次的监测。

3. **营养室消毒卫生工作要求**

(1)营养室布局应合理、整洁、无害。抹布与清洁工具要专用。桌面、餐具橱保持清洁，食具做到一餐一消毒，非营养室人员及用品不得入内和存放。

(2)工作人员应做好个人卫生，认真做到"三白"、"四勤"，工作前及便后要洗手。

(3)食品进货要有验收制度，做好食品保质、保鲜工作。生熟食品必须分开存放。食品要烧熟煮透，现烧现吃，隔餐的食物要回锅，不吃隔夜的剩菜剩饭。食具盛器(如菜刀、砧板等)必须生熟分开，熟食盛器使用前需消毒放妥。不得供应生冷拌菜。

(4)有条件的托幼机构和新建、改建、扩建的单位应设立熟食间。小型托幼机构要有熟食橱。

4. **隔离观察室消毒要求**

(1)隔离观察室不得设在紧靠教室和营养室的房间及儿童易到达的场所。

(2)室内不能同时隔离两个以上病种的病人。患儿离室后彻底消毒。

(3)隔离室需配备下列物品:隔离衣(或以专用工作服代替)、体表、压舌板、注射器、面盆、毛巾、肥皂、手电筒、便器、消毒药物、清洁用具、病情记录本等。

(4)室内一切物品用具必须专用，并按要求进行消毒，使用后未经消毒的物品不得带至室外。

(5)隔离观察室应有专人负责，做好观察护理及消毒工作，并作好记录。

(6)进入隔离观察室的工作人员必须穿隔离衣，出室时脱下挂在规定处，并做好手的消毒。

5. **发生传染病人的消毒要求**

(1)发生传染病人时要做好发病登记，立即隔离传染病(或疑似)患者，并安排好去医院就诊。对发病班级做好终末消毒，对同班儿童、保教人员要医学观察。在观察期间如出现新病例，应从最后一例起重新观察至期满。在医学观察期间，各种物品的消毒按要求进行。

(2)发生肠道传染病病人班级的餐具应与其他班级分开消毒和存放，并做好清洁工作(食具先消毒后清洗，再消毒)。

七、托幼机构合格保健室卫生

【工作内容】

(一)室内条件

1. 保健室面积日托园、所不少于 6～8 平方米，全托园、所不少于 10 平方米。

2. 观察室面积不少于 4 平方米。

3. 全托园、所隔离室至少应有两间，每间面积不少于 4 平方米。

4. 保健、隔离室内各设流动水池一个，室内有电源。

5. 保健、观察、隔离室不设在紧靠活动室或营养室的房内和婴幼儿易到达的场所。

6. 室内光线明亮，空气流通，保持整洁。专室专用，各项保健制度上墙。

（二）设备及药品

1. 保健室

（1）一般设备：桌椅、药品柜、保健资料柜。

（2）体检设备：杠杆式体重秤、身高坐高计（三岁以上用）、卧式身长计（三岁以下用）、对数视力表及灯箱（三岁以上用）。

（3）消毒设备：紫外线灯、常用消毒剂、测试纸、量杯。

（4）常用医疗器械：镊子、剪刀、弯盘、听诊器、体温表、手电筒、压舌板、软皮尺、牙模等。

（5）敷料：护创膏、纱布、棉球、棉签、橡皮膏。

（6）常用外用药：红药水、紫药水、75％酒精、双氧水、金霉素眼膏。

（7）常用内服药：小儿退热片、双黄连、食母生、双黄连口服液、口服补液盐、感冒冲剂。

（8）其他：开塞露、安乃近栓。

全托园、所应增加电冰箱、消毒锅（柜）、血压计、急救药、注射器。

2. 观察室

（1）设备：桌椅、儿童床、柜。

（2）物品：儿童专用便器、玩具、被褥等。

3. 隔离室

（1）设备：桌椅、儿童床、柜。

（2）专用物品：隔离衣、体温表、压舌板、手电筒、面盆、毛巾、肥皂食具、便器、消毒剂、清洁用具、病情记录本、玩具、被褥等。

（三）保健人员

1. 保健人员应具有卫生中专以上学历或高中毕业学历，经过儿童保健专业知识培训，持任职资格证上岗，定期参加复训。全托园、所应配医（护）师（士）。

2. 婴幼儿人数与保健人员数比例应符合管理要求，每增加婴幼儿100名则可增加保健人员1人

3. 有良好的职业道德，身体健康，能正常工作。

4. 工作有计划有总结，能参与有关卫生保健的科研与调查，写专题总结。

（四）卫生保健管理

1. 园、所领导有专人分管卫生保健工作，了解卫生保健知识及本园卫生保健工作的情况。

2. 园、所上按保健员操作常规考核保健人员的工作并有记录。

3. 园、所环境安全卫生，无污染、无噪音，有绿化。

4. 园、所房屋、家具、设施、设备、教玩具、运动器具符合安全卫生要求。

5. 保健人员协助园、所领导检查指导岗位人员做好卫生保健工作，重点检查保育员、营养员按常规操作的情况并有记录。

八、托幼机构疾病预防与管理

【工作内容】

1. 传染病的预防与管理

(1)采取早预防、早发现、早隔离、早治疗等综合措施。督促家长按儿童年龄及季节完成防疫部门规定的免疫接种。

(2)控制传染源：①根据传染病流行病史、临床表现和实验室检查对病人及早作出正确诊断和及时治疗，采取有效措施隔离病人，及时登记上报。病原携带者亦应及时隔离并治疗。②对接触者进行医学观察及适当管理，在观察期内不并班、不升班、不收新生、不转托幼园、所。

(3)切断传播途径：①对托幼机构的环境及各种物品进行终末消毒或随时消毒，以杀灭可能存在的病原体；②针对传染病的传播途径，采取有效措施，如加强饮食卫生以防消化道传染病，消灭蚊子等媒介昆虫以预防虫媒传染病，保持室内空气流通或进行空气消毒以预防呼吸道传染病等。

(4)保护易感儿童：①掌握易感儿名单，传染病流行季节加强晨间检查及全日观察，并采取必要的预防措施，如被动免疫或药物预防；②合理安排婴幼儿生活，提供平衡膳食，加强户外锻炼，提高婴幼儿对疾病的抵抗力。

2. 多发病的预防与管理

(1)婴幼儿常见的呼吸道、消化道疾病及佝偻病、营养不良、营养性贫血等，应列为多发病防治的内容。对反复呼吸道感染、佝偻病、营养不良、贫血等患儿作为体弱儿，建立专门档案，加强管理。

(2)保健员及保教人员对体弱儿的生活、保健、营养、护理及治疗等要全面关心负责，给以必要的照顾，如适当增加营养及睡眠时间，给予必要的药物治疗，每季度做一次全面检查等，认真做好个案记录，按病种做好小结。

(3)向家长宣传体弱儿保健护理知识，要求家长积极配合。

【经验指导】

全托园、所急救药主要备退热、止痉、抗过敏、抗菌素四类药，可适当选用。

九、儿童体格锻炼的卫生保健

【工作内容】

1. 要创造条件，充分利用日光、空气、水等自然条件锻炼婴幼儿的体格。

2. 在正常气候条件下，应保证婴幼儿充足的户外活动时间，每天1~2小时。加强冬季锻炼。

3. 要有组织地经常开展适合婴幼儿身心特点的游戏及体育活动，要重视2岁以下婴幼儿的体格锻炼，每天给婴儿做1~2次体操或活动性游戏。

4. 按婴幼儿的年龄特点和体质安排锻炼内容，掌握适当的运动量，不强求一律。锻炼的时间应由少到多，动作由简单到复杂，循序渐进，逐步提高运动强度。

5. 按婴幼儿年龄制定锻炼计划。锻炼前应做好活动场地、器械、婴幼儿穿着等准备工作。锻炼过程中应注意保护婴幼儿的安全，做好保育护理，观察婴幼儿的反应，出现异常情况立即停止锻炼及时处理。锻炼结束后应观察婴幼儿精神、食欲、睡眠等情况，保证水的供给。

6. 遵守合理的生活作息制度，注意锻炼与保健、营养、护理的结合。对体弱的婴幼儿要给予特殊的照顾,婴幼儿有病时暂停锻炼。

十、托幼机构嬉水池卫生管理

【工作内容】

（一）新建嬉水池的要求

1. 地点选择

新建嬉水池的地势要高,池底下面不应有污水管,避免有害气体与污水的污染。

2. 建筑设施

(1)池深以不超过1米为宜,为了便于冲洗池内,坡度不应超过2%。

(2)池的墙壁及池底表面应平整、光滑,不透水,四周的墙角及底角以圆形为宜。为了便于池身清洁及保持池水清洁,池底宜用黑白马赛克铺成底线以利于观察池底情况。

(3)沿池周围有20～30厘米宽,高出池外面10厘米的墙沿,墙沿外有向外稍倾斜的路面。要有排水沟通向下水道,便于冲洗,避免池外污水污染水池的水质。

(4)池内进口处最好有2～3级台阶,并设有扶手,便于会走路的儿童自己练习上下水池。沿池可装扶手及水下石凳,便于儿童扶手或休息。

(5)在水池附近要有脚部清洁池,设有淋浴设备,供儿童在进池前清洁用,避免污染池水。

3. 水池面积

一般根据托幼机构的客观条件,按收托婴幼儿的年龄及人数而定。婴儿嬉水池以10平方左右,幼儿嬉水池以20～30平方米为宜。水池过小影响水质清洁,过大不易管理。

4. 池水进出

进水口在池水上端,出水口应在池底最深处,出水口至少大于进水口之四倍,以保证排水通畅。

（二）经常性卫生要求

1. 水质

(1)按照游泳池的要求,嬉水池的水应符合饮用水的水质标准,一般可用清洁的自来水。定时测剩余氯,人工加氯保持在0.5 mg/L之间。pH值应在6.5～8.5之间。细菌检验在摄氏37 ℃培养24小时每毫升菌数不应超过1 000个,在1 000毫升水中大肠杆菌应＜18个。

(2)池水清洁度目测以池底黑白线明显可见为准。池水每天至少全部换水一次,一天内多次使用应每4小时部分换水一次,保持水质清洁。

(3)水池每天换水时要进行清刷,脚部消毒池每4小时部分换水一次,保持水质清洁。

2. 水深标准

池水深度根据儿童年龄特点及嬉水要求而定,一般涉水时,水深20～25厘米,而嬉水游泳时水深以不超过小儿腰部为宜。

3. 水温

婴儿嬉水池水温一般随气温而定。以温水为宜,从37.5 ℃开始逐渐下降,不低于28～30 ℃,幼儿不低于25～28 ℃。

4. 参加嬉水人员健康状况

(1)下水儿童(包括保教人员)除经过定期体格检查外,每次下水前需要了解健康状况,有与急性传染病密切接触者,及慢性病恢复期、皮肤病、沙眼、中耳炎、结膜炎等患者不应参加集体嬉水活动。凡当天发现感冒、腹泻或病后恢复期者也不宜下水。

(2)家长不同意或儿童不愿下水者也不要勉强。

(3)体弱儿童应个别照顾,根据气温控制下水时间。

5. 婴幼儿嬉水

(1)下嬉水池的婴儿,一般要在六个月以上,凡不能独立行走的,均要用气圈,气圈大小要适宜,要有保教人员专门照顾。六个月以下婴儿下水要由保教人员在水中托、举嬉戏。不可单独放在气圈上,以保证安全。

(2)儿童下水前必须小便,婴儿做好臀部清洁,由成人抱入池中,幼儿走过含氯脚部清洁池后才能下水。

(3)下嬉水池的儿童要穿短裤,不可光身。嬉水后要换干净衣裤。

(4)嬉水池使用时间一般在进食前后一小时许,不宜在刚进食或空腹时下水。

(5)下水前必须活动四肢。下水后先轻轻泼水,再进行各种嬉水活动。

(6)儿童在水中嬉水时间根据当日气温、水温及小儿的年龄和情绪灵活掌控,注意个别差异。一般不超过20～30分钟。避免疲乏。

(7)每次嬉水活动必须自始至终有本班保教人员带领和密切观察,并随时请点儿童人数。

(8)以小年龄先用为宜。

(9)游泳后,出池应滴眼药水,预防眼病。

6. 嬉水池容纳人数

每次进池儿童数以有利于保持水质的清洁为原则。平均不低于每人1立方米左右,人数多时可以分批下水。

7. 管理人员职责

(1)保健员负责管理嬉水安全、卫生工作,进行水质余氯及水温测定(要做记录),指导定期换水,准备急救药品,掌握基本急救方法,确保儿童嬉水安全卫生。保健员要熟练掌握溺水急救方法,若发生意外,应作紧急处理后急送医院抢救。

(2)各班下水人员要求:①为保持池水的清洁卫生,便于照顾儿童,下池工作人员宜穿西式短裤。②下水前需进行必要的清洁,走过含氯脚部清洁池。禁止在池中及池边吐痰、擤鼻涕及穿塑料鞋,严防水质污染。③带班下水人员前必须切记下水儿童人数,随时注意清点,不得大意。④发现情况及时处理,如发现儿童情绪不好,不喜欢玩,应立即抱离池加强观察。⑤发现异常及时处理,一旦发生吃水、呛水情况必须立即处理。

十一、托幼机构安全工作管理

【工作内容】

(一)园、所建筑及设备

1. 托幼机构的房屋不宜超过三层,应远离公路、马路、河塘、农药仓库和厕所,农村房前屋后的水井、水缸、粪缸均应加盖。

2. 户外活动场地应平整,无碎石沙瓦垃圾,最好是草坪或泥地。室内地面最好铺地板,水泥地面应铺地毯。盥洗室地面应用防滑建筑材料。

3. 家具用具以木质为宜,表面平坦光洁,中间不设横向栏杆,以免幼儿攀登。

4. 楼梯应有儿童扶手,并铺有防滑垫。

5. 电器设备:插座应安置在1.6米以上儿童摸不到的地方,电线不暴露在外,电器设备应经常检查及时整修。电热器、火炉、风扇使用时应有安全措施和防护设备。

(二)生活环节

1. 热水瓶、热的锅、火柴、刀、剪等生活用品应放在儿童取不到的地方。

2. 每日儿童来园、所前应检查室内外设备、环境有无不安全因素。晨检时了解儿童的健康状况,是否携带不安全物品。

3. 食物要新鲜卫生,烧熟煮透,不吃隔夜或变质过期的食物,加强食品卫生管理,防止发生食物中毒。幼儿在磨牙未完全萌出前,3岁前不应吃整粒的瓜子、花生、豆及带刺带骨带核的食物。进食时,食物温度适中,培养幼儿细嚼慢咽的习惯。吃时不嬉笑不催促硬塞,咽下最后一口才离开座位。对喂养的小儿勿过快,哭闹咳嗽时不喂。

4. 儿童床应有床栏,睡眠前检查小儿口腔不含留食物,睡眠时保教人员应巡回观察,如有异常情况及时采取措施。

5. 漱洗如厕应分组有秩序地进行,避免推撞碰跌,盥洗室应保持地面干燥。洗手、沐浴时先放冷水再放热水,水温适宜。

6. 凡小儿曾发生过不明原因的晕厥、抽搐或其他严重症状,要在查明病因后根据医嘱才能来园、所。

(三)室内、外活动

1. 给儿童选择玩具除了根据年龄特点外,还应符合安全卫生要求,不给小儿玩体积太小、锐利、带有毒性物质的玩具及物品,也不能给小儿玩耍易燃易爆物品。

2. 大型物品器具和滑梯、跷跷板、攀登架等应放在草坪或塑胶地坪上,并有安全防护装置,定期检查是否牢固,有无损坏,损坏后要停止使用及时维修,玩耍时要有成人在旁照顾。

3. 活动内容适合小儿年龄的特点,保持良好的秩序,尤其对好动、顽皮的小儿和体弱的小儿要多照顾,防止摔倒、碰伤、争夺玩具等现象,活动时保教人员不可离开小儿。

4. 户外活动前应检查场地和活动器具是否安全,并检查小儿鞋带裤子是否系好。小儿上楼时保教人员随后,下楼时保教人员领先,扶好扶手。

5. 外出活动应清点儿童人数,勿使失散。穿越马路应阻拦来往车辆。乘车时要教育小儿拉紧把手,不把头伸出窗外,不站在"香蕉座"旁。

6. 嬉水游泳水深不超过小儿腰部,每次嬉水必须有保教人员带领,自始至终密切观察并随时记录清点儿童人数。下水前让幼儿活动四肢,每次嬉水时间不超过30分钟。

(四)安全教育

1. 对成人的教育

(1)教育成人在照顾儿童时必须做到放手不放眼,放眼不放心,凡孩子活动的环境都应有安全设施。

(2)成人应态度和蔼动作轻柔,严禁威胁恐吓强行拉扯,体罚或变相体罚。

（3）各种物品应放在固定安全的地方，防止小儿接触烫和可能伤害小儿的物品。药物应妥善保管，内服药、外用药应有明显标签，放在小儿拿不到的地方，消毒药品、灭鼠杀虫剂、农药应上锁。给小儿用药时，事先必须认真反复核对无误。

（4）普及各种常见意外事故的急救知识和技能。

（5）健全园、所安全制度、交接班制度和接送制度，防止小儿走失和被冒领。

2. 对儿童的教育

（1）婴儿期：培养安全的习惯，不能给婴儿玩细小的颗粒状物品，以免异物吸入气管。婴儿应独睡，小儿至少与母亲分被睡，头边勿放小毛巾等物。切忌边睡边哺乳，以防窒息。

（2）幼儿期：要注意安全行为的教育，如不爬高不玩火，以免发生跌伤、烫伤。

（3）学龄前期：培养儿童安全的意识，并训练儿童对意外事故的防备能力，知道什么是安全的，什么是不安全的，后果会如何。

十二、托幼机构传染病报告管理

【工作内容】

1. 传染病报告病种

《中华人民国和国传染病防治法》规定的甲、乙、丙类病种：

甲类传染病：鼠疫、霍乱。

乙类传染病：传染性非典型肺炎、艾滋病、病毒性肝炎、脊髓灰质炎、人感染高致病性禽流感、麻疹、流行性出血热、狂犬病、流行性乙型脑炎、登革热、炭疽、细菌性和阿米巴性痢疾、肺结核、伤寒和副伤寒、流行性脑脊髓膜炎、百日咳、白喉、新生儿破伤风、猩红热、布鲁氏菌病、淋病、梅毒、钩端螺旋体病、血吸虫病、疟疾。

丙类传染病：流行性感冒、流行性腮腺炎、风疹、急性出血性结膜炎、麻风病、流行性和地方性斑疹伤寒、黑热病、包虫病、丝虫病、除霍乱、痢疾、伤寒和副伤寒以外的感染性腹泻、手足口病。

另外，水痘、脓疱疮、集体性食物中毒也应报告。

2. 报告对象：托幼机构的儿童和工作人员。

3. 报告时间：发现甲类传染病或疑似病人，应立即先用电话报告市、区（县）卫生局、防疫站、妇幼保健所，然后填写传染病报告单，在法定时间（城镇6小时，农村12小时）内报有关单位。发现乙类、丙类传染病病人，应及时填写传染病报告单，在法定时间（城镇、农村24小时）内报出。

4. 报告办法

托幼机构如发现上述病种传染病嫌疑，应经医师确诊后填写三联传染病报告单及时上报，一联报区（县）妇幼所，一联报地段医院或乡卫生院，一联留在托幼机构，以备日后统计核对之用。区（县）妇幼所应每月与本区（县）防疫站核对托幼机构传染病发病情况，避免漏报，并填写托幼机构传染病月报表，于月终后10天内报市儿童保健所。发生传染病爆发应附调查报告。不属法定传染病，但连续发生3例以上应向区（县）妇幼保健院所及疾控中心报告。

5. 传染病管理

（1）托幼机构的保教人员要认识加强托幼机构传染病报告和管理工作的重要性，熟悉传染病报告和管理要求,应有专人(保健员)负责本园、所内传染病报告、登记、统计、分析和管理工作,负责本园、所消毒隔离工作和班级、营养室的消毒技术指导。

(2)托幼机构平时应做好晨间检查、全体观察、家访、预防性消毒卫生工作。发生传染病后应立即隔离传染病患者,做好切断传播途径和保护易感儿工作。患儿所在班级进行医学观察,在观察期间不得并班和接受新生儿童。按《托幼机构消毒隔离工作常规》的要求,对环境和各种物品做好传染病终末消毒和医学观察期间的消毒工作。应配合防疫部门和儿保部门进行流行病学调查和疫点处理。在传染病医学观察期间,如有新病例出现应从最后一例算起重新观察至期满。

(3)托幼机构的儿童患了传染病,应做好消毒隔离工作,并做好传染病登记及复查复治工作。但在潜伏期间该小儿发病时未到托幼机构的,不作托幼机构病例。患儿返园、所时,应检查其是否持有医学机构出具的证明。

(4)托幼机构工作人员发生传染病后应按要求做好传染病管理。患者患病期间(急慢性)不得在托幼机构工作。工作人员痊愈后返园、所工作时,须持有医疗机构出具的允许返园、所工作的证明。

十三、托幼机构保健资料管理

【工作内容】

1. 出入(园)所儿童基本情况登记。
2. 托幼机构工作人员基本情况。
3. 晨间检查及全日观察异常情况记录。
4. 观察室记录。
5. 每周菜谱登记。
6. 缺席儿童情况登记表。
7. 历年入托(园)儿童年龄分布,包括历年工作人员专业程度分布。
8. 每年年底填写,儿童人数及工作人员人数均以12月底在册人数为准。
9. 历年工作人员健康检查情况汇总。
10. 历年儿童体重、身高评价汇总(除外肥胖儿)。
11. 儿童血色素检查结果分析。
12. 历年儿童体检、常见病患病及矫治情况汇总。
13. 历年事故汇总分析。
14. 传染病、食物中毒发病情况汇总。
15. 菌痢复查复治情况汇总。

【经验指导】

1. 托幼园、所应按常规及时准确地做好保健资料的记录与统计,定期分析,按时上报。
2. 资料必须真实完整,不可为了应付检查而涂改、补写。
3. 可根据工作需要酌情增加记录本,应避免内容重复。
4. 资料应妥善保存,至少保留三年以上,以备日后查阅。
5. 晨间检查由保健员填写,然后交各班保教人员作全日观察记录,下班前向保健员交班。

6. 工作人员体检人数指本园、所在册工作人员数(本年孕妇、哺乳期妇女暂不列入统计数,在备注中注明)。HBsAg 阳性者应注明二对半检查结果。

7. 血色素检查结果以每年三月份验血结果为准,矫治情况每三个月后作统计。

8. 血色素检查、儿童体检、常见病患病及矫治情况应以每年六月份体检资料为准。

十四、托幼机构意外事故报告管理

【工作内容】

1. 事故的分类

(1)一般事故:由于小儿本身、外界环境、房屋、设备等原因而发生肢体骨折、骨裂、跌伤、脱臼、吞入异物等事故属一般事故。

(2)责任事故:由于保教人员擅离岗位,不执行安全制度和园、所其他规章制度而发生打错针、服错药、食物中毒、煤气中毒、触电、颅脑骨折、Ⅱ度以上烧烫伤、小儿被冒领、走失、高处坠落、小儿得急病或病情突然变化未及时发现、体罚、把小儿遗忘在空房内、溺水、窒息等事故,经采取积极措施未造成小儿重大伤害的责任事故。

(3)重大责任事故:由于保教人员失职导致小儿死亡、残废,重要组织器官损伤或造成严重后果的责任事故。

2. 报告时间

重大责任事故应立即电话报告市、区卫生局和妇幼保健院,然后再书面上报。责任事故应立即报告,一般事故应在二天内报告。

3. 报告方法

发生事故后应填写三联意外事故报告单,一联报区妇幼所,一联报地段医院或乡卫生院,一联留在托幼机构以备日后统计核对之用。区妇幼所应每月填写托幼机构意外事故月报表,于月终后十天内报市妇幼保健院。责任事故及重大责任事故应附事故调查报告。

【经验指导】

1. 托幼机构中的事故大多是一般事故,保教人员要在思想上引起充分重视,尽量减少及避免事故的发生。

2. 重大责任事故发生例数较少,但性质严重,危害很大,要加强对保教人员的安全教育和职业道德教育,杜绝这类事故的发生。

3. 由于其他原因而发生的非责任性重大事故,应按具体情况处理。

第六节　传染病诊断标准

一、新生儿破伤风

【诊断】

1. 有分娩时的接生过程及脐部处理消毒不严史或新生儿出生后有外伤局部未经消毒

处理史。

2. 临床表现

出生后 4～6 d,少数早至 2 d 迟至 14 d 以上发病。

早期牙关紧闭、吸乳困难,继之面肌痉挛呈苦笑面容。四肢肌肉阵发性强直性痉挛,腹直肌痉挛强直如板状,颈项强直呈角弓反张。呼吸肌、喉肌痉挛可致窒息、呼吸衰竭、心力衰竭。

3. 脐部或伤口处分泌物做厌氧菌培养,部分病例(30%左右)可获得破伤风杆菌阳性。

4. 临床诊断病例具备 1 加 2。

二、流行性感冒

【诊断】

1. 流行病学史

在流行季节一个单位或地区同时出现大量上呼吸道感染病人,或近期内本地区或邻近地区上呼吸道感染病人明显增多,或医院门诊上呼吸道感染病人明显增多。

2. 临床症状

(1)出现急起畏寒、高热、头痛、头晕、全身酸痛、乏力等中毒症状。

(2)可伴有咽痛、干咳、流鼻涕、流泪等呼吸道症状。

(3)少数病例有食欲减退,伴有腹痛、腹胀、呕吐和腹泻等消化道症状。

3. 实验室诊断

(1)血液化验检查白细胞总数不高或偏低。

(2)从病人鼻咽分泌物分离到流感病毒。

(3)恢复期病人血清中抗流感病毒抗体滴度比急性期有 4 倍或 4 倍以上升高。

(4)直接检查呼吸道上皮细胞的流感病毒抗原阳性。

(5)标本经敏感细胞增殖 1 代后查抗原阳性。

4. 病例分类

(1)疑似病例:具备流行病学史加临床症状,或流行病学史加临床症状加实验室诊断(1)。

(2)确诊病例:疑似病例加实验室诊断(2)或(3)或(4)或(5)。

三、流行性腮腺炎

【诊断】

1. 流行病学史

发病前 2～3 周有与流行性腮腺炎患者接触史或当地有本病流行。

2. 症状体征

(1)腮腺或其他唾液腺非化脓性肿胀。含食酸性食物胀痛加剧。

(2)剧烈头痛、嗜睡、呕吐,脑膜刺激征阳性。脑脊液呈非化脓性改变(与其他病毒性脑炎相似)。

(3)恶心呕吐,伴中上腹部疼痛与压痛,局部肌紧张。

(4)睾丸肿痛(常为单侧)。

3. 实验室检测

(1)1个月内未接种过腮腺炎减毒活疫苗,血清中特异性 IgM 抗体阳性。

(2)双份血清(间隔2~4周)IgG 抗体效价呈4倍或4倍以上增高。

(3)唾液、尿、脑脊液、血中分离到腮腺炎病毒。

4. 病例分类

(1)疑似病例:①具备症状体征(1)或伴(2)或(3)或(4);②具备症状体征(2)或(3)或(4)项加流行病学史。

(2)临床诊断病例:疑似病例加流行病学史。

(3)确诊病例:疑似病例或临床诊断病例加实验室检测(1)或(2)或(3)。

四、流行性乙型脑炎

【诊断】

1. 流行病学

在乙脑流行地区居住。在蚊虫叮咬季节发病或发病前25天内在蚊虫叮咬季节到乙脑流行地区旅行。

2. 症状和体征

(1)急性起病,发热、头痛,喷射性呕吐,嗜睡,可伴有脑膜刺激症状。

(2)急性起病,发热2~3天后出现不同程度的意识障碍,如昏迷、惊厥、抽搐、肢体痉挛性麻痹等中枢神经症状或发展至中枢性呼吸循环衰竭。

(3)脑脊液:压力增高,呈非化脓性炎症改变[外观清亮,蛋白轻度增高,糖与氯化物正常,白细胞增高,多在$(50\sim500)\times10^6/L$,早期多核细胞为主,后期单核细胞为主]。

(4)一个月内未接种乙脑疫苗者,血或脑脊液中抗乙脑 IgM 抗体阳性。

(5)恢复期血清中抗乙脑 IgG 抗体或中和抗体滴度比急性期有4倍以上升高者或急性期抗乙脑 IgG 抗体阴性,恢复期阳性。

(6)脑组织、脑脊液或血清中分离乙型脑炎病毒阳性。

3. 病例分类

(1)疑似病例:流行病学加症状和体征(1)或(2);

(2)临床诊断病例:疑似病例加症状和体征(3);

(3)确诊病例:临床诊断病例加症状和体征(4)或(5)或(6)。

五、流行性出血热

【诊断】

1. 流行病学史

发病在 EHF 疫区及流行季节,或病前两月内有疫区旅居史,或病前两月内有与鼠类或其排泄物(尿、粪)/分泌物(唾液)直接或间接接触史。

2. 临床表现

(1)早期症状和体征:起病急,发冷,发热(38 ℃以上);全身酸痛,乏力,呈衰竭状;头痛,眼眶痛,腰痛(三痛);面、颈、上胸部充血潮红(三红),呈酒醉貌;眼睑浮肿,结膜充血、水肿,有点状或片状出血;上腭黏膜呈网状充血,点状出血;腋下皮肤有线状或簇状排列的出血点;束臂试验阳性。

(2)病程经过:典型病例有发热期、低血压期、少尿期、多尿期和恢复期五期经过。前三期可有重叠,并存在有大量五期不全的异型或轻型非典型病例。

3. 实验室检查

(1)血检查:早期白细胞数低或正常,3~4 日后明显增多,杆状核细胞增多,出现较多的异型淋巴细胞;血小板明显减少。

(2)尿检查:尿蛋白阳性,并迅速加重,伴显微血尿、管型尿。

(3)血清特异性 IgM 抗体阳性。

(4)恢复期血清特异性 IgG 抗体比急性期有 4 倍以上增高。

(5)从病人血液白细胞或尿沉渣细胞检查到 EHF 病毒抗原或 EHF 病毒 RNA。

4. 病例分类

(1)疑似病例:具备流行病学史及临床表现的早期症状和体征。

(2)临床诊断病例:疑似病例加临床表现的病程经过,实验室检查(1)、(2)。

(3)确诊病例:疑似病例或临床诊断病例加实验室检查(3)、(4)、(5)中的任一项。

六、病毒性肝炎

(一)甲型肝炎

【诊断】

1. 急性肝炎

(1)急性无黄疸型肝炎

①流行病学:发病前 45 天内有吃不洁食物史或饮不洁生水或与甲肝急性病人有密切接触史。

②症状:近 1 周左右出现的无其他原因可解释的发热、乏力和纳差、恶心、呕吐等消化道症状。

③体征:肝脏肿大,伴有触痛或叩痛。

④肝功能检查:谷丙转氨酶(ALT)明显异常。

⑤HAV 标志检测:血清抗 HAV-IgM 阳性或抗 HAV-IgG 双份血清呈 4 倍升高者。

⑥分类:疑似病例为症状＋肝功能检查,确诊病例为疑似病例加 HAV 标志检测。

(2)急性黄疸型肝炎

凡符合急性无黄疸型肝炎诊断条件,且血清胆红素大于 17 μmol/L,尿胆红素阳性,或临床上有巩膜、皮肤黄疸并排除其他疾病所致黄疸者可确诊。

2. 淤胆型肝炎

(1)起病类似急性黄疸型肝炎,但自觉症状常较轻。

（2）肝功能检查血清胆红素明显升高，以直接胆红素为主，同时伴碱性磷酸酶，γ-谷氨酰转肽酶、胆固醇等明显增高，ALT中度增高。

（3）表现为梗阻性黄疸持续3周以上，并能排除其他原因所致的肝内外梗阻性黄疸。

（4）HAV标志检测：同急性无黄疸型肝炎。

（5）肝脏病理学特点：光镜下肝细胞改变，有浊肿、气球样变，疏松化、毛玻璃变及嗜酸性变。肝细胞坏死有点状、灶形、液化和桥形。毛细胆管扩张，存在不同部位的淤胆，即肝细胞内淤胆和毛细胆管内胆栓，或两者并存。同时存在肝细胞增生，肝窦淤血，急性或慢性炎细胞浸润，肝索紊乱，枯否氏细胞增生，胆小管增生和纤维增生等。

（6）分类：疑似病例为（1）＋（2）＋（3）；确诊病例为疑似病例加（4）或（4）加（5）。

3. 重型肝炎

（1）急性重型

①急性起病，严重消化道症状，并在起病后10天内迅速出现精神神经症状（用Smith分类法出现Ⅱ°以上的肝性脑病），而排除其他原因引起者。

②体征：肝脏迅速缩小。

③肝功能异常，数日内血清胆红素大于171 μmol/L，或每日升高值大于17.1 μmol/L，凝血酶原活动度小于40%。

④HAV标志检测：同急性无黄疸型肝炎。

⑤肝脏病理学特点：有广泛的肝坏死。该处肝细胞消失，遗留网织支架，肝窦充血。有中性、单核、淋巴细胞及大量吞噬细胞浸润。部分残存的网状结构可见小胆管淤胆。

⑥分类：疑似病例为①＋②＋③；确诊病例为疑似病例加④或②加⑤。

（2）亚急性重型

①以急性肝炎起病，临床上有极度乏力，严重食欲不振，黄疸迅速加深，出现腹水及出血倾向。肝脏进行性缩小。病程在10天以上、8周以内，出现意识障碍（以Smith分类法出现Ⅱ°以上的肝性脑病）。

②肝功能明显异常，胆酶分离，白蛋白/球蛋白比值倒置，胆固醇降低，凝血酶原活动度小于40%。

③HAV标志检测：同急性无黄疸型肝炎。

④肝脏病理学特点：可见新旧不等的亚大片坏死和桥形坏死。网织支架塌陷，有明显汇管区集中现象。可见大量增长的胆管和淤胆以及纤维增生。残存的肝细胞增生成团，呈假小叶样结构。

⑤分类：疑似病例为①＋②；确诊病例为疑似病例加③或③加④。

（二）乙型肝炎

【诊断】

根据流行病学、临床症状、体征、实验室检查和/或肝活体组织检查等手段，进行综合分析，动态观察予以诊断。

1. 急性肝炎

（1）急性无黄疸型肝炎

①流行病学资料：半年内接受过血及血制品或曾有其他医源性感染，生活中密切接触，

尤其是性接触而未采用避孕套者。

②症状:指近期出现的无其他原因可解释的持续一周以上的明显乏力和消化道症状。

③体征:主要指肝脏肿大,伴有触痛或叩痛。

④肝功能检查:谷丙转氨酶(ALT)明显增高。

⑤HBV 标记物检测:病程中 HBsAg 由阳性转为阴性,或 HBsAg 由阳性转为阴性且出现抗-HBs 阳转。抗-HBcIgM 滴度高水平,而抗-HBcIgG 阴性或低水平。

⑥病理组织学特点:病变与急性黄疸型相似,但程度较轻。如鉴别诊断需要,有条件者可作肝活检。

⑦在以上各项中病原学指标、症状和肝功能异常为必备条件,流行病学资料和体征为参考条件。

⑧分类:疑似病例为符合以上诸条中②+④;确诊病例为疑似病例+⑤。

(2)急性黄疸型肝炎

①流行病学资料:半年内接受过血及血制品或曾有其他医源性感染,生活中密切接触,尤其是性接触而未采用避孕套者。

②症状:指近期出现无其他原因可解释的,持续一周以上的明显乏力、消化道症状及尿黄。

③体征:皮肤巩膜黄染,肝肿大,伴有触痛或叩痛。

④肝功能检查:ALT 升高,血清胆红素(Bil)大于 17.1 $\mu mol/L$(大于 1 mg/dL)和/或尿胆红素阳性并排除其他疾病所致的黄疸。

⑤HBV 标记物检测:病程中 HBsAg 由阳性转为阴性,或 HBsAg 由阳性转为阴性且出现抗-HBs 阳转。抗-HBcIgM 滴度高水平,而抗-HBcIgG 阴性或低水平。

⑥病理组织学特点:肝细胞肿胀,气球样变,胞浆染色变浅,胞核浓缩,嗜酸性变性,嗜酸小体形成,胞核空泡变性,或核溶解,肝细胞灶性坏死与再生。汇管区有大单核与淋巴细胞浸润。肝血窦壁 Kuf-fer 细胞增生。如鉴别诊断需要,有条件者可以做肝活检。

⑦分类:疑似病例为②+③+④;确诊病例为疑似病例+⑤。

2. 慢性肝炎

(1)慢性迁延型肝炎(简称慢迁肝)

①急性乙肝病程超过半年尚未痊愈者,如无急性乙肝史,肝炎病程超过半年未愈者,病情较轻不足以诊断慢性活动性肝炎者。

②肝功能检查,ALT 持续或间歇异常。

③HBV 标记物检测:抗-HBcIgM 滴度不高或阴性,但血清 HBsAg 或 HBV DNA 任何一项阳性病程持续半年以上。

④肝脏病理组织学特点:慢性小叶性肝炎:主要是肝小叶内的炎症和肝细胞的变性及坏死,门脉区的改变不明显。慢性间隔性肝炎:小叶内炎性反应及变性坏死轻微,汇管区有纤维细胞向小叶内伸展形成间隔,间隔内炎症细胞很少,不形成假小叶。慢性门脉性肝炎:肝实质变性及坏死病变较轻,有少数点状坏死;偶见嗜酸性体,门脉区有多量炎性细胞浸润,致使门脉区增大,但并无界板破坏或碎屑样坏死。

⑤分类:疑似病例为①+②+③;确诊病例为疑似病例+④。

(2)慢性活动型肝炎(简称慢活肝)

①有明显的肝炎症状。

②体征:可有肝病面容、肝掌、蜘蛛痣、脾肿大或黄疸等(排除其他原因)。

③肝功能检查:ALT反复和/或持续升高,血浆白蛋白降低,A/G蛋白比例失常,γ-球蛋白升高和/或胆红素长期或反复异常。

④HBV标记物检测:抗-HBcIgM滴度不高或阴性,但血清HBsAg或HBV DNA任何一项阳性病程持续半年以上。

⑤肝脏病理组织学特点:碎屑状坏死为主要特征,小叶内病变,包括点状和/或灶性坏死,甚或灶性融合性坏死,以及变性和炎症反应。慢性活动性肝炎分三类:轻型慢性活动性肝炎:符合本型基本特征,但病变较轻。中型慢性活动性肝炎:有广泛的碎屑状坏死及主动性间隔形成,肝实质变性及坏死严重,可见桥形坏死及被动性间隔形成,但多数小叶结构仍可辨认。重型慢性活动性肝炎:桥形坏死范围更广泛,可累及多数小叶并破坏小叶完整性。临床上慢活肝轻型与慢迁肝很难区别,确诊需借助于病理组织学特征与临床表现相结合加以鉴别。

⑥分类:疑似病例为①+②+③+④;确诊病例为疑似病例+⑤或④+⑤。

3. 重型肝炎

(1)急性重型

①既往无乙肝病史。以急性黄疸型肝炎起病,并在起病后10天内迅速出现精神神经症状(Ⅱ°以上的肝性脑病),而排除其他原因引起者。此外并有黄疸迅速加深,严重的消化道症状。

②体征:肝浊音界迅速缩小等。

③肝功能异常,特别是凝血酶原时间延长,凝血酶原活动度低于40%。

④HBV标记物检测:病程中HBsAg由阳性转为阴性,或HBsAg由阳性转为阴性且出现抗-HBs阳转。抗-HBcIgM滴度高水平,而抗-HBcIgG阴性或低水平。但HBsAg可阴性而早期出现抗-HBs阳性和抗-HBe阳性。

⑤肝脏病理组织学特点:急性水肿性重型肝炎:严重的弥漫性肝细胞肿胀,胞膜明显,胞浆淡染或近似透明,细胞相互挤压呈多边形,类似植物细胞。小叶结构紊乱,小叶中有多数大小不等的坏死灶,肿胀的肝细胞间有明显的毛细胆管淤胆。急性坏死性重型肝炎:有广泛的肝细胞坏死,该处的肝细胞消失,遗留网织支架。肝窦充血,有中性、单核、淋巴细胞及大量吞噬细胞浸润,部分残存的网状结构中可见小胆管淤胆。有条件者可作肝活检。

⑥分类:疑似病例为①+②+③;确诊病例为疑似病例+④或疑似病例+④+⑤。

(2)亚急性重型

①以急性黄疸型肝炎起病,病程在10天以上8周以内,出现意识障碍(Ⅱ°以上的肝性脑病)。同时黄疸迅速升高,并有出血倾向。

②实验室检查:肝功能全面损害,血清胆红素大于171 μmol/L或每天上升大于17.1 μmol/L,胆固醇降低,凝血酶原活动度小于40%。

③HBV标记物检测:病程中HBsAg由阳性转为阴性,或HBsAg由阳性转为阴性且出现抗-HBs阳转。抗-HBcIgM滴度高水平,而抗-HBcIgG阴性或低水平。

④肝脏病理组织学特点:可见新旧不等的大片坏死和桥形坏死,网织支架塌陷,有明显汇管区集中现象,可见大量增生的胆管和淤胆。残存的肝细胞增生成团,呈假小叶样结构。

⑤分类:疑似病例为①+②;确诊病例为疑似病例+③或疑似病例+③+④。

(3)慢性重型

在慢活肝或乙肝后肝硬化基础上发生,临床表现和肝功能变化基本上同亚急性重型肝炎。

4. 淤胆型肝炎

(1)急性黄疸型肝炎起病,黄疸持续 2～4 个月或更长。

(2)临床表现为肝内梗阻性黄疸,并能除外其他原因所致的肝内外梗阻性黄疸。

(3)实验室检查:血清胆红素升高,以直接胆红素为主,碱性磷酸酶、γ-GT、胆固醇明显升高。

(4)HBV 标记物检测:①病程中 HBsAg 由阳性转为阴性,或 HBsAg 由阳性转为阴性且出现抗-HBs 阳转。②抗-HBcIgM 滴度高水平,而抗-HBcIgG 阴性或低水平。

(5)肝脏病理组织学特点:病理组织学与急性黄疸型肝炎相似,并有毛细胆管内胆栓形成,该细胞内胆色素滞留。肝细胞内出现小点状颗粒,汇管区有小胆管扩张及中性白细胞浸润等。必要时可以做肝活检。

(6)分类:疑似病例为(1)＋(2)＋(3);确诊病例为疑似病例＋(4)或疑似病例＋(4)＋(5)。

(三)丙型肝炎

【诊断】

1. 急性丙型肝炎(黄疸型/无黄疸型)

(1)流行病学资料:半年内接受过血、血制品、人体成分治疗或有血液透析史或与 HCV 者有性接触史,或携带 HCV 母亲所生的婴儿,或有不洁注射史。

(2)症状体征:近期出现明显乏力和食欲不振等消化道症状且不能以其他原因解释者,或肝脏肿大伴有触痛或叩击痛。

(3)血清谷丙转氨酶(ALT)明显升高,不能以其他原因解释。

(4)血清胆红素大于 17.1 μmol/L 或尿胆红素阳性,不能以其他原因解释。

(5)血清抗丙型肝炎抗体(抗 HCV)阳性和/或血清 HCV 的核糖核酸(HCV-RNA)阳性。

(6)血清病原学排除现症甲、乙、戊型肝炎病毒感染者。

(7)肝组织病理检查符合急性肝炎改变,肝组织 HCV-RNA 检测阳性。

(8)病例分类:疑似病例为(1)或(2)加(3)加(6);确诊病例为疑似病例加(5)或疑似病例加(7),同时伴有(4)者为黄疸型,无(4)者为无黄疸型。

2. 慢性丙型肝炎

(1)流行病学资料:过去有输血、使用血制品和体成分治疗史,或性伴携带 HCV 或与 HCV 者有非常密切的接触史。

(2)症状体征:长期乏力,有食欲不振等消化道症状,或肝脾肿大,有触痛或叩击痛。

(3)血清谷丙转氨酶(ALT)升高或正常与升高反复波动持续半年以上。

(4)排除现症乙型肝炎病毒感染者。

(5)血清抗 HCV 或 HCV-RNA 阳性。

(6)肝组织病理检查为慢性肝炎特征或肝组织 HCV-RNA 检测阳性。

(7)病例分类:疑似病例为(3)加(1)或(3)加(4),参考(2);确诊病例为疑似病例加(5)或(6)。

七、阿米巴痢疾

【诊断】

1. 症状体征

(1)急性阿米巴痢疾(普通型):起病稍缓,腹痛、腹泻,大便量中等,带血和黏液,色暗红如果酱样,有腥臭味,右下腹部可有压痛。

(2)暴发型阿米巴痢疾:起病急,中毒症状明显,高热,腹痛、腹泻,大便每日数十次,甚至失禁,大便为水样或血水样便,奇臭,可有脱水、电解质紊乱、休克。

(3)慢性阿米巴痢疾:常为急性型的持续,病程超过数月,症状持续存在或反复发作。

(4)无症状排包囊型(亦称原虫携带状态):无症状,大便检查可见溶组织阿米巴包囊。

2. 实验室检查

粪便检查:急性及暴发型粪便涂片检查可见大量红细胞、少量白细胞和溶组织阿米巴滋养体。慢性型可查到滋养体和包囊,排包囊者可查到阿米巴包囊。

3. 病例分类

(1)疑似病例:起病稍缓,腹泻,大便暗红色,带血或黏液便,或稀糊状便,有腥臭,难以确定其他原因的腹泻者。

(2)临床诊断病例:具备症状体征任何一条和实验室检查。

(3)确诊病例:具备症状体征中任何一条和实验室检查。

八、传染性肺结核

【诊断】

结核病是由结核分支杆菌引起的慢性传染性疾病,可累及全身各个器官,其中尤以肺结核最为多见。痰中排菌的肺结核病人属传染性肺结核,是造成社会结核病传播和流行的传染源,为首要控制对象。

确诊:

(1)两次痰标本涂片镜检抗酸杆菌阳性或分离培养分支杆菌阳性。

(2)胸部 X 线摄片显示肺结核征象。

九、白喉

【诊断】

1. 流行病学史

白喉流行地区,与确诊白喉病人有直接或间接接触史。

2. 临床症状

发热、咽痛、鼻塞、声音嘶哑、犬吠样咳嗽。鼻、咽、喉部有不易剥落的灰白色假膜,剥时易出血。

3. 实验室诊断

(1)白喉棒状杆菌分离培养阳性并证明能产生外毒素。

(2)咽拭子直接涂片镜检可见革兰氏阳性棒状杆菌,并有异染颗粒。

(3)病人双份血清特异性抗体四倍以上增长。

4.病例分类

(1)疑似病例:具有临床症状者。

(2)临床诊断病例:疑似病例加实验室诊断(2),参考流行病学史。

(3)确诊病例:疑似病例加实验室诊断(1)、(3)任何一条者。

十、风疹

【诊断】

1.流行病学史

与确诊的风疹患者在14~21天内有接触史。

2.临床症状

(1)发热。

(2)全身皮肤在起病1~2天内出现红色斑丘疹。

(3)耳后、枕后、颈部淋巴结肿大或结膜炎或伴有关节痛(或关节炎)。

3.实验室诊断

(1)咽拭子标本分离到风疹病毒,或检测到风疹病毒核酸。

(2)1个月内未接种过风疹减毒活疫苗而在血清中查到风疹IgM抗体。

(3)恢复期病人血清风疹IgG抗体滴度较急性期有4倍或4倍以上升高,或急性期抗体阴性而恢复期抗体阳转。

4.病例分类

(1)疑似病例:具备临床症状(2)条,同时伴临床症状(1)或(3)条。

(2)临床诊断病例:疑似病例加流行病学史。

(3)确诊病例:疑似病例加实验室诊断(1)或(2)或(3)条。

十一、先天性风疹综合征

【诊断】

1.临床表现

(1)新生儿白内障/先天性青光眼,先天性心脏病,听力缺损,色素性视网膜病,唇裂腭裂,头小畸形,X线骨质异常。

(2)紫癜、脾肿大、黄疸、精神性迟缓、脑膜脑炎。

2.经实验室确诊患儿母亲在妊娠早期有风疹病毒感染史。

3.实验室诊断

(1)婴儿血清风疹IgM抗体阳性。

(2)婴儿风疹IgG抗体水平持续存在,并超过母体被动获得的抗体水平(4倍以上)。

(3)婴儿咽拭子、血、尿、脑脊液或脏器活检标本分离到风疹病毒或检测到风疹病毒RNA。

4. 病例分类

(1)疑似病例:具备临床表现(1)任一条或可伴临床表现(2)任一条。

(2)临床诊断病例:具备临床表现(1)任一条或可伴临床表现(2)任一条,同时伴经实验室确诊患儿母亲在妊娠早期有风疹病毒感染史。

(3)确诊病例:临床诊断病例加实验室诊断(1)或(2)或(3)条。

十二、疟疾

【诊断】

1. 诊断标准

(1)曾于疟疾传播季节在疟疾流行区住宿,或有输血史。

(2)间歇性定时发作,每天、隔天或隔两天发作一次。发作时有发冷、发热、出汗等临床症状。发作多次可出现脾肿大和贫血。重症病例出现昏迷等症状。

(3)用抗疟药作假定性治疗,3天内症状得到控制者。

(4)间接荧光抗体试验或酶联免疫吸附试验抗体阳性。

(5)血涂片查见疟原虫。其种类有间日疟原虫、恶性疟原虫、三日疟原虫和卵形疟原虫。

2. 病例分类

(1)疑似病例:具备诊断标准(1)与(2)。

(2)临床诊断:疑似病例加诊断标准(3)或(4)。

(3)确诊病例:疑似病例加诊断标准(5)。按查见的疟原虫种类,分为间日疟、恶性疟、三日疟和卵形疟。

十三、狂犬病

【诊断】

1. 流行病学史

有被犬、猫或其他宿主动物舔、咬史。

2. 临床症状

(1)愈合的咬伤伤口或周围感觉异常、麻木发痒、刺痛或蚁走感。出现兴奋、烦躁、恐惧,对外界刺激如风、水、光、声等异常敏感。

(2)"恐水"症状,伴交感神经兴奋性亢进(流涎、多汗、心律快、血压增高),继而肌肉瘫痪或颅神经瘫痪(失音、失语、心律不齐)。

3. 实验室检查

(1)免疫荧光抗体法检测抗原:发病第一周内取唾液、鼻咽洗液、角膜印片、皮肤切片,用荧光抗体染色,狂犬病病毒抗原阳性。

(2)存活一周以上者做血清中和试验或补体结合试验检测抗体,效价上升者,若曾接种过疫苗,中和抗体效价需超过1:5 000。

(3)死后脑组织标本分离病毒阳性或印片荧光抗体染色阳性或脑组织内检到内基氏小体。

4. 病例分类

（1）临床诊断病例：具备流行病学史加临床症状（1）或（2）。

（2）确诊病例：具备临床诊断病例加实验室检查的任一条。

十四、淋病

【诊断】

1. 接触史

有婚外或婚前性行为，性伴感染史，或与淋病患者共用物品史，或新生儿的母亲有淋病史等。淋病潜伏期 1～10 天，平均为 3～5 天。

2. 临床表现

（1）男性：尿痛、尿道口红肿、溢脓，可有尿急、尿频及伴有全身不适。

（2）女性：白带增多、脓性；有腰痛、下腹痛、子宫颈红肿、宫颈口糜烂，有脓性分泌物。前庭大腺部位可发生红肿及疼痛。可有较轻的尿急、尿频、尿痛、尿道口红肿及脓性分泌物。幼女可有外阴阴道炎、外阴及肛门周围皮肤黏膜红肿，阴道溢脓。

（3）有合并症的淋病，男性可出现前列腺炎、精囊炎、附睾炎、尿道狭窄；女性可出现输卵管炎、盆腔炎。严重时发生播散性感染，表现为寒战、高烧、皮疹、关节炎、心包炎、心内膜炎等全身症状。

（4）其他部位淋病：①淋菌性眼结膜炎：结膜充血水肿，有大量脓性分泌物。新生儿淋菌性结膜炎大部分是分娩时经患淋病的母亲产道所感染，多为双侧。成人结膜炎常是患者自身或性伴的泌尿生殖道淋球菌感染的分泌物，通过手指或毛巾等污染眼睛而感染，多为单侧。②淋菌性咽炎和直肠淋病：与淋病患者有口交或肛交行为而感染。

3. 实验室检查

（1）涂片：取尿道或宫颈脓性分泌物涂片作革兰染色，镜下可见大量多形核白细胞。多个多形核白细胞内可见数量多少不等的革兰阴性双球菌。此法对女性患者检出率低，可有假阴性，必要时应作培养。

（2）培养：标本在选择性培养基上培养，可出现典型菌落。氧化酶试验阳性。取典型菌落作细菌涂片可见到革兰阴性双球菌。

4. 诊断

根据 1～3 进行。

如标本取自生殖器以外部位，儿童或在法医学上有重要意义时，则必须对培养的菌株经糖发酵试验、荧光抗体试验进一步鉴定确证。

十五、梅毒

【诊断】

（一）一期梅毒

1. 病史

有感染史，潜伏期一般为 2～3 周。

2. 临床表现

(1)典型硬下疳:一般单发,1～2 cm大小,圆形或椭圆形,稍高出皮面,呈肉红色的糜烂面或浅在性溃疡。疮面清洁,分泌物量少,周边及基底浸润明显,具软骨样硬度,无痛。多发于外生殖器,也可见于肛门、宫颈、口唇、乳房等部位。

(2)腹股沟或患部近卫淋巴结可肿大,常为数个,大小不等,质硬,不粘连,不破溃,无痛。

3. 实验室检查

(1)暗视野显微镜检查:皮肤黏膜损害或淋巴结穿刺液可查见梅毒螺旋体。

(2)梅毒血清学试验:梅毒血清学试验阳性。如感染不足2～3周,非梅毒螺旋体抗原试验可为阴性。应于感染4周后复查。

4. 病例分类

(1)疑似病例:具备病史及临床表现为疑似病例。

(2)确诊病例:疑似病例加实验室检查任何一项为确诊病例。

(二)二期梅毒

1. 病史

有感染史,可有一期梅毒史,病期2年以内。

2. 临床表现

(1)皮疹为多形态,包括斑疹、斑丘疹、丘疹、鳞屑性皮疹及脓疱疹等,常泛发对称;掌、跖易见暗红斑及脱屑性斑丘疹;外阴及肛周皮疹多为湿丘疹及扁平湿疣等,不痛可有瘙痒。头部可出现虫蛀样脱发。二期复发梅毒,皮损局限,数目较少,尚可见环形皮疹。

(2)口腔可发生黏膜斑,尚可出现眼损害、骨损害、内脏及神经系统损害等。

(3)全身可出现轻微不适及浅表淋巴结肿大。

3. 实验室检查

(1)暗视野显微镜检查:二期皮疹尤其扁平湿疣、湿丘疹及黏膜斑,易查见梅毒螺旋体。

(2)梅毒血清学试验(非梅毒螺旋体抗原试验及梅毒螺旋体抗原试验)为强阳性。

4. 病例分类

(1)疑似病例:具备病史及临床表现为疑似病例。

(2)确诊病例:疑似病例加实验室检查任何一项为确诊病例。

(三)三期梅毒(晚期梅毒)

1. 病史

有感染史,可有一期或二期梅毒史。病期2年以上。

2. 临床表现

常见结节性皮疹、近关节结节及皮肤、黏膜、骨骼树胶肿等。心脏血管系统受累以单纯性主动脉炎、主动脉瓣闭锁不全和主动脉瘤多见。神经系统受累以梅毒性脑膜炎、脊髓痨和麻痹性痴呆多见。

3. 实验室检查

(1)梅毒血清学试验:非梅毒螺旋体抗原试验大多阳性,亦可阴性,梅毒螺旋体抗原试验为阳性。

(2)组织病理检查:有三期梅毒的组织病理变化。

(3)脑脊液检查:神经梅毒,淋巴细胞≥10×10^6/L,蛋白量>50 mg/dL,VDRL试验阳性。

4. 病例分类

(1)疑似病例:具备病史及临床表现为疑似病例。

(2)确诊病例:疑似病例加实验室检查任何一项为确诊病例。

(四)其他梅毒

1. 潜伏梅毒(隐性梅毒)

(1)有感染史,可有一期、二期或三期梅毒史。

(2)无任何梅毒性的临床症状和体征。

(3)非梅毒螺旋体抗原试验 2 次以上阳性或梅毒螺旋体抗原试验阳性(需排除生物学假阳性)。脑脊液检查阴性。

(4)病期 2 年内为早期潜伏梅毒,2 年以上为晚期潜伏梅毒。

2. 先天梅毒(胎传梅毒)

(1)生母为梅毒患者。

(2)临床表现:①早期先天梅毒(2 岁以内):相似获得性二期梅毒,但皮损常有红斑、丘疹、糜烂、水疱、大疱、皲裂和骨软骨炎、骨炎及骨膜炎等,可有梅毒性鼻炎及喉炎,淋巴结肿大、肝脾肿大、贫血等。②晚期先天梅毒(2 岁以上):相似获得性三期梅毒,但以间质性角膜炎、赫秦生齿、马鞍鼻、神经性耳聋等为较常见的特征,还可出现皮肤、黏膜树胶肿及骨膜炎等。③先天潜伏梅毒:除感染源于母体外,余同获得性潜伏梅毒。

(3)实验室检查:①早期先天梅毒皮肤及黏膜损害中可查到梅毒螺旋体;②梅毒血清学试验阳性。

3. 妊娠梅毒

孕期发生或发现的活动性梅毒或潜伏梅毒称为妊娠梅毒。

十六、麻风病

【诊断】

1. 诊断标准

(1)慢性皮疹。

(2)局限性麻木(温、痛、触觉障碍)。

(3)外周神经粗大。

(4)组织切刮涂片抗酸染色查菌阳性。

(5)皮损活检有特异性病理变化或侵犯皮神经的非特异性炎症。

2. 病例分类

(1)疑似病例:具备诊断标准(1)、(2)、(3)任何两项。

(2)确诊病例:具备(1)、(2)、(3)三项或疑似病例加(4)或(5)。

十七、艾滋病

【诊断】

1. 急性 HIV 感染

(1)流行病学史:①同性恋或异性恋者有多个性伴侣史,或配偶或性伴侣抗 HIV 抗体阳性;②静脉吸毒史;③用过进口Ⅷ因子等血液制品;④与 HIV/AIDS 患者有密切接触史;⑤有过梅毒、淋病、非淋菌性尿道炎等性病史;⑥出国史;⑦抗 HIV(＋)者所生的子女;⑧输入未经抗 HIV 检测的血液。

(2)临床表现:①有发热、乏力、咽痛、全身不适等上呼吸道感染症状;②个别有头痛、皮疹、脑膜脑炎或急性多发性神经炎;③颈、腋及枕部有肿大淋巴结,类似传染性单核细胞增多症;④肝脾肿大。

(3)实验室检查:①周围血 WBC 及淋巴细胞总数起病后下降,以后淋巴细胞总数上升,可见异型淋巴细胞。②CD4/CD8 比值大于 1。③抗 HIV 抗体由阴性转阳性。一般经 2～3 个月才阳转,最长可达 6 个月,在感染窗口期抗体阴性。④少数病人初期血清 P24 抗原阳性。

(4)确诊病例:HIV 感染者需具备抗 HIV 抗体阳性,急性 HIV 感染系高危人群在追踪过程中抗 HIV 阳转。

2. 无症状 HIV 感染

(1)流行病学史:同急性 HIV 感染。

(2)临床表现:常无任何症状及体征。

(3)实验室检查:①抗 HIV 抗体阳性,经确诊试验证实者;②CD4 淋巴细胞总数正常,CD4/CD8 大于 1;③血清 P24 抗原阴性。

3. AIDS

(1)流行病学史:同急性 HIV 感染。

(2)临床表现:①原因不明的免疫功能低下;②持续不规则低热多于 1 个月;③持续原因不明的全身淋巴结肿大(淋巴结直径大于 1 cm);④慢性腹泻多于 4～5 次/日,3 个月内体重下降大于 10％;⑤合并有口腔念珠菌感染、卡氏肺囊虫肺炎、巨细胞病毒(CMV)感染、弓形体病、隐球菌脑膜炎,进展迅速的活动性肺结核、皮肤黏膜的 Kaposi 肉瘤、淋巴瘤等;⑥中青年患者出现痴呆症。

(3)实验室检查:①抗 HIV 抗体阳性经确诊试验证实者;②P24 抗原阳性(有条件单位可查);③CD4 淋巴细胞总数小于 200/mm³ 或 200～500/mm³;④CD4/CD8 小于 1;⑤周围血 WBC、Hb 下降;⑥β_2 微球蛋白水平增高;⑦可找到上述各种合并感染的病原学或肿瘤的病理依据。

(4)确诊病例:具备流行病学史、临床表现中任何一项和实验室检查中的①、③、⑦。

十八、传染性非典型肺炎

【诊断】

1. 流行病学史

(1)与发病者有密切接触史,或属受传染的群体发病者之一,或有明确传染他人的证据。

(2)发病前 2 周内曾到过或居住于报告有传染性非典型肺炎病人并出现继发感染疫情的区域。

2. 症状与体征

(1)起病急,以发热为首发症状,体温一般>38 ℃,偶有畏寒。

(2)可伴有头痛、关节酸痛、肌肉酸痛、乏力、腹泻。

(3)常无上呼吸道卡他症状;可有咳嗽,多为干咳、少痰,偶有血丝痰;可有胸闷,严重者出现呼吸加速,气促,或明显呼吸窘迫。

(4)肺部体征不明显,部分病人可闻少许湿啰音,或有肺实变体征。

(5)有少数病人不以发热为首发症状,尤其是有近期手术史或有基础疾病的病人。

3. 实验室检查

外周血白细胞计数一般不升高,或降低;常有淋巴细胞计数减少。

4. 胸部 X 线检查

肺部有不同程度的片状、斑片状浸润性阴影或呈网状改变,部分病人进展迅速,呈大片状阴影;常为多叶或双侧改变,阴影吸收消散较慢;肺部阴影与症状体征可不一致。若检查结果阴性,1~2天后应予复查。

5. 抗菌药物治疗无明显效果。

6. 诊断标准

(1)疑似病例:符合上述流行病学史(1)+症状与体征+实验室检查或流行病学史(2)+症状与体征+胸部 X 线检查或症状与体征+实验室检查+胸部 X 线检查。

(2)临床病例:符合上述流行病学史(1)+症状与体征+胸部 X 线检查,或流行病学史(2)+症状与体征+胸部 X 线检查+抗菌药物治疗无明显效果条,或流行病学史(2)+症状与体征+实验室检查+胸部 X 线检查。

(3)医学观察病例:符合上述流行病学史(2)+症状与体征+实验室检查。

7. 重症非典型肺炎

符合下列标准中的 1 条即可诊断为重症"非典型肺炎":

(1)呼吸困难,呼吸频率>30 次/分。

(2)低氧血症,在吸氧 3~5 升/分条件下,动脉血氧分压(PaO_2)<70 mmHg,或脉搏容积血氧饱和度(SpO_2)<93%;或已可诊为急性肺损伤(ALI)或急性呼吸窘迫综合征(ARDS)。

(3)多叶病变且病变范围超过 1/3 或 X 线胸片显示 48 小时内病灶进展>50%。

(4)休克或多器官功能障碍综合征(MODS)。

(5)具有严重基础性疾病或合并其他感染或年龄>50 岁。

8. 鉴别诊断

临床上要注意排除上感、流感、细菌性或真菌性肺炎、艾滋病合并肺部感染、军团病、肺结核、流行性出血热、肺部肿瘤、非感染性间质性疾病、肺水肿、肺不张、肺栓塞、肺嗜酸性粒细胞浸润症、肺血管炎等临床表现类似的呼吸系统疾患。

9. 医学观察

符合医学观察标准的病人,如条件允许应在指定地点接受隔离观察,也可允许患者在家中隔离观察。在家中隔离观察时应注意通风,避免与家人的密切接触,并由疾病控制部门进行医学观察,每天测体温。观察中的病人病情符合疑似或临床诊断标准时要立即由专门的交通工具转往集中收治传染性非典型肺炎和疑似病人的医院进行隔离治疗。

第七节 预防接种管理

一、预防接种单位管理

【工作内容】

1. 预防接种单位应当具备的条件

(1)具有医疗机构执业许可证件。

(2)具有经过县级以上卫生行政部门组织的预防接种专业培训并考核合格的执业医师、执业助理医师、护士或者乡村医生。

(3)具有符合疫苗储存、运输管理规范的冷藏设施、设备和冷藏保管制度。

(4)承担预防接种工作的城镇医疗卫生机构,应当设立预防接种门诊。

2. 接种单位的主要任务

(1)根据责任区域内预防接种工作需要,按照各项技术规范要求,具体实施预防接种工作。

(2)制定第一类疫苗使用计划和第二类疫苗购买计划。做好疫苗管理,保证疫苗冷藏。

(3)按照有关规定对新生儿建立预防接种卡(证),及时发现流动人口中的儿童,并按规定建卡,给予接种或补种。

(4)开展接种率常规报告和国家免疫规划疫苗针对传染病的报告工作。

(5)开展疑似预防接种异常反应报告,对预防接种后的一般反应进行处理。

(6)开展健康教育和有关咨询活动。

(7)收集与预防接种有关的基础资料。

(8)从事预防接种工作的单位应加强预防接种工作人员的上岗管理,不得安排未取得"培训合格证书"的人员从事预防接种工作。

3. 预防接种单位工作人员

(1)应在县(市、区)卫生行政部门指定的"预防接种培训单位"进行有关法律、法规及专业培训,并取得由县(市、区)卫生行政部门颁发的"培训合格证书"。

(2)预防接种单位工作人员"培训合格证书"有效期三年。

【经验指导】

1. 预防接种单位是指经县级卫生行政部门指定,开展预防接种工作的村卫生所、乡(镇)卫生院、社区卫生服务机构等医疗卫生机构。预防接种工作人员是指直接从事第一类和第二类疫苗预防接种的人员。

2. 县级卫生行政部门同时负责本行政区域内预防接种工作人员的培训与考核工作。指定的预防接种单位须报设区市卫生行政部门备案同时抄报省卫生厅。

3. 培训单位应符合的条件:

(1)具备相应的教学条件;

(2)任课教师具备中级以上专业技术职称,并有相应的教学经验;

（3）严格的教学管理和考核制度。

4．预防接种工作人员的培训内容应包括：

（1）预防接种的基本知识和技能，国内外发展概况及有关法律、法规；

（2）疫苗使用管理；

（3）冷链系统管理；

（4）预防接种服务；

（5）预防接种异常反应与事故的报告及处理；

（6）接种率和免疫水平监测；

（7）国家免疫规划疫苗针对传染病的监测与控制；

（8）资料管理；

（9）考核与评价；

（10）工作人员的职业道德。

二、疫苗流通管理

为了加强对疫苗流通和预防接种的管理，预防、控制传染病的发生、流行，保障人体健康和公共卫生，根据《中华人民共和国药品管理法》（以下简称药品管理法）和《中华人民共和国传染病防治法》而制定。

【工作内容】

1．国家实行有计划的预防接种制度，推行扩大免疫规划。

需要接种第一类疫苗的受种者应当依照疫苗流通管理规定受种；受种者为未成年人的，其监护人应当配合有关的疾病预防控制机构和医疗机构等医疗卫生机构，保证受种者及时受种。

2．国务院卫生主管部门负责全国预防接种的监督管理工作。县级以上地方人民政府卫生主管部门负责本行政区域内预防接种的监督管理工作。

国务院药品监督管理部门负责全国疫苗的质量和流通的监督管理工作。省、自治区、直辖市人民政府药品监督管理部门负责本行政区域内疫苗的质量和流通的监督管理工作。

3．经县级人民政府卫生主管部门依照疫苗流通管理规定指定的医疗卫生机构（以下称接种单位），承担预防接种工作。县级人民政府卫生主管部门指定接种单位时，应当明确其责任区域。

县级以上人民政府应当对承担预防接种工作并作出显著成绩和贡献的接种单位及其工作人员给予奖励。

4．国家支持、鼓励单位和个人参与预防接种工作。各级人民政府应当完善有关制度，方便单位和个人参与预防接种工作的宣传、教育和捐赠等活动。

居民委员会、村民委员会应当配合有关部门开展与预防接种有关的宣传、教育工作，并协助组织居民、村民受种第一类疫苗。

5．药品批发企业依照疫苗流通管理的规定经批准后可以经营疫苗。药品零售企业不得从事疫苗经营活动。

药品批发企业申请从事疫苗经营活动的,应当具备下列条件:

(1)具有从事疫苗管理的专业技术人员;

(2)具有保证疫苗质量的冷藏设施、设备和冷藏运输工具;

(3)具有符合疫苗储存、运输管理规范的管理制度。

省、自治区、直辖市人民政府药品监督管理部门对药品批发企业是否符合上述条件进行审查;对符合条件的,在其药品经营许可证上加注经营疫苗的业务。

取得疫苗经营资格的药品批发企业(以下称疫苗批发企业),应当对其冷藏设施、设备和冷藏运输工具进行定期检查、维护和更新,以确保其符合规定要求。

6. 省级疾病预防控制机构应当根据国家免疫规划和本地区预防、控制传染病的发生、流行的需要,制定本地区第一类疫苗的使用计划(以下称使用计划),并向依照国家有关规定负责采购第一类疫苗的部门报告,同时报同级人民政府卫生主管部门备案。使用计划应当包括疫苗的品种、数量、供应渠道与供应方式等内容。

7. 依照国家有关规定负责采购第一类疫苗的部门应当依法与疫苗生产企业或者疫苗批发企业签订政府采购合同,约定疫苗的品种、数量、价格等内容。

8. 疫苗生产企业或者疫苗批发企业应当按照政府采购合同的约定,向省级疾病预防控制机构或者其指定的其他疾病预防控制机构供应第一类疫苗,不得向其他单位或者个人供应。

疫苗生产企业、疫苗批发企业应当在其供应的纳入国家免疫规划疫苗的最小外包装的显著位置,标明"免费"字样以及国务院卫生主管部门规定的"免疫规划"专用标识。具体管理办法由国务院药品监督管理部门会同国务院卫生主管部门制定。

9. 省级疾病预防控制机构应当做好分发第一类疫苗的组织工作,并按照使用计划将第一类疫苗组织分发到设区的市级疾病预防控制机构或者县级疾病预防控制机构。县级疾病预防控制机构应当按照使用计划将第一类疫苗分发到接种单位和乡级医疗卫生机构。乡级医疗卫生机构应当将第一类疫苗分发到承担预防接种工作的村医疗卫生机构。医疗卫生机构不得向其他单位或者个人分发第一类疫苗;分发第一类疫苗,不得收取任何费用。

传染病暴发、流行时,县级以上地方人民政府或者其卫生主管部门需要采取应急接种措施的,设区的市级以上疾病预防控制机构可以直接向接种单位分发第一类疫苗。

10. 疫苗生产企业可以向疾病预防控制机构、接种单位、疫苗批发企业销售本企业生产的第二类疫苗。疫苗批发企业可以向疾病预防控制机构、接种单位、其他疫苗批发企业销售第二类疫苗。

县级疾病预防控制机构可以向接种单位供应第二类疫苗;设区的市级以上疾病预防控制机构不得直接向接种单位供应第二类疫苗。

11. 疾病预防控制机构、接种单位、疫苗生产企业、疫苗批发企业应当遵守疫苗储存、运输管理规范,保证疫苗质量。

疫苗储存、运输管理规范由国务院卫生主管部门会同国务院药品监督管理部门制定。

12. 疫苗生产企业、疫苗批发企业在销售疫苗时,应当提供由药品检验机构依法签发的生物制品每批检验合格或者审核批准证明复印件,并加盖企业印章;疫苗批发企业经营进口疫苗的,还应当提供进口药品通关单复印件,并加盖企业印章。

疾病预防控制机构、接种单位在接收或者购进疫苗时,应当向疫苗生产企业、疫苗批发企业索取前款规定的证明文件,并保存至超过疫苗有效期2年备查。

13. 疫苗生产企业、疫苗批发企业应当依照药品管理法和国务院药品监督管理部门的规定,建立真实、完整的购销记录,并保存至超过疫苗有效期2年备查。

疾病预防控制机构应当依照国务院卫生主管部门的规定,建立真实、完整的购进、分发、供应记录,并保存至超过疫苗有效期2年备查。

【经验指导】

1. 疫苗,是指为了预防、控制传染病的发生、流行,用于人体预防接种的疫苗类预防性生物制品。

2. 疫苗分为两类。第一类疫苗,是指政府免费向公民提供,公民应当依照政府的规定受种的疫苗,包括国家免疫规划确定的疫苗,省、自治区、直辖市人民政府在执行国家免疫规划时增加的疫苗,以及县级以上人民政府或者其卫生主管部门组织的应急接种或者群体性预防接种所使用的疫苗;第二类疫苗,是指由公民自费并且自愿受种的其他疫苗。

3. 接种第一类疫苗由政府承担费用。接种第二类疫苗由受种者或者其监护人承担费用。

三、疫苗接种管理

【工作内容】

1. 国务院卫生主管部门应当制定、公布预防接种工作规范,并根据疫苗的国家标准,结合传染病流行病学调查信息,制定、公布纳入国家免疫规划疫苗的免疫程序和其他疫苗的免疫程序或者使用指导原则。

省、自治区、直辖市人民政府卫生主管部门应当根据国务院卫生主管部门制定的免疫程序、疫苗使用指导原则,结合本行政区域的传染病流行情况,制定本行政区域的接种方案,并报国务院卫生主管部门备案。

2. 各级疾病预防控制机构依照各自职责,根据国家免疫规划或者接种方案,开展与预防接种相关的宣传、培训、技术指导、监测、评价、流行病学调查、应急处置等工作,并依照国务院卫生主管部门的规定作好记录。

3. 接种单位应当具备下列条件:

(1)具有医疗机构执业许可证件;

(2)具有经过县级人民政府卫生主管部门组织的预防接种专业培训并考核合格的执业医师、执业助理医师、护士或者乡村医生;

(3)具有符合疫苗储存、运输管理规范的冷藏设施、设备和冷藏保管制度。

承担预防接种工作的城镇医疗卫生机构,应当设立预防接种门诊。

4. 接种单位应当承担责任区域内的预防接种工作,并接受所在地的县级疾病预防控制机构的技术指导。

5. 接种单位接收第一类疫苗或者购进第二类疫苗,应当建立并保存真实、完整的接收、购进记录。

接种单位应当根据预防接种工作的需要,制定第一类疫苗的需求计划和第二类疫苗的购买计划,并向县级人民政府卫生主管部门和县级疾病预防控制机构报告。

6. 接种单位接种疫苗,应当遵守预防接种工作规范、免疫程序、疫苗使用指导原则和接种方案,并在其接种场所的显著位置公示第一类疫苗的品种和接种方法。

7. 医疗卫生人员在实施接种前,应当告知受种者或者其监护人所接种疫苗的品种、作用、禁忌、不良反应以及注意事项,询问受种者的健康状况以及是否有接种禁忌等情况,并如实记录告知和询问情况。受种者或者其监护人应当了解预防接种的相关知识,并如实提供受种者的健康状况和接种禁忌等情况。

医疗卫生人员应当对符合接种条件的受种者实施接种,并依照国务院卫生主管部门的规定,填写并保存接种记录。

对于因有接种禁忌而不能接种的受种者,医疗卫生人员应当对受种者或者其监护人提出医学建议。

8. 国家对儿童实行预防接种证制度。在儿童出生后 1 个月内,其监护人应当到儿童居住地承担预防接种工作的接种单位为其办理预防接种证。接种单位对儿童实施接种时,应当查验预防接种证,并作好记录。

儿童离开原居住地期间,由现居住地承担预防接种工作的接种单位负责对其实施接种。

预防接种证的格式由省、自治区、直辖市人民政府卫生主管部门制定。

9. 儿童入托、入学时,托幼机构、学校应当查验预防接种证,发现未依照国家免疫规划受种的儿童,应当向所在地的县级疾病预防控制机构或者儿童居住地承担预防接种工作的接种单位报告,并配合疾病预防控制机构或者接种单位督促其监护人在儿童入托、入学后及时到接种单位补种。

10. 接种单位应当按照国家免疫规划对居住在其责任区域内需要接种第一类疫苗的受种者接种,并达到国家免疫规划所要求的接种率。

疾病预防控制机构应当及时向接种单位分发第一类疫苗。

受种者或者其监护人要求自费选择接种第一类疫苗的同品种疫苗的,提供服务的接种单位应当告知费用承担、异常反应补偿方式以及疫苗接种管理规定的有关内容。

11. 接种单位应当依照国务院卫生主管部门的规定对接种情况进行登记,并向所在地的县级人民政府卫生主管部门和县级疾病预防控制机构报告。接种单位在完成国家免疫规划后剩余第一类疫苗的,应当向原疫苗分发单位报告,并说明理由。

12. 接种单位接种第一类疫苗不得收取任何费用。

接种单位接种第二类疫苗可以收取服务费、接种耗材费,具体收费标准由所在地的省、自治区、直辖市人民政府价格主管部门核定。

13. 县级以上地方人民政府卫生主管部门根据传染病监测和预警信息,为了预防、控制传染病的暴发、流行,需要在本行政区域内部分地区进行群体性预防接种的,应当报经本级人民政府决定,并向省、自治区、直辖市人民政府卫生主管部门备案;需要在省、自治区、直辖市行政区域全部范围内进行群体性预防接种的,应当由省、自治区、直辖市人民政府卫生主管部门报经本级人民政府决定,并向国务院卫生主管部门备案。需要在全国范围或者跨省、自治区、直辖市范围内进行群体性预防接种的,应当由国务院卫生主管部门决定。作出批准决定的人民政府或者国务院卫生主管部门应当组织有关部门做好人员培训、宣传教育、物资调用等工作。

任何单位或者个人不得擅自进行群体性预防接种。

14. 传染病暴发、流行时，县级以上地方人民政府或者其卫生主管部门需要采取应急接种措施的，依照传染病防治法和《突发公共卫生事件应急条例》的规定执行。

15. 国务院卫生主管部门或者省、自治区、直辖市人民政府卫生主管部门可以根据传染病监测和预警信息发布接种第二类疫苗的建议信息，其他任何单位和个人不得发布。

接种第二类疫苗的建议信息应当包含所针对传染病的防治知识、相关的接种方案等内容，但不得涉及具体的疫苗生产企业、疫苗批发企业。

【经验指导】

国家免疫规划，是指按照国家或者省、自治区、直辖市确定的疫苗品种、免疫程序或者接种方案，在人群中有计划地进行预防接种，以预防和控制特定传染病的发生和流行。

冷链，是指为保证疫苗从疫苗生产企业到接种单位运转过程中的质量而装备的储存、运输冷藏设施、设备。

四、疫苗接种保障措施

【工作内容】

1. 县级以上人民政府应当将与国家免疫规划有关的预防接种工作纳入本行政区域的国民经济和社会发展计划，对预防接种工作所需经费予以保障，保证达到国家免疫规划所要求的接种率，确保国家免疫规划的实施。

2. 省、自治区、直辖市人民政府根据本行政区域传染病流行趋势，在国务院卫生主管部门确定的传染病预防、控制项目范围内，确定本行政区域与预防接种相关的项目，并保证项目的实施。

3. 省、自治区、直辖市人民政府应当对购买、运输第一类疫苗所需经费予以保障，并保证本行政区域内疾病预防控制机构和接种单位冷链系统的建设、运转。

国家根据需要对贫困地区的预防接种工作给予适当支持。

4. 县级人民政府应当保证实施国家免疫规划的预防接种所需经费，并依照国家有关规定对从事预防接种工作的乡村医生和其他基层预防保健人员给予适当补助。

省、自治区、直辖市人民政府和设区的市级人民政府应当对困难地区的县级人民政府开展与预防接种相关的工作给予必要的经费补助。

5. 县级以上人民政府负责疫苗和有关物资的储备，以备调用。

6. 各级财政安排用于预防接种的经费应当专款专用，任何单位和个人不得挪用、挤占。有关单位和个人使用用于预防接种的经费应当依法接受审计机关的审计监督。

【经验指导】

1. 国务院卫生主管部门根据全国范围内的传染病流行情况、人群免疫状况等因素，制定国家免疫规划。

2. 省、自治区、直辖市人民政府在执行国家免疫规划时，根据本行政区域的传染病流行情况、人群免疫状况等因素，可以增加免费向公民提供的疫苗种类，并报国务院卫生主管部门备案。

五、预防接种异常反应的处理

【工作内容】

1. 预防接种异常反应,是指合格的疫苗在实施规范接种过程中或者实施规范接种后造成受种者机体组织器官、功能损害,相关各方均无过错的药品不良反应。

2. 下列情形不属于预防接种异常反应:

(1)因疫苗本身特性引起的接种后一般反应;

(2)因疫苗质量不合格给受种者造成的损害;

(3)因接种单位违反预防接种工作规范、免疫程序、疫苗使用指导原则、接种方案给受种者造成的损害;

(4)受种者在接种时正处于某种疾病的潜伏期或者前驱期,接种后耦合发病;

(5)受种者有疫苗说明书规定的接种禁忌,在接种前受种者或者其监护人未如实提供受种者的健康状况和接种禁忌等情况,接种后受种者原有疾病急性复发或者病情加重;

(6)因心理因素发生的个体或者群体的心因性反应。

3. 疾病预防控制机构和接种单位及其医疗卫生人员发现预防接种异常反应、疑似预防接种异常反应或者接到相关报告的,应当依照预防接种工作规范及时处理,并立即报告所在地的县级人民政府卫生主管部门、药品监督管理部门。接到报告的卫生主管部门、药品监督管理部门应当立即组织调查处理。

4. 县级以上地方人民政府卫生主管部门、药品监督管理部门应当将在本行政区域内发生的预防接种异常反应及其处理的情况,分别逐级上报至国务院卫生主管部门和药品监督管理部门。

5. 预防接种异常反应争议发生后,接种单位或者受种方可以请求接种单位所在地的县级人民政府卫生主管部门处理。

因预防接种导致受种者死亡、严重残疾或者群体性疑似预防接种异常反应,接种单位或者受种方请求县级人民政府卫生主管部门处理的,接到处理请求的卫生主管部门应当采取必要的应急处置措施,及时向本级人民政府报告,并移送上一级人民政府卫生主管部门处理。

6. 预防接种异常反应的鉴定参照《医疗事故处理条例》执行,具体办法由国务院卫生主管部门会同国务院药品监督管理部门制定。

7. 因预防接种异常反应造成受种者死亡、严重残疾或者器官组织损伤的,应当给予一次性补偿。

因接种第一类疫苗引起预防接种异常反应需要对受种者予以补偿的,补偿费用由省、自治区、直辖市人民政府财政部门在预防接种工作经费中安排。因接种第二类疫苗引起预防接种异常反应需要对受种者予以补偿的,补偿费用由相关的疫苗生产企业承担。

预防接种异常反应具体补偿办法由省、自治区、直辖市人民政府制定。

8. 因疫苗质量不合格给受种者造成损害的,依照药品管理法的有关规定处理;因接种单位违反预防接种工作规范、免疫程序、疫苗使用指导原则、接种方案给受种者造成损害的,依照《医疗事故处理条例》的有关规定处理。

【经验指导】

一般反应是指在免疫接种后发生的,由疫苗本身所固有的特性引起的,对机体只会造成一过性生理功能障碍的反应,主要有发热和局部红肿,同时可能伴有全身不适、倦怠、食欲不振、乏力等综合症状。

六、疫苗接种监督管理

【工作内容】

1. 药品监督管理部门依照药品管理法及其实施条例的有关规定,对疫苗在储存、运输、供应、销售、分发和使用等环节中的质量进行监督检查,并将检查结果及时向同级卫生主管部门通报。药品监督管理部门根据监督检查需要对疫苗进行抽查检验的,有关单位和个人应当予以配合,不得拒绝。

2. 药品监督管理部门在监督检查中,对有证据证明可能危害人体健康的疫苗及其有关材料可以采取查封、扣押的措施,并在 7 日内作出处理决定;疫苗需要检验的,应当自检验报告书发出之日起 15 日内作出处理决定。

疾病预防控制机构、接种单位、疫苗生产企业、疫苗批发企业发现假劣或者质量可疑的疫苗,应当立即停止接种、分发、供应、销售,并立即向所在地的县级人民政府卫生主管部门和药品监督管理部门报告,不得自行处理。接到报告的卫生主管部门应当立即组织疾病预防控制机构和接种单位采取必要的应急处置措施,同时向上级卫生主管部门报告;接到报告的药品监督管理部门应当对假劣或者质量可疑的疫苗依法采取查封、扣押等措施。

3. 县级以上人民政府卫生主管部门在各自职责范围内履行下列监督检查职责:

(1)对医疗卫生机构实施国家免疫规划的情况进行监督检查;

(2)对疾病预防控制机构开展与预防接种相关的宣传、培训、技术指导等工作进行监督检查;

(3)对医疗卫生机构分发和购买疫苗的情况进行监督检查。

卫生主管部门应当主要通过对医疗卫生机构依照疫苗接种监督管理规定所作的疫苗分发、储存、运输和接种等记录进行检查,履行监督管理职责;必要时,可以进行现场监督检查。卫生主管部门对监督检查情况应当予以记录,发现违法行为的,应当责令有关单位立即改正。

4. 卫生主管部门、药品监督管理部门的工作人员依法履行监督检查职责时,不得少于 2 人,并出示证明文件;对被检查人的商业秘密应当保密。

5. 卫生主管部门、药品监督管理部门发现疫苗质量问题和预防接种异常反应以及其他情况时,应当及时互相通报。

6. 任何单位和个人有权向卫生主管部门、药品监督管理部门举报违反疫苗接种监督管理规定的行为,有权向本级人民政府、上级人民政府有关部门举报卫生主管部门、药品监督管理部门未依法履行监督管理职责的情况。接到举报的有关人民政府、卫生主管部门、药品监督管理部门对有关举报应当及时核实、处理。

七、疫苗接种的法律责任

【工作内容】

1. 县级以上人民政府卫生主管部门、药品监督管理部门违反疫苗接种监督管理规定，有下列情形之一的，由本级人民政府、上级人民政府卫生主管部门、药品监督管理部门责令改正，通报批评；造成受种者人身损害，传染病传播、流行或者其他严重后果的，对直接负责的主管人员和其他直接责任人员依法给予行政处分；构成犯罪的，依法追究刑事责任：

(1)未依照疫苗接种监督管理规定履行监督检查职责，或者发现违法行为不及时查处的；

(2)未及时核实、处理对下级卫生主管部门、药品监督管理部门不履行监督管理职责的举报的；

(3)接到发现预防接种异常反应或者疑似预防接种异常反应的相关报告，未立即组织调查处理的；

(4)擅自进行群体性预防接种的；

(5)违反疫苗接种监督管理规定的其他失职、渎职行为。

2. 县级以上人民政府未依照疫苗接种监督管理规定履行预防接种保障职责的，由上级人民政府责令改正，通报批评；造成传染病传播、流行或者其他严重后果的，对直接负责的主管人员和其他直接责任人员依法给予行政处分；构成犯罪的，依法追究刑事责任。

3. 疾病预防控制机构有下列情形之一的，由县级以上人民政府卫生主管部门责令改正，通报批评，给予警告；有违法所得的，没收违法所得；拒不改正的，对主要负责人、直接负责的主管人员和其他直接责任人员依法给予警告、降级的处分：

(1)未按照使用计划将第一类疫苗分发到下级疾病预防控制机构、接种单位、乡级医疗卫生机构的；

(2)设区的市级以上疾病预防控制机构违反疫苗接种监督管理规定，直接向接种单位供应第二类疫苗的；

(3)未依照规定建立并保存疫苗购进、分发、供应记录的。

乡级医疗卫生机构未依照疫苗接种监督管理规定将第一类疫苗分发到承担预防接种工作的村医疗卫生机构的，依照前款的规定给予处罚。

4. 接种单位有下列情形之一的，由所在地的县级人民政府卫生主管部门责令改正，给予警告；拒不改正的，对主要负责人、直接负责的主管人员依法给予警告、降级的处分，对负有责任的医疗卫生人员责令暂停3个月以上6个月以下的执业活动：

(1)未依照规定建立并保存真实、完整的疫苗接收或者购进记录的；

(2)未在其接种场所的显著位置公示第一类疫苗的品种和接种方法的；

(3)医疗卫生人员在接种前，未依照疫苗接种监督管理规定告知、询问受种者或者其监护人有关情况的；

(4)实施预防接种的医疗卫生人员未依照规定填写并保存接种记录的；

(5)未依照规定对接种疫苗的情况进行登记并报告的。

5. 疾病预防控制机构、接种单位有下列情形之一的，由县级以上地方人民政府卫生主管部门责令改正,给予警告;有违法所得的,没收违法所得;拒不改正的,对主要负责人、直接负责的主管人员和其他直接责任人员依法给予警告、降级的处分;造成受种者人身损害或者其他严重后果的,对主要负责人、直接负责的主管人员依法给予撤职、开除的处分,并由原发证部门吊销负有责任的医疗卫生人员的执业证书:

(1)从不具有疫苗经营资格的单位或者个人购进第二类疫苗的;

(2)接种疫苗未遵守预防接种工作规范、免疫程序、疫苗使用指导原则、接种方案的;

(3)发现预防接种异常反应或者疑似预防接种异常反应,未依照规定及时处理或者报告的;

(4)擅自进行群体性预防接种的。

6. 疾病预防控制机构、接种单位在疫苗分发、供应和接种过程中违反疫苗接种监督管理规定收取费用的,由所在地的县级人民政府卫生主管部门监督其将违法收取的费用退还给原缴费的单位或者个人,并由县级以上人民政府价格主管部门依法给予处罚。

7. 药品检验机构出具虚假的疫苗检验报告的,依照药品管理法的规定处罚。

8. 疫苗生产企业、疫苗批发企业未依照规定建立并保存疫苗销售或者购销记录的,分别依照药品管理法的规定处罚。

9. 疫苗生产企业、疫苗批发企业未依照规定在纳入国家免疫规划疫苗的最小外包装上标明"免费"字样以及"免疫规划"专用标识的,由药品监督管理部门责令改正,给予警告;拒不改正的,处5 000元以上2万元以下的罚款,并封存相关的疫苗。

10. 疫苗生产企业、疫苗批发企业向疾病预防控制机构、接种单位、疫苗批发企业以外的单位或者个人销售第二类疫苗,或者疫苗批发企业从不具有疫苗经营资格的单位或者个人购进第二类疫苗的,由药品监督管理部门没收违法销售的疫苗,并处违法销售的疫苗货值金额2倍以上5倍以下的罚款;有违法所得的,没收违法所得;情节严重的,依法吊销疫苗生产资格、疫苗经营资格。

11. 疾病预防控制机构、接种单位、疫苗生产企业、疫苗批发企业未在规定的冷藏条件下储存、运输疫苗的,由药品监督管理部门责令改正,给予警告,对所储存、运输的疫苗予以销毁;疾病预防控制机构、接种单位拒不改正的,由卫生主管部门对主要负责人、直接负责的主管人员和其他直接责任人员依法给予警告、降级的处分;造成严重后果的,由卫生主管部门对主要负责人、直接负责的主管人员和其他直接责任人员依法给予撤职、开除的处分,并吊销接种单位的接种资格;疫苗生产企业、疫苗批发企业拒不改正的,由药品监督管理部门依法责令停产、停业整顿,并处5 000元以上2万元以下的罚款;造成严重后果的,依法吊销疫苗生产资格、疫苗经营资格。

12. 违反疫苗接种监督管理规定发布接种第二类疫苗的建议信息的,由所在地或者行为发生地的县级人民政府卫生主管部门责令通过大众媒体消除影响,给予警告;有违法所得的,没收违法所得,并处违法所得1倍以上3倍以下的罚款;构成犯罪的,依法追究刑事责任。

13. 未经卫生主管部门依法指定擅自从事接种工作的,由所在地或者行为发生地的县级人民政府卫生主管部门责令改正,给予警告;有违法持有的疫苗的,没收违法持有的疫苗;有违法所得的,没收违法所得;拒不改正的,对主要负责人、直接负责的主管人员和其他直接责任人员依法给予警告、降级的处分。

14. 儿童入托、入学时,托幼机构、学校未依照规定查验预防接种证,或者发现未依照规定受种的儿童后未向疾病预防控制机构或者接种单位报告的,由县级以上地方人民政府教育主管部门责令改正,给予警告;拒不改正的,对主要负责人、直接负责的主管人员和其他直接责任人员依法给予处分。

15. 不具有疫苗经营资格的单位或者个人经营疫苗的,由药品监督管理部门依照药品管理法的规定处罚。

16. 卫生主管部门、疾病预防控制机构、接种单位以外的单位或者个人违反疫苗接种监督管理规定进行群体性预防接种的,由县级以上人民政府卫生主管部门责令立即改正,没收违法持有的疫苗,并处违法持有的疫苗货值金额2倍以上5倍以下的罚款;有违法所得的,没收违法所得。

17. 单位和个人违反疫苗接种监督管理规定,给受种者人身、财产造成损害的,依法承担民事责任。

18. 以发生预防接种异常反应为由,寻衅滋事,扰乱接种单位的正常医疗秩序和预防接种异常反应鉴定工作的,依法给予治安管理处罚;构成犯罪的,依法追究刑事责任。

第八节　疫苗管理

一、乙型肝炎疫苗

采用基因工程技术将乙型肝炎表面抗原基因经过重组、细胞培养和纯化等方法而制成。

【工作内容】

1. 接种对象

(1)新生儿;

(2)乙肝易感者(表面抗原阴性,转氨酶正常);

(3)用于阻断母婴传播。

2. 使用方法

(1)免疫程序为0、1、6月,每次注射1支。

(2)全程注射3次。新生儿的第1针在出生后24小时内注射。

(3)高危人群,如血液透析病人及职业性与乙肝患者密切接触者,亦可用20 μg/支。

(4)注射部位为上臂三角肌肌内。

3. 接种反应及禁忌证

(1)接种反应:本疫苗很少有不良反应。个别人亦有中、低度发热,或注射局部微痛,24小时内消失。

(2)禁忌证:凡发热,患有急性或慢性严重疾病者及有过敏史者禁止使用。

4. 贮运条件和有效期

疫苗应于2~8 ℃条件下贮运,严防冻结。疫苗有效期一般为2年。

【经验指导】

1. HBsAg 和 HBeAg 均为阳性母亲所生新生婴儿接种更为重要,最好联合使用乙肝免疫球蛋白。

2. 安瓿破裂、疫苗变质或有摇不散的块状物,不得使用。

3. 疫苗注射前要充分摇匀。

4. 接种疫苗时认明 10 μg/支及 20 μg/支的两种规格。

5. 开瓶后,制品应一次注射完毕,不得分次使用。

二、甲型肝炎疫苗

系将甲肝病毒减毒株接种人二倍体细胞,经培养,收获病毒液而制成。分甲肝减毒活疫苗和灭活甲肝疫苗。

【工作内容】

1. 接种对象

所有年龄在 1 周岁以上的甲肝易感者。

2. 使用方法

灭活甲肝疫苗采用三角肌中部肌肉注射。减毒活疫苗采用上臂外侧三角肌附着处皮肤,用 75% 乙醇消毒后皮下注射 1.0 mL。

3. 免疫效果

疫苗接种可使绝大多数接种者获得良好的抗体反应,接种疫苗后至少可获得 4 年以上的保护期。

4. 接种反应及禁忌证

(1)接种反应:甲肝疫苗接种后很少发生局部和全身不良反应,疫苗安全可靠。少数可有发热,体温高于 37.5 ℃。

(2)禁忌证:身体不适,腋温超过 37.5 ℃者;急性传染病或其他严重疾病者;免疫缺陷症和接受免疫抑制剂治疗者;孕妇或过敏体质者禁用。

5. 贮运条件和有效期

冻干甲型肝炎减毒活疫苗应在 8 ℃以下贮运。有效期为 1 年 6 个月。灭活甲肝疫苗贮运条件为 2~8 ℃,以确保疫苗的效力不受损失。严禁冻存,以防降低效价。该疫苗有效期为 3 年。

【经验指导】

1. 如有混浊、摇不散的沉淀、异物或安瓿破裂,均不宜使用。

2. 减毒活疫苗,启开安瓿后半小时应用完。注射疫苗时切勿与消毒剂接触。

3. 注射丙种球蛋白者,应间隔 1 个月后再接种该制品。

4. 灭活甲肝疫苗禁止静脉、皮内和皮下注射。

5. 由于甲型肝炎潜伏期长(20~50 天),给予疫苗时,可能潜在的甲型肝炎感染已存在,本疫苗不能预防这种人群的甲型肝炎。

6. 与其他疫苗一样,如果发生过敏反应或类过敏反应,应及时采取适当的治疗,包括使用肾上腺素。

7. 任何急性感染或发热性疾病都需推迟接种本疫苗,除非医生认为不注射会导致更大的危险。

8. 孕妇注射后是否会危害胎儿或影响生殖功能无定论,只有特别需要时,方可给孕妇注射本疫苗。

9. 由于许多药物可以从人乳中排出,当给哺乳妇女注射本疫苗时应谨慎小心。

三、百白破疫苗

由百日咳疫苗、精制白喉和破伤风类毒素按适量比例配制而成,用于预防百日咳、白喉、破伤风三种疾病。

【工作内容】

1. 接种对象

按现行的免疫程序规定,新生儿出生后 3 足月就应开始接种百白破疫苗第一针,连续接种 3 针,每针间隔时间最短不得少于 28 天,在 1 岁半至 2 周岁时再用百白破疫苗加强免疫 1 针,7 周岁时用精制白喉疫苗或精制白破二联疫苗加强免疫 1 针。

2. 使用方法

吸附百白破疫苗采用肌肉注射,接种部位在上臂外侧三角肌附着处或臀部外上 1/4 处。

3. 接种反应

(1)局部反应:可有红肿、疼痛、发痒,个别人注射后注射侧腋下淋巴结肿大;接种含有吸附剂的疫苗,注射局部可形成硬结或无菌性脓肿。偶见皮疹及血管神经性水肿。

(2)全身反应:主要是出现微热,但接种后 48 小时可恢复正常。在发热的同时还可伴有倦怠、嗜睡、烦躁不安等短暂症状。

(3)百白破疫苗接种后的异常反应:极个别可发生过敏反应,或惊厥、抽搐、尖声哭叫等神经系统并发症。

4. 接种禁忌证

(1)患有中枢神经系统疾病,如脑病、癫痫等或有既往病史者,以及属于过敏体质的人不能接种。

(2)发热、急性疾病和慢性疾病的急性发作期应缓种。

(3)接种第一针或第二针后如出现严重反应(如休克、高热、尖叫、抽搐等),应停止以后针次的接种。

5. 运输及保存

百白破疫苗运输和保存的最适宜温度是 2～8 ℃,严防冻结。

【经验指导】

1. 使用时应充分摇匀。如出现摇不散之凝块,有异物,安瓿有裂纹,疫苗曾经冻结,标签不清和过期失效,不可使用。

2. 注射后局部可能有硬结,可用热敷逐步吸收。注射第二针时应更换另侧部位。

3. 应备 1∶1 000 肾上腺素,供偶有发生休克时急救用。

四、流行性腮腺炎疫苗

【工作内容】

1. 接种对象

该疫苗适用于所有 8 月龄以上腮腺炎易感者。

2. 使用方法

(1)用所附的灭菌注射用水溶解疫苗后使用。

(2)在上臂外侧三角肌附着处皮下注射 0.5 mL。

3. 免疫效果

注射 1 针减毒活疫苗后,细胞中和抗体滴度达到 1∶2 以上,可认为疫苗免疫成功。免疫成功率在 80%～90%。抗体有效保护期可达 10 年。

4. 接种反应

注射后一般无局部反应。在注射后 6～10 天时少数人可能发热,但一般不超过 2 天。

5. 接种禁忌证

发热、有严重疾病、急性及慢性感染者暂不接种,有过敏史者及孕妇应禁用。

6. 贮运条件和有效期

腮腺炎疫苗应于 2～8 ℃条件下贮运。疫苗自病毒滴定合格之日起有效期为 1 年半。

【经验指导】

1. 安瓿有裂纹、标签不清、冻干疫苗变红或溶解后混浊者,均不可使用。

2. 启开安瓿和注射时切勿使消毒剂接触疫苗。

3. 安瓿开启后,疫苗应在 1 小时内用完,如未用完应废弃。

4. 注射过丙种球蛋白者,间隔 1 个月后方可接种腮腺炎疫苗。

5. 近期使用免疫抑制剂者不应接种该疫苗,至少应间隔 2～4 周再接种。

五、麻风腮疫苗

【工作内容】

1. 使用对象

(1)适用于健康婴儿、儿童、青少年和成人预防麻疹、腮腺炎和风疹的主动免疫。

(2)在普种的基础上,每年可对 12～18 月龄的儿童进行接种。

(3)有条件的地区,可对育龄期妇女或新入学、入伍的大学生和战士接种。

2. 使用方法

(1)不论是儿童还是成年人,每次均接种 0.5 mL。

(2)使用前用稀释液稀释,并充分摇匀后,于上臂外侧三角肌附着处皮下注射。绝不能静脉注射。

3. 接种反应

(1)常见的接种反应是在注射部位出现短时间的烧灼感及刺痛,个别受种者可在接种疫苗 5～12 日出现发热(38.3 ℃或以上)或皮疹。

（2）罕见的接种反应包括一些轻度的局部反应，如红斑、硬结和触痛、喉痛及不适、恶心、呕吐、腹泻等，极其罕见的有过敏反应、一过性的关节炎和关节痛。

4. 接种禁忌证

（1）妊娠期的妇女。

（2）对新霉素和鸡蛋有过敏史或类过敏反应者。

（3）伴有发热的呼吸道疾病、活动性结核、血液病、恶病质和恶性肿瘤等。

（4）原发性和继发性免疫缺陷病人或接受免疫抑制剂治疗者。

（5）个人或家族有惊厥史和脑外伤史。

5. 贮存方法

麻风腮疫苗在稀释前贮运温度为 2～8 ℃。疫苗的稳定性较好。由于光照可灭活疫苗中的病毒，所以疫苗应一直避光保存。

【经验指导】

1. 育龄期妇女在接种疫苗 3 个月内应避免妊娠。

2. 疫苗为冻干制剂，使用前应用稀释液稀释，并充分摇匀后方可使用。

3. 麻风腮疫苗可与百白破混合制剂、脊髓灰质炎疫苗同时使用，但与百白破混合制剂同时接种时，应使用不同的注射器在不同的部位注射。

4. 麻风腮疫苗不能与免疫球蛋白同用。

六、流行性乙型脑炎疫苗

（一）灭活疫苗

用乙脑病毒接种于地鼠肾细胞，培育后至一定浓度收获病毒液，经甲醛灭活而制成。

【工作内容】

1. 接种对象

（1）乙脑流行地区 6 月龄～6 周岁儿童。

（2）由非疫区进入疫区的儿童和成人或旅游者。

2. 使用方法

接种上臂外侧三角肌附着处皮下注射。初免针次间隔 7～10 日。

3. 接种反应及禁忌证

（1）接种反应：大多数人接种无反应，仅个别儿童注射后，局部出现红肿、疼痛，1～2 天内消退。少有发热，一般均在 38 ℃以下。少数有头晕、头痛、不适等自觉症状。偶有皮疹，血管性水肿和过敏性休克发生率随接种次数增多而增加。一般发生在注射后 10～30 分钟，很少有超过 24 小时者。此类接种反应多见于反复加强注射的对象，尤以 7 岁以上儿童加强注射较为多见。

（2）禁忌证：①发热及急性疾病；②严重慢性病；③脑及神经系统疾病；④过敏性疾病，既往对抗生素、疫苗有过敏史者。

4. 贮存条件和有效期

流行性乙脑灭活疫苗于 2～8 ℃贮运。自效力检定合格之日起有效期 2 年。

【经验指导】

1. 疫苗混浊、变色(变黄),安瓿有裂纹、有异物者均不可使用。

2. 为减少注射时疼痛,在疫苗中加入适量亚硫酸氢钠,疫苗由橘红色变为黄色,即可注射。

3. 疫苗注射后在现场休息片刻,以防副反应发生。

4. 应备有1:1 000肾上腺素,以供偶发休克时急救用。

5. 我国大部分地区为乙脑流行区,人群隐性感染率很高。10岁以上人群已普遍因隐性感染而获得免疫力,故无必要再接种疫苗。

(二)减毒活疫苗

系将乙脑病毒经人工减毒使之失去致病性仍保留免疫原性,接种于肾细胞,经培育繁殖后收获病毒,加入保护剂冻干制成。

【工作内容】

1. 接种对象

乙脑流行区1周岁以上健康儿童。

2. 使用方法

(1)每安瓿内加入疫苗中附带的稀释液(灭菌磷酸盐缓冲生理盐水)2.5 mL,待完全溶解后使用。

(2)初次免疫儿童于上臂外侧三角肌附着处皮肤用75%乙醇消毒,待干后皮下注射0.5 mL。

(3)2岁、7岁加强免疫时各注射1针0.5 mL,以后可不再免疫。

3. 免疫效果

本疫苗经1针注射后中和抗体阳转率达80%以上,次年加强1针,阳转率可达90%以上。

4. 接种反应及禁忌证

(1)接种反应:注射后一般无反应,少数人局部红肿,偶有发热和过敏性皮疹。

(2)禁忌证:①发热;②急性传染病;③中耳炎;④心、肾及肝脏等疾病;⑤活动性结核病;⑥有过敏史或抽风史者;⑦已知有免疫系统缺陷,近期或正在进行免疫抑制治疗者。

5. 贮运条件和有效期

乙脑活疫苗于8 ℃以下贮运。有效期在8 ℃以下保存为1年半,在−20 ℃保存为2年。

【经验指导】

(1)启开安瓿和注射时切勿使消毒剂接触疫苗。

(2)本疫苗溶解后有摇不散的凝块,安瓿有裂纹,不可使用。

(3)疫苗溶解前变色(红),不可使用。

(4)疫苗溶解后应在1小时内用完,用不完者应废弃。

(5)1岁以内儿童慎用。

七、风疹疫苗

系用风疹病毒减毒株经感染细胞、培养后收获、加工制成的冻干制剂。

【工作内容】

1. 接种对象

年龄为8个月以上的风疹易感者及育龄期妇女。

(1)普遍免疫:以控制风疹病毒在人群中传播为目的,可对12月龄至14岁人群实施免疫接种。

(2)选择性免疫:以控制新生儿先天性风疹综合征为目的,可对青春期少女及育龄期妇女实施免疫。

2. 使用方法

(1)该疫苗为冻干制品,对1人份/支或和2人份/支的冻干疫苗,分别加入0.5 mL、1.0 mL灭菌注射用水,待完全溶解后立即使用。

(2)上臂外侧三角肌附着处皮肤用75%乙醇消毒,等干后皮下注射0.5 mL。

(3)如必须同时接种另一种疫苗,风疹疫苗可与麻疹疫苗、脊髓灰质炎疫苗、百白破混合疫苗、卡介苗等在不同部位同时接种。对接受输血或注射过免疫球蛋白者,应推迟6周以上再接种风疹疫苗。

3. 免疫效果

抗体阳转率在95%~100%之间,大多数接种者在使用疫苗后10~28天产生抗体。免疫效果可以维持10~20年。

4. 接种反应及禁忌证

(1)接种反应

冻干风疹活疫苗接种后反应极少。小儿接种后6~11天少数人有低热、皮疹、淋巴结炎。皮疹多为不明显的斑疹,可迅速消退。淋巴结炎症状轻,很少见。成人接种疫苗后2~4周,少数人可发生暂时性关节炎症状,尤其是接种前即患有此类疾病者。青春期后女性关节反应随年龄增加而明显增加,持续1天至3周,可对症处理,无后遗症。尚有极少数的人出现皮疹和淋巴结肿大,此症状为一过性的,能自行消失,无须治疗。

(2)禁忌

孕妇禁用。育龄期妇女在接种疫苗后3个月内应避孕。患严重疾病、发热或有过敏史者不得接种。神经系统疾患和精神病(癫痫、癌症、脑炎后遗症、抽搐等疾患)或有既往史者,免疫缺陷症及正进行免疫抑制治疗、放射治疗及抗代谢药物治疗期间,不能接种风疹疫苗。

5. 贮运条件和有效期

应于2~8℃条件下暗处贮运。有效期一般为1年半。

【经验指导】

1. 安瓿有裂纹、标签不清、冻干疫苗变为红色或溶解不好者,均不可使用。

2. 启开安瓿和注射时,切勿使消毒剂接触疫苗。

3. 由于是活疫苗,溶解后要1小时内用完,并且避免热源和日光直射。

八、水痘减毒活疫苗

水痘病毒株在细胞培养繁殖而获得的病毒冻干制品。

【工作内容】

1. 接种对象

适用于对 12 月龄以上的健康儿童、青少年及成人、高危人群及其密切接触者进行水痘预防的主动免疫。

2. 使用方法

推荐 2 岁儿童开始接种。1～12 岁的儿童接种 1 剂量(0.5 mL);13 岁及以上的儿童、青少年和成人接种 2 剂量,间隔 6～10 周。儿童及成人均于上臂皮下注射,绝不能静脉注射。疫苗应通过提供的稀释液复溶,并应完全溶解。应在消毒剂完全挥发后再行接种。对于健康人,水痘减毒疫苗可与其他减毒活疫苗或灭活疫苗同时接种;对于免疫缺陷患者及其他高危人群,水痘减毒疫苗可与其他灭活疫苗同时接种。但均需接种于不同部位,且不能在注射器中混合。如水痘减毒疫苗不能和麻疹疫苗同时接种,接种间隔至少 1 个月。

3. 接种反应及禁忌证

(1)接种反应:在所有年龄组均有很低的综合反应原性,注射后偶见低热和轻微皮疹,但不良反应通常是轻微的且自行消失。

(2)禁忌证:急性严重发热性疾病患者应推迟接种。对新霉素全身过敏者、白细胞计数少于 1 200/mm³ 者及孕妇不得接种。

4. 贮存方法和有效期

疫苗应在 2～8 ℃条件下贮存。在 2～8 ℃条件下有效期为 2 年。在 21 ℃条件下贮存 1 周,37 ℃下贮存 4 天,效价没有明显损失。

九、流行性感冒疫苗

在鸡胚培养,经灭活、裂解、纯化而生产出来。

【工作内容】

1. 接种对象

1 岁以上的儿童和成人预防流感的主动免疫。疫苗特别推荐用于 65 岁及以上的老年人、慢性肺部疾病和糖尿病患者及免疫功能低下者,幼儿园及大、中、小学学生,长期接受阿司匹林治疗者、军人、教师、医务工作者等重点人群。

2. 使用方法

12～35 个月的儿童接种两剂量,每剂 0.25 mL,间隔一个月;36 个月以上的儿童及成人接种 1 剂量,每剂 0.5 mL。儿童和成人均于上臂三角肌肌肉注射。绝不能静脉注射。可与其他减毒活疫苗和灭活疫苗前后任何时间或同时接种,但需接种于不同部位且不能在注射器中混合。

3. 免疫效果

全程接种流感疫苗后在 2 周后产生抗体,可以保护与疫苗毒株抗原性类似的毒株感染发病或减轻发病症状。由于抗体水平下降,每年疫苗所含毒株因流行株不同而不同,每年都需要接种当年的流感疫苗,才能达到最佳的免疫效果。

4. 接种反应及禁忌证

(1)接种反应:人体对流感疫苗耐受性良好,常见不良反应为注射局部疼痛、红肿,但均可自行消失。

(2)禁忌证:对鸡蛋严重过敏者禁止接种;急性发热性疾病患者应推迟接种。

5. 贮存和有效期

疫苗应在 2～8 ℃条件下贮存,在 2～8 ℃条件下有效期为 1 年。

十、肺炎球菌多糖疫苗

含有混合的高度提纯的 23 种最广泛流行、最具侵袭性的肺炎球菌荚膜多糖的疫苗。

【工作内容】

(一)接种对象

1. 选择性接种策略

(1)成人接种:①慢性病人,特别是伴有呼吸道感染发病增加的心血管疾病和慢性肺疾患的病人;②急性病人,特别是伴有肺炎球菌疾病或其并发症危险的脾功能障碍、无脾症、何金氏病、多发性骨髓瘤、肝硬化、酒精中毒、肾功能衰竭、慢性脑脊液漏出症和免疫抑制治疗的病人;③50 岁以上健康的老年人。

(2)儿童接种:包括 2 岁以上体弱儿童。

(3)其他人接种:确定要进行脾切除的病人,应至少在术前 2 周接种疫苗;确定要进行免疫抑制治疗者或准备接受器官移植的受者,疫苗的接种与开始接受免疫抑制治疗的时间应尽量延长。

2. 群体接种(指 2 岁以上者)策略

(1)群体密切接触者,如寄宿学校、养老院及其他一些场所,为减少在这些密切接触群体中发生暴发性肺炎球菌疾病的可能性,在有可能发生严重疾病的危险时,应给予群体接种。

(2)当疫苗中含有的某型肺炎球菌在人群中发生一般流行时,社区中在流行病学上有危险的人群应予接种。

(3)具有高度发生流行性感冒并发症危险特别是肺炎时,应予接种。

3. 再接种问题

已接种过 23 价疫苗者,一般不主张进行再接种。同样,以前曾接种过 14 价疫苗者,常规也不应再接种 23 价疫苗,但对下列人群可以考虑再接种。

(1)具有慢性疾患并可增加致命的肺炎球菌感染危险者,以及有明显的肺炎球菌抗体水平下降者,如肾病综合征、肾功能衰竭和接受器官移植者。

(2)在 4 年前或更早接受过肺炎球菌疫苗接种而无严重接种反应,现在又有肺炎球菌感染高度危险者。

(3)在 6 年前或更多年前接种过疫苗的高危人群。

(二)使用方法

疫苗为液体剂型,可直接于皮下或肌肉注射 0.5 mL,但不能注入皮内或血管。

(三)接种反应和禁忌证

1. 接种反应:接种疫苗后少数可出现注射部位的疼痛、红肿等轻微反应,小于 1‰的受种者可出现低热(<38.3 ℃)、肌痛和严重的局部反应。严重的接种反应,如过敏反应极为罕见,发生率约为 5/100 万次。患有其他已稳定的自发性血小板减少性紫癜的病人接种疫

苗后,偶尔会出现复发。

2. 禁忌证:(1)对疫苗中的任何成分过敏者;(2)正在进行免疫抑制治疗的病人;(3)具有严重心脏病或肺功能障碍的病人;(4)妊娠期和哺乳期的妇女。

(四)贮运条件和有效期

疫苗在 2～8 ℃条件下贮运。疫苗有效期为 2 年。

【经验指导】

1. 疫苗一定要注入皮下或肌肉,注入皮内可致严重的局部反应。

2. 当患有任何发热性呼吸道疾病或其他急性感染时,应推迟使用疫苗,除非医生认为不接种疫苗会造成更大的危险。

3. 已在应用青霉素(或其他抗生素)预防肺炎球菌感染的病人,接种疫苗后不应中断使用抗生素。

4. 2 岁以下的儿童接种疫苗后效果不理想,不应给 2 岁以下的儿童接种疫苗。

十一、b 型流感嗜血杆菌多糖疫苗

由纯化的 Hib 荚膜多糖与破伤风类毒素共价结合生产的 Hib 结合疫苗。

【工作内容】

1. 接种对象

适用于从 2～17 月龄的婴幼儿常规免疫接种。

2. 使用方法

(1)2～6 个月儿童,接种 3 剂,间隔 2 个月,并推荐于第 2 年加强 1 剂。

(2)冻干疫苗复溶后(0.5 mL)用于上臂肌肉注射,首选接种部位为大腿前外侧或上臂外侧,绝不能静脉注射。

(3)Hib 疫苗可与其他减毒活疫苗和灭活疫苗前后任何时间或同时接种,但需接种于不同部位且不能在注射器中混合。

(4)基础免疫:2～14 月龄的婴幼儿在 2 个月龄时接种第一针(0.5 mL),间隔 2 个月后(或此后尽早)接种第二针(0.5 mL)。15 月龄或更大月龄的幼儿只需接种 1 针。

(5)加强免疫:完成 2 针后,12～15 月龄期间加强免疫 1 针(0.5 mL),加强免疫与基础免疫第二针之间间隔不得少于 2 个月。

3. 接种反应及禁忌证

(1)接种反应:接种 Hib 疫苗未发现与疫苗有关的严重不良反应,较为常见的不良反依次为发热、接种局部红斑和肿块/硬结,且多在接种 6 小时后出现,接种 24 小时和 48 小时后基本逐步减小或消失。

(2)禁忌证:急性严重发热性疾病患者应推迟接种。已知对疫苗中任何成分过敏者或既往接种 Hib 疫苗过敏者不能接种。

4. 贮存方法和有效期

疫苗应在 2～8 ℃条件下贮存,在 2～8 ℃条件下有效期为 2 年。在 21 ℃条件下贮存 2 周,37 ℃下贮存 1 周,效价没有明显损失。

十二、轮状病毒疫苗

减毒重组的活疫苗。

【工作内容】

1. 接种对象

主要用于 6 个月～5 岁以下婴幼儿。

2. 使用方法

用手开启瓶盖,用吸管吸取本疫苗,直接喂于婴幼儿,用量为每人一次口服 3 mL,切勿用热水送服。

3. 禁忌证

(1)患严重疾病、急性或慢性感染者。

(2)患急性传染病及发热者。

(3)先天性心血管系统畸形患者,血液系统、肾功能不全疾患者。

(4)严重营养不良、过敏体质者。

(5)消化道疾患,肠胃功能紊乱者。

(6)有免疫缺陷和接受抑制治疗者。

4. 贮存方法

保存于 2～8 ℃暗处,运输应在冷藏条件下进行。

【经验指导】

1. 开启安瓿时,切勿使消毒剂接触疫苗。

2. 安瓿有裂纹、标签不清或液体混浊者切不可使用。

3. 玻瓶开启后,疫苗应在 1 小时内用完。

4. 注射过免疫球蛋白及其他疫苗接种者,应间隔 2 周以后方可接种本疫苗。

5. 请勿用热开水送服,以避免影响疫苗免疫效果。

6. 本疫苗为口服疫苗,严禁注射。

十三、狂犬病疫苗

【工作内容】

1. 接种对象

(1)咬伤后(暴露后)预防:任何可疑接触狂犬病毒,如被动物(包括貌似健康动物)咬伤、抓伤(即使很轻的抓伤),皮肤或黏膜被动物舔过,都必须接种本疫苗。

(2)无咬伤(暴露前)预防:在疫区有咬伤的高度危险或有接触病毒机会的工作人员,如疫区兽医、动物饲养管理人员、畜牧人员、屠宰人员、狂犬病毒实验人员、疫苗制造人员、狂犬病人的医护人员、岩洞工作人员,以及与其他哺乳动物接触频繁人员及严重疫区儿童、邮递员、去疫区旅游者,均应用狂犬病疫苗进行预防接种。

2. 使用方法

(1)咬伤后预防:对一般咬伤,即皮肤无流血的轻度擦伤、抓伤或破损皮肤被舔舐,应于

0(第1天,注射当天)、3(第4天,以下类推)、7、14、30天各注射该疫苗1安瓿,儿童用量相同。对严重咬伤,除应按上述方法注射该疫苗外,应于0、3天注射加倍量疫苗,并在0天注射疫苗的同时用抗狂犬病血清(40 IU/kg体重)或狂犬病免疫球蛋白(20 IU/kg体重),浸润咬伤局部和肌肉注射。凡联合使用抗狂犬病血清或免疫球蛋白者,必须在疫苗全程注射完毕后,再加强注射2~3针疫苗,即在全程注射后第15、75天或第10、20、90天分别加强注射1针。

凡注射疫苗1天前注射抗狂犬病血清、慢性病人如肝硬化、免疫缺陷症、服用免疫抑制药物、老人、严重营养不良和咬伤后48小时才开始免疫7种情况,均应于初种时加2~3倍疫苗量,分部位注射,才有较好的免疫效果。此外,有的虽属轻伤,但侵入的病毒量较多或伤及富含神经部位,亦可出现潜伏期短而单用疫苗无效病例。最近世界卫生组织重新建议,不论任何部位的破皮咬伤均应合用抗血清。

(2)对未咬伤健康者预防注射,可按0、7、21天注射3针。1年后加强1针,以后每隔1~3年再加强1针。

(3)该疫苗供上臂三角肌肌肉注射。儿童应在大腿前内侧区肌肉注射。

(4)使用前将疫苗振摇成均匀悬液。

3. 伤口处理

(1)就地及时(最好是在咬伤后几分钟内)对伤口进行清洗消毒,对预防狂犬病具有非常重要的意义。先用3%~5%肥皂水或0.1%新洁尔灭或再用清水充分洗涤;对较深的伤口,用注射器深入伤口深部进行灌注清洗,做到全面彻底。再用75%乙醇消毒,继而用浓碘酊涂擦。局部伤口处理愈早愈好,即使延迟1~2天甚至3~4天也不应忽视局部处理,此时如果伤口已结痂,也应将结痂去掉后按上法处理。

(2)伤口不宜包扎、缝口,开放性伤口应尽可能暴露。如果伤口必须包扎缝合(如侵入大血管),则应保证伤口已彻底清洗消毒并按上述方法使用抗狂犬病血清。

(3)必要时使用抗生素或精制破伤风抗毒素。

(4)严重咬伤者伤口周围及底部需注射抗狂犬病血清,或使用狂犬病免疫球蛋白。

(5)如果经济条件允许,或属严重咬伤,建议联合使用干扰素,以增强保护效果。

4. 接种反应

(1)局部反应:少数有注射部位疼痛、红肿、硬结、瘙痒,甚至水肿、淋巴结肿大。

(2)全身反应:因疫苗经纯化,杂质极少,所以接种副反应罕见或轻微。

5. 接种禁忌证

(1)治疗性接种:由于狂犬病是致命性疾病,为挽救生命任何禁忌证都是次要的,故被患狂犬病的动物咬后预防无禁忌证。

(2)预防性接种:在保证近期不会有接触传染源及狂犬病毒机会的前提下,妊娠期及有急性疾病、过敏体质、使用类固醇和免疫抑制剂者可推迟接种。

(3)对链霉素、新霉素过敏者慎用。

6. 贮运条件

在2~8℃条件下贮运。

【经验指导】

(1)若发现制品有摇不散的凝块或变色,或安瓿有裂纹,液体疫苗曾经冻结等情况,均不得使用。

（2）疫苗应在有效期内使用。

（3）注射疫苗期间可照常工作,但切忌饮食酒、浓茶等刺激性食物及进行剧烈劳动,以避免引起反应。

（4）严重咬伤者一定要联合使用抗狂犬病血清。

（5）备用1:1 000肾上腺素。

十四、流行性出血热Ⅰ型疫苗

系用Ⅰ型(野鼠型)出血热毒株感染细胞,收获病毒,经灭活制成。

【工作内容】

1. 接种对象

出血热高危地区10～70岁人群都是接种对象。一般疫区的林业工人、水利工地民工、野外宿营工作人员和部队官兵等也应接种。由于经济开发、军队调防,由非疫区进入疫区的人群接种疫苗尤为必要。

2. 使用方法

（1）上臂外侧三角肌肌肉注射。

（2）注射间隔时间:第2针于第1针后7天,第3针于第2针后21天,加强则在第1针后6个月时。

3. 免疫效果

免疫后中和抗体阳转率:2针为46％,3针为96％,以注射3针为宜。流行病学效果观察,其保护率可达90％左右。

4. 接种反应及禁忌证

（1）接种反应:注射后无反应或反应轻微,反应率低,少数人发热,或有皮疹。体温均<38 ℃。局部反应很少,极个别人因注射后吸收缓慢,可出现暂时性硬结,但很快即可吸收。

（2）禁忌证:①发热及急、慢性传染病;②患严重肝、肾疾患;③慢性心血管病;④有过敏史者。

5. 贮运条件和有效期

于2～8 ℃贮运,有效期暂定1年。

【经验指导】

1. 疫苗内含佐剂,注射前应充分摇匀。

2. 疫苗变黄色或紫色不可应用,可能为污染所致。

3. 有摇不散的异物,或安瓿有裂纹者不可使用。

十五、流行性出血热Ⅱ型疫苗

系用Ⅱ型出血热病毒于原代细胞培养后,收获病毒,经灭活制成。

【工作内容】

1. 接种对象

出血热家鼠型疫区居民及进入该地区人员,主要对象为10～70岁的高危人群。

2. 使用方法

(1)上臂外侧三角肌肌肉注射。

(2)注射间隔时间:第 2 针于第 1 针后 28 天,加强则在第 1 针后 1 年时。

3. 接种反应及禁忌证

(1)接种反应:注射后一般无反应。个别人有发热、头晕。少数人有皮疹,必要时给予抗过敏药治疗。因疫苗含有吸附剂,少数接种对象局部可出现硬结、轻度肿胀和疼痛,1～3 日内消退。

(2)禁忌证:①发热及急性传染病;②严重慢性疾病;③神经系统疾患;④有过敏性疾病史者;⑤妇女妊娠期及哺乳期。

4. 贮运条件和有效期

于 2～8 ℃贮运,有效期 1 年。

【经验指导】

1. 安瓿有裂纹,疫苗变混、变色,有异物及摇不散凝块或絮状物均不可使用。

2. 备 1∶1 000 肾上腺素,以备偶发过敏性休克急救用。

十六、乙型肝炎免疫球蛋白

经乙型肝炎免疫健康人后采集的高效价血浆或血清经低温分离提取、病毒灭活处理的免疫球蛋白制剂。

【工作内容】

1. 接种对象

(1)密切接触乙型肝炎患者的易感者。

(2)新生儿,特别是乙肝病人或乙型肝炎病毒携带者(HBsAg 和 HBeAg 阳性)母亲所生的婴儿。

2. 使用方法

(1)乙型肝炎预防:儿童一次注射 100～200 IU,成人为 200～400 IU,必要时可间隔 3～4 周再注射一次。

(2)母婴阻断:患乙型肝炎、HBsAg 和 HBeAg 阳性母亲所生的婴儿出生 24 小时内注射 100～200 IU。注射乙型肝炎免疫球蛋白 2～4 周再接种乙肝疫苗。

(3)本品为液体制剂,注射部位一般在上臂三角肌附着处或臀大肌外上 1/4 处。皮肤用 75％的乙醇消毒后肌肉注射。

3. 免疫效果

(1)乙型肝炎免疫球蛋白和乙肝疫苗联合使用,注射后乙肝表面抗体阳转率可达 95％以上。

(2)对患乙型肝炎、HBsAg 和 HBeAg 双阳性母亲所生的新生儿保护率达 85％以上。

4. 接种反应及禁忌证

(1)接种反应:乙型肝炎免疫球蛋白属同种异体蛋白,故注射后反应很小。注射局部有轻微疼痛,但不久即消失。全身反应可有低热和不适,不久即退。

(2)禁忌证:一般无禁忌证,使用时亦不必作过敏试验。

5. 贮运条件和有效期

本品于 2～8 ℃条件下贮运。自效价测定合格之日起,液体制品有效期为 3 年。必须在有效期内使用。

【经验指导】

(1)如安瓿破裂、瓶签不清楚、过期,不得使用。

(2)液体制剂应为澄明或可带乳光液体。如有摇不散的沉淀物或异物,不可使用。液体制剂久存可能出现微量沉淀,但一经摇动应可立即消散。

(3)瓶子打开后,制品应一次注射完毕,不得分次使用。

(4)本疫苗在注射前要充分摇匀。

十七、精制破伤风抗毒素

系用破伤风类毒素免疫马血浆,经胃酶消化、用盐析制得的液体或冻干抗毒素球蛋白制剂。

【工作内容】

1. 接种对象

(1)新生儿破伤风高危地区的育龄妇女或孕妇;

(2)发生创伤机会较多的人群;

(3)深度创伤后的应急接种。

2. 使用方法

(1)使用前必须做过敏试验。

(2)预防剂量:儿童和成人相同,1 次皮下或肌肉注射 1 500～3 000 IU。伤势严重者可增加用量 1～2 倍。经 5～6 日,如破伤风危险未消除,应重复注射。

(3)治疗剂量:第 1 次肌肉或静脉注射 50 000～200 000 IU,儿童与成人用量相同,以后视病情决定注射量与间隔时间。同时还可将适量抗毒素注射于伤口周围的组织中。对新生儿破伤风,24 小时内分次或 1 次肌肉或静脉注射 20 000～100 000 IU。

(4)注射部位:①皮下注射:应在上臂三角肌附着处。若同时注射类毒素,注射部位必须分别在左右手注射。②肌肉注射:应在上臂三角肌中部或臀大肌外上 1/4 处。③静脉注射:只有经过皮下或肌肉注射未发生异常反应者,方可作静脉注射,但应缓慢,开始每分钟不超过 1 mL,以后每分钟亦不宜超过 4 mL。一次静脉注射不应超过 40 mL,儿童每公斤体重不应超过 0.8 mL。亦可将抗毒素加入葡萄糖注射液或氯化钠注射液等输液中静脉点滴。静脉注射前应将安瓿在温水中加温至接近体温,注射中如发生异常反应,应立即停止。

3. 免疫效果

给患者注射抗毒素使机体内短时间获得被动免疫力,可以预防和治疗破伤风。但其效果与以下因素相关:

(1)注射时间:抗毒素只能中和血液中游离的毒素,若毒素已与组织细胞结合,尽管尚未发展到出现临床症状,也不能被抗毒素中和。故无论预防或治疗,都必须尽早给药。

(2)给药剂量:机体内一定量的抗毒素与毒素第一次接触时,将被最大限度地结合,以后随次数的增加,结合数量逐渐下降。故第一次注射时必须给予足够剂量(单位)的抗毒素。

（3）重复注射：由于抗毒素系用马血清制品，在人体内的半衰期短，在血中维持有效浓度的时间为 1～2 周。若重复注射抗毒素，患者对异体蛋白的敏感性增强，可加速对异体蛋白的破坏，血中抗毒素可迅速消失，故注射次数越多，效果就越差。

4. 接种反应

破伤风抗毒素接种的常见反应有过敏性休克和血清病。血清病主要症状为荨麻疹、发烧、淋巴结肿大、局部浮肿，偶有蛋白尿、呕吐、关节痛，注射部位可出现红斑、瘙痒及水肿。一般在注射后 7～14 天发病，称为迟缓型。亦有在注射后 2～4 天发病，称为加速型。可进行对症疗法，如应用抗组织胺药物或钙剂等。一般数日或十数日即可痊愈。

5. 接种禁忌证

凡本人及其直系亲属曾有支气管哮喘、湿疹或血管神经性水肿等病史，严重疾病、发热、过敏史者及注射破伤风类毒素后发生神经系统反应者不可注射。

6. 贮运条件和有效期

于 2～8 ℃贮运，液体制品需防冻结。有效期自效价测定合格之日起，液体制品一般为 3～5 年，冻干制品为 5～7 年。

【经验指导】

1. 使用前应详细询问患者的既往过敏史和本人及直系亲属的过敏性疾病等情况。

2. 注射用具及注射部位应严格消毒。最好使用一次性注射器或专用注射器。

3. 每次注射时需保存详细记录，包括姓名、性别、年龄、住址、注射次数、上次注射的反应、本次过敏试验结果及注射后反应情况、所使用抗毒素生产单位及批号。

4. 过敏试验：用氯化钠注射液将抗毒素稀释 10 倍（0.1 mL 抗毒素加 0.9 mL 氯化钠注射液）在前臂掌侧皮内注射 0.05 mL，观察 30 分钟。注射部位无明显反应者，即为阴性，可在严格观察下直接注射抗毒素。如注射局部出现皮丘增大、红肿、浸润，特别是形似伪足或有痒感者，为阳性反应，必须用脱敏法进行注射。如注射局部反应特别严重或除局部反应外伴全身症状，如荨麻疹、鼻咽刺痒、喷嚏等，则为强阳性反应，应尽量避免使用抗毒素。若必须使用时，则应用脱敏注射，并做好一切准备，一旦发生过敏性休克，立即抢救。无过敏史或过敏试验阴性反应者，也有发生过敏性休克的可能。为慎重起见，可先注射小量于皮下进行试验，观察 30 分钟后若无异常反应，再将全量注射于皮下或肌内。

5. 脱敏注射法：在一般情况下，可用氯化钠注射液将抗毒素稀释 10 倍，分小量数次作皮下注射，每次注射后观察 30 分钟。第 1 次可注射 10 倍稀释的抗毒素 0.1 mL，观察无紫绀、气喘或显著呼吸短促、脉搏加速时，即可注射第 2 次 0.2 mL。如仍无反应，则可注射第 3 次 0.3 mL。若仍无反应，可将安瓿中未稀释的抗毒素全量作皮下或肌肉注射。有过敏史或过敏试验强阳性者，应将第 1 次注射量和以后的递增量适当减少，分多次注射，以免发生剧烈过敏反应。

6. 门诊病儿注射抗毒素后，须观察至少 30 分钟，方可离去。

十八、精制抗狂犬病血清

是狂犬病固定毒免疫马采集的血浆，经消化后，用盐析法制得的液体或冻干的免疫球蛋白制剂。

【工作内容】

1. 接种对象

被疯动物严重咬伤后，使用本品愈早愈好。在 48 小时内使用，可减少发病。对已有狂犬病临床症状的患者，注射本品无效。

2. 使用方法

(1)过敏试验：注射前必须做过敏试验。用氯化钠注射液将抗血清稀释 10 倍(0.1 mL抗血清加 0.9 mL 氯化钠注射液)，在前臂掌侧皮内注射 0.05 mL，观察 30 分钟。注射部位无明显反应者，即为阴性，此时可在严密观察下直接注射抗血清。如注射局部出现皮丘增大、红肿、浸润，特别是形似伪足或有痒感者，为阳性反应，必须用脱敏疗法进行注射。注射局部反应特别严重或除局部反应外，并伴有全身症状，如荨麻疹、鼻咽刺痒、喷嚏等，为强阳性反应，必须采用脱敏注射，并做好一切准备，一旦发生过敏性休克，立即抢救。无过敏史或过敏试验阴性者，也并非没有发生过敏性休克的可能。为慎重起见，可先注射小量于皮下进行试验，观察 30 分钟，若无异常反应再将全量注射于皮下或肌内。

(2)脱敏注射法：在一般情况下，可用氯化钠注射液将抗血清稀释 10 倍，分小量数次作皮下注射，每次注射后观察 20～30 分钟。第 1 次可注射 1 mL，观察无紫绀、气喘或显著呼吸短促、脉搏加速时，即可注射第 2 次 2 mL。如注射剂量达到 4 mL，仍无反应，可缓慢地将全量注入。

(3)抗狂犬病血清的注射量均按体重计算，每公斤体重注射 40 IU(特别严重者可酌情增至 80～100 IU)，在 1～2 日内分数次注射，注射完毕后开始注射狂犬病疫苗。亦可同时注射狂犬病疫苗。但抗狂犬病血清和狂犬病疫苗的注射部位必须分开。

3. 免疫效果

单独使用效果不好，应与狂犬病疫苗联合使用。抗狂犬病血清所含的中和抗体不但可以中和游离病毒，也可直接与宿主细胞上的病毒发生作用，使病毒从细胞上脱落；也可直接与宿主细胞发生作用，从而使敏感细胞为抗血清所封闭，阻止病毒吸附在宿主细胞上。但是病毒一旦与神经细胞结合或进入神经细胞，抗血清就无法发挥中和作用。

4. 接种反应及禁忌证

(1)接种反应：抗狂犬病血清为异种血清，注射后可发生过敏性休克和血清病。

(2)禁忌证：凡本人及其直系亲属曾有支气管哮喘、湿疹或血管神经性水肿等病史，或对某种物质过敏，或本人曾注射过马血清制剂者，均需特别注意过敏反应的发生。

5. 贮运条件和有效期

本品应于 2～8 ℃条件下贮运。自效价测定合格之日起，液体制品有效期为 3 年，冻干制品有效期为 5 年。

【经验指导】

1. 制品混浊，有摇不散的沉淀、异物，或安瓿有裂纹、标签不清、过期失效者均不可使用。

2. 安瓿瓶开启后应一次用完。

3. 冻干制品应加标签规定量灭菌注射用水，轻摇使之完全溶解后方可使用。

4. 每次注射需保存详细记录，包括姓名、性别、年龄、住址、注射次数、上次注射后的反应情况、本次试验结果以及注射后反应情况、所用抗血清的生产单位名称及批号等。

5. 使用抗血清需特别注意防止过敏反应。注射前需详细询问既往过敏史，凡本人及其直系亲属曾有支气管哮喘、湿疹或血管神经性水肿等病史,或对某种物质过敏,或本人曾注射过马血清制剂者,均须特别注意过敏反应的发生。

6. 门诊病人注射抗血清后需观察至少30分钟方可离开。

第九节　未成年人保护

一、未成年人保护

为了保护未成年人的身心健康,保障未成年人的合法权益,促进未成年人在品德、智力、体质等方面全面发展,培养有理想、有道德、有文化、有纪律的社会主义建设者和接班人,根据宪法而制定。

【工作内容】

1. 未成年人享有生存权、发展权、受保护权、参与权等权利,国家根据未成年人身心发展特点给予特殊、优先保护,保障未成年人的合法权益不受侵犯。

未成年人享有受教育权,国家、社会、学校和家庭尊重和保障未成年人的受教育权。

未成年人不分性别、民族、种族、家庭财产状况、宗教信仰等,依法平等地享有权利。

2. 国家、社会、学校和家庭对未成年人进行理想教育、道德教育、文化教育、纪律和法制教育,进行爱国主义、集体主义和社会主义的教育,提倡爱祖国、爱人民、爱劳动、爱科学、爱社会主义的公德,反对资本主义的、封建主义的和其他的腐朽思想的侵蚀。

3. 保护未成年人的工作,应当遵循下列原则:

(1)尊重未成年人的人格尊严;

(2)适应未成年人身心发展的规律和特点;

(3)教育与保护相结合。

4. 保护未成年人,是国家机关、武装力量、政党、社会团体、企业事业组织、城乡基层群众性自治组织、未成年人的监护人和其他成年公民的共同责任。

对侵犯未成年人合法权益的行为,任何组织和个人都有权予以劝阻、制止或者向有关部门提出检举或者控告。

国家、社会、学校和家庭应当教育和帮助未成年人维护自己的合法权益,增强自我保护的意识和能力,增强社会责任感。

5. 中央和地方各级国家机关应当在各自的职责范围内做好未成年人保护工作。

国务院和地方各级人民政府领导有关部门做好未成年人保护工作;将未成年人保护工作纳入国民经济和社会发展规划以及年度计划,相关经费纳入本级政府预算。

国务院和省、自治区、直辖市人民政府采取组织措施,协调有关部门做好未成年人保护工作。具体机构由国务院和省、自治区、直辖市人民政府规定。

6. 共产主义青年团、妇女联合会、工会、青年联合会、学生联合会、少年先锋队以及其他有关社会团体,协助各级人民政府做好未成年人保护工作,维护未成年人的合法权益。

7. 各级人民政府和有关部门对保护未成年人有显著成绩的组织和个人给予表彰和奖励。

【经验指导】

1. 未成年人是指未满 18 周岁的公民。

2. 对未成年人严重不良行为的矫治与犯罪行为的预防,依照预防未成年人犯罪法的规定执行。

二、未成年人家庭保护

【工作内容】

1. 父母或者其他监护人应当创造良好、和睦的家庭环境,依法履行对未成年人的监护职责和抚养义务。

禁止对未成年人实施家庭暴力,禁止虐待、遗弃未成年人,禁止溺婴和其他残害婴儿的行为,不得歧视女性未成年人或者有残疾的未成年人。

2. 父母或者其他监护人应当关注未成年人的生理、心理状况和行为习惯,以健康的思想、良好的品行和适当的方法教育和影响未成年人,引导未成年人进行有益身心健康的活动,预防和制止未成年人吸烟、酗酒、流浪、沉迷网络以及赌博、吸毒、卖淫等行为。

3. 父母或者其他监护人应当学习家庭教育知识,正确履行监护职责,抚养教育未成年人。

4. 有关国家机关和社会组织应当为未成年人的父母或者其他监护人提供家庭教育指导。

5. 父母或者其他监护人应当尊重未成年人受教育的权利,必须使适龄未成年人依法入学接受并完成义务教育,不得使接受义务教育的未成年人辍学。

6. 父母或者其他监护人应当根据未成年人的年龄和智力发展状况,在作出与未成年人权益有关的决定时告知其本人,并听取他们的意见。

7. 父母或者其他监护人不得允许或者迫使未成年人结婚,不得为未成年人订立婚约。

8. 父母因外出务工或者其他原因不能履行对未成年人监护职责的,应当委托有监护能力的其他成年人代为监护。

【经验指导】

1. 父母或者其他监护人不履行监护职责或者侵害被监护的未成年人的合法权益,经教育不改的,人民法院可以根据有关人员或者有关单位的申请,撤销其监护人的资格,依法另行指定监护人。被撤销监护资格的父母应当依法继续负担抚养费用。

2. 父母或者其他监护人不依法履行监护职责,或者侵害未成年人合法权益的,由其所在单位或者居民委员会、村民委员会予以劝诫、制止;构成违反治安管理行为的,由公安机关依法给予行政处罚。

三、未成年人学校保护

【工作内容】

1. 学校应当全面贯彻国家的教育方针,实施素质教育,提高教育质量,注重培养未成年学生独立思考能力、创新能力和实践能力,促进未成年学生全面发展。

2. 学校应当尊重未成年学生受教育的权利,关心、爱护学生,对品行有缺点、学习有困难的学生,应当耐心教育、帮助,不得歧视,不得违反法律和国家规定开除未成年学生。

3. 学校应当根据未成年学生身心发展的特点,对他们进行社会生活指导、心理健康辅导和青春期教育。

4. 学校应当与未成年学生的父母或者其他监护人互相配合,保证未成年学生的睡眠、娱乐和体育锻炼时间,不得加重其学习负担。

5. 学校、幼儿园、托儿所的教职员工应当尊重未成年人的人格尊严,不得对未成年人实施体罚、变相体罚或者其他侮辱人格尊严的行为。

6. 学校、幼儿园、托儿所应当建立安全制度,加强对未成年人的安全教育,采取措施保障未成年人的人身安全。

学校、幼儿园、托儿所不得在危及未成年人人身安全、健康的校舍和其他设施、场所中进行教育教学活动。

学校、幼儿园安排未成年人参加集会、文化娱乐、社会实践等集体活动,应当有利于未成年人的健康成长,防止发生人身安全事故。

7. 教育行政等部门和学校、幼儿园、托儿所应当根据需要,制定应对各种灾害、传染性疾病、食物中毒、意外伤害等突发事件的预案,配备相应设施并进行必要的演练,增强未成年人的自我保护意识和能力。

8. 学校对未成年学生在校内或者本校组织的校外活动中发生人身伤害事故的,应当及时救护,妥善处理,并及时向有关主管部门报告。

9. 对于在学校接受教育的有严重不良行为的未成年学生,学校和父母或者其他监护人应当互相配合加以管教;无力管教或者管教无效的,可以按照有关规定将其送专门学校继续接受教育。

依法设置专门学校的地方人民政府应当保障专门学校的办学条件,教育行政部门应当加强对专门学校的管理和指导,有关部门应当给予协助和配合。

专门学校应当对在校就读的未成年学生进行思想教育、文化教育、纪律和法制教育、劳动技术教育和职业教育。

专门学校的教职员工应当关心、爱护、尊重学生,不得歧视、厌弃。

10. 幼儿园应当做好保育、教育工作,促进幼儿在体质、智力、品德等方面和谐发展。

【经验指导】

1. 学校、幼儿园、托儿所侵害未成年人合法权益的,由教育行政部门或者其他有关部门责令改正;情节严重的,对直接负责的主管人员和其他直接责任人员依法给予处分。

2. 学校、幼儿园、托儿所教职员工对未成年人实施体罚、变相体罚或者其他侮辱人格行为的,由其所在单位或者上级机关责令改正;情节严重的,依法给予处分。

四、未成年人社会保护

【工作内容】

1. 全社会应当树立尊重、保护、教育未成年人的良好风尚,关心、爱护未成年人。

国家鼓励社会团体、企业事业组织以及其他组织和个人开展多种形式的有利于未成年人健康成长的社会活动。

2. 各级人民政府应当保障未成年人受教育的权利,并采取措施保障家庭经济困难的、残疾的和流动人口中的未成年人等接受义务教育。

3. 各级人民政府应当建立和改善适合未成年人文化生活需要的活动场所和设施,鼓励社会力量兴办适合未成年人的活动场所,并加强管理。

4. 爱国主义教育基地、图书馆、青少年宫、儿童活动中心应当对未成年人免费开放;博物馆、纪念馆、科技馆、展览馆、美术馆、文化馆以及影剧院、体育场馆、动物园、公园等场所,应当按照有关规定对未成年人免费或者优惠开放。

5. 县级以上人民政府及其教育行政部门应当采取措施,鼓励和支持中小学校在节假日期间将文化体育设施对未成年人免费或者优惠开放。

社区中的公益性互联网上网服务设施,应当对未成年人免费或者优惠开放,为未成年人提供安全、健康的上网服务。

6. 国家鼓励新闻、出版、信息产业、广播、电影、电视、文艺等单位和作家、艺术家、科学家以及其他公民,创作或者提供有利于未成年人健康成长的作品。出版、制作和传播专门以未成年人为对象的内容健康的图书、报刊、音像制品、电子出版物以及网络信息等,国家给予扶持。

国家鼓励科研机构和科技团体对未成年人开展科学知识普及活动。

7. 国家采取措施,预防未成年人沉迷网络。

国家鼓励研究开发有利于未成年人健康成长的网络产品,推广用于阻止未成年人沉迷网络的新技术。

8. 禁止任何组织、个人制作或者向未成年人出售、出租或者以其他方式传播淫秽、暴力、凶杀、恐怖、赌博等毒害未成年人的图书、报刊、音像制品、电子出版物以及网络信息等。

9. 生产、销售用于未成年人的食品、药品、玩具、用具和游乐设施等,应当符合国家标准或者行业标准,不得有害于未成年人的安全和健康;需要标明注意事项的,应当在显著位置标明。

10. 中小学校园周边不得设置营业性歌舞娱乐场所、互联网上网服务营业场所等不适宜未成年人活动的场所。

营业性歌舞娱乐场所、互联网上网服务营业场所等不适宜未成年人活动的场所,不得允许未成年人进入,经营者应当在显著位置设置未成年人禁入标志;对难以判明是否已成年的,应当要求其出示身份证件。

11. 禁止向未成年人出售烟酒,经营者应当在显著位置设置不向未成年人出售烟酒的标志;对难以判明是否已成年的,应当要求其出示身份证件。

任何人不得在中小学校、幼儿园、托儿所的教室、寝室、活动室和其他未成年人集中活动的场所吸烟、饮酒。

12. 任何组织或者个人不得招用未满 16 周岁的未成年人,国家另有规定的除外。

任何组织或者个人按照国家有关规定招用已满 16 周岁未满 18 周岁的未成年人的,应当执行国家在工种、劳动时间、劳动强度和保护措施等方面的规定,不得安排其从事过重、有毒、有害等危害未成年人身心健康的劳动或者危险作业。

13. 任何组织或者个人不得披露未成年人的个人隐私。

对未成年人的信件、日记、电子邮件,任何组织或者个人不得隐匿、毁弃;除因追查犯罪的需要,由公安机关或者人民检察院依法进行检查,或者对无行为能力的未成年人的信件、日记、电子邮件由其父母或者其他监护人代为开拆、查阅外,任何组织或者个人不得开拆、查阅。

14. 学校、幼儿园、托儿所和公共场所发生突发事件时,应当优先救护未成年人。

15. 禁止拐卖、绑架、虐待未成年人,禁止对未成年人实施性侵害。

禁止胁迫、诱骗、利用未成年人乞讨或者组织未成年人进行有害其身心健康的表演等活动。

16. 公安机关应当采取有力措施,依法维护校园周边的治安和交通秩序,预防和制止侵害未成年人合法权益的违法犯罪行为。

任何组织或者个人不得扰乱教学秩序,不得侵占、破坏学校、幼儿园、托儿所的场地、房屋和设施。

17. 县级以上人民政府及其民政部门应当根据需要设立救助场所,对流浪乞讨等生活无着未成年人实施救助,承担临时监护责任;公安部门或者其他有关部门应当护送流浪乞讨或者离家出走的未成年人到救助场所,由救助场所予以救助和妥善照顾,并及时通知其父母或者其他监护人领回。

对孤儿、无法查明其父母或者其他监护人的以及其他生活无着的未成年人,由民政部门设立的儿童福利机构收留抚养。

未成年人救助机构、儿童福利机构及其工作人员应当依法履行职责,不得虐待、歧视未成年人;不得在办理收留抚养工作中牟取利益。

18. 卫生部门和学校应当对未成年人进行卫生保健和营养指导,提供必要的卫生保健条件,做好疾病预防工作。

卫生部门应当做好对儿童的预防接种工作,国家免疫规划项目的预防接种实行免费;积极防治儿童常见病、多发病,加强对传染病防治工作的监督管理,加强对幼儿园、托儿所卫生保健的业务指导和监督检查。

19. 地方各级人民政府应当积极发展托幼事业,办好托儿所、幼儿园,支持社会组织和个人依法兴办哺乳室、托儿所、幼儿园。

各级人民政府和有关部门应当采取多种形式,培养和训练幼儿园、托儿所的保教人员,提高其职业道德素质和业务能力。

20. 国家依法保护未成年人的智力成果和荣誉权不受侵犯。

21. 未成年人已经完成规定年限的义务教育不再升学的,政府有关部门和社会团体、企业事业组织应当根据实际情况,对他们进行职业教育,为他们创造劳动就业条件。

22. 居民委员会、村民委员会应当协助有关部门教育和挽救违法犯罪的未成年人,预防和制止侵害未成年人合法权益的违法犯罪行为。

23. 未成年人的合法权益受到侵害的,被侵害人及其监护人或者其他组织和个人有权向有关部门投诉,有关部门应当依法及时处理。

【经验指导】

1. 未成年人救助机构、儿童福利机构及其工作人员不依法履行对未成年人的救助保护职责,或者虐待、歧视未成年人,或者在办理收留抚养工作中牟取利益的,由主管部门责令改正,依法给予行政处分。

　　2. 非法招用未满十六周岁的未成年人,或者招用已满十六周岁的未成年人从事过重、有毒、有害等危害未成年人身心健康的劳动或者危险作业的,由劳动保障部门责令改正,处以罚款;情节严重的,由工商行政管理部门吊销营业执照。

第十章 | 儿童行为发展

第一节 发育行为的一般诊疗原则

一、发育儿科病史采集

【工作内容】

1. 一般资料：主要包括患儿的年龄、性别、学校年级，患儿父母的文化程度和职业状况，病史提供者及其与患儿的关系、对患儿的了解程度。

2. 就诊的主要原因：是发育问题、品行问题、学习问题还是精神病性症状，是情绪不良、脾气反常，还是人际交往或睡眠进食方面的障碍，此项一般要让家长或患儿主动诉述后进行判断。

3. 症状发生的时间、原因或可能的诱因，症状演变的规律及其对患儿社会功能和日常生活的影响。既往诊疗经过，要特别重视有重要诊断或鉴别诊断价值的辅助检查的结果、药物治疗的疗效及副反应。

4. 个人发育史

(1)孕前和胎儿期：①父母年龄、受教育程度、健康状况；②怀孕是期望中还是计划外，药物滥用、接触毒物情况、孕期并发症；③医疗、社会服务水平；④胎儿期保健是否推迟；⑤遗传史、死胎史、怀孕次数。

(2)围生期：①孕期和分娩情况；②分娩特点，如产程，是否急产、剖宫产等；③药物使用情况；④Apgar评分，出生体重、头围，喂养、睡眠、觉醒情况等。

(3)婴儿期：①睡眠、吃、觉醒情况；②激惹性和过度哭闹；③体重；④对声音、触摸的反应；⑤目光接触。

(4)幼儿期：①性格特点；②运动发育(坐、翻身、爬、走)；③语言发育；④社会性发育：模仿、依恋的发展，分离性焦虑。

(5)学龄前期：①睡眠模式；②一般健康状况；③适应力、应对分离的能力；④对环境刺激的反应；⑤不常见的感觉症状。

在儿童发育调查时，特别注意和一般同龄儿童相比有无异常之处，学龄期的学习情况、兴趣爱好、生活自理能力及同伴关系，学校老师对患儿的总体评价如何。

5. 家庭养育史：包括抚养人、主要看护人及教养方式，特别注意家长的教养方法有无明显不当之处，如过分娇惯溺爱或过于严厉粗暴，父母之间或父母与祖父母之间教育态度明显不一致。也要了解父母关系、家庭气氛及家长对孩子的期望。

6. 既往史：重点了解有无抽搐、昏迷、高热、黄疸及头部外伤史，有无脑炎等重大躯体疾病史，是否按时进行免疫接种，有无药物过敏现象。

7. 家族史：父母是否近亲结婚，父母两系三代亲属中有无精神病、人格障碍及癫痫患者，有无遗传病家族史，父母及兄弟姐妹有无特别突出的人格特点。

8. 精神发育检查：儿童精神检查的方法和内容与成人基本相同，即检查方法有观察法和个别交谈法，检查内容包括一般表现、认识活动、情感活动、意志行为和自知力。但考虑到年龄特点和病种差异，方法上应更加注重对患儿的观察，检查用语和语气要根据儿童年龄的不同灵活掌握，检查内容也应结合病史线索而有所侧重。

9. 体格生长检查：必须注意患儿的面容、营养状况、生长发育与年龄是否相符，第二性征及有无畸形。神经系统检查一般要注意上下肢的肌力和肌张力，肌腱反射是否对称，有无病理性反射，有无不自主运动及轻微的发育异常体征，还要注意全身的协调运动情况。其他各系统发现可疑体征时要进一步深入检查。

10. 辅助检查：根据诊断和鉴别诊断的需要，有针对性地选择辅助检查项目。如，怀疑脑器质性病变可做头部 CT 或 MRI 检查。癫痫患者有必要查脑电图。怀疑智力问题可做智力测验及社会适应行为评定。行为问题可用 Conners 量表或艾森博格儿童行为调查表（CBCL）筛查。怀疑有注意力缺陷可做注意力测验。三大常规及心电图等辅助检查根据诊疗的需要来决定。

11. 诊断：儿童期各种精神障碍的诊断依据中华医学会精神科学会制定的《中国精神障碍分类方案与诊断标准》第三版（CCMD-3）或美国精神疾病诊断标准第四版（DSM-Ⅳ）或国际疾病分类第十版（ICD-10）。

【经验指导】

1. 儿童的病史一般由父母、（外）祖父母或老师提供，年龄较大者也可自己陈述。

2. 实际工作中，常常不可能对上述内容做全面细致的了解，应根据主诉线索对与诊断、鉴别诊断、治疗及可能影响治疗的有关情况进行重点详细的了解。必要时要了解患儿发病前后的日记、作业等文字材料。

二、儿童心理测验

在标准的情境下，采用一套程序确定的专业测验内容、统一的评分标准和固定不变的实施方法，对个人行为样本进行分析和描述。

【工作内容】

心理测验种类繁多，在儿童发育行为中常用的有：

1. 发展量表

（1）筛查性发展量表，如：①0～6 岁发育筛查测验（DST），适用于 0～6 岁，测验内容包括运动、社会适应、智力能区。评定结果为正常、异常、可疑。②丹佛发育筛查测验（DDST），适用于 0～6 岁，测验内容包括应人、运动、言语、精细动作 4 个能区，评定结果为正常、异常、可疑。③绘人测验，适用于 5～12 岁，可测量儿童的发展水平、人格特征，评定结果为智商。④图片词汇测验（PPVT），适用于 4～9 岁，测验内容包括一般能力、言语理解能力，评定结果为发育商。⑤儿心 0～6 岁小儿精神发育检查，适用于 0～6 岁，测验内容包括大运动、语言、精细运动、适应能力、社交行为 5 个能区,评定结果为发育商。⑥瑞文测验(CRT),适用于 5～18 岁,由原瑞文测验的标准型与彩色型联合而成,评定结果为智商。

(2)诊断性发展量表,如:①Gesell 发展量表,适用于 4 个月～3 岁半,测验内容包括应物、粗动作、精细运动、言语、个人社会行为 5 个方面,评定结果为发育商。②贝利婴幼儿发展量表,适用于 2 个月～2 岁半,测验内容包括心理量表、运动量表、适应性行为 3 个方面,评定结果为发育商。③婴幼儿智能发育测验(CDCC),适用于 2 个月～3 岁,测验内容包括智力、运动、行为,评定结果为发育商。

2. 智力测验:如:(1)智力测验韦氏幼儿智力量表(中国版),适用于 4～6 岁半,测验内容包括言语、操作 2 个分量表,11 个分测验,评定结果为智商。(2)韦氏儿童智力量表(中国版),适用于 6～16 岁,测验内容包括言语、操作 2 个分量表,11 个分测验,评定结果为智商。(3)希—内学习能力测验,适用于 3～17 岁聋哑人,测验内容包括 12 个分测验,评定结果为智商。(4)麦卡锡幼儿智能量表,适用于 2.5～8.5 岁,测验内容包括言语、知觉—操作、数量、记忆、运动五个分量表,评定结果为智商。

3. 社会适应能力量表:如:(1)儿童适应行为评定量表,适用于 3～12 岁,测量独立功能、认知功能和社会自制,评定结果分级包括强、正常、边界、轻度缺损、中度缺损或重度缺损。(2)婴儿—初中学生社会生活能力量表,适用于 6 个月～14 岁,测验内容包括独立自主、运动能力、操作、交往、参加集体活动、自我管理共 6 个领域,评定结果等级包括重度异常、中度异常、轻度异常、边缘、正常、高常或优秀。

4. 行为量表:如:(1)Achenbach 儿童行为检查表,适用于 2～16 岁,测验内容包括社会能力和行为问题两大部分,采用适应行为离差商,反映评定儿童总的适应行为水平,判断有无适应行为缺损。(2)Rutter 儿童行为问卷,适用于 6～12 岁,测验内容包括神经症行为和反社会行为两方面,评定结果为行为问题者,如 A 行为、N 行为或 M 行为。(3)Conners 儿童行为问卷,适用于 3～17 岁,测验内容基本上概括了儿童常见行为问题,评定结果为≥10分为阳性,应作进一步检查确诊。

5. 人格测验:如:(1)艾森克个性问卷(EPQ)儿童版,适用于 7～15 岁,测验内容包括神经质、内外向、精神质和掩饰性 4 个分量表,评定结果为外向、内向、情绪不稳或情绪稳定。(2)气质量表,适用于 4 个月～16 岁,测验内容包括活动水平、节律性、趋避性、适应性、反应阈限、反应强度、心境特点、分心程度、注意广度和持久性共 9 个维度,评定结果为难养型、易养型、启动缓慢型或中间型。

三、儿童发展量表

【适应证】

1. 婴幼儿心身发展水平和特征的评估。

2. 婴幼儿心身发展障碍筛查、诊断及治疗与康复效果的评价。

【禁忌证】

无绝对禁忌证,但危重患儿慎用。

【操作程序】

1. 常用的筛查性发展量表:如丹佛发展筛查测验中国修订本(DDST)、儿心 0～6 岁小儿精神发育检查表等。

2. 常用的诊断性发展量表：如贝利婴幼儿发展量表中国修订本、格塞尔婴幼儿发展诊断量表、CDCC 婴幼儿智能发育量表等。

3. 准备阶段

测查前，应向婴幼儿的监护人详细介绍测验的意义、方法和程序，争取监护人最大限度的配合，同时应根据婴幼儿年龄阶段的心理特征，尽可能地吸引受试者对测验的注意力。

4. 测查阶段

严格按照所施测的发展量表手册所规定的操作方法和程序进行测查和评分，注意是否遗漏测查内容，在记录纸上正确填写各项分数并正确画出分析剖图。

5. 结果解释和报告阶段

完成测查后，通常应向受试儿童的监护人书面报告测查结果，同时应口头解释受试儿童心理发展水平和特征，是否存在智力发展迟滞等，并依据受试儿童的心理发展强项和弱项特点，给予较详细的早期干预指导。

【经验指导】

1. 儿童的智力发展要到 5 岁以后才有预测性，所以在此以前的年龄阶段一般都用发展量表来评估儿童目前的智力功能。

2. 测查人员应受过正规发展量表的培训，并具有相关机构所颁发的发展量表操作资格证书。

3. 大多数发展量表采用测验和评定两种方式，因此，除正确完成测验内容外，还应认真观察受试儿童的行为表现，详细询问儿童监护人的观察印象，综合多方面资料，才能给予准确评分。

4. 一般情况下，发展量表结果只提示受试儿童目前智能发展现状，不能对将来进行预测。因此，在依据测查结果诊断智力发展迟滞时应十分慎重，尤其是轻度智力发展迟滞的诊断更应慎重，应建议受试儿童监护人定期带受试儿童复查，并给予心理干预指导。

四、儿童智力测验

是一种重要的心理测验技术，是测查人的一般智力功能的方法。

【适应证】

1. 心理咨询。

2. 精神发育迟滞的诊断、治疗及康复评估。

3. 脑损伤的神经心理评估。

4. 患者的认知功能评估。

【禁忌证】

智力测验在临床中无绝对禁忌证，危重患者及不合作的患者慎用。

【操作程序】

1. 常用的筛查性智力测验：如瑞文测验、图片词汇测验、50 项学前儿童智能筛查量表、绘人测验等。

2. 常用的诊断性智力测验：如中国修订韦氏幼儿智力量表、中国修订韦氏儿童智力量表、麦卡锡儿童智能量表、中国修订比奈智力量表等,其测验结果一般以智商(IQ)表示。

3. 准备阶段:测试前,应详细了解受试申请心理测验的目的,根据申请目的选择恰当的测验。同时与受试者建立良好的合作关系,告诉患者要做什么测验及进行测验的意义,最大限度争取受试的积极参与,给予配合,提高受试者完成测验的自信心。

4. 测查阶段:严格按照所施测的智力测验手册规定的操作方法和程序进行,在测验中应密切注意受试者的行为表现,根据测验中的表现判断测验结果的可靠性。

5. 结果分析、解释和报告阶段:IQ 测验不仅需要对受试者的 IQ 及智力水平进行分析,而且还要对测验所涉及的各种智力功能进行分析,通常要给予书面报告,并对受试者或儿童受试的家长进行恰当的解释,有时还要对受试者的主管医师解释测验结果,尤其是其临床意义。

【经验指导】

1. 只有接受过正规智力测验的培训,并获得有关部门颁发的智力测验操作资格证书者,才能使用智力测验。智力测验还涉及国家的执法,因此应慎重对待。

2. 根据受试者的具体情况选用恰当的测验,即测验的常模样本情况,如年龄范围、性别、地域、文化程度及职业等符合受试者的个人情况。有时患者的躯体(如聋哑人、肢体障碍者等)存在缺陷时,则要选择特殊测验,如言语测验或非文字测验。

3. 根据受试者测查的目的选用测验,例如,受试者的病情需要对其智力功能进行全面评估,而评估结果直接影响患者病情诊断时,必须选用诊断性测验;如果测查的目的仅是在较大人群中筛查智力异常者,则选用筛查性测验即可。

4. 在某些情况下,需要结合多个智力测验结果或重复测验才能得到确切的结果,尤其在测验结果与临床观察印象及受试者日常行为表现明显不符时,更应综合多个测验的结果,并在确认测验结果可靠有效后,慎重报告测验结论。

5. 智力测验结果只是相关疾病诊断的实验室指标之一,不能仅依据智力测验结果做出临床疾病诊断。

6. 智力测验结果应对受试者进行详细解释。对儿童受试者,应向其父母详细解释。除非是教育安置或干预上的需要,否则不应向儿童所在学校、幼儿园老师报告其测验结果,以免对儿童心理发展产生不利的影响。

五、适应行为评定量表

【适应证】

1. 儿童适应行为发展水平和特征的评估。

2. 精神发展迟滞的筛查、诊断及分类。

3. 精神发育迟滞儿童早期干预计划的制定。

【禁忌证】

适应行为量表无特殊禁忌证。

【操作程序】

1. 临床上常用的适应行为评定量表:如婴儿—初中生社会生活能力量表、儿童适应行为评定量表等。

2. 测查准备阶段：测查前，了解申请进行该项测查的目的，并应向受试监护人说明该检查的意义，与受试者及受试者监护人建立良好的协作关系。

3. 测查阶段：严格按照所使用的适应行为量表手册规定的操作方法和程序进行测查。由于该类量表具有他评量表的性质，需要通过知情人了解受试者的适应行为表现，因此知情人一定要是最了解受试者情况的人，同时该类量表大多数项目也要结合对受试者的现场检查和面谈结果进行综合评分。

4. 结果解释和报告：根据该类量表制定的常模标准，通常量表设一总标准分来反映受试者的适应行为发展水平，以此表明受试者适应行为是否存在缺损。另外，大多数量表还设有若干领域分，以此来反映受试者的适应行为的特征。测试员应向受试者或受试者监护人以书面和口头方式解释测查结果，并根据测查结果所得到的受试者适应行为的强项和弱项特点，对受试者提出适应行为训练的计划。

【经验指导】

1. 测查人员应接受过该类量表操作正规训练，初学者与熟练者应有较高的评定结果一致性，并获得有关部门颁发的该类量表操作资格证书。

2. 评定方法通常比测验方法的误差要大。为了尽量减少评定误差，测查人员应具有较丰富的行为观察经验，同时具体评定时，尽可能地综合知情人评价、现场观察和面谈等多方面情况给予评分。

六、人格测验

人格测验用来描述个体人格特征或划分类型的心理测验，该类测验在发育行为儿科学方面有广泛用途。

【适用证】

1. 心理咨询或心理治疗用来获得来访者或患者的人格信息。

2. 心理卫生、精神病学用来进行人格特征及人格障碍的辅助诊断。

3. 临床用来了解患者的人格特征，作为分析心理因素在疾病发生和发展中作用的依据。

【禁忌证】

人格测验无绝对禁忌证。文盲或小学以下文化程度者因难以理解自陈量表各项目陈述句文字内容，应慎用；危重患者应在病情稳定后使用。

【操作程序】

1. 常用的人格测验：如婴儿气质问卷和 3～7 岁儿童气质量表、艾森克人格问卷（EPQ）、16 项人格因素问卷（16PF）等。

2. 准备阶段：应告诉受试者做何测验及测验的意义，争取受试者最大限度的配合。

3. 完成测验阶段：严格按照所施测的人格测验手册所规定的操作方法和程序进行测查。在采用自陈量表时，应让受试者完全读懂测验的指导语后才开始填表，尤其应向受试者反复交代此类测验不存在正确或错误的回答，只要看懂了题目就尽快回答。受试者填完全部题后或完成测验后，测查人员应仔细检查是否存在漏项，并及时让受试者补全。测试完成后，应按测验手册规定给出分数及查表得到相应的标准分，在结果记录纸上完成剖图描记，并给予相应的人格特征描述。

4. 结果分析、解释和报告：通常应向受试者以书面和口头方式解释其测验结果，尤其是其人格的类型和特点。有时，结果涉及精神病理学方面，还要向受试者的主管医师或心理咨询师解释其测验结果的临床意义。

【经验指导】

1. 测查人员应受过人格测验的正规培训，并获得有关部门颁发的测验操作资格证书。

2. 人格测验，尤其是问卷法的人格测验存在着回答掩饰问题，故大都设有相应的效度量表，测查人员应仔细分析效度量表的结果，对测验结果的真实性进行判断。

3. 大多数人格测验结果所反映的人格特征不存在绝对的"好"与"坏"，需要考虑在何种情境下所表现出的行为倾向来判断。因此，结果解释时应极为慎重。

4. 某些人格测验结果，如 MMPI 可以作为精神障碍诊断的辅助手段，患精神障碍或某一临床亚型的精神障碍，固然与人格特征有关，但有此人格特点的，并非均会患此障碍，有此障碍的，也不一定有此人格特征，人格特征只是某些精神障碍的高危因素，因此切忌把人格测验结果所反映的某种病理人格特征直接作为该种精神障碍的诊断。

七、临床自评定量表

【适应证】

1. 一般心理问题和心理相关事件的筛查。

2. 有一定自知力的神经症、适应障碍及其他非精神病性心理障碍者的症状及其严重度评定。

3. 情感障碍和精神病性障碍患者自我体验症状的评定，作为他评量表的补充。

【禁忌证】

1. 无绝对禁忌证。

2. 不合作乃至无法完成测试者不适用。

3. 对所需测评的内容无法理解或做出判断者不适用，如文盲或小学以下文化程度者、痴呆患者。

【操作程序】

1. 种类繁多，大致可归纳成：(1)症状量表，用以评定某类疾病症状的严重程度。(2)诊断量表，用于诊断或鉴别诊断。有用于特定疾病的诊断和鉴别诊断的，也有与特定分类诊断系统配套的。(3)用于某些特定目的的量表，如社会功能缺陷量表，用以评定患者的社会适应功能缺陷程度。

2. 虽然自评量表的操作较为简单，但并不意味着只要交给被评估者自己去评就可以了。评定开始前应说明所评定量表的主要内容、评定方式、评判标准。有评定时间范围限制的应加以强调和说明。评定中如果被测评者有放弃的迹象要注意鼓励其完成。评定结束时要检查量表完成情况，注意有无遗漏、重复或明显的错误。

【经验指导】

1. 由被评估者在有适当依从性的基础上，按照指导语的要求，根据自己的体验和实际情况自行进行测评的量表为自评量表。

2. 部分症状量表和特定用途量表属于自评量表。

3. 受教育程度过低者完成自评量表有困难,此时可采取由检查者说明要求后逐条念出,由被评估者回答的方法。但应考虑到检查者的参与有可能会影响评定结果。设有反向项目的量表在评分时尤需注意对项目意思和记分方法的正确理解。

八、临床他评定量表

由评定者进行评定的量表称为他评量表。

【适应证】

各种心理问题和精神障碍,根据具体量表的适用对象而定。

【禁忌证】

无特殊禁忌证。严重不合作者慎用。

【操作程序】

评定者必须具备精神科专业知识,某些量表要求评定员必须是精神科医生,并接受过量表评定培训。严格按照所测评量表规定的信息收集时间范围和收集方式收集信息作为评定依据,根据评分标准进行测评。

1. 知情者信息的收集:确定知情者及知情者对被评估者情况的知悉度和可靠度是关键。确定信息收集对象的原则是对被评估者情况有最大限度的了解且能如实反映情况,可以不止一人。当信息提供有矛盾时,应加以澄清并作综合判断。

2. 观察信息的收集:评定所依据的信息必须是评定者直接观察所得。观察应仔细、全面,信息量多时应加以综合归纳。

3. 检查信息的收集:量表检查要求全面,应覆盖该量表的所有检查项目及分级所依据的信息。除规定的定式和半定式检查外,一般症状量表评定时对精神检查方式和顺序无特殊要求。

【经验指导】

1. 所有诊断量表,大多数症状量表和部分特定用途的量表属于他评量表。

2. 评定依据可以是知情者提供的信息,观察所得,量表检查或体格检查所发现的症状和体征。有些量表的项目对信息来源做了明确规定,但多数量表没有具体的规定,一般需结合多方面信息加以综合评定。

3. 此方法有观察评定和检查评定两种方法,可两者结合。检查评定的方法有定式检查、非定式检查和半定式检查。

4. 检查和评定必须紧扣项目所定义的内容和标准进行。信息收集需客观和全面。

九、诊断量表

是与一定的诊断标准系统相配合,用于诊断各种类型精神疾病的工具。

【适应证】

各种精神障碍。

【禁忌证】

无绝对禁忌证。严重不合作无法进行量表检查者不适用。

【操作内容】

1. 诊断量表规定了精神检查的范围,包括需检查的症状及询问的方法、顺序和过程。

2. 诊断检查应按照所规定的方式和程序进行。规定严格的定式检查,须完全按规定程序和方式提问,检查时本宣科,不能修改提问语句和用词;规定不太严格的(半)定式检查按规定内容提问,但提问语句和顺序有相对灵活性,可有所变通。

【经验指导】

1. 评定者必须具备所使用诊断量表规定的评定员资格并接受过该诊断量表的培训。

2. 所得出的诊断结论只是该量表所对应诊断系统的量表检查诊断,并不能取代临床诊断。

第二节 进食行为障碍

一、神经性厌食

是由不良的社会、心理因素等多种原因引起的长期厌食和主动拒绝进食。

【诊断】

1. 明显的体重减轻:比正常平均体重减轻>15%,或者 Quetelet 体重指数<17.5,或在青春期前不能达到所期望的躯体增长标准,并有发育延迟或停止。

2. 自己故意造成体重减轻。

3. 常可有病理性怕胖:指一种持续存在的异乎寻常地害怕发胖的超价观念,并且病人给自己制定一个过低的体重界限。

4. 常有下丘脑—垂体—性腺轴的广泛内分泌紊乱:女性表现为闭经,男性表现为性兴趣丧失或性功能低下。

5. 症状至少已 3 个月。

6. 可有间歇发作的暴饮暴食。

7. 排除躯体疾病所致的体重减轻(如脑瘤、肠道疾病等)。

【治疗】

多采用综合治疗。

1. 心理治疗:主要包括个别或小组心理治疗及家庭心理治疗,可采用支持性心理治疗和(或)行为治疗。

2. 饮食治疗:鼓励病儿主动进食,少吃多餐,补充营养丰富的食物和维生素,对营养状态极差,必要时住院治疗。进食困难者应采用静脉或鼻饲高营养治疗。

3. 抑郁药治疗:可用抗抑郁药物以改善病儿的情绪,提高食欲,如阿米替林、丙咪嗪、氯丙咪嗪、舍曲林等。若有副作用,可改用抗组胺和抗 5-羟色胺药物。

4. 康复后仍应定期随访咨询,巩固疗效,防止复发。

【预防】

1. 鼓励父母提供的养育既不过分保护又不过多地干涉。

2. 父母应鼓励孩子表达不同的意见。

3. 从小培养正确的进食行为和进食态度。

4. 家长应给孩子树立榜样作用。

二、神经性贪食

是一种反复发作和不可抗拒的摄食欲望,及暴食行为。

【诊断】

1. 存在一种持续的难以控制的进食和渴求食物的优势观念,并且病人于短时间内摄入大量食物的贪食发作。

2. 至少用一种方法抵消食物的发胖作用。

3. 常有病理性怕胖。

4. 常有神经性厌食既往史,二者间隔数月至数年不等。

5. 发作性暴食至少每周 2 次,持续 3 个月。

6. 排除神经系统器质性病变所致的暴食,及癫痫、精神分裂症等精神障碍继发的暴食。

【治疗】

1. 心理治疗:可采用认知疗法和支持性心理疗法。

2. 行为疗法:可采用正性强化法、生物反馈治疗、系统脱敏治疗等。

3. 药物疗法:主要包括抗癫痫、抗抑郁药和锂盐。

第三节　遗尿症

指儿童到了能控制膀胱排尿的年龄,即 5 岁(或智龄 4 岁)以上仍经常出现不明原因(非器质性因素所致)的不自主或有意地排尿在衣服或床上。

【诊断】

1. 年龄在 5 周岁以上或智龄在 4 岁以上,不能自控排尿而尿床或尿裤。

2. 每月至少有 2 次遗尿,至少已 3 个月。

3. 不是由于神经系统损害、癫痫发作、泌尿道结构异常等器质性疾病所致,也无严重的智力低下或其他精神病。

【治疗】

1. 心理支持和健康教育:掌握病儿遗尿的规律,使病儿在觉醒状态下排尿。对遗尿病儿应避免过分紧张和疲劳。

2. 排尿功能训练:尽量延长两次排尿的间隔时间,以提高膀胱括约肌的控制能力。采用行为疗法,并建立条件反射。

3. 药物治疗:如去氨加压素适用于夜间多尿型;盐酸丙咪嗪可减轻逼尿肌收缩及增加膀胱容量;羟丁宁能解除膀胱的无抑制性收缩,增大膀胱容量。

中医中药可采用补中益气、温肾补阳等方法及针灸等。

【预防】

1. 帮助儿童建立规律的作息制度,合理安排生活。

2. 训练孩子的排便功能,使儿童逐渐形成排尿的条件反射。

3. 保持良好的家庭功能,提高儿童适应环境和生活应激事件的能力。

第四节　睡眠障碍

一、睡行症

表现为开始于慢波睡眠而引起在睡眠中行走的一系列复杂行为。

【诊断】

1. 反复发作的睡眠中起床行走。发作时,睡行者表情茫然,目光呆滞,对别人的招呼或干涉行为相对缺乏反应,要使病人清醒相当困难。

2. 发作后自动回到床上继续睡觉或躺在地上继续睡觉。

3. 尽管在发作后的苏醒初期,可有短暂意识和定向障碍,但几分钟后,即可恢复常态,不论是即刻苏醒或次晨醒来均完全遗忘。

【治疗】

1. 儿童本人和家长均要消除过分担忧,积极舒缓儿童的紧张情绪,营造轻松的氛围。

2. 发作次数不多时,不需要特殊治疗,对于夜间的发作也无须特殊处理。

3. 倘若发作频繁,可短暂使用地西泮(安定)等药物处理。

二、夜惊

主要为睡眠中突然惊叫、哭喊,伴有惊恐表情和动作,以及自主神经兴奋症状。

【诊断】

1. 反复发作的在惊恐性尖叫后从睡眠中醒来,不能与环境保持适当接触,并伴有强烈的焦虑、躯体运动,及自主神经功能亢进(如心动过速、呼吸急促及出汗等),约持续 1～10 分钟。

2. 对别人试图干涉夜惊发作的活动相对缺乏反应,若干涉几乎总出现至少几分钟的定向障碍和持续动作。

3. 事后遗忘,即使能回忆,也极有限。

4. 排除器质性疾病(如痴呆、脑瘤、癫痫等)导致的继发性夜惊发作,也需排除热性惊厥。

【治疗】

1. 教育父母和儿童其他照顾者注意对患者的保护。

2. 症状发作频繁的情况下,可在睡前使用苯二氮卓类药物治疗。

3. 心理治疗、一般应激处理措施和技术对年龄大的儿童有一定疗效。

【预防】

1. 良好的作息习惯和睡眠卫生。

2. 进行有针对性的心理疏导,让他解除焦虑、放松身心。

3. 白天适度增加孩子的运动量,可促进脑神经递质的平衡,提高睡眠质量。

三、梦魇

指儿童从噩梦中惊醒,通常在夜间睡眠的后期发作。

【诊断】

1. 从夜间睡眠或午睡中惊醒,在 REM 睡眠开始后 10 分钟出现,并能清晰和详细地回忆强烈恐惧的梦境。

2. 一旦从恐怖的梦境中惊醒,能迅速恢复定向和完全苏醒,无与睡眠联系的癫痫活动表现。

3. 感到非常痛苦。

【治疗】

1. 一般轻症无须治疗即可自愈。

2. 改善环境和消除各种不良因素。

3. 对于发作频繁者可短期给予氯氮卓或异丙嗪。

第五节 行为异常

一、吮手指

指儿童反复自主或不自主地吸吮拇指、食指或其他手指的行为。

【诊断】

根据儿童反复不自主出现的吸吮症状。

【治疗】

1. 采取综合性方法。如纠正不良喂养习惯,转移注意力,减少强化。

2. 年长儿童可采用行为治疗(如习惯矫正训练方法)。

二、咬指甲

【诊断】

根据儿童经常出现的啃咬指甲行为,同时指端可见明显啃咬痕迹。

【治疗】

1. 去除诱因,消除不良情绪,增强自我控制能力。

2. 主要采用行为疗法,如厌恶疗法或习惯矫正训练。

三、夜间磨牙

指儿童夜间入睡后因咀嚼肌强有力的持续的非功能收缩,使上下牙列之间产生磨动。

【诊断】

根据儿童在睡眠中经常出现磨牙,伴有肢体运动,扰乱他人睡眠等症状。

【治疗】

目前尚无理想的治疗方法,其他疗法包括行为治疗和生物反馈治疗。

四、屏气发作

指儿童因发脾气或需求未得到满足而剧烈哭闹时突然出现呼吸暂停的现象。

【诊断】

1. 一般发生于 6 个月至 3 岁左右的婴幼儿。

2. 当婴幼儿需求不满、情绪受挫或暴怒时即发作,出现痛苦、恐惧、发怒或哭泣,随之出现呼吸加深加快,并出现呼吸暂时停止,口唇青紫、四肢僵硬等症状。

3. 发病过程一般 1 分钟左右,严重者可达 2~3 分钟,接着全身肌肉松弛,出现呼吸,大部分神志恢复正常或有短暂的发呆,也有立即入睡者。

4. 根据症状一般即可诊断。

【治疗】

1. 一旦出现屏气发作,应立即采取措施,及时中止发作,以减少缺氧对大脑的损害。

2. 保持安静,减少或避免一切不良刺激。一般不需要用药。

【预防】

1. 家长对小孩要有正确的教养方法,避免过分溺爱。

2. 如果总是对小孩提出一些严格过分的要求,也易造成该病的发作。

五、习惯性交叉擦腿

指的是儿童反复用手或其他物件摩擦自己外生殖器的行为。

【诊断】

1. 发生前无明显诱因,发生时无意识障碍。

2. 临床表现如上述。

3. 排除颞叶癫痫和顿挫型癫痫。

【治疗】

1. 消除家长紧张和焦虑情绪。

2. 积极寻找和去除诱因。

3. 采取忽略和注意力转移的方法,切勿大声训斥。

4. 对于年长儿可采用阳性强化法。

六、拔毛发

指儿童长期反复拔自己的头发以至于秃顶的现象。

【诊断】

1. 拔毛发的行为呈发作性和冲动性，难以自控，可发生于寂寞、读书、看电视时，有的可存在情绪障碍。严重的拔毛可造成大片皮肤无毛发而影响美观。

2. 排除头癣、甲状腺功能低下或亢进、缺钙、皮肤疾病和长期应用药物等。

【治疗】

1. 排除导致精神紧张的因素。

2. 采用阳性强化法、厌恶疗法和行为矫正训练等行为治疗。

3. 若存在情绪问题，可使用抗忧郁剂或抗焦虑剂。

第六节　抽动障碍

指身体某部位肌肉或某些肌群突然发生的、快速的、不自主的、反复收缩运动。

【诊断】

1. 在病程的某个时间出现多种运动性抽动与一种或多种语声抽动。抽动是突然的、快速的、反复的、非节律的、刻板的运动或发声。

2. 抽动一天出现多次（通常为阵发），几乎每天如此，或间断出现已 1 年以上，但从未有连续 3 个月以上无抽动。

3. 总是引起明显的苦恼或社交、职业或其他重要功能的显著损害。

4. 18 岁以前起病。

5. 问题不是由于物质（例如兴奋剂）或躯体情况的直接生理效应所致。

6. 排除小舞蹈症、癫痫肌阵挛发作、药源性不自主运动及其他锥体外系病变。

【治疗】

1. 暂时性抽动障碍及症状较轻者无须特殊治疗。症状较重，可采用药物治疗或局部穴位埋针治疗。

2. 慢性抽动和 Tourette 综合征症状严重影响日常生活和学习者，以药物治疗为主，结合心理治疗。常用药物为氟哌啶醇、泰必利、可乐定或利培酮等。

3. 对病儿及其家庭进行咨询，采用心理支持、行为治疗及家庭治疗等。

第七节　注意缺陷多动障碍

指儿童时期，表现出明显的、持续的注意力不能集中、活动过度、任性、冲动等特征的一组综合征。

【诊断】

1. 注意障碍:在需要集中注意的场合(如学习时)表现出与其年龄不相称的容易分心,缺乏持久性,很容易从一种活动转移到另一种活动。

2. 活动过度:与其年龄或所处场合不相称的动作增多,在需要相对安静的场合中表现更明显,如上课时不能静坐,做小动作,高声大叫,喜欢恶作剧骚扰别人。

3. 冲动性:情绪不稳易激惹冲动,在有危险的场合下鲁莽行事,干扰他人的活动等。

4. 常有学习成绩不佳,但智力正常。

5. ADHD 儿童可分为 ADHD 混合型、以注意缺陷为主型和以多动/冲动为主型。

实验室检查可做智力测验、学习成就测验、注意测验、Conners 父母用(或教师用)评定量表、Achenbach 儿童行为量表(父母或教师用)等辅助检查。

【治疗】

1. 心理治疗及教育:如行为治疗、社交技能训练、学校技能训练、游戏治疗和家庭治疗。

2. 药物治疗:(1)精神兴奋剂,常用哌醋甲酯(又名利他林)或哌醋甲酯缓释剂;(2)托莫西汀,能够减轻 ADHD 常见的焦虑和抑郁症状;(3)抗抑郁剂如氟西汀;(4)可乐定多用于合并有抽动症者。

3. 综合治疗:即多种不同的治疗方式相结合。

【预防】

1. 主要是避免出生低体重儿、早产儿、出生时有脑损伤的各种危险因素。

2. 属于"难养型气质"婴儿应定期追踪观察。

3. 及早进行提高注意力的训练。

第八节　特定学校技能发育障碍

指智力正常的儿童,在阅读、书写、拼字、表达、计算等方面的基本心理过程存在一种或一种以上的特殊性障碍。

【诊断】

1. 特定的学习(阅读、计算等)技能损害须达到临床显著的程度,较应有水平相差一年以上,或标准成就测验低于第 20 百分位。

2. 损害具有特定性,即无明显智力低下,智商(IQ)在 70 以上。

3. 损害必须是发育性的,即上学的最初几年即已存在。

4. 没有任何外在原因可以说明其学习困难。

5. 不是视、听觉损害或神经系统损害的结果。

结合上述标准,可进行有关神经精神检查和心理测评。个别儿童的 PET、SPECT、MRI或 CT 检查可发现某些脑部的功能和(或)结构缺陷。

【治疗】

1. 个别化教育与训练:根据患儿学习技能障碍的类型及神经心理学缺陷的特点,对患儿有针对性地开展基本技能训练,同时应配合学校开展特殊教育和强化训练。

2. 心理治疗:鼓励培养学习兴趣,克服自卑,加强学习信心,改进学习方法。

3. 药物治疗:对同时存在的行为与情绪问题,可适当用药。相关症状缓解后即可逐步停药。

【预防】

1. 加强围生期保健,防止烟酒毒等有害物质的侵害。

2. 正确开展早期教育。

3. 尽早进行心理咨询与指导。

第九节　言语和语言发育障碍

在发育早期,排除由于听力或发音器官、神经或言语机制的异常、感知觉障碍、精神发育迟滞、广泛性发育障碍等因素所表现为语音、语言理解或语言表达能力的延迟或异常。

【诊断】

1. 起病于童年早期。

2. 各型临床特殊症状

(1)构音障碍:表现为发音困难,讲话时发音错误,别人很难听懂。但语言的理解和表达能力基本正常,标准的智力测验,其言语智商、操作智商及总智商均≥70。

(2)表达性语言障碍:患儿语言表达能力明显低于同龄人,2岁时不会说单词,3岁还不能讲断句,4~5岁后仍然词汇量很少,语句过短或句法错误。其语言理解能力正常,发音异常可有可无。其操作智商及总智商≥70,表达性语言能力至少低于非言语智商一个标准差。

(3)感受性语言障碍:患儿对语言的理解能力明显低于同龄人,1岁时对熟悉的名称没有反应,2岁时仍不能听从日常简单口令,不了解别人语言的意义,同时伴有语言表达和发音异常。其操作智商≥70,感受语言技能至少低于非语言智商一个标准差。

(4)伴癫痫的获得性失语(Landau-Kleffner综合征):患儿病前语言功能正常,其语言技能突然或在数月内逐渐丧失,表达或感受性语言技能严重缺损。在发生语言障碍的前后两年中,出现累及一侧或双侧额叶的阵发性脑电图异常和(或)癫痫发作。听力正常,非语言智力正常,多起病于3~7岁。

3. 对疑为伴发癫痫的获得性失语者应作脑电图、CT或MRI检查。

【治疗】

1. 主要为语言训练。

2. 心理治疗可帮助减少或消除因自卑等伴发的情绪问题及不良行为。

3. 诊断为Landau-Kleffner综合征患者,可给予抗癫痫药物治疗。

【预防】

1. 做好孕期保健,避免胎儿不良刺激。

2. 加强早期言语、语言能力的发展。

3. 发现语言落后,及早干预。

第十节　广泛性发育障碍

社会人际交往和沟通模式有质的异常,兴趣与活动内容局限、刻板和重复,常有不同程度的语言损害等。

【诊断】

起病年龄在婴幼儿早期,一般在 3 岁以前,仅 Asperger 综合征可在学龄期才会症状明显化;特殊的以社会交往障碍为主的临床表现。

量表评定:如孤独症行为评定量表(简称 ABC)及儿童期孤独症评定量表(简称 CARS)可用于孤独症评定。社会适应量表可用于间接评估患儿的智力水平及社会适应能力发展情况。多种智力测验对于合作的患儿可用于测评其智力水平。

1. 儿童孤独症

(1)人际交往存在质的损害(至少 2 条):①对集体游戏缺乏兴趣,孤独,不能对集体的欢乐产生共鸣;②缺乏与他人进行交往的技巧,不能以适合其智龄的方式与同龄人建立伙伴关系,如仅以拉人、推人、搂抱作为与同伴的交往方式;③自娱自乐,与周围环境缺少交往,缺乏相应的观察和应有的情感反应(包括对父母的存在与否亦无相应反应);④不会恰当地运用眼对眼的注视及用面部表情、手势、姿势与他人交流;⑤不会做扮演性游戏和模仿社会的游戏(如不会玩过家家等);⑥当身体不适或不愉快时,不会寻求同情和安慰,对别人的身体不适或不愉快也不会表示关心和安慰。

(2)言语交流存在质的损害,主要为语言运用功能的损害:①口语发育延迟或不会使用语言表达,也不会用手势、模仿等与他人沟通;②语言理解能力明显受损,常听不懂指令,不会表达自己的需要和痛苦,很少提问,对别人的话也缺乏反应;③学习语言有困难,但常有无意义的模仿言语或反响式言语,应用代词混乱;④经常重复使用与环境无关的言词或不时发出怪声;⑤有言语能力的患儿,不能主动与人交谈,维持交谈,应对内容简单;⑥言语的声调、重音、速度、节奏等方面异常,如说话缺乏抑扬顿挫,言语刻板。

(3)兴趣狭窄和活动刻板、重复,坚持环境和生活方式不变:①兴趣局限,常专注于某种或多种模式,如旋转的电扇、固定的乐曲、广告词、天气预报等;②活动过度,来回踱步、奔跑、转圈等;③拒绝改变刻板重复的动作或姿势,否则会出现明显的烦躁和不安;④过分依恋某些气味、物品或玩具的一部分,如特殊的气味、一张纸片、光滑的衣料、汽车玩具的轮子等,并从中得到满足;⑤强迫性地固着于特殊而无用的常规或仪式性动作或活动。

在上列(1)、(2)、(3)项中至少有 7 条,且(1)至少有 2 条,(2)、(3)项至少各有 1 条。

2. Asperger 综合征

(1)人际交往障碍的显著特点是缺乏交往技巧,交往方式刻板、生硬、程式化,缺乏发展友谊的能力。

(2)局限于刻板、重复,或不同寻常的兴趣或活动,显得比较怪僻。

(3)无明显言语与语言发育障碍,认知发育基本正常。

(4)运动技能较低,动作较笨拙。

3. 童年瓦解性精神障碍(Heller 综合征)

(1)发病后原来获得的言语、生活和社会技能迅速衰退,甚至丧失,如大小便自控能力丧失。

(2)对亲人、游戏及相互交往等均无兴趣。通常比较兴奋,无目的性活动增加。部分患儿可出现自残行为。

(3)病前言语、人际交往,及其他生活和社会功能的发育完全正常。

(4)排除选择性缄默症、儿童精神分裂症、孤独症、Rett综合征或癫痫性失语等。

4. Rett综合征

(1)起病后,以前获得的语言和社会化技能迅速丧失,多为重度智力缺损。

(2)以前已获得的目的性手部技能丧失,出现无目的、刻板、重复的动作,多为手指置于胸前不停地扭动、揉、搓等。

(3)步态不稳或躯干运动共济不良。

(4)对环境反应差,对玩具丧失兴趣,面部不时显示"社交性微笑"一样的表情。

(5)部分患儿出现咬牙、过度呼吸,如长出气、叹气。

5. 不典型孤独症

指一种广泛性发育障碍的亚型,症状不典型(只能部分满足孤独症症状标准),或发病年龄不典型(如在3岁后才出现症状),可考虑此诊断。不典型孤独症可发生在智力发育接近正常或严重精神发育迟滞的患儿,多见于男童。

【治疗】

应尽早积极采取以教育和训练为主,药物为辅的综合性治疗。

1. 结构化教学:主要针对孤独症儿童在语言、交流以及感知觉运动等方面存在的缺陷有针对性地进行教育,核心是增进孤独症儿童对环境、教育和训练内容的理解和服从。课程可以在有关机构开展,也可以在家庭开展。

2. 应用行为分析法(ABA):采用行为塑造原理,以正性强化为主促进孤独症儿童各项能力发展。其核心部分是任务分解技术(DTT)。训练要注个体化、系统化、严格性、一致性、科学性。治疗强度为每周40小时。

3. 关系发展干预(RDI):课程以"分享"感觉和体验为核心,强调训练儿童对他人感觉、情感、体验的认识。

4. 感觉统合训练:主要运用滑板、秋千、平衡木等游戏设施对儿童进行训练。

5. 听觉统合训练:主要基于孤独症儿童的部分行为障碍可能与过度敏感或异常的听觉有关。

6. 药物治疗:仅可在一定程度上控制某些症状。

第十一节　精神发育迟滞

指18岁前在个体发育时期智力明显低于同龄正常水平,并有社会适应行为的显著缺陷。

【诊断】

1. 智力比同龄人显著低下,标准智力测评的智商<70。

2. 社会适应能力较相同文化背景的同龄人低下。

3. 起病于 18 岁以前。

4. 部分患者有某些特殊的体态、面容、躯体疾病以及神经系统体征。

5. 实验室检查

(1)国内已标化的智力测验测评 IQ。

(2)适应性量表可评定其适应能力。

(3)可进行 CT、MRI、内分泌水平(如甲状腺素)的测查,染色体及遗传学检查、免疫学检查、病原学检查等,对明确某些患儿的病因有帮助。

【治疗】

1. 病因治疗:如苯丙酮尿症,最好在出生后 3 周内开始给予低苯丙氨酸饮食;半乳糖血症,应及早停止服食乳类食物;克汀病应早期给予甲状腺素治疗等。

2. 根据患儿病情的不同程度,采用不同的训练方法。

3. 辅助性药物治疗:常用的药物有脑复康、脑复新、7-氨酪酸、脑活素、脑磷脂、叶酸等,其疗效不肯定。

4. 对症治疗:患儿常常有兴奋、冲动、伤人、自伤等行为问题,可采用适量的抗精神病药物治疗。

【预防】

1. 加强婚前教育,以减少遗传性疾病的发生。

2. 提倡优生、优育、优教,加强孕期保健。

3. 及时发现与处理可能影响胎儿或婴幼儿发育的各种因素,以减少对精神发育的损害。

第十二节　情绪障碍

一、儿童分离性焦虑障碍

指儿童害怕与亲人分离而引起的严重的焦虑反应。

【诊断】

1. 起病于 6 岁前,症状标准至少已 1 个月。

2. 下列症状标准至少有 3 项:

(1)过分担心依恋对象可能遇到伤害,或害怕依恋对象一去不复返。

(2)过分担心自己会走失、被绑架、被杀害,或住院,以致与依恋对象离别。

(3)因不愿离开依恋对象而不想上学或拒绝上学。

(4)非常害怕一人独处,或没有依恋对象陪同绝不外出,宁愿待在家里。

(5)没有依恋对象在身边时不愿意或拒绝上床就寝。

(6)反复做噩梦,内容与离别有关,以致夜间多次惊醒。

(7)与依恋对象分离前过分担心,分离时或分离后出现过度的情绪反应,如烦躁不安、哭喊、发脾气、痛苦、淡漠,或退缩。

(8)与依恋对象分离时反复出现头痛、恶心、呕吐等躯体症状,但无相应躯体疾病。

【治疗】

1. 心理治疗:重在改善亲子关系以及家庭治疗。较大儿童可采用松弛疗法、生物反馈治疗。

2. 干预父母的焦虑,减少家庭冲突。

3. 药物治疗:严重病例可短期使用小剂量抗焦虑剂或抗抑郁剂。

二、学校恐怖症

儿童对学校特定环境异常恐惧,强烈地拒绝上学的一种情绪障碍。

【诊断】

1. 去学校产生严重困难。

2. 严重的情绪焦虑。

3. 父母明知病儿在家是因恐怖不去上学。

4. 无明显的反社会性行为。

5. 学校恐怖症应与逃学儿童相鉴别。

【治疗】

1. 消除产生学校恐怖症的心理社会因素。

2. 培养儿童入校学习的自觉性,家中同胞和邻居孩子应起示范作用。

3. 必要时使用药物治疗,如抗抑郁和抗焦虑药较常用。

三、抑郁症

儿童处于极端的、持续的或难于调节的情绪状态,表现心境恶劣或过分忧伤,对任何事都缺乏激情。

【诊断】

1. 主要的临床特征和症状是情绪低沉、行为迟缓和各种各样躯体不适。

2. 在连续两周的时间里,下列九个症状中表现出的五项以上(至少包括症状(1)或(2)):

(1)每天的大部分时间心情抑郁,例如,感到伤心,心里空空的,或者暗暗流泪。在儿童和青少年中,可表现为易激惹。

(2)在每天大部分时间,对所有或者大多数平时感兴趣的活动失去了兴趣。

(3)体重显著减少或增加(正常体重的 5%),食欲显著降低或增加。

(4)每天失眠或者睡眠过多。

(5)每天精神运动亢进或减少。

(6)每天感到疲劳,缺乏精力。

(7)每天感到自己没有价值,或者自罪自贬。

(8)每天注意力和思考能力下降,做决定时犹豫不决。

(9)常常想到死,或者常常有自杀的念头但没有具体的计划。

【治疗】

常用药物治疗结合认知行为疗法进行治疗。

(1)药物治疗:①三环抗抑郁药(TCA),如丙咪嗪、阿米替林、多塞平(多虑平)、氯米帕明(氯丙咪嗪)等。②5-羟色胺再摄取抑制剂(SSRIs)以及其他新型抗抑郁药,如氟西汀、氟伏草胺、万拉法新等抗抑郁药。

(2)认知行为疗法:主要以心理支持为主,给予关爱鼓励的同时,尽可能为儿童创造体验成功的机会。通过团体活动来扩大患儿进行人际交往的机会。

第十三节　对立违抗障碍

指儿童具有显著的违抗、不服从和挑衅行为,并明显超出了同龄儿童在相同社会文化背景中行为的正常范围,发展下去,易出现反社会性人格。

【诊断】

1. 儿童具有显著的违抗、不服从和挑衅行为,造成适应不良。

2. 时间长达6个月以上。

3. 排除品行障碍、躁狂发作、抑郁发作。

【治疗】

1. 辅导父母:教父母学习如何应付儿童的反抗行为,建立亲子之间的沟通。

2. 游戏治疗:改进沟通技能和社交技能,建立规则,提高自控能力。

3. 暂时寄养:在家表现与父母对抗严重者,可让他们过一段时间的集体生活,或暂时托付给家庭教育方法较好的家庭中生活一段时间。

4. 家庭治疗:协调家庭关系,纠正父母不当的教养方式,提高儿童控制自己的能力。

5. 个别情绪冲动明显者,可试用心境稳定剂如丙戊酸钠等。

第十四节　品行障碍

指18岁以下儿童或少年出现反复、持续出现的攻击性和反社会性行为。

【诊断】

1. 如过分好斗或霸道;残忍地对待动物或他人;严重破坏财物;纵火;偷窃;反复说谎;逃学或离家出走;过分频繁地大发雷霆;对抗性挑衅行为;长期的严重违拗。明确存在上述任何一项表现,均可作出诊断。

2. 排除了躁狂发作、抑郁发作,及精神分裂症、精神发育迟滞、广泛性发育障碍等其他精神疾病引起。

3. 年龄小于18岁,发生于儿童少年时期。

【治疗】

1. 主要通过家庭、社区、学校共同针对儿童的问题给予系统的训练和矫正。

2.合并儿童多动症可应用精神兴奋剂,严重冲动、攻击性行为可以应用心境稳定剂等。

【预防】

1.改善家庭环境。

2.干预高危儿童:要特别关注和注意养护那些高危生育史儿童、早期气质难养型儿童和学习困难儿童等。培养和保护儿童的自尊与自信心。

3.树立好的社会风气。

第十五节 儿童精神分裂症

在儿童期具有思维、情感、行为等多方面的障碍及精神活动不协调。

【诊断】

1.症状标准:至少有下列两项,并非继发于意识障碍、智能障碍、情感高涨或低落。

(1)反复出现的言语性幻听。

(2)明显的思维松弛、思维破裂、言语不连贯,或思维贫乏或思维内容贫乏。

(3)思想被插入、被撤走、被播散,思维中断,或强制性思维。

(4)被动、被控制,或被洞悉体验。

(5)原发性妄想(包括妄想知觉、妄想心境)或其他荒谬的妄想。

(6)思维逻辑倒错、病理性象征性思维,或语词新作。

(7)情感倒错,或明显的情感淡漠。

(8)紧张综合征,怪异或愚蠢行为。

(9)明显的意志减退或缺乏。

2.严重标准:自知力障碍,并有社会功能严重受损或无法进行有效交谈。

3.病程标准

(1)符合症状标准和严重标准至少已持续1个月。

(2)若同时符合精神分裂症和心境障碍的症状标准,当情感症状减轻到不能满足心境障碍症状标准时,分裂症状需继续满足精神分裂症的症状标准至少2周以上,方可诊断为精神分裂症。

4.排除标准:排除器质性精神障碍及精神活性物质和非成瘾物质所致精神障碍。尚未缓解的精神分裂症病人,若又罹患本项中前述两类疾病,应并列诊断。

儿童精神分裂症往往潜隐起病,缓慢进展,症状不典型,诊断比较困难,尤其年小的患儿,故需细致检查和深入观察,并需与儿童孤独症、精神发育迟滞、多动障碍、品行障碍以及器质性精神障碍等相鉴别,以免误诊或漏诊。

【治疗】

主要采取抗精神病药物治疗、心理治疗和教育训练相结合。各种治疗的选择,除了根据临床主要症状之外,还要结合患儿具体情况,如年龄、躯体发育、营养状况,加以全面考虑。

第十六节　儿童特殊培训治疗

一、儿童认知能力培训

【适应证】

1. 精神发育迟滞。

2. 儿童孤独症伴有认知能力低下者。

3. 学习困难。

【禁忌证】

1. 尚未缓解的精神分裂症、躁狂抑郁症。

2. 其他有明显行为和(或)情绪异常而无法合作的患者。

3. 精神发育迟滞或儿童孤独症有明显行为和(或)情绪异常尚未得到控制者。

4. 严重躯体疾病或传染病。

【操作程序】

1. 详细了解病史及检查患儿,了解主要的问题是什么,再考虑如何进行干预。

2. 教育的最终目的是回归主流,对于学习困难或轻度智力低下者,在与正常儿童跟班就读的同时,根据患儿的主要问题,采用个别或集体(具同样问题者)的方式,给予辅导、补课。若干年后可以回归主流。

3. 早期干预:最好在 3 岁以前就开始干预,可使轻度者尽可能少受环境中不良因素的影响,争取尽早回归主流。对中到重度者,也可以尽力培养其生活自理或部分自理的能力,避免严重残障的发生。

4. 个别化教学:儿童生来就有学习的潜能,但在学习速度、个性、认知、兴趣、注意力、记忆特点及特殊才能等方面均各个不一。因此,要根据每个患儿的问题及特点,给予个别化教育,可以是个对个的,也可以是相同问题的集中在一个小组,或个别与小组同时进行的方式。对每个人要有教学计划及定期评估。

5. 采用工作分析的方法:把学习的最终目标行为分析成一连串的小步骤动作行为,让患儿循序渐进地学习每个小步骤动作行为,最终完成目标行为的学习方式。具体方法包括塑形法、个别学习法、连锁法、渐消法等。

6. 系统培训工作应由经训练的医务人员或老师进行,最好在专门的培训机构开展培训。

【经验指导】

1. 爱心是对老师及家长的基本要求,有了爱心才可能建立良好的师生和亲子关系,才能开展培训。

2. 信心与耐心是完成培训所必需的,要看到并鼓励患儿的点滴进步,要坚持长期的教育帮助,有时需以月、年计算。

3. 要善于发现患儿的闪光点,以长补短,以勤补拙,以利于培训的进行。

4. 要理解患儿,对他们学习中的错误,要合理地纠正,不可辱骂、讽刺,更不可体罚,要培养自尊心及兴趣。

5. 培训环境要安静,设施宜简单,减少不必要的干扰。

6. 帮助家长逐步掌握培训方法,以便在家中能坚持长期的帮助。

二、语言培训

【适应证】

1. 言语和语言发育障碍。

2. 精神发育迟滞有语言障碍者。

3. 广泛性发育障碍(含儿童孤独症等)。

【禁忌证】

同认知能力培训。

【操作程序】

1. 详细了解病史及检查患儿,明确诊断,了解智力情况,及主要的言语或语言问题。有的患儿完全不会讲话,有的语言表达不清,或发音不对;有的还同时有不同程度的理解语言困难,甚至完全不能理解。因此,必须详细了解治疗前语言障碍的基础水平,才能有针对性地开展培训治疗。

2. 语言纠正教育最好时期是在 2 岁左右开始,最迟不得大于 6～7 岁,太大了很难纠正。

3. 语言教育必须个别化,教学时应调动患儿的听(发音)、视(看口型)、触(摸喉部、体会声带震动感)等感知觉,保持高度的注意力,不分心。

4. 口语发声教育与听力(有时需配以肢体语言)理解教育应同时进行,即每天安排一定时间教口语,另一部分时间结合情境教语言理解。

5. 口语训练,根据患儿障碍的严重程度而定。需细分为许多小的片段,逐步进行。最严重者从教单音发音开始,如“妈、啊”等,训练时治疗师与患儿相对而坐,让患儿注视治疗师面部,治疗师清晰地发出单音,让患儿看口型,并可用手摸治疗师的喉结,体会震动。多次重复训练,患儿明确地掌握了正确发音后,才可以再教另一个单音。对于已能讲出许多单词的患儿,要注意校正发音清晰度、语音语调,注意句子的重音等。阳性强化的行为技术可用于增强培训效果。而对于重复语言、乱语、自语等可用消退法的行为技术处理。

6. 理解语言的训练:开始可听一些简单的汽车声、狗叫、鸟鸣等(均可用录音带),同时告诉患儿这是些什么声音。还可利用实物(或图片),培训者指着椅子、桌、书、笔等说出相应的名称,告诉患儿,多次重复后,治疗师讲出杯子、桌子等后,让患儿以手指向实物或图片。当能理解一定的名词后,可再教一些动词,如走、来、去、跑、唱、吃等,教动词时,需配以相应的动作,才能记牢。代词及介词是较难教的,应放在较后,也应与相应的情境结合,如教你、我、他时,需有 3 个人,教上面、下面时应结合具体物件进行。

7. 对已能讲出部分词组者,可再教以短句,及简单对话,也应结合情境教学,如去吃饭好吗等。当词组更多时,还可辅以念儿歌、读小诗、看图识物等多种训练。

8. 对于主要为发音不清晰不准确者,还可以采用“舌肌训练”、“反馈法”、“指压法”、“张口法"、"松弛法"等多种特殊训练方法。

【经验指导】

同认知能力训练。

三、社会能力训练

【适应证】

1. 广泛性发育障碍（含儿童孤独症等）。

2. 过分压抑、敏感、害羞、退缩而不愿与人交往的儿童。

3. 因攻击性或对抗性言行而导致社会适应不良的儿童。

【禁忌证】

同认知能力培训。

【操作程序】

1. 详细了解病史及检查，了解社会能力障碍的主要表现及严重程度，以及可能的相关社会心理因素及疾病情况。

2. 坚持因材施教、循序渐进的原则。

3. 对于广泛性发育障碍的社会能力障碍，应根据病情的严重程度，注意教导生活自理、与老师相处、与小朋友交往、礼貌用语（及手势语）等，同时还应结合前述的语言及认知的教育。如每天治疗师或家长要拥抱患儿，贴面相亲，被动运动，触摸背部和四肢。每次见到治疗师或家长时要表示亲密状——打招呼、拥抱、微笑等。与人分手时说"再见"，给他东西说"谢谢"。对不会对视者，教他以目对视，治疗师用微笑及鼓励迎接患儿的对视。生活自理训练，先教大小便自控，再教自行进餐，自行穿衣脱衣，自行洗漱等。可配合阳性强化及游戏治疗，以加强疗效。训练要有计划，由易到难，逐步巩固。

4. 对害羞、退缩性行为，及广泛性发育障碍的孤独、退缩行为，应组织、鼓励参加群体活动，先由小范围群体开始，逐步克服自卑心理，加强自信心。训练应逐步进行，不可急躁。

5. 对自控力缺乏、有攻击性行为而导致社会适应困难者，培训的重点在于：

(1)训练儿童对周围环境的正确了解，逐步提高独立处理引起其挫折感的外界因素的能力。

(2)培养能分辨与积极适应自己感受经验的能力。对好的苗头给予鼓励、培养。

(3)训练减低紧张情绪、敌对情绪，学会放松自己，从而能减少或避免攻击行为的发生。

(4)当出现攻击性言行时，可采用暂时隔离法、消退法等行为矫正方法。

(5)训练自我反省和评估自己行为中存在的问题，以及如何克服这些问题的能力。

(6)充分了解发掘其优点，给予表扬、鼓励，逐步在同伴中建立良好的形象，培养自信心，鼓励与小伙伴良好相处、帮助同伴的行为。

(7)克服社会环境中的不良因素，如父母和（或）老师对他的粗暴、冷淡、忽视，以及不良的小团伙关系等。

(8)创造良好的充满爱与关怀的自由活动空间，让孩子能有机会逐步以平等、友好的关系参与到集体活动中去。

(9)如为精神分裂症或情感性精神病等的恢复期，还在服药者，训练期间不可停药。

【经验指导】

同认知能力培训。

四、游戏治疗

【适应证】

1. 各种儿童情绪问题。

2. 精神创伤后应激障碍。

3. 注意缺陷障碍（儿童多动症）。

4. 攻击性行为。

5. 亲子关系问题及某些亚临床的行为问题等。

本治疗适用于学龄前及小学低年级儿童。

【禁忌证】

同认知能力培训。

【操作程序】

游戏治疗中要经历几个阶段,包括熟悉/引导阶段、评估阶段、中期阶段和后期/结束阶段。

1. 熟悉/引导阶段:主要是治疗师与儿童建立良好的关系,着重于探索性、非特定性、创造性的游戏。

2. 评估阶段:儿童提供有关家庭、个人的资料给治疗师,通过探索性、关系性游戏,着重于了解儿童的内心体验。

3. 中期阶段:制定治疗计划,针对儿童的问题,如增强自我控制能力,提高成就感,学习在面对特定情境时以更具适应性的方式进行反应。

4. 后期/结束阶段:以戏剧性、角色扮演性游戏为主。儿童建立了与治疗师的关系,将自己的焦虑、挫折、愤怒表达出来;儿童体验到自主的游戏时间,得到真诚的关怀和赞许,被允许去发展自我;在治疗师的调整下,儿童学会自我控制,促进内在的平衡。儿童及其家庭为治疗结束做准备。

【经验指导】

1. 游戏能够提供具体的形式来表达儿童的内心世界,通过治疗师选定的一系列游戏,让儿童在自我指导中学会如何应付生活。

2. 治疗所使用的策略包括认知行为治疗、来访者中心游戏治疗、结构式游戏治疗、格式塔游戏治疗、亲子游戏治疗及父母—子女交互游戏治疗等。可以个别进行或团体进行,也可用于家庭治疗中。

3. 游戏治疗室的设置:游戏室的大小以 14～18 平方米为宜,足够给 2～3 名儿童提供团体治疗。墙壁以乳白色系为佳,可以造成一种明亮、愉快的气氛。在两面墙边放置玩具架,展示各种不同的玩具和器材。一张桌子,两张儿童椅子,一张靠椅。有条件的地方,应安装单面镜及摄像机,用于亲子团体治疗,让父母观看治疗师如何与他们的孩子玩。选择玩具的原则,其一,要与游戏治疗的目标相符;其二,与游戏治疗的理论相符。

4. 治疗师应该无条件地接受儿童,营造一种宽容的氛围,使儿童能充分表达他的感受。

5. 治疗师必须具有洞察力,能够迅速识别儿童所表达的情感体验。

6. 治疗师应该始终相信儿童具有自己解决问题的能力,相信他们能够自己处理困难,不能以任何方式直接指导儿童的行为。

7. 治疗是一个渐进的过程,治疗师不能试图加快治疗过程,而只是跟随儿童的步伐。

8. 治疗师只能建立一些必不可少的限制,以保护儿童的安全,这些限制应该尽量保持在最少的数量,在治疗开始前明确宣布,使儿童认识到自己的责任。

五、感觉统合训练

是采用游戏运动疗法,针对儿童存在的大脑对外界信息处理不良的问题进行矫治,增加感觉信息的输入,帮助孩子控制自己的身体感觉,从而改善脑功能。

【适应证】

1. 语言发育迟缓。

2. 注意缺陷障碍(儿童多动症)。

3. 笨拙综合征。

4. 儿童孤独症。

5. 情绪障碍。

6. 学习障碍。

7. 一些亚临床的行为问题,如人际关系不佳、偏食、吸吮手指、触摸生殖器等。

8. 感觉统合能力发展测验检出的各种感觉统合失调者。

【禁忌证】

同认知能力培训。

【操作程序】

1. 评估。请家长填儿童感觉统合能力发展表,了解儿童在大肌肉及平衡感、触觉防御、情绪、本体感觉及身体协调、学习能力发展、特殊问题等方面有无失调及失调的严重程度。

2. 制定治疗计划。根据年龄和失调的情况制定治疗计划,每次治疗 60～90 min。矫正时间从 6 个月到 2 年,一般 3～6 个月重新评估、制定计划。

3. 治疗前,向儿童介绍治疗的方法和要求,必要时采用示范法让儿童了解并参与。

4. 治疗可个别进行,也可以多个孩子一起进行,还可以采取比赛方式,以增加趣味性和竞争性。

5. 有些运动适合于在家里做,如毛巾蛋卷游戏、洗澡游戏、麻布刷身游戏、身体跷跷板等,可以指导父母回家进行。同时鼓励孩子参与户外活动。

6. 感觉统合治疗内容包括以下几个方面:

(1)加强触觉学习:泥土游戏、球池游戏可以加强肌肤的各种触觉刺激,矫正前庭核对触觉刺激的抑制,使大脑和身体的触觉神经建立起良好的关系,协调运动功能。

(2)增强前庭—本体感觉:大笼球、滚筒式阳光隧道游戏有助于平衡感与重力感的发展,可以增加前庭—本体感觉的输入和调整,促进平衡反应的反射感觉,强化大脑和脑干的知觉。

(3)手脚及身体协调:弹力球、走圈圈游戏及在限制范围的积木平衡台上活动等,可以强化身体双侧配合、平衡反应和视觉运动协调。

(4)增强运动企划能力:跳跃平衡、滑板可以培养运动企划能力。

(5)整体感觉统合功能:综合性的游戏运动项目,如滑板—吊缆—球池—前滚翻,可以联系触觉和身体协调操作,增加大脑—小脑间的运作,使孩子的整体感觉统合功能有积极性的发展。

【经验指导】

1. 由于发育性因素及环境因素,导致进入大脑的感觉刺激信息在中枢神经不能形成有效率的组合,大脑和身体的相互协调不足,使个体不能很好地适应环境,称为感觉统合失调。

2. 感觉统合治疗总的宗旨是让孩子感到快乐,鼓励孩子尽力去玩,从而协助孩子建立自然情绪。治疗师要耐心、仔细而系统地引导孩子参与活动,切忌让孩子感到害怕、挫折或痛苦,否则会使治疗失败甚至产生不良反应。

3. 由于感觉统合治疗运用较大的运动器械,如吊缆、平衡木、滑梯,安全问题尤其重要,特别对于幼小儿童,一定要注意保护,防止发生意外。

4. 对于具有攻击性和行为不能自控的儿童,不要和其他孩子一起活动,以免发生伤人行为。

六、辅导父母

是通过指导者对问题儿童父母进行科学的和系统的指导,按照特定的策略,对孩子的不良行为逐一进行干预,让父母更好地管理和引导自己的孩子,达到减轻或消除孩子不良行为的目的。可以以单个家庭,也可以以多个家庭进行。

【适应证】

1. 精神发育迟滞。

2. 儿童孤独症。

3. 注意缺陷障碍(儿童多动症)。

4. 品行障碍。

5. 对立违抗性障碍。

6. 学习障碍。

7. 情绪障碍。

【禁忌证】

父母本身患有精神病,或聋哑、智力低下或不合作者。

【操作程序】

辅导应分步进行,完成一步后,要进行总结,然后介绍下一步的概念、原理和方法,并布置家庭作业。

1. 问题性质介绍。从评价问题儿童和整个家庭状况开始,然后指导者向父母介绍儿童问题的有关知识,使父母能理解孩子,改善亲子关系,激发父母参与治疗的热情。

2. 亲子关系的认识。本阶段的目的是使父母认识到亲子交往是相互的,父母和孩子对这一交往结果都有明显的影响,孩子的行为可影响父母的反应,父母的态度也会影响孩子的行为和情绪,在家庭内外还有许多因素影响这一交往。激发父母学习新的管理孩子的策略。要求父母反思家庭内外影响亲子关系的主要因素和可能因素,并要求父母思考可能的解决办法和策略,以日记形式记录孩子的不良行为及父母的反应。

3. 提高父母关注技能。本阶段的第一个目的是要求父母对孩子的良好行为给予热情的注意，包括赞扬和奖赏。第二个目的是改善亲子关系，通过父母参与孩子的游戏活动来达到这一目的。要求父母每天花 15~20 min 的时间和孩子待在一起，进行上述交往，每天至少 1 次，每星期至少 5 d。长期坚持，使之成为家庭生活的一种模式。

4. 对孩子的良好行为予以关注。本阶段的目的是辅导父母从对孩子游戏的关注，扩展到对孩子良好行为的关注。采用上一阶段的关注技术去鼓励孩子的良好行为，其实质是利用关注技术强化孩子的良好行为。对孩子的要求应该用愉悦的语言，简单明了。对良好行为给予阳性反馈。指导者可建议父母列出"强化清单"，什么样的行为给以什么样对应的奖励。

5. 采用消退法减少不良行为。本阶段的目的是帮助父母针对孩子的不良行为建立有效的纪律约束。父母向孩子提出要求后，就要坚持到底，不能因时间、环境或其他因素的影响而随便放弃，对不良行为应坚决纠正。

辅导父母要和其他方法相结合，如药物治疗或行为矫正。

【经验指导】

1. 指导者在辅导父母时，以自信的姿态出现在父母面前，可增强治疗效果。向父母介绍具体方法时，要讲明原理，采用启发式，而不是灌输式，尽量不用术语，使不同文化层次的人都能理解。

2. 在辅导父母之前，要对整个家庭有所了解。如果父母之间存在严重的矛盾或婚姻危机，最好是先解决婚姻矛盾，然后开展这一治疗。

3. 父母双方都应参与，强调必须按时接受辅导，按指导行事；要求父母对孩子行为的反应及时、有针对性，在不同时间、不同地点应该是一致的，父母的态度要一致；不能带有个人的情绪色彩。

4. 以循序渐进的方法进行指导，每一步骤不要太繁琐。在两个步骤之间要布置家庭作业。

5. 辅导者和孩子父母要建立良好的合作关系。只有与父母的精诚合作，相互交流，才能取得治疗的成功。

第十七节　婴幼儿早期教育

一、婴幼儿脑发育

【工作内容】

1. 0~3 岁是婴幼儿大脑发育的重要时期，年龄越小脑发育越快。新生儿的脑重 370 克，6 个月时为 700 克，是成人脑重的一半，1 岁时 900 克，2 岁时为成人的 3/4，4 岁时为出生的 4 倍，已经与成人接近。

2. 人脑中的神经细胞增殖期主要从妊娠头 3 个月至出生后 1 岁，过了这个时期，神经细胞不再复制和再生。

3. 神经细胞的功能分区在 3 岁时也基本完成。神经纤维不断髓鞘化，神经细胞之间的突触在生后迅速增加，突触连接到 3 岁时已完成 80%。而智力的发展水平 4 岁时达成人的

50％,7 岁达成人的 80％,17 岁时已基本接近成人的智力水平。

4. 脑的发育呈现出先快后慢的发展规律。

5. 脑的发育遵循"用进废退"的生物规律,故婴幼儿期脑的可塑性最强,表现为功能的可塑性和代偿性。

【经验指导】

早期给小儿提供良好的丰富环境的刺激,对大脑的功能和结构及生理和生化方面都有着重要的意义。

二、发育敏感期

在儿童的成长过程中存在的一些特殊的阶段。

【工作内容】

1. 感知觉发展(0～5 岁)

(1)视觉:视力发展的关键期是出生后头半年。新生儿视野较窄,2～3 个月视觉调节成熟,可以看清自己的手和其他近的物体。婴儿早期已有了形状知觉,3 个月具备了分辨简单形状的能力。4 个月颜色感知能力已接近成人。6 个月的婴儿已有了深度知觉,6 个月～1 岁,婴儿的视敏度和视野功能接近成人。3 岁能辨别上下方位,时间知觉渐清晰。

(2)听觉:3 个月的婴儿可集中听觉,感受不同方位发出的声音,并会转头寻找声源,对言语和音乐的感知能力也很快发展起来。

(3)嗅觉:是一种较为原始的感觉,发生得较早。新生儿能对各种气味做出相应各不相同的反应。1 个月时新生儿已建立起食物性条件反射,并具有初步的嗅觉空间定位能力。

(4)味觉:是婴儿认识事物的最初手段,是新生儿最发达的感觉,对母乳、咸味和甜味等不同味道的液体会做出不同的反应。研究发现新生儿对甜味表现出明显的偏爱。

(5)触觉:新生儿对触觉刺激的感受性相当发达,碰触眼睑可引起防御反射,触唇引起吮吸反射,触手掌引起抓握反射,对温度感觉敏锐,对痛觉感受不太灵敏。婴儿早期触觉发展迅速。

2. 运动发展(0～5 岁)

婴儿动作的发展反映了神经系统活动发展和心理发展的水平,与心理发展存在着一定的相互作用关系。婴儿期是动作发展最为迅速的时期,随着肌张力由新生儿期的屈肌占优势发展为屈肌和伸肌相平衡,新生儿反射的消失到保护性和平衡性反应的发展,婴儿逐渐获得直立和移动躯体的能力。婴儿动作的发展规律:(1)从整体动作到分化动作;(2)从上部动作到下部动作;(3)从大肌肉动作到小肌肉动作;(4)从中央部分的动作到边缘部分的动作;(5)从无意动作到有意动作。

3. 语言发展(0～3 岁)

言语的发展在人的心理发展中起着极为重要的作用,儿童掌握语言的过程是儿童意识发生发展的过程。语言的发育与带养环境及是否经常与婴幼儿进行交流密切相关。

(1)0～1 岁学习语言发音:多交流,激发发音欲望,引导幼儿模仿,1 岁认叫爸妈。

(2)1～3 岁口头语言发展:增加语言理解及表达,从单词句语言向多词句(复合句)语言过渡。

4. 数学发展（0～5岁）

（1）听数学语言阶段（0～1岁）：更多的是数学语言的输入，以免造成后期对数的概念接纳的困难。

（2）数与量的感知和建构（1～3岁）。

（3）数量间逻辑关系的形成（3～5岁）。

5. 秩序感觉发展（0～3岁）

随着儿童生理和心理的成熟，交往范围日益扩大，同伴关系逐渐发展起来，但亲子关系对婴幼儿的社会化具有重要的意义。可帮助幼儿学会分享、遵守规则，建立良好的生活习惯及行为习惯，使幼儿在社会化学习的过程中逐渐形成基本的社会技能。

6. 绘画、书写的发展（1～3岁）

掌握握笔方法，在不同工具的使用当中学会手指小肌肉群对力量的控制。

7. 心理发展（4～5岁）

儿童的个性心理特征和个性倾向性决定其适应社会环境的方式和处事态度。婴幼儿的性格尚未定型，故应特别重视婴幼儿的培养和教育，父母对孩子的教育态度可影响儿童的性格。因此，要关注婴幼儿心理的发展、人格的培养，如价值观、能力、气质、性格等。

【经验指导】

1. 婴儿主要依靠感知觉主导的感知运动来探索世界、了解自我，形成最初的客观概念和自我概念。

2. 遵循婴幼儿的生长发育规律，抓住大脑发育的重要时期和成长过程中的敏感期，及时开展婴幼儿早期教育尤为重要。

三、婴幼儿早期教育

【工作内容】

1. 早期教育的模式

（1）专业早教人员直接对婴儿进行训练，可个别化或集体化。

（2）专业早教人员指导家长间接对婴儿进行训练。

（3）专业早教人员直接对婴儿进行训练和通过指导家长间接对婴儿进行训练相结合。

2. 早期教育的程序

（1）尽早和婴儿的父母沟通，了解早期教育的必要性和紧迫性，使之在新生儿期开始。

（2）与家长签订早期教育的协议书。

（3）训练前的发育评估。

（4）选择最佳教育训练类型和训练强度参与训练，即相关课程、单次训练时间、两次训练间隔时间。

（5）定期（3个月）进行效果评定：

发育评定——发育商测定、智力测定；

医学评定——体格发育指标、疾病情况；

环境和母亲（包括保姆）状况的评估。

（6）定期召开家长会：传授育儿知识，更新育儿观念，交流育儿经验。可每 2～3 个月一次。

（7）定期随访：对高危儿的随访，第一年至少每月一次，第二年每 1～2 个月一次，第三年起每 3～6 个月一次。

3. 早期教育教学计划制定

（1）根据正常小儿智能发育的规律制定：结合最近发展区，不可拔苗助长。

（2）根据不同小儿智能发育水平制定：结合个体差异，因材施教。

（3）选择最佳教育方法：根据幼儿自身不同能力发展的情况，以强带弱。

（4）循序渐进：由易及难，把握进度。

（5）阶段性总结，不断改进：关注幼儿能力的变化及时调整训练方案。

（6）保教并重，医生、教师与家长和小儿共同制定：多方结合将训练方案实施到位。

4. 早期教育的原则

（1）发挥婴儿在发展中的主动性，促进全面发展（父母是孩子自发学习的主动指导者，孩子不是父母任意塑造的对象或宠物）。

（2）促进婴儿发展的社会化（出生时已由先天预置程序构建，出生后沿着生物成熟的途径和规律而发展，并开始了社会化进程）。

（3）以爱的感情为载体进行教育，保持最佳生理状态、心理状态。

（4）教育与日常生活相融合。

（5）智力开发和严格有序行为要求并重（对孩子的行为应有所要求）。

5. 早期教育成功的关键

（1）家长重视并有良好的心态，积极参与到训练当中来。

（2）有针对性的教案，适合训练的场所和教具、器材。

（3）有正确掌握训练方法（技巧）及耐心、细心、有责任心的训练人员（教师、家长和其他相关人员）。

（4）保育和教育相结合。异常发育儿应医疗和训练相结合，坚持医生、教师、家长三结合。

（5）持之以恒，坚持 3～5 年。

【经验指导】

1. 要从小儿原有的水平出发（非拔苗助长），有明确的教学目的和教学要求。

2. 不能硬性灌输（启发式、游戏化），多用引导性语言，不（少）用抑制性语言。

3. 不是强加的教育（挖掘潜能）。

4. 不是单纯积累知识（智力因素与非智力因素并重）。

5. 不强求系统化（启蒙教育）。

6. 不是集体统一的教育（个体化）。

7. 对小儿的要求、态度及教育的内容与方法协调一致，称赞和鼓励应合适，要耐心。

8. 家庭成员以身作则，身教重于言教。

9. 关心小儿营养、睡眠和健康。

10. 母爱、父爱家庭安全依恋的培养，热爱孩子但不溺爱。

四、早期教育训练

(一)0～3 个月

【工作内容】

1. 训练重点

(1)感知觉能力培养

多听、多看、多触摸、多交流,通过视、听、吮吸探索,接受外界事物刺激。包括集中注视、追视、光觉训练、听觉训练、触觉训练等。

(2)大运动

坐位竖头、俯卧抬头训练:2 个月俯卧时头抬离床面;3 个月抬头 45 度,双臂曲撑起半胸。侧翻身训练:能俯卧转侧卧和仰卧转侧卧。

(3)精细动作

手的触握训练:2 个月拨浪鼓留握片刻,3 个月眼看双手在胸前互相抓握。

(4)语言

激发发音欲望,引导发声:1 个月发细小喉音,2 个月能发 a、o 等母音,3 个月笑出声。

(5)适应能力

引导对外界客观事物的刺激做出反应:1 个月听声音有反应,2 个月立刻注意大玩具,3 个月注视红球头眼移动 180 度。

(6)社会交往

1 个月视线可跟踪走动的人,2 个月逗引有反应,3 个月见人会笑。

2. 保健重点

(1)营养:纯母乳喂养,新生儿按需喂哺,满月后逐渐过渡到定时喂哺。出生 2 周后开始补充维生素 A、D。

(2)睡眠:婴儿来到世上,首先要保证他的健康与生长,所以培养生活规律,建立良好的"生物钟"非常重要。家长要注意了解婴儿的特点,逐渐养成按时并定量吃、喝和按时睡眠的习惯。晚间睡眠时间可逐渐延长,尽快建立白昼节律。

(3)大小便:对婴儿的大小便要注意观察其时间规律、颜色、形状、量等,逐渐掌握婴儿的生活规律,使其得到恰当的照料。

(4)预防接种:按儿童计划免疫程序接种。

(5)护理:预防感染,保暖,合理喂哺。

(6)体质锻炼:空气浴、水浴、日光浴、抚触、游泳。

【经验指导】

1. 感知觉是婴儿获得外界信息、认识客观世界的重要途径,故应尽可能给婴儿提供感知的机会。各种感觉的神经组织和脑中枢在出生时已基本形成的基础上进一步发展完善,在各种刺激的作用下进一步成熟。婴儿的感知即是通过视、听、触等综合刺激作用形成。

2. 抬头是婴儿一切运动的开始,也是婴儿从生物人向社会人转化的全面发展的开始。

3.3个月是婴儿由被动抓握向主动抓握过渡的时期,增加婴儿的握物、抓物体验,培养主动伸手的意识尤其重要。

(二)4～6个月

【工作内容】

1. 训练重点

(1)感知:复合性感知能力出现,视觉与听觉联合,视觉与动觉联合,视觉—听觉—动觉联合活动发展。

视觉:视觉参与协调物体和手臂运动之间的关系;拓宽小儿视觉注意力的广度;颜色感知训练;发展视敏度。

听觉:寻找不同位置的声源;语调区别训练;听敏度训练。

(2)大运动

头颈肌力训练:俯卧抬头撑胸。

手臂支撑训练:由双臂撑过渡到单臂撑。

坐位训练:由拉坐—靠坐—独坐。

翻身训练:从辅助翻身—主动翻身。

(3)精细动作

抓握和把弄物体的双手协调操作能力进一步发展。

伸手抓物训练;捏玩具发声,摇玩具发响;大容器中取放物。

(4)语言

能高声叫和咿呀作声;主动对人及物发声;叫名字转头。

(5)适应能力

探索和认识物体的技能开始形成。

找到声源;注意细小物体;玩具掉落会找。

(6)社会交往

照镜子认识自我,探索客观世界;认亲人;会躲猫猫。

(7)生活能力和习惯培养

手拿饼干进食;自扶奶瓶进食;大小便有动作或声音表示;学习用勺进食。

(8)个性培养

培养独立的能力。

2. 保健重点

(1)营养:纯母乳喂养,母乳不足用补授法添加配方奶;及时添加辅食,满足生长发育需要。

(2)睡眠:保证睡眠时间;养成良好的睡眠习惯;独立分床。

(3)大小便:训练大小便,时间、地点、便盆、姿势及嘘声应固定,如哭闹不勉强,成功则给予鼓励。

(4)预防接种:按儿童计划免疫程序接种。

(5)护理:早起和睡前洗脸、洗手、洗脚、洗臀;固定时间洗澡、抚触;清洁口腔。

(6)体质锻炼:空气浴、水浴、日光浴、婴儿操、游泳。

【经验指导】

1. 促进翻身和独坐,同时促进动作的协调发展。

2. 发展语言能力,培养对语言的感知,语调与表情的辨别;鼓励发音。

3. 发展头眼协调能力和手眼协调能力以及手的精细动作。

4. 发展注意力和观察力。

5. 良好生活习惯和生活自理能力的培养。

(三)7～9个月

【工作内容】

1. 训练重点

(1)感知:爬行、行走等身体的位移发展了婴儿空间方位、距离等知觉;动手操作的精细肌肉运动发展了探究物体形状、大小等知觉。视觉:扩大视野,观察认识周围环境的事物;培养对图书的兴趣;认五官。听觉:辨别声响,提高听敏度;听音乐能配合肢体动作。

(2)大运动:独坐自如;由匍行过渡到手膝爬行;扶物可站立。

(3)精细动作:可拇食指捏取小物体;可双手抓和换手抓玩具;能双手对击和敲击玩具;有意识地从容器中取出和放入玩具。

(4)语言:增强语言的理解,建立语言和动作间的联系,会表示欢迎和再见。

(5)适应能力:认身体部位二处;能持续用手追逐玩具。

(6)社会交往:认生;有游戏反应;懂得成人面部表情;会表示不要。

(7)生活能力和习惯培养:定时、定位、共餐,学习用勺进食;独睡;训练大小便坐盆。

(8)个性培养:培养良好的情绪、情感和交往意识。

2. 保健重点

(1)营养:以奶类为主,逐渐添加辅食,三餐二点,夜间不再进食;每日补充维生素 A、D。

(2)睡眠:培养独自入睡的习惯,不可过分干扰婴儿睡眠。

(3)大小便:训练坐盆大小便,时间、地点、便盆、嘘声应固定;便时不吃东西、不玩耍;不强迫坐盆。

(4)预防接种:按我国儿童计划免疫程序接种。

(5)护理:培养良好的卫生习惯,减少疾病发生的可能性;睡前做到清洁卫生。

(6)体质锻炼:日光浴、空气浴、水浴、婴儿操、游泳。

【经验指导】

1. 促进独坐、爬行、扶站动作的发展,学会爬行是重点。

2. 促进拇、食指功能发展。

3. 促进感觉器官的协调综合能力,训练平衡能力。

4. 增强语言理解,按要求做简单回应,让小儿跟家长学发音。

5. 培养注意力、观察力、记忆力,促进好奇心。

6. 注意饮食能力和良好生活习惯、行为习惯的培养。

(四)10～12个月

【工作内容】

1. 训练重点

(1)感知

视觉:看图,讲故事,念儿歌,语言引导结合名称、颜色、用途、形状;字卡与实物相结合,早接触文字、注意文字,不等于强迫认字。

听觉:听敏度训练;选择合适的有声读物。

(2)大运动:抓栏站起;单手扶站;扶栏蹲下取物并站起;扶走。

(3)精细动作:提高拇食指动作的熟练性;手握笔涂纸留笔道,促进手的控制能力。

(4)语言:由模仿发语声到叫爸妈有所指;向他要东西知道给。

(5)适应能力:能寻找被遮盖物;能盖大小不同的瓶子;玩具能放入容器中并取出。

(6)社会交往:懂得常见物和人名称;乐意与人交往,感受游戏的乐趣。

(7)生活能力和习惯培养:饭前便后洗手,练习自己用勺吃饭,吃饭时不做其他事情;能配合穿衣、穿袜、穿鞋并自己戴帽子。

(8)个性培养:培养良好的情绪情感、规则意识、配合意识;培养主观能动性和积极探索的精神;在关爱中接受挫折锻炼。

2. 保健重点

(1)营养:由半流质向普食过渡;食物种类多样;不吃零食;不强迫进食。

(2)睡眠:定时上床,养成独自入睡的好习惯。

(3)大小便:继续训练大小便坐盆,并训练大小便前有所表示。

(4)预防接种:按儿童计划免疫程序接种。

(5)护理:保持良好的卫生习惯,睡前小便、洗脸、洗屁股、洗脚。

(6)体质锻炼:日光浴、空气浴、水浴、婴儿操、游泳。

【经验指导】

1. 提高肌体的协调统合能力,巩固爬行,引导婴儿站立与行走。

2. 加强平衡能力训练对于走有着重要的意义。不用学步车。

3. 从简单操作和探索物体性质向对物体的关系和功能方面的操作发展。

4. 培养对图片、文字和书本的注意与兴趣。

5. 促进婴儿学习语言和理解语言能力的发展。

(五)1岁1个月～1岁6个月

【工作内容】

训练重点:

1. 大运动:训练向前走、侧身走、倒退走及扶栏上楼梯;踢球,拍球。

2. 精细动作:训练手的灵活性和手眼协调功能,如瓶中取小丸、盖瓶盖、画点、画线、积木搭高2～4层、放型板等;培养正确握笔姿势,能自发乱画;连续翻书二次。

3. 语言:提高语言理解能力,学习说话,学日常用语(双字),念四句的三字儿歌等,能用语言表达要求;能说单字和简单的称呼;会模仿小动物叫。

4. 适应能力:认日常生活中的常用物品,结合大小、颜色、形状、用途等;发展认知能力,寻找被遮盖物品。

5. 社会交往:培养与人交往的主动性;学会关爱他人。

6. 生活能力和习惯培养:生活自理能力进一步提高,能主动坐盆大小便,白天会控制大小便;训练用勺吃半餐饭(部分孩子能自己吃全餐),自己举杯喝水和戴帽。

7. 个性培养:培养勇敢、大胆的精神和良好的情绪情感。

【经验指导】

1. 提高运动的协调性、灵活性,进一步完善行走动作和动手能力,促进动作与技能的发展。

2. 利用自然环境和创造游戏环境促进感知觉、注意力、记忆力、观察力、想象力和创造力的发展。

3. 扩大词汇,提高小儿对语言的理解能力,促进语言表达。

4. 训练正确握笔姿势。

5. 给孩子提供充分的让他们独自活动、独立做事的条件。

(六)1岁7个月~2岁

【工作内容】

训练重点:

1. 大运动:能用脚尖行走数步;自己上下楼梯;能钻圈(直径67厘米);迈过8~10厘米障碍;双脚连续跳;跑、踢球、攀登、走平衡木、投掷。

2. 精细动作:能初步握笔画直线;搭积木5~6块;穿珠能拉线;能折纸三折;逐页翻书。

3. 语言:口语说"电报句",能回答简单问题;会用"我"、"你",背儿歌开头和结尾的几个字,能说出许多物品名称、用途、部位,如日用品、动物、人体部位、食品、交通工具、玩具、自然景观等。

4. 适应能力:知道"1"和"1个";认识"大的"、"小的";知道"烫";认2种以上颜色;看图、听故事后能说"什么人,干什么","是什么,做什么用";能简单数数。

5. 社会交往:社交行为进一步发展,会说自己名字、几岁,能与人打招呼。

生活能力和习惯培养:开口表示个人需要,如吃饭、喝水、上街等,可用单字表达;能控制大小便,会脱松紧带裤子坐便盆;独立吃饭不用家长喂;配合穿脱衣服和鞋袜等。

6. 个性培养:培养幼儿积极的人格特征,如乐观、主动、自信、勇敢、坚强……

【经验指导】

1. 认知能力:建立方位意识(上下、里外、前后),辨别多少,比较高矮,按颜色归类。

2. 注重大动作和精细动作的协调性训练:从扶栏到自己上下楼梯、跑与停、双脚离地跳、不同方向踢球、搭积木6块以上、叠套、穿珠、绘画、折纸、舞蹈、逐页翻书看图……

3. 对语言理解能力和口语表达能力的训练:把语言训练和发展注意力、观察力、记忆力、思维力结合起来,充分利用环境、实物和图片、画册、儿歌。

4. 想象力、创造力和解决问题的能力:积木、绘画、模仿游戏、解决生活难题(取物、开锁、挂物……)。

5. 感受音乐,培养欣赏音乐的能力。

6. 建立良好有序的生活习惯,以更好地适应环境。

(七)2 岁～3 岁

【工作内容】

训练重点:

1. 大运动:独自上下楼梯;独脚站立;双脚跳、单脚跳;跳高、跳远等。

2. 精细动作:串珠;拼图;折纸;绘画;筷子夹东西;模仿画道、画圆。

3. 语言:扩大词汇量,提高口语表达能力;看图讲话成句;能讲故事。

4. 适应能力:能正确放置型板;懂得"里"、"外";认数字 1～8,背数到 10,点数到 3。

5. 社会交往:促进与他人交往,与小朋友共处。

6. 生活能力和习惯培养:培养良好的睡眠、饮食、卫生等习惯;培养生活自理能力,做力所能及的事,如穿鞋、解扣子、扣扣子等。

7. 个性培养:培养良好的道德品质和情感,如理智感、道德感、美感。

【经验指导】

1. 语言的发展是重中之重,要创造良好的语言环境,多听、多看、多说、多动手、多与人接触、多参加活动等。

2. 把婴儿置于经历"挫折与困难"中锤炼,这对他们的社会化成长是必需的。

3. 智力因素与非智力因素并重,关注人格培养,使小儿全面、均衡发展。

4. 加强行为规范教育,建构孩子内心的自我约束和自我控制能力。

5. 培养小儿与人交往的能力、适应能力、独立的生活自理能力,为入幼儿园做准备。

五、婴幼儿早期干预

是由多学科的专业人员及辅助人员对有发育缺陷或有发育缺陷可能的儿童及其家庭提供预防和矫治措施的一种综合性服务。

【工作内容】

1. 早期干预的对象

(1)具有生物学高危因素的儿童,包括低出生体重、早产儿、体弱儿、感染人类免疫缺陷病毒的儿童等。

(2)具有发育迟缓或发育缺陷的儿童,如精神发育迟滞(唐氏综合征)、孤独症、感官缺陷(视觉、听觉障碍)、运动障碍的儿童等。

(3)具有心理学高危因素的儿童。

(4)重度脑损伤儿可在康复科进行康复治疗。

2. 早期干预的作用

生物因素和环境因素对于儿童生长发育的影响有着复杂的相互作用,儿童自身个体的发育基础也有所不同,使干预的效果也出现个体差异。具体作用体现在:

(1)矫治已经存在的发展缺陷。

(2)防止增加新的缺陷。

(3)避免发育落后,促使儿童在智力、情感和社会适应能力等各方面均达到正常水平。

(4)消除或减少高危儿的风险因素。

3. 早期干预的强度和时间

早期干预的强度没有理想的标准,从每天数小时到每周数天或每月数天,或以月为周期,或以年为周期。总的来说,早期干预的时间越早,强度越大,坚持越长,障碍的程度越轻,效果越好。

4. 早期干预的模式

(1)社会模式:由相关机构部门专业人员对干预儿进行早期康复训练。由专业人员和评估工具为残疾儿童进行复查、诊断和检测服务。专业人员直接对小儿进行训练,有个别训练和集体训练。

(2)家庭模式:由专业人员指导家长间接对小儿进行训练。专业人员定期对家长进行专业指导和培训,使他们能在家庭中系统地教育和训练自己的孩子,主要训练者是孩子的父母。相关专业人员与家长共同制定个别化教育训练计划,及时解决家长在训练过程中出现的问题,家长负责对儿童进行评估、训练和作详细记录。

(3)社会与家庭相结合:直接对婴儿进行训练和通过指导家长间接对小儿进行训练相结合。

5. 早期干预的程序

(1)尽早和婴儿的父母沟通,了解早期干预的必要性和紧迫性,使早期干预在新生儿期开始,促使脑功能发挥代偿性,促使其残存的能力提高到最佳水平。

(2)与家长签订早期干预的协议书。

(3)训练前的发育评估。

(4)选择最佳教育训练类型和训练强度参与训练,即相关课程、单次训练时间、两次训练间隔时间。

(5)定期(每个月)进行效果评定:

发育评定——发育商测定或智力测定;

医学评定——体格发育指标、疾病情况;

环境和母亲(包括保姆)状况的评估。

(6)定期(2~3个月)召开家长会,传授育儿知识,更新育儿观念,交流育儿经验。

(7)定期随访:对干预儿的随访,第一年至少每月一次,第二年每1~2个月一次,第三年起每3~6个月一次。

6. 早期干预实施原则

(1)根据干预儿的功能水平参考正常发育儿的训练标准安排课程。

(2)考虑"个体间差异"并针对特殊性,制定个别训练计划,因材施教,达到残而不废,充分发挥潜能的目的。

(3)重视干预儿自身各方面能力发展的不平衡性,即"个体内差异",提出合理的教学目标和矫治方案。

(4)强化训练的原则:干预的时间越早,强度越大,坚持越长,障碍的程度越轻,效果越好。

(5)循序渐进:由易及难,把握进度。

(6)阶段性总结,不断改进:关注干预儿能力的变化及时调整训练方案。

(7)医生、教师与家长共同参与:多方结合将训练方案实施到位。

【经验指导】

1. 对干预儿进行教育和训练是极其艰辛和漫长的过程,因此,从事特殊教育服务的工作者需要具备足够的爱心和坚强的毅力。

2. 要肯定每一个特殊儿童都有教育的可能性,而且越早教育,效果越好。

3. 加强对家长的指导,鼓励家长积极参与孩子的教育和训练,为孩子提供最好的发展机会。

4. 帮助家长正确认识早期干预,鼓励和支持障碍儿童的家庭,提高家长对教育和治疗的信心,给之以希望,减少家长对孩子的焦虑情绪。

5. 鼓励家庭与训练机构合作,促进日常生活能力的发展,最大限度地回归社会。

6. 通过持续而系统的教育与训练、医疗和康复等措施,改善儿童的身体残疾,提高其认知、情感、行为和社会适应能力,为减轻减少残疾程度而奠定基础。

第十一章 ▎听力保健与疾病防治

第一节　新生儿听力筛查

一、新生儿听力筛查技术

对新出生的婴幼儿(通常指出生 1～42 天的婴幼儿)利用科学、客观、简便的仪器设备进行生理学意义上的听力检测。

【工作内容】

1. 筛查

(1)对象

有条件的地方应进行普遍性筛查,不具备条件的地方应根据当地情况,至少进行听力障碍高危新生儿筛查。

听力高危因素包括:①新生儿重症监护室中住院超过 24 小时,或 Apgar 评分 1 分钟 0 ～4 分或 5 分钟 0～6 分;②儿童期永久性听力障碍家族史;③巨细胞病毒、风疹病毒、疱疹病毒、梅毒或弓形体等引起的宫内感染;④颅面形态畸形,包括耳郭和耳道畸形等;⑤出生体重低于 1 500 克;⑥高胆红素血症达到换血要求;⑦母亲孕期曾使用过耳毒性药物;⑧细菌性脑膜炎;⑨机械通气时间 5 天以上;⑩临床上存在或怀疑有与听力障碍有关的综合征或遗传病。

(2)时间

实行两阶段筛查:①出院前进行初筛,未通过者于 42 天内进行复筛,仍未通过者转听力检测诊断中心。②告知有高危因素的新生儿,即使通过筛查仍应结合听性行为观察法,3 年内每 6 个月随访一次。

(3)环境

应有专用房间,通风良好,环境噪音低于 45 分贝 A 声级(dBA)。

(4)方法

耳声发射测试和/或自动听性脑干诱发电位测试。

(5)步骤

①清洁耳道;②受检儿处于安静状态,必要时可使用镇静剂;③两耳分别测试。轻轻放入探头,仪器自行显示结果,如未通过,需重复 2～3 次测试。

2. 诊断

复筛阳性的患儿由听力检测机构进行耳鼻咽喉科检查及声导抗、耳声发射、听性脑干诱发电位检测、行为测听及其他相关检查,并进行医学和影像学评估,一般在 6 月龄做出诊断。

有高危因素的新生儿在随访过程中发现听力障碍应进一步诊断。

3. 干预

(1)针对病因对可纠正性听觉障碍患儿进行相应的药物、手术治疗。

(2)听力补偿或重建:①助听器选配:对有残余听力的永久性感音神经性听觉障碍患儿,应首选佩戴助听器,一般可在6月龄开始验配并定期进行调试及评估,以达到助听器效果优化;②人工耳蜗植入:对双侧重度或极重度感音神经性听力障碍患儿,应用助听器效果甚微或无明显效果,要进行人工耳蜗术前评估,考虑进行人工耳蜗植入。

(3)听觉—言语训练。

(4)社区—家庭康复指导。

4. 质量控制

应建立并维护新生儿听力筛查数据库,做好新生儿听力筛查的信息管理工作。数据库应包括下列内容:①基础数据;②听力筛查机构工作质量评估;③听力检测机构工作质量评估;④康复机构工作质量评估。

【经验指导】

1. 新生儿听力筛查的总体目标是早期发现有听力障碍的儿童,并能给予及时干预,减少对语言发育和其他神经精神发育的影响。

2. 听力筛查中应:①出生48~72小时进行筛查;②了解是否高危儿;③签订听力筛查同意书;④外耳道清洗;⑤相对安静的检查房间;⑥耳声发射仪或加AABR检测,结果以通过(pass)或未通过(refer)记述;⑦未通过(refer)者或高危儿通知定期复查;⑧复查仍未通过者6个月左右进行听力学评估诊断。

3. 听力诊断评估应:①了解评估诊断目的和要求;②病史询问,局部体检;③行为声反应测试;④纯音听力测试、声导抗、ABR或ASSR检测;⑤综合评估,作出诊断;⑥提出治疗、干预措施或建议;⑦通知残联或相关部门共同跟踪追访。

二、新生儿听力障碍干预

【工作内容】

1. 针对病因对可纠正性听觉障碍患儿进行相应的药物、手术治疗。

2. 听力补偿或重建

(1)助听器选配:对永久性感音神经性听觉障碍又保留不同程度残余听力的患儿,应首选佩戴助听器,一般可在6月龄开始验配并定期进行调试及评估,以达到助听器效果优化。

(2)人工耳蜗植入:对双侧重度或极重度感音神经性听力障碍患儿,应用助听器效果甚微或无明显效果,要进行人工耳蜗术前评估,考虑进行人工耳蜗植入,最佳手术时机为1~1.5岁。

3. 听觉言语训练。

4. 社区家庭康复指导。

三、新生儿听力筛查基本要求

【工作内容】

1. 机构设置

(1)筛查机构:①取得"医疗机构执业许可证"并设有产科或儿科的医疗保健机构。②取得"母婴保健技术服务执业许可证"。③职责:负责新生儿听力筛查,出具报告。资料登记归档并上报。对家庭进行告知并转诊,对通过筛查的高危儿要建议其定期至儿童保健网络随访。

(2)检测机构:①取得"医疗机构执业许可证"的综合性医院或专科医院。②获得所属省、自治区、直辖市卫生行政部门许可开展新生儿听力检测的医疗保健机构。③职责:负责听力障碍确诊,对疑难病例进行会诊,出具报告。资料登记归档并上报。对家庭进行告知,建议确诊患儿进入干预程序。

2. 人员要求

(1)筛查人员:负责新生儿听力筛查的实施,由经过听力学专门培训的技(护)师以上职称的人员担任。

(2)检测人员:①业务负责人由具有高级职称的专业人员担任,负责听力诊断的业务工作;②听力测试人员由从事听力学或耳鼻咽喉科临床工作3年以上的专业人员担任。

(3)文案人员:熟练掌握计算机操作(文字处理及统计)技术且有档案管理的工作经验。

3. 房屋要求

(1)筛查机构:设置1间相对比较安静的专用房间,配备诊察床和办公桌椅,面积应在15平方米以上。

(2)检测机构:①符合国家标准(GB/T16403、GB/T16296)的测听室2间。②诊室1间,并配诊察床,面积至少10平方米。③综合用房1间。

4. 设备要求

(1)筛查设备:筛查型耳声发射仪和/或自动听性脑干诱发电位仪。

(2)检测设备:诊断型听性脑干诱发电位仪、诊断型耳声发射仪、声导抗仪、便携式听觉评估仪、纯音听力计(具备声场及VRA)。

【经验指导】

从事听力筛查和检测的技术人员必须经省级卫生行政部门考核批准,经岗前培训,取得合格证后方可上岗。

第二节 耳部疾病

一、分泌性中耳炎

由于各种原因或疾病造成咽鼓管阻塞,中耳通气引流不畅,形成负压,引起中耳黏膜充血、水肿、渗出或中耳腔积液所致。

【诊断】

1. 有听力减退、耳痛、耳内闷塞感及耳鸣病史;儿童病人听话迟钝、误听及注意力不集中。

2. 结合鼓膜检查有内陷及积液征(失去正常光泽,呈淡黄、橙红或琥珀色,慢性者可呈灰蓝或乳白色);鼓膜紧张部有时有扩张的微血管,若积液为浆液性,且未充满鼓室,可透过鼓膜见到液平面,透过鼓膜有时可见到气泡。

3. 听力检查:音叉试验及纯音听阈结果为传导性聋,听力损失一般以低频为主,行为听力测试或听性脑干反应(ABR)存在骨气导差。声导抗测试平坦型(B型)为分泌性中耳炎的典型曲线,高负压型(C型)示咽鼓管功能不良,部分有鼓室积液。乳突 X 线检查示乳突气房模糊。

4. 鼻腔及鼻咽部可见炎症并应排除鼻咽癌。

【治疗】

1. 清除中耳积液,改善中耳通气引流。

(1)鼓膜穿刺抽液:可于抽液后注入类固醇激素药物。

(2)鼓膜切开术:术时用鼓膜刀在鼓膜前下象限作放射状或弧形切口,注意勿伤及鼓室内壁黏膜,鼓膜切开后应将鼓室内液体全部吸尽。

(3)鼓膜置管术:留置时间一般为 6～8 周,最长可达半年至 1 年。

(4)保持鼻腔及咽鼓管通畅,可用 1％麻黄素滴鼻治疗。

(5)咽鼓管吹张:可用捏鼻鼓气法、波氏球法或导管法。

(6)乳突手术或鼓室探查术:可用于慢性胶黏性积液或反复发作的分泌性中耳炎。

2. 病因、药物治疗

(1)积极治疗鼻咽或鼻腔鼻窦疾病;

(2)抗生素或其他合成抗菌药;

(3)类固醇激素类药物。

【预防】

治疗阻塞性鼻疾病,保持耳咽管通畅,经常自行耳咽管吹张动作。

二、急性化脓性中耳炎

48 h 内突然发生的中耳急性感染性(化脓性)炎性反应。

【诊断】

1. 临床表现

(1)咽鼓管急性阻塞症状,如耳塞、自听增强。

(2)鼓室化脓积脓症状:①穿孔前:如搏动性耳痛,听力减退。②穿孔后:耳道见黏脓或浆液性脓,耳痛减轻。③儿童表现为摇头、抓耳、拒食、哭闹不安,穿孔后变安静。

(3)恢复期症状:流脓渐停,听力好转,也有转变为急性乳突炎症状者。

2. 检查

(1)鼓膜内陷、充血、肿胀和膨隆;

(2)鼓膜穿孔渗液、渗脓;

(3)外耳道积脓或脂样分泌物;

(4)有的可见外耳道后上壁肿胀或塌陷;

(5)乳突炎时乳突区红肿痛;

(6)听力减退表现;

(7)X 线检查所见。

【治疗】

1. 对症处理治疗。

2. 局部治疗:如外耳道分泌物引流、滴抗生素耳液、鼓膜切开等。

3. 全身性抗感染治疗。

4. 处理致病原因,预防并发症发生。

【预防】

积极治疗感冒等上呼吸道疾病,注意耳卫生和避免污水溅入耳内。

三、急性乳突炎

发生于乳突腔黏膜的急性炎症。

【诊断】

1. 全身症状较重,可见急性病容,发热可达 40 ℃以上。

2. 常表现为摇头、抓耳、拒食、哭闹不安。

3. 鼓膜穿孔较晚期发生,穿孔后患儿变安静。

【治疗】

1. 早期全身应用足量有效抗生素。

2. 局部治疗:如外耳道分泌物清除等。

3. 处理致病原因,预防并发症。

【预防】

防止着凉感冒等上呼吸道疾病,减少婴幼儿溢乳,在洗澡、游泳时避免污水溅入耳内。

四、慢性化脓性中耳炎

中耳黏膜、骨膜或骨质的慢性化脓性炎症,常与慢性乳突炎合并存在。具有耳流脓、听力减退、鼓膜穿孔三大特征。

【诊断】

1. 持续或间歇性耳流脓,或分泌物带臭味 3 个月以上。

2. 耳局部检查所见,结合乳突 X 线拍片或 CT 扫描即可确诊。

3. 临床分型:可分为单纯型、坏死型(骨疡型)、胆脂瘤型和混合型。

【治疗原则】

1. 病因治疗:积极治疗上呼吸道病灶性疾病。

2. 局部治疗:包括药物治疗和手术治疗。

(1)单纯型:以局部治疗为主,抗生素溶液或类固醇激素类药物混合液滴耳。

(2)骨疡型:引流通畅者,以局部治疗为主,中耳肉芽可用 10%～20%硝酸银烧灼。肉芽较大,烧灼无效者,应以刮匙刮除。引流不畅可疑有并发症者,需行乳突手术。

(3)胆脂瘤型应尽早行乳突手术,清除病灶,预防和治疗颅内外并发症。

3. 全身治疗:包括抗生素治疗(应做到及时并足量)、支持疗法、类固醇激素治疗和对症治疗。

【预防】

积极治疗急性中耳炎和耳邻近器官疾病,保持耳引流通畅,注意耳卫生。

五、Bell's 面瘫

原因不明的急性外周性面神经瘫痪。

【诊断】

1. 病史:突然发生的口角歪斜,有时伴耳痛,味觉障碍,听觉过敏,泪腺分泌减少或溢泪。

2. 体检:面部对称性,观察面部静止、皱额、闭目、微笑、吹哨等五个动作的变化;仔细检查耳部,排除中耳疾病;检查其他颅神经是否正常。

3. 辅助检查

(1)听力和前庭功能检查;

(2)Schirmer 流泪试验;

(3)味觉试验;

(4)镫骨肌反射;

(5)肌电图;

(6)影像学检查。

4. 注意:起病后 3～6 月,面瘫无任何恢复征象的决不是 Bell's 面瘫,Bell's 面瘫必能自行恢复,只是恢复的程度有异。

5. 鉴别诊断:(1)中枢性面瘫;(2)其他病因引起的周围性面瘫,如中耳炎、外伤、听神经瘤及腮腺疾病。

【治疗】

1. 改善局部血液循环。

2. 消除充血水肿。

3. 促进神经机能的恢复。

4. 药物:中西药、合理使用类固醇激素。

5. 局部针灸理疗。

6. 保守疗法 2 个月无效者应行面神经减压术。

7. 疗效标准:主要根据面部对称性的检查,观察面部运动的五个动作,每个动作的活动可分为四级,然后对每个动作详细评分,最后的总分即为面瘫恢复的程度。

【预防】

避免突然暴露于寒冷环境或冷风刺激颜面,减少精神创伤及急骤的情绪变化。

六、梅尼埃病

一种由于内耳淋巴水肿所致的疾患,原因仍未确定。以眩晕、耳鸣、恶心呕吐、听力减低为主要症状特征。

【诊断】

1. 病史:眩晕的起病时间,眩晕的特征(旋转、摇晃、升降或漂浮)、程度、持续时间,有无神志改变,间歇期情况,有无伴随植物神经反射症状。耳鸣:音调及变化情况,与眩晕的关系;耳聋的发生与程度,与眩晕的关系,有无波动性及复听;有无头脑胀满感。既往有无类似发作史、中耳炎史、高血压史、头耳外伤史、耳毒性药物使用史、病毒感染史、过敏反应史。

2. 专科检查所见。

3. 特殊检查所见:(1)听力学检查:如电测听,诊疗期间每周一次。(2)前庭功能检查:冷热试验,眼震电图。(3)甘油试验。(4)影像学检查:内听道 X 光照片、颈椎 X 光照片,有必要者行内听道 CT 检查。应注意眩晕的鉴别诊断。

4. 鉴别诊断:本病应与前庭神经元炎、位置性眩晕、前庭药物中毒、迷路炎、突发性耳聋、Hunt 综合征、Cogan 综合征、外淋巴瘘、颞骨横形骨折、耳蜗性耳硬化和听神经瘤相鉴别。

【治疗】

1. 一般治疗:发作期应卧床;高蛋白、低脂、低盐饮食;心理精神治疗不容忽视。

2. 药物治疗:(1)前庭神经抑制剂:安定、眩晕停(diphenidol)等;(2)血管扩张药:脑益嗪、西比灵、培他定等;(3)抗胆碱能药;(4)利尿脱水药:氯噻酮、70%二硝酸异山梨醇等。

3. 手术治疗:凡眩晕发作频繁、剧烈,长期保守治疗无效,耳鸣和耳聋严重者可考虑手术治疗。宜先选用破坏性小又能保存听力者。

4. 疗效标准:本病有时间不同的间歇期和自愈倾向,评价疗效的客观报道争论颇多,因此,有关疗效的评判要慎重。

【预防】

避免过度劳累和情绪大起大落可能对预防发作有所帮助。

七、突发性耳聋

突然发生的原因不明的一侧或两侧感音性耳聋。

【诊断】

1. 诊断依据

(1)突然发生的非波动性感音神经性听力损失,常为中度或重度以上耳聋。

(2)原因不明。

(3)多伴耳鸣,可有眩晕、恶心、呕吐。

(4)除第 8 颅神经外,无其他颅神经受损症状。

(5)器械检查依据:听力学、影像学等。

2. 鉴别诊断

本病应与梅尼埃病、内耳药物中毒、慢性化脓性中耳炎、Hunt 综合征、颞骨横形骨折和听神经瘤相鉴别。

【治疗】

1. 尽早应用血管扩张、神经营养、激素类药及高压氧治疗,必要时选用溶栓剂、抗病毒药。

2. 疗效标准:痊愈:0.25、0.5、1.0、2.0、3.0、4.0 kHz 平均听阈恢复到应用水平或近健耳水平或达患病前水平;显效:上述频率平均提高 30 dB 以上;有效:上述频率平均提高 15 ~30 dB;无效:上述频率平均提高不足 15 dB。

【预防】

尽管原因不明,但避免过度劳累、减缓精神紧张以及防止心脑血管病有助于减少本病的发生。

第三节　鼻部疾病

一、急性鼻炎

指鼻腔黏膜的急性病毒感染性炎症。

【诊断】

1. 着凉或过度劳累,抵抗力下降,接触感冒患者等。

2. 先鼻干燥后喷嚏、流清涕,再出现进行性鼻塞,涕变黏脓性,伴头痛、发热、不适等全身症状。

3. 检查可见鼻腔黏膜充血、肿胀,早期清水样涕,中晚期为黏脓性分泌物。

4. 如无合并症,7～10 天症状消失,因此又称"自限性疾病"。如症状加重或持续,可出现急性鼻窦炎、中耳炎、咽炎、气管炎等合并症。

5. 应注意与过敏性鼻炎、流行性感冒及一些急性传染病早期表现相鉴别。

【治疗】

1. 卧床休息,多饮水,吃清淡易消化高营养食物。

2. 抗病毒中药、中成药治疗。

3. 局部滴鼻或雾化治疗。

4. 如症状严重或已出现合并症,可全身使用抗生素。

【预防】

增强体质,避免受凉,避免过度劳累,有条件者坚持常年冷水澡。

二、慢性单纯性鼻炎

指鼻腔黏膜或黏膜下的慢性炎症,一般超过 3 个月,有不同程度鼻功能紊乱。

【诊断】

1. 鼻塞为间歇性、交替性,黏液涕较多。

2. 鼻腔检查见鼻甲黏膜暗红色肿胀,表面光滑湿润、柔软,有弹性,探压黏膜凹陷易复原,麻黄素收敛效果好。

【治疗】

去除病因,麻黄素生理盐水或麻黄素抗生素液局部应用,应用中药鼻炎片、鼻炎康等,必要时下鼻甲注射、微波等治疗。

【预防】

改善工作生活环境和劳动条件,增强自身体质,提高抗病能力。

三、慢性肥厚型鼻炎

以鼻腔黏膜甚至骨膜和骨质增生肥厚为特征的慢性炎症。

【诊断】

1. 鼻塞呈持续状态,涕为黏液性或粘脓性。

2. 检查可见鼻腔黏膜不平,重者呈结节状或桑葚状。黏膜颜色不一,多为红色。鼻甲肥大,探触硬实感,无凹陷,对麻黄素不敏感。鼻道分泌物黏性或粘脓性。

3. 可有咽鼓管阻塞症状如耳鸣、听力减退等,可有咽干咽异物感等。

【治疗】

1. 初按单纯性鼻炎治疗。

2. 硬化剂下鼻甲注射治疗。

3. 冷冻、微波、激光、电凝等物理治疗。

4. 手术治疗如下鼻甲部分切除术。

【预防】

改善不良工作、生活环境,积极参加体育锻炼,减少伤风感冒发生,积极治疗单纯性鼻炎。

四、儿童鼻—鼻窦炎

发生于学龄前期和/或学龄期(5～9岁)小儿的鼻腔、鼻窦黏膜炎症。

【诊断】

1. 病史、发病年龄、全身症状情况。

2. 鼻部及鼻窦邻近组织情况。

3. 呼吸道并发症情况。

4. X线检查情况。

5. 上颌窦穿刺冲洗检查。

【治疗】

对小儿鼻炎、鼻窦炎的治疗以非手术治疗为主。

1. 卧床休息。

2. 使用抗生素和抗过敏药物。

3. 局部用药包括药液喷鼻、雾化吸入等。

4. 上颌窦穿刺冲洗、置换疗法等。

【预防】

1. 预防感冒和其他传染病等。

2. 保持呼吸道通畅,减少邻近组织器官炎症。

3. 减少或避免鼻腔黏膜过敏。

五、变应性鼻炎

鼻黏膜的变态反应性疾病。

【诊断】

1. 病史

询问过敏史、工作生活环境史等,常年性者与环境有关,季节性者与花粉播散期有关。

2. 症状

(1)鼻痒:多有鼻痒,季节性者常伴眼痒。

(2)喷嚏:阵发性发作,一般 5 个以上/次。

(3)清涕:大量清水样鼻涕。

(4)鼻塞:轻重不一,季节性者较明显。

(5)嗅觉减退:因黏膜水肿而致嗅区嗅觉减退。

3. 体征

(1)鼻腔检查下鼻甲黏膜苍白水肿,有的呈灰白浅蓝色或充血。麻黄素可使水肿黏膜收敛。鼻腔水样分泌物多。

(2)变应原皮试或鼻黏膜激发试验阳性。

(3)鼻腔分泌物涂片检查可见较多嗜酸性粒细胞、嗜碱性粒细胞和杯状细胞。

(4)组织胺释放试验:脱颗粒率>30%或组织胺释放率>50%。

(5)血清特异性 IgE 阳性,RAST、ELIST 等阳性。

【治疗】

1. 避免过敏原接触。

2. 药物治疗

(1)抗组织胺类药物;

(2)肥大细胞稳定剂;

(3)类固醇类;

(4)免疫疗法:特异性脱敏、减敏等;

(5)其他:如封闭、冷冻、翼管神经切断术等。

【预防】

1. 避免接触过敏原;

2. 注意保护环境,减少污染。

六、鼻息肉

指鼻腔黏膜的变应反应性水肿或慢性炎症刺激性水肿,属非真性肿瘤。

【诊断】

1. 鼻塞进行性加重、多涕、嗅觉减退、头痛,有过敏性适应证减退等病史。

2. 鼻腔可见单发或多发光滑灰白色或淡红色、荔枝肉样新生物,触之柔软、可移动,不易出血。

3. 凡诊断不明确又怀疑鼻息肉应认真进行鉴别诊断,包括鼻腔内翻性乳头状瘤(可作病理检查)、鼻咽纤维血管瘤、脑膜脑膨出等(可作 X 光、DSA、CT、MRI 或 ECT 检查)。

【治疗】

1. 初发小息肉可用类固醇激素疗法、冷冻疗法,激光、微波等治疗。

2. 鼻腔及鼻窦息肉,在鼻窦镜下行鼻息肉摘除,或行鼻窦开放术或切除术。【预防】

3. 处理并发症:如鼻出血、脑脊液鼻漏、急性中耳炎、鼻窦炎。

4. 对全身合并症处理:如糖尿病、高血压等。

5. 病情复杂,处理困难,请相应专科或上级医生会诊。

6. 疗效标准:治愈:鼻息肉、分泌物、临床症状消失,鼻腔通气良好;好转:有鼻息肉残留,有少量分泌物,鼻腔通气及症状改善;未愈:未达到上述标准者。

【预防】

预防和减少鼻腔黏膜的过敏反应,减轻黏膜水肿。

七、鼻中隔偏曲

指鼻中隔向一侧或两侧偏曲或局部有突起并引起鼻功能障碍或产生症状者。

【诊断】

1. 有鼻塞、鼻出血、头痛的病史。

2. 有的有外伤史。

3. 检查见鼻中隔偏曲,注意鼻中隔弯曲程度,有无与鼻甲接触,有无穿孔,鼻甲黏膜有无肥厚、水肿、息肉,鼻道有无分泌物、息肉。

4. 鼻咽:有无新生物、腺样体肥大。

【治疗】

1. 鼻中隔偏曲矫正术。

2. 鼻—鼻中隔成形术。

3. 注意事项:(1)术中注意止血,防止鼻中隔血肿;(2)如黏膜撕裂,可用黏骨膜及较平直的软骨修复;(3)如有下甲肥大,可行下甲部分切除或下甲黏骨膜下切除;(4)术后应用抗生素、止血药;(5)术后第二天开始取出鼻腔填塞;(6)5～7天拆线。

4. 疗效标准:鼻中隔基本位中线,鼻塞、头痛的症状改善。

八、鼻出血

发生于鼻腔各部位的出血,可由鼻病或全身疾病引起。

【诊断】

1. 病史

(1)了解鼻腔单侧或双侧出血,出血时间、出血量,出血前后的情况;鼻外伤、手术史。(2)了解全身疾病情况,如高血压、血管硬化等心血管疾病,肺心病、肝肾疾病及凝血异常或血小板量或质异常等血液疾病;(3)接触磷、汞、砷、苯等化学性物质和服用水杨酸类药物史;(4)急性发热性传染病、流感、出血热等;(5)成年女性的月经期及倒经史。

2. 体检

(1)全身检查注意一般状态,包括血压、脉搏、呼吸等重要生命体征和重要脏器疾病情况。(2)专科检查:①鼻腔:注意易出血区及鼻腔各壁、各鼻道有无新生物及血性分泌物、黏膜糜烂、溃疡、血管扩张等,特别是鼻腔顶后段及鼻咽等隐蔽处;②鼻咽:有无新生物、黏膜溃疡、腺样体肥大等。

3. 实验室检查

①血常规、血型、出凝血时间；②血生化化验：VCA-IgA，EA-IgA，EB 病毒 DNA 酶抗体等。

4. 其他检查

如心电图、肺功能、肾功能，必要时胸透、鼻窦 CT 或 MRI。

【治疗】

根据就诊时的情况决定治疗措施。

1. 就诊时出血严重，首先抢救、止血，再查找出血原因。

(1)全身：①注意失血量；②测血压、脉搏，注意生命体征，疑有休克者，平卧位；③冰敷头部及颈部大血管区；④补液恢复血容量：NS、5％GNS、代血浆，严重者输同型血；⑤应用止血药物：立止血、6-氨基己酸、抗血纤溶芳酸、止血敏等；⑥烦躁不安、血压高者使用镇静剂；⑦血压高者酌情使用降压药。

(2)局部：①可找到出血部位进行收缩、压迫止血或烧灼止血；②出血部位不明者予填塞止血；③出血严重，反复填塞不能止血者结扎颈外动脉或颌内动脉或筛前动脉。

2. 就诊时出血已止或反复少量出血者，重点寻找出血原因及出血点，并对病因治疗。

【预防】

教育小孩不要挖鼻或将异物塞到鼻腔；保持鼻腔黏膜湿润，定期局部及全身体检。

九、急性化脓性鼻窦炎

发生于各鼻窦黏膜的急性化脓性感染，常继发于急性鼻炎。

【诊断】

1. 鼻塞。

2. 中鼻道可见黏脓性或脓性分泌物。

3. 相关鼻窦疼痛或压痛，局部有的有红肿。

4. 头痛，各鼻窦有相应的疼痛位置。

5. 全身有关症状如畏冷、发热、不适等。

6. 鼻窦冲洗、鼻窦内窥镜检查、X 线拍片、鼻窦 CT 检查等有助于诊断。

7. 可分各鼻窦各类型的急性炎症，如急性化脓性筛窦炎。

【治疗】

1. 大的原则是重视变态反应性疾病的处理与治疗，合理使用抗组织胺药物。

2. 清除感染性病灶，增强自身抗病能力。

3. 保证鼻腔引流通畅，改善通气，必要时鼻腔局部使用抗生素、麻黄素滴鼻。

4. 必要时可考虑上颌窦穿刺或置换疗法。

5. 严重者全身使用足量广谱抗生素。

6. 局部理疗。

【预防】

1. 增强体质，预防并及时治疗感冒等呼吸道疾病。

2. 治疗并清除邻近组织器官的炎症病灶。

十、慢性化脓性鼻窦炎

鼻窦黏膜的慢性化脓性炎症,常由急性化脓性鼻窦炎迁延而来,或牙根炎引起上颌窦炎。

【诊断】

1. 有反复发作急性鼻窦炎史,超过 3 个月的流脓涕、鼻塞、慢性头痛或嗅觉减退症状。

2. 病人常有精神不振、易倦、头昏、记忆力减退、注意力不集中。

3. 鼻腔检查:鼻黏膜慢性充血、肿胀或肥厚,中鼻甲肥大或息肉样变,中鼻道变窄,黏膜水肿或有息肉。前组鼻窦炎者脓液位于中鼻道或下鼻道。后组鼻窦炎者脓液位于嗅裂、鼻道后方或鼻咽部。或用 1‰麻黄素鼻腔收缩后作体位引流,检查上述部位是否有脓液。或用纤维鼻咽喉镜或鼻窦内窥镜检查可帮助确诊。

4. 拍鼻窦 X 片或 CT、MRI 检查。

5. 鼻窦穿刺冲洗。

6. 慢性鼻窦炎鼻息肉临床分型分期

Ⅰ型单纯性慢性鼻窦炎:1 期为单发鼻窦炎,2 期为多发鼻窦炎,3 期为全鼻窦炎。

Ⅱ型慢性鼻窦炎伴鼻息肉:1 期为单发鼻窦炎伴单发鼻息肉,2 期为多发鼻窦炎伴多发鼻息肉,3 期为全鼻窦炎伴多发鼻息肉。

Ⅲ型全组鼻窦炎伴多发性、复发性鼻息肉和/或筛窦骨质增生。

【治疗】

1. 滴鼻剂:用 1‰麻黄素生理盐水加适量类固醇类激素、ATP、溶菌酶等滴鼻。

2. 上颌窦穿刺冲洗:每周 1～2 次,冲洗后注入抗生素与类固醇激素等。

3. 置换法:应用于额窦炎、筛窦炎、蝶窦炎和全组鼻窦炎。

4. 额窦导管冲洗:只适用于额窦炎。

5. 手术治疗:(1)辅助性手术:如中鼻甲切除、鼻息肉摘除、纠正高位鼻中隔偏曲等。(2)经典的鼻窦根治性手术:切除不可逆性病变,建立鼻腔鼻窦通气和引流,如彻底切除窦内黏膜后行上颌窦内侧壁和鼻腔底下鼻道外壁开窗,开放额窦鼻额管和蝶窦开口等。(3)功能性内窥镜鼻窦手术:原则是解除鼻腔鼻窦口通气和引流,清除窦口鼻道复合体处病变,特别是切除前组筛窦病变,开放上颌窦口、蝶窦口及额窦口,无须行广泛鼻窦黏膜切除。

6. 临床疗效标准:(1)治愈:临床症状消失,窦腔黏膜上皮化,无脓性分泌物;(2)好转:临床症状改善,窦腔内部分区域黏膜未上皮化,有迁延炎症及脓性分泌物;(3)无效:临床症状无明显改善,术腔内有较多炎性组织及脓性分泌物,窦口闭塞,鼻息肉复发。

7. 内窥镜鼻窦手术疗效标准:(1)治愈:症状消退,内窥镜检查窦口开放良好,窦腔黏膜上皮化,无脓性分泌物;(2)好转:症状明显改善,内窥镜检查见窦腔黏膜部分区域水肿肥厚,或肉芽组织水肿,有少量脓性分泌物;(3)无效:症状无改善,内窥镜检查有术腔粘连,窦口狭窄或闭锁,息肉形成,有脓性分泌物。

【预防】

1. 积极治疗急性鼻窦炎。

2. 保证鼻腔鼻窦良好通气引流。

3. 增强机体抗病能力。

第四节　咽部疾病

一、急性咽炎

咽部黏膜、黏膜下组织及淋巴组织的急性炎症。

【诊断】

1. 急性起病，咽部干痛，吞咽时加重。

2. 有低热乏力或高热头痛、全身酸痛等轻重不一症状。

3. 检查可见咽部急性充血、水肿，有的可见渗出物。

4. 颌下淋巴结肿大、压痛。

5. 血常规检查可有白细胞升高。

【治疗】

1. 症状重者，应卧床休息，多喝水，并对症处理。

2. 症状明显者，需全身应用抗炎药物防止并发症。

3. 使用含片或漱口液。

4. 雾化吸入治疗。

【预防】

保持咽部润湿，多饮水，减少辛辣食物。

二、急性扁桃体炎

主要指腭扁桃体的急性非特异性炎症。

【诊断】

1. 往往在劳累或着凉后急性起病，畏冷发热（体温常较高），婴幼儿可能出现抽搐。

2. 明显咽痛，进食或吞咽加重，有时产生反射痛。

3. 急性痛苦面容，检查可见扁桃体及其周围黏膜明显充血肿胀，扁桃体表面有脓点或脓苔。

4. 颌下淋巴结常肿大、压痛。

5. 血常规检查白细胞升高或有核左移。

【治疗】

1. 多休息、多饮水，必要时退热止痛。

2. 抗生素治疗：多为乙型溶血性链球菌引起，故首选青霉素治疗，过敏者选用红霉素或其他广谱高效抗生素，可配合使用甲硝唑、磺胺类等。

3. 局部用药包括雾化治疗等。

4. 中医中药治疗。

【预防】

预防着凉感冒,避免过度劳累,增强体质,炎夏多饮凉茶等。

三、慢性扁桃体炎

【诊断】

1. 根据反复发作的咽痛史和局部检查见扁桃体慢性充血、肿大、隐窝脓栓等可以作出诊断。

2. 应与扁桃体角化症、扁桃体肿瘤、扁桃体结核及白血病等疾病相鉴别。

3. 应注意风湿性关节炎、风湿热、心脏病、肾炎等并发症

4. 查血常规、血沉,作心电图和心肺 X 线透视,必要时查抗"O"和咽拭子细菌培养,诊断可明确。

【治疗】

1. 手术疗法:对确诊为慢性扁桃体炎且符合手术指征者,应行扁桃体切除术。术后注意观察有无并发症发生并及时处理。

2. 保守疗法:对有手术禁忌者,可试用下列方法:(1)使用有脱敏作用的细菌制品如链球菌变应原和疫苗进行脱敏,及使用各种增强免疫力的药物,如注射胎盘球蛋白、转移因子等;(2)冲洗或吸引扁桃体隐窝,以清除积存物,减少细菌繁殖机会。

3. 疗效标准:(1)治愈:临床症状消失,无扁桃体残体,创面修复良好;(2)好转:症状减轻,可见扁桃体残体。

【预防】

及时治疗急性扁桃体炎,减少刺激性食物,戒烟,增强机体抵抗力。

四、阻塞性睡眠呼吸暂停综合征

每晚 7 小时的睡眠期间,发作呼吸暂停次数 30 次以上,每次发作时口鼻气流停止流通达 10 秒以上,或呼吸暂停指数(即每小时呼吸暂停的平均次数)大于 5。

【诊断】

根据睡眠鼾声,睡眠监测:睡眠期呼吸暂停(每次发作时口鼻气流停止流通达 10 秒以上,每晚 7 小时的睡眠期间发作次数 30 次以上)可以诊断为本病。应注意该病的并发症状如嗜睡、记忆力减退、注意力不集中、头痛、情绪及行为改变、性欲减退等;儿童患有智力减退、学习成绩下降等。应注意与双侧声带外展麻痹、中枢型睡眠呼吸暂停、肥胖—通气低下综合征等疾病鉴别。

【治疗】

1. 非手术治疗

主要有以下方法:

(1)睡眠时调整体位,改仰卧为侧卧。

(2)减肥:可采用药物、控制饮食、加强活动等方法减肥。

(3)忌烟酒。

(4)解除鼻阻塞,即积极治疗鼻部疾患。

(5)舌固定位置装置:旨在使舌背后部推向前下方,扩大咽峡部通气道。

(6)正压呼吸。经鼻持续性呼吸道正压疗法是一种非创伤性的治疗方法,使患者上呼吸道在睡眠期间保持 $4.5 \sim 12 \text{ cmH}_2\text{O}$ 正压,利用气体正压使软腭、舌根和咽后壁之间间隙扩大,防止气道壁塌陷。

(7)吸氧治疗。

(8)药物治疗。

2.手术治疗

应根据阻塞部位和病情不同而采取不同的术式。

(1)腭咽成形术或悬雍垂腭咽成形术。

(2)腺样体和扁桃体摘除术。

(3)下颌骨矢状截骨及舌骨悬吊术。

(4)舌缩减术。

(5)下颌骨截除及舌骨前移术。

(6)气管切开术。

【预防】

1.注意睡眠姿势。

2.减肥。

3.忌烟酒。

4.解除鼻、咽阻塞,祛痰。

第五节　喉部疾病

一、喉外伤

外力致喉部的损伤称为喉外伤。

【诊断】

1.喉外伤史。

2.喉颈部疼痛、肿胀、淤血、皮下气肿,有的咳血,声音嘶哑或出现呼吸困难等。

3.开放性伤者,可见伤口出血、咯血,伤口漏气,甚至出现休克、气胸。

4.检查喉颈部伤口所见。

5.间接或直接喉镜所见。

6.X线等辅助检查所见。

【治疗】

1.紧急处理伤口,保存呼吸道通畅并止血、止痛、止咳,预防感染。

2.若仅为伤及喉黏膜而无软骨骨折的单纯挫伤,无须特殊治疗,嘱患者安静少言,进柔软饮食,减少颈部转动,使喉部休息。

3. 有休克者抗休克治疗。

4. 有吸入性呼吸困难情况,准备气管切开术。

5. 对挫伤严重,喉软骨碎裂移位者,行喉软骨复位术并鼻饲饮食 10～14 天。

二、急性会厌炎

指声门上区会厌为主的喉部黏膜急性炎症。

【诊断】

1. 起病急骤,发热,有感染中毒症状较为突出的病史。

2. 咽喉痛,吞咽时加剧,异物感,讲话声音含糊不清。

3. 间接喉镜检查见会厌红肿增厚,尤以舌面为甚,严重时会厌呈球形,脓肿形成。

4. 诊断注意:对于急性喉部疼痛,吞咽困难的病人,如口咽部检查无特殊病变发现,或口咽部炎症不足以解释其严重症状者,应考虑到急性会厌炎,及时间接喉镜检查以确定诊断。

【治疗】

1. 控制感染使用抗菌素。

2. 合理应用激素。

3. 如脓肿形成可将脓肿引流。

4. 呼吸困难者应及时气管切开。

【预防】

避免辛辣食物,控制上呼吸道炎症,增强抗病能力。

三、小儿急性喉炎

指喉黏膜及声带的急性炎症,多见于 6 个月～3 岁的婴幼儿。

【诊断】

1. 上呼吸道感染史、急性传染病史。

2. 声嘶、喘鸣、"空—空"样咳嗽。

3. 吸入性呼吸困难或其他全身症状。

4. 喉镜检查,见喉黏膜充血、肿胀,尤以声门下区明显,表面附着黏脓性分泌物。

5. 鉴别诊断:如呼吸道异物、喉白喉、喉痉挛等。

【治疗】

1. 足量的抗生素控制感染,抗生素激素及肾上腺素蒸气、雾化吸入;

2. 肌肉或静脉应用类固醇激素,必要时可使用冲击疗法。

3. 准备或作气管切开。

4. 加强支持疗法,注意患者的营养与水电解质平衡,静脉注射葡萄糖溶液,保护心肌功能,避免发生心力衰竭。

【预防】

避免着凉、过度劳累和烟酒过量,积极预防和治疗感冒等上呼吸道感染。

四、声带息肉

喉声带黏膜上皮下层的水肿、出血、血浆渗出、血管扩张、毛细血管增生等病理组织变化为主的慢性喉疾病。

【诊断】

1. 病史:用声不当、过度用声或有喉炎反复发作史。

2. 症状:声嘶,甚至失音;可有喘鸣和呼吸困难。

3. 喉镜检查所见:局限性声带息肉多在一侧声带的前、中 1/3 部,小而有蒂,半透明淡红色或黄白色圆形或椭圆形肿物,自声带边缘长出。广基型可见基底宽广的半透明灰白色或淡红色肿块。

4. 其他检查:纤维喉镜、喉动态镜。

5. 术后病理检查确诊。

【治疗】

1. 保守治疗:如早期禁声、雾化吸入、超短波理疗和中药治疗等。

2. 手术治疗:如全麻下支撑喉镜显微镜下摘除、表麻下纤维喉镜下摘除或表麻下间接喉镜下摘除。

3. 疗效标准:治愈:息肉消除,声带活动正常,闭合佳,发声正常;好转:息肉基本消除,发声改善。

【预防】

1. 注意合理用声。

2. 减少烟酒辛辣刺激。

3. 积极治疗感冒、喉炎等呼吸道疾病。

五、喉阻塞

因喉部或邻近组织的病变使喉通道发生狭窄或阻塞,引起呼吸困难者,也称喉梗阻。

【诊断】

1. 病史:有喉外伤、炎症、过敏、急性传染病或异物吸入史。

2. 临床表现:吸气期呼吸困难,吸气期喉喘鸣,吸气期软组织三凹陷征,声嘶,缺氧症状如口唇、甲床紫绀等临床表现。

3. 体格检查

(1)全身检查:密切观察生命体征,随时注意呼吸变化。

(2)专科检查:了解喉咽及喉情况,注意甲状腺病变。

(3)根据病情轻重,将喉阻塞分为 4 度:(1) Ⅰ 度:安静时无呼吸困难表现,活动或哭闹时,有轻度吸气期呼吸困难,稍有吸气期喉喘鸣和胸廓周围软组织凹陷。(2) Ⅱ 度:安静时也有轻度吸气期呼吸困难、喉鸣和胸廓周围软组织凹陷,活动时加重,但不响睡眠和进食。(3) Ⅲ 度:吸气期呼吸困难明显,喉喘鸣,胸骨上窝、锁骨上、下窝及上腹部肋间等处软组织吸气期凹陷显著。缺氧,出现烦躁不安、脉搏加快等症状。(4) Ⅳ 度:呼吸极度困难,严重缺氧,病人坐卧不安,手足乱动,出冷汗,面色苍白或紫绀,心律不齐,脉搏细弱,血压下降,大小便失禁等。如不及时抢救,可因窒息、心力衰竭而死亡。

4. 辅助检查

实验室检查:胸透、喉镜检查、支气管镜检查,必要时血气分析。

【治疗】

1. 按呼吸困难程度,采用药物或手术治疗,适时使用气管插管;病情严重者,应先进行抢救,待喉阻塞缓解后,再查找病因。

2. 喉阻塞Ⅰ度:明确病因,进行积极治疗。由炎症引起者,使用足量类固醇激素和抗生素。

3. 喉阻塞Ⅱ度:炎性病变者,及时使用类固醇激素和抗生素等药物治疗,并做好气管切开准备。若为肿瘤可考虑气管切开,若为异物,应予手术取除。

4. 喉阻塞Ⅲ度:炎症性病变可积极应用药物治疗,并做好气管切开准备,严密观察。若药物治疗效果不显著,全身情况较差及有肿瘤者宜及早行气管切开。

5. 喉阻塞Ⅳ度:立即行气管切开术。若情况十分紧急时,可先行环甲膜穿刺、切开或气管插管。

6. 疗效标准:(1)治愈:喉阻塞的病因消除,喉阻塞症状消失,气管切开者,拔出套管,创口愈合;(2)好转:喉阻塞症状消失,阻塞病因未能治愈,气管切开者不能拔管;(3)未愈:阻塞病因未能消除,阻塞症状未能改善。

【预防】

控制咽喉炎症性疾病的恶化,严防异物吸入,及时解除梗阻。

六、气管异物

气管、支气管的异物吸入或残留,多发生于 5 岁以下儿童。

【诊断】

1. 具有明确异物误吸史,典型呼吸道症状,结合 X 线检查提示纵隔摆动可作出诊断。

2. 凡诊断不明确又怀疑气管异物应进行认真的鉴别诊断,包括急性气管支气管炎、肺炎、肺脓肿等,应立即做相关的检查,如胸片。

3. 必要时可行支气管镜检查。

【治疗】

1. 呼吸道异物是危及生命的急症,应尽早诊断、及时治疗,尽快取除异物,尽力保持呼吸道通畅。

2. 全麻或无麻下,行直达喉镜支气管镜检查取异物术。

3. 处理并发症:如严重气胸,纵隔气肿时,应及时引流。

4. 继发感染:应酌情应用抗生素,以控制炎症。

5. 疗效标准:(1)治愈:异物取出,胸透正常,各项并发症均已治愈;(2)好转:异物取出,病情明显好转,各项并发症均在治疗中;(3)未愈:未达到上述标准者。

【预防】

尽量不要让幼小儿吸食颗粒状如花生米、瓜子类、豆类食物,进食时尽量不要喧哗,不要惊吓逗玩儿童。

第十二章　视力保健与疾病防治

第一节　儿童眼保健常规

一、散居儿童眼保健

【工作内容】

视觉发育及视功能评价：

（一）0～1个月婴幼儿

1. 视觉发育：有光感，对光照有皱眉、闭眼、肢体活动等反应。

2. 视功能评价：光照反应，即当强光直接照射眼部时，会引起皱眉、闭眼、肢体活动等反应。

（二）1～2个月

1. 视觉发育：保护性瞬目反应阳性，眼前手动视力大约为0.01。

2. 视功能评价：(1)防御性瞬目反射，即婴幼儿清醒状态下，检查者突然将手指伸到婴幼儿眼前，会引起反射性的瞬目动作。(2)追随目标，即生后1～2月的婴儿可追随眼前约90°范围内的大物体。

（三）3～5个月

1. 视觉发育：3个月能追随目标，头能随之转动，并有短暂的注视能力，出现辐辏、调节、融合运动，视力大约为0.02。4～5月能认识母亲，视力迅速提高，大约0.02～0.05。

2. 视功能评价：(1)追随目标，即生后3月可追随约180°范围内移动的较大物体。(2)注视反应，即检查者右手执活动玩具，左手固定婴幼儿头部而以左大拇指分别挡住婴幼儿右眼或左眼，观察另一眼能否跟随和注视眼前的活动玩具。

（四）6个月～3岁半

1. 视觉发育

(1)6月时注视时间延长，双眼有协调的协同动作，视力大约为0.06～0.08。

(2)8～9月时能稳定注视，可看清5 mm直径的圆板，视力大约为0.1。

(3)1～2岁：1岁时能拔出细棉线，具有躲避外来刺激的能力，良好的辐辏运动，调节与辐辏建立一定联系，视力大约为0.2～0.25。若可看到天空的飞鸟和飞机，走路会避开障碍物，视力则为0.4～0.5(选择性观看法、点状视力表及视觉诱发电位检测)。

(4)3岁：调节与辐辏趋于稳定，可有双眼单视，能配合主观检查及立体视检查(儿童图形视力表、条栅视力卡、E/C字视标视力表)。

2. 视功能评价

(1)选择观看法(6~18个月)

在一无干扰的环境中进行(明室),母亲或他人抱被检查的婴幼儿位于距条纹卡 50 cm 处,随机调换条纹和灰板的方向,观察婴幼儿是否随着条纹侧转动头位,当达到或超过 75% 的几率时,可认为通过。然后继续由低空间频率渐增换高空间频率,直至小儿无规律的头动时,则在这一频率的前一张条纹即为被检者的视力。

(2)点状视力表(6~18个月)

视标为 9 个大小不等的黑色圆点,背景为照度均匀的乳白色板。每次观察窗内显示一黑点,令幼儿用手指点。记录最小视标,查出相对视力。检测时,双眼分别进行,室内光线以自然光为宜,面部和仪器面的距离为 25 cm。先将最大的一个视标点(序号是 1)移到观测孔的某处,让被测者指出黑点在哪,如果很快就能指出黑点,再按同样方法顺序往下一个视标进行,直到被测者辨认不出为止。多数 1 岁儿童能看见第 5、6 点(大约 0.25~0.33),2 岁儿童可看见 7、8 点(大约 0.5~0.66)。

(3)儿童图形视力表

视标用儿童熟悉的简单图形,如手形、苹果、汽车等,图形大小与标准视力表的视标大小大致相等。检查距离 5 m。小儿可用语言、手势回答,也可手持相同图形与之匹配。一般用于 3~5 岁小儿。

(4)E 或 C 字视标视力表

按 5 分视角设计,科学,准确。有远视力表和近视力表两种,其意义不同,均应检查。现多用标准视力表和对数视力表,均为 E 字视标,小数记录法。经示教,3 岁以上小儿能配合检查。对年幼儿童要注意结果的可靠性。检查中注意拥挤现象。

(5)视觉诱发电位检测

主要反应视网膜第三神经元(节细胞)到大脑视皮层的传导功能,能说明黄斑中心凹病理生理状况。通过分析潜伏期和波形了解视力。

3. 眼位检查

(1)遮盖—去遮盖法

令患儿两眼注视眼前视标,检查者用遮盖板遮盖一眼,观察未盖眼的动静。若未盖眼自内转向外,则为显内斜视;若自外转向内,则为显外斜视。同样可发现上斜视或下斜视。假如未盖眼不动,则需遮盖另一眼,若此时未盖眼也不动,病人可能为正位或隐斜。

(2)交替遮盖法

用遮盖板交替遮盖左、右眼,令病人分别注视 33 厘米和 6 米处视标,若被遮盖眼转动,则为隐斜,可根据眼球转动的方向判别是何种隐斜;若眼球不动,则为正位。

【经验指导】

1. 新生儿应在柔和的弥散光中,安静舒适状态下进行检查。

2. 若 1~2 个月婴幼儿看不到手指,则不会引起瞬目,1~2 个月后仍不能追随眼前约 90°范围内缓慢移动较大的物体,则提示视力可能异常。

3. 若 3~4 个月后仍不能追随眼前移动的较大物体,则提示视力异常;如果婴幼儿对眼前目标不感兴趣,眼球呈现无目的搜寻动作,表情茫然,则是不能注视,视力可能极为低下。

4. 婴幼儿视力检查以客观定性方法为主,2～3 岁可酌情选用主观检查方法。合作程度影响结果可信性,应在安静、和谐的环境中检查及解说示教,必要时重复检查,不可过于勉强。

5. 交替遮盖每眼时,换盖板必须迅速。另外遮盖每只眼时,必须有大约 2 秒钟的时间,还必须多交替遮盖几次。

二、集体儿童眼保健

【工作内容】

1. 视觉发育

(1)4 岁:视力约 75％可达 1.0。

(2)5 岁:视力约 80％可达 1.0,有真正的立体视觉,可分辨 3～5 种颜色

(3)6 岁:视力约 95％≥1.0。各种眼反射基本稳定和巩固,能认识 6 种基本色。

2. 视功能评价

3 岁以上儿童采用儿童视力表或标准对数视力表检查。正常双眼视力＞0.8 或一眼视力 0.8 一眼视力 1.0 以上;若双眼视力≤0.8 或连续两次一眼视力 0.8 者应及时就医。

3. 定期视力检查制度

(1)3 岁以上的正常儿童,每半年应检查一次。

(2)屈光不正的筛查,小班儿童一年筛查一次。

(3)视功能、外眼病、先天眼病等普查,大、中班儿童应每年一次。

4. 定期宣传眼保健知识,举办眼保健专题讲座或义诊。

5. 制定幼儿园眼保健工作考核标准及评比验收

(1)小班儿童屈光不正筛查率应达 95％以上,可疑屈光不正复矫率应达 75％以上。

(2)中班儿童视功能,斜、弱、先天眼病、外眼病等普查率应达 95％以上;视力低常、斜弱视等眼病复矫率应达 75％以上。

(3)大、中班儿童一年两次视力检查率应达 95％以上,视力低常复矫率应达 75％以上。

(4)制作眼保健知识宣传专栏(半年一期),举办眼保健专题讲座(三年一场),查阅工作记录。

(5)举办保健人员的眼保健知识培训班(每年 1～2 期),提高眼保健工作水平。

(6)每年均有眼保健工作考核、工作分析与总结。

【经验指导】

1. 经示教后,3 岁以上小儿能配合检查,对年幼儿童要注意结果的可靠性。在发育中,视力逐渐增加,5～6 岁达成人水平,因而各年龄正常视力范围不同。对幼小儿童,重点在于比较两眼视力的差别。

2. 通过专栏、讲座宣传,使全社会对眼保健的重要性达成共识,同时取得家长的配合和支持,以利于视力低常、斜弱视幼儿得到及时诊治。

3. 通过考核制度,可要求对斜、弱视,视力低常等眼疾患儿进行督促、跟踪,从而得到及时、全程的治疗。

三、儿童视功能、眼位、眼肌、屈光状态、屈光间质及外眼检查

【工作内容】

（一）屈光不正筛查

1. 方法

在较暗的环境下，手持屈光筛查仪，按动按钮开机，固定病人的位置使其眼睛与仪器保持水平，按动"Go"（开始）按钮，当仪器处于合适距离时，通过窥视孔，将十字靶对准儿童右眼的瞳孔，当仪器读取数据后将仪器转向左眼，重复上述操作，测试结束后按下打印按钮打印测试结果。

2. 评价

（1）正常：6个月～1岁：球镜≤－1.0或≤＋3.5，柱镜＜1.0；4～5岁：球镜＜－1.0或＜＋2.5，柱镜＜1.0；6岁以上：球镜＜－1.0或＜＋2.0，柱镜＜1.0。

（2）异常：6个月～1岁：球镜＞－1.0或＞＋3.5，柱镜≥1.0；4～5岁：球镜≥－1.0或球镜≥＋2.5，柱镜≥1.0；6岁以上：球镜≥－1.0或＞＋2.0，柱镜≥1.0。

（二）眼位的检查

1. 角膜映光法

检查者坐在患者对面，嘱患儿注视眼前约33 cm处的点状光源（可持一小聚光灯源逗引患儿注视此光源），观察患儿两眼角膜上反光点的位置，判断是否有斜视存在。若两个角膜反光点均位于中央，则为正位。如一眼反光点在角膜中央，另一眼偏向角膜鼻侧，则为外斜视，偏向角膜颞侧则为内斜视。一般认为，反光点位于瞳孔中央与瞳孔缘之间约为10°，位于瞳孔缘约为15°，在瞳孔缘与角膜缘之间约为25°～30°，在角膜缘时约为45°。此法适用于有注视能力的患儿。

2. 三棱镜照影法

利用三棱镜的屈光作用，使偏离瞳孔中心的角膜映光点移到瞳孔中心上，所使用的三棱镜度即该眼的偏斜度。三棱镜放在眼前的位置是：内斜视基底放外方，外斜视基底放内方，上斜视基底放下方，下斜视基底放上方。此法适用于婴幼儿及不能合作者。

三棱镜中和使映光点从斜视眼角膜中心外向角膜中心移位的方法有两种：

（1）将三棱镜串镜放于斜视眼前，使映光点依三棱镜的屈光作用，移到斜视眼角膜中心，所用的三棱镜度即为该眼斜视度。

（2）krimsky氏方法：将三棱镜放于注视眼前，逐次增加三棱镜度，直到引起斜视眼移动至恰好反射光点映照在斜视眼角膜中心为止，则所加的三棱镜度即为其斜视度。

3. 同视机的检查

使用同时视图片来测定斜视类型和各方位斜视度。

（三）眼球运动检查

查找有无两眼不协调一致的现象，并根据眼球运动规律判断出是属于哪条肌肉异常，以便做出正确的诊断和治疗。用角膜反射光点作目标，检查9个不同眼位方向上光点位置是否皆在角膜中心，并对两眼角膜上光点的差异状态加以比较。

（四）屈光检查

1. 12岁以下用0.5%～1%阿托品眼药膏，验光前用三天，每日三次涂两眼。

2.12 岁以上用 2% 后马托品或 0.5% 托品卡胺,有内斜视者首次验光仍须用阿托品散瞳。2% 后马托品眼药膏可于验光前日使用 5 次,如用溶液可在验光当日点眼,每 5 分钟一次,共 5～6 次。0.5% 托品卡胺于验光当日使用,验光前每 5 分钟点一次,共 4～5 次。

(五)注视性质的检查

使用检眼镜检查时在患儿视网膜上投射一个小黑点,黑点的四周有相等间距的同心圆,检查时让患儿注视小黑点,如果小黑点正好投射在黄斑中心凹为中心注视,若小黑点落在黄斑中心凹旁(一环内)为旁中心注视,落在黄斑反射轮部位(二环内)为旁黄斑注视,落在黄斑周边之外称周边注视。

(六)眼底检查

排除视网膜母细胞瘤、视乳头水肿、视神经萎缩、视网膜色素变性、视网膜脉络膜萎缩、先天性脉络膜缺损以及黄斑变性等疾病。

(七)三级视功能检查

使用同视机,利用同时视、融合、立体画片来检查患儿的同时视、融像以及立体视功能。

【经验指导】

1. 屈光不正筛查不要在没有遮挡的窗户旁和光线太暗的环境下操作。仪器应正对着病人并保持水平。提醒病人注视红灯。

2. 单眼球运动检查:遮闭一眼后,另眼向各个方向运动,观察眼球运动是否到位。正常单眼运动,内转时瞳孔内缘可达上下泪小点连线;外转时外侧角膜缘达到外眦角;上转时,下角膜缘与内外眦连线相切;下转时,上角膜缘与内外眦连线相切。

双眼同向运动检查:双眼向各诊断眼位方向分别注视,观察两眼运动的协调性。

3. 要注意内眦赘皮和睑裂不对称对判断眼球运动正常与否的影响。

4. 在自然光线下进行立体视觉检查,检查距离为 40 cm;受检者戴偏振光眼镜,观察(1)定性检查图:有立体视者能感知苍蝇翅膀高高浮起;(2)定量检查图:动物图、圆圈图。

5. 色觉检查应在明亮弥散下(日光不可直接照到图上),展开检查图;受检者双眼距离图面 60～100 cm;先用"示教图"教以正确读法,任选一组图让受检者读出图上数字或图形。一般体检者可采用简单数字组,成人文盲可采用简单几何图形组,儿童采用动物图形组。

6. 对色觉检查结果有疑问时,应反复检查,以求确实。两眼分别接受检查。应用假同色图时,一般 3 s 内应有答案,最长不得超过 10 s。检查应在自然光线或标准照明光线和自然瞳孔下进行。色相排列法的检查时间一般为 1～2 min,最长不超过 5 min。检查时不能戴有色眼镜。

7. 眼睑检查应在自然光线、肉眼下进行,注意眼睑皮肤有无充血、水肿,有无皮疹、肿物及皮下结节、气肿等;注意眼睑位置、形态、睑裂大小,有无上睑下垂等;注意睑缘有无内外翻,睫毛有无乱生、倒睫等。

8. 若遇感染性眼病,应先查健眼,后检查患眼,以免发生交叉感染;若有眼球严重外伤、角膜穿孔或即将穿孔时,翻转眼睑时要格外小心,以免眼内容物脱出。

9. 结膜检查应在自然光或人工照明光、肉眼下进行,观察睑结膜及穹隆结膜颜色、透明度,有无充血、水肿、乳头、滤泡、结石和睑球粘连,观察球结膜有无充血、出血、水肿、结节和溃疡等。检查结膜时动作要轻柔;注意区分睫状充血与结膜充血,注意结膜囊内分泌物的色泽和性质。

第二节 外眼病

一、眼睑疖肿和脓肿

【诊断】

1. 急性起病。

2. 眼睑红、肿、热、痛并形成硬结，数天后硬结出现波动感并穿破排脓，穿破口形成溃疡，坏死组织脱落，创口愈合形成瘢痕。

3. 患侧耳前淋巴结肿大伴压痛。

4. 儿童可有全身不适、发热、畏寒及白细胞升高与核左移。

【治疗】

1. 早期热敷、理疗。

2. 局部切勿挤压，为防炎症扩散。

3. 有波动感则采用平行睑缘切开排脓，脓多时置入引流条，局部涂抗生素眼膏，全身适当使用抗生素、清热解毒中药。

二、睑腺炎

细菌侵入眼睑而引起的一种急性炎症。

【诊断】

1. 急性起病。

2. 眼睑红、肿、热、痛并形成硬结。炎症接近外眦角部，常可致球结膜水肿。有时可伴畏寒发热及同侧耳前淋巴结肿大。

【治疗】

1. 早期热敷与理疗。

2. 外麦粒肿脓肿形成应切开排脓，脓多则放引流条。

3. 使用抗生素与清热解毒中药。

【预防】

注意眼部清洁、卫生，少吃"火"性食物。

三、睑板腺囊肿

腺体分泌物潴留在睑板内，对周围组织产生的慢性刺激炎症。

【诊断】

1. 缓慢增大的睑皮下圆形、表面光滑与睑板相应皮肤不粘连的无症状肿块。

2. 肿块相应睑结膜面成紫色，如自行穿破可形成肉芽肿。

3. 若合并感染,则原霰粒肿硬结突然红肿与压痛,充血肿胀,2～3天后出现脓点,穿破排脓。

【治疗】

1. 较小的可按摩后,外涂鱼石脂膏。

2. 绿豆大以上者可从睑结膜面手术刮除内容物与剪除囊壁。

3. 霰粒肿合并感染者切开排脓后两周以上,再作霰粒肿刮除术。

【预防】

注意眼部清洁、卫生。

四、睑内翻

睑缘向眼球方向卷曲的位置异常。

【诊断】

1. 睑缘向内卷曲,睫毛倒向眼球。

2. 严重者睑皮肤与角膜或球结膜接触,角膜可有上皮粗糙、荧光素点状着色,甚至角膜溃疡。

【治疗】

1. 按不同病因进行治疗。

2. 由睑结膜瘢痕收缩引起轻、中度睑内翻者,应作睑缘灰线切开术或五针一线法。如因睑板肥厚所致者应做 Hotz 氏手术。

4. 先天性下睑内翻,轻者并无角膜上皮损伤者可暂不处理,重或角膜上皮有损伤者可做三针一线术。

5. 痉挛性者则应先去除病因,无效时手术。

五、倒睫

睫毛向后生长,乱睫是指睫毛不规则生长。

【诊断】

1. 睫毛倒向眼球方向,接触角膜与球结膜。

2. 多与睑内翻并存,也有无睑内翻的睫毛乱生。

【治疗】

1. 睫毛乱生及睑内翻轻度者可用电解法,或冷冻法。

2. 伴有中度以上睑内翻的应做睑内翻手术。

六、睑外翻

睑缘向外翻转离开眼球,睑结膜常暴露,合并睑裂闭合不全。

【诊断】

1. 睑缘向外翻,夹角大于90度,睑缘位置离开眼球,甚至睑结膜外露。

2. 如下泪小点也离开泪湖,则继发流泪。外翻时间长,可继发外露的睑结膜充血、干燥,眼睑湿疹、角膜干燥甚至形成溃疡。

【治疗】

1. 去除睑外翻病因,如麻痹性和痉挛性外翻。

2. 瘢痕性者应切除瘢痕,皮肤缺损用植皮。

3. 麻痹性者,病因一时无法去除,伴有角膜暴露者,可暂时作上下睑缘缝合。

4. 痉挛性病因治疗无效可行 Snellen 缝线术矫正。

七、上睑下垂

(一)先天性上睑下垂

上睑的提上睑肌和 Muller 平滑肌功能不全或丧失。

【诊断】

1. 出生时即存在,少数有遗传史,可双眼或单眼发病。

2. 自然平视,上睑缘遮盖角膜上缘超过 2 mm。

3. 可有皱额、抬眉、仰头视物等现象,如单眼上睑下垂遮盖瞳孔有可能引发弱视。

【治疗】

1. 宜手术矫正,如提上睑肌肌力较好可做提上睑肌缩短术,如提上睑肌肌力极差应做额肌瓣悬吊术。

2. 手术时间一般应在 2~4 岁进行,尤其是下垂较重遮挡患儿视线者。

(二)后天性上睑下垂

【诊断】

1. 重症肌无力则晨起症状轻,下午与夜间症状加重,可双眼或单眼,部分可伴有其他肌无力现象。

2. 机械性(重力性)则可发现严重沙眼炎症表现,睑板肥厚,淀粉样变或肿瘤等病因。

3. 神经源性尚可见动眼神经麻痹或交感神经麻痹的相应症状与体征。

4. 外伤性有受伤史及睑皮肤创口瘢痕。

【治疗】

1. 先治疗病因。

2. 重症肌无力应做新斯的明试验确诊。

3. 外伤与神经源性,保守治疗半年无效,可手术治疗,但动眼神经麻痹者则不主张手术,因术后复视。

4. 机械性者切除肥厚睑板或肿瘤。

八、泪道狭窄或阻塞

各种因素所造成的泪道阻塞。

【诊断】

1. 下泪小点开口模糊不清,或被异物阻塞。

2. 从泪小点入针进行冲洗,针碰不到骨壁,或虽碰到骨壁,但冲洗液从上或下泪点返流,如无水入咽喉为全阻塞,如少许水入咽喉为狭窄。

【治疗】

1. 如泪小点被异物阻塞,则先清洗或泪小点扩张后冲洗。

2. 如泪小点或鼻泪管阻塞,则先用冲洗针进入泪道冲洗,如无效则用泪道探针探通。

3. 探通无效,可用穿线插管,也可用结膜泪囊吻合术或切除狭窄段重新吻合。

九、泪囊炎

(一)急性泪囊炎

【诊断】

1. 急性起病,起病前常有慢性泪囊炎史。

2. 泪囊区红肿热痛,局部渐渐隆起形成脓肿,穿破皮肤排脓。

3. 可伴有耳前淋巴结肿大、压痛、发热、畏寒与头痛。

【治疗】

1. 早期局部热敷、理疗,全身应用大量抗生素。

2. 如局部出现波动感,则切开排脓,放入引流条。

3. 如急性炎症反复出现,瘘管长期不愈,在急性炎症消退后,可酌情行泪囊摘除术或泪囊鼻腔吻合术加瘘管切除术。

(二)新生儿泪囊炎

新生儿鼻泪管下端发育不完全,或留有膜状物阻塞造成泪道不通,继发泪囊感染。

【诊断】

出生不久即发现患眼溢泪,以后内眦角出现脓性分泌物。

【治疗】

1. 先用抗生素眼药水滴眼,每日作多次泪囊区按摩,连续治疗2～3个月。

2. 也可用泪道加压冲洗。

3. 上述方法无效,可将泪囊区脓液排尽后,用泪道探针或泪道冲洗针头探通。

十、急性泪腺炎

【诊断】

1. 急性起病,可单眼或双眼。

2. 眶外上侧皮肤红肿痛,局部可触及肿胀泪腺,伴有压痛。严重者颞上侧球结膜可充血、水肿,眼球轻度突出。

【治疗】

1. 局部热敷。

2. 根据病因,选用相应抗生素及皮质类固醇。

十一、结膜炎

(一)急性细菌性结膜炎

【诊断】

1. 急性发病。

2. 双眼同时发病或一眼先于另一眼发病。

3. 自觉异物感、烧灼、刺痛、畏光。

4. 检查见睑皮肤充血、肿胀,睑及穹隆结膜充血、水肿,球结膜为周边性充血,大量黏液性或脓性分泌物,严重时有假膜形成。

5. 伴有角膜边缘浸润,形成新月形浅溃疡,称卡他性角膜溃疡。

【治疗】

1. 当结膜囊分泌物多时可用生理盐水或 3% 硼酸水冲洗,局部冷敷,切忌热敷及包患眼。

2. 抗菌素眼药水点眼,睡前用抗菌素眼膏。

3. 预防传染,做好消毒隔离。

【预防】

注意眼部卫生,病人使用过的物品要消毒隔离,防止接触传染。

(二)流行性角结膜炎

【诊断】

1. 有与患者直接、间接接触史。

2. 急性发病,单眼发病后常在 2～7 天内累及另眼。

3. 眼睑红肿,结膜充血、水肿,刺激征明显,畏光流泪,异物感,刺痒、疼痛,分泌物为水样。睑结膜与穹隆结膜出现滤泡,以下睑为重,耳前淋巴结肿大。

4. 结膜炎发病 7～10 天后角膜上皮细胞与上皮下点状混浊。

5. 2～3 周后炎症消退,角膜留有混浊点,持续数月或数年后才吸收。

【治疗】

1. 抗病毒滴眼液点眼,如 4% 盐酸吗啉双胍、0.5% 无环鸟苷、病毒唑、羟苄唑等。睡前涂抗病毒、抗菌素眼膏。

2. 口服吗啉双胍、板蓝根、维生素。

3. 局部用重组干扰素眼液点眼。

4. 预防传染,消毒隔离。

【预防】

注意眼部卫生,病人使用过的物品要消毒隔离,防止接触传染。

(三)急性出血性结膜炎

【诊断】

1. 流行病学史

急性出血性结膜炎传染性强，一旦出现病人，往往导致流行或爆发流行。此病全年均可发病，在我国以夏秋季常见。病人多有明显的直接或间接接触史。

2. 临床症状及体征

(1)潜伏期短，起病急。1～2 h内眼部即眼红、刺痛、砂砾样异物感，畏光、流泪，刺激症状明显。双眼同时患病或一只眼睛发病后很快波及另一只眼。

(2)睑眼水肿，睑结膜、球结膜高度充血，常见点状、片状结膜下出血。早期分泌物为水性，重者带淡红色，继而为黏液性。

(3)裸眼检查角膜不易发生异常。荧光素钠染色后裂隙灯显微镜检查角膜上皮见多发点剥落。

(4)睑结膜、穹隆部结膜滤泡增生。

(5)耳前淋巴结肿大，有压痛。

(6)自然病程为1～3周，一般预后良好，但偶有出神经系统并发症。

3. 实验室检查

(1)结膜细胞学检查呈单个核细胞反应。结膜囊普通细菌培养阴性。

(2)结膜拭子涂擦或结膜刮取物培养分离出 EV70 或 CA24v。

(3)双相血清学检查。病人恢复期血清抗 EV70 或 CA24v 抗体比急性期血清抗体滴度升高 4 倍或以上。

(4)结膜刮片间接免疫荧光技术检测，荧光显微镜下可见病毒抗原。

4. 病例分类

(1)疑似病例：具备流行病学史、临床症状及体征(1)。

(2)临床诊断：具备流行病学史、临床症状及体征。

(3)确诊病例：具备流行病学史、临床症状及体征，同时具备实验室检查(2)、(3)、(4)三项中任何一项即可确诊。

【治疗】

1. 同流行性角膜结膜炎

2. 分泌物多时，可用生理盐水或硼酸水洗眼、冷敷。

【预防】

注意眼部卫生，病人使用过的物品要消毒隔离，防止接触传染。

(四)淋菌性结膜炎

淋球菌通过生殖器—眼接触或生殖器—手—眼传播而感染，新生儿主要是通过母体产道感染。

【诊断】

1. 超急性发病，症状猛烈，近日有淋菌性尿道炎或接触淋病患者污染物病史。

2. 成人多为单眼发病，新生儿则常双侧同时发病。

3. 畏光,流泪,发热,胀痛,异物感。

4. 眼睑高度红肿,睑球结膜高度充血、水肿,以致不能睁开。分泌物为黄色脓液,量多,不断溢出。耳前淋巴结肿胀、压痛,常合并角膜溃疡和穿孔。

5. 分泌物中有大量淋球菌,涂片检查为革兰氏阳性双球菌。

【治疗】

1. 紧急抢救处理:对可疑病例立即用生理盐水或硼酸溶液冲洗结膜囊,每半小时至一小时一次,直至分泌物减少为止。冲洗时,病人需将头部偏向患侧,以免洗液流入健眼。

2. 青霉素皮试阴性者,局部使用青霉素制剂,2 000～5 000 单位/mL 青霉素溶液每分钟滴眼 1 次,1 小时后改为 5 分钟 1 次,后每 30 分钟 1 次,睡前涂抗生素眼膏。

3. 有角膜浸润或溃疡的患者,治疗角膜合并症,用散瞳剂。

4. 肌肉注射青霉素 80 万单位,每 4～6 小时 1 次,对青霉素过敏的患者可用头孢二嗪噻肟、先锋霉素。

【预防】

注意眼部卫生,防止接触感染。

(五)包涵体性结膜炎

【诊断】

1. 急性或亚急性发病。

2. 多为双眼发病。

3. 畏光,流泪,异物感。

4. 眼睑红肿,睑结膜充血,有黏液脓性分泌物,耳前淋巴腺肿大,新生儿型不发生滤泡,成人型则在下睑结膜及下穹隆结膜出现明显滤泡。

5. 结膜刮片细胞内可找到包涵体。

【治疗】

1. 局部滴 0.1％利福平眼水、0.1％酞丁胺眼水等,睡前涂抗生素眼膏。

2. 全身用药:口服磺胺、红霉素、四环素族。

3. 成人全身用药,新生儿局部用药。

【预防】

注意眼部卫生,消毒隔离,防止接触传染。

(六)过敏性结膜炎

【诊断】

1. 多为空气中的过敏源、花粉、干草及局部用药引起。致敏药物有阿托品、青霉素、毛果芸香碱、地卡因等。

2. 急性起病。

3. 局部奇痒、灼热感、流泪,有浆液性分泌物。

4. 眼睑潮红、肿胀或有湿疹样改变。结膜充血、水肿,常伴有鼻炎。

5. 严重者可伴全身过敏表现。

6. 分泌物中可发现嗜酸性白细胞增多。

【治疗】

1. 停止接触过敏源。

2. 局部点皮质类固醇眼药水(如 0.1％地塞米松、可的松等)及血管收缩剂(0.1％肾上腺素或 1％麻黄素)。

3. 防止继发感染可加用抗菌素,3％硼酸水冷湿敷。

4. 口服全身抗过敏药物,如扑尔敏、息斯敏、激素等。

【预防】

避免接触过敏源,改变过敏体质。

(七)春季角结膜炎

【诊断】

1. 多见于男性儿童,双眼发病。

2. 周期性反复发作,春夏季发病,秋冬缓解,病程迁延。

3. 奇痒、异物感、畏光、流泪。

4. 根据临床表现分为三型:

(1)睑结膜型:病变以上睑为主,结膜充血,有大量硬而扁平、大小不等的乳头增生,呈"铺路石"状改变,病变通常不累及穹隆部结膜。

(2)角膜缘型:角膜缘加宽变厚,呈黄褐色,形成灰黄色胶样隆起。

(3)混合型:上述两种改变同时存在。

5. 结膜刮片有大量嗜酸性细胞。

【治疗】

1. 用 2％～4％色苷酸钠滴眼液,每日 4～6 次。

2. 局部使用激素类药物,但切忌长期使用,注意其副作用。

3. 口服阿斯匹林可缓解症状,每日 0.6 g,一周后每周 0.6 g 维持。

4. 环孢霉素 A 油剂点眼,每天 4～6 次,有较好效果。

【预防】

避免接触过敏源,改变过敏体质。

(八)泡性角结膜炎

【诊断】

1. 轻微的异物感。

2. 球结膜出现隆起的圆形小结节,周围局限性结膜充血,位于睑裂部。结节可自行破溃,大约一周后愈合。在部分病例,病变可侵入角膜,血管长入,称"束状角膜炎"。

【治疗】

1. 局部应用皮质类固醇,0.1％地塞米松、可的松眼水点眼。

2. 局部应用抗生素,0.25％氯霉素、0.5％庆大霉素或卡那霉素点眼,睡前用 0.5％四环素可的松眼膏。

3. 驱虫治疗,排除肺 TB,增加营养。

十二、沙眼

由沙眼衣原体引起的一种传染性结膜角膜炎。

【诊断】

1. 多为急性发病,也可于数周后进入慢性期。

2. 双眼发病。

3. 急性期:畏光、流泪、异物感,有黏液性或黏液脓性分泌物。眼睑红肿,结膜头增生及滤泡形成,可伴有点状角膜上皮炎及耳前淋巴结肿大。

4. 慢性期症状轻,可有痒、异物感、干涩感,结膜轻充血、肥厚,血管走行模糊,滤泡大小不等、不整齐、不透明,病变以上睑结膜及上穹隆结膜为重。

5. 反复感染后,结膜形成瘢痕,睑板下沟和睑板上缘有白色条纹或网状白线,最后大片白色瘢痕。

6. 角膜血管翳从上缘开始,渐至四周,占据全角膜,影响视力。

7. 活动期结膜刮片可找到包涵体。

8. 临床分期:

Ⅰ期(进行期):乳头滤泡、上穹隆结膜组织不清,有血管翳。

Ⅱ期(退行期):自瘢痕开始出现至大部分变为瘢痕,仍有活动病变存在。

Ⅲ期(结瘢期):活动病变完全消失,代之以瘢痕,不具传染性。根据活动病变(乳头和滤泡)总量相当于上睑结膜的面积而分为:占 1/3 面积以下者为轻(+),占 1/3~2/3 面积者为中(++),占 2/3 以上者为重(+++)。

9. 后遗症与并发症:睑内翻与倒睫、上睑下垂、睑球粘连、角膜混浊、眼干燥症。

【治疗】

1. 局部用 0.1%利福平眼水、0.1%酞丁胺眼水、10%~30%磺胺醋酰钠眼水、泰利必妥眼水点眼,每日 4~6 次,四环素眼膏睡前用,治疗坚持 3 个月至半年。

2. 口服药物:严重病例可口服螺旋霉素、强力霉素、四环素等(儿童与孕妇禁用)。

3. 手术治疗:急性期患者,乳头增生严重的,可用利福平液棉签摩擦结膜及穹隆部至轻出血,滤泡多者行沙眼滤泡挤压术,术后继续点药。

【预防】

注意眼部卫生,消毒隔离,防止接触传染。

十三、角膜溃疡

(一)匍行性角膜溃疡

【诊断】

1. 明显的眼部刺激症状,眼痛、畏光、流泪,睁不开眼,视力下降。

2. 眼睑痉挛、水肿,结膜充血,以睫状充血为主,可有脓性分泌物。

3. 角膜溃疡多位于中央部,具有致密混浊的、潜行性进行性边缘。

4. 前房积脓。

5. 常有角膜外伤史、异物剔除史。

6. 浸润灶涂片可找到细菌,培养可查找病原体及敏感药物。

【治疗】

1. 在抗生素治疗前,迅速从浸润灶刮取标本染色找细菌,细菌培养及药敏试验。

2. 频繁地局部滴用有效抗生素,在未能确定致病菌及其敏感药物者,尽快采用广谱高效抗生素治疗,如头孢唑啉、妥布霉素、庆大霉素等,每隔 30 分钟 1 次。病情较重时,可合并结膜下注射抗菌素。

3. 根据实验室检查结果和药敏试验,调整选用有效抗菌药物,特别严重的病例,联合全身使用抗生素。

4. 散瞳、热敷。

5. 应用多种维生素。

(二)绿脓杆菌性角膜溃疡

【诊断】

1. 角膜外伤史,异物剔除术后或戴角膜接触镜者。

2. 急性发病,患眼剧烈疼痛,畏光、流泪,视力下降。

3. 角膜病变具有高度毁坏性,进展迅速,短期内角膜穿孔,整个眼球破坏。

(1)眼睑水肿,结膜混合性充血重。

(2)角膜中央部或旁中央部出现迅速扩散的、致密的实质层浸润与坏死性病变,常形成环形溃疡,扩展至全角膜,角膜迅速变薄,有大量带绿色的黏脓性分泌物附着于角膜溃疡表面。

(3)伴有前房积脓。

(4)溃疡浸润灶及角膜刮片做涂片及细菌培养可查到绿脓杆菌。

【治疗】

1. 紧急抢救治疗,局部用药可选用两种有效药物交替使用,频繁局部滴用有效抗生素。

2. 常用药物:1.4％妥布霉素眼液、1.4％庆大霉素眼液、1.3％丁胺卡那霉素眼液、多粘菌素 B、环丙沙星眼液等。

3. 病情较重时,结膜下注射抗生素,全身使用抗生素。

4. 根据实验室细菌培养及药物敏感试验结果,调整有效抗生素。

5. 散瞳。

6. 结膜囊冲洗。

7. 全身支持疗法。

【预防】

防止眼部外伤,取角膜异物,戴隐形眼镜注意无菌操作。

十四、眼眶蜂窝组织炎

【诊断】

1. 急性发病。

2. 常伴头痛、恶心、呕吐、发热和白细胞升高等全身毒性表现。

3. 眼睑红肿,质地坚硬,压痛明显。球结膜充血水肿,有时突出于眼裂外。眼球显著突出,不能被压缩复位,运动障碍,甚至可完全固定不动。高度突眼可致暴露性角膜炎。

4. 眼底可见静脉怒张,视网膜出血,视盘充血、水肿,甚或视网膜动、静脉阻塞。

5. 视力下降或丧失。

6. 可能存在全身败血症或脓毒血症,全眼球炎,眼眶异物或外伤感染,眼部手术后感染或邻近组织,特别是副鼻窦和颜面皮肤的化脓性感染。

7. B超或CT检查示眼眶弥漫性炎症。

【治疗】

1. 眶脓液和血液细菌培养及药敏试验。

2. 全身及早应用定量、敏感抗生素,同时给予皮质类固醇。

3. 局部给予热敷或透热疗法。适当保护暴露的结膜角膜。如眶内脓肿形成,可在超声引导下穿刺或切开排脓和引流。

4. 对儿童患者,鼻腔内应滴血管收缩剂及抗生素滴鼻液,以改善鼻腔通气及引流。

5. 病因治疗。

6. 镇静止痛及全身支持疗法。

【预防】

及时治疗颜面部疖肿、蛀齿等,防止感染扩散。

第三节　角膜、巩膜

一、角膜软化症

由维生素A缺乏引起。

【诊断】

1. 多发生于婴幼儿,常有麻疹、消化不良、痢疾、肺炎、其他慢性消耗性疾病病史及人工喂养不当的儿童。

2. 全身检查多有营养不良的体征。啼哭时声小嘶哑。

3. 早期夜盲,眼干涩感,后期畏光、流泪、睑痉挛。

4. 双眼发病,结膜干燥,睑裂部近角膜缘处出现Bitot氏斑。斑呈三角形,基底在角膜缘,表面为灰白色泡沫状,转动眼球时结膜形成皱褶。

5. 角膜早期上皮干燥,失去光泽,混浊,继而软化,融解坏死,形成溃疡、穿孔、虹膜脱出,最后形成粘连性角膜白斑或葡萄肿。

6. 结膜刮片检查可见有大量干燥杆菌。

【治疗】

1. 改善全身营养,大量补充维生素 A、肌肉注射维生素 A 25 000～50 000 IU,每日 1 次,3 天后改为口服浓缩鱼肝油每日 10～20 滴。

2. 眼局部滴用鱼肝油滴剂,每日 6 次,应用抗生素眼水、眼膏及睫状肌麻痹剂,预防感染。

3. 改善饮食,多吃蛋类、肝、鱼、肉、胡萝卜。

4. 积极治疗全身合并症。

5. 切忌对眼球施加压力,轻开眼睑,以免角膜穿破,眼内容脱出。

二、角膜营养不良

(一)颗粒型角膜营养不良

属常染色体显性遗传。

【诊断】

1. 多开始于 10 岁以前,双眼对称性角膜病变,青春期后明显,对视力影响较轻。

2. 检查见浅实质层中央部角膜有散在的灰白色细小碎屑状混浊,混浊间角膜透明。混浊逐渐增多,合成大小不等界限清楚的圈状、星状、雪片状形状,逐步向实质深层和四周扩展,但周边 2～3 mm 保持透明。

【治疗】

1. 多数病人无须治疗。

2. 角膜上皮糜烂时,给予角膜上皮营养药及润滑剂。

3. 视力明显下降者,可行角膜移植术。

(二)斑状角膜营养不良

【诊断】

1. 发病早,3～9 岁即发病。

2. 双眼对称性角膜病,视力呈进行性减退,20 岁以后,视力已严重损害。

3. 双角膜中央呈轻度雾状弥漫性磨玻璃样混浊。

4. 检查可见角膜中央浅实质层的弥漫混浊中,散在多个小的、白色、形状不规则、边界不清的斑块状致密混浊。混浊渐向周边及深层扩展、融合,侵及全角膜,可达角膜缘及角膜,后表面出现滴状赘疣。

【治疗】

最佳治疗方法是穿透性角膜移植术。

三、巩膜炎

(一)浅层巩膜炎

【诊断】

1. 突感眼部不适,眼红痛,无分泌物,视力常不受累,易复发。

2. 浅层巩膜组织呈弥漫性或局限性充血水肿(单纯型)或呈局限性紫红色痛性结节(结节性)。

【治疗】

1. 针对病因处理。

2. 皮质类固醇激素眼液滴眼,必要时口服。

3. 口服消炎痛。

4. 局部热敷,中药内服。

(二)深层巩膜炎

【诊断】

1. 前部巩膜炎:病变以前部巩膜为主,眼部剧痛,为持续性,夜间加重。巩膜可见局限性或弥漫性充血,严重者可呈坏死性、穿孔性,导致眼球穿破、软化。可合并硬化性角膜炎、色素膜炎。

2. 后部巩膜炎:眼前部可无明显变化,或仅有眼痛,眼球突出,眼球运动受限,累及眼底时可有玻璃体混浊,视网膜脱离或球后视神经炎。

【治疗】

1. 同浅层巩膜炎。

2. 禁忌球结膜下注射皮质类固醇。

3. 免疫抑制剂:对顽固的病例可选用 5-FU、硫唑嘌呤或瘤可宁,也可试用环孢霉素。

4. 坏死性者可行巩膜移植术。

5. 治疗并发症。

第四节　先天性青光眼

因小梁网或前房角发育异常,导致房水外流受阻的一种青光眼。

【诊断】

1. 婴幼儿出现不明原因的畏光、流泪或眼睑痉挛,进行性角膜眼球增大,前弹力层破裂,角膜水肿混浊。

2. 青少年出现类似原发性开角型青光眼的症状体征,进行性视力下降和近视增加。

3. 出现进行性青光眼视乳头凹陷扩大(婴幼儿 C/D>0.3),RNFL 萎缩和视野损害。

4. 眼压异常升高,前房角为宽角,原发性者可表现为房角发育异常,继发性者可伴有房角、虹膜、角膜发育不良或伴有其他眼部或全身性先天性发育异常。

5. 检查要点：婴幼儿基麻下完成下列常规检查：眼压、角膜直径及改变，手持裂隙灯眼前段及前房角镜检查，眼底 C/D、RNFL 检查，超声眼轴测量，有能力接受视野检查者应接受视野检查，有条件者应作视诱发电位、视网膜断层扫描厚度测量，视乳头计算机图像处理检查。

【治疗】

1. 婴幼儿型青光眼（3 岁内），一经确诊应手术治疗。术式如前房角切开术、小梁切开术，应用联合抗代谢药物等。术后有弱视者矫正弱视，术后要 3～6 个月在基麻下监测眼压、角膜直径、C/D 值、眼轴长及屈光状态。

2. 青少年型青光眼（3～30 岁）治疗原则、术后随访与原发性开角型青光眼相同。

【预防】

进行眼科筛查，特别有家族史者。

第五节　视网膜、视神经

一、早产儿视网膜检查

检查早产儿眼底，发现早期病变，有利于对早产儿视网膜病变早期干预的方法。

【适应证】

1. 对出生体重＜2 000 g 的早产儿和低出生体重儿，开始进行眼底病变筛查，随诊至周边视网膜血管化。

2. 对于患有严重疾病的早产儿筛查范围可适当扩大。

3. 首次检查应在出生后 4～6 周或矫正胎龄 32 周开始。

【禁忌证】

1. 眼部有严重感染者。

2. 伴有全身其他疾病，不允许做该项检查者。

【操作步骤】

1. 检查前准备：(1)对早产儿家属宣教、解释，并签知情同意书。(2)备间接眼底镜、小儿开睑器、小儿专用巩膜压迫器。(3)充分散瞳至 7 mm 以上（一般用复方托品酰胺滴眼液，时间 0.5～1 h）。

2. 检查方法

(1)进行表面麻醉或镇静。

(2)用专用小儿开睑器开睑。

(3)采用进口双目间接眼底镜并借助巩膜压迫器及＋28.00D 或＋20D 透镜进行眼底检查。

(4)检查时依次检查屈光间质、视乳头、黄斑和周边部眼底，观察视网膜及血管的形态、走行、管径及发育情况，有无脊形成，有无纤维性血管等。

(5)检查完毕将检查所见情况详细记录。

二、早产儿视网膜病变

【诊断】

1. 病史:早产儿和低出生体重儿。

2. 临床表现:病变早期在视网膜的有血管区和无血管之间出现分界线是 ROP 临床特有体征。分界处增生性病变,视网膜血管走行异常,以及不同程度的牵拉性视网膜脱离和晚期改变,应考虑 ROP 诊断。

【治疗】

1. 对 3 区的 1 期、2 期病变定期随访。

2. 对阈值前病变(1 区的任何病变,2 区的 2 期＋,3 期,3 期＋)密切观察病情。

3. 对阈值病变(1 区和 2 区的 3 期＋病变连续达 5 个钟点,或累积达 8 个钟点)行间接眼底镜下光凝治疗或冷凝治疗。

4. 对 4 期和 5 期病变可以进行手术治疗。

三、交感性眼炎

【诊断】

1. 有眼球穿通伤或眼内手术史,或有角膜溃疡穿孔病史。

2. 病势急,眼部疼痛、畏光刺激症状重,视力下降。病变发展可由前部色素层向后发展,也可由后部色素层向前发展,引起全色素层炎。

3. 荧光血管造影有助诊断。

4. 注意与交感性刺激症状鉴别。

【治疗】

1. 对受伤严重且炎症反应剧烈,视力已丧失的眼球应及时摘除。

2. 正确处理受伤眼的伤口,积极控制炎症。

3. 如交感性眼炎已发生,而伤眼仍有视力者不可摘除伤眼,因最终伤眼视力可能较交感眼视力佳。

四、眼内炎

【诊断】

1. 有眼球穿通伤,内眼手术、角膜溃疡穿孔、眼外感染等病史。

2. 细菌性眼内炎起病急(1～2 日),发展迅速,疼痛剧烈,重度充血,视力迅速下降,前房积脓,弥漫性玻璃体炎。

3. 真菌感染潜伏期长,进展缓慢。

4. 无菌性者介乎两者间。

【治疗】

1. 在睫状体扁平部作穿刺抽吸 0.2 mL 玻璃体液作涂片找病原菌,作病原菌培养(细菌和真菌)及药敏试验。

2. 玻璃体腔内注药,全量不超过 0.2～0.3 mL。

3. 配合全身及局部应用广谱抗菌素。

4. 病情恶化应及时行玻璃体切割术。

五、视神经炎

【诊断】

1. 突发性视力显著下降,眼球转动时疼痛。

2. 可分为视神经乳头炎和球后视神经炎。视乳头变红,边界模糊,轻度隆起,累及周围视网膜出现水肿、出血和渗出者,为视神经视网膜炎。球后视神经炎视乳头无明显变化。

3. 瞳孔对光反应迟钝,不稳定,视野有中心暗点、哑铃状暗点或向心性缩小等改变。

4. 检查 VEP、眼底荧光血管造影,可见异常改变。

5. 注意全身或局部感染病灶,及急慢性传染病、脱髓鞘疾病、中毒、营养代谢失调、颅内或眶内肿瘤、外伤等。

【治疗】

1. 针对病因治疗,清除病灶。

2. 皮质类固醇药物,局部或全身应用。

3. 抗菌素药物应用,针对感染性者。

4. 维生素 B_1、B_{12} 等神经营养药物。

5. 血管扩张药、中药血栓通等注射或口服剂应用。

6. 针刺治疗。

六、视神经萎缩

【诊断】

1. 不同程度的视力减退,视野缺损。

2. 视神经乳头苍白,原发性者视乳头边界清晰,继发性者视乳头边界不清,带蜡黄或灰白色,视网膜血管变细。

3. VEP 振幅下降等异常。

4. 注意其发病原因,原发性者如外伤、炎症、肿瘤压迫视神经和遗传性等,继发性者如视网膜、脉络膜炎症,变性疾病、青光眼、视网膜中央动脉阻塞等。

5. 眼底荧光血管造影鉴别病因等,X 线、CT 或 MRI 排除颅脑疾病。

【治疗】

1. 查找病因,积极治疗原发疾病,特别小心排除颅内占位病变和青光眼等,定期复查。

2. 神经营养剂应用。

3. 中药、扩张血管药应用。

4. 针刺治疗。

七、视神经乳头水肿

视乳头非炎性被动性水肿。

【诊断】

1. 有颅内压增高(如颅内占位性病变、颅内液体增多、颅腔比例小),全身疾病(如贫血、白血病、恶性高血压、肾炎和妊娠毒血症等),眼眶内病变(占位性病变)、眼球病变(如色素膜炎、眼球压力突然下降等)病史。

2. 伴头痛、恶心、呕吐的视力一过性朦胧或视力正常,视野呈生理性盲点扩大。

3. 早期可见视盘充血、扩大,隆起明显(≥3D),边缘模糊,甚至累及附近视网膜,条状出血和渗出物。视网膜静脉怒张弯曲,黄斑部可见不完全性的星芒状渗出物。

4. FFA:鉴别眼内病变及真假视神经水肿。

5. 超声波检查眼眶以排除占位性病变。头颅 X 光或 CT 或 MRI 检查以明确有无颅内占位性病变。

【治疗】

1. 查明病因及治疗原发疾病。

2. 血管扩张剂及神经营养药物应用。

第六节　眼外伤

一、眼球穿通伤

由锐器的刺入、切割造成眼球壁的全层裂开。

【诊断】

1. 有锐器刺伤或异物碎屑射伤史。

2. 伤后怕光、流泪或伴流热泪、疼痛等刺激症状。

3. 球结膜睫状充血或混合充血或球结膜局部浓厚出血,可查见伤口。

4. 角膜、角巩缘或巩膜可见伤口;角膜有时只见全层斑点或线条状混浊,有时可见虹膜或睫状体脱出、嵌顿伤口或玻璃体脱出。

5. 穿通伤道可有虹膜穿孔或晶状体混浊,角巩缘穿通伤伴虹膜脱出或嵌顿时可有瞳孔偏移变形。

6. 前房深度改变:角膜或角巩缘穿通伤前房常变浅或消失,可伴前房积血;巩膜穿通伤前房常变深。

7. 可有外伤性虹膜睫状体炎或葡萄膜炎征象,如合并眼内感染,可见前房积脓或玻璃体呈灰黄色脓性混浊。

8. 了解有否眼内异物，X 线眼眶照片或 A、B 型超声波，超声波生物显微镜检查（如前房角、睫状体区异物）或 CT 扫描可提供有力依据。

9. 直接或间接检眼镜检查，部分病人可能有玻璃体混浊或局部积血，有异物存留可能查见。

10. 眼压降低或正常。

【治疗】

1. 按急诊处理，争取在伤后 24 小时内手术缝合伤口，如采取非手术治疗或因故不能在此时间内手术治疗，应作好清创处理，结膜下注射广谱抗生素，轻轻加压包盖双眼。有开放伤口者，结膜囊内不能涂抗生素眼膏。

2. 非手术治疗适用于伤口长在 3 毫米内的眼球壁线状伤口，创口对合好，无眼内容物嵌顿伤口，前房已形成。这种伤口可不作手术缝合，清创后球结膜下注射广谱抗生素，双眼加压包扎 3～5 天，改单眼包扎至 7 天。伤口头 5 天全身及局部应用广谱抗生素治疗，如无禁忌证可适当应用皮质类固醇。有出血可能者，于伤后 1～2 天内用止血药。

3. 瞳孔控制剂的应用：伤口在角膜中央者应充分散瞳，伤口在角膜周边部，宜用缩瞳。

4. 手术缝合伤口：凡不符合非手术治疗条件的伤口，应尽快做显微手术，细致缝合伤口。

5. 脱出眼内容物的处理：若脱出的虹膜组织完整，污染少，脱出时间不长，表面覆盖的渗出膜能清除干净，虹膜炎症轻，可将虹膜清创后，在角膜缘另作切口送回前房，不宜在原角膜创口硬挤回前房。不符合以上条件的脱出虹膜组织，应在分离创口后剪除脱出部分。脱出的睫状体或脉络膜不宜随便剪除，如必须剪除者应在彻底清创后，在创口周围先作电凝一周后才剪除。脱出的玻璃体原则上应彻底清除，如条件允许者可联合玻璃体切除术。

6. 外伤性白内障的处理：晶状体前囊膜破口很细且在虹膜后面，皮质呈局限性混浊，视力尚好，暂不需手术治疗，不要散大瞳孔，采用适当药物治疗。晶状体大部分或完全混浊或皮质已溢出前房，在缝合角膜伤口后联合白内障摘出术。

7. 双重眼球穿通伤（即贯通伤）后巩膜伤口处理：伤口小及自行封闭者，不必缝合伤口，眼底清楚，可行光凝。伤口较长，在外部巩膜上可接近，缝合伤口，伤口周巩膜电凝或冷凝，巩膜垫压硅块。后极部巩膜伤口合并玻璃体积血及增殖性玻璃体视网膜病变、视网膜嵌顿、视网膜脱离，行玻璃体切除术，同时行眼内光凝、电凝；无合并症者，光凝。

8. 眼内异物处理：经 X 线眼眶照片确诊眼内异物及其位置后，根据异物性质及位置决定异物摘出手术时机。磁性异物，靠近伤口或位于眼前段者，缝合伤口后在异物所在位置巩膜切口磁吸摘出异物；非磁性异物，靠近创口者可从伤口直视下夹出异物。眼球后段异物，可先缝合伤口，二期手术摘出异物。切忌未确定异物位置时，盲目行异物摘出术。疑难性眼内异物行玻璃体切除联合异物摘出术。术后合理应用抗生素预防眼内感染，如无禁忌证者可适当使用皮质类固醇，可用止血剂 1～3 天。

9. 如入院时已发生眼内化脓性感染征，应于处理前在睫状体扁平部作穿刺抽取 0.2 毫升玻璃体作涂片找病原菌，送培养病原菌（细菌和真菌）及药物敏感度试验。如未做伤口手术者，需由此穿刺口注入适量广谱抗生素到玻璃体腔，观察，视情况决定玻璃体切除术，如决定即行手术缝合伤口则视情况决定是否同时行玻璃体切除术。术后才向玻璃体腔注入适量广谱抗生素。

10. 眼球摘除的处理：严重眼球穿通伤，视功能完全丧失无恢复希望，眼内容物大量脱失，缝合伤口后无法保存眼球原形者，为减少诱发交感性眼炎的可能性，征得病人家属、病人、单位代表同意并签名，经科主任批准才能摘除严重损伤的眼球，摘出的眼球需送病理检查。

11. 术后每天检查双眼视力和裂隙灯显微镜检查伤眼情况，每天换药、包眼，加眼罩保护术眼 3～5 天后，可开始滴抗生素和皮质类固醇眼药水，晚上涂眼膏包眼。如眼内反应严重，术后可经球膜下注射抗生素和地塞米松，如疑有眼内感染征，应按化脓性眼内炎处理。

12. 出院时常规发给疾病诊断证明，写明诊断、治疗（包括手术）及出院后注意事项，定期门诊复查，特别交代注意预防交感性眼炎，及时矫正视力。

【预防】

教育儿童不要玩刀、尖、易爆炸、鸟等易伤眼睛的物品，成人注意眼部劳动防护。

二、角膜异物

【诊断】

1. 异物入眼史。

2. 异物感，眼痛怕光，流泪等刺激症状。

3. 球结膜混合性充血或睫状充血。

4. 查见角膜表面有异物，细微异物需用放大镜或裂隙灯显微镜才能发现。如铁质异物停留时间长，可在异物周围形成铁锈环。

【治疗】

1. 按内眼手术常规消毒眼部，所用异物剔除器械必须严格消毒。

2. 应用 10 mg/mL 的卡因作表面麻醉，良好照明下操作（可配合放大镜）。上皮层异物可用消毒小棉签蘸生理盐水轻抹除，前弹力层异物用异物刀或消毒针头在放大镜或裂隙灯显微镜下剔除，操作方向朝向角膜周边部剔除，术毕广谱抗生素眼膏加多粘菌素眼膏包眼。

3. 角膜基质层异物应在手术显微镜下作角膜板层切口（可为"V"形，尖端朝向角膜周边部），板层分离至异物剔除，磁性异物可电磁铁摘出。术中注意避免异物落入前房，术毕角膜板层复位，涂广谱抗生素眼膏加压包扎 2～3 天。如剔除异物后前房水渗漏，不需缝合角膜瓣，加压包扎时间适当延长 1～2 天。

4. 多发性角膜异物，表浅者分次剔除，深层者可作板层角膜移植。

5. 异物剔除后次日复诊，如角膜异物床浸润明显，应于术后球结膜下注射广谱抗生素。

6. 就诊时已合并角膜溃疡，应小心剔除异物后按角膜溃疡处理。

三、眼睑裂伤

【诊断】

1. 有挫伤或爆炸伤史。

2. 检查可见眼睑有不规则破裂伤口。

3. 内眦部裂伤常合并泪道损伤。

【治疗】

1. 彻底清创,特别要注意伤口深层有无异物存留及泪道损伤。

2. 严重的眼睑破裂伤应注意有无眶骨、提上睑肌及眼球的损伤。

3. 根据伤口情况进行细致修补术,细心对合整理好伤口,不要随便剪除皮肤碎片,用细的角针和5-0丝线分层间断缝合。若睑缘有断裂伤,首先缝合灰线一针后,再分别缝合结膜、睑板和皮肤伤口,使对位良好。

4. 泪道若有损伤,尽早做泪道断端吻合术。内眦韧带有损伤者应做修复术。

5. 早期使用广谱抗生素、止血及消炎药物。

四、结膜裂伤

【诊断】

1. 有挫伤或爆炸伤或穿通伤史。

2. 结膜见裂伤口或出血斑。

3. 部分结膜裂伤内有巩膜破裂伤。

【治疗】

1. 较小的结膜伤口如无筋膜嵌顿或合并巩膜裂伤,无须缝合。可用抗生素眼膏包眼2～3天后滴抗生素眼药水和眼膏。

2. 较长的结膜裂伤或伴有筋膜嵌顿者,应做手术修补,用5-0丝线连续缝合。

3. 如有结膜缺损,可选用同侧眼球结膜移行修复或对侧眼的游离结膜瓣移植修补缺损。

4. 较大的结膜伤口或局部结膜下积血较多,缝合结膜伤口时应探查相应部位的巩膜,如发现巩膜伤口,按巩膜裂伤处理。

五、泪道损伤

【诊断】

1. 有外伤史。

2. 内眦部有伤口,冲洗泪道不通畅或经常流泪。

3. 新鲜伤口从泪小点插入泪道,探针可查见泪小管断裂。

【治疗】

1. 伤后确诊泪小管断裂,尽早手术寻找泪小管两断端,插入细硅胶管或塑料管或泪道探针间断缝合两断端并加以固定。

2. 泪小管鼻侧断端的寻找有时会遇到困难,可选择下列方法之一:

(1)直接寻找法:在手术显微镜或放大镜下可见灰白色的鼻侧断端开口。

(2)注射法:用力压迫泪囊区经未损伤的泪小管开口注射生理盐水、消毒牛奶、空气泡等来发现鼻侧断端开口。不宜用有颜色液体,因为有颜色流体容易使周围组织着色,使寻找更加困难。

(3)探针法:使用猪尾巴探针从未损伤的泪小管插入,可经泪总管或泪囊从断端穿出。

（4）泪囊切开法：如用上述各方法未能找到断端开口，可切开泪囊前壁，由泪囊内寻找泪小管或泪总管入口，然后由此入口逆行寻找泪小管鼻侧断端。

3. 泪囊壁有损伤应及时修补，如不能修补可考虑作破裂泪囊壁与鼻黏膜吻合，确无法再造泪道者可考虑做泪囊摘除泪道插管术。

六、眼眶骨折

【诊断】

1. 钝力打击，或车祸，或从高处跌落等外伤史。

2. 眼部水肿、出血、鼻衄，鼻窦骨折可有皮下气肿。

3. 眶缘、眶壁触痛，或可能摸到骨折线。

4. 复视，眼球运动受限，眼球移位，水肿消退后可出现眼球下陷。

5. 眶上神经、眶下神经受伤或受压，其相应分布区域知觉受损害；动眼神经受伤，可有所支配的眼肌运动障碍。

6. 瞳孔开大，对光反应消失，视力损害。

7. X 线摄片或 CT 检查可确诊。

【治疗】

1. 对症治疗。

2. TAT 1 500 U 注射，合理应用抗生素，早期用止血剂 1～3 天，3～5 天后促进血液吸收。

3. 应用神经营养药，改善血液循环，若无禁忌证应用激素。

4. 如 X 线片、CT 片发现骨折区软组织嵌塞较多，早期手术解脱软组织，骨裂隙置人工材料（如硅板）封闭。

5. 水肿消退后仍有复视，眼球运动障碍，作直肌牵引时发现眼球运动有阻力，说明肌肉嵌塞粘连，可手术修复。

七、化学性眼外伤

【诊断】

1. 有化学性物质致伤史，用石蕊试纸测定结膜囊 pH 值，可初步明确化学物的酸碱性质。

2. 伤眼一般有明显刺激症状：眼痛、怕光、流泪、眼睑痉挛等，视力下降。

3. 球结膜充血水肿或贫血呈苍白坏死，角膜水肿、雾样混浊或呈瓷白色混浊，前房水闪辉阳性或呈纤维素性渗出或呈积脓，瞳孔较正常缩小，有的眼内看不清。

4. 少数病例结膜内特别是穹隆部可见化学物质存留。

【治疗】

1. 按急诊处理：现场急救，分秒必争，就地取材，彻底冲洗，迅速消除眼部化学物质，尽快减轻眼部组织损伤。

2. 接诊病人后简单问明化学物质性质，用石蕊试纸测定 pH 值即行急救冲洗，如无中和液即用生理盐水冲洗，冲洗液不得少于 1 000 毫升，冲洗时要充分暴露上下穹隆部，清除残留化学物质。

3. 经急救冲洗后,再详细询问病史,特别是伤者受伤后在现场作过何种处理。

4. 结膜下注射中和药物:碱性化学伤常用维生素 C 注射液 0.5～1 毫升,酸性化学伤常应用碱性药物。

5. 严重者尽快作结膜放射切开及结膜下冲洗,可用中和液或生理盐水冲洗,也可作前房穿刺或前房冲洗,这些手术治疗要在伤后 24 小时内执行。结膜严重贫血者,术后结膜下注射自家血液或血管扩张剂如妥拉苏林。

6. 控制虹膜反应,早期反应严重者在伤后第一周内可用皮质类固醇或消炎痛,但在伤后一周以上禁用或慎用,可用阿斯匹林衍生物治疗。

7. 瞳孔控制剂使用:早期应用 10 mg/mL 阿托品充分散大瞳孔,当瞳孔散大后可间歇使用散瞳剂,避免瞳孔长期处于散大状态。

8. 胶原酶抑制剂的应用:常用 5～20 mg/mL EDTA,5 mg/mL 半胱氨酸,乙酰胱氨酸和青霉胺眼药水等。

9. 改善组织营养,促进创面愈合,使用自家血结膜下注射或取血清滴眼,应用血管扩张剂、多种维生素及能量合剂等。如碱性化学伤可大量使用维生素 C 和维生素 C 离子导入。

10. 预防继发感染,白天滴广谱抗生素眼药水,晚上涂广谱抗生素眼膏,如有条件可使用含控释药物角膜接触镜。

11. 注意预防并发症,及时处理对角膜有影响的后遗症。

八、热烧伤

【诊断】

1. 有火焰烧伤或高温固体或液体接触眼部病史。

2. 烧伤:轻度者眉毛或睫毛烧焦,皮肤潮红,结膜轻度充血,角膜透明或浅层混浊,荧光素染色阴性或阳性;严重者眉毛和睫毛烧焦,皮肤烧焦或形成灰黑痂皮,结膜贫血苍白,角膜呈灰白色混浊,眼内看不清。

3. 烫伤:轻度者睑皮肤潮红、水肿,睫毛或眉毛损伤不明显,结膜水肿和充血,角膜轻度雾样混浊,荧光素染色阳性。严重者睑皮肤有大小不等的水泡,糜烂、坏死;结膜贫血苍白,坏死;角膜混浊,糜烂,甚至溶解。

【治疗】

1. 现场可急用冷开水冲洗伤眼或冰袋敷,加促降温,减轻眼内组织损伤,注意清除致伤物。

2. 其他处理参照化学伤的处理。

九、电光性眼炎

紫外线对组织的光化学作用,使蛋白质凝固变性,角膜上皮坏死脱落所造成的损伤。

【诊断】

1. 有接触紫外线史,如电焊工作不戴防护面罩,潜伏期一般 8～12 小时,白天接触紫外线晚上出现症状。

2. 症状轻重由损伤范围而定。一般有异物感,灼痛,畏光,流泪,眼睑痉挛,视力下降或眼剧烈刺痛,头痛等。

3. 球结膜性充血或混合性充血,水肿角膜上皮点状或片状脱落,荧光素染色阳性。

【治疗】

1. 刺激症状明显者,先滴 10 mg/mL 的卡因 1～3 次,表面麻醉减轻症状后才作检查,但表麻药不宜过多使用,以免妨碍角膜上皮生长。

2. 涂广谱抗生素或四环素可的松眼膏包眼,次日复诊根据眼部症状给予处理。

3. 伤眼可冷敷,避免光线刺激。

4. 给予维生素 B_2、A、C 等,可给予一些镇静剂减轻眼痛。

5. 提示患者接触紫外线工作时务必戴防护面罩。

第七节　眼视光

一、屈光不正

【诊断】

1. 病史询问:视力减退发生的时间,有无伴随症状,有无验光配镜史,戴镜情况怎样,有无屈光不正家族史。

2. 检查

(1)视力检查:应检查远视力、针孔视力、近视力,已配镜者查戴镜视力。

(2)眼部常规检查:了解有无屈光间质异常及眼底异常。

(3)屈光检查:成人可采用小瞳自觉验光,若小瞳验光不满意,在眼压正常情况下可使用复方托品酰胺快速散瞳验光,以了解屈光状态;15 岁以上青少年,初次配镜原则上应使用复方托品酰胺快速散瞳验光;15 岁以下者,应使用 1％阿托品眼膏连续散瞳 3 天后验光。

(4)特殊检查:A 超测量眼轴长度及角膜计测定角膜曲率半径,依需要进行。

【治疗】

1. 对眼屈光间质的病变而暂时影响屈光变化者,如糖尿病性白内障、眼底病变等,应先治疗原发眼病。

2. 经检查确诊属屈光不正性改变者,可依据屈光检查的结果佩戴合适的眼镜,或根据患者的年龄、职业、个人需要选择佩戴隐形眼镜或手术治疗屈光不正。

3. 18 岁以下青少年及儿童,应每半年复查一次视力及矫正视力,并每半年或 1 年重新验一次光,依据屈光状态的变化随时调整眼镜度数。

4. 在戴镜的基础上,可使用有效药物局部滴用或口服配合治疗。

【预防】

尽早进行屈光筛查,青少年注意用眼卫生。

二、近视眼

在调节放松状态下,平行光线经屈光系统后聚焦在视网膜之前而看不清远处的目标。

【诊断】

1. 了解病史、戴镜史与家族史。

2. 检查

(1)视力:远视力下降,近视力正常,针孔视力有提高。

(2)眼位检查:了解有无眼位的异常。

(3)眼底检查:有无近视的眼底改变,尤其视盘、黄斑区及眼底周边部的改变。

(4)屈光检查:15 岁以下者应 1%阿托品眼膏连用 3 天后检影验光,3 周后复光;15 岁以上者可使用复方托品酰胺散瞳后验光,第二天复光;成人或 15 岁以上单纯低度近视复查者,可用小瞳验光或电脑验光。

(5)高度近视者应做角膜曲率测定及 A 超测定眼轴长度。

【治疗】

配镜仍是治疗近视眼最有效而安全的方法。

1. 配镜原则:选择凹透镜矫正。

(1)正常眼位,一般以最好视力的最低度数为镜片选择标准。

(2)有外斜视或隐外斜者,应给足矫或选择较高度数镜片。

(3)有内斜者,应选择较低度数镜片,若矫正视力正常,在戴镜的基础上,应手术矫正内斜视。

2. 隐形眼镜:成人在没有眼部的其他病变时,依职业特点、个人爱好可选择佩戴隐形眼镜,青少年儿童及老年人不宜戴隐形眼镜。

3. 手术治疗:(1)18 岁以上,屈光度稳定 2 年以上并不愿戴框架眼镜者可选择角膜屈光手术,如准分子激光角膜切削术(PRK)、表面角膜镜片术等;(2)对先天性变性高度近视可采用后巩膜加固术。

4. 高度近视:对初次配镜者,可先给予低度矫正,以后再逐步增加眼镜度数直至最好矫正视力。定期详查眼底情况,防止并发症的发生。如出现视网膜脱离等并发症,应尽快手术治疗。

三、远视眼

在调节松弛状态下,平行光线经过眼的屈光系统后聚焦在视网膜之后。

【诊断】

1. 远近视力均不同程度减退。

2. 易产生调节性视疲劳及内斜视。

3. 眼轴短,角膜扁平,眼底视盘小,暗红,边缘欠清晰,常呈现假性视乳头炎改变。

4. 在外伤晶体脱失和术后无晶体眼会呈现高度远视状态。

【治疗】

1. 应充分散瞳验光,选择最好视力的最高度数的凸透镜矫正。

2. 远视合并内斜时,应给予足矫或过矫。

3. 7 岁以下儿童,裸眼视力正常,轻度远视不必戴镜矫正,若裸眼视力低下,或伴有内斜视、弱视则应戴镜并定期观察,同时行弱视治疗。

4. 成年人远视,轻度可不必戴镜,若出现视疲劳或视力下降,可给予可接受度数,以提高视力,改善视疲劳症状。

5. 儿童佩戴远视镜应每年散瞳验光一次,调整镜片度数,以免长期戴高度数眼镜,限制眼球发育。

四、散光眼

眼球在不同子午线上的屈光力不同,形成两条焦线和最小弥散斑的屈光状态。

【诊断】

1. 远、近视力均有不同程度减退,针孔镜可提高视力。

2. 近距离工作易出现视疲劳症状。

3. 检影验光两相互垂直的主径线屈光状态或屈光度不同。

4. 用散光表或角膜计检查可测定散光状态。

5. 眼底视盘呈椭圆形,黄斑光点散乱。

【治疗】

1. 需散瞳检影验光,以圆柱镜矫正。

2. 如视力不降低,又无视疲劳或视觉干扰症状发生,轻度散光不需矫正。

3. 屈光矫正中要从配镜的实际效果和病人的耐受程度去选择镜片,不能单从光学理论上去努力。

4. 高度散光可先使用较低度散光镜片,待适应后再增加度数,或用"等效球镜度"法进行矫正。

五、屈光参差

双眼屈光度数不等者称为屈光参差,度数相差超过 2.50D 以上者通常会因融像困难出现症状。

【诊断】

1. 两眼的屈光度数不相对称为屈光参差,而屈光度相差在 2.50D 以上为病理性改变。

2. 易产生单眼视力降低及产生视疲劳症状。

3. 易发生弱视、知觉性斜视及立体视功能不全或无双眼单视。

4. ERG、VEP 检查可有异常改变。

【治疗】

1. 一般以双眼相差 3D 为界限,屈光参差过高时,度数低眼应全矫正,而度数高眼则矫正至可耐受的程度。

2. 对有屈光参差的学龄前儿童,因其耐受性强,两眼可完全矫正或接近全矫正,才可防治屈光参差性弱视。

3. 对有屈光参差性弱视的儿童,在戴镜矫正的基础上,应再进行弱视治疗。

4. 高屈光参差可佩戴角膜接触镜或行角膜屈光手术。

六、共同性斜视

【诊断】

1. 病史:注意发病年龄、家族史,有无早产、产伤或外伤,或产后高热抽搐史,及常见斜视的眼别,内斜或外斜,病情变化等。

2. 检查

(1)眼部前后段检查,注意有无先天发育异常及其他眼的器质性病变。

(2)视力及屈光状态检查:青少年应用 1‰阿托品眼膏充分散瞳检影,并注意散瞳前后的眼位变化。

(3)斜视度检查:可使用角膜映光法与遮盖试验、视野弧测量法、三棱镜中和法测量第一眼位、向上和向下方注视的斜视度,以及注视 6 米、30 厘米目标时的斜视度。

(4)检查并记录眼前段改变、黄斑位置与注视性质。

(5)同视机测量主觉斜角与他觉斜角,并了解双眼视网膜对应情况及双眼视功能。

(6)依据上述检查及病史,确定斜视的性质、类型、明确诊断。

【治疗】

1. 强调早期治疗的必要性。

2. 矫正屈光不正,内斜远视者及外斜近视者应戴足度矫正眼镜,反之,则给予低度矫正镜,戴镜后需定期复查(一般三个月至半年复查一次),了解视力及眼位的改变,并需每一年散瞳检影一次,调整眼镜度数。

3. 弱视治疗:伴有弱视者应尽早进行弱视治疗。

4. 手术治疗

(1)非调节性,先天性共同性斜视应尽早手术治疗,以争取恢复双眼视功能。

(2)部分调节性斜视者在戴镜及弱视治疗后,视力达正常或双眼接近正常后,仍有偏斜可采用手术治疗。

(3)手术前应反复、多项检查,准确测定斜视度,做好手术设计,并估计到术后复视出现的可能性。每眼每次手术的直肌不能超过两条以免导致眼前段缺血。必要时采用直肌睫状前血管分离保留术。

5. 治愈标准:(1)功能治愈:双眼视力(或矫正视力)正常,双眼位正常,眼球运动无障碍,双眼视功能正常(Ⅲ级视功能完善);(2)美容治愈:双眼位正常,双眼球运动无障碍,视力正常或有一眼视力低下,无双眼单视功能。

七、麻痹性斜视

【诊断】

1. 病史:注意发病年龄,有无高血压、动脉硬化、糖尿病、甲状腺机能亢进等内分泌疾患史及眼外伤史,注意发病前后有无高热、抽搐、头痛、呕吐等症状,发病后有无复视、歪头视物及眩晕等表现,注意了解有无重症肌无力、眼眶肿瘤、颅内肿瘤及其他神经系统疾病,了解治疗经过及疾病进展情况。

2. 检查

(1)眼部一般情况:睑裂大小,有无睑下垂,瞳孔是否对称及对光反应是否正常,详细了解眼底情况。

(2)斜视角测量:注意右、左眼分别注视时的斜视度是否相等。

(3)眼球运动检查:分别检查双眼运动及单眼运动六个诊断眼位,确定每条肌肉功能有无异常。

(4)红玻璃试验:注意记录复视特点,向哪一方向复像分离最大以及周边像属何眼,依据上述检查初步确定病变肌肉。

(5)头位检查:注意有无代偿头位,但需与先天性胸锁乳突肌纤维化所致的肌性斜颈相鉴别。

(6)歪头试验:在垂直肌麻痹时,可据此试验判定是直肌抑还是斜肌的病变。

(7)同视机检查:除检查双眼视功能外,还应做左、右眼分别注视时,向上、向前、向下注视及 6 个诊断眼位注视时的斜视角(简称九方位检查)。

(8)有条件还应作 lancaster 氏率或 Hess 屏检查。

(9)全身检查:尤其要注意有无眶内或颅内病变,必要时需请耳鼻喉科、神经科、内分泌科等会诊,查明病因。

【治疗】

1. 病因治疗:对因眶内或颅内病变以及血管性疾患、糖尿病、内分泌疾患等所致的麻痹性斜视,首先应针对病因进行治疗。

2. 非手术治疗:主要适用于后天性麻痹性斜视,包括药物、针灸、物理疗法等治疗,复视严重者可采用单眼遮盖,轻微麻痹者,可佩戴压贴三棱镜以矫正复视。

3. 手术治疗:主要用于先天性麻痹性斜视、陈旧性眼外肌麻痹及新近发生的眼外肌麻痹,经非手术治疗无效,病情稳定 6 个月后可考虑手术治疗。

(1)手术原则:①加强麻痹肌;②减弱对抗肌;③减弱配偶肌;④加强间接对抗肌。以上方法根据病人情况选择应用。

(2)手术时注意事项

①保持正前方与正下方注视野的双眼单视。如患者在正前方与正下方注视时无明显斜视,并能保持双眼单视则可不进行手术。

②照顾眼外肌平衡,尽量不要一次在某一眼或某一条肌肉把手术量做到极限,以免影响两眼共同协调运动。

③分次手术:每次手术以 1 条肌肉为宜,最多不超过 2 条,术后观察 6～8 周以上再考虑

下次手术。

④避免过度矫正,轻度矫正不足,患者常能很好适应,过矫则可引起明显的视物干扰,尤其下转肌减弱时,切忌过矫。

八、弱视

眼部无明显器质性病变,远视力经矫正≤0.8者诊断为弱视。6岁以下的儿童,在诊断时需注意年龄因素。屈光度≤+2.25D,矫正视力低于0.9,但双眼视力相等或近似为可疑弱视,列为观察对象。6个月后视力仍无明显提高者诊断为弱视。

【诊断】

1. 临床分度:(1)轻度弱视:矫正视力为0.6~0.8;(2)中度弱视:矫正视力为0.2~0.5;(3)重度弱视:矫正视力≤0.1。

2. 临床分类:(1)斜视性弱视:弱视眼有斜视或曾经有过斜视。(2)屈光参差性弱视:两眼屈光度相差:球镜>1.5D或柱镜>1.0D。(3)屈光不正性弱视:没有戴过矫正眼镜的高度屈光不正,尤其指高度远视和高度散光,双眼矫正视力相等或近似。远视≥3.0D,近视≥6.0D,散光≥2.0D。(4)形觉剥夺性弱视:在婴幼儿期因屈光间质混浊,上睑下垂遮盖全瞳孔,不适当地遮盖一眼引起的视功能发育障碍。

3. 屈光检查

(1)12岁以下用0.5%阿托品眼药膏,12岁以上用2%后马托品或托品卡胺。有内斜视者首次验光仍需用阿托品散瞳。

(2)散瞳次数:①阿托品眼药膏:验光前用3天,每日3次涂两眼。②2%后马托品眼药膏:可于验光前日使用5次。如用溶液,可在验光当日点眼,每分钟一次,共5次。③0.5%托品卡胺:于验光当日使用,验光前每5分钟点一次,共6次。

4. 其他检查

需先做一般眼科检查。(1)散瞳后仔细检查眼底及注视性质。(2)有内斜视的病人还应检查睫状肌麻痹后眼位的改变。如果散瞳后内斜度减少,甚至完全消除呈正位,则提示为部分调节性或完全调节性内斜视。

【治疗】

弱视应尽早治疗,疗效与发病年龄和治疗开始年龄有关。弱视治愈后可能复发。应早期发现,早期治疗,治愈后仍需追踪观察2~3年。

1. 屈光矫正的配镜原则

治疗弱视,多数弱视患者首先需要戴矫正眼镜。

(1)内斜视:①每次配镜要充分矫正。②配镜后要定期复查视力。③每半年至一年重新散瞳验光一次。调节性内斜视在维持眼位正、视力好的情况下酌情减低球镜片。④部分调节性内斜视或非调节性内斜视再次验光时也应适当减少远视度数,避免出现调节麻痹。

(2)外斜视:①学龄前儿童,屈光不正≤+2.5D则不需配镜。超过+2.5D时以获得最好矫正视力较低度数处方,但一般减少量不超过1/3。②如果屈光不正为近视性,按散瞳验光结果给镜。

(3)无斜视:按验光结果每1屈光度(D)减去1/4~1/3,以矫正视力最佳为原则。

(4)散光原则不予增减,按实际结果处方。对高度远视散光与近视散光,可酌情减量。

以上第2、3两类情况也应半年至一年验光一次,根据屈光的变化换镜。

2. 遮盖疗法

(1)常规疗法:①为治疗弱视首选方法,适合中心注视或旁中心注视病人。②遮盖健眼,强迫弱视眼注视。③为避免遮盖眼视力下降,可每周放开一天。2岁以下儿童应每3天中放开一天。④4岁和4岁以上儿童每月复查一次,3岁以下儿童每2周复查一次。⑤弱视眼治愈后应巩固3个月,然后改为部分遮盖,逐渐去除遮盖。⑥辅助治疗:根据年龄和弱视眼视力,让病人用弱视眼做精细工作,如描图、穿珠子、刻剪纸等,以促进视力提高。⑦遮盖后病人常有心理压力,应向其周围的人解释清楚,协助病人认真完成治疗。遮盖治疗过程必须定期复查,警惕健眼由于遮盖出现视力下降。如果健眼视力下降应及时停止遮盖,一般1周即可恢复。

(2)部分时间遮盖:部分时间遮盖是指根据病情选用1小时、2小时或4小时不等,遮盖健眼以提高弱视眼的中心视力。主要用于以下几种情况:①3岁以下儿童,开始弱视治疗时,为避免出现因遮盖健眼导致遮盖性弱视(即健眼视力下降),可选部分时间遮盖。②经治疗,弱视眼视力追上健眼,即双眼视力平行或接近时,可改为部分时间遮盖,以巩固疗效,避免复发。通常需半年或更多时间。③治愈后,弱视复发,选用部分时间遮盖常可达到再次治愈的效果。如用部分时间遮盖1个月效果不显著,则应改为严格的全天遮盖。

部分时间遮盖治疗期间,可辅以各种精细作业训练。复查间隔同全天遮盖。

(3)不完全遮盖:①用半透明材料贴在健眼镜片上,使健眼矫正视力低于弱视眼二行。②可用于无斜视的弱视眼视力已明显恢复的病人,促进双眼视功能建立。③亦可用于巩固疗效或复发的病人。

3. 视觉刺激疗法(CAM视刺激仪治疗)

①适于中心凹注视的中度、轻度病人。双眼性屈光不正性弱视效果最好。②平时不遮盖,治疗时遮盖健眼,每次7分钟。

4. 其他

根据病人年龄、视力、注视性质还可选用以下方法:

(1)压抑疗法(光学药物疗法):适于不接受遮盖治疗的儿童。

(2)用红色滤光片治疗:适于旁中心注视的病人。将红色滤光胶片固定在弱视眼矫正镜片前,同时遮盖健眼,由于黄斑部对红光敏感,因而能促使旁中心注视转为中心注视。

5. 有斜视的弱视病人应在弱视治愈后及时手术矫正眼位。弱视治愈前矫正斜视,矫正效果不稳定,斜视易复发。并且若在术后再继续治疗弱视,常易影响已矫正的眼位。

【预防】

1. 广泛进行宣传教育,使家长及托幼工作者了解和掌握有关弱视防治知识以便早期发现,及时治疗。弱视是儿童发育过程中的常见病,发病率约为2%～4%。弱视的主要原因包括斜视、屈光参差、高度屈光不正、单眼形觉剥夺。弱视的本质是双眼视觉发育紊乱,不仅单眼或双眼矫正视力低于正常,而且没有完善的立体视,甚至立体视盲。

2. 应定期为婴幼儿童检查视力,一般6个月检查一次。对有弱视、斜视和屈光不正家庭史的婴幼儿更应及早进行检查。发现斜视或注视姿势异常者,要及时检查治疗。弱视治疗效果与年龄有密切关系,年龄越小,疗效越好。此外,弱视治疗与弱视性质、程度、注视性质密切相关。发病早,治疗晚,程度重,旁中心注视者疗程长,预后差,12 岁以后治疗无效。因此,加强弱视知识的宣传教育对预防和治疗弱视,缩短疗程,提高治愈率具有重要作用。

3. 视觉发育 10 岁前儿童为敏感期,3 岁前儿童为关键期。1 岁半以前用选择观看法,1 岁半至 3 岁儿童用点视力检查仪检查,3 岁以上儿童用儿童视力表或标准对数视力表检查。发现双眼视力差异≥2 行或双眼视力均低于正常时应及时就医。

第八节　眼肿瘤

一、血管瘤

先天性血管组织发育畸形而引起。

【诊断】

1. 毛细血管瘤

(1)多数位于真皮内,为扩大的毛细血管所组成,多在出生时睑皮肤浅层出现鲜红色或紫红色斑块隆起,或呈草莓状结节,边界清楚,质软。(2)病变可随年龄而增大,亦有部分病例于 5～7 岁时自然消退。(3)血管瘤沿三叉神经一支或各支分布,伴同侧青光眼或脉络膜血管瘤,则构成 Sturge-Weber 综合征。如同时伴有脑膜血管瘤,可发生癫痫。

2. 海绵状血管瘤

(1)位于皮下,由扩大的静脉网组成,多在出生时睑皮肤深层出现紫蓝色局限性扁平包块或结节,质软,有压缩性,边界不清。(2)低头、咳嗽或哭喊时,包块可增大,颜色可加深。(3)可随年龄而增大。

【治疗】

1. 生长缓慢,不影响眼睑功能的小血管瘤,可不处理,作定期随访。亦可用电凝、冷冻、注射硬化剂(鱼肝油酸钠)或激光治疗。治疗时注意剂量,勿过分损伤皮肤,以免引起明显瘢痕。

2. 大面积毛细血管瘤可任其存在,也可行 X 线或镭照射治疗。

3. 海绵状血管瘤可手术切除。

二、视网膜母细胞瘤

发育过程中有不成熟的视网膜母细胞导致的视网膜原发病变。

【诊断】

1. 家族有类似病史或恶性肿瘤史。

2. 婴幼儿出现白瞳症或"猫眼"(瞳孔区在晚间出现金黄色白光),存在不明原因斜视或一侧瞳孔散大。

3. 临床分四期

(1)眼内期:早期眼底见黄白色单个或多个圆形扁平隆起,或玻璃体内有黄白色或桃红色的实性肿物及视网膜隆起,表面有较大血管伸入。肿物可进行性增大。虹膜表面或玻璃体内可能存在黄白色肿瘤种植病灶或出血。

(2)青光眼期:眼压升高。

(3)眼外期:肿瘤沿视神经向眼眶发展或穿破角膜、巩膜向外突出。可见球结膜水肿,眼球突出及运动障碍,肿物表面易出血。

(4)转移期:耳前或颈淋巴结转移,骨骼、肝、肺等器官转移,或沿视神经蔓延到颅内而使病人死亡。

4. 超声波显示眼内实性肿物声像。

5. X线摄片有钙化病灶。

6. CT 或 MRI 显示眼内实性肿物、钙化病灶,或肿物侵犯眼眶、颅内。

7. 房水可能发现癌细胞,房水及血清中的乳酸脱氢酶比值升高。

【治疗】

1. 给予化疗及支持疗法。

2. 单侧肿瘤应尽早摘除眼球,被剪断的视神经要长于 7 mm。

3. 视神经已受累或已扩展到眶内,应行眶内容剜出术,术后给予放射治疗或化学治疗。

4. 双侧肿瘤若一眼尚有视力,该眼做保守治疗,如激光、冷冻或定向放射治疗,无视力眼作眼球摘除。

【预防】

眼底筛查,特别有家族史者。

三、绿色瘤

眶内组织受白血病细胞浸润,造成眼球突出,眼球运动障碍,上睑下垂,结膜充血水肿等。

【诊断】

1. 多见于儿童,发病年龄常在 12 岁以下。

2. 常为双侧患病,也可两眼先后患病。

3. 主要体征为眼眶肿块和眼球突出。

4. 眼眶肿块常与眶缘及眼睑皮肤粘连,可伴眼睑及结膜水肿,酷似炎症,并可侵犯副鼻窦及颅腔。如颞骨被累及,则颞骨肿胀可能产生绿色面,称青蛙面。

5. 多数伴有急性粒细胞性白血病的早期症状,少数病人伴有慢性粒细胞性白血病的症状。周围血或骨髓穿刺检查证实为粒细胞性白血病。

6. 影像检查可有眼眶扩大和骨质受压表现,一般无骨质破坏。

【治疗】

1. 由儿科按病因治疗。

2. 全身支持疗法。

第十三章 口腔保健与疾病防治

第一节 儿童口腔保健

一、散居儿童口腔保健

对散居儿童进行口腔检查、健康指导,预防、治疗口腔疾病。

【工作内容】

1. 定期对儿童进行口腔检查。

2. 针对不同年龄段的儿童,对家长进行有关口腔保健知识宣传和科学指导,包括饮食、喂养习惯、口腔卫生等。

3. 早期发现口腔疾病,及时治疗并做好防龋工作。

4. 及时发现不良习惯并矫正,如早期矫正错𬌗畸形等。

【经验指导】

针对不同年龄阶段的儿童进行口腔保健。

1. 胎儿期～出生后5个月的婴儿:①孕妇应摄取足够的优质蛋白质、钙、磷及各种维生素,禁止孕妇吸烟、嗜酒和滥用药物;②提倡母乳喂养,并具体指导母乳喂养方法;③卫生指导:采用图表形式讲解牙齿的生长发育,如乳牙萌出时间、顺序,恒牙胚形成、钙化时间,指出尚存在个体差异;④清洁口腔乳凝块。

2. 6～12个月的婴儿:(1)按月龄及时添加各种辅食,练习用杯子饮水;(2)口腔卫生指导:向家长介绍乳牙萌出时小儿可能出现的身体不适及其处理;(3)开始半年一次的口腔健康检查。

3. 1～2岁的幼儿:(1)及时发现和治疗乳牙萌出延迟;(2)均衡营养,少吃甜食,防治"奶瓶龋",经常咀嚼苹果蔬菜;(3)预防牙外伤;(4)指导儿童合理使用牙刷或及时清洁牙齿;(5)定期检查,防治乳牙龋齿或釉质发育不全等。

二、集体儿童口腔保健

主要对幼儿园等集体儿童进行口腔健康教育、健康检查、健康指导以及常见口腔疾病的预防和治疗。

【工作内容】

1. 每年定期培训幼儿园保健医生。

2. 对幼儿家长进行口腔保健知识宣教。

3. 定期对幼儿园儿童进行口腔疾病普查。

4. 督促儿童养成良好的口腔卫生习惯。

【经验指导】

1. 强化保健医生的口腔保健意识,掌握正确的口腔卫生指导方法,以便在幼儿园更好地开展口腔保健工作。

2. 对不同年龄阶段的儿童进行口腔保健指导。

(1)2~3岁儿童:①培养有规律的饮食习惯,注意饮食调配;②戒除吮指,咬唇等不良习惯;③训练儿童正确的刷牙方式,进行乳牙列重要性和乳牙龋危害性的宣教,定期检查或半年一次的氟漆涂布。

(2)3~5岁儿童:①定时饮食,少吃甜食,均衡营养,鼓励进食含膳食纤维食物,如蔬菜、粗细粮,促进颌骨发育;②卫生指导:早晚各刷一次牙,饭后自觉漱口,合理使用牙膏;③定期检查,及时发现龋齿并进行修补;④预防乳牙反𬌗,并及时矫治。

(3)6岁儿童:①良好的饮食习惯和口腔卫生指导;②宣教六龄齿的重要性;③滞留乳牙及时拔除;④六龄齿及时窝沟封闭。

第二节　儿童口腔疾病

一、诞生牙及新生期牙

婴儿出生时口腔内已有的牙齿或出生后不久萌出的牙齿。

【诊断】

1. 小儿出生时或出生后不久已有牙齿萌出。

2. 好发于下颌前牙,早萌牙比较松动。

【治疗】

早萌乳牙有脱落误吞危险者应拔除。

二、乳牙滞留

恒牙已萌出未能按时脱落的乳牙,或恒牙未萌出保留在恒牙列中的乳牙。

【诊断】

1. 恒牙已萌出相应乳牙未脱落。

2. 恒牙虽未萌出,但乳牙已超过换牙年龄长期未脱,X线片常见继承恒牙胚缺失。

【治疗】

1. 恒牙已萌出,未脱的乳牙应及时拔除。

2. 缺少恒牙胚的乳牙,尽可能保留。

三、龋病

以细菌为主的多种因素影响下,牙体硬组织发生慢性进行性的破坏。

【诊断】

1. 浅龋多无自觉症状,激发疼不明显;牙面有黑褐色或白垩色斑点;探及牙表面质地粗糙,变软;牙体无明显缺损;X 片显示透射或边缘模糊影像。

2. 中龋有激发痛,疼痛较轻;可见牙本质浅层的龋洞,多为黑褐色;X 牙片可协助诊断,特别是颈部和邻面龋。

3. 深龋有激发痛,疼痛不延续;有大而深的龋洞;探痛明显,但无穿髓孔;对冷诊最敏感,牙髓组织正常;X 线牙片显示龋洞洞底完整,未与髓腔相通,根尖周组织正常。

【治疗】

1. 浅龋病变早期尚未形成龋洞者,采用药物或再矿化等保守疗法;形成龋洞者,备洞后行牙体修复治疗。

2. 中龋行牙体修复术,必要时可垫底。

3. 对深龋要正确判断牙髓状况,停止龋病的发展,保护牙髓。可根据不同的临床症状采取不同的治疗方法,如垫底修复、安抚治疗和间接盖髓术等。

【预防】

1. 普及口腔健康教育,指定营养摄取计划,注意口腔卫生。

2. 在口腔专业医生的指导下,合理使用各种氟化物防龋措施,进行窝沟封闭,应用防龋涂料。

3. 定期口腔检查,应用 X 线或激光荧光技术等辅助诊断,在检查检查诊断基础上做早期充填等治疗。

四、奶瓶龋

因长期用奶瓶人工喂养所致乳切牙唇舌面和乳磨牙𬌗面患有早发、急性、广泛的龋。

【诊断】

1. 婴幼儿期首先在上颌乳切牙平滑面出现釉质广泛剥脱的急性龋蚀,继而上下颌磨𬌗面龋坏,一般不侵犯下切牙。

2. 多有长期哺乳不当或使用奶瓶不当史(抱奶瓶边入睡饮奶或甜饮料的习惯)。

【治疗】

1. 纠正不良吸乳习惯。

2. 根据龋坏程度和部位进行相应治疗。

五、釉质发育不全

【诊断】

1. 病损发生在同一时期萌出的牙,常具有对称性。(1)轻度:釉质基本完整,但有小而圆的浅窝或浅沟,色泽正常或呈白垩色。(2)重度:有明显的实质缺损,呈沟窝状、蜂窝状或结节状,或完全无釉质呈黑褐色,牙冠失去正常形态。

2. 一般无自觉症状,若并发龋病可出现相应症状。

3. 患者在婴幼儿时期曾经患有全身疾患和营养不良。

【治疗】

1. 轻度可不做治疗,注意口腔卫生,有敏感症状者可脱敏治疗。

2. 冠缺损者可充填,严重者做牙面覆盖或牙体修复。

【预防】

1. 局部因素:预防乳牙外伤,及时治疗乳牙龋病、根尖周病,以防由于乳牙外伤和根尖部感染引起牙釉质发育不全形成特纳牙,多见双尖牙。

2. 防止妊娠期和婴儿期的高热性疾病,如麻疹、猩红热和水痘等。机体补充足够的维生素 A、D 和钙,以防营养障碍。

3. 出生婴儿进行甲状腺功能检查,及时治疗甲减;预防婴儿手足搐搦症或钙磷代谢发生障碍,造成牙釉质发育缺陷。

六、萌出性牙龈炎

乳牙和第一恒磨牙萌出时常见的暂时性牙龈炎。

【诊断】

1. 炎症发生于萌出中牙之周围牙龈、覆盖的龈瓣或黏膜。

2. 牙冠周围常积有牙垢或食物残屑。

3. 牙冠周围龈缘或所覆盖之龈瓣充血、肿胀,龈瓣或有被咀嚼致损伤样。

4. 有时可见乳牙萌出前,覆盖其之黏膜呈青紫色肿胀。因其内含血液和组织液,似血肿、囊肿样,有"萌出性囊肿"之称。

【治疗】

1. 重视口腔卫生,食后由家长用棉球蘸温开水清洗口腔。

2. 感染处可用1%过氧化氢等拭洗,或冲洗牙龈缘沟和龈瓣下。

3. 局部涂布碘甘油。

4. 萌出性囊肿样病例,若萌出受阻,可作局部切开或去除部分组织,使牙冠外露。

【预防】

1. 牙齿萌出过程中,避免儿童用手指、玩具等触摸或咬嚼,以免牙龈黏膜擦伤。

2. 牙齿萌出过程中,注意口腔卫生,以免牙冠周围牙垢、食物等堆积,造成萌出性牙龈炎。

七、疱疹性龈口炎

【诊断】

1. 发热、头痛、流涎、拒食。

2. 口腔黏膜出现成簇小水疱,疱易破溃,融合成不规则糜烂面。

3. 全口或局部灼痛明显,牙龈红肿,易出血。

【治疗】

1. 全身支持疗法,如用对症、抗病毒增强免疫等。

2. 局部注意消毒、防腐、止痛,控制继发感染。

【预防】

应尽量避免接触患病者。

第三节　口腔内科

一、急性牙髓炎

【诊断】

1. 自发性、阵发性剧烈痛,夜间尤甚,放射痛,不能定位。

2. 牙体多有深龋洞,常可探及穿髓孔,探痛剧烈。

3. 温度刺激使疼痛加重,刺激去除后疼痛仍可持续较长时间。

4. 牙髓电活力测试异常。

5. 应与牙间龈乳头炎、上颌窦炎、三叉神经痛和干槽症等鉴别。

【治疗】

1. 疼痛剧烈的首先应局麻下开髓引流、消炎、止痛。

2. 根据具体情况选择根管治疗。治疗条件受限者或因根管形态复杂时,也可考虑行牙髓塑化治疗或干髓术。

3. 年轻恒牙穿髓孔小可做盖髓治疗,不适宜做盖髓者可做活髓切断术。

【预防】

1. 控制微生物感染,及时治疗深龋、牙非龋性疾病,及晚期牙周病。

2. 避免长期咬合创伤,充填体过高,牙外伤及牙周膜撕裂伤。

二、急性根尖周炎

牙根尖周围的局限性炎症。

【诊断】

1. 多有牙髓病史、外伤史或牙髓病治疗史。

2. 患牙疼痛特征从初期的轻微痛,逐渐发展到自发性持续性剧烈跳痛,从初期的咬紧牙疼痛减轻,逐渐发展到咬合剧烈疼痛甚至不敢咬合。患牙浮起,伸长感明显。疼痛能明确定位。

3. 可发现患牙龋坏,充填物存在或脱落,牙冠变色等。叩诊疼痛,甚至剧痛。患牙有不同程度松动。

4. 脓肿形成阶段可见根尖区牙龈红肿,龈颊沟变浅,压痛并有波动感。严重者可出现全身症状。

5. 除乳牙和年轻恒牙外,牙髓活力无反应。

6. X线片显示牙周膜间隙增宽,也可无明显改变,若为慢性根尖周炎急性发作者,则可见根尖部牙槽骨破坏的透射影像。

【治疗】

1. 应急处理:开髓引流,切开脓肿,调合,全身消炎、止痛等药物治疗。

2. 消炎后行根管治疗或塑化治疗。

【预防】

1. 及时治疗牙髓病,以防感染的牙髓、细菌及其毒素经根尖孔引起根尖周病。

2. 根管治疗的器械必须准确到达工作长度,避免超出根尖孔,导致根尖周病。

3. 治疗牙周病,消除牙周袋,防止细菌引起逆行性根尖周炎。

三、牙龈炎

局限于牙龈组织且以炎症为主的一组疾病。

【诊断】

1. 边缘性龈炎:局部有牙菌斑、牙石等刺激因素存在;牙龈可为鲜红色或暗红色,牙龈表面水肿光亮,地质松软,牙龈缘变厚,龈乳头变圆钝,并且不再与牙面紧贴;探诊出血;没有牙周袋,可形成龈袋;X线片上无牙槽骨的吸收。

2. 妊娠性龈炎:发生于妊娠期妇女;可发生于全口牙龈,以牙间乳头处较多见;牙龈鲜红、松软光亮,轻触极易出血,有时可能会自发出血。长期口服避孕药的妇女可有类似妊娠期龈炎的症状,诊断时应详细询问病史。

【治疗】

1. 边缘性龈炎:应用洁治术彻底去除菌斑、牙石及一切不良刺激因素;局部药物治疗,如局部涂 4% 碘甘油或浓台氏液,也可用碘氧疗法治疗。

2. 妊娠性龈炎:应去除局部因素,加强口腔卫生,分娩后常可逐渐恢复;手术切除增生牙龈,可适当延至分娩后进行。

【预防】

1. 教会患者控制菌斑的方法,进行口腔卫生指导。

2. 定期口腔检查并洁治。

3. 怀孕前进行口腔检查,及时治疗牙龈、牙周疾病,进行口腔卫生指导。

4. 教会患者正确刷牙和控制菌斑的方法,保持良好的口腔卫生,建议定期复查并洁治,防止复发。

四、牙周炎

牙周较深层组织的一种慢性破坏性疾病。

【诊断】

1. 牙龈炎症(充血、水肿、易出血)。

2. 牙周袋形成或牙龈退缩,探诊深度＞3 mm,附着丧失＞1 mm。

3. 牙松动。

4. X 线牙片显示牙槽骨吸收。

【治疗】

1. 龈上和龈下刮治。

2. 牙周创伤者,患牙应进行选磨去除早接触点,如有食物嵌塞应进行食物嵌塞的矫治。

3. 松牙固定。

4. 病牙拔除,对牙槽骨吸收过多,牙周袋过深,松动度大、咬合不良的牙齿,应予拔除。

5. 牙周袋处理,包括急性期牙周脓肿成熟时切开引流手术治疗并配合全身用药。慢性期清除牙石,调整咬合,必要时进行牙周手术治疗。

6. 全身疾病的相应治疗。

【预防】

1. 建立和保持良好的口腔卫生习惯,控制菌斑。必须教患者采用正确的刷牙方法,进行牙龈按摩,定期检查,保持牙周组织的健康。

2. 彻底清除牙石,平整根面。通过洁治、刮治去除龈上、龈下牙石,将暴露在牙周袋内的含有大量内毒素的病变牙骨质刮除,使根面平整而光滑。

3. 调整咬合,消除早接触点。

五、牙本质敏感症

在受到外界刺激,如温度、化学物质以及机械作用所引起的酸痛症状。

【诊断】

1. 好发于牙齿磨耗严重的部位及牙颈部。

2. 刷牙、吃硬物,酸、甜、冷、热等刺激均可引起牙酸痛,尤其对机械刺激最敏感,刺激去除后症状即消失。

3. 用尖锐的探针在牙面上可探及 1 个或数个过敏点。

【治疗】

脱敏治疗,消除症状的有效治疗必须封闭牙本质小管。

1. 药物治疗:氟化钠类药物脱敏法、牙本质黏结剂类脱敏法。

2. 激光治疗:YAG 激光照射过敏区。

3. 复脱敏无效者可考虑充填治疗或人工冠修复。

4. 个别磨损严重而近髓者,必要时可行牙髓失活治疗。

【预防】

防止各种牙体损伤如外伤、牙隐裂、磨损、创伤𬌗等造成釉质缺损,牙本质暴露,引起牙齿敏感症。

六、氟牙症

牙齿发育矿化时期,人体摄入氟量过高而引起。

【诊断】

1. 氟牙症患者可有儿童期在高氟区的生活史。

2. 常见于恒牙,乳牙少有发生,程度亦较轻。

3. 同一时期萌出的牙齿的釉质呈现粉笔样白垩状斑块或黄褐色甚至暗棕色斑块,重者合并釉质的实质缺损。

4. 患牙耐酸,但对摩擦的耐受性差。

5. 严重的慢性氟中毒可有骨骼、关节的病变。

6. 需要与釉质发育不全相鉴别,氟斑牙的色斑呈散在云雾状,边界不明确,与生长线不完全吻合。

【治疗】

1. 轻度可以不作治疗。

2. 中度颜色较深的用脱色法治疗。

3. 重度可用复合树脂覆盖牙面或冠修复。

【预防】

改良当地不利条件,降低氟的摄入量,在高氟地区选择新的饮水水源,或用活性矾土或活性炭以去除水源中过量的氟。

七、牙外伤

各种机械力所致的牙齿急剧损伤。

【诊断】

1. 牙碰伤(或牙震荡):有外伤史,牙体完整或可发生釉质裂纹;仅伤及牙周膜组织,可有叩痛和轻微松动;轻者有一过性冷热痛及牙齿伸长感,重者可发生牙髓病变。

2. 釉质缺损:牙本质未暴露,无明显症状。

3. 牙本质暴露,可有牙齿敏感症,对冷热酸甜刺激敏感。

4. 牙髓暴露时可见露髓点,遇冷热刺激时引起疼痛,可发展成牙髓病变。

5. 牙冠从龈缘水平折断。

6. 冠根折断,一般无保留。

7. 牙根折断,牙冠完整,牙根可从颈部、根中或根尖处折断,拍根尖片可显示,有自发痛或咀嚼痛。

8. 牙齿脱位有三种:(1)牙齿脱位,牙齿受外伤后向唇颊舌侧移位,或向冠方部分脱位,松动Ⅱ~Ⅲ度,叩痛或龈缘出血;(2)牙齿嵌入,牙齿向根方牙槽骨内移位,叩痛,龈缘处出血,有时伴有牙槽突骨折;(3)牙齿完全脱位(牙脱臼):牙齿脱出牙槽窝,牙齿脱落。

【治疗】

1. 牙碰伤:观察,调𬌗或定期复查。

2. 釉质缺损:脱敏治疗。

3. 牙本质缺损:脱敏、防龋及安抚治疗。

4. 牙髓暴露:盖髓术、活髓切断或根管治疗。

5. 冠折:从龈缘水平完全折断,根管治疗后桩冠修复。

6. 冠根折：一般需拔除。

7. 根折：固定术或根管治疗，根尖切除术。

8. 牙齿脱出可复位、固定 4～6 周；牙齿嵌入时，轻者观察，重者复位、固定，及时发现牙髓病变，作根管治疗；牙齿脱落可再植、固定。

【预防】

避免牙受到撞击或跌伤或咀嚼过硬食物造成牙创伤。

八、楔状缺损

牙体唇、颊侧颈部硬组织发生缓慢消耗所致。

【诊断】

1. 好发于尖牙前磨牙区，尤其是第一前磨牙。

2. 可见牙颈部楔形缺损，表面坚硬光滑，缺损边缘整齐。

3. 不同程度地出现冷热酸甜不适，及刷牙时酸痛等症状，探诊敏感。严重者可引起牙髓及根尖病变。

【治疗】

1. 无症状的可不作处理，有症状的可先脱敏治疗。

2. 深缺损时可制备 V 类洞形充填，用玻璃离子水门汀垫底或盖髓后再充填。

3. 有牙髓感染或根尖病变时，应做牙髓治疗或根管治疗。

【预防】

1. 改正刷牙的方法：用软毛牙刷，不要用力过大，不用牙粉刷牙。

2. 纠正口腔内的酸性环境，尤其全身疾患者可用弱碱性含漱液。

3. 调𬌗：有𬌗创伤的牙齿注意调𬌗。

九、复发性口疮

具有周围性复发和自限性特征的口腔黏膜溃疡。

【诊断】

1. 口腔黏膜反复出现溃病，伴剧烈烧灼样痛。

2. 溃疡大小不等，数目不同，可自愈。

3. 口腔黏膜出现"红、黄、凹、痛"的圆形或椭圆形溃疡，微凹，表面覆以黄白色假膜，无渗血，边界整齐，周围有明显红晕。

4. 触痛明显，轻型溃疡愈合后不留疤痕，重症溃疡愈合后有疤痕。

【治疗】

1. 局部治疗：以消炎、止痛、促进愈合为原则，可选用消炎剂、止痛剂、烧灼剂、浸润注射剂和理疗。

2. 全身治疗：以对因治疗、减少复发为原则。

3. 应用免疫增强剂。

4. 中医中药治疗。

【预防】

寻找复发诱因，避免和减少诱发因素的刺激。注意调节生活工作节奏，调整情绪，均衡饮食，少吃刺激性食物。

十、药物过敏性口炎

指药物进入机体内发生变态反应而引起的黏膜及皮肤的炎症反应性疾病。

【诊断】

1. 有较明确的用药史。

2. 口腔损害好发于唇及舌背，出现水疱、糜烂面，可伴皮肤的红斑、水疱。

3. 皮肤损害好发于手足背及生殖器。

【治疗】

1. 立刻停用可疑药物。

2. 加速致敏物质排出，如多饮水等。

3. 药物治疗，如抗过敏、抗炎，局部对症、止痛，防止继发感染。

【预防】

1. 避免再次接触已知为过敏原的药物以及与其同类结构的其他药物。

2. 应用脱敏疗法。

十一、智齿冠周炎

因智齿阻生引起的炎症。

【诊断】

1. 患侧磨牙区胀痛不适，牙龈红肿，盲袋溢脓。

2. 继续发展局部呈自发性跳痛，或可沿颞神经分布区产生反射性痛。

3. 张口受限。

4. 全身症状可有不同程度的畏寒、发热、头痛、全身不适，白细胞总数稍有增高。

【治疗】

1. 局部冲洗，清除龈袋内食物碎屑及脓液。

2. 根据局部炎症及全身反应程度和有无其他并发症，选择抗菌药物及全身支持疗法。

3. 切开引流术。

4. 冠周龈瓣切除术：当急性炎症消退后，对牙位正常有足够萌出位置的智齿，可行龈瓣切除术以消除盲袋。

5. 下颌智齿拔除术。

【预防】

1. 注意口腔卫生，饭后及时漱口、刷牙，减短食物残渣在口腔内停留时间。

2. 注意饮食结构，减少或及时清除食物嵌塞。

3. 必要时，如反复食物嵌塞，拔除智齿。

十二、眶下间隙感染

【诊断】

1. 眶下区肿胀常波及内眦、眼睑、颧部皮肤,眼睑水肿,睑裂变窄,鼻唇沟消失。

2. 脓肿形成后,眶下区可扪及波动感,口腔前庭龈颊沟处常有明显肿胀,扪及波动感染。

3. 可沿面静脉、内眦静脉、眼静脉向颅内扩散,并发海绵窦血栓性静脉炎。

【治疗】

1. 全身抗炎治疗。

2. 治疗患牙。

3. 切开引流,置引流条。

【预防】

1. 预防和控制上颌尖牙及第一双尖牙或上颌切牙的根尖化脓性炎症,或牙槽脓肿。

2. 预防上颌骨骨髓炎的脓液穿破骨膜。

3. 预防上唇底部与鼻侧的化脓性炎症扩散至眶下间隙。

十三、颊间隙感染

【诊断】

1. 脓肿在颊部皮下或黏膜下,病程进展缓慢,脓肿较为局限。

2. 当感染波及颊脂垫时,炎症发展迅速,肿胀范围波及整个颊部,并向相通间隙扩散。

【治疗】

1. 全身抗炎治疗。

2. 去除或治疗病灶牙。

3. 切开引流,口内应在口腔前庭、下颌龈颊沟处切开;颊部应在脓肿浅表皮肤切开;广泛感染则应从下颌骨下缘 1~2 cm 作平行下颌骨下缘切口,分离至脓腔,置引流条。

【预防】

1. 及时治疗下颌第三磨牙冠周炎和上下颌双尖牙及磨牙、根尖脓肿、牙槽脓肿,以免脓肿直接扩散而侵入间隙造成感染。

2. 防治颈部颊部皮肤损伤、疖疮、颌上淋巴结化脓性感染等继发颊间隙感染。

十四、颌下间隙感染

【诊断】

1. 早期表现为颌下淋巴结炎扩散至蜂窝组织炎。

2. 颌下三角区肿胀,下颌骨下缘轮廓消失,皮肤紧张、压痛,有凹陷性水肿。

3. 脓肿形成后,可触及明显波动感。

【治疗】

1. 全身抗炎治疗。

2. 治疗病灶牙。

3. 下颌骨体下缘 2 cm 处作一与下颌骨下缘平行切口,分离至脓腔。

4. 如淋巴结内脓肿应分开淋巴结包膜。

【预防】

1. 有效控制下颌智齿冠周炎、下颌后牙尖周炎和牙槽脓肿。

2. 治疗颌下淋巴结炎。

3. 治疗化脓性颌下腺炎。

第四节 口腔正畸

一、牙列拥挤

牙齿因间隙不足而排列错乱。

【诊断】

1. 牙量大于骨量,牙列拥挤,牙齿重叠,间隙不足,排列不齐。

2. X 线检查、牙弓测量、Bolton 指数分析法、排牙试验,确定拥挤度。

3. 拥挤轻度:每个牙弓间隙差 5 mm 以下;中度:每个牙弓间隙差 10 mm 以下。

【治疗】

1. 轻度拥挤:推磨牙向远中,扩大牙弓增加骨量,及片切牙齿邻面以减小牙量。

2. 中重度拥挤:用减数矫治的方法获得大量间隙。

【预防】

1. 预防替牙期牙列拥挤,对乳恒牙的替换过程进行监控,促进牙列和粭的发育。

2. 乳牙龋病的预防和治疗。

3. 乳牙滞留应适时拔除。

4. 及时纠正第一恒磨牙的移位萌出。

5. 及早拔除多生牙,以免妨碍正常恒牙萌出。

6. 防治口腔不良习惯。

二、牙列间隙

牙量相对小,骨量相对大引起的一种错合畸形。

【诊断】

1. 牙量小于骨量,牙列稀疏,牙齿宽度小,有的有过小牙,如上颌侧切牙呈锥形。

2. 恒牙胚先天缺失 1 个或多个。

3. 拍照全颌曲面断层片确定缺牙部位和数目。

【治疗】

1. 根据缺牙部位、牙数及缺牙间隙大小,再结合年龄、牙颌发育、咬殆、全身情况作出正确的矫治计划。

2. 关闭间隙,矫正前牙覆合、盖及后牙咬合。

3. 集中间隙矫治后修复缺失牙。

4. 破除不良习惯以巩固矫治疗效。

5. 上、下中线对齐,保持颜面良好形态。

【预防】

1. 尽早拔除埋伏的多生牙。

2. 尽早纠正患者的不良习惯。

3. 尽早治疗牙周病。

三、牙源性前牙反殆

【诊断】

1. 上前牙位于下前牙舌侧。

2. 大部分患者下颌可后退到前牙对刃关系。

3. 下颌体大小、形态基本正常。

【治疗】

1. 及早消除病因,早期矫治,可收到良好的矫治效果,并可防止畸形向严重方向发展。

2. 适时、正确使用头帽与颏兜。

3. 早期反合,可用殆垫舌簧矫治器。

4. 下颌后退的机能训练。

5. 固定矫正器牵引。

【预防】

1. 纠正不良的哺乳姿势,养成正确的哺乳姿势习惯。

2. 保持缺失乳牙的间隙。

3. 调磨磨耗不足的乳尖牙,防止殆干扰所致的反殆。

4. 及早治疗扁桃体慢性炎性肥大。

5. 尽早改正口腔不良习惯。

四、乳牙列期矫治

乳牙列期,对一些前牙反殆、下颌前突、后牙反殆、过度的深覆殆、闭锁殆、功能性错殆等错殆畸形时进行的矫正治疗。

【适应证】

1. 前牙反殆、下颌前突、后牙反殆。

2. 过度的深覆殆、闭锁殆。

3. 功能性错殆。

4. 乳牙早脱。

5. 一切妨碍牙、颌、面正常发育及功能的不良习惯。

【经验指导】

1. 一般在 4 岁左右进行。

2. 戴矫治器时间不宜过长。

3. 矫治力应温和。

4. 矫治力的着力点应尽量靠近牙颈部,以减小牙齿的倾斜移动。

5. 矫治方法是以活动矫治器为主,配合其他方法矫治。

五、混合牙列期矫治

6～12 岁替牙时期出现前牙或后牙反殆,后牙锁殆,个别牙严重错位、拥挤,影响发育及功能者,以及乳恒牙替换异常和功能性错殆时进行的矫正治疗。

【适应证】

1. 前牙或后牙反殆,后牙锁殆。

2. 多生牙造成错殆。

3. 个别牙的严重错位、拥挤,影响发育及功能者。

4. 上下牙弓间关系异常者。

5. 不良习惯。

6. 乳恒牙替换异常。

7. 功能性错殆。

【经验指导】

1. 多为预防性矫治或阻断性矫治,如去除病因、不良习惯等。

2. 矫治设计以不妨碍牙、颌、面的生长发育为原则,且不宜长期使用,必要时需更换矫治器。

3. 矫治方法是以活动矫治器为主的阶段性矫治,往往还需恒牙列期的二期矫治。

六、咬殆诱导

牙齿发育时期,引导牙齿沿着咬殆的正常生理位置生长发育的方法。

【适应证】

从胎儿期开始到出生后的无牙期、乳牙列期、混合牙列期、恒牙列期这一过程中,影响正常恒牙咬殆关系建立形成的各种因素,以及已发生的阻碍正常恒牙咬殆关系建立的异常和损害。

【操作程序】

通过对错殆畸形的早期治疗和阻断以诱导健康恒牙正常萌出的方法。狭义的咬殆诱导以乳牙间隙保持器为代表。

间隙保持器有半固定式间隙保持器、远中导板间隙保持器、带环丝圈式间隙保持器、全冠丝圈式间隙保持器、充填式间隙保持器、固定式间隙保持器、舌弓式间隙保持器和可摘式功能性保持器。

【经验指导】

应用间隙保持器应注意：(1)保持间隙的近远中距离，防止对殆牙过长，使继承恒牙顺利萌出；(2)不妨碍牙齿萌出及牙槽骨高度的增长；(3)不妨碍颌骨及牙弓的正常生长发育；(4)不引起邻牙龋坏或牙周黏膜组织疾病；(5)不引起患儿口腔不良习惯和心理障碍。

第五节　口腔常用技术

一、窝沟封闭法

不去除牙体组织，在殆面、颊面或舌面的点隙裂沟涂布一层黏结性树脂。

【适应证】

1.6～8 岁第一恒磨牙(殆面已萌至正常位置)，殆面深窝沟，怀疑有龋坏的窝沟，或初期龋的窝沟。

2.12～13 岁第二恒磨牙，双尖牙殆面深窝沟，怀疑有龋坏的窝沟，或初期龋的窝沟。

3.3～4 岁乳磨牙殆面窝沟(患儿能合作)。

【操作程序】

1. 清洁牙面：用锥形小毛刷或锥形小橡皮杯，蘸清洁剂或无氟的牙膏低速电机(2 500转/分)清洁牙面及窝沟部菌斑，约 1 分钟，然后漱口，再用锐探针清除窝沟内残存的清洁剂，用水枪冲洗牙面。

2. 酸蚀：将封闭的牙防湿，干燥牙面，用小毛刷或小棉球蘸取 30％～50％磷酸，沿窝沟酸蚀 1 分钟，酸蚀面积为牙尖斜面 2/3。

3. 冲洗干燥：酸蚀后，用水枪(加压水)彻底冲洗牙面 1 分钟。冲洗后的水立即由吸唾器吸取出口腔，避免冲洗水与唾液再接触牙面。冲洗后将封闭牙隔湿，牙面干燥，酸蚀后窝沟周围和牙面呈白垩色。

4. 涂布封闭。

5. 光固化封闭剂：用小毛刷蘸适量封闭剂，自窝沟远中向近中涂布，微微上下抖动，涂布范围小于酸蚀范围，随后用光固化灯照射封闭部 40 秒。

6. 封闭后检查：用 5 号探针检查封闭剂固化程度、与牙面粘附情况，及有无漏涂的窝沟，窝沟剂有无气泡，与对合牙咬合有无过高。

7. 复查：封闭六个月复查，封闭剂有否脱落，如有脱落，则需重新封闭。一年后再次复查。

【经验指导】

1. 按所用封闭剂的种类、性能、操作要求而行。

2. 酸蚀后窝沟周围和牙面应呈白垩色，注意酸蚀后的牙面不能被唾液再污染。

3. 避免存留窝沟剂的气泡，以免影响固化滞留。

4. 操作过程中严格防湿。

二、根尖诱导成形术

牙根未完全形成之前发生牙髓严重病变或尖周炎症时,采用药物和手术方法保存根尖部的牙髓或使根尖周组织沉积硬组织。

【适应证】

1. 牙髓病已波及根髓,而不能保留或不能全部保留根髓的年轻恒牙。

2. 牙髓全部坏死或并发根尖周炎症的年轻恒牙。

【操作程序】

1. 常规备洞开髓。

2. 根管预备:仔细去除根管内感染坏死牙髓组织,冲洗,清除残留感染组织。

3. 根管消毒:封消毒力强刺激性小的药物于根管内。

4. 药物诱导:根管内填入可诱导根尖成形的药物,如氢氧化钙制剂。

5. 暂时充填窝洞,随访观察。

6. 常规根管充填:当 X 线片显示根尖延长或有钙化组织沉积并将根端闭合时,可行常规根管充填。

【经验指导】

1. 彻底清除根管内感染物质。

2. 准确测量工作长度,避免将感染物质推出根尖或刺伤根尖部组织。

3. 掌握好根管充填时机。

4. 根尖诱导成形术的疗程和效果,不仅取决于牙髓或根尖周病变的程度,而且取决于牙根发育状态和儿童患者的健康状况,因而治疗较为困难,疗程较长。

三、牙拔除术

【适应证】

1. 牙体病:牙体严重广泛龋坏,无法或无条件修复者。

2. 根尖病:根尖周围病变,不能用根管治疗及根尖切除等方法保留者。

3. 牙周病:晚期牙周病,牙周围骨组织大部分破坏。

4. 创伤:因创伤折裂至龈下或同时有根折。

5. 移位或错位牙:影响功能与美观的牙。

6. 阻生牙:反复引起冠周炎或引起邻牙龋坏的阻生牙。

7. 多生牙:形状异常,影响美观,位置不正,妨碍功能。

8. 治疗需要:治疗需要减数正畸牙、放疗前为预防严重并发症而需要拔除的牙。

9. 滞留乳牙:影响恒牙正常萌出者。

10. 病灶牙:引起颌面部软组织或骨组织炎症或疑为某些疾病的病灶牙。

【禁忌证】

1. 血液病:如血友病、血小板减少性紫癜、白血病和贫血、急性再生障碍性贫血或中度以上贫血。

2. 心脏病:心功能Ⅲ级者,应视为拔牙禁忌证。

3. 高血压：应根据有无自觉症状,血压是否稳定及精神是否紧张来决定。

4. 妊娠：有习惯性流产或早产史者或妊娠前 3 个月和后 3 个月。

5. 月经期：可能发生代偿性出血,一般择期手术。

6. 其他各种疾病：如急性肝炎、迁延性肝炎活动期、肝功能严重损害者,肾功能衰竭期或严重肾病者,未控制的糖尿病,口腔恶性肿瘤,急性炎症期和甲状腺功能亢进等。

【操作程序】

1. 术前检查：包括询问病史、全身情况和详细的局部检查,肯定所要拔除牙符合拔牙适应证。

2. 调整患者的位置。

3. 手术区处理,进行消毒、隔离。

4. 器械准备。

5. 局部麻醉。

6. 分离牙龈。

7. 挺松病牙。

8. 安放拔牙钳。

9. 拔除病牙。

10. 拔除牙的检查及拔牙创面的处理。

11. 拔牙术后医嘱：如预防出血,避免用患侧咀嚼,合理使用消炎止痛药物。

【经验指导】

在操作中,要预防牙折断、牙槽骨折断、上颌结节折断、邻牙或对颌牙折断或损伤、下颌骨骨折、颞下颌关节脱位、牙根进入上颌窦和上颌窦损伤、下牙槽神经损伤、颏神经损伤、舌神经损伤、舌及口底损伤、拔牙出血、拔牙后疼痛、术后感染等。

四、舌系带成形术

舌系带过短影响正常舌运动功能时的矫正。

【适应证】

1. 舌系带过短影响吸吮、发音或影响舌运动者。

2. 无牙𬌗患者的舌系带相对附丽过高,妨碍义齿的就位和固位者。

【操作程序】

1. 局部浸润麻醉。

2. 缝线或用鱼尾叉将舌体抬高致舌系带紧张。

3. 将舌系带剪开,至舌尖上抬时能接触到上前牙的舌侧面为止。

4. 纵形间断缝合创口。婴儿可不缝合。

5. 术后医嘱。

6. 5 天后拆线。

【经验指导】

避免损伤颌下腺导管开口、舌肌及口底。

第十四章 整形美容

第一节 血管瘤及血管畸形

一、血管瘤及血管畸形整复术

【适应证】

1. 处于增生期的各种血管瘤。

2. 经非手术治疗无效的各种血管瘤及血管畸形。

3. 非手术治疗后残留的瘤组织和痕迹,如瘢痕、色素改变、组织萎缩等。

4. 体表巨大血管瘤或累及多个部位的范围广泛的血管瘤宜分期手术。四肢部位的血管瘤及血管畸形采用分期手术时,应从远端向近端逐次分期进行。

【禁忌证】

1. 处于消退期的各种血管瘤。

2. 非手术治疗能够消除者。

3. 位于眼旁或眼球后的眶尖部位血管瘤,不宜手术。

4. 全身状况不允许的情况下,不宜手术。

【操作程序】

1. 控制术中出血:巨大的血管瘤及血管畸形手术需妥善解决减少术中出血问题。术前做好输血准备,有时可先行硬化剂注射或其他非手术方法进行预备性治疗。术中可采用控制性低血压麻醉。术中控制出血的方法还有周边加压法、捏挤阻断法、周边贯穿缝扎法、止血带法、主要血管阻断式结扎法等。

2. 切除肿瘤:视面积大小和侵犯重要器官程度考虑是否能一期完全切除,累及眉、睑缘、头皮、耳郭等范围较广的病变或瘤体较大或边界不清,难于彻底切除者,可考虑行不全切除术或分期切除术。

3. 修复创面

(1)切除肿瘤直接缝合。

(2)分次切除缝合。

(3)切除肿瘤皮片移植:为取得肤色和质地的近似,最好行全厚皮片移植。

(4)切除肿瘤后皮瓣移植:如切除病变后有深部组织裸露不能直接缝合或切除后造成器官缺损或血管畸形,一般可行皮瓣移植术,有时需行复合组织瓣移植。

(5)切除肿瘤肌皮瓣修复:如下唇巨大血管瘤需行全下唇及肿瘤一并切除时,可设计两颈部的双蒂颈阔肌肌皮瓣转移修复全下唇缺损。

(6)切除肿瘤植骨整复:如下颌骨巨大中心性血管瘤已行半侧下颌骨连同肿瘤一起切除者,宜切取肋骨游离移植重建下颌骨。

(7)切除肿瘤,同时采用瘤体表面的病变皮肤与正常皮肤互换移植。当一侧颜面部位的广泛毛细血管瘤采用手术治疗时,可将颜面部广泛病变组织切除,制成整张皮片,与腹壁正常全厚皮片进行一次性大面积互换移植,可达到治疗目的。

(8)切除肿瘤的创面,可采用在正常部位先行皮肤软组织扩张术,然后再行二期手术切除肿瘤并修复创面。

【经验指导】

1. 根据病变的大小、深度、部位等确定适当的治疗方法。

2. 术前做好充分准备以控制术中出血。

3. 切除瘤体病变组织送病理检查。

二、血管瘤及血管畸形激光治疗

【适应证】

1. 处于增生期的各种血管瘤。

2. 其他的治疗方法疗效较差或家属拒绝其他治疗方法的血管瘤及血管畸形。

3. 体表较大的血管瘤或累计多个部位的范围广泛的血管瘤宜分次行激光治疗。

【禁忌证】

1. 处于消退期的各种血管瘤。

2. 有其他更好的治疗方法的。

3. 全身状况不允许或家属拒绝此方法。

【操作程序】

1. 激光准备:接上电源,打开光纤激光机并预热,光纤操作端修正利于出光后,消毒备用。

2. 血管瘤局部准备:局部备皮,碘伏或75%酒精局部消毒,1%利多卡因局部浸润麻醉。

3. 激光开启后,对体表的血管瘤可以采取直接凝固的方法,对皮下依然有血管瘤的可将光纤从皮肤面直接伸入皮下进行热凝固。

4. 抗生素软膏外涂,局部无菌敷料覆盖,定期换药。

【经验指导】

1. 如果血管瘤面积较大,注意分次治疗,一次治疗范围过多,会影响愈合,并容易出现感染。

2. 激光操作过程中需要注意控制术中出血。

3. 术前术后需要照相以做对比。

三、血管瘤及血管畸形强光治疗

【适应证】

体表表浅的草莓状血管瘤。

【禁忌证】

1. 其余各种类型的血管瘤。

2. 局部皮肤有炎症、破溃者。

【操作程序】

1. 强光准备：光子嫩肤机开启后，调整到基本能量。

2. 局部准备：根据患儿体重用利多卡因乳膏行局部表面麻醉，麻醉20～30分钟后，擦除麻醉膏，后涂以耦合剂。

3. 用强光光斑在血管瘤的表面依次打一遍。

4. 冷敷半小时，如患儿局部反应较重，可涂以湿润烧伤膏。

5. 随诊。

【经验指导】

1. 勿在血管瘤表面重复多次打强光，以免灼伤。

2. 此治疗方法的适应证较窄，需严格把握，否则易贻误病情。

3. 如治疗效果不明显，未阻止血管瘤的进一步扩大，需尽快就诊以采取其他治疗方法。

4. 术前术后需要照相以做对比。

四、血管瘤及血管畸形药物治疗

【适应证】

1. 头面部较大面积的血管瘤。

2. 伴有各种并发症及已有影响正常生理功能表现的增生期血管瘤。

3. 不适合其他治疗方法治疗的血管瘤。

【禁忌证】

1. 有其他治疗方法能得到很好疗效的血管瘤均不建议采取此方法。

2. 局部皮肤有炎症、破溃者。

3. 患儿全身状况不允许的。

【操作程序】

1. 测量患儿体重，按每公斤体重4 mg醋酸泼尼松计算服用药量。

2. 服用方法：隔日晨起顿服，共8周，以后每周减量一半，可给药2～3个疗程，间隔2～3周。

【经验指导】

1. 治疗过程中需要向患儿的家属交代清楚可能出现的副作用，如发现请及时就诊，调整治疗方案。

2. 患儿需要定期随诊，监测体重，调整药量。

3. 术前术后需要照相,以观察药物的治疗效果,如效果不佳,需及时调整治疗方法。

第二节　眉眼部

一、眉再造术

【适应证】

1. 眉毛部分或全部缺损。

2. 有足够的毛发供区。

3. 心理正常,要求合理,主动要求手术的眉毛切除术后患者。

【禁忌证】

1. 无毛发供区或为斑秃患者。

2. 心理不正常,要求不合理的眉毛切除术后患者。

3. 家属坚决反对者。

4. 眼周组织有急慢性感染者。

【操作程序】

(一)游离头皮移植法

1. 手术设计

应在术前完成。患者取坐位。如为双侧眉毛缺损者,用亚甲蓝绘出两侧对称的眉形;如为单侧眉毛缺损,则根据健侧眉毛的形态设计。如为眉毛部分缺损,则应以残余的眉毛或对侧正常眉毛作为参照。

2. 术区消毒

面部常规消毒铺单。

3. 受区处理

按术前设计的切口线切开皮肤或瘢痕,去除多余的瘢痕组织。注意将受区的瘢痕彻底切除,以创造血供良好的受床。

4. 头皮采取

按眉毛缺损的大小裁取布样,在同侧耳后发际边缘,根据头发的方向,绘出同样大小的眉形。切开头皮时刀的方向应与毛发的方向一致。取下的头皮应在显微镜下剔除多余的脂肪组织,注意保护毛囊。

5. 移植受床经双极电凝止血,生理盐水清洗后,将处理好的头皮植入受床,用5-0缝线缝合固定。

6. 包扎

头皮表面用小纱布块行包堆包扎,压力适中,外用绷带包扎固定。

7. 拆线

拆线后,外用弹力适中的绷带继续压迫数周。

(二)毛发游离移植法

1. 手术设计

应在术前完成。患者取坐位。如为双侧眉毛缺损,用亚甲蓝绘出两侧对称的眉形;如为单侧眉毛缺损,则根据健侧眉毛的形态设计;如为眉毛部分缺损,则应以残余的眉毛或对侧正常眉毛作为参照。

2. 术区消毒

面部常规消毒铺单。

3. 麻醉

一般用局麻。

4. 头皮采取

于枕部头皮处绘出所需的头皮范围(比所需面积稍大),切开头皮达枕肌表面后切下头皮,缺损直接缝合。

5. 头皮毛发移植单位的制作

在放大镜下,根据毛发簇性生长的特性形成毛发移植单位,置于生理盐水纱布中待用。

6. 受区处理

在毛发移植区内,每隔数毫米,用刀片斜向形成切口,深度达皮下,切口出血用压迫止血法止血。注意切口方向应与眉毛的方向一致。将已形成的毛发移植单位植入切口内。

7. 包扎

局部用绷带略加压包扎数天。

(三)颞浅动脉岛状头皮瓣移植法

1. 手术设计

应在术前完成。患者取坐位。如为双侧眉毛缺损,用亚甲蓝绘出两侧对称的眉形;如为单侧眉毛缺损,则根据对侧正常眉毛的形态设计;如为眉毛部分缺损,则应以残余的眉毛或对侧正常眉毛作为参照。取下布样。

2. 皮瓣设计

用多普勒血流测出颞浅动脉顶支的走行路线,待长度足够后,按布样绘出所需头皮的大小。设计线用1‰碘酊固定。

3. 术区消毒

面部常规消毒铺单。

4. 麻醉

全麻或局部浸润麻醉。

5. 形成头皮瓣

沿着颞浅动脉顶支走向标记的设计线切开皮肤、皮下组织达颞筋膜浅层,沿此层表面向两侧锐性剥离2 cm,找到颞浅动脉和颞浅静脉后切开颞筋膜,形成包含颞浅动、静脉的蒂,远端连着岛状头皮。

6. 受区处理

沿设计线切除瘢痕,深度达肌肉表面,仔细止血。自受区到耳轮脚连线形成皮下隧道,宽度与蒂的宽度一致。将已仔细止血的岛状头皮瓣经过皮下隧道转移到受区,缝合切口。供区直接缝合。酌情放置引流条。

7. 包扎

术毕局部略加压包扎。

8. 术后护理

术后前 3 天内,每日观察皮瓣的血运。引流条于术后 24～48 h 拔除。

【经验指导】

1. 移植头皮的毛发应与眉毛一致。

2. 受区的瘢痕一定要彻底切除。

3. 供区和受区的止血应彻底。

4. 头皮游离移植时,皮片内的脂肪组织应尽量去除。

5. 形成颞浅岛状头皮瓣时,注意保护主干血管,止血应彻底。术后头皮瓣的回流不良时,可定时放血或加压。

二、上睑下垂矫正术

【适应证】

1. 各种上睑下垂,包括先天性、获得性或老年性上睑下垂。

2. 患者心理状态正常,要求合理,主动要求手术。

【禁忌证】

1. 重症肌无力、霍纳综合征引起者,及动眼神经、面神经损伤或颅内病变所引起的上睑下垂。

2. 患者要求不合理,有明显心理障碍者。

3. 不能理解手术可能出现的并发症者。

4. 有出血倾向和高血压、糖尿病尚未控制者。

5. 家属坚决反对者。

6. 眶周组织急性感染者。

【操作程序】

1. 术前检查

(1)测定睑裂高度,上睑缘下移≤2 mm 为轻度下垂,中度者下移 2～4 mm,重度者下移 4 mm 以上。

(2)上睑提肌功能测定。

(3)上直肌功能测定。

(4)检查上睑有无迟滞现象。

(5)额肌功能测定。

2. 上睑提肌腱缩短和前徙术

(1)面部常规消毒铺单。

(2)儿童一般用气管内插管麻醉,成人一般用局部浸润麻醉。

(3)手术切口以设计的重睑宽度而定,一般为 6～8 mm。沿设计切口线切开皮肤及眼轮匝肌后,找到上睑提肌腱,横断,根据每下垂 1 mm 缩短 4～5 mm 肌腱长度分离肌腱后,与睑板上缘固定数针,剪除多余肌腱。

(4)间断缝合皮肤切口。

(5)术后 24 h 换药,更换外敷料;用抗生素眼膏或眼药水滴眼,术后 6～7 天拆线。

3. 额部自体阔筋膜悬吊术

(1)面部常规消毒铺单。

(2)儿童一般用气管内插管麻醉,成人一般用局部浸润麻醉。

(3)于大腿外侧,切取一条阔筋膜,并形成宽约 0.5 cm 的筋膜条备用。

(4)手术切口按所需形成的重睑宽度而定,一般为 6～8 mm。沿设计切口线切开皮肤及眼轮匝肌达睑板前,在眉毛上缘形成 3 个深达额肌表面的小切口,将筋膜条经此小切口与上睑板相连,形成"W"形悬吊。

(5)间断缝合皮肤切口。

(6)术后 24 h 换药,更换外敷料;用抗生素眼膏或眼药水滴眼,术后 6～7 天拆线,筋膜供区切口 2 周拆线。

【经验指导】

1. 上睑缘应上提到角膜上缘或其下方 2 mm 以内。

2. 术后患眼应减少运动,眶额部加压包扎。

3. 术后早期注意预防暴露性角膜炎。

三、上睑松垂矫正术

【适应证】

1. 心理正常、要求眼睑美容的患者。

2. 上睑皮肤松垂和臃肿,睫毛平垂或内翻。

3. 两上睑因皮肤松弛而不对称者。

【禁忌证】

1. 心理障碍或要求不切实际者。

2. 眼周组织有急慢性感染或高血压、糖尿病尚未控制者。

3. 面瘫患者所致的睑裂闭合不全、各种原因所致的眼球前突或退缩者或伴有上睑下垂者。

【操作程序】

1. 面部常规消毒铺单。

2. 局部浸润麻醉。

3. 按正常重睑宽度设计切口线,判断多余皮肤,绘出拟去除皮肤的量,在外眦处设计延长切口,切除多余皮肤、眼轮匝肌。

4. 将皮肤切口缘与深面的睑板前组织间断缝合在一起。

5. 术后 24 h 换药,术后第 5 天拆线。

【经验指导】

1. 术中准确判断应切除的松弛皮肤的量,争取两侧对称。根据皮肤松弛情况,切口可向两侧延伸。

2. 必要时可切除部分眶隔脂肪。

3. 局部应彻底止血。

4. 切口和深面睑板前组织固定位置应适中，以避免睑外翻。

四、重睑成形术

【适应证】

同上睑松垂矫正术。

【禁忌证】

同上睑松垂矫正术。

【操作程序】

1. 面部常规消毒铺单。

2. 局部浸润麻醉。

3. 按正常重睑宽度设计切口线，切开皮肤、眼轮匝肌，按设计量切除松弛的皮肤。

4. 间断将皮肤切口缘与深面的睑板前组织缝合在一起。

【经验指导】

1. 术中准确判断应切除松弛皮肤的量，争取两侧对称。

2. 可切除部分眶隔脂肪。

3. 局部应彻底止血。

4. 切口和深面睑板前组织固定位置应适中，不要形成人为的睑外翻。

五、眼袋成形术

(一)外切法眼袋成形

【适应证】

1. 心理正常、要求眼睑美容的患者。

2. 下睑皮肤松弛、眶脂肪明显外突或同时有眼轮匝肌松弛或睫毛内翻者。

【禁忌证】

1. 心理障碍或要求不切合实际者。

2. 眶周组织有急慢性感染或高血压、糖尿病尚未控制者。

3. 面瘫患者所致的睑裂闭合不全、各种原因所致的眼球前突或退缩者。

4. 要求保留下睑眼轮匝肌者。

【操作程序】

1. 面部常规消毒铺单。

2. 局部浸润麻醉。

3. 在下睑睫毛下方 1～2 mm 处绘出切口线，至外眦处向外下适当延长切口。切开皮肤、眼轮匝肌，至眶隔前，打开眶隔，切除内、中和外脂肪球。注意结扎止血。嘱患者张嘴向上看，将下睑眼轮匝肌肌皮瓣舒平后切除多余的皮肤肌肉组织。

4. 间断缝合皮肤切口。

【经验指导】

1. 术中准确判断应切除的松弛皮肤和眼轮匝肌的量,争取两侧对称。

2. 术中可根据局部组织的松弛情况行眼轮匝肌或眶隔腱膜悬吊术。

3. 局部应彻底止血。

4. 切除组织要适量。

(二)内切法眼袋成形术

【适应证】

1. 心理正常、要求眼睑美容的患者。

2. 下睑眶脂肪明显外突但皮肤和眼轮匝肌不松弛者。

【禁忌证】

1. 心理障碍或要求不切合实际者。

2. 眼周组织有急慢性感染或高血压、糖尿病尚未控制者。

3. 面瘫患者所致的睑裂闭合不全、各种原因所致的眼球前突或退缩者。

【操作程序】

1. 面部常规消毒铺单。

2. 一般用局部浸润麻醉。

3. 距下睑板近穹隆侧切开睑结膜,用眼科剪锐性剥离眶隔膜,切除疝出的脂肪组织。注意止血。切口可视情况决定是否缝合。

【经验指导】

1. 术前应确定多余眶隔脂肪的位置,切除量应两侧对称。

2. 局部应彻底止血。

3. 切除组织时,不要损伤其他组织。

六、内眦赘皮矫正术

(一)内眦赘皮单 Z 字改形术

【适应证】

1. 适用于轻度的内眦赘皮或瘢痕性内眦赘皮。

2. 心理正常,要求合理,能正确理解手术可能形成的皮肤瘢痕者。

【禁忌证】

1. 心理障碍或要求不切合实际者。

2. 眼周组织有急慢性感染或高血压、糖尿病尚未控制者。

【操作程序】

1. 面部常规消毒铺单。

2. 儿童一般用气管内插管麻醉,成人一般用局部浸润麻醉。

3. 根据内眦赘皮的方向设计 Z 字改形切口线,切开皮肤,形成两瓣,松解皮下眼轮匝肌束,交叉缝合皮瓣。

(二)内眦赘皮双 Z 字改形术

【适应证】

1. 弧形内眦赘皮。

2. 心理正常,要求合理,能正确理解手术可能形成的皮肤瘢痕者。

【禁忌证】

1. 心理障碍或要求不切合实际者。

2. 眼周组织有急慢性感染或高血压、糖尿病尚未控制者。

【操作程序】

1～2 同内眦赘皮单 Z 字改形术。

3. 根据内眦赘皮的方向于上睑和下睑分别设计 Z 字改形切口线,切开皮肤,形成皮瓣,松解皮下的眼轮匝肌束,皮瓣交叉缝合。

(三)内眦赘皮四瓣法修复

【适应证】

1. 严重的内眦赘皮或瘢痕性内眦赘皮。

2. 心理正常,要求合理,能正确理解手术可能形成的皮肤瘢痕者。

【禁忌证】

1. 心理障碍或要求不切合实际者。

2. 眼周组织有急慢性感染或高血压、糖尿病尚未控制者。

【操作程序】

1～2 同内眦赘皮单 Z 字改形术。

3. 根据墨氏手术的设计原则,绘出切口线,切开皮肤,形成四瓣,松解皮下的眼轮匝肌束,交叉缝合皮瓣。

七、睑裂开大术

(一)睑裂外眦松解术

【适应证】

1. 眼睑痉挛所致的眼裂变形,或行眼睑缺损修复术后。

2. 心理正常,要求合理,能正确理解手术可能形成的皮肤瘢痕者。

【禁忌证】

1. 心理障碍或要求不切合实际者。

2. 眼周组织有急慢性感染或高血压、糖尿病尚未控制者。

【操作程序】

1～2 同内眦赘皮单 Z 字改形术。

3. 于外眦联合处剪开皮肤和眼轮匝肌,根据情况可剪断外眦韧带上支或下支,甚至可全部剪断,必要时可在外眦韧带的上下方彻底分离。止血后缝合皮肤。

【经验指导】

1. 本术式可松解外眦 5 mm 左右。

2. 结膜不切开。

(二)睑裂眦角开大术

【适应证】

1. 睑裂狭小综合征、外伤所致的睑缘粘连等。

2. 心理正常,要求合理,能正确理解手术可能形成的皮肤瘢痕者。

【禁忌证】

1. 心理障碍或要求不切合实际者。

2. 眼周组织有急慢性感染或高血压、糖尿病尚未控制者。

【操作程序】

1~2 同内眦赘皮单 Z 字改形术。

3. 于外眦联合处全层切开,在结膜下行锐性分离,使结膜充分游离后,在切口的顶部缝合结膜和皮肤。

【经验指导】

1. 如上睑较短,可采用延长上睑的 Blaskovics 手术。

2. 切口周围的结膜应充分游离,减少缝合时的张力。

3. 必要时应修整新形成的睑缘。

4. 如新形成的睑缘过长,可考虑睫毛再造术。

第三节　鼻部

一、驼峰鼻整形术

【适应证】

驼峰鼻、过宽鼻。

【禁忌证】

1. 青春期少年患者。

2. 患有全身性疾病,如全身骨软骨疾病、垂体疾病、出血性疾病等。

3. 鼻局部有炎症者。

4. 心理严重障碍,对手术效果有不切实际的要求者。

【操作程序】

1. 标记切除量

术前应对患者的鼻部进行仔细测量、设计。先在鼻根至鼻头顶部下方 2 mm 处画连线,连线前面部分的上方即为手术时应切除的骨、软骨组织。若同时患有鹰钩鼻,则再向上推动鼻尖,使鼻唇角达到 90°~100°,标出鼻尖上推后与静止时的差距,即为将要切除的鼻中隔软骨前端的宽度,也就是将要缩短的鹰钩鼻的长度。

2. 切口的选择

根据鼻孔大小的不同,采取不同的手术入路。鼻孔内切口(即闭合式)鼻整形术,又称Joseph 手术。此手术在鼻侧软骨与鼻翼软骨之间做切口,两侧贯通,再做分离。鼻孔外切口即开放式鼻整形(又称 Anderson 与 Ries 手术),术野暴露充分,操作方便,但会留下鼻孔缘及鼻小柱瘢痕。在鼻小柱中、下 1/3 交界处做横切口或做"－∧－"形切口,可避免出现直线瘢痕,在小柱的两侧沿鼻翼软骨的内侧脚和外侧脚的前缘各做一鼻孔边缘切口。

3. 潜行分离

用小弯剪刀紧贴软骨浅面潜行分离,将其上紧密粘连的皮肤分开,至鼻骨骨膜处,改用骨膜剥离子进行剥离,直至鼻根部。

4. 凿除驼峰

先切除或剪除软骨部分(包括部分鼻中隔软骨和鼻侧软骨),再凿除鼻骨凸起部分,并将截面锉平。如果是很轻的驼峰,可直接用骨锉锉平,亦可用骨剪剪除驼峰。

5. 缩窄鼻背

在鼻孔内梨状孔上颌骨鼻突处黏膜上做与骨垂直的切口,深达骨膜。将骨膜与上颌骨额突和鼻骨从内、外两面剥离,将上颌骨额突与其表面的骨膜等软组织分离,同时也将黏膜、骨膜自鼻腔面分离,凿断上颌骨鼻突,对侧亦然。将上颌骨鼻突自外向中线按压,使两侧的鼻骨与鼻侧软骨重新合拢,缩窄鼻背。

6. 鼻下部畸形矫正

如果鼻尖下垂,形似鹰钩,可在鼻翼软骨内侧脚的后面将鼻中隔软骨的前端适当地切去一部分,然后,将鼻小柱与鼻中隔缝合。如果同时伴有鼻下部过长,可解剖出侧鼻软骨的下端,适当切除一部分。合并有鼻翼过宽大者,可将鼻翼软骨的上缘、外侧缘切除一部分。若鼻尖过低,可用被凿除的鼻骨或软骨充填支撑。

7. 术后固定

固定的原则为鼻内、鼻外均匀加压,以稳定整形术后的良好外形,防止继发畸形。

【经验指导】

1. 驼峰的凿除应按术前标志线进行,以避免凿除过多或不对称。

2. 凿断上颌骨鼻突不能过低,以免伤及鼻泪管。

3. 凿断上颌骨鼻突时,尽可能在上颌骨鼻突的起始部,以防台阶形成。若形成台阶,可部分截骨消除台阶,然后用双拇指将上颌骨鼻突推向中线。

二、鞍鼻整形术

(一)单纯性鞍鼻畸形修复术

【适应证】

1. 单纯性轻、中度鞍鼻或低鼻畸形患者,有隆鼻要求。

2. 鼻骨、软骨基线中正,无明显的鼻中隔偏曲。

【禁忌证】

1. 年龄过小(<16 岁)。

2. 鼻部疖肿、上呼吸道感染等炎症。

3. 对手术效果期望值过高。

【操作程序】

1. 手术设计

根据不同个体,设计鼻形及鼻根起点。

2. 充填材料的选择

常用的充填材料有医用固体硅橡胶、自体骨及软骨、异体软骨、高分子聚乙烯。

3. 植入体的准备

根据设计需要雕塑植入体。

4. 切口选择

一般选用侧鼻孔缘切口、飞燕状切口、包括鼻小柱基底的"U"形切口等,应根据情况适当选用。

5. 切开分离

在鼻头、鼻小柱和鼻背筋膜处注入局麻药,沿鼻孔缘在鼻翼软骨的内侧脚和外侧脚的前缘做皮肤切口,深达皮下,在鼻背筋膜下剥离出腔隙。

6. 充填物的植入

将雕塑好的植入体放入腔隙内。

【经验指导】

1. 手术操作应做到无菌、微创。

2. 移植体放置不应左右偏斜,也不宜过高、过尖。

3. 鼻假体应选择非透明的,置入层次不应过浅,以免术后出现植入物透光现象。

(二)复杂性鞍鼻横断延长法

【适应证】

鞍鼻明显,鼻下端结构完整。

【禁忌证】

鼻下端结构紊乱,鼻部皮肤不健康。

【操作程序】

1. 鼻下端复位

在鼻翼及鼻头上方做弧形切口,切开鼻全层组织,形成一个与鼻腔洞穿的缺损,将鼻下端向下复位,延长鼻中轴。

2. 洞穿缺损修复

在鼻根部翻转一个适当大小的皮下组织蒂瓣,四周与鼻腔黏膜创缘缝合,修复鼻衬里缺损,然后,取一个以滑车上血管为轴的岛状皮瓣覆盖鼻部创面,供瓣区另取全厚皮片移植覆盖。或在两侧鼻唇沟处各掀起一适当大小的皮瓣或岛状皮瓣,以一瓣翻转为衬里,而以另一瓣旋转修复鼻部皮肤缺损,两瓣瓦合,两侧鼻唇沟创面可直接缝合。

【经验指导】

1. 转移皮瓣的蒂部应保留适量的皮下组织,以保证皮瓣的血液供应。

2. 鼻唇沟皮瓣法只适合于老年人或局部皮肤松弛者。

(三)复杂性鞍鼻植骨修复

【适应证】

严重鞍鼻畸形且皮肤及黏膜完整者。

【禁忌证】

皮肤及黏膜不正常。

【操作程序】

1. 鼻部皮肤延长

于鼻翼缘及鼻小柱做"－U－"形切口,紧贴软骨及骨膜表面做广泛的皮下剥离,上至眉间,两侧至上颌部、颧部,下至上唇,使得皮肤松动,向鼻部牵移。

2. 鼻部衬里延长

牵开切口,显露鼻骨及软骨,在梨状孔上缘约1.5 cm处弧形切开骨膜,向下剥离并掀起骨膜瓣,至梨状孔上缘将鼻骨骨膜与鼻中隔黏膜分开,并横行切开中隔黏膜,梨状孔上部与鼻腔相通。沿梨状孔两侧继续向下剥离,使骨膜瓣连同鼻下部一并向下转移,将骨膜瓣覆盖在洞穿缺损上,其创缘与梨状孔上缘缝合。

3. 鞍状畸形矫正

切取自体髂骨或肋软骨,雕刻成"L"形支架,将其置于鼻梁位置,其深面与鼻骨紧密贴合,鼻小柱基部则抵于鼻前棘。

4. 碟面畸形矫正

在龈颊沟做切口,在骨膜下沿梨状孔两侧向上剥离,形成骨膜下间隙,将切取的骨块修成与梨状孔弧度一致的形态,植于梨状孔两侧及上牙槽凹面,用钢丝固定,关闭龈颊沟切口。

【经验指导】

术中支架不要过大,以免张力过大,影响伤口愈合。

(四)复杂性鞍鼻额部皮瓣修复

【适应证】

严重鞍鼻、臭鼻症患者,鼻部皮肤完整。

【禁忌证】

局部皮肤不完整,瘢痕组织广泛粘连。

【操作程序】

1. 从鼻孔内鼻侧软骨上缘做切口,两侧贯通,用剪刀向鼻背及鼻尖部做广泛分离,充分松解挛缩,将粘连、移位的组织复位,延长鼻部。

2. 再按鼻延长后留下的创面大小,切取以一侧或两侧滑车上血管为蒂的额部岛状皮瓣,在额部、鼻腔之间打一隧道,将皮瓣由其中引入鼻腔内,向内翻转,边缘与鼻腔内创面的黏膜对应缝合。在鼻中隔处,可将皮瓣中间皮肤剖开向两侧掀起,与中隔部黏膜缝合。供瓣区稍加分离即可直接缝合。

3. 术后鼻腔内应适当填塞碘仿纱条,7～10 天拆除缝线。

【经验指导】

鼻与额部间的隧道应尽量宽松,以免岛状瓣蒂部受压而出现皮瓣血运障碍。

三、短鼻畸形矫正术

【适应证】

短鼻患者,鼻部皮肤完整。

【禁忌证】

局部皮肤不完整,瘢痕组织广泛粘连者。

【操作程序】

1. 设计切口

在鼻小柱下方的鼻下点设计 V 形切口并沿鼻小柱侧缘上行,在鼻翼内沿鼻翼软骨前缘做延长切口,对于鼻小柱过短者可切断鼻中隔降肌。

2. 在含 1/20 万盐酸肾上腺素的 1％利多卡因行双侧眶下神经阻滞麻醉及局部浸润麻醉下,切开分离皮肤层,并视情况作部分的鼻翼软骨外侧脚分离,并完全分离中间脚。对鼻小柱低矮、朝天鼻较严重者在外侧脚与中间脚之间分离并切断鼻翼软骨,让其充分松解,并作部分缝合以抬高鼻尖部的高度及向前的突出度。沿鼻背筋膜紧贴鼻骨向上分离至眉眦连线的中点,做鼻假体置入的术腔。对短鼻严重、鼻尖低者,还要充分分离鼻翼软骨及鼻侧区、鼻尖区、鼻翼区皮肤,使鼻部皮肤能向前下方推移。

3. 从耳郭后方做切口,取耳甲腔软骨或取鼻中隔软骨修剪成适当大小的 L 形及/或盾形备用。置入准备好的鼻假体后(硅胶假体或膨体),调整至适当位置,再根据病人短鼻畸形的程度不同,植入相应软骨于假体的前方,使假体与皮肤之间由植入软骨隔离开来,并行缝合固定。将皮瓣复位,在鼻下点的 V 形切口的顶点部作部分 V-Y 推进以提高鼻小柱的高度,间断缝合双侧切口。

4. 根据鼻尖成形后的鼻形,作双侧鼻翼点的楔形鼻翼切除,使缝合后的鼻孔缩小、鼻翼内收,鼻孔呈正八字椭圆形。

【经验指导】

1. 术中支架不要过大,以免鼻尖部张力过大。

2. 术后注意鼻部塑形,短期内避免碰撞。

第四节　口唇

一、唇裂修复术

【适应证】

1. 单侧Ⅰ、Ⅱ、Ⅲ度及隐性唇裂。

2. 出生后 3～6 个月手术为宜,血红蛋白达 100 g/L 以上。

【禁忌证】

1. 营养状况差,血红蛋白 100 g/L 以下,体重不足 5 kg 者。

2. 同时患有其他严重先天性疾病者。

3. 口鼻周围有炎症及皮肤疾病者。

【操作程序】

1. 手术常在全麻下进行,成人可采用局麻。

2. 单侧唇裂修复术按裂隙的闭合方式,手术方法可分为旋转推进、三角瓣、矩形瓣和直线法等。

(1)按设计切开皮肤和黏膜,分离口轮匝肌。必要时在唇龈沟做松弛切口,使裂隙对合的张力减小。

(2)调整裂隙两侧白唇对合方式,使患侧白唇高度达到健侧标准,将皮肤、肌肉和黏膜分层缝合。

(3)调整两侧红唇黏膜瓣,使两侧唇形对称后,缝合黏膜。

(4)伤口涂抗生素油膏,用唇弓减张。

3. 双侧唇裂修复术常用的手术方式是利用前唇形成上唇的中央部分,用两侧组织的红唇组织瓣形成红唇的中央部分。

(1)按设计切开皮肤和黏膜,分离口轮匝肌。必要时在两侧唇龈沟做松弛切口,减低裂隙对合的张力。

(2)将两侧皮肤、肌肉和黏膜与前唇组织缝合,使前唇形成唇中部。

(3)将原前唇的部分红唇黏膜翻转作为衬里,两侧的黏膜瓣在中央交叉缝合,形成红唇中部。

【经验指导】

1. 婴儿术后用汤匙喂养。

2. 定时清洁伤口血痂和附着物。

二、唇裂继发畸形矫正术

【适应证】

唇裂修复手术后鼻唇部外形仍有畸形者。

【禁忌证】

1. 要求不切实际者。

2. 口鼻周围有炎症及皮肤疾病者。

【操作程序】

1. 麻醉视患者年龄和耐受性而定。

2. 一般红白唇可按原切口切开,鼻部可采用鼻孔缘切口或正中燕式切口。

3. 切开皮肤,分离口轮匝肌,恢复其连续性;调整红白唇的对合方式,使患侧白唇高度、鼻孔基底的宽度和红唇的形状与健侧基本对称,恢复红唇缘的连续性。

4. 通过缝合、悬吊等方式调整患侧大翼软骨的形状和位置,严重者可用自体或替代物移植,以增加支持力,使两侧鼻孔基本对称。

5. 分层缝合,伤口涂抗生素油膏。

【经验指导】

1. 定时清洁伤口血痂和附着物。

2. 严重畸形者,术后鼻孔可佩戴管状支撑物一段时间。

三、腭裂修复术

【适应证】

1. 腭裂及隐性腭裂。

2. 宜于1岁左右施行,有条件者可尽早手术。

3. 营养状况良好。

【禁忌证】

1. 营养状况差。

2. 扁桃体Ⅱ度以上肿大者。

3. 患其他疾病无法耐受手术者。

【操作程序】

1. 手术一般在全麻下进行。

2. 目前常用的手术方式是形成以腭大神经血管束为蒂的黏骨膜瓣封闭裂隙。

3. 做裂隙缘切口后,沿牙龈缘及龈颊沟做松弛切口,形成黏骨膜瓣,松解腭大神经血管束,分离鼻腔侧黏膜。在此基础上,可形成双蒂、单蒂、三瓣或四瓣黏骨膜瓣等方法,构成不同的术式。

4. 分层缝合鼻侧黏膜、软腭肌肉和口腔黏膜。

5. 松弛切口内可填塞碘仿纱条。

【经验指导】

1. 术后注意控制饮食,维持水电解质平衡。

2. 密切观察口腔内情况,如有创面出血,及时止血。

3. 尽量避免患儿哭闹。

4. 两侧松弛切口内的碘仿纱条,于术后5天和7天分别拔出。

5. 如发生腭瘘等并发症,至少半年后再行手术修复。

四、面横裂修复术

【适应证】

1. 面横裂患儿。

2. 手术条件同"唇裂修复术"。

【禁忌证】

同"唇裂修复术"。

【操作程序】

1. 手术一般在全麻下进行,成人可采用局麻。

2. 手术设计为确定患侧新口角的位置。通过手术将新口角外侧部分缝合。

3. 按设计切开皮肤和黏膜,将新口角外侧的红唇黏膜形成黏膜瓣翻转进入口内,分离口轮匝肌。必要时在唇龈沟做松弛切口,使裂隙对合无较大的张力。

4. 口角外侧之皮肤、肌肉和黏膜分层缝合,形成新的口角,皮肤切口可做"Z"字改形。

【经验指导】

如合并颌骨畸形等可于成年后行正颌治疗。

五、小口开大术

【适应证】

1. 先天性小口畸形。

2. 因口周烧伤、外伤和手术后瘢痕挛缩引起的小口畸形。

【禁忌证】

同"唇裂修复术"。

【操作程序】

1. 手术可于局麻或全麻下进行。

2. 确定新口角的位置,一般应在两侧瞳孔的垂直线上。

3. 将新口角内侧的瘢痕组织切除,并将其下方的黏膜形成黏膜瓣,向外翻转,形成新的红唇黏膜和口角。

4. 缝合切口。

【经验指导】

可适当过矫,以防术后挛缩。

六、唇外翻矫正术

【适应证】

因烧伤、创伤或感染致上下唇外翻者。

【禁忌证】

同"唇裂修复术"。

【操作程序】

有几种手术方式,视患处具体情况而定。

1. 局部改形法:对于由索条状瘢痕挛缩引起、症状较轻者,可利用 Z 字或 V-Y 改形手术松解挛缩,矫正外翻。

2. 局部皮瓣转移术:对于外翻不很严重者,可利用周围局部皮瓣转移,矫正外翻。

3. 游离植皮术:对于外翻严重者,宜采用厚中厚皮片、全厚皮片或真皮下血管网皮片游离移植。

【经验指导】

1. 手术中补充的组织量要足够,以便将外翻彻底矫正,甚至可稍微过度矫正,以防复发。

2. 长期严重外翻者,常伴有唇黏膜增生,可适当切除。

七、笑靥成形术

【适应证】

有手术要求,且面部皮肤无过分松弛者。

【禁忌证】

局部有炎症者。

【操作程序】

1. 手术一般在局麻下进行。

2. 标定笑靥(酒窝)位置。

3. 在口内相对的颊黏膜处做小切口,可修剪少量肌肉。

4. 将皮下、真皮和肌肉缝合结扎,使定点处出现凹陷,缝合黏膜切口。

【经验指导】

注意口腔清洁。

第五节　耳郭

一、招风耳矫正术

【适应证】

1. 耳甲与颅侧壁的角度大于90°。

2. 对耳轮上脚扁平较严重者。

【禁忌证】

1. 有全身疾患不能耐受手术者。

2. 对手术效果期望值过高或伴有精神疾患者。

【操作程序】

1. Converse 法

(1)耳郭向后折叠,显现对耳轮及其上脚的轮廓,用亚甲蓝标出。

(2)用注射器针头沿折叠耳郭轮廓从皮肤刺入,穿透软骨及耳后皮肤,在针头上涂以亚甲蓝后退出针头,绘出耳软骨的切口线。

(3)在两排亚甲蓝标志点中央做纵行切口,进行广泛的皮下分离,暴露出软骨膜上亚甲蓝标志点。

(4)沿两侧标志点切开软骨,两切口向下方逐渐靠近,上方逐渐分开,并保持前面软骨膜的完整。

(5)两侧切口间的软骨用细丝线内翻缝合成管状,形成对耳轮及其上脚。

(6)根据耳甲腔大小在耳甲软骨的游离缘切除一菱形软骨片,以缩小耳甲腔软骨的宽度,使耳轮与颅侧壁的距离保持在 2 cm 左右。

(7)切除多余的耳后皮肤,用细丝线缝合切口。

2. ZhaoLi 法

(1)在耳郭前面模拟画出对耳轮及其耳轮脚的标志。

(2)按对耳轮的标志线用注射针头穿透耳郭全层,退出针头前在针头涂亚甲蓝,在软骨上留下切口标志点。

切开耳后皮肤,暴露出软骨膜上亚甲蓝标志点。

(3)沿标志点切开耳软骨全层,直至耳郭前面的皮下,并在软骨的前表面做一条小切口,不要切透软骨全层。

(4)将耳软骨向后卷曲对合,细丝线缝合 3～4 针,形成对耳轮。

(5)切断耳后肌,根据耳甲腔大小,在耳甲腔区切除半月形的软骨,以缩小耳甲腔大小。

(6)将耳软骨与乳突区的筋膜缝合数针。

(7)切除多余的皮肤,用细丝线缝合切口。

【经验指导】

1. 术中彻底止血,避免活动性出血,预防血肿形成。

2. 术后用凡士林纱条填塞耳郭凹陷部分,用棉垫及绷带加压包扎。

3. 伤口不放置引流条。

4. 术后可应用抗生素 3 天,10 天左右去除敷料拆线。

二、杯状耳矫正术

【适应证】

1. 轻度杯状耳,耳郭上部轻度下降者。

2. 轻度杯状耳,耳郭上部软骨卷曲、折叠者。

3. 中度杯状耳,耳郭上部软骨卷曲不严重者。

4. 一侧为轻度杯状耳,另一侧为正常耳,两者大小有较明显差异者。

5. 重度杯状耳畸形,耳郭上半部分已完全失去正常形态者。

【禁忌证】

1. 严重心、肾、脑等病变不能耐受手术者。

2. 年龄小于 5 岁者。

【操作程序】

1. 耳轮脚"V-Y"推进法

"V"形切开耳轮脚部的皮肤、皮下组织,并剪断耳轮脚软骨,将耳轮脚向后上方推进,"Y"形缝合切口。

2. 软骨瓣法

(1)于患者耳郭后距耳轮缘 1 cm 处做一条与耳轮上缘平行的切口线。

（2）切开耳轮后面皮肤、皮下组织，于耳软骨表面潜行分离，使卷曲于耳轮处的皮肤脱套，暴露卷曲的软骨。

（3）切开、分离耳轮软骨折叠部，形成蒂在耳轮脚的软骨瓣，旋转至相当于耳舟的软骨后方，缝合、固定。

3. 利用钢丝悬吊综合矫治法

（1）于患者耳郭背面距耳轮缘 1 cm 处做平行于耳轮上缘的切口线。

（2）切开耳郭后皮肤、皮下组织，于耳软骨浅面剥离，暴露畸形软骨。

（3）切开分离耳轮软骨折叠部，按矫治招风耳术式，将分离的耳软骨向后下方翻转，缝合成管状，形成前凸的对耳轮。

（4）距耳郭上缘 2～3 cm 处，于头皮内做一长约 0.5 cm 的横切口。

（5）将 4-0 的钢丝缝于耳轮软骨后面，提起钢丝，向上悬吊并固定于头皮切口处的骨膜上，悬吊的程度以耳郭的高度、角度及形态均较合适为宜。

4. 对侧复合耳郭组织游离移植法

（1）于杯状耳上部垂直于耳轮缘方向切开，矫正耳轮脚软骨折叠部，使其充分复位。

（2）据双侧外耳大小差异程度，从对侧正常耳的耳轮上部楔形切取一块耳郭复合组织，其长度宽度均不应超过 1.5 cm，过大有坏死的可能。

（3）将取下的耳郭复合组织植入杯状耳切开后形成的缺损部位，缝合固定。

（4）术后加压包扎，10 天拆线。

5. 外耳部分再造法

（1）一期手术：于耳后置入一 50 mL 的肾形皮肤扩张器，术后注水扩张耳后皮肤。

（2）二期手术：于右侧胸部切取肋软骨，雕刻成耳支架，植于患耳上部，缝合固定，外以扩张皮瓣覆盖。

【经验指导】

传统上根据畸形程度将杯状耳分为轻、中、重三型。实际操作时要根据不同杯状耳畸形，选择相对应的手术方法。

第六节　面部

一、额部除皱术

【适应证】

面颈部皮肤松垂的美容求助者。

【禁忌证】

精神疾病、比较严重的身体疾患（如糖尿病、心脏病等）和局部条件不适合者。

【操作程序】

（一）眉提升术

1. 切口：在眉毛中外 2/3 上缘约 2～3 mm 处做水平状切口，与眉毛的毛根方向并行。

2. 剥离：沿切口在皮下组织内向上行皮下剥离，对某些特殊的病人，其剥离范围要足够。

3. 缝合固定：切除松弛的皮肤，逐层缝合皮下组织和皮肤。

4. 眉提升术可作为：

(1)上睑赘皮整形的辅助手术。

(2)单独地行双侧眉毛下垂的矫正。

(3)当两侧眉毛不对称时，可行单侧眉上提术。

(4)文眉失败而要求切除的手术。

(二)眉间皱纹的矫正

1. 眉间皱纹切除直接缝合术：沿眉间皱纹做椭圆形切除，包括皮肤、皮下组织及部分皱眉肌，仔细止血，分层缝合肌层、皮下和皮肤。由于这种方法可能会在眉间遗留永久性瘢痕，应慎重选择，尤其是对面部肤色较红或较黑的人更应慎重。

2. 皱眉肌去除术：可在眉毛内侧或额部做切口，分离达皱眉肌范围，去除部分或全部皱眉肌，手术可在内镜下进行，特别是额部切口。此手术适于皱眉肌比较发达，患者又不愿意额部留有明显瘢痕者。

(三)额横皱纹的直接切除缝合术

该方法可在局麻下进行，让患者取仰卧位，常规消毒面部皮肤后，在额部将要切除的皱纹处设计切口，沿设计切口切除皮肤，仔细止血后，分层缝合皮下组织和皮肤，然后予以包扎即可。在选择这种方法时，应持慎重态度，而且要向病人讲明术后情况，因为它会形成永久性的瘢痕。

(四)额横皱纹去除术

1. 麻醉：局部麻醉或全身麻醉，根据病人的具体情况来决定。

2. 切口：根据患者的具体情况和要求选择在发际内或发际缘，通常选择在发际内。一般情况下，距前额发际边缘约 5～8 cm，而且切口取弧线。对于发际较高且能够接受额部瘢痕者，可采用沿前额中央的发际边缘设计切口，然后逐渐进入发际内。

3. 剥离：切开头皮至骨膜，在帽状腱膜层或额肌下层进行钝性或锐性剥离，向两侧剥离延伸至眉外侧。应仔细分离眶上缘的纤维性连接(由外向内)，注意保护眶上神经。

继续向前剥离至眉间区，将鼻根部组织游离，酌情切除或切断皱眉肌，在眶上缘水平以上酌情切断或切除部分额肌。

4. 止血：为减少术中出血，切口应分段进行。术中应用电凝器或结扎法仔细止血，以避免术后发生出血及血凝块，影响手术效果。

5. 切除、缝合：牵拉头皮瓣至合适位置后，先用丝线固定几针，再将多余的头皮切除，然后依次缝合皮下和皮肤组织。

6. 包扎：术区放置油纱条以及纱布和棉垫，用绷带给予加压包扎。

(五)术后处理

1. 术后酌情应用抗生素，以预防感染。

2. 术后酌情放置引流，根据伤口引流情况，确定换药及拔除引流条或引流管的时间。

3. 术后根据伤口愈合及张力情况确定拆线时间。

【经验指导】

1. 血肿:血肿是最常见的并发症,术后 24 h 内应密切观察病人。

预防措施:

(1)术中注意密切观察血压的变化情况,尽量避免出现血压升高情况(用药除外,如注射加有肾上腺素的利多卡因),一旦出现时,应及时查明原因,并采取措施(如给予药物)将血压控制在比较理想的范围内。

(2)术中尽量减轻病人疼痛,使病人在比较放松、无痛苦情况下手术。多数病人在术后几小时会有不适或疼痛感,因为此时麻醉药物的作用开始逐渐减弱(尤其是局麻情况下)。

(3)术中应仔细操作,尤其是掌握好剥离层次,避免损伤血管和神经。

(4)术后酌情放置引流和适当加压包扎。

术后一旦发现血肿形成,应立即给予处理,必要时应立即返回手术室,将缝线拆除,清除血肿,检查出血部位并给予结扎。

2. 水肿:一般情况下,术后都会有水肿现象。只要无特殊的非常明显的水肿,就可不予特殊的处理。术后包扎时不宜过紧,过紧时会致血流淋巴回流不畅,而加重水肿。术后应将头稍抬高,以利于静脉回流。

3. 血清肿:在皮瓣下可能会有血清肿,一般情况下无须特殊处理,多会自行吸收。

4. 淤血:术后由于血肿或其他原因而出现广泛的淤血,可向病人解释,这种情况过几周后会自行消失。

5. 脱发或秃发:术后可出现脱发或秃发,明显秃发的发生率约为 1%~3%。

6. 神经损伤:面部除皱术发生神经损伤的情况较为少见,如果发生,应进行相应的处理。几乎所有发生神经损伤的病人都会随着时间的推移而有所改善,其恢复期为 2~6 个月,在其完全恢复之前,应每隔 3~4 周进行 1 次检查,必要时做相应处理。

7. 瘢痕增生:尽管术中操作非常仔细,术后处理非常注意,但仍有少数病人可能会发生较明显的瘢痕,而且瘢痕在几周或几个月内可能会变得越来越大,这种情况较多见于肤色较深的人,或者是面色红润、有雀斑者。

8. 皮肤坏死:皮肤坏死与张力及血液循环障碍有关,经过认真仔细处理后一般会自行愈合。

9. 面部轮廓形态不规则:面颊部的浅表肌腱膜系统(SMAS)折叠缝合可能会产生暂时性的面部不对称或者是在面部皮肤出现浅窝,2~3 周后自行消失。一旦发生这种情况时,应向病人解释清楚。

10. 感染:面部除皱术后发生感染的情况较为少见,如果发生,可进行一般的抗感染治疗。

11. 瘙痒:术后最初几周可能会有瘙痒感,不常发生,而且会逐渐消失,不必做特殊的处理。其发生的原因可能与皮瓣的神经再生有关。对于不可忍受的瘙痒,可应用镇静止痒类药物治疗。

12. 麻木:术后初期可能会有麻木感,由术中剥离皮瓣时损伤支配该区域的神经所致。通常无须特殊处理,在 6~8 个月内就可恢复正常。

二、颞部除皱术

【适应证】

同"额部除皱术"。

【禁忌证】

同"额部除皱术"。

【操作程序】

1. 麻醉

可选择局部麻醉或全身麻醉。

2. 切口设计

位于颞区发际内或发际缘。

3. 切开、剥离

沿切口设计线切开皮肤,于颞浅筋膜表面进行皮下剥离,剥离范围为向前达外眦水平,向下达颧弓至眼轮匝肌下缘,上达颞上线水平。

4. 浅表肌腱膜系统(SMAS)的处理

以较小切口切开颞浅筋膜达颞深筋膜浅层,在此层分离,范围同皮下剥离。然后拉紧颞浅筋膜,酌情折叠缝合或去除切口处部分颞浅筋膜并与颞深筋膜固定缝合。对于鱼尾纹较深和眼轮匝肌较松垂者可同时处理眼轮匝肌。

(1)在眼轮匝肌外缘做放射状外牵拉缝合,以舒展眼轮匝肌。

(2)在眼轮匝肌外缘 1.0 cm 处,平行于肌外缘半环形切开颞浅筋膜,向前分离至眼轮匝肌下 1.0～1.5 cm,形成筋膜—肌瓣,外牵拉重叠缝合或去除多余部分后缝合。此法应谨慎操作,防止损伤颞浅筋膜下的面神经和进入眼轮匝肌的小分支。

5. 切除、缝合

拉紧头皮,将多余的皮肤组织切除,缝合。

【经验指导】

同"额部除皱术"。

三、面颊部除皱术

【适应证】

同"额部除皱术"。

【禁忌证】

同"额部除皱术"。

【操作程序】

1. 麻醉

该手术可选择局部麻醉或全身麻醉。

2. 切口设计

于耳屏前向上进入发际内约 4～5 cm,向下可延伸至耳垂。

3. 切开、剥离

沿切口设计线切开皮肤,行皮下剥离,剥离范围为向前达或超过鼻唇沟,上达外眦水平,向下达口角水平,对于严重者可达颌下线。

4. 浅表肌腱膜系统(SMAS)的处理

从耳屏前腮腺表面开始,酌情行 SMAS 下剥离,用刀切开 SMAS,用组织剪在 SMAS 下分离形成 SMAS 瓣。其范围是上至颧突,下至颌下线,内至鼻唇沟区,转入颧大肌的表面 SMAS 上。将形成的单独 SMAS 瓣向后上方向推进并做褥式缝合,将 SMAS 瓣固定于颧弓上颞深筋膜表面,皮瓣也以同样的方式向后上方推移固定。

5. 切除、缝合

待缝合固定好后,将多余的皮肤组织切除。

【经验指导】

同"额部除皱术"。

四、面颈部除皱术

【适应证】

同"额部除皱术"。

【禁忌证】

同"额部除皱术"。

【操作程序】

1. 麻醉

可选择局部麻醉或全身麻醉。

2. 切口设计

于耳屏前向上进入发际内约 4～5 cm,向下可延伸至耳垂,然后绕过耳垂至耳垂后沟,向后上沿耳郭后沟成弧形(约 90°)进入发际内约 2～3 cm。

3. 切开、剥离

沿切口设计线切开皮肤,行皮下剥离,剥离范围为向前达或超过鼻唇沟,上达外眦水平,向下达颈中部或根据颈部松垂程度而定。

4. SMAS 的处理

从耳屏前腮腺表面开始,酌情在 SMAS 下剥离,切开 SMAS,用组织剪在 SMAS 下分离形成 SMAS 瓣。其范围是上至颧突,下至颌下线,内至鼻唇沟区,转入颧大肌的表面 SMAS 上,下在胸锁乳突肌处切断颈阔肌—耳韧带,并向前剥离部分颈阔肌,将形成的 SMAS—颈阔肌瓣向后上方向拉紧褥式缝合。

5. 切除、缝合

向后上拉紧面颈部皮瓣,将多余的皮肤组织切除缝合。

【经验指导】

同"额部除皱术"。

五、中面部除皱术

【适应证】

同"额部除皱术"。

【禁忌证】

同"额部除皱术"。

【操作程序】

1. 沿下睑睫毛下约 1 mm 至外下鱼尾纹处切开皮肤,在眼轮匝肌下分离达眶下缘骨膜,切开骨膜,在其下分离上颌骨和部分颧骨体表面。

2. 向上外提紧骨膜和软组织,将骨膜提紧重叠缝合,眼轮匝肌瓣固定缝合在眶外侧骨膜上,去除多余的眼轮匝肌和皮肤,缝合切口。

【经验指导】

同"额部除皱术"。

六、全颜面颈部除皱术

【适应证】

同"额部除皱术"。

【禁忌证】

同"额部除皱术"。

【操作程序】

1. 切口设计

切口的设计线是围绕耳周进行的,颞部的切口设计线则在发际内,即从颞部发际内与前额发际同高处开始,向下弯成弧形,入发际内约 4 cm,向上与对侧的切口设计线在头顶部相会合(即冠状切口),注意头皮内切口设计线应距发际边缘约 5～6 cm。向下至耳轮脚前,沿耳轮脚前皱纹转向后下方,沿耳屏的内侧面,向下至耳垂,然后绕过耳垂至耳垂后沟,向后上沿耳郭后沟成弧形(约 90°)进入发际内约 2～3 cm。

2. 切开、剥离

先沿冠状切口切开头皮至颅骨骨膜,在帽状腱膜层下进行钝性或锐性剥离,一直至眉的水平,对于皱眉肌和额肌的处理同本章"额部除皱术"。然后继续沿切口设计线切开皮肤组织,从上方的颞部切口开始,将组织剪伸入至皮下组织,向上至额部发际内,达颞浅筋膜层,然后行皮下钝性或锐性剥离,向前继续分离,掀起颞部全厚皮瓣。继而向颧突处进行皮下剥离,在颧突处剥离时应注意保持剥离层次不要过深,尤其是在面颊部中线以后,以避免损伤面神经的颧支和颊支。

3. 浅表肌腱膜系统(SMAS)的处理

(1)SMAS 翻折的选择:①用镊子提起 SMAS 并向后上牵拉时,若见到面下部的皮肤松弛现象明显改善,便可采用 SMAS 翻折法。②在进行翻折(或折叠)过程中,要用镊子夹住

SMAS并提起,然后向后上方向推进,就可看到面部皮瓣被悬吊向上,改善鼻唇沟和下颌情况。

(2)SMAS部分切除术:沿切口皮下组织分离至低于颧部突出部位,从此处开始分离SMAS,向前至耳屏处,且继续向下至颈部,这可能与颈阔肌相连续或者包括颈阔肌在内。然后在颞肌下方、耳屏前方向下至下颌缘(至少距下颌缘4 cm)或颈部水平做一直线切口,然后于顶端做一横切口,将SMAS掀起并形成一组织瓣,于该组织瓣的顶端做一三角形组织切除,然后用丝线将该组织瓣向上固定缝合。

4. 骨膜下剥离

在眶上缘,眉外侧与颧弓上缘约1.5 cm之间切开骨膜,用骨膜剥离子在此切口骨膜下向下、内、外侧剥离颧骨和上颌骨骨膜,上达眶下缘,内达梨状孔缘,外达下颌骨升支前缘,下达龈颊沟顶。

5. 颈阔肌的处理

(1)颈阔肌的部分切除:应将颌颈角进一步加深,在至少距下颌骨缘4 cm处将颈阔肌的前缘及后缘切除,然后将颈阔肌组织瓣向前推进并重新给予固定缝合。

(2)颈阔肌横行切断:对于颌颈角完全消失者,可以考虑将颈阔肌的上半部分进行横行切断,然后将切断的上部向颏部缝合固定,创面的下部向下推移后缝合固定。

6. 颏颈部过多脂肪的处理

(1)脂肪抽吸:术中进行脂肪抽吸,这仅适合于局部脂肪较多而皮肤松弛不十分明显者。在进行脂肪抽吸时,应注意抽吸的层次,及保持抽吸层次的一致。

(2)脂肪切除:对于应用脂肪抽吸效果不明显者可以考虑采用此法。先在颏下区设计一个长2~3 cm的切口线,沿设计线切开皮肤、皮下组织后,进行皮下剥离,使颏颈部脂肪暴露,然后将脂肪组织切除。在切除过程中应注意保留一薄层脂肪组织,将创面彻底止血后,依次缝合皮下组织和皮肤。

7. 局部假体充填

颞部明显凹陷亦是面部老化的一种表现,可在颞部颞深筋膜浅层表面放置组织代用品,以矫正凹陷,增加术后丰满美感。

8. 固定、切除、缝合

注意应先将头部的冠状切口固定,切除多余的头皮组织;再将SMAS固定缝合后,将多余的皮肤组织切除。在切除过程中应注意将面颈部皮瓣向外上方向牵拉,而且应时刻注意皮瓣张力不要过大,然后依次缝合皮下组织和皮肤。

9. 包扎

待完全缝合后,放置油纱、平纱和棉垫,用绷带行加压包扎。

【经验指导】

同"额部除皱术"。

第七节　乳房

一、乳房再造术

【适应证】

1. 乳房先天性发育不良或未发育者,如 Poland 综合征。

2. 乳房良性肿瘤行单纯乳房切除术后。

3. 幼儿期乳腺组织因感染、烧伤、X 线照射、肿瘤切除术后造成的一侧或双侧乳房缺失。

4. Ⅰ期、Ⅱ期乳腺癌手术,迫切要求即时再造乳房者。

5. 乳癌根治术后完成放化疗 1～3 年,病情稳定、无复发迹象者。

6. 患者要求迫切,身体主要器官无器质性病变者。

7. 各种手术方法的适应证

(1)局部皮瓣推进加乳房假体置入法:适用于乳房单纯切除术后,胸大肌完整,局部可利用的软组织较充裕者。即:患者坐位标记健侧与患侧乳房下皱襞,从锁骨中点经乳头至乳房下皱襞,两侧相差约 4 cm;从胸骨中线经乳头平面至腋前线,健、患侧相差约 3 cm 者。

(2)背阔肌肌皮瓣法:①锁骨中点经乳头至乳房下皱襞的距离,健、患侧相差约 7 cm;胸骨中线经乳头至腋前线的距离,健、患侧相差约 7 cm 者,适合应用背阔肌肌皮瓣法。②以前曾行腹部手术限制了横行腹直肌肌皮瓣(简称 TRAM 瓣)转移者。③下腹部软组织量有限者。④健侧乳房体积中等大小者。⑤乳房再造术后仍希望妊娠者。⑥应用 TRAM 瓣乳房重建术失败者。⑦一侧乳腺癌切除后用 TRAM 瓣重建,另一侧又发生乳腺癌再次要求再造者。⑧部分乳房切除或Ⅰ、Ⅱ期乳腺癌行放射治疗后引起局部乳房变形者。

(3)腹直肌肌皮瓣法:①从锁骨中点经乳头至乳房下皱襞线健、患侧相差约 8 cm,从胸骨中线经乳头至腋前线健、患侧相差约 7 cm 者适合应用腹直肌肌皮瓣法。②乳腺癌根治术后其胸壁塌陷,应用外置假体效果不满意,又不愿意接受乳房假体植入者,如果健康状况良好,又能接受术后供区存在的缺陷,则 TRAM 瓣是最好的自体组织乳房重建的方法。③胸壁曾行放射治疗,应用假体植入将会增加纤维囊挛缩的可能性的患者。上腹部有瘢痕的患者则不能行 TRAM 瓣带蒂转移,可选用游离的 TRAM 瓣(以腹壁下动脉为蒂)。

(4)肌皮瓣或皮瓣游离移植法:①具有乳房再造的适应证。②供受区具有肌皮瓣或皮瓣游离移植的条件,手术者具有熟练的显微外科技术。③难以应用肌皮瓣或皮瓣带蒂移植乳房再造者。

【禁忌证】

1. 重要脏器有器质性疾患,或患有全身性疾病,不能耐受手术者。

2. 有凝血机制障碍者。

3. 患严重糖尿病者。

4. 未成年患者。

5. 有肿瘤复发或转移征象者。

6. 对手术效果有不切实际要求者。

7. 精神病患者或情绪不稳定者。

8. 各种手术方法的禁忌证

(1)局部皮瓣推进加乳房假体植入法：乳房再造术前放疗是局部皮瓣推进加乳房假体植入法的禁忌；准备在乳房再造术后进行放疗的病人，此法不应作为首选。

(2)背阔肌肌皮瓣法：①行乳腺癌根治腋窝淋巴结清扫时胸背血管和胸背神经已损伤者。②曾行膝关节融合术或因创伤、脊髓灰质炎造成下肢力量减弱的病人，如果再切取背阔肌可能造成半侧骨盆抬高而影响其步态者。③背阔肌在轮椅使用上起协同作用，它的丧失将对截瘫病人的轮椅活动带来不便，对这类患者应该考虑选用其他组织瓣代替。④曾有开胸手术造成胸后部外侧瘢痕，预示肌肉血供受到损害者。

(3)腹直肌肌皮瓣法：①消瘦或未生育过的患者。②没有足够腹壁组织的患者。③曾行腹部手术，胸廓内动脉或腹壁上动脉进入 TRAM 瓣的血供受阻断者。④肋缘下和旁正中切口是带蒂 TRAM 瓣转移的禁忌证。⑤阑尾切除术切口、下腹横行切口或腹股沟部的手术为游离的 TRAM 瓣禁忌证。⑥曾行下腹部脂肪抽吸术者，应慎用。⑦严重的心血管疾病、慢性肺疾患（包括哮喘）、无法控制的高血压、病理性肥胖、1 型糖尿病、吸烟、自身免疫性疾病等。⑧2 型糖尿病有发生手术并发症的危险，但不是绝对禁忌证。

(4)肌皮瓣或皮瓣游离移植法：①乳腺癌根治术后，胸背动静脉已被结扎。②乳腺癌放射治疗后，胸背动静脉已被损坏。③纵隔放射治疗后，胸廓内动静脉已被损坏。④具有显微外科的其他禁忌证。

【操作程序】

1. 局部皮瓣推进加乳房假体置入法

(1)术前按健侧乳房下皱襞的位置，在患侧相应位置标出乳房下皱襞线，在其下方约 2~3 cm 处画第 2 条线，即为剥离的下界。腔隙的剥离范围要足够大。

(2)一般选择原乳房切除术时的切口，掀起皮瓣，找到胸大肌外缘，进入胸肌下间隙，剥离达术前所标记的范围。剥离应在胸大肌下以及前锯肌、腹外斜肌、腹直肌筋膜下，使假体完全位于肌肉下。

(3)假体选择，根据具体情况选择相应的假体。解剖形假体可使术后乳房形态更自然。健侧乳房较小而又没有下垂者，解剖形假体并不太合适，可酌情应用圆形假体。

(4)腔隙剥离完成后，置入合适大小的假体，分层关闭切口。

2. 局部皮肤扩张加乳房假体置入法

(1)如果乳房切除术后局部皮肤质量良好但数量不足时，可先应用软组织扩张器，使局部组织扩张至足够的面积时再置入乳房假体。

(2)手术设计与乳房假体置入法相同。可在乳房下皱襞或原手术瘢痕处做切口，进入胸大肌下进行剥离。

(3)扩张器的大小应根据拟再造乳房的大小和扩张器的直径而定，而不应简单地根据扩张器的容积来选择。最好选用等于或大于乳房基底直径的扩张器。

(4)术中可立即注水扩张使扩张器底部变平，但不能使皮瓣和切口有张力。术后 1~2 周开始注水扩张，至所需皮肤组织量。

(5)取出扩张器，去除或松解其周围的包膜，重建乳房下皱襞并置入乳房假体。

3. 背阔肌肌皮瓣法

(1)术前根据乳房切除术时所采用的切口和患者的愿望,站立位设计背阔肌肌皮瓣及其胸部切口。

(2)侧卧位解剖皮瓣,从远端向近端掀起肌皮瓣,经腋部皮下隧道将肌皮瓣转移至前胸部创面。缝合供瓣区并放置负压引流。

(3)仰卧位再造乳房,剥离胸大肌下腔隙,将肌皮瓣肌肉上缘与胸大肌缝合,肌肉下置入假体,重建乳房下皱襞,调整皮岛的位置,关闭切口并放置负压引流。

4. 腹直肌肌皮瓣法

(1)肌皮瓣设计:临床应用时一般是用对侧腹直肌携带脐以下的横形下腹部皮瓣,以腹壁上动静脉为血供来源,为防止血管蒂受损,需将腹直肌与腹壁上、下动静脉共同构成皮瓣的蒂。腹直肌肌皮瓣带蒂移植时可形成单蒂、双蒂,也可以腹壁下动静脉为血管蒂行游离移植。

(2)手术设计:肌皮瓣的上缘一般位于脐水平,也可在脐上约 2～3 cm,两侧达髂前上棘,下缘在耻骨联合上、腹壁下皱褶处,或者根据再造乳房所需组织量决定皮瓣下缘的位置。

(3)手术方法:切开皮瓣上缘,自外向内掀起皮瓣达腹直肌外缘,切开腹直肌鞘,经腹直肌深面解剖,达腹直肌内侧,找到腹壁下血管并予以结扎。从远端切断肌肉,从腹直肌深面和腹直肌后鞘之间解剖腹直肌蒂达肋缘下。在肋缘下与胸壁创面间形成一皮下隧道,将皮瓣引入胸部,塑形、缝合、固定。关闭腹壁各层,放置引流。

5. 肌皮瓣或皮瓣游离移植法

应用显微外科技术进行肌皮瓣或皮瓣游离移植进行乳房再造,难度较大。有多种游离的肌皮瓣或皮瓣可供选择,常用的有:

(1)横行腹直肌肌皮瓣游离移植:以腹壁下动、静脉为血管蒂,血管直径在 1.5～2.0 mm 以上,有丰富的皮下组织,便于再造乳房的塑形。

(2)臀大肌肌皮瓣游离移植:有臀大肌上部肌皮瓣及臀大肌下部肌皮瓣两种,分别以臀上动脉、臀下动脉及伴行静脉为蒂。切取臀大肌肌皮瓣后,供区可直接拉拢缝合。

(3)髂腹股沟皮瓣游离移植法:髂腹股沟皮瓣可提供较多的组织用于乳房再造,主要适用于髂部脂肪堆积及皮肤松弛者。

【经验指导】

1. 再造的乳房力求同对侧乳房在形态、大小及位置等方面基本对称。

2. 要重视乳房下皱襞和腋前皱襞的重建。

3. 乳房再造特别是乳腺癌术后乳房再造时尽可能选用自体组织。

4. 应用横行腹直肌肌皮瓣时应特别重视腹壁及腹直肌前鞘的修补,以免发生腹壁疝。

5. 乳房再造术创伤较大,手术时间长,应做好充分的术前准备,并做好输血或输自身血的准备。

6. 再造的乳房只是乳房形态上的模仿,没有功能,必要时还要再次手术进行调整,这些情况应在术前向患者说明。

二、乳房增大成形术

(一)假体置入法隆乳术

【适应证】

1. 先天性小乳症及先天性乳房发育不良或未发育。

2. 妊娠或哺育后乳房萎缩或因体重骤减而体形消瘦、乳房缩小者。

3. 青春发育期前乳腺组织病变(如感染)、外伤、烧伤或手术致乳房发育不良或不发育。

4. 保留乳头乳晕的单纯乳腺切除术后乳房再造。

5. 乳房良性肿瘤切除术后或早期乳腺癌切除术后乳房再造。

6. 先天性乳房缺如或发育不良,如 Poland 综合征。

7. 乳房大小基本正常,患者要求增大乳房的愿望十分强烈。

8. 乳房大小基本正常或稍偏小,但两侧乳房大小不对称,或轻度的乳头内陷。

9. 乳房大小基本正常或稍偏小,伴有轻度下垂,除有矫正下垂的要求外,还有增大乳房体积的愿望。

10. 因隆乳手术导致的严重变形后的假体置换。

11. 男性要求行"变性术"者。

【禁忌证】

1. 乳房组织有炎症及手术切口邻近部位有炎症,及机体其他部位有活动性感染病灶者。

2. 乳房内有异常包块或腋窝淋巴结肿大者。

3. 重要脏器有病变或糖尿病不能耐受手术者。

4. 患免疫系统或造血系统疾病者。

5. 瘢痕体质或异常体质、过敏体质者。

6. 妊娠期或哺乳期。

7. 乳癌术后复发或有转移倾向者。

8. 乳房下垂明显者。

9. 心理准备不足或有不切合实际的要求者。

10. 精神疾病患者。

11. 未成年女性,不宜手术。

【操作程序】

1. 术前准备

(1)评估乳房现状:了解乳房的形状、大小及位置,乳头乳晕的大小,观察两侧乳房是否对称,皮肤是否有弹性。了解胸大肌发育状况。

(2)乳房假体的选择:乳房假体的大小依患者的身高、胸围、乳房体积及患者的要求决定,也存在着地区、文化、种族差异。有些患者要求术后乳房尽量大些,术者不可无原则地迁就患者。较好的方法是让患者用胸罩试带假体,或在患者的胸罩内放一圆形扩张器,通过注水来确定假体的大小。要选择高质量乳房假体。

2. 手术操作

(1)采用神经阻滞、局麻或全麻。

(2)切口:①腋部切口;②乳房下皱襞切口;③乳晕切口;④腋部切口＋乳房下皱襞或乳晕内小切口(双切口)。

(3)乳房假体置入层次的选择:①乳腺后间隙;②胸大肌后间隙;③双平面,即假体同时位于胸大肌后间隙和乳腺后间隙。

(4)假体置入腔穴的分离:根据置入间隙的不同,钝性分离进入相应的间隙。用乳房剥离铲和手指完成腔穴的分离,两侧分离完毕后,要检查两侧分离是否充分及对称。要着重分离胸大肌内下方起点处及胸大肌与腹直肌、前锯肌交接处。检查有无出血,并进行相应的处理。

(5)置入乳房假体:先对假体进行必要的检查,如发现有破损,及时更换。摆放好假体后,从各方向观察两侧是否对称、外形是否满意,必要时进行调整。置入假体时动作应轻柔。

(6)引流:可酌情放置负压引流。

(7)缝合:分层缝合肌层、皮下及皮肤切口。

3. 术后处理

(1)术后酌情给予抗生素及止血药。

(2)注意观察负压引流管是否通畅,引流物的颜色及量的多少,如有异常,及时处理。待引流液少于 20 mL,呈淡黄色时可拔除引流管。

(3)术后 7～10 天拆线。

(4)可酌情应用抑制瘢痕增生的药物。

【经验指导】

1. 重视术前检查。

2. 术后早期如发现乳房形态不满意,可及时调整。

3. 乳房假体隆乳术并发症的预防及处理

(1)纤维囊性包膜挛缩:重在预防,尽可能消除引起包膜挛缩的因素。

(2)血肿:分离假体植入腔穴时掌握好层次及术中彻底止血是防止血肿形成的主要措施,术前术后可给予止血药进行预防。如术后发现有血肿存在,应及时处理。

(3)感染:较为少见。

(4)疼痛:术后 2～3 天术区疼痛较常见,可以对症处理。如有剧烈疼痛,应严密观察是否有血肿发生。

(5)假体破裂及渗漏:术中应注意检查假体,如有质量问题,及时更换。手术操作时应注意保护好假体。术后如发现假体破裂、渗漏,应尽早取出,更换新的、质量好的假体。

(6)假体移位或位置不佳,根据情况尽早调整。

(7)乳头乳晕感觉异常:部分患者在隆乳术后,乳头感觉异常。一般在半年左右自行恢复。

(二)自体脂肪注射隆乳术

【适应证】

1. 先天性乳房发育不良或哺乳后乳房萎缩,但又不愿意接受乳房假体隆乳术者。

2. 双侧乳房体积偏小,只是希望术后乳房体积有所增大者。

3. 两侧乳房大小不对称,要求增大较小一侧的乳房者。

4. 轻度乳房下垂,但又不愿意接受乳房下垂矫正或隆乳术者。

5. 因体重骤减而体形消瘦、乳房缩小,要求恢复乳房体积者。

【禁忌证】

与"假体置入法隆乳术"相同。

【操作程序】

1. 根据具体情况选择麻醉药配方及抽吸用具,详见"负压吸脂术"。

2. 供区及受区常规消毒,铺无菌单。

3. 在预先划定的供脂区内注射麻药。供脂区多选在腹部、臀部、腿部及腰部。

4. 将注射器针头插入皮下脂肪层内,回抽针芯并固定好,使针管内形成负压。

5. 左手按压皮肤以感觉针头深度,右手持针管反复抽动,即可吸得脂肪。

6. 将吸满的针管垂直放置片刻,将沉积在下方的水分挤出,针管内的脂肪即可供注射移植用。

7. 注射进针点选在乳房下皱襞正中,皮肤内注射少量麻药。

8. 用左手将整个乳房提起,注射针头自进针点刺入后向乳房与胸大肌间隙行进。左手松开乳房,改为固定针头与针管连接处,右手均匀用力推动针芯,缓缓注入脂肪。注射时要扇形变换针头方向,使注入的脂肪不过多地集中于一处。

9. 注射完毕,稍候片刻,用双手轻柔按摩乳房,至刚注射时的硬节消失。

10. 供脂区加压包扎。

【经验指导】

1. 抽吸的脂肪颗粒要避免夹杂太多的血块,否则会影响顺利地注射脂肪,并且会增加术后移植脂肪的吸收率。

2. 宜使用一次性的塑料注射器及锐性针头,且注射用的针头应略粗于抽吸针头。

3. 每支注射器不要抽取过多的脂肪,应多备几支注射器。如有血块要及时用生理盐水反复清洗,使其变成浅黄色纯脂肪后放置待用。

4. 在进行脂肪抽吸时,要计划好需要的脂肪量与供区的比例。对于供脂区域有限的患者尤其应该计划好每次脂肪抽吸的区域。

5. 注射脂肪时宜均匀用力,缓慢注入,不要粗暴用力,否则会损伤脂肪细胞,易形成局部突起或脂肪溢出。注射时如阻力较大,应注意检查注射器是否被纤维结缔组织堵塞。

6. 脂肪注射隆乳术应以少量多次为原则,在术前应向患者讲明有关情况。

三、乳房过大缩小术

【适应证】

1. 乳房过大(巨乳症)患者。

2. 乳房体积明显偏大,为改善体形愿意接受乳房缩小整形术,且身体健康者。

3. 两侧乳房明显不对称,一侧体积基本正常,另一侧明显肥大者。

4. 单侧乳房再造的乳房缺损患者,如对侧乳房较大,可对其进行缩小整形术,以达到两侧乳房对称。

【禁忌证】

1. 重要脏器有器质性疾患,不能耐受手术者。

2. 有凝血机制障碍者。

3. 糖尿病、垂体功能障碍、严重贫血者。

4. 乳腺有炎症、疼痛或有异常分泌物者。

5. 乳腺有异常肿块者。

6. 妊娠期或哺乳期。

7. 精神病患者。

【操作程序】

乳房缩小整形手术术式很多,常用的手术方法有水平双蒂法、垂直双蒂法、单蒂法、双环形切口法,可酌情选用。本节仅介绍双环形切口乳房缩小整形术及以此术式为基础的真皮帽技术和内置式乳罩技术。

(一)双环形切口乳房缩小整形术

1. 估计需要切除的乳房组织量

(1)应用"乳房体积＝250＋50×胸围差＋20×超重体重"公式计算出患者的实际乳房体积。

(2)应用乳房体积与身高、体重相关的公式,计算符合患者体型特点的理想乳房体积,即:①乳房体积＝2145.32－11.41×身高(标准体重者);②乳房体积＝1874.27－9.25×身高(超重者);③乳房体积＝9.07×体重－134.18。

(3)实际乳房体积与理想乳房体积之差即为需要切除的乳房组织量。

2. 切口设计

(1)在乳晕周围设计两个相嵌的环形切口,内环以乳头为中心,直径 3～4 cm,外环远离内环 2～3 cm,根据乳房肥大和下垂的具体情况可以灵活设计成圆形、椭圆形等不同形状。

(2)在外环外侧设计一条弧形切口并延伸至腋中线附近。此切口外侧最高点与外环高点平齐,中间最低点与乳头平齐,内侧向上与外环相延续。

3. 手术操作

(1)真皮环的形成:沿双环形切口线切开皮肤,去除两个环形切口之间的表皮,形成真皮环,以保证乳头乳晕复合组织的血液供应。

(2)皮肤与腺体间适当剥离:沿乳房外侧弧形切口线及外环切口线切开皮肤和皮下组织,在皮下组织和乳腺包膜之间进行剥离,内、外、上三个方向均剥离至腺体边缘,下方准备保留的腺体与皮肤间不进行剥离。

(3)圆锥形剩余腺体的形成:从真皮环的内、外、上三个方向切除多余的腺体,保留乳房基底部中下部的腺体组织,使剩余腺体成圆锥形。将剩余腺体向上提起,摆放在胸壁正常位置,用 1-0 丝线将其与胸大肌缝合固定。

(4)皮肤乳罩的再形成:将切口上缘皮瓣向内下方旋转,下缘皮瓣向外上方推进,切除下缘皮瓣多余皮肤后,按皮下、皮肤两层关闭皮肤切口,并放置负压引流管。

(5)乳头乳晕位置的最后确定:乳房塑形完成后,在乳房的顶点确定乳头乳晕位置,切除该处多余的皮肤,将内环保留的乳晕边缘与皮肤切口缝合。

（6）术后处理：用胸带塑形包扎固定双侧乳房约 5～7 天，根据引流量酌情拔除引流管，术后根据切口愈合情况决定拆线时间。拆线后，切口处可外用抑制瘢痕的药物。

（二）真皮帽技术

1. 切口设计

（1）真皮帽的设计：站立位画出锁乳线、胸乳线、胸骨中线、腋前线，在乳晕周围设计两个相嵌的环形切口。内环：以乳头为中心，直径 4 cm，为新乳晕的大小。外环：直径 11～15 cm，为真皮帽的大小。外环的具体定点可参照以下方法：以乳房下皱襞中点在乳房前方锁乳线上的投影点为新乳头的位置，其上 2 cm 为 A 点；锁乳线上距乳房下皱襞 6～7 cm 为 B 点；平卧位自乳头向内距胸骨中线 9～11 cm 为 C 点；自乳头向外定出 D 点，使乳头至 D 点的距离等于或稍大于乳头至 C 点的距离。弧形连接 A、D、B、C 四点，形成外环。根据乳房肥大和下垂的具体情况可以设计成圆形、椭圆形或纵椭圆形。

（2）乳房外侧"S"形切口：平卧位，在乳房外侧第 4 肋骨水平附近设计"S"形切口，内侧向上与外环延续，向外延伸至腋中线附近。

2. 手术操作

（1）真皮帽的形成：沿内外环切口线切开至真皮浅层，除去两环间表皮，沿外环切开皮肤、皮下脂肪层达乳腺包膜，形成真皮帽。由于真皮帽下较大范围的血管网完整保留，乳头乳晕的血液供应就有可靠的保证。

（2）皮肤与乳腺组织间的充分剥离：切开乳房外侧"S"形切口皮肤及皮下脂肪层，经外环切口及外侧切口在双侧乳腺包膜浅面注射一定量的吸脂用肿胀液，以减少出血及便于剥离。在皮下组织和乳腺包膜间，自真皮帽边缘向乳腺边缘方向进行锐性剥离，内、外、上三个方向均剥离至腺体边缘，下方剥离至距乳房下皱襞 2～3 cm 处即可，也可少剥离或暂不剥离。

（3）多余腺体的切除：用手将腺体按压于胸壁上并维持不动，斜行切除真皮帽以外的内、上、外三个方向多余的乳腺组织，保留乳腺后筋膜组织，保护乳腺后血管网，以保证剩余腺体及乳头乳晕的血液供应。保留乳房基底中下部的腺体组织，使剩余腺体呈圆锥形。

（4）真皮帽的固定和腺体的塑形：向胸壁方向均匀牵拉真皮帽周边，对剩余乳腺组织进行包裹，用 1 号丝线将真皮帽周边与胸肌筋膜缝合，使剩余腺体固定在胸壁正常位置。缝合固定时可行内、上、外方的缝合，上方约在第 2 肋水平，外侧在腋前线，内侧在胸骨外缘。内、上方与肋骨骨膜间断缝合几针以加强固定。此时可完成乳房下方的剥离，将真皮帽的下缘固定于乳房下皱襞处的胸肌筋膜上。调整真皮帽的松紧度，使剩余腺体呈既饱满、挺拔又有一定弹性的半球形或圆锥形，乳头凸出并位于半球形或圆锥形的顶部。调整两侧真皮帽的松紧度及固定位置，使两侧乳房对称。如真皮帽过大，可适当折叠或缩小。如真皮帽稍小，可在影响乳房形态的地方，将真皮帽与腺体缝合，再将腺体边缘与胸肌筋膜缝合固定。

（5）多余皮肤的切除：将外环缩小为比内环稍大的圆，并定点缝合 1 针。将乳房外侧"S"形切口的上缘皮瓣向内下方旋转，下缘皮瓣向外上方推进，确定多余皮肤的切除范围，切除皮肤后，创面充分止血，放置负压引流管。

（6）缝合皮肤乳罩：按皮下、皮肤两层关闭乳房外侧切口，缝合时应从外侧端逐针向内侧缝合。荷包缝合外环，收紧、调整缝线，使其直径约等于内环大小，并使外环皮肤皱褶细小均匀。适当加深内环切口创缘，分层缝合切口。

（7）术区处理：接好负压引流管后，术区置多层敷料。胸带塑形并加压包扎。术后常规给予抗生素及止血药。术后3～5天拔除引流管,用胸带塑形包扎固定双侧乳房7～10天,术后10～14天拆除缝线。拆线后,切口处可外用抑制瘢痕的药物。

(三)内置式乳罩技术

1. 切口设计:以乳头为中心,在乳晕周围设计双环形切口。内环直径为4 cm,为新乳晕的大小。外环直径较内环直径大3～5 cm即可,外环可呈圆形或椭圆形。如乳房皮肤较多或松弛明显,可在乳房外侧设计"S"形附加切口。

2. 麻醉方法的选择:对体积正常或稍大于正常的乳房下垂者,可选用局部浸润麻醉加静脉内镇静;对乳房萎缩伴下垂同时行胸大肌下隆乳术者,以及中重度乳房肥大、乳房下垂者需采用内置式乳罩技术者,可全麻或高位硬膜外麻醉。

3. 手术操作

(1)真皮环或帽的形成:沿内外环切口线切开皮肤至真皮层,除去两环间的表皮,形成真皮环或帽,保护真皮下血管网。

(2)乳房皮肤与腺体间的剥离:沿外环切开真皮、皮下组织至乳腺包膜,在包膜浅面注射肿胀液后,沿此平面向四周剥离至乳腺边缘。

(3)多余乳腺组织的切除:从真皮环或帽的内、外、上三个方向切除多余的腺体,保留乳房基底中下部的腺体组织,使剩余腺体成圆锥形。如腺体组织只是稍偏多,可只切除外上方呈月牙形的少量乳腺组织。在切除多余乳腺组织时,要保留乳腺后胸肌筋膜,以免损伤腺体后血管网。

(4)内置式乳罩的形成与固定:测量真皮环或帽边缘至乳腺边缘的距离,根据测量的数据将规格为15 cm×15 cm的聚丙烯单丝网片裁剪成相应宽度的弧形网片。将网片置于剩余腺体表面,对合网片的两端,缝制成顶环小、基底环大呈圆锥形内置式乳罩,使其顶环直径与真皮环或帽的直径相当,基底环直径与欲塑形的乳腺基底相当。用缝线将内置式乳罩基底周边与腺体边缘附近的胸部肌肉、肋骨膜缝合,顶环边缘与真皮环或帽的边缘缝合,将乳腺组织固定在胸壁的正常位置上。通过调整两侧内置式乳罩的顶环和基底环直径、网片宽度及缝合固定的位置等,完成对乳腺组织的塑形,并使两侧对称。

(5)假体置入:如需同时置入假体,可经胸大肌外缘入路,将假体置入胸大肌下。在置入假体前,应将胸壁上用于固定内置式乳罩基底的缝线缝好备用,待假体置入后,再行内置式乳罩的固定,既可避免损伤假体,又便于对乳房形态的调整。隆乳术也可于术后6个月进行,经腋窝切口将假体置入到胸大肌下。

(6)切口缝合:在关闭皮肤切口前,两侧乳房已在正常位置呈挺拔、饱满的半球形或半锥形。如乳房皮肤过多或明显松弛,可经乳房外侧"S"形切口予以适量切除。术区创面充分止血后,放置负压引流管。如外环直径过大,可行荷包缝合缩小外环。分皮下和皮肤两层完成两环形切口间的缝合。

(7)术区处理:接好负压引流管后,术区置多层敷料,胸带塑形并加压包扎。

(8)术后处理同本节"真皮帽技术"。

【经验指导】

对患有高血压、糖尿病、过度肥胖症等全身性疾病者,应做好术前准备,进行全面的体格检查,慎重考虑是否适宜手术。

1. 常见并发症

(1)乳头乳晕坏死:乳头乳晕坏死是严重的并发症,要尽可能避免发生。一旦发生,要耐心等待坏死组织自然脱落,以后行乳头乳晕再造。发生乳头乳晕坏死的原因主要与术者不完全了解乳头乳晕的血液供应特点有关,也与术式选择不当有关,因此要掌握各个关键步骤的实质和要点,还需要了解各种手术的缺点。预防乳头乳晕坏死的措施主要有:①熟悉乳房的血液供应特点,术中切除多余腺体时,力求保留一侧的乳房内动脉或乳房外侧动脉。②术中注意保留完整的胸肌筋膜,以保证腺体后血管网的完整。③避免在乳房皮肤和皮下脂肪层之间进行潜行分离,如果需要,则应在皮下脂肪和腺体包膜之间进行分离,可以减少对真皮下血管网的破坏。④尽可能在乳晕周围保留较大面积的真皮环。乳晕周围切口应避免使用电刀。

(2)出血及血肿:乳房缩小整形术手术创面较大,出血较多,术中严密止血,多可不用输血。如术后有明显的活动性出血,应进手术室止血。血肿的形成多与术中止血不彻底、术后引流不畅有关,较小的血肿,可自然吸收,或用注射器抽吸。较大的血肿宜进手术室清除血肿。

(3)切口裂开:与乳房皮肤切除过多、乳腺组织切除过少、切口缝合张力太大、血肿及感染有关。

(4)皮肤坏死、脂肪液化:与手术创伤太大有关,避免使用电刀和掌握正确的解剖层次是预防皮肤坏死、脂肪液化的关键。

(5)感染:较为少见,与乳房或全身潜伏性感染因素有关,亦与手术损伤大、手术时间过长、血肿、皮肤坏死、脂肪液化等有关。

(6)乳房形态不良:包括乳头位置异常、乳头平坦或内陷、乳房外形不是呈半球形或圆锥形而是呈方形或乳房上部平坦、塌陷等。这些都可通过精心的术前设计与术中操作进行预防,必要时再次手术修整。

(7)两侧乳房不对称:与术前即存在两侧不对称未予以注意,术前设计及术中操作也没有进行必要的调整,或两侧手术由不同的手术者完成有关。

(8)瘢痕增生变宽:与手术损伤大、切口张力大、感染、皮肤坏死等因素有关。

(9)巨乳复发:少数患者在乳房缩小整形术后2~3年,乳房再度增生肥大,需再次手术和进行内科治疗。

2. 乳房肥大的患者大多存在腹腰部脂肪堆积,可在乳房缩小整形术后行腹腰部吸脂术或腹壁整形术,以进一步改善体形,增强手术效果。

3. 内置式乳罩技术可用于治疗各种类型的乳房肥大及乳房下垂,术后切口瘢痕仅位于乳晕周围,是目前较为理想的乳房缩小整形术式。

4. 采用内置式乳罩技术时,术后要注意对乳房的塑形加压包扎,以包扎3周为宜。如有积液,可用注射器抽吸后,继续加压包扎。乳晕周围荷包缝合所产生的皮肤皱褶大多在术后3~6个月消失,同时乳房的外形及手感亦恢复至良好状态。

5. 双环形切口乳房缩小整形术用于治疗中重度的乳房肥大效果良好,用于巨大乳房畸形或重度乳房下垂的矫正时,切除的皮肤有时显得不够,宜应用真皮帽技术和内置式乳罩技术。

6. 采用真皮帽技术时应根据乳房肥大的程度,观察乳晕周围皮肤是否可形成足够大的真皮帽,如果能形成直径大于13 cm的真皮帽,则采用真皮帽技术;如果不能形成足够大的真皮帽,则宜采用内置式乳罩技术。

7. 术中切除的乳腺组织可酌情称重并送病理检查。

四、乳房下垂矫正术

【适应证】

各种类型及不同程度的乳房下垂,身体健康,无手术禁忌证,要求手术治疗。

【禁忌证】

1. 重要脏器有器质性病变,不能耐受手术者。

2. 有凝血机制障碍者。

3. 对手术效果有不切合实际要求者。

4. 精神病患者。

5. 乳腺有炎症、疼痛或有异常分泌物者。

6. 乳腺有异常肿块者。

7. 妊娠期或哺乳期。

【操作程序】

1. 切口设计

以乳头为中心,在乳晕周围设计双环形切口。内环直径为 4 cm,为新乳晕的大小。外环直径较内环直径大 3~5 cm,外环可呈圆形或椭圆形。如乳房皮肤较多或松弛明显,可在乳房外侧设计"S"形附加切口。

2. 麻醉方法的选择

对体积正常或稍大于正常的乳房下垂者,可选用局部浸润麻醉加静脉内镇静;对乳房萎缩伴下垂,同时行胸大肌下隆乳术者,以及中重度乳房肥大、乳房下垂需采用内置式乳罩技术者,可全麻或高位硬膜外麻醉。

3. 手术操作

(1)真皮环或帽的形成:沿内外环切口线切开皮肤至真皮层,除去两环间的表皮,形成真皮环或帽,保护真皮下血管网。

(2)乳房皮肤与腺体间的剥离:沿外环切开真皮、皮下组织至乳腺包膜,在包膜浅面注射肿胀液后,沿此平面向四周剥离至乳腺边缘。

(3)多余乳腺组织的切除:从真皮环或帽的内、外、上三个方向切除多余的腺体,保留乳房基底部中下部的腺体组织,使剩余腺体呈圆锥形。如腺体组织只是稍偏多,可只切除外上方呈月牙形的少量乳腺组织。在切除多余乳腺组织时,要保留乳腺后胸肌筋膜,以免损伤腺体后血管网。

(4)内置式乳罩的形成与固定:测量真皮环或帽边缘至乳腺边缘的距离,根据测量的数据将规格为 15 cm×15 cm 的聚丙烯单丝网片裁剪成相应宽度的弧形网片。将网片置于腺体表面,对合网片的两端,缝制成顶环小、基底环大呈圆锥形内置式乳罩,使其顶环直径与真皮环或帽的直径相当,基底环直径与欲塑形的乳腺基底相当。用 1-0 丝线将内置式乳罩基底周边与腺体边缘附近的胸部肌肉、肋骨膜缝合,顶环边缘与真皮环或帽的边缘缝合,将乳腺组织固定在胸壁的正常位置上。通过调整两侧内置式乳罩的顶环和基底环直径、网片宽度及缝合固定的位置等,完成对乳腺组织的塑形,并使两侧对称。

(5)假体植入:如需同时植入假体,可经胸大肌外缘入路,将假体植入胸大肌下。在植入假体前,应将胸壁上用来固定内置式乳罩基底的缝线缝好备用,待假体植入后,再行内置式乳罩的固定,既可避免损伤假体,又便于对乳房形态的调整。隆乳术也可于术后6个月进行,经腋窝切口将假体植入到胸大肌下。

(6)乳房多余皮肤的切除:两侧乳房已在正常位置呈挺拔、饱满的半球形或半锥形,牵拉乳房表面的皮肤,确定皮肤切除量,环形切除多余的皮肤。

(7)放置负压引流管:术区创面充分止血后,放置负压引流管,经腋窝小切口引出。

(8)切口缝合:荷包缝合缩小外环,使之与内环直径相当。分皮下和皮肤两层完成两环形切口间的缝合。

(9)术区处理:接好负压引流管后,术区置多层敷料,胸带塑形并加压包扎术区。

【经验指导】

1. 采用内置式乳罩技术时,术后要注意对乳房的塑形加压包扎,以包扎3周时间为宜,以防积液。如有积液,可用注射器抽吸后,继续加压包扎。乳晕周围因荷包缝合所产生的皮肤皱褶大多在术后3~6个月消失,同时乳房的外形及手感亦恢复至良好状态。

2. 切除的乳腺组织与皮肤应适量,不宜过多,以免影响乳房的塑形。可先少量切除部分乳腺,在用内置式乳罩将乳腺包裹固定后,如发现乳腺组织确实过多再适量切除。切除皮肤前可先荷包缝合外环,收紧乳房皮肤,根据乳晕大小,环形切除多余的皮肤。

3. 重视对术后并发症的预防及处理。如血肿、感染、乳头乳晕坏死、皮肤坏死、两侧乳房不对称、形态异常、乳头乳晕感觉异常、切口瘢痕、下垂复发等,预防及处理措施与乳房缩小整形术并发症的预防及处理基本相同。

4. 如果患者乳房体积偏小,可在矫正乳房下垂的同时或半年后行隆乳术。不宜依靠乳房假体隆乳术来矫正乳房下垂,否则,术后乳腺与假体脱节,易形成双峰乳房。

五、乳头缩小术

【适应证】

1. 女性乳头因妊娠、哺乳等原因所致的乳头过大、过长,影响乳房形态,患者要求手术者。

2. 女性两侧乳头不对称,一侧过大者。

3. 男性乳头增生,乳头过大或过长乃至下垂者。

【禁忌证】

1. 未生育妇女,要求哺乳者。

2. 局部有炎症、溃疡者。

3. 对手术有不切合实际的要求者。

【操作程序】

1. 麻醉

局部浸润麻醉。

2. 手术方法

(1)Sperli 法:把乳头划分为 6 个区,对其中间隔的 3 个区行楔形切除,对乳头下半部进行圆周状的切除,以使乳头缩小、缩短。如乳头周径不大,只是过长或下垂,只需进行其下半部分的圆周状切除,缝合切口。

(2)武藤靖雄法:于乳头基部进行圆周状切除,如乳头仍显肥大,则楔形切除一块乳头组织,缝合切口。

(3)半侧乳头切除法:把乳头从中央纵行切开,一分为二,这个切口与跨过乳头基底一半的第二个切口相交,切除乳头的一半。把被保留的另一半折叠,缝合切口。

【经验指导】

1. 如切除乳头组织过多,缝合张力过大,可能发生乳头坏死。

2. 因乳头缩小术会破坏一部分乳腺导管,对于以后要哺乳的女性,最好不要进行手术。

3. 对于小乳症伴乳头过大过长者,宜先行隆乳术,再根据情况决定是否行乳头缩小术。

4. 在乳头基部进行圆周状切除时,切口不可过深,以免影响乳头血运及感觉,一般切除皮肤层即可。

六、乳头内陷矫正术

【适应证】

1. 中重度的乳头内陷。

2. 乳头内陷经非手术治疗无效者。

【禁忌证】

1. 局部有炎症或溃疡者。

2. 对手术有不切合实际的要求者。

【操作程序】

1. 乳晕皮肤菱形切除法:在乳头四周的乳晕内设计四个放射状分布的菱形切口,切除皮肤和皮下组织。以缝线牵引乳头,在乳头下方仔细分离松解,切断过紧的平滑肌纤维和纤维结缔组织,充分解除导致乳头内陷的牵拉力,注意不要损伤乳腺导管。环绕乳头根部行皮下荷包状缝合,结扎不可太紧,以免影响乳头的血液循环。将菱形切口一一缝合。

2. 小三角形乳晕皮肤切除法:在乳晕部,以乳头为中心画出直径约 3 cm 的圆圈,于圆圈内外各标出互相错开的四个等边三角形切口,将三角形切口内的皮肤和皮下组织切除。牵拉、剥离、松解乳头等步骤与乳晕皮肤菱形切除法相同。先将与乳头相连的四个矩形瓣互相缝合,包裹乳头使之延长突起。再将外围的四个三角形创面尽量缝合,以使圆周创缘向内推进缩小,便于与乳头根部的创缘相缝合。此法中乳头根部的环形缝合可以起到荷包状缝合的作用,且乳头乳晕的缝合不在一条直线上。

3. 新月形乳晕瓣矫正法

(1)用 3-0 尼龙线或 1 号丝线在乳头的上、下方缝合 2 针,使凹陷的乳头被牵引出乳晕表面。

(2)在乳晕内下象限设计新月形乳晕皮瓣,约 0.6~1.0 cm×1.5~2.0 cm,其大小根据乳头凹陷程度及乳头大小而定。

(3)切开乳头下边缘,分离及切断乳腺管间的纤维束,纠正乳头内陷,如还不能使乳头复位,则切断部分乳腺管或大部分乳腺管。

(4)在乳头内下方设计约 0.6~1.0 cm×1.5~2.0 cm 大小的乳腺组织旋转瓣,使其充分充填于复位的乳头下方空隙。

(5)在乳头颈做一荷包缝合,以固定旋转的乳头组织瓣,保证其充填在乳头下的空隙内,防止其疝入乳头颈下方。

(6)将新月形乳晕瓣缝合于乳头下缘的切口内,制成乳头颈的一部分。

4. 乳头剖开法

用缝线或小拉钩牵引乳头,使乳头外翻,通过乳晕和乳头垂直于皮肤做一横行切口,牵拉乳头,在直视下切断造成乳头内陷的纤维束。这些纤维束主要是肌束,也可能是发育不全的乳腺导管。当这些纤维全部被切断后,乳头即失去了回缩的张力,可以保持在外翻的位置。分层缝合切口,第一层缝在腺体组织表面,使乳头基部充实;第二层靠近乳头基底把两半的肌纤维束牵拉在一起,使乳头保持外翻;第三层合拢两半乳头,最后间断缝合表面切口。

【经验指导】

1. 避免术后发生感染

乳头内陷处难于清洗,细菌易寄生繁殖,不少病例术前存在慢性炎症。术前必须对局部进行充分的冲洗和消毒,有炎症者要等待炎症控制后才能手术。

2. 术后乳头内陷复发

矫正术使乳头凸出,但拆线时或拆线后 1~2 周乳头内陷重现。可能是由于乳头内陷严重,手术时在乳头下方分离不彻底,未将过紧的平滑肌纤维及结缔组织切断。对于乳头内陷复发者,可先用吸奶器负压吸引,如 1 周后乳头仍内陷,可考虑再次手术。再次手术的时间应在第一次手术半年后。

3. 术后乳头坏死

多由于为了切断过紧的平滑肌纤维和结缔组织,而将供应乳头的大部分神经血管切断,或由于荷包缝合时结扎过紧所致。当发现乳头血运不好时,应及时将荷包线放松。一旦发现乳头坏死,需待坏死组织被清除,且伤口愈合后,择期行对侧乳头游离移植术或小阴唇皮肤游离移植术。

4. 术后乳晕变小

由于手术需将部分乳晕皮肤切除或用乳晕皮肤移植延伸为乳头,使乳晕变小,术前应将手术后乳晕会变小的情况告诉患者。

5. 继发性乳头内陷

要注意分析引起继发性乳头内陷的原因,最常见的原因是乳腺癌。

七、乳头乳晕重建术

【适应证】

1. 乳房切除术后乳头乳晕缺失。

2. 烧伤、外伤或感染后乳头乳晕缺损或发育不良。

3. 先天性乳头乳晕缺如或发育不良及形态不完整。

【禁忌证】

1. 重建乳头乳晕的部位血运不良。

2. 局部有瘢痕及破溃、感染等。

3. 患者全身情况不良。

【操作程序】

1. 乳头再造术

(1)对侧乳头游离移植乳头再造：若健侧乳头在 11 mm 左右，可从顶端横断截取 5 mm 厚的乳头组织游离移植至患侧。如果健侧乳头高 6 mm 左右，可从乳头正中垂直切取 1/2 乳头组织游离移植至患侧。

(2)耳垂组织游离移植乳头再造：如果健侧乳头很小，可考虑应用耳垂游离移植再造乳头。耳垂供区直接缝合。

(3)局部皮瓣乳头再造。

2. 乳晕再造术

(1)健侧部分乳晕游离移植乳晕再造：健侧乳晕直径大于 56 mm 者可采用健侧部分乳晕游离移植再造乳晕。以乳头为圆心，保留直径为 32 mm 的乳晕，切取外周多余的乳晕全层皮肤。供区直接拉拢缝合。

(2)文身法乳晕再造术。

(3)植皮法乳晕再造术：供皮区多选择在小阴唇、大腿内侧等部位。

【经验指导】

1. 乳头乳晕重建术是乳房再造术的最后步骤，一般在乳房体再造完成后 6 个月以上、乳房体形态完全定形后进行。

2. 乳头乳晕的重建术的基本要求是：要与健侧对称，颜色、质地与健侧相近，有适当的乳头凸起。

3. 采用对侧乳头游离移植及耳垂组织游离移植重建乳头时，要注意无创操作，包扎固定要确实可靠，术后 2～3 周拆线。

4. 小阴唇较小时，不适宜取小阴唇皮肤供乳晕重建。

5. 重建的乳头乳晕只是形态上的再造，没有功能，感觉较差，术前应向患者说明。

第八节　会阴

一、处女膜修复术

【适应证】

性交或外伤等原因造成的处女膜破裂，时间超过 3 个月者，均可选择在月经干净后至经前 10 天之间进行手术修复，破损时间 24 h 之内者可即刻修复。

【禁忌证】

1. 外阴及阴道炎症痊愈前。

2. 月经期、经前期、妊娠期不宜手术。

3. 有其他感染性疾患尚未治愈者。

4. 心理障碍者。

【操作程序】

1. 术前检查

检查外阴发育情况、处女膜形态,确认其破裂及其部位;检查有无外阴及阴道炎症、湿疹等,以及邻近器官形态;进行血尿常规、阴道分泌物涂片检查等;询问月经情况及是否妊娠,有无药物过敏史等。

2. 手术步骤

(1)排尿后取截石位。

(2)常规消毒铺巾。

(3)0.5%利多卡因加入 1:20 万肾上腺素局部麻醉。

(4)将处女膜裂隙处修剪成新鲜创面。

(5)用 6-0 可吸收线分内、中、外三层间断缝合新鲜裂隙,将相应部位对合整齐。

(6)伤口涂以抗生素软膏。

处女膜孔较大者,可将处女膜内侧黏膜适当切除,纵行缝合以缩小处女膜环口径。

处女膜为重度裂伤时,残片与阴道口黏膜连成不规则状,需在裂隙基底部做横行"Z"字改形,缝合黏膜瓣,缩小裂隙间距离后再修补裂隙;否则,因张力过大易再度裂开。

3. 术后处理

(1)术后 1 周内尽量减少活动,1 个月内禁止剧烈运动。

(2)1:5 000 高锰酸钾溶液清洗外阴,每日 2 次,每次 10~15 min,共 7 天。

(3)可口服抗生素预防感染。

【经验指导】

1. 注射麻醉药物时应使注射部位膨胀发白,以利于手术操作。

2. 形成的新鲜创面应尽量宽一些,以利于伤口愈合。

二、小阴唇整形术

【适应证】

小阴唇肥大,或两侧不对称,或因产伤及外伤等原因引起的小阴唇畸形及因炎症引起的小阴唇粘连等。

【禁忌证】

1. 外阴及阴道炎症,须治愈后再行手术。

2. 月经期、经前期及妊娠期不宜手术。

3. 身体有其他感染性疾患者,暂不宜手术。

4. 心理障碍者。

【操作程序】

1. 术前检查

检查外阴特别是小阴唇发育情况,有无炎症等外阴及阴道疾患;月经情况,是否妊娠;了解身体健康状况,有无药物过敏史;进行血尿常规、阴道分泌物涂片检查等。

2. 手术步骤(以单蒂皮瓣法为例)

(1)排尿后取截石位。

(2)常规消毒阴道及术区皮肤,铺消毒巾。

(3)设计切口。

(4)0.5%利多卡因加入1∶20万肾上腺素局部浸润麻醉。

(5)沿设计的切口切除小阴唇多余部分。

(6)充分止血。

(7)将单蒂皮瓣与基底部分的相应部位对合整齐,间断缝合切面及两侧皮肤与黏膜。

(8)伤口涂以抗生素软膏。

(9)无菌纱布覆盖伤口,丁字带加压包扎。

3. 术后处理

(1)卧床休息12～24 h。

(2)可口服抗生素预防感染。

(3)1∶5 000高锰酸钾水溶液清洗外阴,术后24 h开始,每日2次,共7～10天。

(4)必要时术后2～3天复诊。

(5)术后7天拆线。

(6)术后3～4周可恢复性生活。

【经验指导】

1. 设计切口时要注意尽量使术后两侧小阴唇大小形态一致。

2. 术中止血时应保护好单蒂皮瓣,使其勿受损伤。

三、两性畸形整形术

(一)阴茎成形术

【适应证】

1. 女性假两性畸形,性别取向为男性。

2. 先天性严重阴茎发育不良而不能进行正常性交者。

【禁忌证】

1. 患有皮肤病或外阴皮肤有炎症者。

2. 患有血管疾病,心、肺、肾功能受损,不能耐受手术者。

3. 两性畸形病人在性别选择上犹豫不决者。

【操作程序】

1. 术前清洗术区皮肤,进流质饮食。

2. 取平卧位,硬膜外麻醉或全身麻醉。

3. 常规消毒,铺无菌巾。

4. 皮瓣设计形成阴茎体、尿道。依据转移皮瓣方式不同可分为:局部带蒂皮瓣转移,如腹壁皮瓣、脐旁皮瓣、髂腰皮瓣、皮管;游离皮瓣转移,如肩胛皮瓣、前臂皮瓣等。

5. 掀起皮瓣,解剖显露血管蒂。

6. 受区准备。

7. 皮瓣转移。

8. 支撑组织植入,术区置引流。

9. 术后留置导尿管。

【经验指导】

1. 防止损伤皮瓣血管蒂部。

2. 仔细止血,术区置引流,以防积血或积液。

3. 注意观察皮瓣血运。

(二)阴道成形术

【适应证】

1. 男性假两性畸形,性别取向为女性。

2. 睾丸女性化综合征。

3. 真两性畸形,性别取向为女性。

【禁忌证】

1. 性别取向未确定。

2. 外阴部皮肤感染。

【操作程序】

1. 按肠道手术前常规准备,术前流质饮食,手术前夜清洁灌肠。

2. 术前每日多次清洗会阴,术前日备皮。

3. 取截石位,硬膜外麻醉或全身麻醉。

4. 常规消毒,铺无菌巾。

5. 尿道与肛门之间切开分离形成腔隙。

6. 皮瓣、肠管、黏膜或皮片等形成阴道衬里。

7. 阴道内用碘仿及凡士林纱条填塞压迫。

8. 术后 48 h 内拔除引流条,术后 10 天拔除导尿管。

9. 术后 10～12 天拆线,抽除阴道内全部敷料,下地活动。阴道内放置模具。

【经验指导】

1. 形成"阴道"缝合时勿损伤血管,缝合牢靠,否则出现创面,脂肪液化经久不愈。

2. 阴道口皮瓣对合成锯齿状,防止环形挛缩。

3. 不可损伤邻位器官,如直肠、膀胱和尿道等。

四、阴蒂阴唇成形术

【适应证】

1. 阴蒂肥大。

2. 男性性腺及性器官发育不良而其社会性别取向为女性者。

【禁忌证】

1. 性别取向未确定。

2. 外阴部皮肤感染。

【操作程序】

1. 术前多次清洗会阴,术前进流质饮食,术前 1 天备皮,手术前夜清洁灌肠。

2. 取截石位,硬膜外麻醉或全身麻醉。

3. 常规消毒,铺无菌巾。

4. 阴蒂背侧皮肤呈"工"字形切开,形成两瓣,自身折叠,缝合形成部分阴唇。

5. 游离阴蒂背侧神经血管束,形成带蒂阴蒂头。切除阴蒂干,缩小阴蒂头,缝合固定于阴蒂脚部。

6. 术后 7～9 天拆线。

【经验指导】

1. 避免损伤阴蒂背侧神经血管束。

2. 术后留置导尿管,防止术区污染。

第九节　颅颌面

一、颧骨整形术

【适应证】

1. 患者要求手术的动机合理。

2. 患者的期望与手术医生的技术能力相符合。

3. 手术前行心、肝、肺、肾等功能检查,均应在正常范围内。

【禁忌证】

1. 半年内曾有上颌窦炎症者。

2. 近期有上颌骨骨折史。

3. 有牙周炎、牙周病者。

【操作程序】

1. 常规消毒,铺巾。

2. 局部浸润麻醉。

3. 做双侧上牙龈沟黏膜切口。

4. 经过黏膜及黏膜下组织和骨膜,行骨膜下分离达颧骨。

5. 制作好颧骨充填假体。

6. 颧骨增高术应按颧骨的形状,将制作好的颧骨假体置入分离好的骨膜下腔隙中。颧骨降低术则截除部分颧突,或采用截骨降低的方法,按术前设计的截骨线将颧骨截骨降低。

7. 内固定。

8. 放置引流,缝合切口。

【经验指导】

1. 颧部整形纯属美容性手术,必须了解患者要求手术的动机,并认为合理,且患者的期望必须与手术医生的技术能力相符合。

2. 患者必须被告知麻醉及手术的过程、手术的局限性以及潜在的风险,例如不对称、矫正不完全、头皮瘢痕、感染、血肿以及可能损伤面神经等。

二、下颌角截骨整形术

【适应证】

下颌角骨性肥大。

【禁忌证】

1. 全身情况差或有器质性病变未愈者。

2. 精神、情绪不稳定者。

【操作程序】

1. 麻醉:局麻或经鼻气管插管全麻。

2. 消毒:常规消毒,铺无菌单。

3. 切口:口内下颌升支前缘至第一前磨牙远颊侧切开黏骨膜。

4. 显露:骨膜下剥离,剥离咀嚼肌附着,显露下颌角区、下颌体部、颏孔,保护下牙槽神经血管束。

5. 截骨:按术前设计标记截骨线,沿截骨线弧形截除下颌角,截骨面锉磨圆滑。压迫止血。

6. 缝合、引流、包扎:缝合入路切口,置引流条,加压包扎。

【经验指导】

1. 注意保护下牙槽神经血管束。

2. 防止损伤深部神经血管。

3. 忌使用暴力。

三、颏整形术

(一)颏前徙术

【适应证】

1. 颏后缩。

2. 下颌整体矫正手术需增加颏突度者。

【禁忌证】

同"下颌骨截骨整形术"。

【操作程序】

1. 麻醉:双侧颏神经阻滞麻醉或全麻。

2. 消毒:常规消毒,铺无菌单。

3. 切口:在下颌前庭沟底靠唇侧 5 mm 处于两侧下颌第一前磨牙间切开黏骨膜。

4. 显露:剥离黏骨膜,显露下颌骨下缘、颏孔、颏神经血管束。

5. 截骨:标记截骨线,于颏孔下方、根尖下水平截骨。

6. 固定:移动并调整骨段达理想位置,以小夹板螺钉或钢丝内固定截骨段,压迫止血。

7. 缝合包扎。

【经验指导】

1. 注意保护颏神经。

2. 避免损伤牙根。

3. 避免损伤舌侧黏骨膜。

(二)颏后退术

【适应证】

颏部过突、过长。

【禁忌证】

同"下颌骨截骨整形术"。

【操作程序】

1～4 同颏前徙术。

5. 截骨:标记截骨线,于颏孔下方、根尖下水平截骨。颏过长者,根据术前设计水平截除一条骨质,以缩短颏高。

6. 固定:后退并调整骨段达预定理想位置,以小夹板螺钉或钢丝内固定截骨段,压迫止血。

7. 缝合包扎。

【经验指导】

1. 注意保护颏神经。

2. 避免损伤牙根。

3. 避免损伤舌侧黏骨膜。

(三)颏部偏斜矫正术

【适应证】

1. 颏部偏斜不对称者。

2. 面部不对称,经正颌手术后颏部仍不对称者。

【禁忌证】

同"下颌骨截骨整形术"。

【操作程序】

1～4 同颏前徙术。

5. 截骨:标记中线,按术前设计标记截骨线截骨。

6. 固定:按水平移位和梯形骨段旋转式移动颏骨段到对称位置,以小夹板螺钉或钢丝内固定截骨段,压迫止血。

7. 缝合包扎。

【经验指导】

1. 注意保护颏神经。

2. 避免损伤牙龈。

3. 避免损伤舌侧黏骨膜。

4. 尽量保留骨膜附着。

(四)隆颏术

【适应证】

1. 隆颏术适于小颏和短颏患者,虽咬合关系基本正常,但外观面部三份比例不适当,与Ricketts美容平面不符。

2. 对于有严重的下颌后缩、前牙深覆盖、错𬌗,少数呈鸟嘴状畸形的患者,隆颏术是相对适应证。

【禁忌证】

同"下颌骨截骨整形术"。

【操作程序】

1. 麻醉:双侧颏神经阻滞麻醉,辅以切口处和预分离区的骨膜表面浸润麻醉。

2. 切口:在下颌前庭沟底靠唇侧5 mm处于两侧下颌第一前磨牙间切开黏骨膜。

3. 显露:剥离黏骨膜,显露下颌骨颏部,按预先设计范围分出骨膜下腔隙。

4. 充填:将雕刻好的充填材料放入剥离好的腔隙内并认真调整位置,观察是否对称。

5. 缝合:缝合入路切口,加压包扎。

【经验指导】

1. 注意保护下牙槽神经血管束。

2. 未做内固定者,应妥善外固定,防止置入假体移位。

第十节　体形塑造吸脂

一、负压吸脂术

【适应证】

1. 最佳适应证:单纯局部脂肪沉积、男子女性型乳房、皮瓣修薄。

2. 相对适应证:重度肥胖患者、脂肪瘤、淋巴管瘤及其他外科手术如面颈部除皱术、腹壁整形术、大腿整形术的辅助手段。

【禁忌证】

1. 心、肺、肝、肾等主要脏器功能减退,不能耐受手术者。

2. 有心理障碍,期望值过高以及对自身形体要求过于苛刻者。

3. 皮肤严重松弛而皮下脂肪组织过少者。

4. 有利多卡因过敏史,麻醉药物代谢障碍者。

5. 局部皮肤有感染病灶及较多瘢痕者,重度吸烟者,伤口愈合能力较差者。

6. 下肢静脉曲张、静脉炎者,禁忌行下肢脂肪抽吸。

7. 骶尾三角区。

8. 妊娠妇女或哺乳期妇女。

9. 病态肥胖者、神经性贪食症。

10. 青春期前的患者一般不宜行脂肪抽吸术,除外男子女性型乳房、重度肥胖等影响心理发育的疾患。

【操作程序】

1. 常规消毒,铺无菌单。

2. 手术区域均匀注射肿胀液。

3. 经皮肤切口或穿刺孔将抽吸针管插入深层皮下脂肪组织,采用"活塞样"往复运动,由深至浅逐层、逐区均匀抽吸。抽吸时不但要注意观察抽吸混合液,而且应随时判断皮下剩余脂肪组织的状况,例如脂肪组织的厚度、对称性、皮肤表面是否平整等,若有缺陷应随时矫正。

4. 抽吸结束后,环状挤压抽吸区域,排出皮下积液,缝合皮肤切口。皮肤穿刺孔无须处理,覆盖无菌敷料,加压包扎并穿戴弹力服6个月。

【经验指导】

1. 高负压吸引对组织的吸附力较大,操作时动作要轻柔、准确,抽吸管的侧孔应背离皮肤,以防止误吸浅层脂肪组织。

2. 抽吸的层次要准确,避免误吸浅层脂肪组织及损伤深层组织。

3. 浅层脂肪组织具有遮盖作用,并且使皮肤有较好的手感,应保留一定厚度。一般应保留 0.5～1 cm 浅层脂肪组织,"骑士臀"畸形应保留 2 cm 左右的浅层脂肪组织。

4. 抽吸隧道分布应规则,呈扇形,直径应<1 cm,禁忌同一隧道反复抽吸。

5. 抽吸管改变抽吸方向时,应回撤到近皮肤切口处,严禁抽吸管侧向或横向移动。

6. 尽可能采用小直径抽吸管,同一部位由深至浅抽吸管直径应逐渐减小。

7. 保留适当的脂肪组织,以塑造美好的体形,而不应单纯追求抽吸的量。

8. 过度抽吸的危害远远大于抽吸不足,其导致的畸形往往难以矫正,抽吸量应偏于保守。

9. 注射器法抽吸针穿刺点的位置要适宜,一般在抽吸范围中部的两侧,以穿刺点为中心,抽吸针能够辐射到整个抽吸部位;两个穿刺点的间距不超过抽吸针的长度,以达到互补的作用。根据情况,采用浅层脂肪抽吸技术、自体脂肪颗粒注射移植技术。

10. 肿胀液中利多卡因的剂量应≤35 mg/kg 体重。若采用肿胀技术结合全身麻醉或局麻镇静技术,应适当减少利多卡因用量。

二、超声吸脂术

【适应证】

1. 在纤维组织较多的部位如背部、上腹部、腰部、大腿、男性女性化乳房等有局部脂肪沉积的患者。

2. 二次抽吸部位。

【禁忌证】

同"负压吸脂术"。

【操作程序】

1. 将肿胀液均匀注射到脂肪组织的浅、中、深各层。

2. 经皮肤切口将探头插入皮下组织,缓慢持续轻柔往复移动探头,移动频率约为 SAL 的 50%,逐渐乳化脂肪组织,应保证探头在正确的层次,远离致密组织如皮肤、筋膜、肌肉等,以避免发生热损伤。

3. 采用低负压小直径导管进行抽吸,首先将残留的乳化液抽吸干净,然后根据局部的情况,采用常规负压吸引脂肪,进行最终的塑形。

4. 缝合皮肤切口,并穿戴弹力紧身服。

【经验指导】

1. 超声波脂肪抽吸必须在液态环境中进行。肿胀液应注射到脂肪组织的各个层次,使全层脂肪均处于液态环境中,若注射不均匀,超声波在非液态环境中热效应增加。

2. 超声波探头应处于持续移动状态,不能停滞不动。过长的停滞(超过 20 s)可在局部产生较高的热量,引起探头周围组织的损伤。

3. 探头深度应距离皮肤 1 cm 以上,在躯体弯曲部位应避免探头末端接触真皮,导致皮肤的热损伤。

4. 探头回撤时,应距离皮肤切口 1～2 cm,以避免切口周围脂肪组织过度乳化以及切口皮肤烧伤,持续不愈。

5. 探头的操作应轻柔,避免弯曲折断探头。

6. 超声波的作用时间不宜过长,以免导致皮下形成较大的腔隙以及术后皮肤感觉异常或坏死。

三、腹壁成形术

【适应证】

1. 脂肪沉积局限于下腹部,伴有皮肤及肌肉的中度松弛,宜行微小腹壁整形术。

2. 腹部脂肪沉积伴有皮肤及肌肉的重度松弛,宜行改良的腹壁整形术。

3. 腹部脂肪沉积伴有严重的皮肤及肌肉松弛,宜行负压吸引辅助的腹壁整形术。

【禁忌证】

1. 心、肺、肝、肾等主要脏器功能减退,不能耐受手术者。

2. 有心理障碍、期望值过高以及对自身形体要求过于苛刻者。

3. 局部皮肤有感染病灶及较多瘢痕者。

4. 重度吸烟者,伤口愈合能力较差者。

5. 近期行腹部脂肪抽吸者。

【操作程序】

1. 选择切口("W"形或倒"T"形),切开皮肤、皮下浅筋膜,在深筋膜浅面分离,直至剑突及两侧肋弓,原位保留脐部,必要时紧缩缝合腹壁肌肉腱膜。切除多余皮肤及皮下组织,重建脐孔,缝合皮下组织及皮肤,修整"猫耳"。

2. 可同时抽吸上腹及邻近区域的脂肪组织。

3. 置负压引流并加压包扎。

【经验指导】

1. 腹壁成形术联合脂肪抽吸可增高脂肪栓塞综合征的发生率,应谨慎选择。

2. 上腹部行脂肪抽吸可能影响皮肤瓣的血液循环,应采用小直径抽吸针管低负压抽吸。

3. 术后早期活动。

第二篇　临床篇

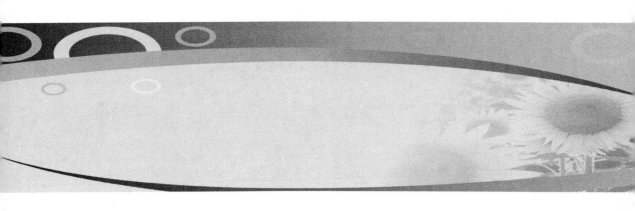

第十五章 ▎新生儿

第一节　新生儿特点

一、足月新生儿的护理

【工作内容】

1. 环境:正常产后即刻实行母婴同室的条件是:(1)5 分钟 Apgar 7 分以上;(2)体重>
3 200 g;(3)心率 110~170 次/分;(4)呼吸 30~70 次/分;(5)皮肤颜色正常,呼吸顺畅。室
内温度 24~26 ℃,湿度 50%~70%。

2. 日常护理:保持正常体温,促进营养和预防疾病,并保持体重增长及发展行为。

(1)体温:最适的环境温度是中性温度,而环境温度过高或过低均对新生儿健康有害。

(2)营养:提倡母乳喂养,在出生后的 1~2 天,每天需喂 9 次,从第 3 天起则宜按需哺
乳,两次间隔不超过 2.5 小时,哺乳不少于每天 8 次。不能轻易用代乳品喂养。

(3)防病:①防感染,注意个人卫生,严格执行无菌操作,护理每个婴儿前后均要洗手。
有接触性传染病时,要立即消毒隔离。②保护皮肤,严防擦伤。③预防接种:健康婴儿生后
1 天注射乙肝疫苗,若母亲乙肝三阳者,出生后应注射高价免疫球蛋白和乙肝疫苗。生后 3
天接种卡介苗,宜在出院前进行。④新生儿疾病筛查。

(4)发展感知觉:促进发育,如抚触等。

二、早产儿的护理

【工作内容】

1. 日常护理

(1)一般护理:对早产儿喂奶、穿衣、试表、换尿布均需在暖箱内轻柔完成,避免不必要的
搬动,每日在固定时间称一次体重。

(2)保暖:早产儿中性温度一般为 32~36 ℃之间,相对湿度在 60%~70%。

2. 供氧:若有缺氧指征者,立即给氧,使 PaO_2 维持在 60~70 mmHg,$TcSO_2$ 90%~
95%。防止发生氧中毒如 ROP、BPD。

3. 防止低血糖发生:易发生无症状性低血糖,应常规监测。

4. 维生素及铁剂的供给:早产儿体内各种维生素贮量少,生长又快,维生素和铁相对缺
乏,应给予补充。

5. 喂养：强调母乳，生后 2 小时即可喂养；主张早期、微量及非营养性吸吮。胎龄＜30 周因吸吮、吞咽、呼吸动作不协调，应用管饲。

6. 预防感染：强调做好消毒隔离制度，护理前后需用肥皂洗手（流动水冲洗）。

7. 出院标准：(1)原发病已治愈；(2)在一般室温中体温平稳，能适应外界环境温度；(3)自己吸吮；(4)体重达 1 800～2 000 g 以上。

【经验指导】

1. 早产儿因胎龄、体重不一，故生活能力亦不同，体重低者尤需特别护理，强调仔细、耐心、轻柔、迅速的护理和严密的监护，并关注感情的培育。

2. 备好远红外线抢救台，娩出后在预热好的抢救台上护理，及时清理呼吸道，结扎脐带，用柔软新毛巾吸干全身羊水，但不必擦去皮肤上的胎脂。

三、小于胎龄儿的特点和护理

【工作内容】

1. 临床表现

(1)外观特点：皮肤薄而干燥，有脱屑，皮下脂肪少，明显消瘦，似老人貌。

(2)呼吸系统：生后易出现窒息，羊水或胎粪吸入，继发肺炎、气肿，严重者可致呼吸衰竭，较少出现 RDS。

(3)代谢系统：可出现低血糖、酸中毒，治疗不及时可致 CNS 后遗症。

(4)神经系统：妊娠早期脑细胞发育受到损害者，生后可出现智能落后。

(5)血液系统：出现红细胞增多症。

(6)宫内感染表现：可出现肝脾肿大，黄疸明显，视网膜炎。

(7)畸形：较正常儿高 10～20 倍，如先天性心脏病，脑、眼、耳等畸形。

2. 临床分型

(1)发育不良型（匀称型）：重量指数＞2.00（胎龄≤37 周）或 2.20（胎龄＞37 周）或身长与头围比＞1.36，此型预后不好。

(2)营养不良型（不匀称型）：重量指数＜2.00（胎龄≤37 周）或 2.20（胎龄＞37 周）或身长与头围比＜1.36，此型预后较好。

3. 胎龄评估：简易评估法，即根据足底纹理、乳头形成、指甲、皮肤组织四项特征的得分＋27＝胎龄周数。

4. 出生时处理：出生时要防止发生窒息和胎粪吸入，在出生前要做好充分的复苏准备，以便及时抢救。

5. 注意保暖：保暖以减少能量代谢的消耗，维持体温在 36.5～37 ℃。

6. 呼吸管理：有呼吸困难和青紫时，应给氧气吸入，使 PaO_2 保持在 50～70 mmHg，必要时可给予 NCPAP 或机械通气。

7. 早期喂养：要强调早期喂养以防止发生低血糖，生后 2～4 小时即可经口喂养。

8. 低血糖的治疗：生后头两天应每 4～6 小时监测一次血糖，如血糖＜2.2 mmol/L 有症状或＜1.1 mmol/L 无症状均应给以处理。

9. 并发症的治疗：有低血钙惊厥者，立即静脉滴注 10％葡萄糖酸钙 2 mL/kg，用等量葡萄糖稀释,以每分钟 1 mL/kg 速度缓慢滴入;HCT>65%时,应给以部分换血。

10. 感染的防治:有肺炎或其他感染时,使用抗生素及时控制感染。

【经验指导】

1. 小于胎龄儿的死亡率为正常新生儿的 18 倍,并可发生体格生长或智力发育落后,远期可发生脑微小功能障碍。

2. 死亡原因主要为窒息、吸入性肺炎、低血糖和先天畸形。

3. 应注意孕期保健,常规产前检查,发现宫内生长迟缓者及时给以干预。

四、大于胎龄儿的特点和护理

【工作内容】

1. 临床表现:可出现窒息、颅内出血、产伤、难产等。

2. 若发生窒息者,积极复苏抢救。

3. 做相关检查,如血糖、血钙,有无溶血、先心或畸形等,并给予相应治疗。

4. 糖尿病母儿所致的 LGA 可出现肺部发育不成熟,积极防治。

【经验指导】

1. 预后取决于原发病的严重程度。

2. 应注意孕期保健,常规产前检查,必要时做产前诊断,发现宫内胎儿发育较大及时给以干预指导。

五、过期产儿的特点和护理

【工作内容】

1. 临床表现:身长不受影响,头长占身长的四分之一。外表机灵,常睁眼。明显消瘦,皮下脂肪少,皮肤苍白、松弛,多皱褶和脱皮,胎脂少。头发茂密,指甲过长,似老人貌。

2. 若胎盘功能减退时,可致胎儿缺氧,肛门括约肌松弛,胎粪污染羊水。临床上可分(1)营养不良,皮脂少,皮肤松弛、干皱、脱皮,体重落后于身长,无胎儿宫内窘迫现象,皮肤无黄染;(2)外观如第一期,但有胎儿宫内窘迫现象,皮肤、胎脂、脐带、胎膜均黄绿色,伴有严重的呼吸道症状;(3)有以上 2 期症状,胎粪污染羊水时间长,指甲、皮肤染成深黄色,脐带染成黄绿色。

3. 产程中的处理:分娩时尽量减少胎儿窘迫的发生,注意胎心变化,给产妇间断吸氧。

4. 出生后的处理:做好窒息复苏的准备,根据胎儿活力决定是否做气管内吸引,必要时给予 NCPAP 或机械通气,同时纠正酸中毒。

5. 并发症的处理:有吸入性肺炎或缺氧缺血性脑病时给予相应的处理,应用抗生素防治感染。

6. 注意喂养:及早开奶,对有抑制状态者给以补液,防止低血糖。

【经验指导】

1. 伴有明显胎盘功能不全症状者,或低体重儿,是造成新生儿死亡的主要原因。

2. 死亡原因如 MAS、HIE、心力衰竭等

3. 对于妊娠超过 40 周的产妇及胎儿应严密监护。

六、新生儿 Apgar 评分

【工作内容】

1. 评分内容

A：皮肤颜色；P：心率；G：刺激后的皱眉动作；A：肌张力；R：呼吸。

2. 评分时间

出生后 1 分钟和出生后 5 分钟分别进行评分。

3. 评分标准

(1)皮肤颜色：青紫或苍白，0 分；身体红，四肢青紫，1 分；全身红，2 分。

(2)心率(次/分)：无，0 分；小于 100 次/分，1 分；大于 100 次，2 分。

(3)弹足底或导管插鼻反应：无反应，0 分；有些动作如皱眉，1 分；哭或喷嚏，2 分。

(4)肌张力：松弛，0 分；四肢略屈曲，1 分；四肢能活动，2 分。

(5)呼吸：无，0 分；慢而不规则，1 分；正常且哭声响，2 分。

4. 结果判定

Apgar 评分结果：无窒息 8～10 分；轻度窒息 4～7 分；重度窒息 0～3 分。

七、新生儿行为神经测定

【工作内容】

1. 一般内容

20 项行为神经测查分为五个部分：即行为能力(6 项)、被动肌张力(4 项)、主动肌张力(4 项)、原始反射(3 项)和一般估价(3 项)。每一项评分有三个分度，即 0 分、1 分和 2 分。满分为 40 分，评分均以行为最优表演评定。

2. 新生儿行为能力(共 6 项)

(1)对光刺激反应减弱(对光刺激习惯化)。在睡眠状态下，婴儿对手电筒光短暂照射眼产生不愉快的反应后，重复光刺激有反应减弱的能力。此项测验检查这种反应减弱的能力。用 2 节 1 号电池手电筒一个，手电光扫射新生儿两眼 1 秒，观察其反应。第一次反应终止后 5 秒钟，再重复刺激，每次照射时间和手电筒距眼的距离相同。连续 2 次反应减弱后停止测试，如不减弱，连续照射最多 12 次。如果新生儿对最初两次刺激无反应或反应极小，可松松包被和轻摇小床，以便使婴儿进入更适合于测试的状态。如果婴儿对下一刺激有反应，以此算作第一次刺激。如果几次刺激后仍无反应，则进入下项检查。如果醒来或已经觉醒，必须停止反应减弱项目测试，在 1～2 天内适当时间再测试。评分方法：观察和记录反应减弱甚至消失的连续 2 次的前一次次数。0 分为≥11 次，1 分为 7～10 次，2 分为≤6 次。

(2)对格格声反应减弱。此项测查新生儿对于扰乱性听刺激抑制能力。用长方形小红塑料盒(8 厘米×3.5 厘米×3.5 厘米)，内装玉米豆，摇动时发出格格声。在安静的环境，小儿对突然的格格声产生反应。测查应在睡眠状态进行，距小儿约 10～15 厘米处，响亮地垂

直摇动格格声盒 3 次约 1 秒,小儿可产生惊跳、用力眨眼和呼吸改变等反应,等反应停止后 5 秒钟再重复刺激。连续 2 次反应减弱时停止测试,如不减弱,连续刺激最多 12 次。观察和评分方法同(1)项。

(3)非生物听定向反应(对格格声的反应)。是在婴儿觉醒状态时对格格声刺激反应的测查方法。如果对初次刺激未引出反应,在以后检查中可以重复刺激。将小儿头放在中线位,在新生儿视线外距耳约 10~15 厘米处连续轻轻摇动小塑料盒,使其发出柔和的格格声,持续摇到小儿作出最优反应。以声音的强度和节律引起小儿的注意,避免反应减弱和习惯化。持续摇动不超过 15~20 秒,左右交替刺激共 4 次。测查时避免其他声音或因看检查者的脸而分散其注意力,观察新生儿眼和头转向声源的能力。评分:0 分为头和眼球不能转向格格声源;1 分为眼和头转向声源,但转动<60 度角;2 分为转向格格声≥60 度角,并记录头转向声源≥60 度角的次数。如刺激 4 次中,转向声源≥60 度角 2 次,评分为 2(2),括号内为转头次数。

(4)非生物视定向反应(对红球反应)。大多数新生儿觉醒状态时有注视物体和简短地追随物体运动的能力。红球直径约为 5 厘米。环境安静,半暗,使小儿不因为光线太亮而睁不开眼。做视定向测查时,将小儿包裹好,暴露颈部,因头部转动可受颈部衣服和包被的影响。抱新生儿在膝上或半卧位用手托起小儿头和背部,如新生儿不安全觉醒时,可以轻轻地上下摇动使其睁开眼,包裹可限制其干扰性运动,半卧位抱起有助于小儿觉醒。检查者将小儿头放在中线位,手持红球,距小儿眼正前方约 20 厘米左右,轻轻转动小球,吸引小儿注视,然后慢慢地沿水平方向移动小球,从中线位移到一边,如果眼和头追随红球到一边,将头和红球恢复到中线位,红球再向另一侧移动。然后垂直方向移向头上方,再呈弧形从一侧移动到另一侧 180 度角,看小儿是否继续追随,一时引不起反应,在规定时间内可重复进行。进行操作时,应避免和小儿谈话或因看检查者的脸分散其注意力。评分:0 分为眼和头不转动;1 分为眼和头转动<60 度角;2 分为眼和头转动≥60 度角。如果向上垂直方向看红球抬头≥30 度角加 1 分,头追随移动红球 180 度角又加 1 分。在移动 180 度角时,视线可以中断,但经过努力又能继续追随即可。例如新生儿在水平方向转头 60 度角后又能弧形追随红球 180 度角,评分为 2 分(+2 分)。

(5)生物性视听定向反应(对说话的人脸反应)。新生儿在觉醒状态,检查者和新生儿面对面,相距约 20 厘米,用柔和的高调的声音说话,从新生儿的中线位慢慢移向一侧,然后到另一侧,移动时连续发声,观察新生儿的眼和头追随检查者说话着的脸移动的能力,操作和评分方法同前一项。测查时注意小儿视和听同时反应,如果小儿眼未注视你时,不要过早移动你的脸和声音,新生儿听到声音后才转动头,表明听的定向能力。

(6)安慰。是指哭闹的新生儿对外界安慰的反应。评分:0 分为哭闹时经任何安慰方式均不能停止;1 分为哭闹停止非常困难,需要抱起来摇动或吃奶头才不哭;2 分为自动不哭,也可经安慰,如和小儿面对面说话,手扶住小儿上肢及腹部或抱起来即不哭。

2. 被动肌张力(共 4 项)

(1)围巾征。检查者一手托住新生儿于半卧位姿势,使颈部和头部保持正中位,以免上肢肌张力不对称。将新生儿手拉向对侧肩部,观察肘关节和中线的关系。评分:0 分为上肢环绕颈部,1 分为新生儿肘部略过中线,2 分为肘部未达到或刚到中线。

(2)前臂弹回。只有新生儿双上肢呈屈曲姿势时才能检查,检查者用手拉直新生儿双上肢,然后松开使其弹回到原来的屈曲位,观察弹回的速度。评分:0分为无弹回;1分为弹回的速度慢或弱,弹回时间>3秒;2分为弹回时间≤3秒,可重复引出。

(3)下肢弹回。受检新生儿髋关节呈屈曲位时才能检查。如未呈屈曲位,检查者可屈伸小儿下肢2~3次,使其自动呈屈曲位。新生儿仰卧,头呈正中位,检查者用双手牵拉新生儿双小腿,使之尽量伸直,然后松开,观察弹回情况。评分同上肢弹回项目。

(4)腘窝角。新生儿平卧,骨盆不能抬起,屈曲下肢呈胸膝位,固定膝关节在腹部两侧,举起小腿测量腘窝的角度。评分:0分为大于110度,1分为110~90度,2分为≤90度。

3. 主动肌张力(共4项)

(1)颈屈、伸肌的主动收缩(头竖立反应)。此项为检查新生儿颈屈、伸肌主动肌张力。拉新生儿从仰卧到坐位姿势,新生儿试图竖起他的头部,使之与躯干平行,但新生儿头相对重,颈屈、伸肌主动肌张力较弱,当小儿起坐时头向后仰,正常新生儿颈屈、伸肌主动肌张力是平衡的,在拉坐直时,头一般能竖立1~2秒。在坐位稍向前倾时头向前倒。检查时,新生儿呈仰卧位,检查者用双手握住新生儿双上臂和胸部乳头下方,以适当速度拉新生儿从仰卧到坐位,观察颈部屈、伸肌收缩及试图竖起头的努力,并记录坐直位时头竖立的秒数。操作可重复两次。评分:0分为无头竖立反应或异常;1分为有竖头的动作,但不能维持;2分为头能竖立1~2秒或以上。并在评分后括号内注明竖头秒数。

(2)手握持。新生儿呈仰卧位,检查者的手指从小儿手的尺侧伸进其掌心,观察其抓握的情况。评分:0分为无抓握,1分为抓握力弱,2分为非常容易抓握并能重复。

(3)牵拉反应。新生儿呈仰卧位,检查者食指从尺侧伸进其手内,先引出抓握反射。然后检查者拉住新生儿上臂屈曲、伸直来回1~2次,在肘部伸直时突然提起小儿离开检查台(同时用大拇指在必要时抓住新生儿的手,加以防护)。一般新生儿会主动抓住检查者的手指使其身体完全离开检查台。注意检查者不能因为怕小儿坠落而用自己的手抓住新生儿拉起来,这样无法检查和评定新生儿对牵拉的主动肌张力。评分:0分为无反应,1分为提起部分身体,2分为提起全部身体。

(4)支持反应。检查者用手握住新生儿前胸,除食指外其他手指分别放在两腋下,食指放在拇指对侧锁骨部位,支持新生儿呈直立姿势。观察新生儿头颈部、躯干和下肢主动肌张力和支持身体呈直立位情况。评分主要根据头颈部和躯干直立情况,正常时下肢也可保持屈曲。评分:0分为无反应;1分为不完全或短暂,直立时头不能竖立;2分为有力地支撑全部身体,头竖立。

4. 原始反射(共3项)

(1)自动踏步和放置反应。自动踏步和放置反应的意义相同,一项未引出可用另一项代替。①自动踏步:新生儿躯干在直立位时,使其足底接触检查者桌面数次,即可引出自动迈步动作,检查者扶着小儿身体顺迈步方向向前,新生儿似能扶着走路。②放置反应:一手扶住新生儿一下肢,另一下肢自然下垂,使该垂下下肢的足背接触检查桌边缘,该足有迈上桌面的动作,然后交替测查另一足的放置反应。评分:0分为无踏步也无放置反应,1分为踏一步或有一次放置反应,2分为踏两步或在同足有两次放置反应或两足各有一次放置反应。

(2)拥抱反射。新生儿呈仰卧位,检查者拉小儿双手上提,使小儿颈部离开检查桌面2~3厘米,但小儿头仍后垂在桌面上,突然放下小儿双手,恢复其仰卧位。由于颈部位置的突然变动引出拥抱反射。表现为双上肢向两侧伸展,手张开,然后屈曲上肢,似拥抱状回收上肢至胸前。评定结果主要根据上肢的反应。评分:0 分为无反应;1 分为拥抱反射不完全,上臂仅伸展,无屈曲回收;2 分为拥抱反射完全,上臂伸展后屈曲回收到胸前。

(3)吸吮反射。将乳头或手指放在新生儿两唇间或口内,则引起吸吮动作。注意吸吮力、节律与吞咽是否同步。哺乳时需要呼吸、吸吮和吞咽 3 种动作协同作用。评分:0 分为无吸吮动作;1 分为吸吮力弱;2 分为吸吮力好,和吞咽同步。

5. 一般估价(共 3 项)

(1)觉醒度:在检查过程中能否觉醒和觉醒程度。评分:0 分为昏迷,1 分为嗜睡,2 分为觉醒好。

(2)哭声:在检查过程中哭声情况。评分:0 分为不会哭,1 分为哭声微弱、过多或高调,2分为哭声正常。

(3)活动度:在检查过程中观察新生儿活动情况。评分:0 分为活动缺或过多,1 分为活动减少或增多,2 分为活动正常。

【经验指导】

1. 被动肌张力的受检新生儿,应在觉醒状态,呈仰卧头在正中位,以免引出不对称的错误检查结果。

2. 主、被动肌张力均应在觉醒状态时测查。

3. 原始反射应在觉醒状态时测查。

4. 总分不包括加分。视听定向力加分和头竖立秒数是新生儿行为能力进步的指标。

5. NABA 方法只适应于足月新生儿,早产儿需要用 NABA 测查时,需要等到孕龄满 40周后再做。

6. 测查应在新生儿两次喂奶中间进行,一般在喂奶后 1 小时睡眠状态开始。检查环境宜安静、半暗。测查室温度为 22～27 ℃。

7. 一般测查顺序为在新生儿睡眠时开始,先测光和格格声反应减弱项目,然后打开小儿包被,脱去衣服,观察四肢活动情况,做上、下肢弹回,围巾征和腘窝角,接着拉成坐位,观察竖头能力,扶起做直立支持反应、踏步和放置反应,平放呈仰卧位时做握持和牵拉反应。哭闹时观察对安慰的反应。随后包裹新生儿,做视、听定向反应。如果新生儿吃奶很好,不必测试吸吮反射。检查应在 10 分钟内完成。

8. 掌握此方法必须通过传授,测查至少 20 个新生儿,并接收 4～5 次辅导,最后通过合格检验,才能达到测查合格标准,总分误差不应超过 2 分。

第二节　新生儿黄疸

一、生理性黄疸

【诊断】

1. 生理性黄疸大多在生后 2～3 日出现,第 4～6 日最明显,足月儿多在生后 7～10 日内消退,早产儿可延迟至第3～4周消退。

2. 实验室检查:胆红素不超过规定值。凡登白试验呈间接反应。尿中胆红素阴性,粪内胆色素增多。

【治疗】

生理性黄疸一般能自愈,及早喂养可减轻黄疸程度。

二、病理性黄疸

【诊断】

(1)黄疸出现过早(早发性黄疸):足月儿在生后24小时以内,胆红素超过102 μmol/L,早产儿在48小时以内出现黄疸。

(2)黄疸程度较重(重症黄疸):血清胆红素超过同日龄正常儿平均值,足月儿血清胆红素超过220.6 μmol/L,早产儿超过255 μmol/L。

(3)黄疸进展快:每日上升超过85.5 μmol/L。

(4)血清结合胆红素大于34 μmol/L。

(5)黄疸持续时间过长(延迟性黄疸:足月儿超过2周以上,早产儿超过3周),或黄疸退后复现者。

(6)黄疸伴有其他临床症状,如嗜睡、烦躁等。

【治疗】

新生儿黄疸干预推荐方案。

三、新生儿胆红素脑病

【诊断】

(一)临床表现

除核黄疸外,更多表现为短暂胆红素神经毒性作用所致的轻度脑损害。可无临床症状,仅是呈现脑干诱发电位、核磁共振成像异常的亚临床状态,即使有临床表现,也仅为哭声特征的改变和行为上的异常。

1. 核黄疸(严重胆红素脑病)

(1)警告期:黄疸突然明显加深,嗜睡,吸吮反射弱,肌张力减低。约12～24小时。

(2)痉挛期:①痉挛(轻重、时限不一),重者抽搐后肢体出现弛缓。约12～24小时。②发热。③DIC。④中枢性呼吸衰竭。

(3)恢复期:上述症状逐渐消退,吸吮→反应→呼吸→痉挛,约2周。

(4)后遗症期:相对永久性锥体外系神经异常,即核黄疸四联征:手足徐动症、眼球运动障碍、听力障碍和牙釉质发育不全。此外尚有智力低下、癫痫、运动发育障碍等。

2. 亚临床型

临床表现轻微,仅有嗜睡、纳呆(如饥饿时亦对食物不感兴趣)、进食时间过长、凝视、憋气等。也可表现为呼吸暂停、心动过缓、循环呼吸功能骤然恶化等。受早产、低出生体重、窒息、低血糖、低血钙等影响,神经症状与分期的表现呈非典型性,应高度警惕黄疸发生与发展并及时治疗。

（二）辅助检查

1．胆红素测定。

2．脑干听觉诱发电位测定：如 BAEP 持续异常，提示中枢神经系统受损，预后较差。

【治疗】

新生儿黄疸干预推荐方案。

四、新生儿黄疸干预

【工作内容】

（一）新生儿黄疸的干预标准

随胎龄、日龄和出生体重而动态变化。新生儿黄疸的干预方案应建立在病史、病程、体检和权衡利弊的基础上。

1．首先评估形成胆红素脑病的高危因素，新生儿处于某些病理情况下，如新生儿溶血、窒息、缺氧、酸中毒（尤其高碳酸血症）、败血症、高热、低体温、低蛋白血症、低血糖等，易形成胆红素脑病，如有上述高危因素应尽早干预。

2．24 h 以内出现黄疸者，应积极寻找病因，并给予积极的光疗措施。

3．24～72 h，出院前出现黄疸者至少要检查 1 次血清胆红素，出院后 48 h 应去社区或医院复查胆红素，以监测胆红素水平。

4．出生后 7 天内（尤其是出生后 3 天内）接近但尚未达到干预标准者，应严密监测胆红素水平，以便得到及时治疗。无监测条件的地区和单位可适当放宽干预标准。

5．"考虑光疗"是指在该日龄的血清胆红素水平，可根据临床病史、病程和体检作出判断，权衡利弊，选择光疗或严密监测胆红素。

6．"光疗失败"是指光疗 4～6 h 后，血清胆红素仍上升 $8.6\ \mu mol/(L \cdot h)$，如达到上述标准可视为光疗失败，准备换血。

7．早产儿胆红素增长速度快，肝脏及血脑屏障发育更不成熟，干预方案应有别于足月儿。早产儿黄疸治疗标准按照胎龄、日龄、出生体重而形成多条动态曲线。有形成胆红素脑病的高危因素的早产儿，应予以更早期的预防性光疗。

表 1　不同出生时龄的足月新生儿黄疸干预推荐标准

时龄(h)	血清总胆红素水平(μmol/L)			
	考虑光疗	光　疗	光疗失败换血	换血加光疗
～24	≥103	≥154	≥205	≥257
～48	≥154	≥205	≥291	≥342
～72	≥205	≥257	≥342	≥428
～72	≥257	≥291	≥376	≥428

表2　不同胎龄/出生体重的早产儿黄疸干预推荐标准（总胆红素界值，μmol/L）

胎龄/出生体重	出生～24 h		～48 h		～72 h	
	光疗	换血	光疗	换血	光疗	换血
～28 周/＜1 000 g	≥17～86	≥86～120	≥86～120	≥120～154	≥120	≥154～171
28～31 周/1 000～1 500 g	≥17～103	≥86～154	≥103～154	≥137～222	≥154	≥188～257
32～34 周/1 500～2 000 g	≥17～103	≥86～171	≥103～171	≥171～257	≥171～205	≥257～291
35～36 周/2 000～2 500 g	≥17～120	≥86～188	≥120～205	≥205～291	≥205～239	≥274～308

（二）光照治疗

1. 光源：蓝光最好（主峰波长为 425～475 nm），也可选择白光（波长 550～600 nm）或绿光（波长 510～530 nm）。

2. 方法：单面光疗法、双面光疗法、毯式光纤黄疸治疗法。

3. 时间：分连续和间歇照射。前者为 24 h 连续照射；后者是照 10～12 h，间歇 14～21 h。不论何法，应视病情而定。

4. 光疗期间需密切监测血清胆红素浓度，一般 12～24 h 测定 1 次，对溶血病及血清胆红素浓度接近换血指征者，应每 4～6 h 测定血清胆红素和红细胞压积比。光疗结束后，连续监测 2 天，以观察有无反跳现象。当反跳值超过光疗前水平时，需再次光疗。

【经验指导】

1. 灯管连续使用 2 000～2 500 h 需更换新灯管。在治疗 Rh 溶血病等重症高胆红素血症时，应更换新灯管。

2. 光疗箱要预热，待灯下温度在 30 ℃ 左右时才放患儿入内。

3. 光疗时应尽可能暴露皮肤，但要用黑色、稍硬不透光纸片或布遮盖双眼和生殖器。

4. 由于光疗时不显性失水增加，因此光疗时液体入量需增加 15%～20%。

五、新生儿换血

【适用症】

1. 胎儿水肿，脐血 Hb＜11 g/dL 或 TBil＞77 μmol/L（4.5 mg/dL），为立即换血指征。

2. TBil 在生后 6 小时内＞102 μmol/L（6 mg/dL），12 小时内＞171 μmol/L（10 mg/dL），TBil 上升速度每小时＞8.85～17.1 μmol/L（0.5～1 mg/dL），均是早期（9～12 小时）换血指征。

3. TBil＞428 μmol/L（25 mg/dL）。

4. 若患儿为早产儿，有缺氧酸中毒或低血浆蛋白者，或前一胎为新生儿溶血病者，换血指征应当放宽。

5. 不论 TBil 水平，只要有胆红素脑病的早期表现（嗜睡、拒乳、肌张力减低、原始反射减弱），应争分夺秒尽快处理。

【禁忌证】

1. 生命体征不平稳者。

2. 患有 DIC,未控制者。

3. 急性肾功能衰竭者。

【操作程序】

1. 血液的选择

(1)Rh 血型不合时,采用 Rh 血型与母同型,ABO 血型与患儿同型。

(2)ABO 血型不合时,最好采用 AB 血浆和 O 型红细胞混合后换血,也可采用 O 型或患儿同型血液换血。

(3)对有明显心衰,可用血浆减半的浓缩血来纠正贫血和心衰。

(4)血液首选新鲜血,在无新鲜血的情况下可用深低温保存的冷冻血。

2. 换血方法

(1)换血前的准备:换血前 1 小时,输注白蛋白 1 g/kg,术前禁食 6 小时,应用苯巴比妥钠 10 mg/kg。

(2)换血途径:采用外周动静脉同步换血,即从桡动脉置管,抽出血液,从外周静脉置管,输入血液。

(3)换血的量:应换出全身血容量的 2 倍,即 160 mL/kg。

(4)换血的速度:血袋应给以预温至 27~37 ℃,足月儿每分钟 2~3 mL,早产儿每分钟 1~2 mL,总过程约 3~4 小时完成。

3. 换血的监测

(1)应连续监测心电血氧饱和度,每换血 50 mL 监测血压或每 10~15 分钟监测血压一次,注意观察呼吸情况,根据血压多抽少注或少抽多注。

(2)换血前应测血糖、血常规、血气分析、肝肾功能、电解质,并拍胸片。每换血 50~100 mL 再测血糖、血气分析,换血进行到一半及结束时再测肝肾功能、电解质、血气分析,一半及结束时从另一路各输注 10% 葡萄糖酸钙 1~2 mL/kg,最大量 5 mL,换血后作血培养。

(3)每换血 50 mL 用肝素盐水 1 U/mL 冲管。

【经验指导】

1. 换血后继续生命体征监测,监测血糖每小时一次,连续 4 次。

2. 换血后禁食 6 小时,观察 2 小时后继续双面光疗,观察期间可给以单面光疗。

3. 观察监测 TBil,若 TBil 继续上升,达到指征可再次换血。

第三节 新生儿感染性疾病

一、新生儿 TORCH 感染

【诊断】

1. 临床表现

(1)孕母孕期病毒感染史:孕母或家庭成员为病毒携带者,或孕母性生活失轨,母孕期、新生儿有输血史。

（2）流产、死胎、死产、先天畸形：是胎儿早期（胚胎期）宫内感染共同表现（病毒复制干扰受染细胞的正常分裂）。

（3）IUGR：为常见表现（胎儿生长发育受阻）。

（4）新生儿出生后一般情况差：如反应低下、哭声差、喂乳困难、体重不增等。

（5）急性病毒感染表现：发热、黄疸、肝脾肿大、全身症状等（与细菌性败血症相似）。

（6）不同病毒感染表现：不同器官系统受损伤的症状。

（7）免疫缺陷：胎儿感染时常易累及网状内皮系统导致免疫缺陷，受感染愈早者免疫系统受累程度愈严重。

2. 辅助检查

（1）一般检查：三大常规，肝肾功能，心肌酶谱、心电图，X 线照片，脑脊液、头颅 CT，眼及听力检查等。

（2）病理检查。

（3）病毒检测：①病毒分离与鉴定；②病毒 DNA、mRNA 检测。

（4）血清学病毒抗体检测：①IgG 抗体检测：恢复期抗体效价增高 4 倍以上才具有诊断意义。②IgM、IgA 抗体检测：IgM、IgA 抗体检测阳性有诊断意义。IgM、IgA 抗体在体内存留时间为 6 周。

【治疗】

1. 一般治疗，包括加强护理、对症处理。

2. 保护主要受损器官系统功能。

3. 应用 IVIgG。

4. 应用干扰素。

5. 应用抗病毒药物。

二、巨细胞包涵体病

【诊断】

1. 临床表现

新生儿期先天性巨细胞包涵体病（CID）：表现为多器官功能衰竭（MOSF）。

（1）发育落后：未成熟儿、低体重、小于胎龄儿，生后发育迟缓。

（2）肝脏损害：①黄疸：以直接胆红素增高为主，黄疸消退时间与肝功能恢复时间大体一致，多在 3 月以内。②肝肿大：出现时间与黄疸大体一致。③脾肿大：常与肝肿大并存，但恢复较快。④肝功能损害：ALT、AST 轻中度增高。

（3）血液系统损害：①轻、中度贫血；②出血：血小板减少，凝血因子不足；③单核细胞增多症：周围血异常淋巴细胞增多，但血清嗜异性凝集反应阴性。

（4）间质性肺炎。

（5）CNS 感染：脑出血坏死、钙化，发育迟缓。

（6）其他损害：心肌炎、关节炎、肾炎、膀胱炎、食道炎、胃炎、胰腺炎、溃疡性结肠炎等。

（7）先天畸形多。

2. 辅助检查

(1)组织病理学检查。

(2)病毒检测。

(3)血清学检测:CMVIgG 如持续达 6 月以上,说明婴儿系宫内或出生后不久感染;如母亲抗体阴性,婴儿则系产后感染。

婴儿脐血中 CMVIgM、IgA 阳性对诊断先天性感染有价值,生后血清中 CMVIgM、IgA 阳性表明为新近活动性感染。CMVIgM 在体内可存留 4 月。

【治疗】

1. 对症治疗及良好的护理工作十分重要。

2. 更昔洛韦 10 mg/(kg·d)分 2 次静注,持续 2 周,多在 4 周内使 CMVIgM 转阴。

【预防】

获得性 CMV 感染是通过直接密切接触排毒者所致,在接触有排毒病者后应注意洗手,尽量减少传播的危险。输血时应事先筛查血源,应用 CMV 阴性者,或用减少白细胞的血液输入,减少获得性感染的机会。

三、单纯疱疹病毒(HSV)感染

【诊断】

1. 临床表现

(1)全身感染:首发时间多在生后一周,也可能出生时或生后两天发病,症状无特异性,常见症状包括发热、反应差、喂养困难、嗜睡、易激惹、抽搐、呕吐、黄疸、肝大,及发作性呼吸暂停、发绀、呼吸窘迫。死亡率高达 90%。

(2)中枢神经系统受损:约 40%~60% 可能死亡,存活者可遗留神经系统后遗症。

(3)皮肤受损:水疱疹最常见,亦可出现出血点及紫斑。

(4)眼部受损:角膜炎最常见,亦可出现结膜炎、视网膜炎等。

(5)口腔粘膜受损。

2. 辅助检查

(1)病毒分离。

(2)血清抗体检测:恢复期血清抗体效价较急性期血清抗体效价增高 4 倍以上,对原发性感染的诊断有帮助。

(3)病理学检查:皮肤粘膜疱疹处取材涂片染色后镜检,可查见多核巨细胞与核内嗜酸性包涵体,有助临床诊断,但不能与其他疱疹病毒属病毒鉴别。该方法敏感、特异、可靠、快速。

【治疗】

1. 一般治疗。

2. 特异性治疗

(1)阿糖腺苷(Ara-A):早期使用,疗效显著。其剂量为 10~25 mg/(kg·d)。静脉滴注,每日一次,每日滴时持续 12 小时,连续 5~15 天,局部用于疱疹性角膜炎。

(2)无环鸟苷:30 mg/(kg·d),分 3 次静脉注射,连续 14~21 天。

四、肠道病毒感染

【诊断】

1. 临床表现

(1)发热及败血症样表现。

(2)消化系统表现:呕吐,腹泻,每日 3～6 次,大便呈蛋花汤样或稀糊状,大便中偶可有少许血,但无黏液和脓细胞。可发生脱水、酸中毒。

(3)呼吸系统表现。

(4)心血管系统表现:COX 病毒 B 组有明显嗜心肌性,新生儿感染主要为心肌炎,部分尚伴有中枢神经系统及肝脏损害,称为新生儿脑—肝—心肌炎。

(5)中枢神经系统表现:主要为无菌性脑膜炎或脑膜脑炎。

(6)宫内感染:可致流产、死胎、早产和先天畸形、胎儿水肿等。

(7)慢性感染:预后较差。

2. 辅助检查

(1)IgG 测定:恢复期血液中抗体效价或滴定度较早期上升四倍以上,具诊断意义。

(2)IgM 抗体测定。

【治疗】

无特殊治疗。

1. 支持治疗。

2. 对症治疗心肌炎伴心力衰竭、脑膜炎。

3. 应用 IVIgG。

【预防】

对患儿应隔离 2 周,对接触儿可肌注丙种球蛋白 0.2 mL/kg。

五、新生儿败血症

【诊断】

1. 临床表现

表现为反应低下,少哭、少吃、少动,吐奶,面色苍白,黄疸加深或延迟消退,呼吸急促或呼吸暂停,体重不增,体温不稳。部分患儿体检发现皮肤出血点,腹胀,肝脾肿大、硬肿。少数患儿尤其是革兰阴性杆菌败血症可起病急剧,面色苍灰,呼吸急促,肢体凉,脉细弱,血压降低,常并发肺出血。

新生儿败血症时常可波及各器官,从而引起相应部位的迁徙病灶。

2. 辅助检查

(1)血培养及病灶部位培养阳性可以确诊。

(2)外周血白细胞总数增多或减少,后者病情可能更为严重。杆状核粒细胞与中性粒细胞总数比值＞0.2。红细胞、血小板减少。

(3)微量血沉增高(＞15 mm/h)。C 反应蛋白、酸性免疫抑制蛋白等急性相蛋白含量增高。

（4）白细胞分层涂片高倍镜检可能找到细菌。

（5）病原菌抗原检测：对流免疫电泳（CIE）、酶联免疫吸附试验（ELISA）、乳胶颗粒凝集（LA）等方法用于血、脑脊液和尿中致病菌抗原检测。

（6）细胞因子：如 IL-6、TNFα 以及支原体、细菌原核生物核糖体（16SrDNA）的检测。

【治疗】

1. 一般治疗：维持正常体温和内环境稳定；处理局部病灶；病情较重者可给多巴胺和/或多巴酚丁胺，以增强心肌收缩力，改善循环。

2. 抗生素治疗：宜采用静脉途径给药，病原菌未明确前可合用青霉素族及氨基糖甙类，亦可用第三代头孢菌素；若疗效不满意而培养阳性，可根据药敏选用敏感抗生素。疗程一般不少于 14 天，若形成迁徙病灶，疗程应适当延长。

3. 高胆红素血症：一般根据指征选用光照疗法或换血疗法。结合胆红素升高时慎用光疗。

4. 重症患儿可静脉用免疫球蛋白，每天 400 mg/kg，连用 5 天。

5. 白细胞计数下降者可给粒细胞集落刺激因子，皮下注射。

【预防】

腰椎、硬脑膜脑室内穿刺应严格消毒，预防医源性感染，其他同败血症。

六、新生儿脐炎

【诊断】

1. 临床表现

轻者脐轮与脐周皮肤轻度红肿，可伴少量浆液性分泌物。重者脐部及脐周明显红肿发硬，脓性分泌物较多，常有臭味。

慢性脐炎常形成脐肉芽肿，表现为一小的樱红色肿物，表面可有脓性溢液，可经久不愈。

2. 辅助检查

培养出致病菌而诊断脐炎。

【治疗】

轻者局部用 2%碘酒及 75%酒精清洗，每日 2～3 次。有明显脓液，脐周扩散或有全身症状者，可根据涂片结果选用适当抗生素。慢性肉芽肿可用硝酸银棒或 10%硝酸银溶液涂擦，大肉芽肿可用电灼、激光治疗或手术切除。

七、新生儿破伤风

【诊断】

1. 临床表现

常有旧法接生或断脐消毒不严史。潜伏期 3～14 天，多数患儿在随后 4～7 天发病。最先表现为张口困难，影响吸吮而拒食，随后出现牙关紧闭，苦笑面容，四肢强直性抽搐和角弓反张。任何轻微刺激均可诱发痉挛引起窒息。脐部常有感染灶。早期无明显抽搐时，用压舌板压舌根立即引起牙关紧闭即可确诊。

2. 实验室诊断

　　脐部分泌物涂片染色镜检,其典型鼓槌状菌形有诊断意义。脐部可做细菌培养以及动物试验,以鉴定其毒素。

【治疗】

　　1. 治疗原则:控制抽筋,预防感染,保证营养及水电解质平衡。

　　2. 止痉是治疗本病成败的关键。首选地西泮,剂量从每次 0.3 mg/kg 开始,若效果不佳,可逐渐增加剂量至 5～10 mg/(kg·d),分次给予。止痉剂应用原则是"不许大抽,允许小抽,不要不抽"。达到安定化,使患儿处于深睡状态,根据病情逐次减量,直到可张口喂奶,痉挛解除才能停药。

　　3. 尽早应用破伤风抗毒素(TAT),剂量 1～2 万 U。同时脐周 1 500～3 000 U 局封。

　　4. 控制感染:可用青霉素和甲硝唑,疗程 7 天。

　　5. 痉挛严重者应暂禁食,从静脉供给营养。待痉挛减轻后插胃管鼻饲喂养,每次喂奶前应先抽残余奶,若残余奶过多应暂停喂奶 1 次,并适当减少奶量,以防发生呕吐和窒息。

　　6. 脐部应用 3％过氧化氢液清洗,再涂以 1％～2％碘酒酒精。室内应保持安静、避光,尽可能减少不必要的操作。及时清除呼吸道分泌物,有紫绀缺氧者应供氧,必要时气管插管,机械通气。

　　7. 出现软瘫的处理:(1)吸氧,停用或减少所用镇静剂;(2)颅内压增高者可用速尿、20％甘露醇每次 2.5～5 mL/kg,每日 3～4 次,静脉推注;(3)水肿、尿少者应限制液量,监测心、肾功能,必要时静脉注射速尿,每次 1 mg/kg;(4)严重呼吸衰竭者应立即气管插管,实行机械人工呼吸。

【预防】

　　1. 大力推广新法接生,接生时必须严格无菌。

　　2. 接生不严格者争取在 24 h 内剪去残留脐带的远端再重新结扎,近端用 3％过氧化氢或 1∶4 000 高锰酸钾液清洗后涂碘酒,同时肌注破伤风抗毒素或人体免疫球蛋白。对断脐消毒不严者可重新处理,同时肌注 TAT 3 000 U,口服或静脉滴注甲硝唑。

　　3. 对不能保证无菌接生的孕妇,于妊娠晚期可注射破伤风类毒素。

第四节　新生儿呼吸系统疾病

一、新生儿呼吸机的应用

【适应证】

　　1. 各种呼吸道疾病引起的呼吸衰竭,如 RDS、肺炎、肺出血等。

　　2. 中枢神经系统疾病引起的呼吸衰竭如 HIE、颅内出血等。

　　3. 早产儿原发性或继发性呼吸暂停。

　　4. 新生儿心力衰竭、休克需要呼吸支持者。

　　5. 新生儿外科手术需要呼吸支持者。

【操作程序】

　　1. 呼吸机的分类

(1)压力转换型：即定压型呼吸机。影响因素有：①若气流速度快，预调压力低，则吸气时间短，潮气量小；流速慢，预调压力高，则吸气时间长，潮气量大。②在吸气压力相同的条件下，若肺的顺应低，气道阻力大，则吸气时间短，潮气量小；反之，则吸气时间长，潮气量大。

(2)容量转换型：即定容呼吸机。影响因素有：①气道压力随胸肺顺应性和气道阻力的变化而变化，送入同样潮气量时，顺应性小，阻力大，则呼吸道压力大；顺应性大，阻力小，呼吸道压力低。②由于新生儿气管导管不带气囊，吸气时有气体外漏，其量难以估量，而且肺顺应性降低时，漏气量更多，引起有效通气量的丧失。③肺顺应性降低时使管道内被压缩气量增加，这样损失的有效通气量可能更大。

(3)时间转换型呼吸机：呼、吸时间由计时器控制，不受顺应性和阻力的影响。呼、吸时间可直接调节。

2. **通气方式选择**

(1)间歇正压呼吸：即机械控制通气(IPPV)。呼吸机按所需的压力(或潮气量)、呼吸频率、吸气：呼气(I：E)比值进行通气，此时的呼吸机就是一个呼吸控制器。呼吸机在吸气相产生正压，将气体送入肺内，呼气时压力降至大气压借胸肺弹性回缩将气体排出。呼吸机只在吸气中发挥作用。

(2)间歇正压呼气末正压呼吸(IPPV/PEEP)(CPPV)：呼吸机在吸气时产生正压，送气入肺(IPPV)，且呼气时仍保持一定强度的气道压(PEEP)。

(3)辅助/间歇正压呼吸(SIPPV)：用于偶有自主呼吸或自主呼吸开始恢复的 IPPV 患者。同时还可判定患者是否有能力接受同步间歇指令呼吸(SIMV)。此时呼吸机不单是控制器，而是辅助/控制器。调节同步敏感调节钮，使患者一定强度的自发吸气能触发呼吸机并与其同步。

(4)间歇正负压呼吸(IPPV/N)：呼吸机在吸气时产生正压，送气入肺，呼气时转为负压，帮助呼气。由于呼气负压使功能残气量减少，肺泡易萎陷不张，新生儿不用。

(5)间歇指令呼吸(IMV)或同步间歇指令呼吸：给予较低的呼吸频率，患者在呼吸机的呼气时间进行自主呼吸，即机械呼吸加自主呼吸。可减少自主呼吸同呼吸机的对抗，SIMV更有利。主要用于准备撤机的患者。开始时，自主呼吸可能很不规则或很弱，IMV 可以锻炼和辅助自主呼吸，保证通气和氧合。根据病情和自主呼吸恢复情况，逐渐降低呼吸机频率，增加自主呼吸时间，当呼吸机频率减到 10 次/分以下时，即可停用呼吸机，使撤机更为安全顺利。

(6)持续正压呼吸(CPAP)：呼吸机在吸气及呼气期，持续向气道内送入恒定的正压气流。用于有自主呼吸，而且呼吸肌较强的患者。

3. **时机的选择**

(1)严重高碳酸血症：$PaCO_2 > 9.3$ kPa(70 mmHg)，pH$<$7.25。

(2)严重低氧血症：CPAP 下，氧浓度$\geqslant$0.6 或压力$\geqslant$0.78 kPa(8 cmH$_2$O)时，$PaO_2 <$ 6.67 kPa(50 mmHg)。排除青紫型心脏病。

(3)尽早使用指征：①频繁呼吸暂停，严重呼吸困难，呼吸节律不整；②已诊断 RDS 的小早产儿($<$1 350 g)；③肺出血的进展期；④各种原因引起的心跳、呼吸骤停，经复苏后仍未建立有规则的自主呼吸。

4. 呼吸机的准备

(1)呼吸机的选择：新生儿呼吸机结构上应具有压力限制、时间循环和持续气流等特点，可做各种辅助通气。

(2)有条件应在上呼吸机前插好脐动脉导管或桡动脉导管以便随时进行血气以及其他检测。

(3)备好高压氧和高压空气气源，并调整压力。

(4)管道连接正确，接头牢固，防止漏气。

(5)混化器宜适当加水，保持适宜温度，送入气必须加温湿化。应避免冷氧气吸入，以防止增加氧耗和降低体温。

(6)呼吸机与患者连接前调好各种参数。

(7)气管插管深度适宜，防止滑动或脱管。

(8)定期气管冲洗，翻身拍背吸痰，保持气道通畅。吸引器压力不可过高，以免损伤气道黏膜。

(9)注意保温，以减少热能及氧的消耗，操作应轻柔、无菌，避免感染。

(10)加强监护，记录好呼吸机观察表格，定期作痰培养。

5. 根据血气调整呼吸参数

原则：(1)以尽可能低的氧浓度和吸气峰压维持血气压正常范围即可；(2)每次只调1～2个参数；(3)每次调整后需20分钟才查血气，再作进一步调整。

6. 自主呼吸对抗呼吸机的处理

(1)提高呼吸机参数条件，尽快使血气恢复正常。

(2)镇静：鲁米那 10～15 mg/kg，肌注或静注；安定 0.5～1 mg。

(3)应用肌松剂：本可松：0.05～0.1 mg/kg 静注，必要时 2～3 小时后可重复使用。

7. 呼吸机的撤离

(1)停用呼吸机的指征

①自主呼吸有力，呼吸机的支持已明显小于自主呼吸的作用。

②血气正常。

③呼吸道分泌物不多，能耐受每 2 小时一次的吸痰操作，无全身情况恶化。

④RDS 患儿日龄＞3 天。

(2)撤机步骤

①撤机过程中要密切监护临床表现如自主呼吸、循环及全身情况；有呼吸者注意三凹征、心率、心音和血压等，以明确患儿病情已稳定或明显好转。

②对控制呼吸和应用肌松剂和吗啡患儿，首先停药(本可松及吗啡可分别用新斯的明和纳洛酮反转)，待自主呼吸出现，改为 SIPPV。

③自主呼吸良好，血气正常，改用 IMV(最好是 SIMV)，减少呼吸机支持，以锻炼自主呼吸。

④拔管前 30 分钟给予 DXM 1 mg/kg 静脉注射，前 15 分钟给阿托品 0.01 mg/kg，静脉注射，充分吸出口鼻腔、咽部分泌物。在负压吸引下拔管。气管分泌物送培养。

⑤拔管后头罩给氧，每隔 2 小时用 NS 20 mL＋DXM 2.5 mg＋异丙肾 0.25 mg 雾化吸入，共 2～3 次，并拍胸片，查血气定时翻身拍背，至少 6 小时后才能试喂养。

8. 并发症

(1)感染:最常见,使用时间愈长,发生率愈高、愈严重,多为呼吸机相关肺炎。为避免感染,应严格执行消毒隔离制度,执行无菌操作。

(2)气漏:如 PIP、PEEP 过高或患儿肺部本身原因,可发生气漏,最严重的是张力性气胸,需立即穿刺引流。预防是尽量用较低的压力维持血气在正常范围。

(3)肺不张:插管过深误入一侧支气管,或呼吸道黏稠分泌物阻塞。预防是加强呼吸道管理。

(4)颅内出血:正压通气的压力可通过枕骨大孔直接传导到颅内,也可影响上腔静脉回流,使颅内压升高,引起颅内出血,早产儿多见。

(5)支气管肺发育不良和晶体后纤维增生。

二、高频振荡通气的应用

【工作内容】

1. 类型

(1)高频喷射通气(HFJV);

(2)高频振荡通气(HFOV);

(3)高频气流阻断通气(HFFI);

(4)高频正压通气(HFPPV)。

2. 高频振荡通气影响氧合与通气的参数

(1)平均气道压(Map);

(2)频率(F);

(3)吸气时间百分比;

(4)振荡压力幅度(振幅);

(5)偏置气流;

(6)吸入氧浓度(FiO_2)。

3. 高频振荡通气的临床应用

(1)气漏综合征;

(2)新生儿持续肺动脉高压(PPHN);

(3)呼吸窘迫综合征(RDS);

(4)胎粪吸入综合征(MAS);

(5)先天性膈疝(CDH);

(6)重症呼吸衰竭。

三、持续气道正压通气

【适应证】

1. 轻中度呼吸衰竭:呻吟、呼吸困难。

2. 湿肺、感染性肺炎、未成熟肺。

3. 轻症或早期 RDS。

4. 呼吸暂停。

【禁忌证】

1. 吸入性肺炎出现肺气肿、气漏。

2. $PaCO_2 > 60$ mmHg。

【操作程序】

在操作中首先要了解 CPAP 的主要功能,即在呼气末保持肺泡正压,增加功能残气量,防止肺泡萎陷。常用于新生儿、早产儿,尤其是肺容量、功能残气量较小,肺泡萎陷时,临床上常呈现呼吸困难、呻吟、三凹征。

鼻塞法 CPAP 可避免气管插管,减少机械通气应用,减少并发症,减少院内感染,提高早产儿存活率,是新生儿最基本的呼吸管理技术。

【经验指导】

1. 压力过高或不稳定,可发生气漏。

2. 压力过高或气道有痰,$PaCO_2$ 升高。

3. 观察对心血管系统的影响。

4. 护理

(1)吸痰。

(2)检查鼻塞的固定位置。

(3)禁止堵塞呼出管道。

(4)减轻噪音。

(5)保护皮肤。

(6)观察鼻部、眼睛和耳朵。

(7)鼻饲管。

(8)确保患儿舒适。

四、新生儿肺力学监测

【工作内容】

1. 气体输送和组织氧合状态的监测;

2. 氧交换效率的监测;

3. 肺泡二氧化碳通气量的监测;

4. 肺功能的监测。

【经验指导】

1. 肺功能的波形及图形监测的意义:(1)可监测呼吸机治疗的参数是否合适;(2)动态了解患儿肺功能的状态;(3)观察患儿自主呼吸的程度。

2. 生理无效腔容积与潮气量容积比(VD/DT)＝$(PaCO_2 - PECO_2)/PaCO_2$,VD/DT 持续升高提示预后不良。

五、气管插管术

【适应证】

1. 窒息复苏、急症抢救、胎粪性羊水吸入患儿气管内清吸,可用经口气管插管。

2. 需要人工机械通气的患儿,以经鼻气管插管为宜,因固定较好。

【操作程序】

(一)器具

新生儿喉镜(两种叶片,分别用于足月儿和早产儿)、Portex 气管插管、吸痰管、可弯曲的钝头金属管芯、气管插管钳(经鼻插管用)、可调节压力的吸引器、复苏囊、面罩、剪刀、弹力胶布、胶布条、小号缝合针及线、苯甲酸酊、1%利多卡因胶、听诊器。

(二)操作内容

1. 经口气管插管

(1)在辐射台上或暖箱中使患儿呈仰卧位。抽空胃液,清吸咽部。

(2)用复苏囊面罩加压给氧1分钟(有吸入时除外)。

(3)将患儿头部至于正中位,颈后垫以棉布卷,使头略向后仰。

(4)术者立于患儿头侧,以左手拇、食、中3指持喉镜,余两指固定患儿下颚部,喉镜从口腔右边插入并将舌推向左侧,进到会厌软骨谷处使镜片尖略向上翘,以暴露声门,如以左手小指从颈外按压喉部,更有助于暴露声门。如有黏液,可以吸出。

(5)右手持气管插管从喉镜右侧经声门插入气管。

(6)抽出喉镜,用手固定插管,接上复苏囊,进行正压通气。助手用听诊器听诊两侧胸部和两腋下,如两侧通气声音相等,两侧胸廓起伏一致,心率回升,面色转红,示插管位置正确。如在复苏囊通气时,不见胸廓正常起伏,听诊两侧通气音微弱,心率不见回升,面色不见转红,可能插入过浅或误入食管,需作喉镜检查,调整深度或重插。如右侧呼吸音强于左侧,示插入过深,应稍退出,直至两侧通气音相等。

(7)插管完毕,用胶布条固定。接上复苏囊、持续呼吸道正压装置或人工呼吸机,即可进行人工辅助通气。

2. 经鼻气管插管

(1)~(3):同经口气管插管。

(4)选好插管,在管前端涂以1%利多卡因胶后,将其从鼻孔插入,如有阻力,可轻轻转动推进,将管前端插至咽部。

(5)插入喉镜,暴露声门,在喉镜直视下用插管钳夹住管前端送入声门,插入气管。从插入喉镜至插管完毕要求在25秒内完成。

(6)抽出喉镜,将复苏囊接上气管插管,加压给氧1~2分钟。

(7)作床边X线摄片,确定气管插管位置,管的尖端应在气管分叉处以上1~2 cm。

(8)固定插管:在患儿上唇皮肤涂上以苯甲酸酊,用一弹力胶布条,在其正中套上缝合线后贴在唇皮肤上,再将缝合针穿过插管壁(勿使线穿过腔中央,以免妨碍吸痰管进入),打结固定,再以另一胶布条绕管1周后两端贴于上唇皮肤上固定。必要时可加一胶布条,一端绕贴管壁,另一端贴在鼻梁和前额固定。

(9)固定插管后,接上复苏囊、持续呼吸道正压装置或人工呼吸机即可进行人工辅助通气。

【经验指导】

1. 插入深度可按下述方法之一掌握:(1)插管前端 2 cm 左右有一圈黑线(声门线),是进入声门深度,可在喉镜直视下将管插入声门至黑线处止;(2)管身有刻度标记,体重 1、2、3 kg 患儿插入深度至唇分别为 7、8、9 cm。

2. 整个操作应轻柔、迅速,避免机械损伤,从插入喉镜到完成插管要求在 15 秒钟内完成。如操作过程中,患儿出现紫绀、心率减慢,应暂停操作,先用复苏囊面罩加压给氧,至面色转红、心率回升后再行插管。

3. 面罩有足月儿、早产儿、极低体重儿的 3 种规格。

六、新生儿肺透明膜病

【诊断】

1. 临床表现

(1)一般在生后 1～6 小时内发病,症状为呼吸困难和青紫进行性加剧,伴呼气性呻吟,严重病例呼吸反而减慢,呼吸不规则、暂停,出现青紫,肌张力低下及反应性差。体检可发现吸气性凹陷,背部可叩浊,呼吸音低,症状在 24～48 小时加剧,呼吸衰竭加重并有持续循环、心功能不全等。如果生存三天以上无并发症则患儿可望恢复,但常并有 PDA 及肺部感染加重。

(2)血气分析:早期呈Ⅰ型呼衰改变,晚期多发展为Ⅱ型呼衰。

(3)胸部 X 线特点:根据颗粒状、毛玻璃样、支气管充气像及心界清晰度分为 4 级。

Ⅰ级:双肺可见细小网状颗粒影,心影清楚,支气管充气征不明显。

Ⅱ级:双肺可见粗大网状颗粒影,胸廓小,肺充气不佳,两侧膈肌抬高,可见支气管充气征。

Ⅲ级:双肺可见毛玻璃状阴影,双肺透亮度丧失,横膈及心影模糊,可见明显支气管充气征。

Ⅳ级:肺野全部一致性密度增高,完全变白,横膈及心影看不清,支气管充气征不明显,呈白肺。

(4)产前羊水检查:L/S<2.0,或 L<3.5 mg/dL。

(5)胃抽出液泡沫震荡试验阴性者表示肺泡表面活性物质不足。

【治疗】

1. 体温调节:获得最适环境温度以减少氧耗,维持体温正常。

2. 液体供给及维持酸碱平衡:<3 天:60～80 mL/(kg·d),Na^+ 2～4 mmol/(kg·d);生后第 3 天 K^+ 1～2 mmol/(kg·d),常规监测血 Na^+、K^+、HCO_3^-、血气来纠正酸碱紊乱。

3. 应用抗生素。

4. 输血,保持 HCT 40%～45%。

5. 氧疗,使 PaO_2 保持在 50～80 mmHg。

6. 人工呼吸器的使用及呼吸管理。HMD 患儿一旦疑诊就应用鼻塞 CPAP,根据血气及症状,尤其胸片呈Ⅲ级者宜及早使用人工呼吸器 IPPV。

7. 心力衰竭的处理,可用地高辛加速尿。如在恢复期由于动脉导管开放引起,经强心利尿仍不能控制时,可用消炎痛 0.2 mg/kg 口服,每隔 8 小时 1 次,连用 3 次。

8. 肺泡表面活性物质气管内滴入治疗。

【预防】

1. 加强孕产期保健,尤其控制孕妇糖尿病,防止早产。

2. 应给所有孕周小于 35 周有早产危险的产妇使用单疗程的倍米他松,包括早产已不可避免,产前出血,胎膜早破或任何需要选择性早产者。

3. 对于生后出现进行性加重的呼吸困难,应及早使用肺泡表面活性物质。

七、新生儿羊水吸入综合征

【诊断】

1. 病史

有宫内窘迫或产时窒息史。

2. 临床表现

窒息复苏后有呼吸窘迫,青紫,不规则。吸入量少时无症状或轻度呼吸困难或哭声不畅,吸入量多时口腔或气管插管可流出液体,肺部闻及粗湿啰音。

3. 辅助检查

(1)X 线胸片:可见纹理粗或条索状阴影,吸入量多时可见广泛分布的斑片状阴影,可有肺气肿表现。

(2)血气分析:主要是低氧血症,可出现代谢性酸中毒及呼吸性酸中毒。

【治疗】

1. 对症治疗:保持呼吸道通畅,清理分泌物。

2. 给氧:有缺氧时给氧气吸入,必要时可给 CPAP,很少需要上呼吸机。

3. 抗感染治疗:应用适当抗生素防治感染。

【预防】

1. 加强围产期保健,加强产程监测,防止宫内窘迫。

2. 加强窒息复苏培训,正确及时清理呼吸道。

3. 注意防治各种并发症。

八、新生儿胎粪吸入综合征

【诊断】

1. 病史

多见于足月儿或过期产儿,有产科合并症、产程延长及胎儿宫内窘迫史,生后多有窒息史,羊水被胎粪污染。

2. 临床表现

皮肤、黏膜、指甲被胎粪污染,生后很快出现呼吸困难、三凹征、呼气呻吟及青紫等,胸部隆起,听诊可闻及呼气延长,有干啰音。严重者可并发气胸、肺不张、继发性呼吸窘迫综合征,继发细菌感染,甚至出现持续肺动脉高压。

3. 辅助检查

(1)X 线胸片:可见纹理粗、粗颗粒状或团块状阴影,或有肺气肿、气胸、肺不张,继发性呼吸窘迫综合征可出现白肺。

（2）血气分析：可出现代谢性酸中毒及呼吸性酸中毒，并发低氧血症。

【治疗】

1. 做好复苏，在胎头娩出后，肩未娩出前吸净口鼻污染的胎粪，出生后根据婴儿有无活力决定作气管内吸引。

2. 给氧：维持 PaO_2 在 60～80 mmHg 之间，$PaCO_2$ 在 35～45 mmHg 之间，必要时可给予 NCPAP，甚至呼吸机治疗。

3. 体位引流。

4. 雾化吸入，湿化呼吸道分泌物。

5. 抗感染治疗。

6. 继发性呼吸窘迫综合征时给予肺表面活性物质。

7. 有合并症时给予处理，如气胸给予闭式引流，持续肺动脉高压给予 NO 吸入等。

8. 体外膜肺（ECMO）治疗。

【预防】

1. 积极防治胎儿宫内窘迫和产时窒息，避免过期产。

2. 防止胎粪污染，积极处理产科合并症。

3. 防止胎粪吸入，根据有无活力给予气管内吸引。

4. 防止严重并发症出现。

九、新生儿肺出血

【诊断】

1. 病史

多有窒息缺氧酸中毒，早产，低出生体重，低体温，严重感染或弥漫性血管内凝血。

2. 临床表现

突然出现面色苍白、发灰、青紫、呼吸暂停，肺部出现细湿啰音，有半数患儿口鼻涌出血性液体，全身情况急剧恶化，治疗不及时数小时内可迅速死亡。

3. 辅助检查

（1）胸片可出现下列改变：①斑片状阴影分布广泛，涉及两肺各叶，大小不一，密度均匀。左肺下叶病变可伴支气管充气征。②肺出血淤血影，表现为两侧肺门血管影增宽，有时两肺呈较粗的网状影，可伴斑片影。③心脏普遍增大，轻度至中度，左心室增大较明显。④显示肺部原发疾病的病变。

（2）周围血象：白细胞可高可低或正常，红细胞在出血前可能增加，血小板计数大多低于 $100 \times 10^9/L$。

（3）血 pH 和血气分析显示程度不等的酸中毒，以混合型最常见。

【治疗】

1. 积极治疗原发疾病。

2. 保暖：因为低体温是肺出血的原因之一，天气寒冷时产房内要有保暖设备。

3. 纠正酸中毒及低氧血症。

4. 正压呼吸。

5. 纠正凝血障碍：补充 K_1，输新鲜血，有 DIC 给予肝素治疗。

6. 抗感染：选择有效抗生素。

7. 维护心脏功能。

【预防】

1. 预防原发疾病的发生是最有效的预防方法，对有疾病的婴儿应积极治疗，以免发展至严重阶段而出现肺出血。

2. 治疗肺出血争取在早期，当发生肺出血可能性增大时，即开始急救治疗。

3. 注意临床观察，防止医源性肺部损伤。

十、新生儿湿肺

【诊断】

1. 病史：多见于足月儿或过期产儿，常有剖宫产、宫内窘迫或出生后窒息史。

2. 临床表现：出生时呼吸正常，2～5 小时后出现呼吸急促或呼吸窘迫，但患儿反应正常，哭声响亮，重症者可出现青紫明显，口吐泡沫，呻吟，反应差。肺部可闻及粗湿啰音。

3. 辅助检查：(1)血气分析可正常或呼酸或代酸；(2)X 线表现可见肺间质积液、肺泡积液、叶间胸膜积液、胸膜腔积液、肺气肿等征象。

【治疗】

1. 主要是加强护理和对症治疗。

2. 呼吸急促、青紫者给氧。

3. 呼吸急促不能缓解者，可给予 NCPAP。

4. 有合并 $CO_2 > 70$ mmHg 或严重低氧血症者可给予呼吸机辅助通气。

【预防】

1. 绝大部分预后良好，2～3 天后呼吸急促可缓解。

2. 需上呼吸机者称为"恶性"湿肺，预后较差。

3. 预防：严格掌握剖宫产指征，避免窒息，积极复苏。

十一、新生儿肺炎

【诊断】

1. 病史：有胎膜早破史，或与呼吸道感染者密切接触史。

2. 临床表现：常不典型，可出现气促、发绀、口吐泡沫、呛奶、体温不稳、拒乳等表现。

3. 体检常听不到啰音。

4. X 线片上见到点片状浸润性阴影，血常规可见感染血象，血气分析可出现低氧血症或二氧化碳潴留。

【治疗】

1. 抗感染：选用有效抗菌素。

2. 物理治疗：如雾化吸入及拍背吸痰。

3. 氧疗及机械通气:低氧血症者可予吸氧,各种原因所致通气不良者应予机械通气。

4. 积极控制心衰和肺动脉高压。

【预防】

1. 积极处理胎儿宫内窘迫,在分娩时清理呼吸道。

2. 及时发现呕吐及喂养问题,才能防止吸入性肺炎。

3. 防治产妇的感染及分娩时的污染,防止周围环境的污染,避免与呼吸道感染者接触。

4. 提供母乳喂养以提高新生儿免疫功能。

第五节 新生儿消化系统疾病

一、新生儿肠外营养

【适应证】

1. 经肠道摄入不能达到所需热量的 70%,或预计不能经肠道喂养 3 天以上。

2. 先天性消化道畸形:食道闭锁、肠闭锁等。

3. 获得性消化道疾患:短肠综合征、坏死性小肠结肠炎、顽固性腹泻等。

4. 早产儿(低出生体重儿、极低和超低出生体重儿),宫内发育迟缓等。

【禁忌证】

1. 休克,严重水电解质紊乱,酸碱平衡失调未纠治时,禁用以营养支持为目的的补液。

2. 严重感染:严重出血倾向,出凝血指标异常者慎用脂肪乳剂。

3. 血浆 TG>2.26 mmol/L(200 mg/dL)时暂停用脂肪乳剂,直至廓清。

4. 血浆胆红素>170 μmol/L(10 mg/dL)时慎用脂肪乳剂。

5. 严重肝功能不全者慎用脂肪乳剂与非肝病专用氨基酸。

6. 严重肾功能不全者慎用脂肪乳剂与非肾病专用氨基酸。

【操作程序】

1. 途径

(1)周围静脉:四肢或头皮等浅表静脉输入的方法,适合短期(<2 周)应用。具有操作简单,并发症少而轻的优点,但不能耐受高渗液体输入,长期应用会引起静脉炎。葡萄糖浓度需≤12.5%。

(2)中心静脉:①经周围静脉进入中心静脉(Peripherally Inserted Central Catheter,PICC),由肘部贵要静脉、正中静脉、头静脉或腋静脉置管进入上腔静脉。具有留置时间长,减少穿刺次数,并发症发生率较低的优点,但护理不当,可引起与导管阻塞、感染等并发症。②经颈内、颈外、锁骨下静脉置管进入上腔静脉:置管时间长,可输入高渗液体,但易引起与导管有关的败血症、血管损伤、血栓等。③脐静脉插管:操作简单,可迅速建立给药通道,但插管过深易造成心律失常,引起门静脉系统压力增高,可导致肠管缺血及坏死。

2. 输注方式

(1)多瓶输入;

（2）全合一。

【经验指导】

1. 经中心静脉需由经培训的护士、麻醉师或医生进行，置管后需摄片定位。置管后严格按照护理常规护理。

2. 经颈内、颈外、锁骨下静脉置管需专人管理；不允许经导管抽血或推注药物；严格无菌操作，每24～28小时更换导管穿刺点的敷料。

3. 经脐静脉插管需由经培训或有经验的医生进行，置管后需摄片定位；置管时间不超过10天。

二、新生儿呕吐

【诊断】

1. 临床表现

（1）溢奶：为生理性表现，指乳汁从食管经口溢出，一般在生后6个月消失。

（2）呕吐开始时间：开奶前即呕吐可为咽下综合征、食道闭锁。生后1～2天出现的呕吐要考虑幽门痉挛、肠道梗阻。生后2周的呕吐多为幽门肥厚性狭窄。

（3）呕吐方式：间断性、短暂性呕吐多为内科性呕吐；持续性、喷射性呕吐多为外科性呕吐。

（4）呕吐与进食的关系：幽门肥厚、胃扭转等均在进奶后20分钟内呕吐，而食道闭锁即使未进奶也会反复吐沫及发憋。

（5）呕吐物性状：呕吐物含血应鉴别血液是来自母体还是新生儿本身。呕吐物不含胆汁为胃性呕吐，呕吐物含胎粪提示下消化道梗阻。

（6）生后排便情况：消化道畸形的新生儿生后无正常胎便排出，或仅排少量黏液便。

（7）伴随症状：呕吐伴发热及感染中毒症状提示感染性疾病，颅内感染呕吐常伴惊厥、颅内压增高；呕吐伴哭闹不安需考虑外科疾病。

（8）体格检查：①全面检查：除一般情况外，要注意有无脱水、酸中毒体征、心肺及神经系统异常、肛门是否通畅。②腹部检查：注意腹胀情况：全腹胀提示低位或麻痹性肠梗阻；上腹胀而下腹空虚提示高位性肠梗阻，若呕吐剧烈或有持续性胃肠减压可无腹胀情况。应观察有无胃肠蠕动波（提示幽门狭窄）、肠型（低位梗阻），是否触及包块（幽门肥厚、肠套叠），有无压痛（胃穿孔），及肠鸣音是否正常（亢进提示机械性肠梗阻，减低提示麻痹性肠梗阻）。③直肠指检：有无锁肛或肛周狭窄环。

2. 辅助检查

（1）X线检查：包括立位腹平片、消化道钡剂造影及灌肠造影，新生儿生后12～24小时整个肠道均应充气，如有闭锁，立位平片可见气体恰止于闭锁部位。

（2）胃管检查：可明确食道闭锁。

【治疗】

1. 病因治疗

根据呕吐的原因针对性治疗，如洗胃、抗感染、畸形矫治。

2. 对症治疗

（1）禁食：对于呕吐严重者，宜禁食，并行静脉补液治疗。可予持续胃肠减压。

（2）洗胃。

（3）体位喂养：如胃食道返流、食管裂孔疝喂奶后要保持直立体位；胃扭转要采取头高、右侧卧位喂养。

（4）应用解痉止吐药：幽门痉挛者予 1∶5 000 阿托品 1～3 滴,奶前 15 分钟喂入。

（5）纠正脱水酸中毒。

三、新生儿咽下综合征

【诊断】

1. 病因:多见于有难产、窒息史的新生儿,在宫内吞咽过多或污染的羊水所致。

2. 临床表现:生后即出现呕吐,开奶后加重,呕吐物为羊水、咖啡样物或被胎粪污染的羊水。查体:无腹胀,肠鸣音正常。胎便正常排出。

3. 实验室检查:如呕吐物为血性,APT 试验提示为母血。

【治疗】

一般不需治疗,吞入液体吐净后,1～2 天自愈。呕吐重者可用 1‰ 碳酸氢钠洗胃,1～2 次可治愈。

四、新生儿坏死性小肠结肠炎

【诊断】

1. 病因:主要病因为肠道缺血、感染、早产及喂养不当等。

2. 临床表现

最早出现的症状为反应差、拒奶、进行性腹胀等,可表现有早期胃潴留、胃扩张。半数患儿有呕吐,呕吐物含胆汁或咖啡色物。大便每日 5～10 次,为水样便、血便(鲜血便或果酱样便)。腹胀伴有肠鸣音减弱或消失,病情恶化时迅速出现体温不升、四肢凉、苍白、嗜睡、呼吸暂停、心率减慢等衰竭表现,并可并发肠穿孔、DIC 导致死亡。

3. 辅助检查

（1）粪便检查:潜血阳性,镜检可见红、白细胞,便培养可发现病原菌。

（2）血常规:白细胞增多,核左移,血小板减少,提示感染。

（3）血培养:可阳性,多为革兰氏阴性杆菌,可与便培养的病原菌一致。

（4）腹腔穿刺:疑有穿孔时可检查腹水,查找病原菌。

（5）腹部平片:①早期小肠轻—中度胀气,结肠少气或无气,部分肠管外形僵硬,肠黏膜及肠间隙增厚模糊,胃泡胀气,有胃潴留。②典型改变为肠管弥漫性扩张,肠腔内有阶梯状液平面(出现动力性肠梗阻改变),肠壁囊样积气,门脉积气,甚至可发生肠穿孔。

（6）腹部 B 超检查:可见肝实质及门脉系统有间歇性微小气泡。

【治疗】

1. 绝对禁食 5～10 天,持续胃肠减压,待腹胀、大便潜血消失再恢复饮食,先予糖水,后予稀释奶,渐至全奶喂养。

2. 静脉补液:可予静脉营养治疗,注意水、电解质、酸碱平衡。

3. 抗感染:按败血症处理,革兰氏阴性杆菌常采用氨苄西林、哌拉西林、三代头孢菌素静点治疗。

4. 抗休克:休克时积极予扩容纠酸,应用血管活性药、激素等治疗。有贫血及血小板减少者可输注新鲜血。

5. 外科治疗指征:发生气腹,内科治疗后全身病情恶化,腹胀加重,出现肠梗阻,休克不能纠正者,均需紧急外科手术治疗,手术时尽量保存回盲瓣及回肠末端。

五、新生儿腹泻

【诊断】

1. 临床表现

表现轻重不一的腹泻症状,可伴随发热、神萎、脱水、酸中毒、休克等全身症状。

(1)致病性大肠埃希菌肠炎:起病缓慢,渐加重,大便为黄色蛋花样或黏液便,大便有腥臭味。

(2)肠出血性大肠埃希菌肠炎:以血便为主,还可出现肝大、黄疸,尚可发生血小板减少及溶血性尿毒症。

(3)鼠伤寒沙门氏菌肠炎:常为爆发感染,可伴有发热、脱水、酸中毒、败血症、化脓性脑膜炎的全身症状。大便性状的特点为多变性,大便有腥臭味。

(4)轮状病毒肠炎:秋冬季发病,早期可有发热、呕吐,大便性状的特点为水样便或呈米汤样,无腥臭味。多在5~7天内自愈。

(5)真菌性肠炎:多继发于长期大剂量抗生素应用后,大便性状的特点为黄绿色稀水便,有较多的泡沫和黏液,有时呈豆腐渣样。

2. 实验室检查

(1)大便常规:可见红、白细胞及黏液等改变;大便镜检可发现真菌孢子或菌丝。

(2)大便培养:早期便培养阳性率高。

(3)轮状病毒抗原或抗体检测。

(4)发生脱水时,血气、生化、心电图检查可进一步明确电解质代谢及酸碱紊乱情况。

(5)粪便还原糖检测可明确继发性双糖吸收不良。

【治疗】

1. 饮食及营养支持:可适当减少喂母乳的次数,或用稀释奶喂养,必要时可予禁食8~12小时。应注意补充维生素 B、C。

2. 纠正水、电解质紊乱

(1)静脉补液:应先浓后淡,先快后慢,见尿补钾,适当补钙。

(2)口服补液:一般用于预防脱水的发生,由于张力偏高,新生儿宜慎用。

3. 控制感染

(1)细菌感染时可选用阿莫西林、多粘菌素 E、三代头孢菌素口服或静滴治疗,疗程不宜过长,避免二重感染。

(2)病毒感染:不用抗生素,采用对症治疗。

(3)真菌感染:制霉菌素、酮康唑、氟康唑口服或氟康唑注射液静点。

4. 应用调整微生态制剂：双歧杆菌、嗜酸乳杆菌等。

5. 应用肠粘膜保护剂：蒙脱石散等。

【预防】

加强卫生意识，注意奶具的消毒，预防呼吸道及全身感染。

第六节　新生儿心脏疾病

一、新生儿心力衰竭

【诊断】

1. 临床表现

(1)肺循环淤血：①呼吸急促，为心力衰竭的早期表现。晚期表现为发绀、呻吟、鼻翼煽动、三凹征，或呼吸浅促（＞60 次/min），不规则。双肺可闻到干、湿啰音，严重者可有肺出血表现。②当经皮氧饱和度＜85％或氧分压＜40 mmHg 时即可以出现发绀。

(2)体循环淤血：①肝脏在短期内进行性增大；②新生儿心力衰竭时浮肿常不明显，但可表现为短期内体重骤增；③少尿；④头皮静脉扩张：新生儿颈静脉怒张不明显，但在竖抱时可见头皮静脉明显扩张。

(3)心功能减退：①心动过速或过慢；②心脏增大，尤其是先天性心脏病患者；③心律失常，心音减弱，可闻及奔马律，血压多下降，面色发灰，皮肤发花。

(4)其他：慢性心衰者表现为食欲减退，喂养困难，气促，体重不增或减退等。

(5)新生儿心衰的特点：①常为全心衰竭，发绀明显；②严重患儿心率、呼吸可不增快；③肝脏大以腋前线较明显；④可合并周围循环衰竭。新生儿心衰时阵发性呼吸困难发生率不高，夜间呼吸困难往往比白天轻。

2. 辅助检查

(1)血气分析：氧分压及氧饱和度常下降，伴有或不伴有二氧化碳分压异常；②血清酶测定：心肌衰竭时血清中肌酸磷酸激酶（CPK）的同工酶（CKMB）、乳酸脱氢酶（LDH）及其同工酶（MB）、谷草转氨酶（GOT）增高。

(2)心电图检查：心电图主要变化为 ST-T 改变，及各种心律紊乱和传导阻滞。

(3)X 线检查：心影扩大，透视下可见搏动减弱，胸部 X 线平片示心胸比例＞0.6，伴肺淤血、肺水肿或胸腔少量积液。

(4)超声心动图：心脏大小可正常或有扩大，常能明确心脏结构异常的情况。

2. 诊断要点

(1)有引起心力衰竭的病因存在。

(2)提示心力衰竭：①心动过速，＞160 次/min；②呼吸急促，＞60 次/min；③心脏扩大（X线和超声心动图）；④湿肺（肺部有湿啰音，轻度肺水肿）。

(3)确诊心力衰竭：①肝脏增大＞3 cm，短期内进行性肿大，洋地黄治疗后肝脏缩小，为右心衰竭的主要特征；②奔马律；③明显肺水肿，为急性左心力衰竭的表现。

左心衰竭的早期表现为(1)项＋(2)项中④条；

心力衰竭为(2)项中④条＋(3)项中任何1条，或(2)项中②条＋(3)项中②条，或(1)项＋(2)项中③条＋(3)项中①条。

【治疗】

1. 治疗原则

纠正心力衰竭，维护心功能；治疗原发病；纠正水、电解质酸碱平衡紊乱，维持生命体征稳定。

2. 内科治疗

(1)一般治疗：①严密监护生命体征，保持合适的环境温度，置暖箱或红外线抢救台。②供氧，有肺水肿时保持头高 $15°\sim30°$，呈头仰倾斜位。③烦躁不安者给予镇静剂如鲁米那或安定，严重者可以给吗啡 0.1 mg/kg 肌肉注射。④控制液体入量，一般较正常需要量减少 $1/4\sim1/3$，保持水、电解质平衡，积极纠正低血糖、低血钙及酸碱平衡紊乱。

(2)积极治疗原发病，消除引起心力衰竭的原因。

(3)强心药物治疗：①儿茶酚胺：如多巴胺：治疗新生儿心衰，开始 $2\sim5$ μg/(kg·min)，渐增至 20 μg/(kg·min)，根据心血管效应调整剂量。多巴酚丁胺：剂量 $2.5\sim15$ μg/(kg·min)，静脉持续滴注。该药物可以同多巴胺合用，剂量是多巴胺 $2\sim5$ μg/(kg·min)，多巴酚丁胺 $5\sim10$ μg/(kg·min)，疗效较好。异丙肾上腺素，用于心率＜120 次/min 的心衰，剂量 $0.01\sim0.1$ μg/(kg·min)。②洋地黄类：首选地高辛，早期以静注为好，其作用可靠，吸收和排泄迅速，使用较安全。

(4)血管扩张剂：如酚妥拉明，每次 $0.3\sim0.5$ mg/kg 静脉点滴，每 $3\sim4$ h 1 次，或 $1\sim5$ μg/(kg·min)持续静脉点滴。

(5)血管紧张素转换酶抑制剂：如巯甲丙脯酸(开博通)，新生儿口服剂量为每次0.1 mg/kg，每日 $2\sim3$ 次，然后逐渐增加至 1 mg/kg。乙丙脯氨酸，初始剂量为 0.1 mg/(kg·d)，逐渐增加，最大量不超过 0.5 mg/(kg·d)，分 2 次服。

(6)利尿剂：如速尿，静脉注射后 1 h 发生作用，持续作用 6 h，剂量为每次 1 mg/kg，每 $8\sim12$ h 1 次，静脉注射。安体舒通可与速尿并用，静脉注射为每次 1 mg/kg，口服剂量为 $1\sim3$ mg/(kg·d)，分 $2\sim3$ 次给予。

(7)心肌保护药物：如维生素 E，每天 50 mg，维生素 C，每天 0.5 mg/kg 静滴，$5\sim7$ 天一疗程；1,6 二磷酸果糖 200 mg/kg 静滴，每日 1 次，$7\sim10$ 天一疗程。

(8)其他：如前列腺素 E、消炎痛等。

3. 外科治疗

如存在心血管结构异常经内科治疗效果差，可考虑及早外科手术治疗纠正心血管畸形。

二、新生儿心肌炎

【诊断】

1. 临床表现

(1)心输出量不足：表现为面色苍白、皮肤发花、四肢厥冷、多汗、脉弱、体温不升，甚至导致心源性休克，伴有烦躁不安。

（2）充血性心力衰竭：表现为呼吸急促伴呻吟、喘息、三凹征及发绀，肝脏肋下＞3 cm，浮肿、心音低钝、奔马律，肺部密集的细湿啰音，有些患儿可因心脏扩大压迫喉返神经而出现声音嘶哑。

（3）严重者可发生窦性停搏、心室纤颤，可突然死亡。

（4）心脏体征：与体温不成正比的心动过速、心音低钝、奔马律、早搏等。可同时有神经系统表现，出现颈抵抗和惊厥。脑脊液检查可发现单核细胞增多，有助于该病的早期诊断。

2. 辅助检查

（1）心电图：其主要变化为 ST-T 改变、各种心律紊乱和传导阻滞。

（2）X 线检查：心影正常或向两侧扩大呈球形，多数为轻度增大。

（3）超声心动图：心脏大小可正常或有扩大，应除外心脏结构异常的先心病。

（4）实验室检查：①血液常规检查：白细胞计数在（1～2）×10^9/L 之间，中性粒细胞偏高。②血沉、抗"O"大多数正常。③血清中肌酸磷酸激酶（CPK）的同工酶（CKMB）、乳酸脱氢酶（LDH）、谷草转氨酶（GOT）及肌钙蛋白（CTn 或 CTnT）在病程早期可增高。超氧化歧化酶（SOD）急性期降低。④病毒分离：咽洗液、粪便、血液、心包液中分离出病毒，同时结合恢复期血清中同型病毒中和抗体滴度较第 1 份血清升高或下降 4 倍以上，病程早期患儿血中特异性 IgM 抗体阳性。⑤抗体测定：血清型特异性 IgM 抗体、补体结合抗体的测定以及用分子杂交法或聚合酶链反应（PCR）检测心肌细胞内的病毒核酸也有助于病原诊断。

【治疗】

（一）治疗原则

应用包括吸氧，纠正心力衰竭和心源性休克，控制心律失常及支持疗法等综合措施。

（二）治疗方案

1. 一般治疗

（1）镇静：哭闹可使病情加重。

（2）抗病毒治疗。

（3）抗生素：适当使用抗生素。

（4）保护心肌：①大剂量维生素 C，剂量为每天 100～200 mg/kg，溶于 10％～25％葡萄糖注射液 10～30 mL 内静脉注射，每日 1 次，15～30 天为一疗程；②维生素 E，剂量为 50 mg，每日 1 次口服；③辅酶 Q10 等。

（5）营养心肌的药物：①能量合剂：三磷酸腺苷 20 mg、辅酶 A 50～100 U、维生素 B_6 100 mg、细胞色素 C 15 mg 加入 10％～20％葡萄糖注射液 50～100 mL 中静脉滴注，每日 1 次，10～30 次为一疗程。②极化液：三磷酸腺苷 20 mg、辅酶 A 50～100 U、普通胰岛素 4～4 U、10％氯化钾 5～8 mL，溶于 5～10％葡萄糖注射液 100～250 mL 内静脉滴注，每日 1 次，10～30 次为一疗程。以上药物能加强心肌营养，改善心肌功能，对心肌损伤有修复作用。

2. 糖皮质激素的应用

一般病例口服泼尼松，每天 1～1.5 mg/kg，3～4 周，症状缓解逐渐减量、停药；严重病例使用氢化可的松，每天 8～12 mg/kg，或地塞米松每天 0.2～0.4 mg/kg 静脉滴注。

3. 控制心力衰竭。

4. 抢救心源性休克。

5. 纠正严重心律心失常。

6. 免疫治疗：如胸腺素或胸腺肽。

7. 中药治疗：如丹参注射液等。

第七节 新生儿血液系统疾病

一、溶血性贫血

【诊断】

1. 临床表现

(1)黄疸：新生儿溶血病多在生后 24 小时内出现黄疸并进行性加重。红细胞酶缺陷性溶血性黄疸多在生后 3～4 天出现。

(2)贫血：轻重不一。

(3)肝脾肿大：轻度溶血者可无肝脾肿大，严重者如胎儿水肿时肝脾肿大明显。

(4)胎儿水肿：主要见于 Rh 溶血，表现为全身浮肿、胸腹积液、心力衰竭等，重症者死胎死产。

2. 实验室检查

(1)血常规：存在母儿血型不合因素，生后红细胞及血红蛋白进行性下降，镜检可见异型红细胞、红细胞碎片，Ret 升高（>6%），有核红细胞升高。

(2)红细胞致敏试验：直接抗人球蛋白试验阳性（为确诊试验）。抗体释放试验有助于了解是哪种血型抗体。

(3)游离抗体试验：检查新生儿血清中有无血型抗体存在及其类型，检查母亲血清有无抗体存在。

【治疗】

1. 病因治疗：阻断溶血，避免产伤、缺氧、使用导致溶血的药物，预防感染。

2. 治疗高胆红素血症，积极防治胆红素脑病。

3. 纠正贫血：(1)急性期严重贫血者输注浓缩红细胞，抗心衰，利尿。(2)急性期后补充叶酸、维生素 E 等造血物质。

二、红细胞生成障碍性贫血

【诊断】

1. 临床表现

进行性苍白，精神萎靡，食欲不振，甚至表现心衰，无明显的贫血及出血倾向，无肝脾肿大。

2. 实验室检查

(1)血常规：中度贫血，Ret<2%。

(2)血清铁增高，总铁结合力下降。

（3）骨髓检查：红系增生低下或极度低下，粒系及巨核系正常。

【治疗】

1. 糖皮质激素：泼尼松 2 mg/(kg·d)，分次口服，4～6 周血红蛋白达正常后减量。

2. 输血：维持血红蛋白在 70 g/L，反复输血可致含铁血黄素沉着症，必要时输注去铁敏，每天 20 mg/kg，同时加用维生素 C。

3. 脾切除：需反复输血的脾功能亢进患儿，脾切后可减少输血次数。

三、新生儿血小板减少性紫癜

【诊断】

1. 病因

同族免疫性血小板减少性紫癜系母儿血小板抗原性不合所致。

2. 临床表现

第一胎可发病，新生儿生后数分钟至数小时内出现皮肤（特别是受压部位）出血表现，严重病例可伴有呕血、便血，脐带残端出血，穿刺部位出血，甚至颅内出血等。

3. 实验室检查

（1）患儿血小板减少，常在 $3×10^9$/L 以下，母亲血小板计数正常。

（2）新生儿的血清可与其父的血小板发生免疫反应，但不能与其母的血小板发生免疫反应。

（3）Coombs 试验一般阴性。

（4）有条件时可直接测母儿血中的血小板抗原/抗体。

【治疗】

血小板少于 $3×10^9$/L 者，需积极干预。

1. 肾上腺皮质激素治疗：强的松 1～2 mg/(kg·d)，重症者可用 2～3 mg/(kg·d)，疗程 1 个月。

2. 换血治疗：宜用血小板抗原与患儿匹配的血，宜用枸橼酸磷酸葡萄糖抗凝。

3. 血小板输注：宜输母血分离的洗涤血小板 10 mL/kg，连用 2～3 天，可提高血小板 10～20×10^9/L。

4. 新鲜血输注：输入与患儿血小板抗原匹配的新鲜血。

5. 静脉用丙种球蛋白，每天 400 mg/kg，共 5 天。

【预防】

1. 对于本病高危儿，产前采母血测血小板抗体，如滴度增高应警惕本病，其母可予激素及静脉用丙种球蛋白预防。

2. 产前应 B 超监测胎儿有无颅内出血，如胎儿血小板较低应考虑剖宫产分娩。

第八节　新生儿泌尿道感染

【诊断】

1. 病史：有新生儿败血症或肺炎等感染病史。

2. 临床表现：常缺少泌尿道局部症状，部分病例可全无症状，可有不典型的全身症状，如发热、拒奶、呕吐、腹泻、黄疸，体重不增，甚至惊厥等。

3. 辅助检查

(1)尿沉渣镜检白细胞＞10 个/高倍镜或不离心尿白细胞＞5 个/高倍镜。

(2)尿培养及菌落计数：尿培养为确诊的唯一方法，可用导尿或耻骨上膀胱穿刺或清洗外阴后消毒小瓶粘于尿道口，超过 1 小时未收集到尿液，应重新消毒，更换容器。菌落计数 $<10^4/mL$ 为污染，$10^4\sim10^5$ 为可疑，$>10^5$ 即可确诊，耻骨上膀胱穿刺如生长 1 个菌落亦可确诊。

(3)如泌尿道感染反复发作，约 30％～40％为尿道梗阻，应做进一步检查，除外尿道畸形。

【治疗】

1. 一般治疗：精心护理，注意外阴及尿道口清洁。

2. 去除病因：尿道梗阻需手术。

3. 抗感染治疗：需早期积极应用抗生素治疗，选用对革兰氏阴性杆菌有较强作用或广谱抗生素。亦可根据血培养或尿培养结果选用敏感抗生素治疗，疗程 2～4 周，或根据尿检及尿培养结果决定疗程。

【预防】

1. 注意外阴的清洁卫生，养成良好的卫生习惯。

2. 治疗后要随访，停用抗生素后半月及以后每个月均应复查，坚持 1～2 年，如尿检复发，即使无症状也应预防性给予治疗，每日用治疗量的 1/3 即可。

第九节　新生儿神经系统疾病

一、新生儿惊厥

【诊断】

1. 临床表现

(1)微小型：最常见，无肌体抽搐，表现为呼吸暂停，双眼凝视、眨眼、吸吮、咀嚼、伸舌，划船样或踏板样动作。

(2)局灶性阵挛型：局限于一个肌体或躯体一侧阵挛性抽动。

(3)多灶性阵挛型：由一个肌体移向另一个肌体或多个肌体多个部位同时或先后交替出现抽动。

(4)肌阵挛型：表现为肌体或某个孤立的部位 1 次或多次短促的屈曲样抽动。全身性肌阵挛四肢和躯干均可同样痉挛，类似婴儿痉挛症。

(5)强直型：表现为单个肢体或四肢强直性伸展，或双下肢强直而双上肢屈曲，全身强直型可有躯干的后仰或俯曲，常伴有眼球固定和呼吸暂停。

2. 辅助检查

血常规、血糖、血电解质、肾功能、血气分析、脑脊液、胆红素、脑电图、头颅 CT、B 超、

MRI、眼底检查等。

【治疗】

1. 病因治疗:针对病因给予治疗,如低血糖、低血钙、缺氧等。

2. 控制惊厥:首选苯巴比妥或安定,其次为苯妥英钠、副醛、水合氯醛、扑痫酮,再次为利多卡英、咪唑安定、硫喷妥钠等。

3. 支持治疗:维持血压、呼吸、内环境稳定,给氧,控制液体入量,脱水降颅压等。

【预防】

1. 加强围产期监测,防止低血糖、缺氧、低血钙、核黄疸等。

2. 不同的疾病,预后不同,如先天性脑发育不良、核黄疸预后不良,电解质紊乱预后好。

3. 惊厥控制不佳,脑电图异常,意识障碍重,治疗不及时,头颅 CT 有明显器质性病变均提示预后不良。

二、新生儿颅内出血

【诊断】

1. 病史:可有异常分娩史、产伤或围产期窒息史。

2. 临床表现

意识状态,早期兴奋症状,肌张力改变,严重者出现惊厥。按临床表现分为急剧恶化型、继续进展型和安静型。

3. 辅助检查

血常规检查可发现贫血。脑脊液检查、头颅 CT 或 MRI 或头颅 B 超检查三种检查可互为补充。

【治疗】

1. 对症支持护理:保持安静,避免搬动,保持呼吸道通畅等。

2. 维持入量,维持血糖正常。

3. 止血治疗。

4. 控制惊厥。

5. 脱水降颅压。

6. 恢复脑细胞功能,营养神经。

7. 后遗症如脑积水可做分流术。

【预防】

1. 预防早产,加强孕妇保健,对有可能发生早产的孕妇进行严密观察及处理。

2. 产程和分娩时处理,及时转运高危产妇到上级医院,监护产程,必要时行剖宫产。

3. 婴儿娩出后,应避免脑血流动力学的波动,维持血压稳定,避免快速输注高渗液体,避免早产儿的搬动。

4. 颅内出血的预后与出血的病因、出血量、出血部位、出血类型及有无其他合并症有关,存活者常留有神经系统后遗症。

三、新生儿缺氧缺血性脑病

【诊断】

1. 临床表现

(1)有明确可导致胎儿宫内窘迫的异常产科病史,以及严重的胎儿宫内窘迫的表现(胎心<100次/分,持续5分钟以上,和/或羊水Ⅲ度污染),或者在分娩时有明显窒息史。

(2)出生时有重度窒息,指Apgar评分1分钟≤3分,并延续到5分钟仍≤5分,和/或出生时脐动脉血气pH<7.00。

(3)出生后不久出现神经系统症状,并持续至24小时以上,如意识改变(过度兴奋、嗜睡、昏迷),肌张力改变(增高或减弱),原始反射异常(吸吮、拥抱反射减弱或消失),病重时可有惊厥、脑干征(呼吸节律改变、瞳孔改变、对光反应迟钝或消失)和前囟张力增高。

(4)排除电解质紊乱、颅内出血和产伤等原因引起的抽搐,以及宫内感染、遗传代谢性疾病和其他先天性疾病所引起的脑损伤。

同时具备以上4项者可确诊,第4项暂时不能确定时可作为拟诊病例。

2. 辅助检查

脑电图或振幅整合脑电图,头颅B超、CT或MRI。

【治疗】

1. 治疗原则

(1)尽量争取早治疗,窒息复苏后出现神经症状即应开始治疗,最好在24小时内,最长不超过48小时开始治疗。

(2)治疗应采取综合措施,首先要保证机体内环境稳定和各脏器功能的正常运转。其次是对症处理和恢复神经细胞的能量代谢,以及促使神经细胞的修复和再生。

(3)治疗应及时细心,每项治疗措施都应在规定时间内精心操作,保证按时达到每阶段的治疗效果。

(4)要有足够的疗程,中度HIE需治疗10～14天,重度HIE需治疗20～28天,甚至延至新生儿期后,疗程过短影响治疗效果。对轻度HIE不需过多干预,但应观察病情变化及时处理。

(5)对治疗要有信心,积极争取家长的信赖和配合,相信经治疗预后会有改善,即使重度HIE经过积极治疗也可减轻或避免神经系统后遗症发生。

2. 三项支持疗法

(1)维持良好的通气、换气功能,使血气和pH值保持在正常范围。

(2)维持周身和各脏器足够的血液灌流,使心率和血压保持在正常范围。

(3)维持血糖在正常高值(5.0～7.0 mmol/L),以保证神经细胞代谢所需。

3. 三项对症处理

(1)控制惊厥:首选苯巴比妥,负荷量为20 mg/kg,静脉缓慢注射或侧管滴入,负荷量最大可达30 mg/kg,12小时后给维持量。

(2)降低颅内压:可静注速尿1.0 mg/kg,6小时后如前囟仍紧张或膨隆,可用甘露醇0.25～0.5 g/kg静脉注射,4～6小时后可重复应用,第2、第3天逐渐延长时间,力争在2～

3 天内使颅压明显下降,便可停药。

(3)消除脑干症状:若出现①深度昏迷,呼吸变浅变慢,节律不齐或呼吸暂停;②瞳孔缩小或扩大,对光反应消失;③眼球固定或有震颤;④皮色苍白,肢端发凉和心音低钝,皮肤毛细血管再充盈时间延长;⑤或频繁发作惊厥且用药物难以控制,应及早开始应用纳洛酮,剂量为 0.05～0.10 mg/kg,静脉注射,随后改为每小时 0.03～0.05 mg/kg 静滴,持续 4～6 小时,连用 2～3 天,或用至症状明显好转时。

4. 脑细胞营养治疗

可用脑源性神经经营养因子(BDNF)、碱性成纤维生长因子(bFGF)、神经生长因子(NGF)、神经营养因子－3(NT-3)、NT-6,或选用神经节苷脂、脑活素、胞二磷胆碱等。

5. 高压氧治疗

中重度 HIE,在病情稳定后,愈早治疗愈好,疗程5～7 天。其禁忌证为:胎龄不满 37 周的早产儿;有出血倾向尚未止者;有气胸、肺大泡或严重肺部感染者;一般情况不良,有严重并发症,入舱后可能发生紧急情况需要抢救者。

6. 亚低温治疗

对轻中度有效,对重度无效,时间窗为生后 6 小时内,测内耳温度在 33～35 ℃。

7. 自由基清除剂和拮抗剂

如消炎痛、别嘌呤醇、维生素 E 及钙通道阻滞剂如心痛定尼莫地平等。

【预防】

1. 严密监测产程,防止宫内窒迫,羊水污染。

2. 正确进行新生儿窒息复苏,防止出现重度窒息。

3. 加强产儿科合作,每一位产妇分娩时均有掌握窒息复苏技术的新生儿科医师在场。

4. 出现窒息后给予积极脑保护治疗,防止病情加重。

第十节　新生儿皮肤疾病

一、新生儿脓疱疮

【诊断】

1. 多发生在生后 4～10 天,在面、躯干和四肢突然发生大疱,由豌豆大到核桃大,大小不等。

2. 疱周围红晕不显著,壁较薄,易破裂。

3. 开始无全身症状,以后可有发热和腹泻,并发败血症、肺炎、脑膜炎。

【治疗】

1. 及早给予有效的抗生素,如青霉素、红霉素。

2. 局部可外涂 2%龙胆紫溶液、0.5%新霉素软膏或 2%莫匹罗星软膏。

【预防】

隔离患儿,注意患儿的清洁卫生,勤换尿布及衣物。

二、新生儿尿布性皮炎

【诊断】

尿布接触部位发生边缘清楚的现红色红斑,可发生丘疹、水疱、糜烂,如有细菌感染可发生脓疱。

一般分为脂溢皮炎型、红斑浸润型、糜烂溃疡型、银屑病样型。

【治疗】

1. 轻型可外用炉甘石洗剂,或 40%的氧化锌油,一日数次。

2. 如有丘疹、水疱、糜烂或脓疱时,外用红霉素软膏、5%糠馏油糊剂。

3. 合并真菌感染时可外用曲氨奈德益康唑乳膏。

4. 重症者需综合治疗,加强护理,必要时口服抗生素,局部烤灯,红光照射局部。

【预防】

1. 不要用塑料布和橡胶皮垫,应采用细软的棉布做尿布,减少机械刺激。

2. 勤换洗尿布,光照下晾干。

3. 每次大便后用温水清洗臀部,适当撒爽身粉,使皮肤保持干燥、清洁。

三、新生儿皮下坏疽

【诊断】

1. 临床表现

(1)皮损好发于身体受压部位,多见于臀部和背部。

(2)起病急,发展快,数小时内明显扩散。局部表现为皮肤红肿,温度增高,触之稍硬,边界不清,病变迅速向四周扩散,中央部位皮肤渐变为暗红、紫褐色,触之较软,有飘浮感。

(3)患儿出现哭闹、拒食、发热等症状,体温多数在 38～39 ℃,高者可达 40 ℃,也有腹泻呕吐者。

2. 辅助检查

血常规中白细胞总数增高或降低,中性粒细胞分类增高,坏死组织处脓液培养,血培养。

【治疗】

1. 早期病例仅有轻度红肿的,应用抗生素治疗,并密切观察病情变化。

2. 皮肤出现暗红色及有飘浮感时,应早期切开引流,每日换药 2～3 次。

3. 如有扩散,随时加切口,使引流通畅,同时选用氨苄青霉素/头孢菌素/红霉素等抗生素,两种联合应用,作静脉滴注。并给以支持疗法,输全血或血浆,注意热量和维生素的补充,以及静脉营养的应用,增强体质,促进愈合。

【预防】

做好产房及新生儿室的消毒隔离工作,加强新生儿护理,注意皮肤清洁,避免破损,防止接触感染等。

第十一节 新生儿寒冷损伤综合征

【诊断】

1. 临床表现

发病初期表现为体温降低、吸吮差或拒乳、哭声弱等症状,病情加重时发生硬肿和多器官损害。

(1)低体温:体核温度(肛温内 5 cm 处)常降至 35 ℃以下。低体温早期,棕色脂肪细胞代偿产热良好时,腋肛温差值为正值或 0,重症者腋肛温差值为负值。

(2)硬肿:由皮肤硬化和水肿形成,皮肤硬肿紧贴皮下组织,不能移动,有水肿者压之有轻度凹陷。硬肿发生的顺序是:小腿→大腿外侧→整个下肢→臀部→面颊→上肢→全身。硬肿范围计算:头颈部 20%,双上肢 18%,前胸及腹部 14%,背及腰骶部 14%,双下肢 26%,双臀部 8%。

(3)多脏器功能损害:早期有心音低钝、心率缓慢、微循环障碍等表现,严重者可呈现出休克、DIC、急性肾功能衰竭和肺出血等器官衰竭的表现。

2. 辅助检查

根据病情选择动脉血气分析、血糖、电解质、肾功能、血小板、凝血酶原时间、凝血时间、纤维蛋白原等检测。必要时可进行心电图及胸部 X 线检查。

【治疗】

1. 复温:凡肛温>30 ℃且腋温高于肛温者可放于预热至中性温度的暖箱中,一般经过 6～12 小时可恢复正常体温;体温低于 30 ℃者应置于比肛温高 1～2 ℃的暖箱的暖箱中,待肛温恢复至 35 ℃时,维持暖箱的温度于适中温度,亦可采用恒温水浴法等快速复温措施。

2. 热量和液体供给:经静脉给予热量者应达到每日 210 kJ/kg;可进乳者应尽早哺喂,热量渐增至 420～500 kJ/kg。低体温时输注葡萄糖的速度宜慢。

3. 纠正器官功能紊乱。

4. 根据并发症选用适当抗生素防止感染,或对症处理。

【预防】

1. 加强新生儿护理,保持适宜的产房和新生儿室内环境温度,不低于 24 ℃。

2. 新生儿生后应立即擦干羊水,置于复温台上保暖。

3. 加强母乳喂养,补充热量。

4. 新生儿转运过程中应有合适的保暖措施。

5. 预防早产、感染、窒息等新生儿高危因素。

第十二节 新生儿疾病技术操作

一、远红外线辐射台的应用

【适应证】

1. 产房内对刚娩出的新生儿进行擦干身体、吸分泌物、量体重、脐部处理、复苏等护理或抢救操作。

2. 对新生儿做一些要暴露躯体的操作时(如抽血、腰穿)。

3. 对危重新生儿进行抢救时。

【操作程序】

1. 按下脚轮的开关,固定抢救台。

2. 检查抢救台四面的护栏是否安装牢固。

3. 接通电源,打开电源开关,将温度探头置于抢救台中央,设置在 34 ℃预热,并检查各系统功能、工作状态是否良好。

4. 待床温达到 32～34 ℃即可正式使用。

5. 将患儿裸体放置在抢救台的中央,将温度探头放置在病人腋下并固定好。根据患儿的体温调节抢救台的温度。

6. 使用过程中注意监测患儿的体温,体温异常时每小时测 1 次,体温稳定后每 2 小时测 1 次,并记录。

7. 经常检查抢救台的使用情况。

8. 停止使用后,关闭电源开关,断开电源,取下温度探头,并对抢救台进行清洁、消毒,更换布单后备用。

【经验指导】

1. 室内空气的流动会影响婴儿的热平衡,因此,仪器应放在干净、环境良好的场所中工作,并应避免阳光直射和远离辐射热源。

2. 定期检查插销和挡板的牢固性及闭合情况,以防婴儿外落。挡板翻下时绝对不要把婴儿置于没有人照顾的状态。

3. 必须将温度传感器探头正确粘贴在正确的位置,以提供准确的婴儿皮肤表面温度的监控信息。当婴儿处于休克状态、发烧时不要采用皮肤温度控制模式。

4. 长时间辐射会使婴儿脱水,在治疗过程中要给婴儿输液或在床四周放置适量水或使用防水帐等方法来增加湿度。

二、新生儿暖箱的应用

【适应证】

适用于体重<2 000 g 的新生儿、新生儿硬肿症及体温不升患儿的保暖。

【禁忌证】

新生儿出血性疾病和发热者禁用。

【操作程序】

1. 患儿入箱前应测体重、体温。

2. 做好暖箱的清洁工作,检查暖箱各部位性能,关闭全部有机玻璃门。

3. 在水槽内加入蒸馏水至水位线,另备一温湿度计放于箱内一侧(避开两端),以便检查对照箱内实际温湿度。接通电源,开启电源开关,指示灯亮,调节箱内温度按钮,进行预热。

4. 待箱温升至 32～33 ℃,将患儿裹好尿布放于箱内,根据患儿的体重和日龄调节箱温。

5. 患儿入箱后,一切治疗护理尽量在箱内集中进行,操作可从边门或袖孔伸入进行,尽量少开箱门,以免箱内温度波动,必须出箱检查治疗者,应注意在保暖措施下进行。

6. 在入箱操作、检查、接触患儿前必须洗手,以防交叉感染。使用过程中要保持暖箱清洁卫生。

7. 定时测量体温:在患儿体温未升至正常前应隔 30～60 min 测量体温一次,同时注意患儿四肢的温度。体温稳定后,每 4 小时测体温 1 次,记录体温和箱温。

8. 出暖箱条件:体重 2 000 g,一般情况良好者;在暖箱中体温保持正常,体重增长者。

9. 患儿出暖箱后应密切注意体温、体重及吸奶等情况。

【经验指导】

1. 暖箱不宜置于太阳直射、有对流风及取暖设备附近,以免影响箱内温度的控制。

2. 经常检查暖箱是否有故障或调节失灵现象,以保证正常使用。如果暖箱发出报警信号应及时查找原因,妥善处理。

3. 定期做细菌培养以检查清洁消毒质量。

4. 严禁骤然提高暖箱温度,以免病儿体温突然上升造成不良后果。

三、新生儿胃管留置术

【适应证】

1. 吸吮力弱的早产儿、昏迷不能进食及不适宜进食的患儿(如颅内出血、口鼻腔先天性畸形者)输入营养及药物。

2. 新生儿原因不明的呕吐、消化道出血及需要洗胃或需要了解胃内容物性状或需注入药物治疗。

3. 新生儿坏死性小肠结肠炎、肠梗阻时用于胃肠减压。

【操作程序】

1. 测量需插入的长度:一般以从鼻尖至耳垂的距离加上耳垂至剑突下的距离为插入患儿体内的长度,并做好标记。

2. 插入方法:患儿取仰卧位,在胃管末端涂少许石蜡油,左手持胃管,右手持镊子,夹在胃管末端,由口腔内徐徐插入,在鼻咽部会略遇阻力,插入速度要慢些,插管至预定长度时用胶布将其固定在嘴角。

3. 判断胃管是否在胃内的方法:(1)用注射器经胃管开口端回抽,如可见胃内容物,表示胃管已插入胃内;(2)经胃管注入 10 mL 空气,用听诊器在剑突下可听到气过水音,表示胃管已插入胃内;(3)在不咳嗽、安静时,将导管开口端置于水中,无气泡溢出,表示胃管已插入胃内。

【经验指导】

1. 每次灌注、喂养前,应回抽有无胃液,证实在胃内后方可注入液体。

2. 长期插管者 3~4 天应更换 1 次胃管,早产儿胃管可每周更换 1 次。

3. 拔管时应夹紧胃管,或将胃管反折后拔出,以防胃管内残留液体返流入气道。

四、新生儿中心静脉置管术

【适应证】

1. 需长期静脉输液的病人。

2. 化疗。

3. 胃肠外营养(PN)。

4. 刺激外周静脉的药物的注入。

5. 缺乏外周静脉通路。

6. 早产儿。

【禁忌证】

1. 肘部静脉血管条件差。

2. 穿刺部位有感染或损伤。

【操作程序】

1. 常用血管为腋静脉、肘正中静脉、贵要静脉、腘静脉、大隐静脉甚至更小的外周静脉,如新生儿手部静脉。

2. 测量置入导管长度。右上臂外展 90°,测量右上肢穿刺点至右胸锁关节长度,然后垂直向下反折,继续量至第 3 肋间隙(相当于右心房开口处),此即导管设定插入深度。若从左侧上肢穿刺,则应再加两乳头间距。

3. 根据小儿年龄、体重选择适当型号的穿刺盒。

4. 将穿刺针及装有肝素盐水的注射器安装好。

5. 上臂束止血带,选择合适穿刺部位,严格无菌操作,常规消毒,铺巾,戴手套,局部麻醉。

6. 在上肢选择合适部位,穿刺针斜面向下做静脉穿刺,见到回血后压低角度略向前进,以确保导管尖端进入血管。

7. 松开止血带,撤除针芯。

8. 用镊子轻夹导管前端,向心性将其送入穿刺针。

9. 当导管进入 10~15 cm 时,退出穿刺针,逐渐撕掉穿刺外套管。

10. 继续轻柔地缓慢送入导管,当预计导管到达肩部,将患儿头转向穿刺侧,使导管易于进入上腔静脉。导管送至标记处,撕掉导管保护套。

11. 左手固定导管末端,放松导管锁,轻轻拔出导丝。

12. 用生理盐水冲洗导管,然后用肝素盐水封管。

13. 消毒穿刺点,固定导管并以无菌敷料覆盖,将导管通过三通接输液装置。

14. 床边摄片确定导管位置。

【经验指导】

1. 严格无菌操作,避免污染导致感染。

2. 送管过程中若遇阻力,切忌强行送入。

3. 外拔导丝时,若遇阻力,不可用力外拔,应将导管和导丝同时拔出 1～2 cm 再试图拔出导丝。

4. 注意以下并发症:如(1)静脉炎、导管相关败血症;(2)未及时发现导管脱出而致大出血;(3)血栓、栓塞。

五、脐动脉插管术

【适应证】

1. 危重患儿或极低出生体重儿,需要较长时间频繁监测动脉血气者。

2. 休克患儿需直接监测动脉血压者。

3. 快速同步换血。

【操作程序】

1. 器具准备

脐血管插管、钝头针、三通开关、5 mL 注射器、眼科镊、弯头镊、有齿钳、细绳、剪刀、外科刀、无菌巾、缝合针、丝线、输液泵、消毒用品、压舌板、胶布、绷带等。

2. 操作步骤

(1)在手术室或事先打扫消毒的无菌区,将患儿置于辐射保温台上,仰卧,手脚固定。术者需洗手消毒至肘关节以上,着手术衣、帽、口罩、手套,严格无菌操作。

(2)术前测量患儿肩(锁骨外侧端上缘)至脐的距离,据此确定插管深度。高位应插到膈肌第 8 至第 10 胸椎之间的水平,低位应插到第 4 与第 5 腰椎间水平。

(3)脐部及其周围严格消毒,脐周铺以无菌巾。

(4)在脐根部皮肤上缘系一小绳(防止出血用)。用剪刀或刀片在距脐根部约 1 cm 处整齐地切断脐带,可见两条脐动脉位于切面的"4 点钟"和"8 点钟"处,较脐静脉细,白色,圆形,壁厚,孔小,易于识别。

(5)将脐血管插管尾端接上钝头针以减少死腔,再与三通开关以及盛有肝素生理盐水的注射器相连。将肝素生理盐水充满插管系统,不得有任何气泡。

(6)助手用两个有齿钳分别夹住脐带切面的上缘和下缘帮助固定。术者先用弯头细镊轻柔地插入脐动脉约 0.5 cm,微用力扩张管腔后再取出镊子。

(7)将脐血管插管插入脐动脉,进腹壁后与水平面呈 45°向尾侧旋转推进。助手将脐带向头侧牵拉以牵直脐动脉(脐动脉进腹壁后折向下行),有助于插入。在插入 1～2 cm 处如遇阻力,可用此法克服。在插入 5～7 cm 处(髂动脉分支处)如遇阻力,可将管退出 1～2 cm 再旋转推进,直到预定深度。

(8)插管过程中或插管后,如见一侧大腿变白或发紫,系动脉痉挛所致,应将插管退出一定长度,并给对侧大腿热敷以助动脉痉挛缓解,待大腿颜色恢复正常再试行插入。如经上述处理 30 分钟不见好转,应拔管,改插另一条动脉。

(9)将插管插入到预定深度后,立即作床边 X 线摄片定位,并据此调整插管位置。

(10)固定:在脐带切面作荷包缝合并将线绕插管数圈后系牢,然后用红色胶布粘成桥状以固定插管。

(11)如患儿日龄超过 5 日,插管有困难,可作脐动脉切开术:在脐窝下方 1 cm 处作弧形切口,切开皮下组织,再切开腹直肌鞘,将腹直肌从中线推向两侧,暴露脐动脉,将其与脐尿管分离后,套上两个结扎线圈,在其间作一小切口,将脐血管插管插入到预定深度(X 片定位),将近端结扎线圈系牢,远端线圈可用以固定插管。皮肤切口缝合 1~2 针。

(12)脐血管插管、钝头针、与注射器和输液管相连的三通开关可用胶布固定在压舌板上。

(13)用输液泵将肝素生理盐水按 1 mL/h 滴注,或用注射器每 20 分钟注入肝素生理盐水 0.25 mL,以保持插管通畅,防止血栓形成。

(14)在三通开关处采血,先用注射器抽血 1~2 mL,再用肝素化的 1 mL 注射器抽血送检,然后将先抽出的血注回体内。如病情需要,且无并发症产生,插管可保留 1~2 周之久。

(15)拔管:如患儿病情好转,不再需要,或出现插管有关的并发症,应尽早拔管。可缓缓拔出,在离出口 1~2 cm 处停 1~2 分钟再拔出,可减少出血机会。拔管后脐带切面作荷包缝合。

【经验指导】

在插管时和插管后应密切观察以下可能发生的并发症,如周围组织缺血(动脉痉挛)、穿破脐血管、内出血或外出血、插进或堵塞腹主动脉分支、空气栓塞、血栓形成及栓塞、感染、败血症、肾血管性高血压、周围组织坏死、坏死性小肠结肠炎、低血糖等。

六、脐静脉插管术

【适应证】

1. 产房复苏或急诊患儿,如周围静脉穿刺失败,可利用此途径给药和输液。

2. 严重休克需监测中心静脉压者。

3. 交换输血。

【操作程序】

1. 器具准备同脐动脉插管术。

2. 操作步骤

(1)准备工作、局部消毒、切断脐带同脐动脉插管术。

(2)辨认脐静脉:脐静脉位于脐带切面的"11 点钟"~"1 点钟"处,为 3 条脐血管中最大者,蓝色、扁形、壁薄、腔大。插管前应将腔内小血块除净。

(3)将插管与钝头针、三通开关、注射器连接后,使肝素生理盐水充满整个管道系统,不得有任何气泡。

(4)将插管插入脐静脉,一进腹壁,与水平面呈 60°向头侧推进。助手将脐带向尾侧牵拉有助插入。当管前端进到门静脉窦时可遇到阻力,可将插管退出 1~2 cm 再行推进,一般即可通过静脉导管进入下腔静脉。

(5)如作交换输血,插管推进到有血顺利回抽即可;如作中心静脉压监测或给药输液,应将管前端插到膈肌上 1 cm 处。可根据体重确定插入深度。

(6)X线定位:在插管位置未明确前,只能输入等渗液,如已进入下腔静脉,可输入高渗液。

(7)固定及保持插管通畅方法同脐动脉插管。

(8)如患儿日龄大于 4~5 日,插管有困难时,可作脐静脉切开。在脐窝上方 1 cm 处作一弧形切口,操作方法可参照脐动脉切开术。

(9)如患儿病情好转,不再需要保留插管,或出现与插管有关的并发症时,应尽早拔管。拔管时应细心,防止出血,可加压包扎,必要时作荷包缝合。

【经验指导】

插管过程中和插管后,应密切观察以下可能发生的并发症:误插在门静脉沟处、穿破肝实质、门静脉高压、肝细胞坏死(多由注入药物引起)、呼吸暂停、心室纤颤、心跳停搏(此并发症多由于插管过深进入心腔所致)、食道充血、血栓形成及栓塞、空气栓塞、感染、败血症等。

七、高危新生儿转运工作

【工作内容】

1. 转运对象:所有高危新生儿。

2. 转运条件

(1)转运人员:新生儿专业主治医师以上职称人员 1 名,护士 1 名。

(2)转运设备:本院 120 救护车,车上配备氧气瓶/氧气袋、新生儿复苏面罩、喉镜、气管导管、吸引器、吸痰管、输液泵、听诊器等。

(3)急救药物:肾上腺素、多巴胺、西地兰、利多卡因、纳洛酮、氨茶碱、鲁米那钠、安定、速尿、立止血、硫酸镁、葡萄糖酸钙及注射用水、葡萄糖液、生理盐水等。

3. 转运流程

(1)接到转诊电话后,需了解患儿现有的诊断和病情,做好相应的准备。出发前应检查转运设备完备可用。

(2)到达目的地医院后,积极参与患儿的救治与复苏,病情相对稳定后方可转运。转运前需填写好转诊记录,签署病情知情同意书。

(3)转运途中注意保持好患儿体温、体位,通畅气道,做好基础呼吸、循环支持,密切观察患儿生命体征,及时对症处理并作好记录。

(4)转运到达前需与 NICU 值班医生事先联系,准备抢救,到达后做好病情交接工作。

4. 转运后工作

清理和消毒转运设备,做好下一次转运的准备。

第十六章　儿内科

第一节　消化系统疾病

一、感染性腹泻

【诊断】

1. 流行病学资料

一年四季均可发病,一般夏秋季多发。有不洁饮食(水)和/或与腹泻病人或动物、带菌动物接触史,或有去不发达地区旅游史。如为食物源性则常为集体发病及有共进可疑食物史。某些沙门菌(如鼠伤寒沙门菌等)、肠道致泻性大肠杆菌(EPEC)、A 组轮状病毒和柯萨奇病毒等感染则可在婴儿室内引起爆发流行。

2. 临床表现

(1)腹泻,大便每日≥3 次,粪便的性状异常,可为稀便、水样便,亦可为黏液便、脓血便及血便,可伴有恶心、呕吐、食欲不振、发热、腹痛及全身不适等。病情严重者,可引起脱水、电解质紊乱甚至休克。

(2)已除外霍乱、痢疾、伤寒、副伤寒。

3. 实验室检查

(1)粪便常规检查:粪便可为稀便、水样便、黏液便、血便或脓血便。镜检可有多量红、白细胞,亦可只有少量或无细胞。

(2)病原学检查:粪便中可检出霍乱、痢疾、伤寒、副伤寒以外的致病微生物,如肠致泻性大肠杆菌、沙门菌、轮状病毒或蓝氏贾第鞭毛虫等,或检出特异性抗原、核酸,或从血清检出特异性抗体。

4. 病例分类

(1)临床诊断:具备临床表现(1)、(2),实验室检查(1)者,流行病学资料供参考。

(2)病原确诊:临床诊断加实验室检查(2)。

5. 不同病原的腹泻特点

(1)致病性大肠杆菌性肠炎:好发于 8—11 月,起病急,以发热、呕吐、腹泻、脱水及电解质紊乱为主要表现,全身中毒症状明显。大便呈蛋花汤样,有黏液,味腥臭。镜检可见脂肪球、黏液和少量白细胞。

(2)轮状病毒性肠炎:好发于 8—11 月,起病急,常伴有上呼吸道感染及呕吐症状,无明显的中毒症状。大便呈蛋花汤样,少量黏液,无腥臭味。镜检见少量白细胞。病程 5～7 日。

（3）鼠伤寒沙门氏菌肠炎：好发于 6—9 月，多见于婴幼儿及体质虚弱的小儿，以发热和腹泻为主要症状，严重者可出现脱水及酸中毒。大便性状多样易变，为黄色或绿色稀便、黏液便或脓血便，有腥臭味。镜检有黏液、红细胞及白细胞。

（4）真菌性肠炎：多发生于营养不良或长期应用广谱抗生素者，多伴有口腔霉菌感染。大便多泡沫，可见豆腐渣样细块。镜检可见真菌孢子和菌丝。

（5）脱水性质：①等渗性脱水；②高渗性脱水；③低渗性脱水；

（6）病程分类：①急性为 2 周以内；②迁延期为 2 周至 2 个月；③慢性为 2 个月以上。

【治疗】

1. 饮食疗法

调整和限制饮食。轻者继续给米汤、米糊、酸乳、脱脂乳等喂养，母乳喂养者只需适当限制哺乳次数或缩短每次哺乳时间，暂停辅食；严重吐泻者，禁食 6～8 小时，给予输液。

2. 抗感染

针对病原选用不同的抗菌药物。如细菌感染可选用抗菌药物口服或静滴。

3. 液体疗法

（1）口服补液：ORS 适用于轻度脱水并能进食的患儿，补液量为 50 mL/kg。在 4～6 h 内服完，以后根据丢多少补多少的原则服用。

（2）静脉补液：适用于吐泻严重、腹胀、中度以上脱水者。

4. 对症治疗

腹泻急性期后，大便仍稀，可服用次碳酸铋每次 0.2～0.6 g，或鞣酸蛋白每次 0.1～0.3 g，每日 3 次。严重水泻无腹胀者，可服用复方樟脑酊或鸦片酊。其他如思密达、回春生、米雅妈咪爱等均有一定疗效。营养不良或腹泻日久，应补充多种维生素和少量多次输血或血浆。

二、消化性溃疡

【诊断】

1. 临床表现

可有溃疡病家族史，各年龄均可发病，症状多不典型，以腹痛为主要症状。幼儿为反复脐周疼痛，时间不固定，常进食后加重，年长儿与成人相似，主要为上腹部疼痛。

2. 体格检查

病程较长者可出现发育不良、消瘦、贫血。幼儿可有脐周压痛，年长儿可有剑突下压痛。若合并溃疡穿孔，则全腹压痛、反跳痛。

3. 实验室检查

（1）X 线钡餐检查：可发现溃疡或黏膜的改变。

（2）纤维胃镜检查：是确诊的主要方法。对于溃疡出血的病人，可急诊胃镜检查，阳性率高且能通过胃镜直接局部止血。

（3）幽门螺杆菌检查：可采用快速尿素酶试验细菌培养或活检标本组织切片染色检查细菌，亦可行血清 Hp 抗体检测。

（4）大便隐血试验：活动期溃疡及出血时呈阳性反应。

【治疗】

1. 一般治疗

生活作息应有规律,避免精神过度紧张或劳累,并发出血时应卧床休息。

2. 饮食

日常饮食要定时定量,不过饱、不零食,忌辛辣刺激食品如汽水、咖啡、浓茶等,禁用阿司匹林。少量出血不必禁食,婴儿喂奶,年长儿半流质;大量出血或反复出血者需及时禁食。

3. 药物治疗

(1)球部溃疡:首选甲氰咪胍,每日 20～40 mg/kg,分 4 次服用(饭后及睡前);雷尼替丁每日 2～6 mg/kg,分 2 次服用(清晨及晚饭后或睡前),症状缓解后每晚服 1 次,疗程 4～6 周或数月。法莫替丁一般用于年长儿,疗程 4～8 周。疗效不佳时,可改用奥美拉唑,每日 1 次,10～20 mg,口服,4～6 周为一疗程。

(2)胃溃疡:除上述药物外,应加用胃黏膜保护剂如硫糖铝、思密达、吉福士等。

(3)胃动力紊乱:可选用多潘立酮(吗丁啉)或普瑞博思(西沙必利)等。

(4)抗胆碱药:可选用 654-2、普鲁苯辛、颠茄合剂、阿托品等,在餐前 30 min 和睡前服。

(5)幽门螺旋杆菌感染治疗:可选用阿莫西林,每日 40～100 mg/kg,庆大霉素每日 10 mg/kg,甲硝唑每日 5～10 mg/kg 等,分 3 次口服,4～6 周为一疗程。

(6)并发大出血治疗:单独或联合选用下列止血药物,如安洛血,＜5 岁者 2.5～5 mg,＞5 岁者 5～10 mg,1 次肌注;止血敏 5～10 mg/kg 静滴或白芨口服。其他按消化道出血有关常规治疗。

三、上消化道出血

【诊断】

1. 临床表现

(1)呕血与黑粪是上消化道出血的特征性表现。

(2)慢性、周期性、节律性上腹痛,上消化道出血出现前疼痛加剧,出现后疼痛减轻或缓解,可提示出血来自消化性溃疡。

(3)呕酸、嗳气,饭后腹胀,吞咽困难。

(4)可有门静脉高压的临床表现或消化性溃疡、急性胃黏膜损害等。

(5)其他慢性疾病史,如尿毒症、血液病、血管性疾病、结缔组织病等。

2. 体格检查

对病情危重者不宜多翻动,注意以下几点:

(1)血压、脉搏、神志。

(2)发热、黄疸、贫血、蜘蛛痣、肝掌、出血点及毛细血管扩张。

(3)全身浅表淋巴结有无肿大。

(4)腹壁静脉怒张,有无压痛,有无包块触及。

(5)肝、脾大小及质地。

(6)移动性浊音,肠鸣音有否亢进。

(7)肛门指诊,指套有无血迹或肿块。

3. 实验室检查

(1)血象:贫血,一般于出血后 3～4 小时以上出现;白细胞计数常增高。出血 24 h 内网织红细胞增高,4～7 天可高达 5％～15％,出血停后可逐渐降至正常;红细胞压积下降。

(2)肝功能及凝血酶原时间。

(3)氮质血症,上消化道出血后血中尿素氮浓度增高,出血后 24～48 h 可达高峰,3～4 日后降至正常。

4. X 线检查:应在出血停止后一周进行。

【治疗】

1. 一般急救措施

(1)卧床休息,保持安静。伴有呕血者暂时禁食。

(2)平卧位下肢抬高。

(3)保持呼吸道通畅,必要时吸氧,防止呕血时血液吸入引起窒息。

2. 补充血容量

对中、重度出血或有出血性休克者应积极补充血容量。输血的参考指标为"1、3、7、9",即脉搏 100 次/分以上,红细胞 3.0×10⁹/L 以下,血红蛋白 70 g/L 以下,收缩压 90 mmHg(12 kPa)以下。补液量根据估计的失血量来决定或建立中心静脉压监护。

3. 止血措施

(1)胃内降温:通过胃管以 10～14℃ 冷水反复灌洗胃腔使胃腔降温,从而使血管收缩,血流减少,出血部位纤维蛋白溶解酶活力减弱达到止血目的。

(2)药物治疗:如①去甲肾上腺素 8 mg,加冷生理盐水 100 mL,通过胃管或分次口服,可使出血的血管收缩而止血。②其他止血剂如凝血酶、5％孟氏液、立止血等均有效。③抑制胃酸分泌或保护胃黏膜,如 H₂ 受体拮抗剂如西咪替丁、雷尼替丁、法莫替丁等。④食道静脉曲张破裂出血者可用垂体后叶素,每次 2.5～10 U,每日 3～4 次。

(3)三腔二囊管压迫止血。

(4)内镜直视下出血。

(5)手术处理:食道静脉曲张破裂出血经非手术治疗无效者;消化性溃疡出血,当消化道持续出血超过 48 h 仍不能停止;24 h 内输血 1 500 mL 仍不能纠正血容量,血压不稳定;保守治疗期间发生再出血者;内镜下发现有动脉活动性出血等,死亡率高达 30％,应及早手术治疗。

四、婴儿肝炎综合征

【诊断】

1. 临床表现

(1)病因为①各种感染性疾病,如各种病毒、细菌感染及其毒素,原虫感染如弓形体等,其中以巨细胞病毒及乙型肝炎病毒占大多数。②先天性代谢缺陷疾病的肝脏病变,如 α₁-抗胰蛋白酶缺乏症、半乳糖血症、遗传性果糖不耐受症等。③先天性肝内外胆道闭锁、胆汁黏稠等。

(2)起病缓慢,主要表现为黄疸,其他症状如纳差、呕吐、腹泻、发热、萎靡、体重不增等。

大便淡黄或灰黄色。肝脾肿大,部分发展为肝硬化、腹水。

2. 实验室检查

(1)血清胆红素增高,结合与未结合胆红素均升高,以前者为主。

(2)以谷丙转氨酶升高为主,也可伴其他肝功能损害。

(3)甲胎球蛋白阳性,持续增高,提示肝细胞破坏,随病情好转而下降。

(4)血清病原学检查,包括凝集反应、补体结合试验、免疫荧光和免疫酶联吸附试验。

(5)病毒分离及弓形体检测,PCR、DNA 杂交等方法。

(6)B 超、核素测定、胆道造影、肝活检等检查。

【治疗】

1. 营养

供给一定量的糖类、生理需要量的食物蛋白质,勿食用高蛋白和高脂肪饮食,必要时给予肠道外营养。

2. 肾上腺皮质激素

激素对部分病例有效,病程一般用 4～8 周,要注意预防感染。

3. 保肝利胆药物

如辅酶 A、ATP、益肝灵、肝泰乐、维生素 K、维生素 B_{12} 等,酌情选用。

4. 补充适量维生素

如维生素 A、D、K、E 等。用联苯双酯以降低转氨酶。

5. 中草药

如茵陈三黄汤(包括茵陈、制大黄、黄芩、甘草)等。

6. 其他

抗病毒药物如干扰素、阿昔洛韦、病毒唑等以及胸腺多肽、左旋咪唑等。

7. 外科手术治疗

若为先天性胆道闭锁应尽早进行。

五、慢性再发性腹痛

【诊断】

1. 临床表现

(1)腹痛性质:上消化道病变疼痛位于脐上、末端回肠,阑尾疼痛位于右下腹,结肠疼痛在下腹部,而大多数肠道感染和神经精神异常者疼痛局限性不明。腹绞痛提示病变为蠕动性器官,如肠道,隐痛则为非蠕动性器官,如胰腺、腹膜等。

(2)一般情况:伴体重丧失、乏力、食欲减退、生长迟缓等,提示有器质性病变或精神异常,常伴有其他特有症状。

(3)伴随症状:大便习惯改变、便血为消化道病变,多尿、尿痛、尿流改变等为泌尿道病变,心理异常者必有行为异常。

(4)家族史:家属中有消化性溃疡、胰腺炎、胰囊性纤维增生症等。

(5)外伤史:腹部外伤可引起胰腺炎和浆膜下血肿。

2. 实验室检查

(1)血、尿、粪常规,大便隐血、寄生虫卵,尿淀粉酶、尿糖、尿酮体等,血肝、肾功能,血、尿淀粉酶。

(2)有腹水者,可做腹腔穿刺液检查。怀疑胆道疾患者,作十二指肠引流液检查。

3. 胸腹摄片、钡餐、钡灌肠、静脉肾盂造影等。

4. 腹部超声检查、消化道上下内镜检查、心电图、CT、MRI等,按需选择。

【治疗】

1. 密切观察全身状况及腹痛的表现,一旦有外科情况,及时进行处理。

2. 对因治疗:如抗炎、抑酸、驱虫等。

3. 对症处理:如输液、使用解痉剂等。

4. 严禁随意注射吗啡、杜冷丁等强烈止痛剂,以免掩盖病情。

第二节　呼吸系统疾病

一、急性上呼吸道感染

【诊断】

1. 临床表现

(1)有受凉、受潮或有与本病患者接触史。

(2)年长儿仅有鼻塞、流涕、微热及咽部干痛或有恶心、呕吐、腹痛等,婴幼儿患者可因鼻塞而拒奶或呼吸急促。

(3)咽部充血,有的扁桃体充血、肿胀。

(4)体征除咽部有不同程度充血外,余均正常,有时有痰鸣音,咳嗽后消失。

(5)婴幼儿可继发中耳炎、喉炎、颈淋巴结炎、支气管炎、支气管肺炎、败血症等。

2. 实验室检查:病毒感染时白细胞计数减少或接近正常,早期中性粒细胞百分数可稍高,并发细菌感染时,白细胞计数及中性粒细胞百分数可增高。咽部分泌物细菌培养或病毒分离、双份血清抗体效价测定或荧光免疫检查可有阳性发现。

3. X线检查:可阴性。

【治疗】

1. 一般治疗

注意休息,多饮水,给予有营养而易消化的食物,增加维生素。加强护理,保持室内空气新鲜和适当的温度与湿度。

2. 对症治疗

(1)发热:体温38 ℃以下,一般可不处理。如体温超过39 ℃,应予物理降温,如温水擦浴,30%～50%酒精擦浴,头部冷敷,也可服用退热剂,或口服阿司匹林5～10 mg/kg,或口服对乙酰氨基酚5～10 mg/kg,安乃近滴鼻,小儿退热栓肛门塞入。

(2)鼻塞:轻者不必处理,严重影响哺乳时,可于喂奶或睡前用0.5%麻黄素溶液滴鼻,以暂时缓解鼻黏膜充血水肿,改善通气,但不可滥用。

（3）止咳化痰。

（4）镇静止痉：如患儿烦躁或惊厥，应在退热同时给予镇静止痉剂，如苯巴比妥 2～3 mg/kg，口服。

3. 控制感染

（1）抗病毒药物：因上感多为病毒所致，常用的有利巴韦林口服、喷雾剂或雾化吸入。

（2）抗生素类药物：链球菌所引起，用青霉素类或第一代头孢菌素治疗。

4. 中药

辨证论治，有一定疗效。

【预防】

1. 保持室内空气新鲜，增强营养和身体抵抗力，防止病原体入侵。加强体育锻炼，多做户外活动，避免被动吸烟。

2. 根据气候变化适当增减衣服，加强护理。母乳喂养，合理喂养，积极治疗佝偻病和营养不良。

3. 集体儿童机构可用食醋 2～10 mL/m³ 加水 1～2 倍，加热熏蒸至全部气化，每日一次，连续 5～7 日。

二、急性支气管炎

【诊断】

1. 多有上呼吸道感染症状，逐渐出现明显的咳嗽。轻者无明显病容，重者可有发热、头痛、乏力、纳差、精神萎靡等，也可伴腹痛、呕吐、腹泻等消化道症状。咳嗽一般持续 7～10 天。如不及时治疗感染，可向下蔓延导致肺炎。

2. 肺部听诊：有不固定的散在的干性啰音及大、中湿啰音，咳嗽或体位改变后可减少或消失。

3. 血象：白细胞正常或偏低，继发细菌感染者可升高。

4. 胸部 X 线检查多阴性或仅见双肺纹理增粗、紊乱。

【治疗】

1. 一般治疗

同上呼吸道感染。

2. 控制感染

由于病原体多为病毒，一般不采用抗生素。怀疑有细菌感染者则可用 β 内酰胺类抗生素，如系支原体感染，则应给予大环内酯类抗生素。

3. 对症治疗

（1）不用镇咳剂，可用祛痰剂，如 N-乙酰半胱氨酸、氨溴索、愈创木酚甘油醚和一些中药制剂等。

（2）止喘：对喘憋严重者，可雾化吸入沙丁胺醇等 β₂ 受体激动剂，或用氨茶碱口服或静脉给药。喘息严重者可短期使用糖皮质激素，如口服泼尼松 3～5 天。

（3）抗过敏：可选用马来酸氯苯那敏和盐酸异丙嗪等抗过敏药物。

【预防】

一旦感冒,应积极治疗,以免病情进展。

三、毛细支气管炎

【诊断】

1. 临床表现

(1)本病发生于 2 岁以下小儿,多数在 6 个月以内,常为首次发作。

(2)常在上呼吸道感染后 2～3 天出现持续性干咳和发作性喘憋。咳喘同时发生为本病特点。

(3)症状轻重不等,重者呼吸困难发展很快,迅速出现发作性喘憋。

(4)大多数婴儿有发热,体温高低不一,低热(或无热)、中等发热及高热各占 1/3,一般伴有呕吐,但不严重,多无严重腹泻。

(5)进食和喂养困难。

(6)喘憋发作时呼吸加速、费力、呻吟并伴呼气延长和呼气喘憋。婴儿呼吸频率 50～80 次/分以上,脉搏快而细,150～200 次/分。

(7)有明显的鼻煽和三凹征,部分面色苍白和发绀。

(8)可见胸廓饱满呈桶状,叩诊呈鼓音(或过清音),听诊可闻哮鸣音,偶闻笛音等干啰音。当喘憋缓解时,可有弥漫性细湿啰音、中湿啰音或捻发音。

2. 血气分析

可示 PaO_2 下降或 $PaCO_2$ 正常或增高。病情较重的婴儿可有代谢性酸中毒。

3. X 线检查

大部分病例表现有全肺程度不等的阻塞性肺气肿,约半数有支气管周围炎影像或有肺纹理增厚,可出现小点片阴影。

【治疗】

1. 一般治疗

增加空气湿度极为重要。重症病例合理应用雾化吸入及采用不同方式吸氧。

2. 控制喘憋

重症患儿可采用沙丁胺醇雾化吸入。喘憋发作期间,宜用异丙嗪镇静并缓解支气管痉挛,一般口服,每次 1 mg/kg,每日 2 次。烦躁明显者可加用水合氯醛灌肠。喘憋严重者或其他治疗不能控制者可短期应用糖皮质激素。也可采用雾化吸入型糖皮质激素(如丁地去炎松等)。

3. 及时补充液体

一般先予口服补液,不足时可以静脉补给 5%～10% 葡萄糖液,加入少量生理盐水及大量维生素 C。

4. 抗感染

抗病毒药物可选用利巴韦林(病毒唑)、双黄连静脉滴注或雾化吸入,支原体感染者可用大环内酯类抗生素,如无细菌感染征象,一般不应试用抗生素。

5. 生物制品治疗

如静脉注射免疫球蛋白,可缓解临床症状,减少患儿排毒量和缩短排毒期限。其他生物制品如抗合胞病毒免疫球蛋白、抗 RSV 单克隆抗体等。

四、支气管肺炎

【诊断】

1. 临床表现

主要表现为发热、咳嗽、气促、肺部固定性的湿啰音。

(1)一般症状:发热为本病最早表现,热型不定。但新生儿或体弱儿亦可无发热。

(2)呼吸道症状:主要有咳嗽、气促、呼吸增快,2 个月～1 岁婴儿呼吸频率 50 次/分以上,1 岁～5 岁儿童呼吸频率 40 次/分以上。两肺可有中、细湿性啰音。

(3)合并心衰时:可有的表现:①呼吸加快;②心率加快;③烦躁不安,明显发绀,面色苍白或发灰;④心音低钝、奔马律,颈静脉怒张;⑤肝脏迅速增大;⑥尿少或无尿,眼睑或双下肢水肿。

(4)合并神经系统表现,如精神萎靡、嗜睡或烦躁不安,严重者可出现意识障碍、视神经乳头水肿及球结膜水肿、昏迷,甚至惊厥。

(5)消化系统多伴有食欲减退、呕吐、腹泻等症状。

(6)合并水、电解质和酸碱平衡紊乱。

2. 实验室检查

(1)可进行病原学检查,确定病原。

(2)细菌性肺炎时,白细胞总数和中性粒细胞增多,C 反应蛋白明显升高;病毒性肺炎则白细胞总数正常或减少,C 反应蛋白正常。

(3)X 线检查:沿支气管分布的小斑片状肺实质浸润阴影。

【治疗】

1. 一般治疗

(1)休息和护理:卧床休息,保持室内空气新鲜,并保持适当的室温(18～20 ℃)及湿度(55%)左右,保持呼吸道通畅,且应常翻身及更换体位。

(2)饮食:供给充分,宜给热量丰富,含有较多维生素并易于消化吸收的食物。有缺钙历史者应同时补充钙剂。

2. 抗生素治疗

(1)合理选择;

(2)合理使用;

(3)合理联用。

3. 支持疗法

病情较重、病程较久、体弱、营养不良者可考虑输血浆或静滴免疫球蛋白,肌注干扰素等。

4. 对症疗法

(1)高热者可用物理降温或药物降温。

(2)咳嗽者用止咳祛痰剂,气喘重者可用异丙嗪或氨茶碱。

(3)有低氧症状者吸氧。

(4)腹胀者可用生理盐水灌肠,肛管排气,无效者肌注新斯的明,每次 0.03～0.04 mg/kg,对过度腹胀可用胃肠减压,松节油热敷等。如因低钾所致可补钾。

(5)糖皮质激素疗法:危重患儿中毒症状明显者,特别是中毒性脑病或喘憋较重者,可用氢化可的松 4～8 mg/kg 静滴,一般用 3～5 天,病情改善后停药。

(6)液体疗法:液量及钠盐均应适当限制,中毒症状明显及进食少者,可静脉补液。

【预防】

1. 广泛进行卫生宣教工作,使父母及儿童工作者都具有正确的育儿知识及各种常见传染病的预防知识。

2. 加强小儿体格锻炼,室温不宜过高、过低,随气候变化加减衣服,预防感冒,及时治疗佝偻病及营养不良。

3. 在流感及呼吸道感染流行时少到公共场所,居室可用食醋熏蒸等。

4. 积极治疗小儿上感、气管炎等疾病。

5. 疫苗的应用,如流感疫苗、肺炎链球菌疫苗等可按指征使用。

五、支原体肺炎

【诊断】

1. 多发年龄为 5～8 岁。

2. 咳嗽突出而持久。

3. 肺部体征少而 X 线改变出现早且明显。

4. 用青霉素无效,大环内酯类抗生素治疗效果好。

5. 外周血白细胞数正常或升高。

6. 血清冷凝集滴度＞1∶32(阳性率 50％～70％),可作为临床诊断的参考。确诊必须靠咽拭子分离 MP 特异性抗体检查阳性等。早期诊断法有 ELISA 抗体检测 MP 及 PCR 法检测 MP-DNA 等。

【治疗】

1. 一般治疗

(1)呼吸道隔离:对患儿或有密切接触史的小儿应尽可能做到呼吸道隔离,以防再感染和交叉感染。

(2)护理:保持室内空气新鲜,供给营养丰富、宜于消化的食物及足够的液体。

(3)氧疗:对病情严重有缺氧表现者或气道梗阻现象严重者,应及时给氧。

2. 对症处理

(1)祛痰:可选用溴己新、乙酰半胱氨酸、氨溴索(沐舒坦)等祛痰剂。频繁而剧烈的咳嗽会影响患儿的睡眠和休息,可适当给予镇静剂如水合氯醛或苯巴比妥,酌情给予小剂量可待因镇咳,但次数不宜过多。

(2)平喘:对喘憋严重者,可选用支气管扩张剂,如氨茶碱口服,每次 4～6 mg/kg,每 6 小时 1 次;也可用 β_2-受体激动剂和 M-受体阻滞剂。

3. 抗生素的应用

应选择能抑制蛋白质合成的抗生素,包括大环内酯类抗生素如红霉素、克拉霉素、阿奇霉素等。

4. 糖皮质激素的应用

急性期病情发展迅速严重的 MP 肺炎或肺部病变迁延而出现肺不张、肺间质纤维化、支气管扩张或肺外并发症者,可应用糖皮质激素,如氢化可的松,每次 5～10 mg/kg,静滴;或泼尼松每天 1～2 mg/kg,分次口服,一般疗程为 3～5 天。应用时应排除结核等感染。

【预防】

主要是隔离病人。在高危人群中应用红霉素作药物性预防。

六、腺病毒肺炎

【诊断】

1. 临床表现

首先依据流行病学和临床特点,如一起病或略有上感症状即持续高热,抗生素治疗无效,早期出现全身中毒症状和多系统受累表现,肺部体征出现晚。

2. 实验室检查

(1)白细胞总数可减少、正常或略升高,但以轻度减少或正常多见。如升高且以中性粒细胞为主,多提示继发细菌性感染。

(2)咽拭子及多种组织、体液和排泄物中,均可分离到病毒。

(3)双份血清抗体恢复期可升高 4 倍以上,免疫荧光和免疫酶标检查、病毒快速诊断阳性率达 70% 以上。

(4)单抗技术不但可靠性高,而且可确定型别及发现新亚型。

3. X 线检查

早期仅纹理增多和模糊,继而见肺实变阴影,可呈片状、大片状或融合性病灶,但不受肺叶的限制,轻者仅见纹理粗乱和小片阴影。

【治疗】

1. 一般治疗和护理以及对并发症的治疗与"支气管肺炎"相同。

2. 干扰素:剂量为 50 万～100 万 IU,每日肌注 1 次,共 5～6 次。

【预防】

流行期群众性预防,早期诊断、隔离和治疗是十分重要的。

七、反复呼吸道感染

【诊断】

1. 临床表现

(1)症状:根据感染的部位不同而异,与某一部位感染的相应症状一致。

(2)体征:依感染部位的不同而表现出不同的体征。

2. 实验室检查

(1)血常规:其变化由当时感染性质(病毒或细菌等病原)而定。细菌感染者白细胞偏高,病毒感染者白细胞正常或偏低。

（2）免疫功能检查：免疫异常或免疫缺陷是反复呼吸道感染重要或关键原因。可测定血清免疫球蛋白了解体液免疫功能有无异常，以 IgG、IgA 下降者为多数。细胞免疫的指标有 E 玫瑰花试验下降，T 细胞亚群改变，CD3、CD4 下降及 CD4/CD8 比例下降或倒置，B 细胞计数部分病人改变。

3. X 线检查：无特异性，由当时下呼吸道感染性质而定。

4. 反复呼吸道感染的判断条件

（1）判断标准：按反复上呼吸道感染（次/年），反复气管、支气管炎（次/年）或反复肺炎（次/年）来判断，0～2 岁组分别为 7 次、3 次和 2 次；～5 岁组分别为 6 次、2 次和 2 次；～14 岁组分别为 5 次、2 次和 2 次。

（2）判断说明：①反复下呼吸道感染包括反复气管、支气管炎和反复肺炎。②两次感染间隔时间至少 7 天以上。③若上呼吸道感染次数不够，可以将上、下呼吸道感染次数相加，反之则不能。但若反复感染是以下呼吸道为主，则应定义为反复下呼吸道感染。④确定次数需连续观察 1 年。⑤反复肺炎指 1 年内反复患肺炎≥2 次，肺炎需由肺部体征和影像学证实，两次肺炎诊断期间肺炎体征和影像学改变应完全消失。

【治疗】

1. 反复上呼吸道感染的处理原则

（1）寻找致病因素并给予相应处理。对鼻咽部慢性病灶，可请耳鼻咽喉科医生协助诊断。由于大部分上呼吸道感染系病毒感染，故不应滥用抗菌药物。

（2）注意营养和饮食习惯以及增强体质方面的指导。

（3）护理恰当。

（4）养成良好的卫生习惯，预防交叉感染。

（5）必要时给予针对性的免疫调节剂。

2. 反复气管支气管炎的处理原则

（1）寻找致病因素并给予相应处理。

（2）注意与支气管哮喘、喘息性支气管炎、复发性痉挛性喉炎等鉴别。

（3）需根据病原学检测结果和机体的免疫状态合理应用抗生素。

（4）对症治疗同反复肺炎。

3. 反复肺炎的处理原则

（1）寻找病因，针对基础病处理。

（2）抗感染治疗：选择抗感染药物及针对病原体检查和药敏试验结果目标性用药。强调高度疑似病毒感染者不滥用抗生素。

（3）对症处理：根据不同年龄和病情，正确地选择应用祛痰药物，平喘、镇咳药物，雾化治疗、肺部体位引流和肺部物理治疗等。

（4）合理进行疫苗接种。

八、支气管哮喘

【诊断】

1. 诊断依据

(1)反复发作喘息、气急、胸闷或咳嗽,多与接触变应原、冷空气、物理及化学性刺激、病毒性上呼吸道感染、运动等有关。

(2)发作时在双肺可闻及散在或弥漫性、以呼气相为主的哮鸣音,呼气相延长。

(3)上述症状可经治疗缓解或自行缓解。

(4)除外其他疾病所引起的喘息、气急、胸闷和咳嗽。

(5)临床表现不典型者(如无明显喘息或体征)应至少备以下一项:①支气管激发试验或运动试验阳性;②支气管舒张试验阳性;③最大呼气流量(PEF)日内变异率或昼夜波动率≥20%。

符合(1)～(4)条或(4)、(5)条者,可以诊断为支气管哮喘。

2.儿童哮喘

(1)四大症状:呼吸困难、喘息、胸闷和咳嗽。

(2)特点:①反复发作,症状多变;②常可找到激发因素,如冷空气、运动、烟雾等;③发作时肺部可闻及呼气相哮鸣音或干啰音弥漫两肺;④支气管扩张剂能缓解症状,而抗生素治疗无效;⑤具有其他过敏性疾病(过敏性鼻炎、湿疹)或家族哮喘史;⑥激发试验(缓解期)、扩张试验(发作期)阳性;⑦诊断时排除相应疾病;⑧其他,如辅以炎症介质、炎症细胞、X片、CT检查。

3.咳嗽变异性哮喘诊断

咳嗽特点:(1)反复发作>1个月;(2)有一定激发因素,如冷空气、运动、烟雾等;(3)无感染症状;(4)常有其他过敏性疾病或哮喘家族史;(5)支气管扩张剂能缓解症状,而抗生素及止咳药治疗无效;(6)排除其他引起久咳疾病。

【治疗】

1.治疗原则:长期、规范、持续、个体化。

(1)发作期:快速缓解症状;解痉＋抗炎。

(2)缓解期:长期抗炎治疗,控制发作,避免触发因素。

哮喘治疗的目标是达到并维持哮喘临床控制。

2.哮喘急性发作的治疗

(1)如果患者存在低氧血症,给予吸氧治疗(使氧饱和度达到95%)。

(2)吸入足量的速效 β_2-激动剂是最重要的(开始第一小时内每 20 分钟吸入 2～4 喷;然后轻度发作需每 3～4 小时吸入 2～4 喷,中度发作每 1～2 小时需 6～10 喷)。

(3)在中度或严重发作时尽早给予口服糖皮质激素(在 24 小时内,0.5～1 mg/kg 强的松或等效量其他激素),可帮助逆转炎症并加速恢复正常。

(4)如果已吸入大剂量 β_2-激动剂,则不推荐再使用茶碱。但如果没有吸入型 β_2-激动剂,可以使用茶碱。如果已经每日使用茶碱,在加入短效茶碱前应该测定茶碱的血药浓度。

3.哮喘持续状态的处理

(1)给氧:40%,PaO_2 达 70～90 mmHg。

(2)纠酸补液。

(3)镇静:可用安定,慎用鲁米那,禁用吗啡。

(4)支气管扩张剂的使用:如吸入速效 β_2 受体激动剂,氨茶碱静脉滴注,应用抗胆碱能药物,及肾上腺素皮下注射等。

(5)酌情使用抗生素。

(6)机械通气的指征:持续严重的呼吸困难;呼吸音减低;过度通气和呼吸肌疲劳使胸廓运动受限;意识障碍;吸入40%的氧发绀无改善。

4. 预防复发及教育管理

(1)去除诱因:避免接触过敏原,积极治疗和清除感染灶,去除各种诱发因素(吸烟、呼吸道感染和气候变化等)。

(2)特异性免疫治疗:在无法避免接触过敏原或药物治疗无效时,可针对过敏原进行特异性免疫治疗,需要在有抢救措施的医院进行。特异性免疫治疗应与抗炎及平喘药物联用,坚持足够疗程。

(3)哮喘的教育与管理:加强医患联系,配合执行医疗计划;传授防治知识,掌握疾病规律,合理用药;耐心解释病情;避免接触过敏原,自我肺功能监测;加强体育锻炼(游泳、体操)等。

九、支气管扩张

【诊断】

1. 临床表现

(1)症状:主要为咳嗽与多痰。病程日久者可见不同程度的咯血、贫血和营养不良。

(2)体征:与肺炎近似,但轻重不一。可合并副鼻窦炎、营养不良等。

2. 实验室检查

(1)外周血白细胞总数及中性粒细胞多在正常范围,继发感染时则可升高。

(2)痰液检查:多为混合感染,在治疗前可进行痰液培养药物敏感试验。

3. X线检查

轻者只有肺纹理增多,排列紊乱,边缘模糊;病变明显时双中下肺可见大小不等的环状透明阴影、卷发影或蜂窝状影,以肺底部和肺门附件为多见,常伴有肺段或肺叶不张。继发肺部感染时,常见云絮状或斑片状阴影,吸收缓慢。

CT可见变形的支气管。支气管造影可显示支气管呈柱状、梭状或囊状扩张。

【治疗】

1. 病因治疗

积极治疗原发病,如副鼻窦炎、反复呼吸道感染等。

2. 控制感染

应根据药物敏感试验选择使用有效的抗生素。

3. 体位引流

根据不同的部位采取不同的体位引流。

4. 咯血的治疗

(1)小量咯血者,可以不必处理。

(2)对中小量咯血者,可给予止血药止血,常用的有维生素 K_1、酚磺乙胺、卡巴克络等。

(3)对反复咯血者,可用纤维支气管镜进行止血治疗。对大量咯血者,应预防窒息,采取侧卧位,并给予镇静,亦可用垂体后叶加压素静脉滴注止血。

5. 对症和支持疗法

如保证营养,输血、补液等。

6. 手术治疗

手术指征为:(1)经内科治疗 9～12 个月,仍然无效;(2)严重病变局限于一个肺叶或一侧;(3)反复咯血,不易控制;(4)反复感染,药物不能控制,病情逐渐恶化。

十、急性呼吸衰竭

【诊断】

1. 临床表现

除原发病临床表现症状外,主要是缺氧和二氧化碳潴留引起的多脏器功能紊乱。

2. 一般呼吸功能障碍的临床分度

(1)潜在性呼吸功能不全:安静状态下无呼吸困难,血气大致正常,仅在负荷增加时出现异常,若进行通气功能检查,已有减损。

(2)呼吸功能不全:$PaO_2 < 10.6$ kPa(80 mmHg)为轻度低氧血症。初始为代偿缺氧而过度通气,$PaCO_2$ 可偏低。病情进展时,代偿能力逐渐减弱,通气量由增高变为减低,低氧血症加重,二氧化碳潴留加重,为呼吸衰竭的开始。

(3)呼吸衰竭:需注意急性呼吸衰竭常可致各种酸碱失衡。

【治疗】

治疗的关键在于呼吸支持,改善呼吸功能,维持血气接近正常。

其基本原则是改善氧气摄取及促进二氧化碳排出。早期及轻症用一般内科疗法即可,晚期或危重病例,则需气管插管或气管切开,进行机械通气。

1. 一般内科治疗

(1)A(Airway)气道管理和通畅气道:①湿化、雾化及排痰,必须强调用温湿化和温雾化;②解除支气管痉挛和水肿,必要时使用支气管扩张剂。

(2)B(Breathing,Brain)保障呼吸和大脑功能:①给氧:以温湿化给氧为宜,主张低流量持续给氧。②改善通气:通畅气道,必要时机械通气。③呼吸兴奋剂:必须慎用,神经肌肉病所致的急性呼吸衰竭无效,仅用呼吸兴奋剂而不改善气道阻塞,将增加呼吸肌无效功,使之疲劳,反而加重急性呼吸衰竭。④降颅压,控制脑水肿阻断恶性循环。使用渗透性利尿剂的原则为"既脱又补"、"边脱边补"。常用药为可拉明、山梗菜碱、戊四氮、回苏灵等。

(3)C(Cardiac,Circulation)维持心血管功能:①强心剂:多用快速制剂,如西地兰;②利尿剂:对右心衰竭及肺水肿有帮助;③血管活性药。

(4)D(Drug)其他药物治疗:针对病因对症用药。急性呼吸衰竭所致酸中毒积极改善通气可纠正,pH 小于 7.25 的代谢性酸中毒或混合性酸中毒加用碱性药物。

(5)E(Etiology)病因治疗:选用适当抗生素、广谱抗病毒药。

(6)F(Fluid)液体治疗:液量一般每天 60～80 mL/kg。

2. 气管插管

其指征为难以解除的上气道梗阻;需清除大量下呼吸道分泌物;吞咽麻痹、呼吸肌麻痹或昏迷;开放气道机械通气。

3．机械通气。

第三节　心血管系统疾病

一、先天性心脏病

【诊断】

1．分类

（1）左向右分流型（潜伏青紫型）：如室间隔缺损、动脉导管未闭和房间隔缺损等。

（2）右向左分流型（青紫型）：如法洛四联症和大动脉转位等。

（3）无分流型（无青紫型）：如肺动脉狭窄和主动脉缩窄等。

2．诊断原则

必须将病史、症状、体征及其他辅助检查经过精密的综合和分析，而辅助检查，尤其是超声心动图、心导管检查及造影术是先天性心脏病的确诊依据。

3．早期表现

（1）出生后持续有心脏、呼吸功能不良的症状；

（2）持续青紫或反复出现神志不清；

（3）喂养困难，体重不增，易激惹；

（4）肺部反复出现"肺炎"样体征。

（一）房间隔缺损

【诊断】

1．临床表现

缺损小的可全无症状，仅在体检时发现胸骨左缘2～3肋间有收缩期杂音。缺损较大时分流量也大，导致体循环血流量不足而影响生长发育，表现为体形瘦长、面色苍白、乏力、多汗，活动后气促。

在婴幼儿期无明显体征，2～3岁后心脏增大，前胸隆起，扣诊心前区有抬举冲击感，一般无明显震颤。

听诊特点：（1）第1心音亢进，肺动脉第2心音增强。（2）宽的第2心音固定分裂，并不受呼吸影响。（3）在左第二肋间近胸骨旁可闻及2～3级喷射性收缩期杂音。（4）在胸骨左下第4～5肋间隙处可出现三尖瓣相对狭窄的短促与低频的舒张早中期杂音，吸气时更响，呼气时减弱。（5）随着肺动脉高压的进展，可有第2心音增强，固定性分裂消失，收缩期杂音缩短，舒张期杂音消失，并可出现肺动脉瓣及三尖瓣关闭不全的杂音。

2．X线表现

（1）心脏外形轻至中度增大，以右心房及右心室为主，心胸比大于0.5。

（2）肺脉段突出，肺野充血明显，主动脉影缩小。可见"肺门舞蹈"征，心影略呈梨形。

（3）原发孔型房缺伴二尖瓣裂缺者，左心房及左心室增大。

3. 心电图

(1)电轴右偏;

(2)右心房和右心室肥大;

(3)P-R 间期延长,V_1 及 V_3R 导联呈 rSr' 或 rsR' 等不完全性右束支传导阻滞的图形。

4. 超声心动图

可显示右心房、右心室增大及室间隔的矛盾运动。

可显示房间隔缺损的位置及大小。

5. 磁共振

可清晰地显示缺损的位置、大小及其肺静脉回流情况。

6. 心导管检查

当合并肺动脉高压、肺动脉瓣狭窄或肺静脉异位引流时可行右心导管检查。右心导管检查时导管易通过缺损由右心房进入左心房,右心房血氧含量高于腔静脉血氧含量,右心室和肺动脉压力正常或轻度增高。

7. 心血管造影

造影剂注入右上肺静脉,可见其通过房缺迅速由左心房进入右心房。

【治疗】

1. 小于 3 mm 的房间隔缺损多在 3 个月内自然闭合,大于 8 mm 的房缺一般不会自然闭合。

2. 房缺分流量较大($Qp/Qs > 1.5$)的均需手术治疗。

3. 反复呼吸道感染、发生心力衰竭或合并肺动脉高压者应尽早手术治疗。

4. 介入性心导管术,应用双面蘑菇伞(Amplatzer 装置)关闭缺损。适应证为:(1)继发孔型房缺;(2)直径小于 30 mm;(3)房缺边缘距肺静脉、腔静脉、二尖瓣口及冠状静脉窦口的距离大于 5 mm;(4)房间隔的伸展径要大于房缺直径 14 mm 以上。

(二)室间隔缺损

【诊断】

1. 临床表现

(1)小型缺损可无症状,一般活动不受限制,生长发育不受影响,仅体检听到胸骨左缘第三、四肋间响亮的全收缩期杂音,常伴震颤,肺动脉第二音正常或稍增强。

(2)缺损较大时左向右分流量多,体循环流量相应减少,患儿多生长迟缓,体重不增,有消瘦、喂养困难、活动后乏力、气短、多汗,易患反复呼吸道感染,易导致充血性心力衰竭等。

(3)体检心界扩大,搏动活跃,胸骨左缘第三、四肋间可闻及Ⅲ～Ⅳ粗糙的全收缩期杂音,向四周广泛传导,可扪及收缩期震颤。

(4)分流量大时在心尖区可闻及二尖瓣相对狭窄的较柔和舒张中期杂音。

(5)大型缺损伴有明显肺动脉高压时(多见于儿童或青少年期),右室压力显著升高,逆转为右向左分流,出现青紫,并逐渐加重,此时心脏杂音较轻而肺动脉第二音显著亢进。

(6)继发漏斗部肥厚时,则肺动脉第二音降低。

(7)室间隔缺损易并发支气管炎、充血性心力衰竭、肺水肿及感染性心内膜炎。

2. X 线检查

（1）小型室缺心肺 X 线检查无明显改变，或肺动脉段延长或轻微突出，肺野轻度充血。

（2）中型缺损心影轻度到中度增大，左、右心室增大，以左室增大为主，主动脉弓影较小，肺动脉段扩张，肺野充血。

（3）大型缺损心影中度以上增大，呈二尖瓣型，左、右心室增大，多以右室增大为主，肺动脉段明显突出，肺野明显充血。

（4）当肺动脉高压转为双向或右向左分流时，出现艾森曼格综合征，主要特点为肺动脉主支增粗，而肺外周血管影很少，宛如枯萎的秃枝，心影可基本正常或轻度增大。

3. 心电图

（1）小型缺损心电图可正常或表现为轻度左室肥大。

（2）中型缺损主要为左室舒张期负荷增加表现，RV5、V6 升高伴深 Q 波，T 波直立高尖对称，以左室肥厚为主。

（3）大型缺损为双心室肥厚或右室肥厚。症状严重、出现心力衰竭时，可伴有心肌劳损。

4. 超声心动图

（1）可解剖定位和测量大小，但<2 毫米的缺损可能不易被发现。

（2）彩色多普勒超声可显示分流束的起源、部位、数目、大小及方向。

（3）频谱多普勒超声可测量分流速度，计算跨隔压差和右室收缩压，估测肺动脉压。可计算肺循环血流量（Qp）、体循环血流量（Qs），正常时 $Qp/Qs \approx 1$，此值增高≥1.5 提示为中等量左向右分流，≥2.0 为大量左向右分流。

5. 心导管检查

（1）评价肺动脉高压程度，计算肺血管阻力及体肺分流量等。右室血氧含量高于右房容积 1%，提示存在心室水平左向右分流。

（2）造影可示心腔形态、大小及心室水平分流束的起源、部位、时相、数目与大小，除外其他并发畸形等。

【治疗】

1. 小型室间隔缺损有自然闭合可能，应门诊随访至学龄前期。

2. 若有临床症状如反复呼吸道感染和充血性心力衰竭时，则进行抗感染、强心、利尿、扩血管等内科处理。

3. 大中型室间隔缺损治疗可行手术修补。

4. 介入性心导管术，应用可自动张开和自动置入的装置经心导管堵塞。

（三）动脉导管未闭

【诊断】

1. 临床表现

（1）动脉导管未闭细小者临床上可无症状。粗大者可有咳嗽、气急、喂养困难及生长发育落后等。

（2）胸骨左缘上方有一连续性"机器"样杂音，占整个收缩期与舒张期，于收缩末期最响，杂音向左锁骨下、颈部和背部传导。当肺血管阻力增高时，杂音的舒张期成分可减弱或消失。

(3)分流量大者在心尖部可闻及较短的舒张期杂音。肺动脉瓣区第二音增强,在婴幼儿期往往仅听到收缩期杂音,当合并肺动脉高压或心力衰竭时,多仅有收缩期杂音。

(4)可出现周围血管体征,如水冲脉、指甲床毛细血管搏动等。

2. 心电图

分流量大者可有不同程度的左心室肥大,偶有左心房肥大;

肺动脉压力显著增高者,左、右心室肥厚,严重者甚至仅见右心室肥厚。

3. X线检查

动脉导管未闭细者心血管影可正常。

大分流量者心胸比率增大,左心室增大,心尖向下扩张,左心房亦轻度增大。

肺血增多,肺动脉段突出,肺门血管影增粗。

当婴儿有心力衰竭时,可见肺淤血表现。

肺动脉高压时,左心室有扩大肥厚征象,主动脉结正常或凸出。

4. 超声心动图

(1)二维超声心动图可直接探查到未闭合的动脉导管。

(2)脉冲多普勒在动脉导管开口处可探测到典型的收缩期与舒张期连续性湍流频谱。

(3)叠加彩色多普勒可见红色流柱出自降主动脉,通过未闭导管沿肺动脉外侧壁流动。

(4)当肺动脉压超过主动脉时,可见蓝色流柱自肺动脉经未闭导管进入降主动脉。

5. 心导管检查

当肺血管阻力增加或疑有其他合并畸形时有必要施行心导管检查,可发现肺动脉血氧含量较右心室高。有时心导管可以从肺动脉通过未闭导管插入降主动脉。

5. 心血管造影

在主动脉根部注入造影剂可见主动脉与肺动脉同时显影,未闭动脉导管也能显影。

【治疗】

(1)有效治疗和控制心功能不全和肺动脉高压;

(2)不同年龄、不同大小的动脉导管均应手术或经介入治疗。

(四)肺动脉瓣狭窄

【诊断】

1. 临床表现

(1)轻度狭窄可完全无症状,生长发育多正常,大多无青紫,面颊和指端可暗红。

(2)中度狭窄在两岁内无症状,但年长后劳动时即感易疲及气促。

(3)严重狭窄者可有呼吸困难和乏力,甚至有昏厥。有青紫,颈静脉有明显的搏动者提示狭窄严重。

(4)心前区可较饱满,有严重狭窄伴有心衰时心脏扩大。

(5)左侧胸骨旁可摸得右室的抬举搏动,在心前区搏动弥散,甚至可延伸到腋前线。

(6)胸骨左缘第二、三肋间可及收缩期震颤并可向胸骨上窝及胸骨左缘下部传导,新生儿患者亦可无震颤。

(7)听诊时胸骨左缘上部有洪亮的喷射性收缩杂音,向左上胸、心前区、颈部、腋下及背面传导。第一心音正常,轻度和中度狭窄者可听到收缩早期喀喇音,狭窄越重,喀喇音出现越早,甚至与第一音相重,使第一音呈金属样的声音。第二心音分裂,分裂程度与狭窄严重程度成比例。

2．X线检查

(1)轻中度狭窄时心脏大小正常。

(2)重度狭窄时如心功能尚可,心脏仅轻度增大;如有心衰,心脏则明显增大,主要为右室和右房扩大。

(3)狭窄后的肺动脉扩张为本病特征性的改变,但在婴儿期扩张多不明显。

3．心电图

(1)右房扩大,P波高耸。可显示右室肥大,电轴右偏,其程度依赖于狭窄的严重程度。

(2)右胸前导联R波高耸,狭窄严重时出现T波倒置,ST段压低。

4．超声心动图

(1)二维超声心动图可显示肺动脉瓣的厚度、收缩时的开启情况及狭窄后的扩张。

(2)多普勒超声可检查心房水平有无分流,可估测肺动脉瓣狭窄的严重程度。

5．心导管检查

右心室压力明显增高,可与体循环压力相等,而肺动脉压力明显降低,心导管从肺动脉向右心室退出时的连续曲线显示明显的无过渡区的压力阶差。

6．心血管造影

右心室造影可见明显的"射流征",同时可显示肺动脉瓣叶增厚或/和发育不良及肺动脉总干的狭窄后扩张。

【治疗】

严重肺动脉瓣狭窄(右室收缩压超过体循环压力)患儿应接受球囊瓣膜成形术,或接受外科瓣膜切开术。

(五)法洛四联症

【诊断】

1．临床表现

(1)青紫:为其主要表现,其程度和出现的早晚与肺动脉狭窄程度有关。多见于毛细血管丰富的浅表部位,如唇、指(趾)甲床、球结合膜等。

(2)蹲踞症状:患儿多有蹲踞症状,每于行走、游戏时,常主动下蹲片刻。不会行走的小婴儿,常喜欢大人抱起,双下肢屈曲状。

(3)杵状指(趾):患儿长期处于缺氧环境中,可使指、趾端毛细血管扩张增生,局部软组织和骨组织也增生肥大,表现为指(趾)端膨大如鼓槌状。

(4)阵发性缺氧发作:多见于婴儿,发生的诱因为吃奶、哭闹、情绪激动、贫血、感染等。表现为阵发性呼吸困难,严重者可引起突然昏厥、抽搐,甚至死亡。年长儿常诉头痛、头昏。

(5)患儿生长发育一般均较迟缓,智能发育亦可能落后。

(6)心前区略隆起,胸骨左缘第2、3、4肋间可闻及Ⅱ～Ⅲ级粗糙喷射性收缩期杂音,此为肺动脉狭窄所致,一般无收缩期震颤。

(7)肺动脉第2音减弱。部分患儿可听到亢进的第2心音。狭窄极严重者或在阵发性呼吸困难发作时,可听不到杂音。

2. 血液检查

周围血红细胞计数和血红蛋白浓度明显增高,红细胞可达 $5.0\sim8.0\times10^{12}/L$,血红蛋白 $170\sim200$ g/L,红细胞压积也增高。血小板降低,凝血酶原时间延长。

3. X 线检查

心脏大小一般正常或稍增大,典型者前后位心影呈"靴状",即心尖圆钝上翘,肺动脉段凹陷,上纵隔较宽,肺门血管影缩小,两侧肺纹理减少,透亮度增加。年长儿可因侧支循环形成,肺野呈网状纹理,有的可见到右位主动脉弓阴影。

4. 心电图

典型病例示电轴右偏,右心室肥大,狭窄严重者往往出现心肌劳损,可见右心房肥大。

5. 超声心动图

(1)二维超声:左室长轴切面可见到主动脉内径增宽,骑跨于室间隔之上,室间隔中断,并可判断主动脉骑跨的程度;大动脉短轴切面可见到右室流出道及肺动脉狭窄。此外,右心室、右心房内径增大,左心室内径缩小。

(2)彩色多普勒血流显像可见右心室直接将血液注入骑跨的主动脉内。

6. 心导管检查

右心室压力明显增高,可与体循环压力相等,而肺动脉压力明显降低,心导管从肺动脉向右心室退出时的连续曲线显示明显的压力阶差。可根据连续曲线的形态来判断狭窄的类型,心导管较容易从右心室进入主动脉或左心室,导管不易进入肺动脉。股动脉血氧饱和度降低,常小于89%,说明有右向左分流存在。

7. 心血管造影

典型表现是造影剂注入右心室后可见到主动脉与肺动脉几乎同时显影。通过造影剂能见到室间隔缺损的位置、增粗的主动脉阴影,且位置偏前,稍偏右。选择性左心室及主动脉造影可进一步了解左室发育的情况及冠状动脉的走向。此外,通过造影可发现伴随的畸形。

【治疗】

1. 一般护理

平时应经常饮水,预防感染,及时补液,防治脱水和并发症。婴幼儿则需特别注意护理,以免引起阵发性缺氧发作。

2. 缺氧发作的治疗

(1)发作轻者使其取胸膝位即可缓解,重者应立即吸氧,给予新福林,每次 0.05 mg/kg 静注,或心得安,每次 0.1 mg/kg。必要时也可皮下注射吗啡,每次 0.1~0.2 mg/kg。

(2)纠正酸中毒,给予 5%碳酸氢钠 1.5~5.0 mL/kg 静注。

(3)经常有缺氧发作者,可口服心得安,每天 1~3 mg/kg。平时应去除引起缺氧发作的诱因如贫血、感染,尽量保持患儿安静。

(4)经上述处理后仍不能有效控制发作者,应考虑急症外科手术修补。

3. 外科治疗

(1)轻症患者可考虑于 5~9 岁行一期根治手术,但稍重的患儿应尽早行根治术。

(2)年龄过小的婴幼儿可先行姑息分流手术,对重症患儿也宜先行姑息手术,待年长后一般情况改善,肺血管发育好转后,再作根治术。

(3)常用的姑息手术有锁骨下动脉—肺动脉吻合术、上腔静脉—右肺动脉吻合术等。

二、病毒性心肌炎

【诊断】

1. 临床诊断依据

(1)心功能不全、心源性休克或心脑综合征。

(2)心脏扩大(X 线、超声心动图检查具有表现之一)。

(3)心电图改变:以 R 波为主的 2 个或 2 个以上主要导联(I ,II ,aVF,V5)的 ST-T 改变持续 4 天以上,伴动态变化,窦房、房室传导阻滞,完全右或左束支传导阻滞,成联律、多型、多源、成对或并行早搏,非房室结及房室折返引起的异位性心动过速,低电压(新生儿除外)及异常 Q 波。

(4)CKMB 升高或心肌肌钙蛋白(cTnI 或 cTnT)阳性。

2. 病原学诊断依据

(1)确诊指标:自心内膜、心肌、心包(活检、病理)或心包穿刺液检查发现以下之一者可确诊:①分离到病毒;②用病毒核酸探针查到病毒核酸;③特异性病毒抗体阳性。

(2)参考依据:有以下之一者结合临床表现可考虑心肌炎由病毒引起:①自粪便、咽拭子或血液中分离到病毒,且恢复期血清同型抗体滴度较第一份血清升高或降低 4 倍以上;②病程早期血中特异性 IgM 抗体阳性;③用病毒核酸探针自患儿血中查到病毒核酸。

3. 确诊依据

具备临床诊断依据两项,可临床诊断。

发病时或发病前 1～3 周有病毒感染的证据支持诊断者,①同时具备病原学确诊依据之一者,可确诊为病毒性心肌炎。②具备病原学参考依据之一者,可临床诊断为病毒性心肌炎。③凡不具备确诊依据,应给予必要的治疗或随诊,根据病情变化,确诊或除外心肌炎。④应除外风湿性心肌炎、中毒性心肌炎、先天性心脏病、由风湿性疾病以及代谢性疾病(如甲状腺功能亢进症)引起的心肌损害、原发性心肌病、原发性心内膜弹力纤维增生症、先天性房室传导阻滞、心脏自主神经功能异常、β 受体功能亢进及药物引起的心电图改变。

【治疗】

1. 休息

急性期需卧床休息,减轻心脏负荷。

2. 药物治疗

(1)对于仍处于病毒血症阶段的早期病人,可选用抗病毒治疗,但疗效不确定。

(2)改善心肌营养:1,6 二磷酸果糖 100～250 mg/kg,静脉滴注,疗程 10～14 天。同时可选用大剂量维生素 C、泛醌、维生素 E 和复方维生素 B,及中药生脉饮、黄芪口服液等。

(3)大剂量丙种球蛋白:2 g/kg,2～3 天内静脉滴注。

(4)皮质激素:通常不主张使用。对重型合并心源性休克、致死性心律紊乱(Ⅲ度房室传导阻滞、室性心动过速)、心肌活检证实慢性自身免疫性心肌炎症反应者应足量、早期应用。

(5)其他治疗:可根据病情联合应用利尿剂、洋地黄和血管活性药物,应特别注意用洋地黄时饱和量应较常规剂量减少,并注意补充氯化钾,以避免洋地黄中毒。

三、心内膜弹力纤维增生症

【诊断】

1. 临床表现

主要表现为充血性心力衰竭。

2. 临床分型

(1)暴发型:起病急骤,突然出现呼吸困难、口唇发绀、面色苍白、烦躁不安、心动过速、心音减低,可听到奔马律,肺部常听到干、湿啰音,肝脏增大,少数出现心源性休克,甚至于数小时内猝死。此型多见于 6 个月内的婴儿。

(2)急性型:起病亦较快,但心力衰竭发展不如暴发型急剧。常并发支气管炎,肺部出现细湿啰音。部分患者因心腔内附壁血栓的脱落而发生脑栓塞。此型发病年龄同暴发型。如不及时治疗,多数死于心力衰竭。

(3)慢性型:症状同急性型,但进展缓慢。患儿生长发育多较落后。经适当治疗可获得缓解,存活至成年期,但仍可因反复发生心力衰竭而死亡。

3. 心电图

多呈左心室肥大,少数表现右心室肥大或左、右心室合并肥大,可同时出现 ST 段、T 波改变以及房室传导阻滞。

4. X 线检查

以左心室肥大为明显,左心缘搏动多减弱,肺纹理增多。

5. 左心导管检查

左室舒张压增高,其波形具有诊断意义。

6. 选择性造影

可见左心室增大、室壁增厚及排空延迟。

【治疗】

1. 主要应用洋地黄控制心力衰竭,一般反应较好,需长期服用,直到症状消失,X 线、心电图恢复正常后 1～2 年方可停药。

2. 合并肺部感染时,应给予抗生素等治疗。

3. 本病如不治疗,大多于 2 岁前死亡。

4. 对洋地黄治疗效果好而又能长期坚持治疗者,预后较好,且有痊愈可能。

四、感染性心内膜炎

【诊断】

1. 临床表现

(1)感染症状:发热是最常见的症状,均有不同程度的发热,热型不规则,热程较长,个别病例无发热。此外有疲乏、盗汗、食欲减退、体重减轻、关节痛、皮肤苍白等表现,病情进展较慢。

(2)心脏方面的症状:原有的心脏杂音可因心脏瓣膜的赘生物而发生改变,出现粗糙、响亮、呈海鸥鸣样或音乐样的杂音。原无心脏杂音者可出现音乐样杂音,约一半患儿由于心瓣膜病变、中毒性心肌炎等导致充血性心力衰竭,出现心音低钝、奔马律等。

(3)栓塞症状:视栓塞部位不同而出现不同的临床表现,一般发生于病程后期,但约 1/3 的患者为首发症状。皮肤栓塞可见散在的小淤点,指趾屈面可有隆起的紫红色小结节,略有触痛,此即欧氏小结。内脏栓塞可致脾大、腹痛、血尿、便血,有时脾大很显著。肺栓塞可有胸痛、咳嗽、咯血等。脑动脉栓塞则有头痛、呕吐、偏瘫、失语、抽搐甚至昏迷等。病程久者可见杵状指、趾,但无紫绀。

同时具有以上三方面症状的典型者不多,尤其 2 岁以下婴儿往往以全身感染症状为主,仅少数患儿有栓塞症状和(或)心脏杂音。

2. 实验室检查

(1)血培养:血细菌培养阳性是确诊感染性心内膜炎的重要依据,凡原因未明的发热,持续 1 周以上,且原有心脏病者,均应反复多次进行血培养,以提高阳性率。若血培养阳性,尚应做药物敏感试验。

(2)超声心动图:超声心动图检查能够检出直径大于 2 mm 以上的赘生物,因此对诊断感染性心内膜炎很有帮助。此外在治疗过程中超声心动图还可动态观察赘生物大小、形态、活动和瓣膜功能状态,了解瓣膜损害程度,对决定是否做换瓣手术有参考价值。该检查还可发现原有的心脏病。

(3)CT 检查:对怀疑有颅内病变者应及时做 CT,了解病变部位和范围。

(4)其他:血常规可见进行性贫血,多为正细胞性贫血,白细胞数增高和中性粒细胞升高,血沉快,C 反应蛋白阳性,血清球蛋白常增多,免疫球蛋白升高,循环免疫复合物及类风湿因子阳性。尿常规有红细胞,发热期可出现蛋白尿。

【治疗】

原则是积极抗感染,加强支持疗法。

1. 抗生素

应用原则是早期、联合应用,剂量足,选用敏感的杀菌药,疗程要长。在具体应用时,对不同的病原菌感染选用不同的抗生素。

抗感染药物应连用 4～8 周,用至体温正常,栓塞现象消失,血象、血沉恢复正常,血培养阴性后逐渐停药。

2. 一般治疗

细心护理,保证病人充足的热量供应,可少量多次输新鲜血或血浆,也可输注丙种球蛋白。

3. 手术治疗

手术指征为:(1)瓣膜功能不全引起的中重度心力衰竭;(2)赘生物阻塞瓣;(3)反复发生栓塞;(4)霉菌感染;(5)经最佳抗生素治疗无效;(6)新发生的心脏传导阻滞。

【预防】

(1)有先天性或风湿性心脏病患儿平时应注意口腔卫生,防止齿龈炎、龋齿。

(2)预防感染。

(3)若施行口腔手术、扁桃体摘除术、心导管和心脏手术时,可于术前 1～2 小时及术后 48 小时内肌注青霉素 80 万单位/天,或长效青霉素 120 万单位。

五、急性心包炎

【诊断】

1. 临床表现

(1)全身症状:多有原发病如败血症、结核病、风湿病、病毒感染的全身症状,如发热、干咳、关节痛、上腹痛等。

(2)心前区疼痛:为心包炎早期症状,可有轻微压迫感、剧痛或刺痛。可因咳嗽或呼吸而加剧,坐位或前俯位减轻。有时疼痛可辐射到上腹部和肩部。

(3)呼吸困难:心包渗出多时症状明显,呼吸困难,烦躁不安,可吞食困难,声音嘶哑。心包压塞时,可呈端坐呼吸,面色苍白伴有发绀。

2. 体征

(1)心音:心音低钝且遥远,心率快,部分患儿可听到心包摩擦音,以胸骨左缘3～4肋间最清晰,可持续数小时至数日。

(2)心包积液征:心尖搏动微弱或不能触及,心浊音界向两侧扩大。

(3)心脏压塞征:呼吸急促,心动过速,静脉压上升,动脉压下降,脉压小,奇脉,颈静脉怒张,肝颈回流征阳性,腹水及下肢浮肿。心排出量显著下降时,可发生休克。

3. X线检查

中至大量积液,心影呈烧瓶状,向两侧扩大,透视下心脏搏动微弱。肺野清晰。

4. 心电图

窦性心动过速,急性期除aVR外,余皆呈ST断弓背向下的抬高。持续数日即恢复呈ST段及T波改变。QRS波群呈低电压。

5. 超声心电图

二维超声心电图观察,分离的心包脏、壁层之间出现无回声性暗区,环绕心脏表面。心包压塞时心包腔内压力增高,心脏受压心室腔径随呼吸改变呈摇摆样活动。化脓性积液暗区中出现纤维素渗出时有絮状物回声或"飘带征"。

6. 心包穿刺

可用于诊断和治疗,减轻心包压塞症状,明确病因和积液的性质。对感染所致的心包炎,通过穿刺液培养,可明确致病微生物。

【治疗】

1. 病因治疗

(1)细菌性心包炎:根据不同病因选用抗生素,适宜采用静脉给药,疗程以6～12周为宜。

(2)结核性心包炎:抗结核治疗,多采用异烟肼、链霉素、利福平联合用药,疗程1年半至2年。若有渗出加用泼尼松,口服6～8周。

(3)风湿性心包炎:抗风湿热治疗,泼尼松1～2 mg/(kg·d),分次口服。疗程4～8周。

(4)病毒性心包炎:重症选用泼尼松治疗。

2. 对症治疗:急性期卧床休息,吸氧,镇静及采取支持疗法,如输血、输丙种球蛋白等。

3. 出现急性心包压塞症状时,需及时穿刺放液。化脓性心包炎除应用抗生素外,常需心包引流术。

六、缩窄性心包炎

【诊断】

1. 临床表现

(1)起病缓慢,活动后气急,呼吸困难,晚期安静时可出现呼吸困难,端坐呼吸。部分患儿数月或数年前有心包炎病史。

(2)体征见肝大、腹水、颈静脉怒张、下肢浮肿等。心尖搏动不明显,心界可增大,胸骨左缘 3～4 肋间可闻及心包叩击音(舒张早期额外音),P2 增强。

2. 心电图

QRS 波低电压,T 波低平倒置。

3. X 线检查

可见心包钙化影。心影正常或轻度增大,心搏减弱,上腔静脉阴影增宽。

4. 超声心动图

可见心包增厚和钙化表现,心室腔正常或稍减少,室壁活动受限,下腔静脉扩张,室壁舒张期障碍。

【治疗】

确诊为缩窄性心包炎者,应及早做心包剥脱术。

七、心肌病

(一)扩张型心肌病

【诊断】

1. 临床表现

(1)起病缓慢,男性多于女性。最突出的症状与左心功能不全有关,逐渐出现右心功能不全,可有各种类型的心律失常。

(2)体格检查主要是充血性心力衰竭的表现。心尖搏动向左下方移动,可见抬举性搏动。第一心音常减弱,心浊音界向左扩大,常闻及 S3 与 S4 奔马律。相对二尖瓣或三尖瓣关闭不全时可闻及收缩期杂音。肺动脉高压时常有第二心音分裂或亢进(P2)。各种心律失常可伴随发生。可有体、肺循环栓塞。

2. 心电图:ST-T 异常,多导联异常 Q 波。各种心律失常均可发现,以室性早搏最多见。

3. X 线检查:心脏扩大,肺动脉高压,甚至呈肺水肿样左心衰表现。

4. 超声心动图:心脏扩大,主要是左心室扩大,使二尖瓣口变狭小;全心室室壁尤其是左心室室壁变菲薄,收缩力明显减弱。

5. 磁共振:心脏扩大,主要为心室扩大。

6. 核素心血管造影:铊心肌灌注显像。

7. 心导管检查和心血管造影：左心室扩大，节段性室壁运动异常较常见。

【治疗】

1. 一般治疗

避免劳累，注意预防呼吸道感染。一旦发生心力衰竭应予以安静休息、限盐饮食及充足的营养。

2. 对症治疗

(1)如利尿剂、强心剂、血管扩张剂、β受体阻滞剂、生长激素、甲状腺素及各种抗心律失常剂的应用。

(2)由于病变心肌对洋地黄类耐受性差，故宜应用较小剂量并密切观察其毒性反应。

(3)β受体阻滞剂的使用应在充分矫正心衰，患者血流动力学基本稳定的基础上，从小剂量开始，缓慢递增(每2周或1个月)。

(4)有栓塞史或症状者，可以溶栓和抗凝治疗。

(5)伴有严重心律失常者，应考虑植入心脏起搏器。

3. 手术治疗

如心脏移植。其他如左室减容术、动态心肌成形术、左心辅助装置均可考虑。

(二)肥厚型心肌病

【诊断】

1. 临床表现

(1)常在一个家族中发现多个成员患病，临床病例中男性多于女性。发病亦可为散在性。儿童期发病猝死极多见，常发生在剧烈运动后。临床症状有气急、心绞痛、乏力、头晕、晕厥、心力衰竭与猝死。晕厥的特点常为体位性或运动停止后发生，无症状者首发表现可能是猝死。

(2)体格检查：心前区心尖搏动强而有力，心脏可向左扩大，常伴有收缩期震颤。可听到第二心音分裂，常伴有 S3、S4 并胸骨左缘第四肋间收缩中晚期杂音，较粗糙，向胸骨下缘传导，但不向颈部传导。此杂音强弱不一，胸骨左缘与心尖区极易听到。特征如下：Valsava 氏动作或站立位时杂音增强；抬高下肢时杂音减弱，用 β 受体阻滞剂后杂音减轻；用硝酸酯类后杂音增强。

2. 心电图

(1)可在正常范围。

(2)或有下列异常：ST-T 异常；异常 Q 波，多出现在下壁和侧壁导联。

(3)24 h 动态心电图多有各种心律失常。

3. X 线检查

左心室可正常或明显增大，少数患者左心房最大，可见主动脉钙化。额面投射时，左心室前缘常有一突出的"肿块"。

4. 超声心动图

左心室肥厚，室间隔与左心室后壁厚度比值＞1.3～1.5，室间隔运动减弱，左心室后壁运动增强。

5. 磁共振

可准确测定心肌壁厚度及室间隔与游离壁的比例,尤其是流出道狭窄的程度。

6. 核素心血管造影

心肌显像可直接测定室间隔与左心室游离壁的厚度等。

7. 心导管与左心室造影

(1)可测定左心室舒张期顺应性减弱及所存在的压力梯度。其跨瓣压差可在 0～175 mmHg 之间。

(2)部分患者有肺高压。

(3)左心室造影表现肥厚的左心室收缩期二尖瓣前移,影响左心室流出道,造成二尖瓣关闭不全,当并有跨瓣压差者则更明显。左心室腔通常缩小,心尖肥厚型心肌病造影呈铲刀样改变。

【治疗】

降低左心室收缩力,增加心室容量,增加体动脉压,扩大流出道直径,改善心室顺应性。

1. 内科治疗

(1)β受体阻滞剂:可预防流出道梗阻,降低心肌耗氧量,减少绞痛发生,同时又抗心律失常。

(2)钙拮抗剂:多单独使用维拉帕米,剂量 30～60 mg/d。

(3)莨菪碱类:长期服用有一定效果,但青光眼和前列腺肥大者忌用。

(4)慎用洋地黄类制剂、硝酸酯类及异丙肾上腺素。

(5)利尿剂应尽量少用,大剂量会加重临床症状。

(6)同时纠正合并症,如心衰、心律失常等。

2. 介入治疗

(1)冠状动脉间隔支注射无水糖精。

(2)有条件者可安装双腔起搏器。

3. 外科治疗

有明显流出道梗阻症状,经内科治疗无效,尤其是跨瓣压力阶差>50 mmHg 者,应考虑手术治疗以切除部分肥厚室间隔而解除流出道梗阻。

4. 激光等手术

可完成肥厚部分肌肉的切除、吸收等。

(三)限制型心肌病

【诊断】

1. 临床表现

(1)在代偿期可无症状或有头晕、乏力、劳累后心悸等,以后出现左右心填塞的表现。

(2)体格检查有右心功能不全的一系列表现,可闻及 S3 及 S4 奔马律,或在心尖区闻及收缩期杂音,或伴有各种心律失常。

2. 心电图

无特异型心电图改变或 ST-T 改变,可有 QRS 低电压、各种心律失常及 Q 波异常。

3.X 线检查

心影呈中度扩大,偶见心内膜钙化影,或伴有心包或胸腔积液。

4. 超声心动图

左心室壁增厚与左心室心肌团块样增生。

5. 磁共振

可用于与心包疾病鉴别。

6. 心导管及心室造影

心室腔狭小,肺动脉高压增高,心排量下降。

【治疗】

1. 内科治疗

重点是纠正心功能不全与各种心律失常,改善舒张期功能。常用 ACEI 类,如无禁忌可选用 β 受体阻滞剂、钙拮抗剂。心室率快时可用洋地黄类。为防止栓塞可用肝素与阿司匹林,心衰者可加用利尿剂。

2. 外科手术

除去纤维化增厚的心内膜。房室瓣受累时,可行瓣膜置换手术。

(四)致心律失常性右室心肌病

【诊断】

1. 临床表现:从无症状至心律失常或猝死均有。

2. 常有家族史。

3. 器械检查:包括 X 线、超声、心电图、MRI、核素造影,证明有右室扩大。

4. 心电图:右室大,V2-V3T 倒,晚电位阳性,常有各种心律失常。

5. 心肌活检:心肌为纤维、脂肪所取代。

【治疗】

可选用 β 受体阻滞剂、胺碘酮,或联用其他抗心律失常药,部分可用激光或冰冻消融,或安装 DDD 起搏器,有条件者也可进行心脏移植术。

八、心律失常

(一)过早搏动

【诊断】

1. 临床表现

小儿症状较成人轻,常缺乏主诉。年长儿可述心悸、胸闷、不适。某些患儿于运动后心率增快时早搏减少,但也有反而增多者。后者提示可能同时有器质性心脏病存在的可能。

2. 心电图特征

(1)房性早搏:①P 波提前,可与前一心动的 T 波重叠。②P-R 间期在正常范围。③早搏后代偿间歇不完全。④如伴有变形的 QRS 波,则为心室内差异传导所致。

(2)交界性早搏:①QRS 波提前,形态、时限与正常窦性基本相同。②早搏所产生的 QRS 波前或后有逆行 P 波,P-R<0.10 s。有时 P 波可与 QRS 波重叠而辨认不清。③代偿

间歇往往不完全。

(3)室性早搏:①QRS波提前,其前无异位P波。②QRS波宽大、畸形,T波与主波方向相反。③早搏后多伴有完全代偿间歇。

【治疗】

(1)针对基本病因治疗原发病。

(2)若早搏次数不多,无自觉症状,或早搏虽频发呈联律性,但形态一致,活动后减少或消失则不需或无特需用药治疗。有些早搏可持续多年,但不少病人最终自行消退。

(3)对在器质性心脏病基础上出现的早搏或有自觉症状、心电图上呈多源性者,则应予以抗心律紊乱药物治疗。

(4)根据早搏的不同类型选用药物,可服用心律平或心得安等β受体阻滞剂。房性早搏若用之无效可改用洋地黄类。

(5)室性早搏必要时可选用利多卡因、慢心律等。

(二)阵发性室上性心动过速

【诊断】

1.临床表现

(1)常突然烦躁不安,面色青灰,皮肤湿冷,呼吸增快,脉搏细弱常伴有干咳,有时呕吐。

(2)年长儿可自诉心悸、心前区不适、头晕等。发作时心率突然增快,在160~300次/分之间,一次发作可持续数秒钟至数日。发作停止时心率突然减慢,恢复正常。

(3)发作时心率较固定而规则为本病的特征。发作持续超过24小时者,易引发心力衰竭。

2.X线检查

取决于原来有无心脏器质性病变和心力衰竭。

3.心电图检查

(1)P波形态异常,往往较正常时小,常与前一心动的T波重叠,以致无法辨认。

(2)QRS波形态同窦性。

(3)发作持续时间较久者,可有暂时性ST段及T波改变。

(4)部分患儿在发作间歇期可有预激综合征表现。

【治疗】

1.兴奋迷走神经终止发作

对无器质性心脏病,无明显心衰者可先以压舌板或手指刺激患儿咽部使之产生恶心、呕吐及使患儿深吸气后屏气。如无效时可试用压迫颈动脉窦法、潜水反射法。

2.药物治疗

(1)洋地黄类药物:适用于病情较重,发作持续24小时以上,有心力衰竭表现者。室性心动过速或洋地黄中毒引起的室上性心动过速禁用此药。低钾、心肌炎、阵发性室上性心动过速伴房室传导阻滞或肾功能减退者慎用。

(2)β受体阻滞剂:可试用心得安静注。重度房室传导阻滞,伴有哮喘症及心力衰竭者禁用。

(3)异搏定:不良反应为血压下降,并能加重房室传导阻滞。

3. 药物通过升高血压，使迷走神经兴奋，对阵发性室上性心动过速伴有低血压者更适宜，但因增加心脏后负荷，需慎用。

4. 电学治疗

对个别药物疗效不佳者，除洋地黄中毒外可考虑用直流电同步电击转律。有条件者，可使用经食管心房调搏或经静脉右房内调搏终止室上速。

5. 射频消融术

药物治疗无效，发作频繁，逆传型房室折返可考虑使用此方法。

(三)室性心动过速

【诊断】

1. 临床表现

(1)与阵发性室上性心动过速相似，但症状比较严重。

(2)小儿烦躁不安、苍白、呼吸急促。年长儿可主诉心悸、心前区疼痛，严重病例可有晕厥、休克、充血性心力衰竭等。

(3)发作短暂者血液动力学的改变较轻，发作持续 24 小时以上者则可发生显著的血液动力学改变。体检发现心率常在 150 次/min 以上，节律整齐，心音可有强弱不等现象。

2. 心电图特征

(1)心室率常在 150～250 次/分之间，QRS 波宽大畸形，时限增宽。

(2)T 波方向与 QRS 波主波相反，P 波与 QRS 波之间无固定关系。

(3)Q-T 间期多正常，可伴有 Q-T 间期延长，多见于多型性室速。

(4)心房率较心室率缓慢，有时可见到室性融合波或心室夺获。

【治疗】

1. 利多卡因 0.5～1.0 mg/kg，静脉滴注或缓慢推注。必要时可每隔 10～30 分重复，总量不超过 5 mg/kg。此药作用时间很短，剂量过大能引起惊厥、传导阻滞等毒性反应。伴有血压下降或心力衰竭者首选同步直流电击复律，转复后再用利多卡因维持。预防复发可用口服慢心律、心律平等。

2. 对多型性室速伴 Q-T 间期延长者，如为先天性因素，则首选 β 受体阻滞剂。而因后天性因素所至者，可选用异丙基肾上腺素，必要时可试用利多卡因。

(四)房室传导阻滞

【诊断】

1. 临床分型

(1)Ⅰ度房室传导阻滞：房室传导时间延长，心电图表现为 P-R 间期超过正常范围，但每个心房激动都能下传到心室。

(2)Ⅱ度房室传导阻滞：窦房结的冲动不能全部传达心室因而造成不同程度的漏搏。①莫氏Ⅰ型(文氏现象)：特点是 P-R 间期逐步延长，最终 P 波后不出现 QRS 波，在 P-R 间期延长的同时，R-R 间期往往逐步缩短，且脱漏的前后两个 R 波的距离小于最短的 R-R 间期的两倍。②莫氏Ⅱ型：此型特点为 P-R 间期固定不变，心房搏动部分不能下传到心室，发生间歇性心室脱漏，且常伴有 QRS 波增宽。

（3）Ⅲ度房室传导阻滞：房室传导组织有效不应期极度延长，使P波全部落在有效不应期内，完全不能下传到心室，心房与心室各自独立活动，彼此无关。心室率较心房率慢。

2. 临床表现

（1）Ⅰ度房室传导阻滞：本身对血液动力学并无不良影响。临床听诊，除第一心音较低钝外，并无其他特殊体征。诊断主要通过心电图检查。

（2）Ⅱ度房室传导阻滞：当心室率过缓时可引起胸闷、心悸，甚至产生眩晕和晕厥。听诊时除原有心脏疾患所产生的听诊改变外，尚可发现心律不齐、脱漏搏动。莫氏Ⅰ型比Ⅱ型常见，但Ⅱ型的预后则比较严重，容易发展为完全性房室传导阻滞，导致发生阿—斯综合征。

（3）Ⅲ度房室传导阻滞：临床上部分小儿并无主诉，重者因心搏出量减少而自觉乏力、眩晕，活动时气短。最严重的表现为阿—斯综合征发作，知觉丧失，甚至死亡。体格检查时脉率缓慢而规则。第一心音强弱不一，有时可同及第三心音或第四心音。绝大多数患儿心底部可听到Ⅰ～Ⅱ级喷射性杂音。由于经过房室瓣的血量也增加，所以可闻及舒张中期杂音。

3. X线检查

不伴有其他心脏疾患的Ⅲ度房室传导阻滞者中，可有心脏增大。

【治疗】

1. Ⅰ度房室传导阻滞应着重病因治疗，基本上不需特殊治疗，预后较好。

2. Ⅱ度房室传导阻滞的治疗应针对原发疾病。当心室率过缓、心脏搏出量减少时可用阿托品、异丙肾上腺素治疗。预后与心脏的基本病变有关。

3. Ⅲ度房室传导阻滞有心功能不全症状或阿—斯综合征表现者需积极治疗。纠正缺氧与酸中毒可改善传导功能。由心肌炎或手术暂时性损伤引起者，肾上腺皮质激素可消除局部水肿。可口服阿托品、麻黄素，或异丙基肾上腺素舌下含服，重症者应用阿托品皮下或静脉注射，异丙肾上腺素1 mg溶于5%～10%葡萄糖溶液250 mL中，持续静脉滴注，根据心率调整速度。

4. 安装起搏器的指征为：反复发生阿—斯综合征，药物治疗无效或伴心力衰竭者。一般先安装临时起搏器，经临床治疗可望恢复正常，若观察4周左右仍未恢复者，考虑安置永久起搏器。

（五）病态窦房结综合征

【诊断】

1. 临床分型

（1）起病缓慢，病程迁延，可长达数月至数年。

（2）轻者有疲乏、头晕、胸心悸、纳呆等症状

（3）重者影响心功能，甚至发生或休克或阿—斯综合征。

2. 心电图

以缓慢心律为主，常见窦性心动过缓、长短不等的窦性静止。

3. 阿托品试验

阿托品0.02 mg/kg，溶于生理盐水2 mL迅速静脉注射。于注射前和注射完毕后即刻、1、3、5、7、15、20分钟各描述一段心电图以测量心率，并分析其他心电图变化。出现以下情况为阳性：（1）心率增快未达到90～100次/分；（2）出现窦房或房室传导阻滞；（3）出现室

上性或室性快速心率。仅少数病人出现假阴性。

4. 运动试验

采用次极量运动试验 2 分钟,运动前后描记一段心电图。阳性结果同阿托品试验。

5. 动态心电图

采用 Holter 心电图监测 12～24 小时,可观察到系列心电图变化。

【治疗】

1. 心动过缓时可采用阿托品或异丙肾上腺素。

2. 安装永久性按需起搏器。

九、心源性休克

【诊断】

1. 临床表现

(1)症状:早期有胸闷、烦躁,后期精神萎靡,神志淡漠,昏睡,昏迷,口唇及指甲末梢性发绀,面色苍白,出冷汗,四肢发凉,以及其他引起心源性休克的原发性症状。

(2)体征:心率过快或过慢。可有脉搏短促,心音低钝或奔马律。血压下降,脉压缩小。此外还有引起心源性休克原发病的体征。

2. 心电图

可有各种心律紊乱及 ST-T 改变。

3. 超声心动图

心脏收缩功能下降。此外可发现引起心源性休克原发病的心脏改变。

4. 经皮测氧分压下降,氧饱和度下降。

5. 血流动力学监测:测量中心静脉压,以了解血容量、心排血量情况,监测尿量。

【治疗】

1. 一般疗法

一切治疗措施均应抓紧时间,分秒必争,患儿应平卧或头稍低平,保持安静。建立通畅气道,保持氧气的吸入。

2. 扩容、纠酸

本症虽无严重体液丢失,但有出汗、呕吐,不能进食,大量血液停滞在静脉血管床内或大量体液渗至细胞外,而造成血容量减少,因此必须适度扩容。但扩容太多、太快则加重心脏负担。由于血流缓慢,血容量不足,尿少,都有程度不等的代谢性酸中毒。可用碱性药物纠正,但量不能太大,防止钠盐进入过多而加重心脏负担。

3. 血管收缩药和正性肌力药

最常用的是多巴胺,根据血压调整剂量,使收缩维持在 85～95 mmHg 之间。

4. 糖皮质激素

剂量应根据病情轻重而调整,一般病例用地塞米松,每次 0.2～0.4 mg/kg,重者每次 0.5～1 mg/kg,静脉推注。

5. 常用静脉注射大剂量维生素 C,每天 100～200 mg/kg,每日一次。对克山病、心肌炎引起的心源性休克疗效好,对其他原因引起的疗效差。

6. 治疗合并症和并发症：如各种心律紊乱、心力衰竭等。

7. 病因治疗：根据引起心源性休克的病因，采取适当治疗措施。

第四节　泌尿系统疾病

一、急性肾小球肾炎

【诊断】

1. 临床表现

多见于 3～8 岁儿童，发病前 1～3 周多有链球菌感染史，急性起病，以血尿、蛋白尿、高血压、水肿、肾小球滤过率降低为特点。

一般病例：

(1)水肿：轻至中度，开始见于眼睑，渐及全身，呈紧张性，多伴少尿，于一周内水肿消退。

(2)血尿、蛋白尿：几乎都有血尿，可伴有程度不等的蛋白尿。

(3)高血压：多数有轻至中度高血压，学龄前儿童＞120/80 mmHg，学龄期＞130/90 mmHg。

严重病例：

(1)循环充血：呼吸困难，端坐呼吸，烦躁不安，肺底细湿啰音，心界扩大，心率增快，肝肿大。

(2)高血压脑病：头痛，呕吐，视物模糊，惊厥，昏迷，血压＞140/90 mmHg。

(3)急性肾功能不全。

2. 体格检查

判断水肿程度及性质，测血压，寻找感染病灶，及循环衰竭的早期表现。

3. 实验室检查

尿常规、血常规、肾功能、肝功能、血沉、ASO、CRP、血浆蛋白测定、血清补体测定等。

【治疗】

1. 卧床休息：起病 1～2 周内应卧床休息。

2. 调整饮食：对水肿、高血压者限盐及水分摄入。

3. 控制感染。

4. 高血压及高血压脑病的治疗。

5. 少尿及急性肾功能不全的处理：严格控制液体入量，纠正代谢紊乱及透析治疗等。

6. 循环充血的治疗：积极利尿，可用硝普钠静点减轻心脏前后负荷，一般不用洋地黄类药物。重者可透析治疗。

【预防】

1. 防治感染，减少呼吸道及皮肤感染。对急性扁桃体炎、猩红热及脓疱患儿应尽早、彻底用青霉素或其他敏感抗生素治疗。

2. 感染后 1～3 周应随访尿常规，及早发现和治疗本病。

二、迁延性肾小球肾炎

【诊断】

1. 持续 6～12 个月的肾炎性尿改变,但不伴明显的临床症状,无高血压,肾功能正常即可诊为迁延性肾炎。

2. 应参考病史、尿化验、肾功能、补体 C3,必要时参考肾图、肾超声检查、静脉肾盂造影及行肾穿。

3. 病理改变一般呈非特异性的局灶性肾炎或单纯系膜增生性肾炎。

【治疗】

预防感染,避免过劳。无特异药物治疗。

三、慢性肾炎

病程超过 1 年,伴有不同程度肾功能不全和/或持续性高血压、预后较差的肾小球肾炎,病情常缓慢进展,多以慢性肾功能衰竭为最终结局。依其病因分为原发性、继发性和遗传性。

【诊断】

根据以下三项可作出初步临床诊断。

1. 肾炎性尿改变,包括程度不一的蛋白尿、血尿、管型尿。但改变程度不一定和病情成正比。晚期尿蛋白可反而减轻。

2. 不同程度的肾功能不全和/或高血压

3. 病程 1 年以上。

【治疗】

去除已知病因,保护肾脏,避免和预防诱发因素,对症治疗。

1. 避免感染和过劳,因可导致病情加重。

2. 饮食:伴有水肿和高血压应适当限盐。肾功能不全时低蛋白饮食,或加用必需氨基酸或酮酸,并同时注意低磷,给予优质动物蛋白。

3. 激素长期隔日顿服,并常配合免疫抑制剂。还可用抗血小板聚集剂如潘生丁和小剂量阿司匹林。

4. 对症治疗:包括应用利尿剂和抗高血压药物。

四、肾病综合征

多种原因引起的肾小球基底膜通透性增加,导致血浆内大量蛋白质从尿中丢失的临床综合征。

【诊断】

1. 分类

(1)单纯性肾病:全身凹陷性浮肿,大量蛋白尿,高胆固醇血症,总蛋白和白蛋白降低。

(2)肾炎型肾病:以上四大症状＋血尿、高血压、肾功能不全、血清补体下降之一者。

（3）先天性肾病：少见。临床表现以上四大症状外，伴低体重儿、足月小样儿，对激素和免疫抑制剂无反应，病死率高。

（4）继发性肾病：继发于过敏性紫癜、SLE、乙肝、糖尿病、药物中毒等。

2. 疗效标准

（1）缓解：症状及体征消失，尿常规、血生化恢复正常，并发症完全控制者。

（2）好转：水肿、少尿消失，高血压消失，肾功能恢复正常，尿蛋白＋～＋＋，各种并发症明显好转。

【治疗】

1. 一般疗法：注意休息，水肿及高血压时限水限钠，低蛋白优质蛋白饮食。

2. 防治感染。

3. 利尿消肿：应用双氢克尿噻、安体舒通，严重者可用速尿。严重低蛋白血症且一般利尿剂无效时可用低分子右旋糖酐，每次 5～10 mL/kg 静滴，输毕后静注速尿 1～2 mg/kg。

4. 激素治疗

（1）初次治疗：中长程疗法：强的松 2 mg/kg（最大不超过 60 mg/d），每日晨 8 点前顿服，共 4～8 周（或尿蛋白阴转后持续 2～4 周）后，改为两日量的 2/3 隔日晨顿服。若尿蛋白持续阴转，每 4 周减量 2.5～5 mg，至隔日 0.5～1 mg/kg，维持治疗 3～6 月后再逐渐减量停药。

（2）复发病例治疗：重复短程疗法或改中长程疗法；应用免疫抑制剂联合治疗。

5. 难治性肾病

（1）CTX-PT：每日 8～12 mg/kg 加 10％葡萄糖 100～200 mL，静点 1～2 小时，连续 2 天。前 3 个月每两周冲击一次，后 3 个月视病情每 1～3 个月冲击一次，累积剂量＜150 mg/kg。

（2）雷公藤多甙：0.5～1 mg/(kg·d)，分三次口服。疗程 3～6 个月。

6. 免疫调节剂

（1）左旋咪唑：2.5 mg/kg，隔日顿服，疗程 6～12 个月。

（2）应用大剂量丙种球蛋白。

7. 顽固性水肿的治疗

5％～10％葡萄糖加入多巴胺 10 mg、酚妥拉明 10 mg、速尿 2 mg/kg 静滴，每日 1～2 次。

8. 中药治疗。

五、过敏性紫癜性肾炎

【诊断】

1. 临床表现

（1）肾外表现：①皮疹：对称性分布于双下肢伸侧，严重时可波及臀部、下腹及肘部。皮疹初为鲜红色，略高出皮面，可伴痒感及风团，反复成批出现。②关节：1/2～1/3 病人出现关节肿痛，以膝踝关节多见，活动可受限，一般数日内即可恢复。③胃肠道症状：1/3 病人出现阵发性腹部绞痛，以脐周为主，可伴呕吐、黑便、呕血。④其他如鼻衄、咳血、心肌炎等。

（2）肾脏表现：①血尿：约一半病人出现血尿，均有镜下血尿。②蛋白尿程度不等。③水肿一般为轻—中度，非凹陷性，伴大量蛋白尿时可为凹陷性水肿。④高血压。

(3)其他表现:可累及中枢神经系统、心血管系统以及胸膜外分泌腺等,出现相应症状。

2. 实验室检查

血常规及出凝血试验均可正常。ESR 升高,IgA 可升高,并可检出 IgA 类风湿因子。其他如 IgA、IgG、IgE 均可增高或正常。血生化及肾功能可因临床表现类型的不同而正常或出现相应的异常。

尿液检查主要为血尿、蛋白尿,如有间质小管损害,可出现小分子蛋白。

3. 临床分型

(1)孤立性血尿或孤立性蛋白尿。

(2)血尿和蛋白尿。

(3)急性肾炎型。

(4)肾病综合征型。

(5)急进性肾炎型。

(6)慢性肾炎型。

4. 病理分级

(1)Ⅰ级:肾小球轻微异常。

(2)Ⅱ级:单纯系膜增生,分为局灶节段和弥漫性。

(3)Ⅲ级:系膜增生,伴有<50%肾小球新月体形成节段性病变(硬化、粘连、血栓、坏死),其系膜增生可为局灶/节段和弥漫性。

(4)Ⅳ级:病变同Ⅲ级,50%～75%的肾小球伴有上述病变。分为局灶节段和弥漫性。

(5)Ⅴ级:病变同Ⅲ级,>75%的肾小球伴有上述病变。分为局灶节段和弥漫性。

(6)Ⅵ级:膜增生性肾小球肾炎。

【治疗】

本病有一定自限性,病情轻重不等,一般治疗同过敏性紫癜,临床应尽量结合病理分级和临床分型予以治疗。注意个体化处理,应进行长期随访。

1. 孤立性血尿或病理Ⅰ级:给予双嘧达莫和(或)清热活血中药。

2. 血尿和蛋白尿或病理Ⅱa级:雷公藤多苷片 1 mg/(kg·d)(每日最大量<45 mg),疗程 3 个月,必要时可稍延长。

3. 急性肾炎型(尿蛋白>1.0 g/d)或病理Ⅱb、Ⅲa级:雷公藤多苷片,疗程 3～6 月。

4. 肾病综合征型或病理Ⅲb、Ⅳ级:泼尼松＋雷公藤多苷片,或泼尼松＋环磷酰胺冲击治疗。泼尼松不宜大量、长期应用,一般于 4 周后改为隔日顿服。

5. 急进性肾炎型或病理Ⅳ、Ⅴ级:甲基强的松龙冲击＋环磷酰胺＋肝素＋双嘧达莫四联疗法,必要时透析或血浆置换。

六、狼疮性肾炎

【诊断】

1. 诊断依据

狼疮患者有下列任一项肾受累表现者即可诊断为狼疮肾炎:

(1)蛋白尿[>0.5 g/24 h 或>4 mg/(kg·h)];

(2)血尿（RBC＞5 个/HPF 离心尿）；

(3)肾功能下降；

(4)肾小管功能异常；

(5)肾活检异常。

2. 临床分型

(1)单纯性血尿和/或蛋白尿型；

(2)急性肾炎型；

(3)肾病综合征型；

(4)急进性肾炎型；

(5)慢性肾炎型；

(6)肾小管间质损害型；

(7)亚临床型。

3. 病理分型

(1)Ⅰ型(正常肾小球)：①光镜、免疫荧光和电镜均正常；②光镜正常,免疫荧光和/或电镜有少量沉积物。

(2)Ⅱ型(单纯系膜病)：①系膜区增宽和/或轻度细胞增多；②系膜细胞明显增生。

(3)Ⅲ型(局灶节段增殖性肾小球肾炎)：①活动性坏死性病变；②活动性和硬化性病变；③硬化性病变。

(4)Ⅳ型(弥漫增殖性肾小球肾炎)：①不伴节段性坏死性病变；②伴节段性坏死性病变；③伴节段性活动性和硬化性病变；④伴硬化性病变。

(5)Ⅴ型(弥漫膜性肾小球肾炎)：①单纯膜性肾小球肾炎；②伴Ⅱ型病变(①或②)；③伴Ⅲ型病变(①、②或③)；④伴Ⅳ型病变(①、②、③或④)。

(6)Ⅵ型：进行性硬化性肾小球肾炎。

【治疗】

治疗原则：控制狼疮活动；改善和阻止肾脏损害；坚持长期、正规治疗,尽可能减少药物副作用,加强随访。

(一)一般对症治疗

与其他肾脏病的治疗原则相同。

(二)根据临床表现治疗

单纯血尿和/或蛋白尿者,可参照病理Ⅱ型或Ⅲ型给予治疗；表现为急性肾炎、肾病综合征者,可参照病理Ⅲ型、Ⅳ型或Ⅴ型治疗；急进性肾炎首先给予甲基强的松龙冲击,而后参照病理Ⅳ型治疗。

(三)根据病理分型治疗

1. Ⅰ型、Ⅱ型：按系统性狼疮的常规治疗。当尿蛋白＞1 g/d 时,给予强的松治疗,并按临床活动程度调整剂量和疗程。

2. Ⅲ型、Ⅳ型：强的松＋免疫抑制剂联合应用。

强的松：1.5～2 mg/(kg·d),6～8 周,根据治疗反应缓慢减量(尽可能变为隔日),至相当于 10～15 mg/d 时维持至少 2 年。初发时或疾病爆发时给予甲基强的松龙冲击 15～30 mg/(kg·d),3 天为一疗程,根据病情可重复 1～3 个疗程。

免疫抑制剂:CTX 静脉冲击有 2 种方法可选择:

(1)剂量每次 750 mg/m²,每月一次,共 6 次;继之为每 2～3 个月一次,至完全缓解 1 年,但不超过 3 年。

(2)剂量每次 8～10 mg/kg,每 2 周连用 2 次,总剂量达到 150 mg/kg 时逐渐减为每 3 月连用 2 次,至完全缓解,再巩固 1 年,此期间内每半年连用 2 次。

无冲击条件者亦可给予口服 CTX 或其他免疫抑制剂,如环孢菌素 A、霉酚酸酯、硫唑嘌呤等。

3. Ⅴ型:强的松 1～1.5 mg/(kg·d),逐渐减量至 10 mg/d,维持 1～2 年。增殖明显者按病理Ⅲ型、Ⅳ型治疗。

4. Ⅵ型:具有明显肾功能不全者,予以肾替代治疗;如果同时伴有活动性病变,仍应给予强的松和免疫抑制剂治疗。

七、尿路感染

【诊断】

(一)临床表现

1. 急性尿路感染

(1)新生儿:临床症状极不典型,多以全身症状为主,如发热或体温不升、苍白、吃奶差、呕吐、腹泻等。许多患儿有生长发育停滞,体重增长缓慢或不增,伴有黄疸者较多见。部分患儿可有嗜睡、烦躁甚至惊厥等神经系统症状。新生儿尿路感染常伴有败血症,但其局部排尿刺激症状多不明显。

(2)婴幼儿:临床症状也不典型,常以发热最突出,拒食、呕吐、腹泻等全身症状也较明显。局部排尿刺激症状可不明显,但细心观察可发现有排尿时哭闹不安,尿布有臭味和顽固性尿布疹等。

(3)年长儿:发热、寒战、腹痛等全身症状突出,常伴有腰痛和肾区叩击痛、肋脊角压痛等。同时尿路刺激症状明显,患儿可出现尿频、尿急、尿痛、尿液浑浊,偶见肉眼血尿。

2. 慢性尿路感染

慢性尿路感染指病程 1 年以上者,病情迁延反复。慢性或反复感染者可出现反复发热、腰酸乏力、消瘦、高血压、贫血、肾功能不全的表现。

3. 无症状性菌尿

尿常规检查中可发现健康儿童存在着有意义的菌尿,但无任何尿路感染症状。这种现象可见于各年龄组,在儿童中以学龄女孩常见。

完整的诊断应包括以下内容:(1)本次感染系初染、复发或再感;(2)确定致病菌的类型并做药敏试验;(3)确定有无尿路畸形,如 VUR、尿路梗阻等,如有 VUR,还要进一步了解返流的严重程度和有无肾脏疤痕形成;(4)感染的定位诊断,即上尿路感染或下尿路感染。

(二)实验室检查

1. 尿常规及尿细胞计数:(1)尿常规检查:如清洁中段尿离心沉渣中白细胞>10 个/HPF,即可怀疑为尿路感染。血尿也很常见。(2)1 小时尿白细胞排泄率测定,白细胞数>30×10⁴/h 为阳性,可怀疑尿路感染;<20×10⁴/h 为阴性,则可排除尿路感染。

2. 尿培养：中段尿培养菌落数 $\geqslant 10^5/mL$ 可确诊，$10^4 \sim 10^5/mL$ 为可疑，$< 10^4/mL$ 系污染。由于粪链球菌一个链含有 32 个细菌，一般认为菌落数在 $10^3 \sim 10^4/mL$ 间即可诊断。通过耻骨上膀胱穿刺获取的尿培养，只要发现有细菌生长，即有诊断意义。临床高度怀疑 UTI 而尿普通细菌培养阴性的，应作 L-型细菌和厌氧菌培养。

3. 尿液直接涂片法找细菌油镜下如每个视野都能找到一个细菌，表明尿内细菌数 $> 10^5/mL$。

4. 亚硝酸盐试纸条试验（Griess 试验）：大肠杆菌、副大肠杆菌和克雷伯杆菌呈阳性，产气、变形、绿脓和葡萄球菌为弱阳性，粪链球菌、结核菌阴性。采用晨尿，可提高阳性率。

5. 其他：如尿沉渣找闪光细胞（龙胆紫—沙黄染色）20 000～40 000 个/h 可确诊。新生儿上尿路感染血培养可阳性。

【治疗】

治疗目的是控制症状，根除病原体，去除诱发因素，预防再发。

1. 一般处理

（1）急性期需卧床休息，鼓励患儿多饮水以增加尿量，女孩还应注意外阴部的清洁卫生。

（2）鼓励患儿进食，供给足够的热卡、丰富的蛋白质和维生素，以增强机体的抵抗力。

（3）对症治疗：对高热、头痛、腰痛的患儿应给予解热镇痛剂缓解症状。对尿路刺激症状明显者，可用阿托品、山莨菪碱等抗胆碱药物治疗或口服碳酸氢钠碱化尿液，以减轻尿路刺激症状。

2. 抗菌药物治疗

（1）选用抗生素的原则：①感染部位：对肾盂肾炎应选择血浓度高的药物，对膀胱炎应选择尿浓度高的药物。②感染途径：对上行性感染，首选磺胺类药物治疗。如发热等全身症状明显或属血源性感染，多选用青霉素类、氨基糖甙类或头孢菌素类单独或联合应用。③根据尿培养及药敏试验结果，同时结合临床疗效选用抗生素。④药物在肾组织、尿液、血液中都应有较高的浓度。⑤选用的药物抗菌能力强，抗菌谱广，最好能用强效杀菌剂，且不易使细菌产生耐药菌株。⑥选用对肾功能损害小的药物。

（2）症状性 UTI 的治疗：对单纯性 UTI，在进行尿细菌培养后，初治首选复方磺胺异噁唑（SMZCo），待尿细菌培养结果出来后的药敏试验结果选用抗菌药物。对上尿路感染或有尿路畸形病儿，在进行尿细菌培养后，一般选用两种抗菌药物。新生儿和婴儿用氨苄西林 75～100 mg/(kg·d)静注，加头孢噻肟钠 50～100 mg/(kg·d)静注，连用 10～14 天；1 岁后小儿用氨苄西林 100～200 mg/(kg·d)分 3 次滴注，或用头孢噻肟钠，也可用头孢曲松钠 50～75 mg/(kg·d)静脉缓慢滴注。疗程共 10～14 天。治疗开始后应连续 3 天送尿细菌培养，若 24 小时后尿培养阴转，表示所用药物有效，否则按尿培养药敏试验结果调整用药。停药 1 周后再作尿培养一次。

（3）无症状菌尿的治疗：单纯无症状菌尿一般无须治疗。但若合并尿路梗阻或存在其他尿路畸形，或既往感染使肾脏留有陈旧性疤痕者，则应积极选用上述抗菌药物治疗。疗程 7～14 天，继之给予小剂量抗菌药物预防，直至尿路畸形被矫治为止。

（4）再发尿路感染的治疗：在进行尿细菌培养后选用 2 种抗菌药物治疗，疗程以 10～14 天为宜，然后予以小剂量药物维持，以防再发。

3. 积极矫治尿路畸形。

4. 尿路感染的局部治疗:常采用膀胱内药液灌注治疗等。

八、肾小管酸中毒

【诊断】

1. 临床表现

(1)原发性病例可在出生后即有临床表现。

(2)慢性代谢性酸中毒:患儿表现为厌食、恶心、呕吐、腹泻、便秘,生长发育迟缓。尿 pH 值＞6。

(3)电解质紊乱:主要为高氯血症和低钾血症,病人出现全身肌无力和周期性麻痹。

(4)骨病:常表现为软骨病或佝偻病,出牙延迟或牙齿早脱,维生素 D 治疗效果差。病人常有骨痛和骨折,可有骨畸形和侏儒等。

(5)尿路症状:可有血尿、尿痛等表现,易导致继发感染与梗阻性肾病。肾脏浓缩功能受损时,病人还常有多饮、多尿、烦渴等症状。

2. 实验室检查

(1)血液生化检查:①血浆 pH 值、HCO_3^- 或 CO_2 结合力降低;②血氯升高,血钾、血钠降低,血钙和血磷偏低,阴离子间隙正常;③血 ALP 升高。

(2)尿液检查:①尿比重低;②尿 pH 值＞6;③尿钠、钾、钙、磷增加;④尿氨显著减少。

(3)HCO_3^- 排泄分数($FEHCO_3^-$)＜5%方法:从每日口服碳酸氢钠 2～10 mmol/kg 起,逐日增加剂量至酸中毒纠正,然后测定血和尿中 HCO_3^- 和肌酐(Cr),按下列公式计算:

$$FEHCO_3^- = (尿\ HCO_3^- / 血\ HCO_3^-) \div (尿\ Cr / 血\ Cr) \times 100$$

(4)NH_4Cl 负荷试验:口服 NH_4Cl 0.1 g/kg,1 小时内服完,3～8 小时内收集血和尿液,测量血 HCO_3^- 和尿 pH 值,当血 HCO_3^- 降至 20 mmol/L 以下时,尿 pH＞6,具有诊断价值。尿 pH＜5.5,则可排除本病。NH_4Cl 负荷试验对明显酸中毒者不宜应用。

(5)肾功能检查:早期为肾小管功能降低。待肾结石、肾钙化导致梗阻性肾病时,可出现肾小球滤过率下降,血肌酐和 BUN 升高。

(6)X 线检查骨骼:显示骨密度普遍降低和佝偻病表现,可见陈旧性骨折。腹部平片可见泌尿系结石影和肾钙化。

3. 诊断依据:(1)即使在严重酸中毒时,尿 pH 也不会低于 5.5;(2)有显著的钙、磷代谢紊乱及骨骼改变;(3)尿氨显著降低;(4)$FEHCO_3^-$＜5%;(5)氯化铵负荷试验阳性。

4. 临床类型:(1)远端肾小管酸中毒(RTA-Ⅰ);(2)近端肾小管酸中毒(RTA-Ⅱ);(3)混合型或Ⅲ型肾小管酸中毒(RTA-Ⅲ);(4)高钾型肾小管酸中毒(RTA-Ⅳ)。

【治疗】

1. 纠正酸中毒:常用口服碳酸氢钠或用复方枸橼酸溶液(Shohl 液,含枸橼酸 140 g、枸橼酸钠 98 g,加水 1 000 mL),每毫升 Shohl 液相当于 1 mmol 的碳酸氢钠盐。开始剂量2～4 mmol/(kg·d),最大可用至 5～14 mmol/(kg·d),直至酸中毒纠正。

2. 纠正电解质紊乱:低钾血症可服 10%枸橼酸钾 0.5～1 mmol/(kg·d),每日 3 次。不宜用氯化钾,以免加重高氯血症。

3. 肾性骨病的治疗：可用维生素 D、钙剂。维生素 D 剂量 5 000～10 000 IU/d。但应注意：(1)从小剂量开始，缓慢增量；(2)监测血药浓度及血钙、尿钙浓度，及时调整剂量，防止高钙血症的发生。

4. 利尿剂：噻嗪类利尿剂可减少尿钙排泄，促进钙回吸收，防止钙在肾内沉积。如氢氯噻嗪 1～3 mg/(kg·d)，分 3 次口服。

5. 补充营养，控制感染及原发疾病的治疗。

九、急性肾功能衰竭

【诊断】

(一)临床分型

根据尿量减少与否，可分为少尿型和非少尿型。

(二)诊断依据

1. 尿量显著减少：出现少尿(每日尿量<250 mL/m²)或无尿(每日尿量<50 mL/m²)。

2. 氮质血症：血清肌酐≥176 μmol/L，血尿素氮≥15 mmol/L，或每日血肌酐增加≥44 μmol/L，或血尿素氮增加≥3.57 mmol/L，有条件者测肾小球滤过率(如内生肌酐清除率)，常每分钟≤30 mL/1.73 m²。

3. 有酸中毒、水电解质紊乱等表现。无尿量减少为非少尿型 ARF。

(三)临床分期

1. 少尿期

少尿期一般持续 1～2 周，持续时间越长，肾损害越重。持续少尿大于 15 天，或无尿多于 10 天者，预后不良。

(1)水钠潴留：可表现为全身水肿、高血压、肺水肿、脑水肿和心力衰竭，有时因水潴留可出现稀释性低钠血症。

(2)电解质紊乱：常见高钾、低钠、低钙、高镁、高磷和低氯血症。

(3)代谢性酸中毒：表现为恶心、呕吐、疲乏、嗜睡、呼吸深快、食欲不振，甚至昏迷，血pH 值降低。

(4)尿毒症：可出现全身各系统中毒症状，其严重程度与血中尿素氮及肌酐增高的浓度相一致。①消化系统：表现为食欲不振、恶心、呕吐和腹泻等，严重者出现消化道出血或黄疸，而消化道出血可加重氮质血症。②心血管系统：表现为高血压和心力衰竭，还可发生心律失常、心包炎等。③神经系统症状：可有嗜睡、神志混乱、焦虑不安、抽搐、昏迷和自主神经功能紊乱如多汗或皮肤干燥，还可表现为意识、行为、记忆、感觉、情感等多种功能障碍。④血液系统：ARF 常伴有正细胞正色素性贫血，贫血随肾功能恶化而加重，系由于红细胞生成减少、血管外溶血、血液稀释和消化道出血等原因所致。出血倾向(牙龈出血、鼻出血、皮肤淤点及消化道出血)多因血小板减少、血小板功能异常和 DIC 引起。急性肾衰早期白细胞总数常增高，中性粒细胞比例也增高。

(5)感染：感染是常见的并发症，以呼吸道和尿路感染多见，致病菌以金黄色葡萄球菌和革兰阴性杆菌最多见。

2. 利尿期

当患儿尿量逐渐增多，全身水肿减轻，24 小时尿量达 250 mL/m² 以上时，即为利尿期。一般持续 1～2 周（长者可达 1 个月），此期由于大量排尿，可出现脱水、低钠和低钾血症。早期氮质血症持续甚至加重，后期肾功能逐渐恢复。

3. 恢复期

利尿期后，肾功能改善，尿量恢复正常，血尿素氮和肌酐逐渐恢复正常，而肾浓缩功能需要数月才能恢复正常，少数病人遗留不可逆性的肾功能损害。此期患儿可表现为虚弱无力、消瘦、营养不良、贫血和免疫功能低下。

药物所致的 ATN 多为非少尿型急性肾衰竭，临床表现较少尿型急性肾衰症状轻、并发症少、病死率低。

【治疗】

治疗原则是去除病因，积极治疗原发病，减轻症状，改善肾功能，防止并发症的发生。

1. 少尿期

(1)去除病因和治疗原发病：包括补液、输注血浆和白蛋白、控制感染等。避免接触肾毒性物质，严格掌握肾毒性抗生素的用药指征，并根据肾功能调节用药剂量，密切监测尿量和肾功能变化。

(2)饮食和营养：应选择高糖、低蛋白、富含维生素的食物，尽可能供给足够的能量；应选择优质动物蛋白，脂肪占总热量 30％～40％。

(3)控制水和钠摄入：坚持"量入为出"的原则，严格限制水、钠摄入，有透析支持则可适当放宽液体入量。每日液体量控制：尿量＋显性失水（呕吐、大便、引流量）＋不显性失水－内生水。无发热患儿每日不显性失水为 300 mL/m²，体温每升高 1 ℃，不显性失水增加 75 mL/m²；内生水在非高分解代谢状态为 250～350 mL/m²。所用液体均为非电解质液。髓祥利尿剂（呋塞米）对少尿型 ARF 可短期试用。

(4)纠正代谢性酸中毒：轻、中度代谢性酸中毒一般无须处理。当血浆 HCO_3^-＜12 mmol/L 或动脉血 pH＜7.2，可补充 5％碳酸氢钠 5 mL/kg，提高 CO_2CP 5 mmol/L。纠酸时宜注意防治低钙性抽搐。

(5)纠正电解质紊乱：包括高钾血症、低钠血症、低钙血症和高磷血症的处理。

(6)透析治疗：凡上述保守治疗无效者，均应尽早进行透析。透析的指征：①严重水潴留，有肺水肿、脑水肿的倾向；②血钾≥6.5 mmol/L；③血浆尿素氮＞28.6 mmol/L，或血浆肌酐＞707.2 μmol/L；④严重酸中毒，血浆 HCO_3^-＜12 mmol/L 或动脉血 pH＜7.2；⑤药物或毒物中毒，该物质又能被透析去除。透析的方法包括腹膜透析、血液透析和连续动静脉血液滤过三种技术，儿童尤其是婴幼儿常用腹膜透析。

2. 利尿期的治疗

利尿期早期，肾小管功能和 GFR 尚未恢复，血肌酐、尿素氮、血钾和酸中毒仍继续升高，伴随着多尿，可出现低钾和低钠血症等电解质紊乱，故应注意监测尿量、电解质和血压变化，及时纠正水、电解质紊乱。当血浆肌酐接近正常水平时，应增加饮食中蛋白质摄入量。

3. 恢复期的治疗

此期肾功能日趋恢复正常，但可遗留营养不良、贫血和免疫力低下，少数病人遗留不可逆性肾功能损害，应注意休息和加强营养，防治感染。

第五节 造血系统疾病

一、营养性缺铁性贫血

【诊断】

1. 临床分期

(1)铁减少期:骨髓细胞外铁减少或消失,铁粒幼细胞计数及积分减少,血清铁蛋白降低。

(2)红细胞生成缺铁期:除上述改变外,血清铁、转铁蛋白饱和度、红细胞游离原卟啉等测定值可异常。

(3)缺铁性贫血期:除上述改变外,出现小细胞低色素性贫血。

2. 诊断依据

(1)低色素贫血:6月至9岁血红蛋白<110 g/L,$6\sim14$岁<120 g/L,为贫血。红细胞有明显低色素表现,平均红细胞体积(MCV)<80 fl,平均血红蛋白浓度(MCH)$<31\%$,平均红细胞血红蛋白(MCHC)<27 pg。

(2)有明显缺铁的病因和表现。

(3)血清铁<10.74 μmol/L(60 μg/dL)。

(4)转铁蛋白饱和度$<15\%$,总铁结合力>62.65 μmol/L(>350 μg/dL)。

(5)骨髓细胞外铁减少或消失(0$\sim+$),铁粒幼细胞$<15\%$。

(6)红细胞内游离原卟啉>0.9 μmol/L(>50 μg/dL)。

(7)血清铁蛋白<16 μg/L。

(8)铁剂治疗有效,$7\sim10$天网织红细胞升高,治疗1月后,血红蛋白上升10 g/L有意义,上升20 g/L有可靠意义。

符合上述(1)条与(2)$\sim$(8)条中任何两条以上者,可诊断为缺铁性贫血。

【治疗】

1. 去除病因。

2. 改善饮食,增加含铁丰富的食品。

3. 口服铁剂:按每天补充$1\sim4$ mg/kg元素铁计算,首选硫酸亚铁。血红蛋白正常后减量维持$1\sim3$月,同时口服维生素C,促进铁的吸收。

【预防】

1. 提倡母乳喂养。

2. 开始补充富含铁食品的时间为成熟儿4月龄,未成熟儿2月龄。

3. 以含铁丰富的食品或强化食品补铁。

4. 注意补充维生素C。

5. 妊娠中、后期孕妇应补铁。

二、营养性巨幼红细胞性贫血

【诊断】

1. 有维生素 B_{12}、叶酸缺乏的病史,常有长期母乳喂养而未加辅食的历史。

2. 贫血伴精神、神经、胃肠的症状和体征。

3. 外周血和骨髓见巨幼红细胞。

4. 血清维生素 B_{12}、叶酸含量降低。

5. 排除先天性智力低下、脑发育不全所致痴呆。

6. 维生素 B_{12}、叶酸或维生素 C 治疗效果好。

【治疗】

1. 除去病因,加强营养,调整饮食。

2. 维生素 B_{12} 和叶酸治疗:维生素 B_{12} 缺乏者,一般给予 0.5～1 mg,每日或隔日肌注,同时口服叶酸 5～15 mg/d,维生素 C100～300 mg/d,用药 1～3 周。

3. 伴有缺铁时,应补充铁剂。

4. 严重病人用叶酸、维生素 B_{12} 治疗同时,应加服氯化钾 0.25～0.5 g,每日 3 次。

三、铁粒幼红细胞贫血

【诊断】

1. 临床分型

(1)遗传性铁粒幼红细胞贫血:多见于儿童和青少年,新生儿和婴儿亦有发病,多为男性。

(2)特发性铁粒幼红细胞贫血:常无家族史,也无其他疾病或药物接触史。男女均可患病,有进展缓慢、轻重不等的贫血。

(3)继发性铁粒幼红细胞贫血:除有本病临床特点外尚有原发病表现,亦常有药物史。若停止接触毒物,贫血常能减轻或消失;若原发病减轻或治愈,贫血亦减轻或消失。

2. 诊断依据

(1)病史(包括遗传史、原发病及药物史)、症状、体征。

(2)低色素贫血,网织红细胞不增高。

(3)骨髓红系细胞显著增多,细胞内、外铁增加,显示有大量环形铁粒幼红细胞。

(4)血清铁含量和铁饱和度明显增高,总铁结合力降低。

(5)铁剂治疗无效。

【治疗】

1. 除去病因:积极治疗原发病,中西医结合治疗亦有一定效果。

2. 维生素 B_6:每天 50～300 mg,分次肌注或口服,疗程 3 月以上,部分病人贫血可以改善。

3. 雄激素和糖皮质激素:可以单独或联合使用,有一定效果。司坦唑醇(康力龙)1～2 mg,每日 3 次口服。

4. 叶酸:每天 15～30 mg 口服。对部分原发性或继发性病人且有血清叶酸含量降低者有效。

5. 免疫抑制剂:如硫唑嘌呤等。

6. 排铁治疗

(1)静脉放血疗法:适应于血铁过高,有血色病者,亦可预防心脏病、肝硬化、糖尿病等并发症。每周放血 1～2 次,使血红蛋白保持在 90～100 g/L 左右。网织红细胞计数减少时应停止放血。放血疗法同时继续维生素 B_6 治疗。

(2)去铁胺:每天 10 mg/kg,可使机体每日排铁 10～20 mg,也可酌用依地酸钙钠、促排灵。

7. 输血:重度贫血可输红细胞。

四、慢性病性贫血

【诊断】

1. 具有原发病的症状和体征。

2. 呈正细胞正色素性或轻度小细胞低色素性贫血,血红蛋白为 60～110 g/L。

3. 白细胞数可增高或降低,可见粒细胞核左移,及粒细胞浆中毒颗粒、空泡等改变。

4. 骨髓增生活跃,粒、红比例增加(粒系细胞增加,有核红细胞减少),并有幼红细胞成熟停滞现象。

5. 骨髓铁染色检查,细胞外铁明显增加,铁粒幼细胞减少。

6. 血清铁降低,总铁结合力降低,运铁蛋白饱和度降低,铁蛋白和红细胞游离原卟啉常增高。

7. 铁剂和升血药治疗无效,输血效果短暂,控制原发病后贫血即可恢复。

【治疗】

1. 治疗原发病。

2. 可试用重组人类红细胞生成素(rHuEPO),期间适时补铁。

3. 输血:贫血严重者,可输红细胞。

五、再生障碍性贫血

【诊断】

1. 临床分型

(1)急性型:起病急,贫血、出血等症状进行性加重,常有感染发热,外周血白细胞减少。

(2)慢性型:起病缓慢,贫血、出血等症状较轻,病情进展缓慢,且常有波动。

2. 诊断依据

(1)全血细胞减少,网织红细胞绝对计数降低。

(2)脾和淋巴结一般不肿大。

(3)骨髓增生减低或重度减低,多部位穿刺至少有一个部位增生减低。如增生活跃则必须有巨核细胞减少,非造血细胞增多或骨髓活检支持诊断。

(4)能除外引起全血细胞减少的其他疾病,如阵发性睡眠性血红蛋白尿症、恶性肿瘤、巨幼细胞贫血、骨髓增生异常综合征、脾功能亢进等。

(5)一般抗贫血治疗无效。

【治疗】

1. 除去病因,隔离病人,有感染时抗生素治疗。

2. 输血疗法:输血应减少到最低限度,严重贫血者输浓缩红细胞;严重出血者,输血小板。

3. 雄性激素:是首选的主要药物。对慢性再生障碍性贫血有一定疗效,但对严重型再生障碍性贫血无效。

4. 糖皮质激素:泼尼松每天 $1\sim2$ mg/kg,可减轻出血。

5. 免疫疗法:如抗人胸腺球蛋白(AHTG)和抗淋巴细胞球蛋白(ALG)。不良反应可有发热、寒战、皮疹、头痛、关节疼痛、呕吐和出血等。同时加用氢化可的松 $100\sim200$ mg,静脉缓注,可以减轻上述反应。此外可应用环磷酰胺、长春新碱、甲基苄肼、左旋咪唑等。

6. 骨髓、外周血、脐血干细胞移植。

7. 急性型再生障碍性贫血,一经确诊,应积极治疗。给予抗淋巴细胞球蛋白或抗人胸腺细胞球蛋白,争取作干细胞移植。

8. 疗效评定

(1)基本治愈:贫血、出血等临床症状消失,年龄<6 岁小儿,血红蛋白>100 g/L;年龄>6 岁小儿,血红蛋白>110 g/L。白细胞>4.2×10^9/L,血小板>80×10^9/L,随访 1 年以上无复发。

(2)缓解:贫血、出血症状消失,血红蛋白>100 g/L,但白细胞和血小板未达到以上标准,随访 3 月病情稳定。

(3)明显进步:临床症状明显好转,血红蛋白增加 30 g/L 且稳定,输血间歇 2 个月以上。

(4)无效:未达明显进步标准者。

六、地中海贫血

【诊断】

1. 病史:有阳性家庭病史,多自婴儿期发病。

2. 体格检查

(1)轻型病例呈轻度贫血或无症状,脾不肿大或仅轻度肿大。

(2)重型病例呈慢性进行性贫血,轻度黄疸,肝脾肿大(以脾肿大明显),发育障碍。

(3)HbH 病表现为轻至中度贫血,肝脾肿大,轻度黄疸,骨骼变化不明显。如遇感染等,可诱发急性溶血甚至溶血危象。

3. 实验室检查

(1)血象呈小细胞低色素性贫血,可见靶形红细胞,有核红细胞及点彩红细胞,网织红细胞增高。

(2)红细胞盐水渗透脆性试验降低。

(3)骨髓象呈增生性贫血的表现。

(4)血红蛋白分析检查:①HbF 测定:重型 β 地中海贫血时 HbF 明显升高(正常 2 岁以后<2%);②血红蛋白电泳:是确诊轻型 β 地中海贫血(HbA2 及 HbF 均轻度增高)和 α 地

中海贫血(分离出 HbH 或 HbBart's)的重要依据;③包涵体生成试验:部分 α 地中海贫血可见 HbH 包涵体阳性红细胞。

4. X 线检查:重型 β 型地中海贫血可见骨质疏松,骨皮质变薄,髓腔增宽,颅骨内外板变薄,骨板间有垂直或放射状骨刺,犹如竖立的短发。

【治疗】

1. 一般治疗

注意休息和营养,积极预防感染,补充叶酸,忌用铁剂。

2. 输血

重型患儿需要输血或输注浓缩红细胞,保持 Hb 100 g/L,同时应用去铁胺肌注(每日 15~20 mg/kg,每周连用 6 日)及维生素 C 口服,以防含铁血黄素沉着。

3. 脾切除或大部分脾栓塞:脾切除可改善贫血,减少输血次数。适应证:(1)需输血量日渐增加者;(2)合并脾功能亢进者;(3)巨脾引起压迫症状者;(4)年龄 5 岁以上。大部分脾栓塞(PSE)疗法近期疗效满意,远期疗效有待进一步观察。

4. 抗氧化治疗:(1)维生素 E 每天 30~150 mg,分 2~3 次口服;(2)阿魏酸钠(当归和川芎顶有效成分),剂量为每天 150~300 mg,分次口服;(3)维生素 C、丹参、硒等。

5. 骨髓移植或造血干细胞移植有可能根治重型地中海贫血。

6. 基因活化疗法:羟基脲每日 25~50 mg/kg 口服,5~7 日为 1 疗程,可改善 β 地中海贫血的症状。

七、自身免疫性溶血性贫血

【诊断】

1. 临床表现

(1)可有前驱诱因,如用药史(青霉素、磺胺类、解热镇痛药、甲基多巴等)、病毒或细菌感染史以及预防接种史等。有些病例无诱因可查出。

(2)温抗体型:自身抗体多为 IgG 型,多急性起病,表现为发热、寒战、贫血、黄疸和肝脾肿大,严重者出现血红蛋白尿,甚至溶血危象或再生障碍危象。少数有血小板减少(巨核细胞成熟障碍),出血明显,称为 Evan's 综合征。

(3)冷抗体型:①冷凝集素病,多为 IgM 冷抗体,表现为受冷后手足皮肤发冷、疼痛和紫绀,温暖后症状减轻或消失。②阵发性寒冷性血红蛋白尿,多为 IgG 冷抗体,常在寒冷环境回到室内复温数分钟到数小时内突然出现急性溶血症状,出现血红蛋白尿,多数能自行缓解。

2. 实验室检查

(1)血象:具有溶血性贫血的一般血液检验特点。

(2)骨髓象:红细胞系增生明显活跃,以中幼红细胞为主,铁粒幼红细胞增多。

(3)红细胞脆性试验:病情进展时盐水渗透脆性增加,其程度与球形红细胞数成正比。

(4)血清总胆红素和间接胆红素增多。轻型者可在正常范围。

(5)抗人球蛋白(Coombs)试验:直接试验阳性,间接试验可阴性,也可阳性。Coombs 试验可出现三种结果:①仅抗 IgG 阳性,为 IgG 型,多为继发性;②抗 IgG 及 C_3 阳性最常见,多见于慢性型;③抗 C_3 阳性,多见于急性型。但 Coombs 试验阴性不能作为否定诊断的依据,应多次检查。

【治疗】

1. 一般治疗:控制原发病,防治感染,重症病例应注意保护心肾功能,防治休克和 DIC 等。

2. 肾上腺皮质激素:为温抗体型的首选药物,急性溶血时可应用氢化可的松,每日 $5\sim10$ mg/kg,静脉滴注,好转后改服泼尼松,每日 $1\sim2$ mg/kg,待血红蛋白稳定在 100 g/L 左右,可渐减量,减至稳定血红蛋白的最小维持量,再用 $2\sim3$ 个月,总疗程 $3\sim6$ 个月。如 coombs 试验持续阳性或停用激素后血红蛋白下降则需延长用药月甚至 1 年以上。极重度病例需要加大剂量(氢化可的松每日 $10\sim20$ mg/kg,或泼尼松每日 $4\sim5$ mg/kg)方能控制急性溶血症状。

3. 免疫抑制剂:单纯激素治疗 4 周无效时可选用此类药物,或与小剂量激素合用可提高疗效。6-MP 每日 $50\sim75$ mg/m² 或 CTX 每日 75 mg/m²,分 $2\sim3$ 次口服。

4. 输血应尽量避免或减少。严重贫血时应予输血,可输用生理盐水洗涤 3 次的红细胞悬液,以减少补体输入加剧溶血的危险。属冷抗体型应注意输血时保暖。

5. 脾切除:指征为激素与免疫抑制剂联合治疗无效,长期依赖激素维持而不能停药或时常复发的病例,或需要反复输血维持生命者。术前如做同位素扫描检测发现脾脏为主要红细胞破坏部位,则手术更有必要。

6. 冷抗体型溶血性贫血:避免寒冷,注意保暖;肾上腺皮质激素疗效不佳时,可用 CTX 或 6-MP。

7. 其他,如静脉注射免疫球蛋白,每日 0.4 g/kg,连用 5 日;或血浆置换,用于危重病例的抢救。

八、遗传性球形红细胞增多症

【诊断】

1. 病史及体格检查

(1)多为幼年发病,表现为苍白、黄疸和乏力,每逢感染时症状加重。

(2)肝脾肿大,以脾肿大为著。常伴发胆道结石,少数出现小腿迁延不愈的溃疡。

(3)常因感染诱发溶血危象或再障危象,前者出现贫血和黄疸急剧加重,后者全血细胞减少。多于 $1\sim2$ 周内自然缓解。

2. 实验室检查

(1)血象:除溶血贫血一般表现外,可见球形红细胞>20%;网织红细胞增高(5%～20%),溶血危象时可达 70%;再障危象时全血细胞减少,网织红细胞降低。

(2)其他血液检查:①红细胞盐水渗透试验示脆性增加;②自溶试验溶血度明显增加(15%～45%),加葡萄糖或 ATP 后可完全纠正;③血清间接胆红素增多。

(3)骨髓象:增生旺盛,以中、晚期幼红细胞增生为主。再障危象时增生低下,全血细胞减少。

【治疗】

1. 一般治疗

平时注意防治感染。发生溶血危象或再障危象时应输血,并给予叶酸治疗。

2. 脾切除

为最有效的疗法,宜在 4 岁后进行(不宜在 2 岁以内进行),注意感染的防治。

九、特发性血小板减少性紫癜

【诊断】

1. 临床分型

(1)急性型:儿童多属此型,常见于 2～10 岁小儿,起病前常有病毒感染史,起病急,表现为自发皮肤、黏膜出血,以四肢为多见,呈大小不等淤点、淤斑;鼻、齿龈出血多见,亦有消化道、泌尿道出血者。病情自限性,出血症状多于起病 1～2 周内好转,但血小板数可仍低。90％急性型患儿起病 9～12 月内血小板数恢复正常。

(2)慢性型:病程超过 6 个月,学龄期前后小儿多见,女多于男,起病可较隐匿缓慢,出血症状较轻,病程迁延,可反复发作。

2. 诊断依据

(1)自发性皮肤黏膜出血,偶伴内脏出血;起病前可有前驱病毒感染史;一般无肝、脾、淋巴结肿大;病情多呈自限性。

(2)血小板计数＜100×10^9/L,急性型血小板减少较显著;少数病人出血量多时,可伴血红蛋白降低,网织红细胞轻度增高。

(3)骨髓检查:巨核细胞数增多或正常,有成熟障碍。

(4)以下 4 项具有 1～2 项:①血小板相关免疫球蛋白、补体增多。②排除继发性血小板减少。③泼尼松龙治疗有效。④切脾治疗有效。

【治疗】

1. 轻症无黏膜出血者,无须特殊治疗。

2. 一般治疗

适当休息,防止及控制感染;维生素 C、卡巴克络(安络血)口服;采取局部止血措施;忌用阿司匹林等抗血小板药物。

3. 应用糖皮质激素

中度以上病人,每日泼尼松 1～2 mg/kg 口服,一般用药 3～4 周后,减量停用。如出血较严重及顽固难治者,可增加泼尼松至每日 3～4 mg/kg,或改用相应剂量地塞米松、氢化可的松、甲泼尼龙等静脉给药,出血改善后改口服,并减量至每日泼尼松 2 mg/kg,维持 3～6 周,减量停药。如减量中血小板下降,出血严重,以最低维持剂量维持。重症病人伴皮肤黏膜广泛出血时,可给每日甲泼尼龙 15～30 mg/kg,静脉滴注。3～5 天出血好转后,每日减半量至相当于泼尼松每日 2 mg/kg,维持 3～6 周,减量停药。

4. 丙种球蛋白静脉输注

可根据出血严重度,血小板上升情况等选用以下方案:①IVIG 每日 0.4 g/kg,连用 5 天;②每日 1 g/kg,连用 2 日;③每日 1 g/kg,只用 1 日;④每日 0.4 g/kg,连用 2 天。适用于重症型患儿,尤其是婴幼儿,或慢性型患儿作脾切除前。

5. 输血或输血小板

输注血小板对本病通常无效,急性大量出血或有视网膜出血、颅内出血患儿,必要时输注单采血小板。

6. 免疫抑制剂

(1)长春新碱:0.025 mg/kg 或 0.8 mg/m²,每周 1 次,缓慢静滴,4~6 次为一疗程。

(2)环孢素:每日 5~8 mg/kg,维持量参照血浓度。常见不良反应有多毛、震颤、肾功能损害,应定期检查肾功能。

(3)硫唑嘌呤:每日 1.5~2.5 mg/kg,多与泼尼松合用。

(4)环磷酰胺:每日 1.5~3 mg/kg,起效一般需 3~6 周,血小板上升后维持 4~6 周。

7. 其他药物

(1)达那唑:为雄激素衍生物,每日 10 mg/kg,分 3 次服用。或小剂量每 1~2 mg/kg 口服,一般需 2~6 周后起效。主要不良反应为肝功能损害,体重增加、多毛、乏力,小剂量时不良反应少。

(2)氨肽素:0.4 g,每日 3 次,药效高峰在 6~8 周。

8. 脾切除

适用于病程 1 年以上,年龄＞5 岁,常规内科治疗无效,出血症状较明显者。

十、血友病

【诊断】

1. 临床表现

(1)出血:自发性或轻微外伤后严重程度不一的肌肉、关节、深部组织等出血,出血症状可呈发作期与缓解期交替出现。重型出生后即发病,轻型发病较晚,甚至成年后发病。50％～60％有家族史。血友病 B 出血一般不严重。少数女性传递者可有出血史。

(2)手术后出血不止,拔牙等小手术后可严重出血。

(3)关节反复出血后可呈强直、畸形。若骨膜下出血(血友病血囊肿),可形成假性肿瘤。若深部组织反复出血可引起假肿瘤(血囊肿)。

(4)血肿引起的压迫症及并发症:血肿压迫引起肌肉萎缩、剧痛、麻木、呼吸困难及组织坏死等。

2. 实验室检查

(1)出血时间、血小板计数、凝血酶原时间(PT)均正常。试管法凝血时间及复钙时间在重型血友病时延长。

(2)初筛试验:凝血酶原消耗试验、活化部分凝血活酶时间(APTT)及简易凝血活酶生成试验有助于中型及轻型血友病诊断。

(3)确诊试验:FⅧ:C 测定是确定血友病 A 的根据,Ⅸ:C 或 Ⅺ:C 测定是确定因子Ⅸ或Ⅺ缺乏症的依据。Ⅷ:Ag 在血友病 A 时呈平行减少。

【治疗】

1. 血友病 A 的治疗

因子Ⅷ浓缩物、冷沉淀物、新鲜血浆和鲜血补充是目前血友病 A 首选防治方法。

(1)自发性出血:用抗血友病球蛋白浓缩剂(每瓶 200 U 或 400 U)。补充因子计算公式:所需因子总量=(所需因子一原有因子水平)×0.65×体重(kg)。

(2)手术:只要准备足够量抗血友病球蛋白浓缩剂,且手术时进行Ⅷ:C 水平动态监测,血友病患者可进行各类手术。手术时必须做好以下工作:①替代治疗,手术时Ⅷ:C 水平提高到达 25% 左右,即可防止手术中及手术后出血,但大手术时少数患者需达到 45%～50%。②动态观察出血情况及监测Ⅷ:C 水平。③手术后给予抗血友病球蛋白浓缩剂维持剂量,直到伤口愈合(一般拔牙等小手术需维持 7 天,大、中型手术需 15 天以上)。

(3)轻型血友病 A 可口服达那唑每日 600 mg,DDAVP 0.3～1.5 μg/kg 加入生理盐水 20～30 mL 静脉注射等,可能改善出血倾向。

2. 血友病 B

用凝血酶原复合物或血浆。若使用血浆 15～20 mL/kg,可使因子Ⅸ提高 5%～10%。

3. 因子Ⅺ缺乏症

Ⅺ:C 水平与出血不成正比,替代治疗用血浆或冷沉淀物。如果用冷沉淀物 7～20 U/kg,即可使Ⅺ:C 提高达 25%～50%,达到止血目的。

十一、弥散性血管内凝血

【诊断】

1. 临床表现

(1)具有原发病(或基础病)的症状和体征。

(2)高凝期持续时间较短(以抽血易凝固为特点)。凝血时间缩短,血小板数量正常,纤维蛋白原正常。

(3)低凝期及纤溶亢进期:①出血:皮肤粘膜出血,表现为淤斑或血肿,及消化道、泌尿道、呼吸道出血,注射部位渗血不止。②栓塞:表现为各脏器功能障碍,如少尿、无尿、血尿、肾功能衰竭、呼吸困难、紫绀、意识障碍、昏迷、抽搐、黄疸、腹水等。③溶血:表现高热、黄疸、腰背痛、血红蛋白尿等。④休克:不易用原发病解释的微循环衰竭或休克,随 DIC 发展而加重,休克与 DIC 两者互为因果。

(4)抗凝治疗有效。

2. 实验室检查

(1)有下列 3 项以上异常可诊断为 DIC:①血小板<100×10^9/L,或呈进行性下降(肝病 DIC 时血小板<50×10^9/L)。②血浆纤维蛋白原<1.5 g/L,或呈进行性下降(肝病 DIC 时<1 g/L)。③3P 试验阳性或血浆 FDP>20 mg/L(肝病时>60 mg/L)。④凝血酶原时间(PT)比正常对照延长 3 s 以上,或激活部分凝血活酶时间(APTT)延长 10 s 以上。⑤血片中破碎异形红细胞>20%。

(2)疑难病例,有条件者可进行下列检查:①FⅧ:C 降低,vWF 升高。②抗凝血酶Ⅲ含量及活性降低。③血浆 β 球蛋白(β-TG),或血栓素 β2(TXβ2)增高。④纤维蛋白肽 A(FPA)或可溶性纤维蛋白单体复合物(SFMC)增高。

【治疗】

1. 去除病因。

2. 应用改善微循环药物

(1)低分子右旋糖酐:每次 10～15 mL/kg,静脉滴注,每日 1～2 次,或酌情6～8 h 1 次。DIC 晚期禁用,肾功能衰竭时慎用。

(2)适当应用血管扩张剂,如 654-2,每次 0.5～1 mg/kg;或酚妥拉明,每次 0.5～1 mg/kg加入葡萄糖溶液内,以每分钟 2～5 μg/kg 静脉滴注,酌情每 6～8 h 1 次。

(3)纠正酸中毒,改善缺氧状态。

3. 高凝期的治疗

肝素的应用:

(1)适应证:①早期处于高凝状态时;②有进行性凝血因子及血小板消耗,出血逐渐加重;③用于预防 DIC,如用于急性白血病 M3 型化疗时。

(2)禁忌证:①肺结核咯血、溃疡出血或新生儿产伤时;②有大面积伤口出血。

(3)用法用量:①一般用量,每次 75～100 U/kg(1 mg 约等于 125 U),溶于 10% 葡萄糖液或生理盐水 50～100 mL 中,约于 1 h 内滴完,每 4～6 h 1 次,也可连续静滴 4 h,以后根据试管法凝血时间调整用量。用药前后 CT(试管法)比较,延长 2 倍以上应减量或延长用药时间。②小剂量肝素,每日 25～60 U/kg,分次(如每 8 h 或 12 h 1 次)皮下注射或静滴。③亚急性 DIC 时(如急性早幼粒细胞白血病),可用肝素每小时 10～15 U/kg 静滴。

抗血小板凝集药可选用:①潘生丁,每日 5 mg/kg,分 3 次口服;②阿司匹林,每日 10～20 mg/kg,分 3 次口服,或消炎痛,每日 2～3 mg/kg,分 3 次口服;③低分子右旋糖酐 10～15 mL/kg 每日 1～2 次。

4. 低凝期的治疗

应在肝素治疗的基础上进行。

(1)输新鲜血或血浆:每次 10～15 mL/kg。

(2)输浓缩血小板 1～2 U/kg,可提高血小板(40～90)×10^9/L。

(3)酌情输注纤维蛋白原、因子Ⅷ制剂,凝血酶原复合物及维生素 $K_1$5～10 mg 静注。

5. 纤溶期的治疗

DIC 晚期以纤溶亢进为主而致出血时,在肝素治疗基础上应用抗纤溶药物,或与小剂量肝素合并使用。DIC 早期已有脏器栓塞者禁用。常用的有:①氨基己酸,每次 0.1 g/kg,每日 3～4 次口服或 0.08～0.12 g/kg 加入葡萄糖或生理盐水 100 mL 静滴。②止血环酸,静滴或口服。③抑肽酶,首剂为 1 000～2 000 U/kg,缓慢静注,维持量为 150 U/kg,每 2 h 1 次静滴,直至出血停止。

6. 促纤溶药物的应用

有明显脏器栓塞症状的病例,可选用尿激酶、链激酶等。

7. 肾上腺皮质激素的应用

在因治疗原发病需要,血小板明显减少,出血倾向明显以及 DIC 晚期纤溶亢进时,可短期应用。

第六节　神经系统疾病

一、热性惊厥

【诊断】

1. 临床表现

(1)单纯性热性惊厥:首发年龄在6个月~4岁,1~2岁为高峰年龄组,多有高热惊厥家族史。先有高热,体温多在39℃以上,很快出现惊厥(12小时之内),发作为全身性,多伴有意识丧失,持续时间短,多在5分钟之内停止。同一次病程中只发作一次,惊厥发作后很快清醒,无神经系统后遗症,热退1~2周后脑电图正常,预后良好。

(2)复杂性热性惊厥:发病年龄不定,初发可在6岁以上,开始为高热惊厥,随着发作次数增多,逐渐变成低热或无热惊厥,惊厥持续时间长(15分钟以上),可反复发作多次。惊厥多为局限性,可有异常神经系统体征,热退1~2周后脑电图可有异常波形。可有围产期脑损伤史,预后差。

2. 辅助检查

(1)脑脊液检查:高热惊厥时脑脊液正常。

(2)其他检查:根据情况可选做生化检查,如血糖、血钙、血磷、血钠,血、尿、便常规及培养,脑电图、颅脑超声、CT扫描、MRI等检查。

3. 诊断依据

(1)发病年龄多为6个月至4岁,亦可<6个月或>4岁。

(2)发热24小时内,体温突然升高时出现惊厥,发作后不遗留任何神经系统症状和体征。

(3)多为上呼吸道感染诱发,少数为消化道感染或出疹性疾病引起。

(4)除外其他惊厥性疾病。

(5)若有热性惊厥既往史,更支持本病诊断。

【治疗】

1. 控制惊厥:一般用安定止惊,剂量为每次0.3~0.5 mg/kg,静脉推注,速度1 mg/min,婴儿最大剂量每次3 mg,幼儿每次不超过5 mg,较大儿童最大剂量每次10 mg。必要时20 min可重复一次。无法静脉用药时,可使用安定溶液直肠给药,每次0.3~0.7 mg/kg。

2. 降温:立即采取药物或物理降温。婴儿用泰诺滴剂口服作用快,应用方便;对于年长儿者可给复方氨基比林肌注或小儿退热栓塞肛。物理降温常采用冰枕、冰敷、温水擦浴。

3. 及时吸氧:应尽早给氧,以迅速改善组织缺氧情况。在清除患儿咽部分泌物后,持续给氧至患儿面色红润,意识清楚。

4. 降低颅内压:对于频繁、持续抽搐出现脑水肿者,地塞米松起始量0.2~0.6

mg/(kg·次)应用,或静推 20% 甘露醇 0.75～1.0 g/kg,或每次静脉注射速尿 1 mg/kg,并使用营养脑细胞的药物,如能量合剂、脑活素以减轻缺氧对脑细胞的损伤。

5. 病因治疗:应用抗生素控制感染,治疗原发病。

【预防】

1. 间歇性短程给药:平时不用药,一旦有发热立即经直肠或口服地西泮 0.6～0.8 mg/(kg·d),首剂可用负荷量 0.5 mg/kg。维持用药至体温稳定,恢复正常。

2. 长期连续预防用药:即每天服用抗癫痫药,以减少热性惊厥复发和惊厥性脑损伤,常用的有效药物是丙戊酸钠、苯巴比妥和托吡酯。

二、癫　痫

由多种原因所致大脑神经元异常放电所引起的短暂的中枢神经系统功能失常。

【诊断】

1. 诊断要点

小儿癫痫的诊断应包括:(1)临床表现是否为癫痫,应排除其他发作性疾病如晕厥、夜惊、屏气发作、偏头痛等;(2)临床发作类型和综合征类型的诊断;(3)判断发作的严重程度;(4)病因诊断;(5)伴发的其他疾病(如脑瘫、智力低下等)。

2. 临床发作类型

根据发作的临床表现和相应的脑电图特点分为两大类,即部分性发作和全面性发作。

(1)部分性发作:神经元过度放电起源于脑的某一部位,故临床发作和脑电图异常均以局部开始。①简单部分性发作:发作时意识无改变。其中运动性发作较多见,表现限局性躯体某部位抽动。部分感觉性发作少见,表现躯体感觉异常或特殊感觉症状(幻听、幻视等)。植物性发作(腹痛、呕吐等)多合并其他部分性发作。精神发作症状表现为失语、记忆障碍、情感异常、错觉等。②复杂部分性发作即精神运动性发作,异常放电起源于颞叶或额叶,发作时伴意识障碍,也可伴有自动症(无目的的不自主行为),表现为咀嚼、吞咽动作、哭笑或恐惧表情。③部分性发作进展为全面发作。

(2)全面性发作:神经元过度放电起源于两侧大脑半球,临床发作均伴意识障碍。①失神发作:发作时意识突然丧失,中断正在进行的活动,凝视,发作持续数秒后恢复意识,对发作不能记忆,每天可发作数次或数十次。脑电图呈弥漫性、两侧对称、同步的 3 次/秒棘慢综合波。②肌阵挛性发作:全身肌肉或某部位肌肉突然短暂收缩,一次或多次。脑电图可见多棘慢波、棘慢波或尖慢波。③强直性发作:发作时肌肉强烈收缩,四肢伸直或呈扭曲位置,躯干强直呈角弓反张位,头眼斜视一侧。发作时脑电图有低幅快波。④阵挛性发作:全身肌肉节律性反复抽动,脑电图可呈现棘慢或多棘慢波。⑤强直—阵挛作:又称大发作,发作时突然意识丧失,肌肉剧烈地强直性收缩,倒地,呼吸暂停伴青紫。大小便失禁。强直期末转入阵挛期,肢体节律性抽动,发作持续 1～5 分钟,发作后深睡。发作间期可有多棘慢波、棘慢或尖慢综合波,婴幼儿多为不典型大发作。⑥失张力发作:发作时肌张力突然减低,不能维持姿势,意识丧失。脑电图呈多棘慢波或为低幅快波。

(3)分类不明的发作。

(4)癫痫持续状态:是指一次癫痫发作持续 30 分钟以上,或连续多次频繁发作,发作间期意识或神经功能未恢复至通常水平。各种类型癫痫均可出现癫痫持续状态,但以全身强直—阵挛发作持续状态最常见,也是危及生命最严重的类型。

3. 癫痫综合征的分类

患儿在发病年龄、发作类型、脑电图特点及预后转归等方面都有一定的规律性,进行癫痫综合征的分类,可对癫痫患儿有完整的评价和判断,更好地指导临床实践。根据其病因可分为特发性(原发性)、症状性(继发性)、隐源性(可视为症状性)。如特发性(原发性)包括小儿良性癫痫伴中央颞区棘波、小儿癫痫伴枕部爆发脑电图异常等;症状性(继发性)或隐源性包括小儿慢性进行性持续性部分性癫痫、诱发性癫痫、其他综合征(颞叶癫痫,额、顶或枕部癫痫)等。

4. 体格检查

除一般全身体格检查外,还要全面、仔细地进行神经系统检查,注意有无神经系统感染、外伤、肿瘤等表现。

5. 辅助检查

为明确病因,根据需要可查血钙、血磷、血糖、血钾、钠、氯、肾功能、肝功能、脑脊液、头颅B超、CT、MRI等。脑电图对小儿癫痫的诊断具有重要意义,最好做睡眠脑电图,以提高阳性率,脑电图正常不能排除癫痫的诊断。

【治疗】

1. 早期治疗:对严重癫痫一旦确诊就要早治。对只发作一次,又未找到病因的癫痫,一般暂不服药,密切观察。

2. 选药原则:一般单一用药,最好不联合用药,以避免多种药物相互作用而影响疗效。

3. 调整剂量:一般从小剂量开始,逐渐加量,注意年龄特点和个体差异。

4. 规律性服药:坚持长期不间断地服药,使药物在血液中保持稳定的有效浓度,服药间隔不应超过药物半衰期。

5. 疗程要长,停药过程要慢:一般从停止发作算起再服药2~4年,并经过一年左右的减药过程。

6. 评价疗效和血药物浓度监测:药物需经5个半衰期方达有效血浓度。疗效不满意或出现药物副作用时,应测定药物血浓度。

7. 定期复诊,注意末梢血象、肝功能等药物副作用。

各种类型癫痫药物的选用:

1. 常用抗癫痫药物:如苯巴比妥、苯妥英钠、丙戊酸钠、卡马西平、乙琥胺、硝基安定和氯硝基安定等。

2. 新型抗癫痫药物:作为二线用药,可用于难治性癫痫辅助治疗,如妥泰等。

【预防】

1. 注意围产期保健,保护胎儿和新生儿免受缺氧、产伤、感染等损害,尤应注意预防新生儿窒息和缺氧缺血性脑病。

2. 对婴幼儿时期的高热惊厥要给以足够重视,尽量防止惊厥发作,发作时应立即用药控制。

3. 积极预防小儿神经系统各种疾病,及时治疗,减少后遗症。

4. 预防生化代谢紊乱。

5. 对于引起癫痫的一些严重遗传性疾病,可进行遗传咨询,有的可进行产前诊断或新生儿筛查,以决定终止妊娠或早期进行治疗。

三、脑性瘫痪

出生前、出生时及生后脑发育早期各种原因引起的非进行性脑损伤和发育缺陷所导致的一组综合征。

【诊断】

1. 临床表现

(1)运动发育落后:脑瘫患儿抬头、独坐、翻身、爬、站立、行走的年龄均较正常晚。

(2)肌张力异常:大部分患儿表现为肌张力增高,婴儿肌张力增高可能不太明显,随年龄增长而逐渐显出。

(3)姿势异常:由于肌张力异常及原始反射延缓消失,脑瘫患儿在静止或运动时均表现有各种异常姿势。

(4)反射异常:痉挛型脑瘫患儿均表现为腱反射亢进或活跃,原始反射(Moro 反射、握持反射、不对称颈紧张反射等)延缓消失,保护性反射延缓出现。

2. 临床类型

(1)痉挛型:根据受累肢体部位不同,又可分为:①四肢瘫:四肢均受累,上下肢严重程度相同;②双瘫:也是四肢受累,但下肢重,上肢轻;③偏瘫:一侧上下肢受累;④截瘫:上肢正常,仅下肢受累,此型很少见;⑤三肢瘫:三个肢体受累,此型极少见到;⑥单瘫:单个上肢或下肢受累,此型也极少见。

(2)不随意运动型:主要病变在锥体外系统,表现为不自主动作增多,当进行有意识运动时,不自主、不协调及无效的运动增多,紧张时更明显,安静时不自主运动减少,入睡后消失。在 1 岁以内往往表现为肌张力低下,平时很少活动,仰卧位时下肢呈屈曲、髋外展、踝背屈的姿势。随着年龄增大,肌张力增高,呈齿轮状或铅管状肌张力增高。

(3)共济失调型:此型很少见到,主要表现为小脑症状,步态不稳,行走时两足间距离加宽,四肢动作不协调,上肢常有意向震颤,肌张力不高。

(4)肌张力低下型:仰卧位时四肢呈外展外旋位,状似一只仰翻的青蛙,俯卧位时头不能抬起,腱反射不减弱。肌张力低下型常为某些婴儿脑瘫的暂时表现,以后大多转变为痉挛型或手足徐动型。

(5)混合型:两种(或多种)类型同时存在于一个患儿身上称为混合型,常是痉挛型和手足徐动型同时存在。

脑瘫患儿除运动障碍外常合并有智力低下、癫痫、感知觉障碍或行为异常。

3. 辅助检查

如脑电图、脑脊液检查、血清生化,细菌学、酶学、免疫学、影像学检查,脑血管造影及肌电图等。

4. 诊断依据

(1)本病主要症状为运动发育落后及各种运动障碍,这些症状在婴儿期就已出现。如婴儿时期发育正常,以后出现的运动障碍则不应诊断为脑瘫。

（2）脑瘫的病因为非进行性，而各种代谢性疾病或变性疾病所引起的中枢性疾病呈进行性加重，不诊断为脑瘫。

（3）脑瘫为中枢性瘫痪，腱反射不会减弱更不会消失。凡病变部位在脊髓前角或脑干运动神经元及其周围神经所致的非中枢性瘫痪均不应诊断为脑瘫。肌肉、骨骼及结缔组织疾病所致的运动障碍也不属脑瘫。

（4）正常小儿暂时性运动发育落后不应诊断为脑瘫。

（5）诊断脑瘫主要靠病史及体格检查。CT、MRI、脑电图检查结果不能作为脑瘫诊断依据，但对探讨脑瘫的病因可能有所帮助。肌电图检查可作为诊断肌肉疾病的参考依据。

（6）母亲妊娠期、围生期、分娩时及小儿生后1个月内许多异常情况都有可能造成脑瘫，但并非一旦出现这些情况，将来一定会发展为脑瘫。

【治疗】

对脑瘫患儿，一旦明确诊断应尽早干预，促进正常运动发育，抑制异常运动和姿势。注意综合治疗，除针对运动障碍进行治疗外，对合并语言障碍、智力低下、癫痫、行为异常及感知觉障碍也应进行干预。康复训练内容需在家庭或社区内完成，治疗内容大致包括以下几项：

1. 功能训练：包括躯体训练、技能训练及其他功能训练。

2. 矫形器的应用：有些患儿需用支具或一些辅助器矫正异常姿势及运动。

3. 手术治疗：某些痉挛型脑瘫患儿可通过手术矫正畸形，改善肌张力。

4. 物理疗法：包括水疗及各种电疗。

5. 药物治疗：目前尚无一种治疗脑瘫的特效药物，有时可试用一些缓解肌肉张力增高及改善不自主运动的药物。

6. 传统医学方法：可应用针刺、按摩、推拿等疗法改善运动状况。

四、脑损伤综合征

在不同时期、不同因素脑损伤导致的脑功能障碍综合征。

【诊断】

诊断要点：

1. 有致脑损伤的原因。

2. 有脑损伤的早期症状。新生儿期常见的早期症状：痉挛发作，哺乳困难，哭声微弱，Moro反射减弱，自发运动减少，易惊好打挺；1～3个月常见的早期症状：俯卧后不能抬头，持续哭闹，手紧握，不笑；4～5个月常见的早期症状：不伸手抓物；6个月常见的早期症状：手—眼—口协调不能完成。

3. 有损伤的神经学异常：①小儿姿势异常；②小儿反射及Vojta姿势反射异常；③肌张力异常；④运动发育迟缓；⑤病情呈非进行性。

【治疗】

1. 早期干预的意义：（1）婴幼儿期脑的可塑性大；（2）脑损伤的早期异常姿势及模式未固定；（3）早期治疗可以防止肌肉痉挛、关节变形；（4）早期治疗能复活各种机能，阻止机能向异常方向发展。

2. 早期干预的原则：综合治疗，早期发现，早期治疗。按照儿童生长发育规律制定治疗方案，重视防治，逐步形成防治体系，社区康复、康复治疗与训练家长相结合。

3. 早期干预的方法：包括功能训练、日常生活动作训练、伴随缺陷的治疗、心理治疗及其他。

4. 早期干预的程序：(1)1～3 个月视听触觉发育、前庭小脑功能训练，头控训练；(2)4～6 个月主动翻身，促进独坐、伸手抓物，听话能力训练；(3)7～9 个月爬行和立位训练、体位转换训练、手指功能训练、听话能力和发音训练；(4)10～12 个月站走训练、手眼协调训练、听说训练；(5)13～24 个月独走、全身协调训练，言语表达训练。

五、Reye 综合征

【诊断】

1. 临床表现

主要为急性颅内压增高和肝功能障碍的表现，病情轻重不一。

(1)起病急骤，一般不伴高热，有频繁呕吐。

(2)意识障碍呈进行性加重，早期有嗜睡、淡漠，继而烦躁不安、谵妄、躁狂，定向力丧失，并迅速进入昏迷。

(3)惊厥可为全身性或限局性，可出现去大脑强直，全身状况迅速恶化而死亡。

2. 体格检查

无局限性神经系统体征，可见过度呼吸，呼吸节律不整；前囟饱满或紧张，常无脑膜刺激征；瞳孔散大，对光反应迟钝，眼底静脉淤张而视乳头水肿不多见；四肢肌张力增强，腱反射亢进，病理反射阳性。严重者呈去大脑强直状态。约半数病人有肝轻至中度肿大，质硬，黄疸少见。可有消化道出血、低血糖和酸中毒的表现，偶见心律失常。

3. 辅助检查

(1)末梢血白细胞增高，中性粒细胞增高，血小板正常或减少。

(2)脑脊液压力增高，伴低血糖时可降低，其他均正常。

(3)血生化 ALT、AST、CPK、LDH 升高，血氨早期升高可达 176 μmol/L(300 μg/dL)以上，凝血酶原时间延长，婴儿血糖降低明显，总血脂和胆固醇降低，游离脂肪酸增加。

(4)血气分析可有代谢性酸中毒和呼吸性碱中毒。

(5)脑电图可有弥漫性高幅慢波，其严重程度与血氨及脂肪酸浓度有相关性，EEG 对预后有重要意义。

(6)诊断困难者，必要时可行肝活检。

4. 类瑞氏综合征疾病

(1)类瑞氏综合征的遗传代谢病：主要有尿素循环障碍。

(2)有机酸血(尿)症：如异戊酸血症、枫糖尿症等。

(3)碳水化合物代谢异常：果糖血症。

(4)丙戊酸肝中毒：见于接受丙戊酸治疗的婴儿癫痫患者。

(5)原发性肉毒碱缺乏症。

【治疗】

1. 止惊,降颅压。
2. 降温物理、药物降温,必要时可行亚冬眠疗法。
3. 高血氨和肝功能衰竭的处理。
4. 防治出血:给予维生素K、凝血因子或输新鲜血浆等。
5. 支持疗法:主要是维持水电解质平衡,纠正酸中毒和低血糖。
6. 呼吸衰竭者,可用人工呼吸机治疗。

六、急性感染性多发性神经根炎

【诊断】

1. 临床表现

急性起病,出现渐进性、对称性、弛缓性肢体瘫痪,早期可有感觉障碍,运动无力,在2～4周进展为完全瘫痪。严重者常伴有颅神经及呼吸肌麻痹。

(1)四肢运动障碍:为下运动神经元瘫痪,呈多发性、对称性、弛缓性,腱反射减弱或消失。常从下肢开始,上升性发展,远端重于近端。表现为行走无力,易跌倒,手足无力,握持和举臂困难等。少数病人也可由上肢开始,向下发展。

(2)呼吸肌麻痹:重症者累及呼吸肌而出现呼吸困难。表现为咳嗽无力,不能深呼吸及说话声小。肋间肌瘫痪时,出现胸廓矛盾呼吸。腹肌瘫痪时,可见腹部矛盾呼吸运动。更严重者,病变累及延髓呼吸中枢时可出现中枢性呼吸衰竭。

(3)颅神经麻痹:约半数以上的病人合并颅神经损害,以第7、9、10、11、12颅神经为多见。第7颅神经受累时可见口角向健侧歪斜,鼻唇沟变浅、消失,鼓腮、示齿、闭眼动作无力或不能。第9、10颅神经受累时,可见吞咽困难、进食呛咳、声嘶或失音、咽反射消失等。第12颅神经受累时,可见伸舌偏斜、力弱或不能张口及构音障碍等。

(4)感觉障碍:一般在病初出现,程度较轻。表现为手足麻木、肢体疼痛、感觉异常等根性刺激症状,手足可呈手套袜套样感觉减退。

(5)植物神经功能紊乱:常表现为一过性尿潴留、出汗、颜面潮红、心动过速或过缓、心律不齐、血压忽高忽低及心跳骤停等。

2. 辅助检查

(1)脑脊液检查:初期可正常,典型者发病一周后可见蛋白增高,细胞数正常(蛋白细胞分离现象)。以后蛋白逐渐增高,2～3周达高峰,多在0.4～4 g/L(40～400 mg/dL),甚至高达10 g/L(1000 mg/dL)以上。4周以后逐渐下降。

(2)电生理检查:发病2～3周时肌电图可示节段性脱髓鞘病变,即神经传导速度延长;诱发电位结果异常;部分患儿显示运动动作电位幅度下降,即神经轴索型病变。

(3)有条件者可做病毒分离,检测血清中抗体。

3. 诊断依据要点

(1)急性或亚急性起病。

(2)对称性松弛性肢体瘫痪,以运动障碍为主,可伴有轻度感觉障碍和自主神经功能紊乱。

(3)病情进展期一般不超过 4 周。

(4)脑脊液呈蛋白细胞分离现象,细胞数正常,蛋白增高,起病后 1～2 周出现,2～3 周最明显,但有 25％病例脑脊液正常。

(5)周围神经传导速度减慢或反应电位波幅降低。前者提示纤维的主要病理改变为髓鞘脱失,后者提示原神经主要病理改变为轴索变性。

【治疗】

1. 精心护理:应勤翻身,以预防发生褥疮。有呼吸肌麻痹或吞咽障碍者应设专人护理,定时拍背、吸痰、体位引流等,以保持呼吸道通畅,预防肺部感染,并保证热量及水分供给。注意体位适宜,预防肢体畸形。

2. 急性期可应用甘露醇 1～2 日,减轻神经根水肿。

3. 静脉注射大剂量免疫球蛋白(IVIG),剂量为每日 400 mg/kg,发病 2 周内连用 5 天。可缩短病程,控制进展。有条件者可行血浆置换或换血疗法,以清除血液中的抗体、免疫复合物、致敏淋巴细胞等。

4. 呼吸肌麻痹的治疗:病情严重者及时使用人工呼吸器,可酌情选择经鼻气管插管或气管切开。

(1)气管切开的指征:①安静状态下呈呼吸微弱、浅快、发绀、鼻煽、多汗、烦躁,心率明显增快等周围呼吸衰竭的表现。②有较重的呼吸道合并症(肺炎、肺不张等),痰液黏稠不易咳出,并且病情处于进展阶段者。②广泛的呼吸肌麻痹伴吞咽障碍者。

(2)人工呼吸器的使用指征:当患儿出现呼吸骤停或将停时;或吸入 100％氧气的情况下,动脉血氧分压仍＜6.67～8.0 kPa(50～60 mmHg)时;或呼吸明显不整、浅表,伴意识及循环障碍者。

5. 植物神经功能紊乱的治疗:急性期进行血压、心电监护,并随时做好心、肺、脑复苏的准备。

6. 其他治疗:重症患儿并发呼吸道感染应予抗生素抗细菌感染。可试用促进神经细胞代谢的药物如维生素 B_1、B_{12}、C 及能量合剂等。恢复期应用加兰他敏、地巴唑等能促进神经肌肉间的传导,增强肌张力。针刺、按摩、理疗等也可促进恢复。

七、流行性脑脊髓膜炎

【诊断】

诊断标准:

1. 流行病学史

在冬春季节和流行地区内,儿童患病者最为多见。有些患者在发病前 7 天有明显密切接触史。

2. 临床表现

(1)突然寒战、高热、恶心、呕吐、流涕、鼻塞、咽痛,全身疼痛,头痛加重。

(2)面色苍白、四肢发凉、皮肤发花并有散在的小出血点,唇周及指端青紫。

(3)烦躁不安、谵妄、昏迷或惊厥。

(4)皮肤、黏膜淤点典型或融合成淤斑,血压明显下降,脉搏细速,脉压差缩小。

(5)颈项强直,角弓反张,克氏征和布氏征阳性。

(6)瞳孔大小不等,边缘不整,对光反应迟钝,眼球常凝视。

(7)呼吸快慢及深浅不均或呼吸暂停。

幼儿发病多不典型,常见除高热、呕吐、嗜睡外,还多见极度不安与惊厥、拒乳、尖叫、腹泻、咳嗽、双目凝视、颈项强直和布氏征阳性,其他脑膜刺激征可能缺项。前囟未闭者多见隆起,呕吐频繁而失水者也可出现囟门下陷。

3. 实验室诊断

(1)血象:白细胞数显著增高,最高可达 $40 \times 10^9/L$,中性粒细胞在 $80\% \sim 90\%$ 以上。

(2)疑为流脑者应做腰椎穿刺检查,脑脊液(CSF)压力常增高,达 1.96 kPa 以上;典型病例 CSF 的外观混浊如米汤样甚或脓样;白细胞数增多,可达每升数亿,以多形核细胞为主;蛋白质显著增高,可达 $1 \sim 5$ g/L;糖量常低于 2.22 mmol/L,氯化物也稍降低。CSF 涂片可在中性粒细胞内找到革兰氏阴性双球菌。

(3)从病人 CSF 或急性期血液分离到 Nm。

(4)从病人急性期血清或尿或 CSF 中检测到 Nm 群特异性多糖抗原。

(5)检测病人恢复期血清抗体效价较急性期呈 4 倍或 4 倍以上升高。

(6)以 PCR 检测到病人急性期血清或 CSF 中 Nm 的 DNA 特异片段。

4. 病例分类

疑似病例:流行病学史加临床表现(1)或(2)或(3)之一项。

临床确诊病例:疑似病例加临床表现(4)或(5)或(6)或(7)之一项。

确诊病例:疑似病例或临床确诊病例加实验室诊断(3)或(4)或(5)或(6)之一项。

5. 体格检查

(1)普通型:主要显著的体征为淤点,85%的病儿可见。可先为玫瑰疹,迅速转为淤点、淤斑,以胸腹部和下肢为多见,脑膜刺激征阳性。

(2)爆发型:脑膜炎球菌败血症(华—佛综合征),广泛皮肤、黏膜淤斑且迅速发展或融合成大片状,中央坏死,同时出现皮肤花纹、四肢厥冷、脉细速、呼吸急促、血压迅速下降或测不出,而脑膜刺激征大多阴性。

【治疗】

1. 病原治疗

首选青霉素加氯霉素,或青霉素加氨苄西林静滴。SMZ 100 mg/(kg·d),分 2 次口服,同时服碳酸氢钠。青霉素每日 $200\,000 \sim 400\,000$ U/kg,氯霉素每日 $50 \sim 70$ mg/kg,氨苄西林每日 $200 \sim 300$ mg/kg,分 4 次。上述治疗后 2 日重复脑脊液检查,若未好转,即改用头孢噻肟,每日 100 mg/kg,分 3 次静滴,或头孢曲松每日 100 mg/kg,分 $1 \sim 2$ 次静滴。

2. 对症治疗

(1)降温:体温过高予对乙酰胺氨基酚 $5 \sim 10$ mg/kg 以及物理降温。

(2)止痉:出现惊厥用苯巴比妥饱和量 20 mg/kg,维持量 5 mg/kg 肌注,或地西泮 $0.1 \sim 0.3$ mg/kg 肌注或静注。颅内压升高及惊厥不止者,应予 20% 甘露醇 $2.5 \sim 5.0$ mL/kg 静注,每 $4 \sim 6$ h 1 次,直至颅内压升高症状消失。

(3)呼吸道隔离至咽拭子培养阴性或病后 7 日。爆发型脑膜炎球菌败血症应有专人严守床边,密切观察病情,及时进行抢救。

(4)糖皮质激素应用:不列为常规。对中毒症状严重,颅内压增高明显的患者可短期用 3 日,常选用地塞米松,每日 0.5 mg/kg,分 2 次静滴或静注。

3. 并发症治疗:如抗休克、DIC 处理、呼吸衰竭处理、硬膜下积液和脑室管膜炎处理等。

八、化脓性脑膜炎

【诊断】

1. 临床表现

(1)多在上感、肺炎、败血症后发生。

(2)发病急,常有发热、头痛、呕吐、烦躁不安、嗜睡甚至惊厥或昏迷。有脑膜刺激征及颅内压增高的表现,如频繁呕吐、心率减慢、血压升高、瞳孔变化,甚至可发生脑疝而致中枢性呼吸衰竭。

(3)3 个月以下婴儿可无发热,甚至体温不升,脑膜刺激征及颅内压增高出现较晚或不明显,而表现为拒奶、吐奶、嗜睡、凝视、尖叫、惊厥、面色青灰及囟门紧张或隆起。新生儿化脑多于生后 1～7 天发病,中毒症状重,黄疸加深。未成熟儿发病率更高,而体征往往不明显。年长儿诉说颈部不适或疼痛或限制性体位。

(4)神经系统受累表现:惊厥发作、意识障碍、颅神经麻痹、肢体瘫痪等。

2. 诊断依据

(1)起病急,前驱感染病史:患儿发热、烦躁、呕吐、腹泻及食欲低下等。

(2)阳性神经系统症状与体征:易激惹、嗜睡、惊厥、颅内压增高、脑膜刺激征阳性(前囟未闭儿、小婴儿症状不典型)。

(3)外周血白细胞总数及中性粒细胞明显增高,C 反应蛋白升高,血沉增快。

(4)脑脊液检查:压力升高,外观混浊甚至脓样。白细胞数明显增高,多在 $1\,000\times10^6$/L 以上,以中性粒细胞为主。蛋白增多,糖、氯化物减少。涂片可找到细菌,培养阳性。

【治疗】

1. 控制感染。

2. 应选择对病原菌敏感、容易通过血—脑屏障、能够在脑脊液中达到有效杀菌浓度的药物。提倡早期、足量、联合及足够疗程用药。脑脊液细菌培养阳性时,应根据药物敏感试验用药,急性期应静脉、分次给药。联合用药时,应注意药物的相互作用。停药指征:临床症状及阳性体征消失;脑脊液完全正常;有效抗生素治疗 2～4 周左右。革兰阴性杆菌及绿脓杆菌脑膜炎治疗时间应延长 4～6 周或更长。如应用抗生素 3 天后,治疗反应欠佳,则需及时腰穿复查,观察脑脊液的改变,再酌情调整治疗计划。

3. 对症治疗。

4. 保证足够热量及水分供给。

病初数日如不能进食,可给鼻饲及静脉补液,但必须注意因抗利尿激素影响产生的液体潴留。发病早期应限制液体在 40～50 mL/(kg·d),其中,1/4 应为生理盐水。以后逐渐增加到 60～70 mL/(kg·d),以保证足够的液体和热量。病重者可输血或血浆,每次 5～10 mL/kg,或应用复合氨基酸、脂肪乳等静脉高营养制剂。

5. 肾上腺皮质激素

大龄儿患有感染性休克、顽固性颅内压增高及革兰染色阴性细菌性脑膜炎,在使用抗生素的同时可静脉滴注地塞米松 $0.5\sim1$ mg/(kg·d),或氢化可的松 $5\sim8$ mg/(kg·d),$5\sim7$ 天。

6. 加强护理与生命体征的监护。

7. 治疗并发症。

九、病毒性脑炎

【诊断】

1. 临床表现

(1)急性或亚急性起病,常伴发热,部分患儿有呼吸道或消化道症状。

(2)不同程度的意识障碍,轻者仅表现为淡漠、嗜睡,重者有神志不清、谵妄、昏迷。较大儿童可出现精神异常、情绪障碍等。

(3)颅内高压征:头痛、头晕、呕吐,肌胀力增高,小婴儿表现为前囟紧张或隆起,严重的颅内高压可致脑疝,出现呼吸循环衰竭。

(4)实质的损害可导致全身性或局限性的抽搐,因病变部位的不同而表现为偏瘫、单瘫或双侧瘫。亦可见颅神经损害征、共济失调、不自主动作等,多数病儿肌张力增高,腱反射亢进。常有病理神经反射,病变若波及脑膜,可出现脑膜刺激征。

2. 诊断依据

(1)病急,常有病毒感染史,即病前 1 个月或半个月内有感染史,或在病毒感染性疾病中发病。

(2)发热、头痛、嗜睡、昏迷、惊厥以及进行性加重的神经精神症状。明显的神经系统定位体征:颈项抵抗,克氏征阳性,病理征阳性,颅神经损害,偏瘫、共济失调。

(3)脑脊液的变化:外观清亮,白细胞数轻度升高(可在 $30\sim500\times10^6$/L),早期以中性粒细胞为主,后期以淋巴细胞为主,蛋白轻度增高,糖和氯化物正常。

(4)脑脊液分离到病毒可确诊。

(5)血清中和试验滴定度在急性期及恢复期相差 4 倍或 4 倍以上。

(6)血清补体结合试验滴定度在急性期及恢复期相差 4 倍或 4 倍以上。

(7)血凝抑制试验,恢复期的滴定度较急性期高出或低于 4 倍以上。

(8)免疫荧光抗体检查阳性。

(9)脑电图示不同程度弥漫性或局限性慢波,中度以上异常。

(10)脑 CT 多灶性低密度灶。

【治疗】

1. 对症治疗:控制体温,控制脑水肿,降颅压及控制癫痫发作。常用的止痉剂有地西泮、苯妥英钠、苯巴比妥钠、水合氯醛等。

2. 抗病毒药物的应用:阿昔洛韦、更昔洛韦均为抗 DNA 病毒药,前者对单纯疱疹病毒有强大的抑制作用,对 EB 病毒、水痘、带状疱疹病毒及巨细胞病毒也有一定的抑制作用。后者对巨细胞病毒有显著抑制作用。诊断或怀疑为疱疹病毒脑炎者,应及早应用阿昔洛韦治疗。

3. 脏器功能支持：如：(1)改善脑功能，及时给氧，并可应用胞二磷胆碱、果糖等。(2)呼吸、消化系统及心血管功能的支持和监护。

4. 其他治疗措施

(1)激素应用：糖皮质激素可减轻急性期炎症反应，减轻脑水肿和降低体温，但能抑制机体细胞免疫功能。因此一般认为对轻中度病脑患儿应用激素治疗弊大于利，应慎用。对于病情严重、超高热、脑水肿严重的重症患儿可给予地塞米松治疗。

(2)应用大剂量丙种球蛋白。丙种球蛋白能够中和病毒，增加免疫杀伤细胞的功能，阻断引起神经细胞损伤的免疫反应。此外，大剂量丙种球蛋白静注可提高血浆胶体渗透压，对降低颅内压有一定的作用。

(3)应用免疫制剂。如干扰素除具有激活核酸酶 L 或蛋白激酶，切断病毒 mRNA，抑制蛋白翻译而发挥抗病毒作用外，还有免疫调节作用。

5. 康复治疗：对恢复期或后遗症期患儿，可给予高压氧、针灸、按摩等治疗，并进行语言、运动等功能训练，以促进神经功能恢复。

【预防】

消灭蚊虫，防止被蚊虫或蜱叮咬，是预防虫媒病毒性脑炎的重要方法。高效免疫球蛋白可用于受蜱叮咬后的预防。

新生儿或婴儿单纯疱疹病毒性脑炎可能由患有生殖器疱疹的母亲获得感染，施行剖宫产可以防止新生儿受感染。

第七节　内分泌疾病

一、生长激素缺乏症

【诊断】

1. 体格检查

(1)面容幼稚，娃娃脸，腹部皮下脂肪相对丰满。

(2)男孩多数有青春期发育延迟或小阴茎、小睾丸。

(3)牙齿萌出及换牙延迟。

2. 辅助检查

(1)骨龄。

(2)肝、肾功能。

(3)血清甲状腺激素(T4、T3)及促甲状素(TSH)，以及肾上腺和性腺激素的测定。

(4)染色体检查。

(5)必要时作垂体 CT 或 MRI 的检查。

3. 诊断依据

(1)出生时身长和体重正常。少数患儿曾有臀位产、产钳助产致生后窒息等病史。

（2）一般在一岁后开始出现生长减慢，生长速度常＜4 cm/年。随着年龄增长身高落后日益明显。

（3）一般智力正常。

（4）骨龄常落后于实际年龄 2 岁以上。

（5）染色体检查，排除 Turner 综合征。

（6）生长激素（GH）刺激试验：必须进行两种刺激试验，根据 GH 峰值判断：分泌峰值＜5 μg/L 确诊为完全性生长激素缺乏症，分泌峰值 5～10 μg/L 则为部分缺乏。

（7）血清胰岛素样生长因子—1（IGF-1）及胰岛素样生长因子结合蛋白—3（IGFBP-3）常降低。

（8）生长激素释放激素（GHRH）兴奋试验：用于鉴别病变位于下丘脑或垂体。GH 峰值＞10 μg/L 为下丘脑性生长激素缺乏，GH 峰值＜10 μg/L 为垂体性生长激素缺乏。

（9）必要时作垂体 CT 或 MRI 的检查，以排除肿瘤等情况。

【治疗】

1. 基因重组人生长激素替代治疗，剂量为每天 0.1 U/kg，每日睡前皮下注射，每周 6～7 次，开始治疗时年龄愈小者，疗效愈显著，以第一年效果最佳，治疗应持续至骨骺融合。

2. 若伴有甲状腺功能减退者，必须每天加服甲状腺片 40～60 mg，若伴促性腺激素不足，可于青春期时给予雄激素或雌激素类药物联合治疗，如十一酸睾酮或妊马雌酮等。

3. 合成代谢激素司坦唑醇：剂量为每日 0.05 mg/kg，分 2 次口服。6～12 个月为一疗程。

【预防】

（1）儿童自出生起定期生长监测。

（2）如果一岁后开始出现生长减慢，生长速度常＜4 cm/年，随着年龄增长身高落后日益明显，应及时就诊于生长发育专科门诊。

二、性早熟

【诊断】

1. 诊断依据

（1）第二性征提前出现：女童 8 岁前，男童 9 岁前。

（2）血清促性腺激素水平升高达青春期水平。

①促性腺激素基础值：如果第二性征已达青春中期程度时，血清促黄体生成素（LH）基础值可作为初筛，如＞5.0 IU/L，即可确定其性腺轴已发动，不必再进行促性腺激素释放激素（GnRH）激发试验。

②GnRH 激发试验：本试验对性腺轴功能已启动而促性腺激素基础值不升高者是重要的诊断手段，GnRH 可使促性腺激素分泌释放增加，其激发峰值即可作为诊断依据。

（3）性腺增大：女童在 B 超下见卵巢容积＞1 mL，并可见多个直径＞4 mm 的卵泡；男童睾丸容积≥4 mL，并随病程延长呈进行性增大。

（4）线性生长加速。

（5）骨龄超越年龄 1 年或 1 年以上。

(6)血清性激素水平升高至青春期水平。

以上诊断依据中,(1)、(2)、(3)条是最重要而且是必具的。但是如就诊时的病程很短,则 GnRH 激发值可能与青春前期值相重叠,达不到以上的诊断切割值,卵巢大小亦然。对此类患儿应随访其副性征进展和线性生长加速情况,必要时应复查以上检测。女性患儿的青春期线性生长加速一般在乳房发育开始后半年至 1 年左右(B2~B3 期)出现,持续 1~2 年;但也有较迟者,甚至有 5% 左右患儿在初潮前 1 年或初潮当年始呈现。男童生长加速发生在睾丸容积 8~10 mL 左右时或变声前一年,持续时间比女童长。骨龄提前只说明性激素水平增高已有一段时间,并非是诊断 CPP 的特异性指标,病程短和发育进程慢的患儿可能骨龄超前不明显,而外周性性早熟亦可能有骨龄提前。性激素水平升高不能分辨中枢和外周性性早熟。

CPP 的诊断是综合的,核心问题是必须为 GnRH 依赖性,临床随访性征发育呈进行性。

2. 辅助检查

(1)GnRH 激发试验方法:常规用 GnRH(戈那瑞林)2.5 $\mu g/kg$ 或 100 $\mu g/m^2$ 静脉注射,于 0 min、30 min、60 min 时采血样,测血清 LH 和卵泡刺激素(FSH)浓度(GnRHa 经典试验方法的 120 min 可省略),合成的 GnRH 类似物(GnRHa)的激发作用比天然者强,峰值在 60~120 min 出现,但不推荐其在常规诊断中使用。

(2)LH 激发峰值的切割(cut-point)值:取决于所用的促性腺激素检测方法,用放射免疫法测定时,LH 峰值女童应>12.0 IU/L,男童>25.0 IU/L,LH 峰/FSH 峰>0.6~1.0 时可诊断 CPP;用免疫化学发光法(ICMA)测定时,LH 峰值>5.0 IU/L,LH 峰/FSH 峰>0.6(两性)可诊断 CPP;如 LH 峰/FSH 峰>0.3,但<0.6 时,应结合临床密切随访,必要时重复试验,以免漏诊。

【治疗】

CPP 的治疗目的是以改善患儿的成年期身高为核心,还应注意防止早熟和早初潮带来的心理问题。

1. 应用 GnRH 类似物(gonadotropin releasing hormone analogue,GnRHa)。如儿童用的缓释型 GnRHa 制剂有曲普瑞林(Triptorelin)和醋酸亮丙瑞林(Leuprorelin)。GnRHa 能有效抑制 LH 分泌,使性腺暂停发育,性激素分泌回至青春前期状态,从而延缓骨骺的增长和融合,尽可能达到延长生长年限、改善最终成年期身高的目的。

2.GnRHa 的应用指征

(1)为改善成年期终身高目的,适用指征为生长潜能明显受损同时还有剩余生长潜能的患儿,即骨龄明显超前而骺端尚未开始融合者。具体建议:①骨龄≥年龄 2 岁,女童≤11.5 岁,男童≤12.5 岁。②预测成年期身高女童<150 cm,男童<160 cm,或低于其遗传靶身高减 2 个 SD 者。③骨龄/年龄>1,骨龄/身高年龄>1,或以骨龄判断的身高 SD<-2SD。④性发育进程迅速,骨龄增长/年龄增长>1。

(2)慎用的指征:有以下情况时改善成年身高的疗效差,应酌情慎用:①开始治疗时骨龄女童>11.5 岁,男童>12.5 岁;②遗传靶身高低于正常参考值 2 个标准差者(-2SD)。应考虑其他导致矮身材原因。

(3)不宜应用的指征:有以下情况者单独应用 GnRHa 治疗对改善成年期身高效果不显著:①骨龄女童≥12.5 岁,男童≥13.5 岁;②女童初潮后或男童遗精后 1 年。

(4)不需应用的指征:①性成熟进程缓慢(骨龄进展不超越年龄进展)者对成年期身高影响不大时,不需要治疗。②骨龄虽提前,但身高生长速度快,使身高年龄大于骨龄,预测成年期身高不受损。一旦CPP诊断确立,对初评认为暂时不需治疗者均需定期复查其身高和骨龄变化,定期再评估治疗的必要性,按需制定治疗方案。

3.GnRHa应用方法

(1)剂量:首剂80~100 μg/kg,2周后加强1次,以后每4周1次(不超过5周),剂量60~80 μg/kg。剂量需个体化,根据性腺轴功能抑制情况(包括性征、性激素水平和骨龄进展),抑制差者可参照首剂量,最大量为3.75 mg/次。为确切了解骨龄进展的情况,临床医师应亲自对治疗前后的骨龄进行评定和对比,不宜仅凭放射科的报告作出判断。

(2)治疗中的监测:治疗过程中每2~3个月检查第二性征及测量身高;首剂3个月末复查GnRH激发试验,如LH激发值在青春前期值则表示剂量合适。此后,对女童只需定期复查基础血清雌二醇(E)浓度或阴道涂片(成熟指数),男童则复查血清睾酮基础水平,以判断性腺轴功能的抑制状况。每6~12个月复查骨龄1次,女童同时复查子宫、卵巢B超。

(3)疗程:为改善成年期身高,GnRHa的疗程一般至少需要2年,女童在骨龄12.0~12.5岁时宜停止治疗,此时如延长疗程常难以继续改善成年期身高。对年龄较小即开始治疗者,如其年龄已追赶上骨龄,且骨龄已达正常青春期启动年龄(≥8岁),预测身高可达到遗传靶身高时可以停药,使其性腺轴功能重新启动,定期追踪。

4.停药后的监测

治疗结束后应每半年复查身高、体重和副性征恢复以及性腺轴功能恢复状况。女童一般在停止治疗后2年内呈现初潮。

5.GnRHa治疗中生长减速的处理

GnRHa治疗头半年的生长速度与治疗前对比改变不明显,半年后一般回落至青春前期的生长速率(5 cm/年左右),部分患儿在治疗1~2年后生长速度<4 cm/年,此时GnRHa继续治疗将难以改善其成年期身高,尤其是骨龄已≥12.0岁(女)或13.5岁(男)时。减少GnRHa治疗剂量并不能使生长改善,反会有加速骨龄增长的风险。GnRHa和基因重组人生长激素(rhGH)联用可克服生长减速,但对骨龄≥13.5岁(女)或15岁(男)的患儿,因骨生长板的生长潜能已耗竭,即使加用rhGH,生长改善亦常不显著。

使用rhGH应严格遵循应用指征,一般仅在患儿的预测成年期身高不能达到其靶身高时使用。GH宜采用药理治疗量,每天0.15~0.20 U/kg,应用过程中需密切监测副作用。

【预防】

1.儿童自出生起定期进行生长监测。

2.男童9岁、女童8岁之前呈现第二性征应及时就诊于生长发育专科门诊。

三、甲状腺功能减退症

(一)先天性甲状腺功能减退症

【诊断】

1.临床表现

(1)新生儿期表现:①常为过期产,出生体重超过正常新生儿。②喂养困难,哭声低,声音嘶哑。③胎便排出延迟,腹胀,便秘。④低体温,末梢循环差。嗜睡,对外界事物反应少,食欲差,肠蠕动减慢。⑤生理性黄疸期延长。

(2)迟发性甲减:①发病年龄晚,逐渐出现上列症状。②食欲减退,少动,嗜睡,怕冷,便秘,皮肤粗糙,黏液性水肿。③表情淡漠,面色苍黄,疲乏无力,学习成绩下降。④病程长者可有生长落后。

(3)地方性甲减:①神经性综合征:以聋哑、智力低下、共济失调、痉挛性瘫痪为特征,身材正常。②黏液水肿性综合征:以生长发育明显落后、黏液性水肿、智力低下、性发育延迟为特点。

2. 体格检查

(1)特殊面容:头大颈短,表情淡漠,眼距增宽,眼裂小,鼻梁塌平,舌体肥厚,伸于口外,皮肤粗糙,头发稀疏干燥,声音嘶哑。

(2)特殊体态:身材矮小,上部量大于下部量,腹大、脐疝,脊柱弯曲,腰椎前凸,假性肌肥大。

(3)运动和智力发育落后。

(4)心率缓慢,心音低钝。

3. 诊断依据

(1)新生儿期喂养困难,哭声低,声音嘶哑。胎便排出延迟,腹胀,便秘。低体温,末梢循环差。嗜睡,对外界事物反应少。食欲差、肠蠕动减慢。生理性黄疸期延长。以后食欲减退,少动。嗜睡,怕冷,便秘,皮肤粗糙,黏液性水肿。表情淡漠,面色苍黄,疲乏无力,学习成绩下降。病程长者可有生长落后。

(2)血清 T3、T4 及 TSH 浓度测定:T3、T4 降低;TSH 水平增高,若>20 mU/L 可确诊。必要时测游离 T3 和游离 T4 及甲状腺素结合球蛋白。

(3)甲状腺自身免疫性抗体:甲状腺球蛋白抗体(TG-Ab)和甲状腺过氧化物酶抗体(TPO-Ab)测定,以除外慢性淋巴性甲状腺炎所致甲减。

(4)基础代谢率:降低,能合作的较大患儿可进行此项检查。

(5)血胆固醇、肌酸激酶和甘油三酯常增高。

(6)X 线检查:骨化中心出现延迟,骨龄落后于实际年龄(一岁以下者应拍膝关节),骨质疏松。

(7)甲状腺核素扫描:有助于甲状腺发育不全、缺如或异位的诊断。

【治疗】

1. 治疗原则

早期诊断,及时治疗,终身服药;用药应从小剂量开始,注意剂量个体化,根据年龄逐渐加至维持剂量,以维持正常生理功能。

2. 替代治疗

(1)L-甲状腺素钠:维持剂量:新生儿 10 $\mu g/kg$,婴幼儿 8 $\mu g/kg$,儿童 6 $\mu g/kg$,每日一次口服,必须依据血清 T3、T4、TSH 测定值进行调整。

(2)甲状腺片:维持剂量:2~6 mg/kg,每日一次口服,亦须依据血清 T3、T4、TSH 测定值进行调整。

3. 定期随访

开始治疗后,每 2 周随访一次,血清 T4、TSH 正常后可每 3 个月一次,服药 1~2 年后可每 6 个月一次。每次随访均应测量身高、体重、甲状腺功能。每年测定骨龄一次。

【预防】

新生儿筛查。

(二)获得性甲状腺功能减退症

【诊断】

1. 临床表现

(1)起病较缓慢,多数无主观症状,也有初发病时颈部疼痛,吞咽困难,声音嘶哑,颈部压迫感。

(2)少数患儿有一过性甲亢症状,如情绪激动、易怒、多汗等。

(3)甲减症状多见于病程较长者,如食欲减退,便秘,学习成绩下降。

2. 体格检查

(1)皮肤黏液性水肿,生长迟缓或停滞等。

(2)甲状腺不同程度的弥漫性肿大,质地中等,有时可触及分叶状。

3. 辅助检查

(1)血清 T3、T4、FT3、FT4 及 TSH;

(2)甲状腺自身免疫性抗体;

(3)促甲状腺激素受体抗体(TR-Ab)。

4. 诊断依据

(1)有以上临床表现。

(2)皮肤黏液性水肿,生长迟缓或停滞等。甲状腺不同程度的弥漫性肿大,质地中等,有时可触及分叶状。

(3)血清 T3、T4、FT3、FT4 及 TSH:病初甲状腺激素水平稍高,TSH 正常,随病情发展甲状腺激素水平降低,TSH 增高。

(4)甲状腺自身免疫性抗体:TPO-Ab 及 TG-Ab 滴度明显高。

(5)促甲状腺激素受体抗体(TR-Ab):有助于判断自身免疫性甲状腺炎与 Graves 病是否同时存在。

(6)细胞学检查:细针穿刺甲状腺组织进行细胞学检查有助于桥本甲状腺炎的诊断。成功率与穿刺部位有关,有时需多次进行,必须选择好适应证。

(7)甲状腺 B 型超声影像学扫描检查可作为桥本甲状腺炎的辅助诊断。

【治疗】

1. 同先天性甲状腺功能减退症的治疗。

2. 治疗原发疾病。

四、甲状腺功能亢进症

【诊断】

1. 临床表现

(1)情绪不稳定,易激动,脾气急躁;怕热,多汗,低热;食欲亢进,易饥饿,大便次数增多;

心悸,心率增快,脉压增大,心尖部可闻收缩期杂音,严重者心律紊乱,在儿童期甲亢心脏病罕见。

(2)眼球突出,可单侧或双侧。

(3)甲亢危象:常由急性感染、手术、创伤等应激情况诱发;起病突然,病情急剧进展;主要表现高热、烦躁不安、呕吐、腹泻、多汗、心动过速等。重者血压下降,末梢循环障碍,出现休克,危及生命。

2. 体格检查

(1)眼球突出,可单侧或双侧。多为轻、中度突眼,眼裂增宽,眼睑不能闭合,瞬目减少,辐辏能力差。

(2)甲状腺肿大,多呈弥漫性轻、中度肿大,表面光滑,质地中等,严重者可触及震颤,并可闻及血管杂音。

3. 诊断依据

(1)部分患者有家族遗传史。

(2)任何年龄均可发病,起病缓慢,以学龄儿童多见。

(3)有以上临床表现。

(4)实验室检查:①血清甲状腺素水平:总 T4、T3 及游离 T4、T3 增高,TSH 降低。②吸^{131}I试验:可见高峰前移。③甲状腺自身免疫性抗体测定:TG-Ab、TPO-Ab 及 TR-Ab 均有助于鉴别慢性淋巴细胞性甲状腺炎所致的甲亢。④促甲状腺素释放激素(TRH)兴奋试验:TSH 无反应或减低。⑤甲状腺 B 型超声和扫描了解甲状腺大小,结节大小、多少,肿瘤或囊肿等,有利于鉴别诊断,对囊肿诊断更好。

【治疗】

1. 抗甲状腺药物治疗

(1)甲巯咪唑(他巴唑):每天剂量 0.5～1.0 mg/kg,分 2 次口服,最大量为每天 30 mg。

(2)丙硫氧嘧啶或甲硫氧嘧啶:剂量为每天 5～10 mg/kg,分 2～3 次口服,最大量每天 300 mg。

(3)治疗包括足量治疗期和减药期,总疗程 3～5 年,对青春发育期和治疗经过不顺利者疗程应适当延长。治疗过程中应定期随访,复查血清总 T3、T4,游离 T3、T4 及 TSH。

(4)B 肾上腺素受体阻滞剂:普萘洛尔,剂量每天 0.5～1.0 mg/kg,分 3 次口服。

(5)注意药物不良反应,偶有皮肤过敏反应,可酌情更换药物。用药后最初 2 周应查血象,定期复查肝功能,必要时查肾功能。

2. 一般治疗

急性期应卧床休息,加强营养。

3. 甲亢危象的治疗

(1)丙硫氧嘧啶:每次 200～300 mg,鼻饲,每 6 小时一次。1 小时后静脉输入碘化钠,每天 0.25～0.5 g。

(2)地塞米松:每次 1～2 mg,每 6 小时一次。

(3)普萘洛尔:每次 0.1 mg/kg,最大量 5 mg,静脉注射,每 10 分钟一次,共 4 次。

(4)利舍平(利血平):每次 0.07 mg/kg,最大量 1 mg。必要时 4～6 小时重复一次。

(5)纠正脱水,补充电解质。

(6)抗生素:用以控制感染。

(7)对症治疗:如降温、给氧。

五、先天性肾上腺皮质增生症

【诊断】

(一)临床表现

1.21-羟化酶缺陷最多见,约占 CAH 的 90%~95%。

(1)单纯男性化型:为 21-羟化酶不完全性缺乏。

男孩主要为同性性早熟:①阴毛早现,阴茎、阴囊增大,过早出现痤疮,出现肌肉发达、肩宽、窄髋等男性体格,声音变粗;②阴茎增大但睾丸不大,为假性性早熟,骨龄达 12 岁后可出现真性性早熟;③病初身高增长过速,超过正常儿,骨龄超过患儿的实际年龄,因骨骺早期愈合而致最终身材矮小。

女孩在出生时呈现不同程度的男性化体征:①阴蒂肥大,不同程度的阴唇融合,或类似男性尿道下裂样改变等;②体格发育似男性患儿;③病初身高增长过速,但最终身材矮小。

(2)失盐型:临床上主要为肾上腺皮质功能不全的表现。①生后 1~2 周内出现呕吐、腹泻、脱水、消瘦、呼吸困难,皮肤黏膜色素沉着。②电解质紊乱,低血钠、高血钾及代谢性酸中毒。③男性阴茎增大,女性外阴为两性畸形。

(3)晚发型(非典型型):为 21-羟化酶轻微缺乏所致。①发病年龄不一,临床表现各异,症状较轻;②多见于女孩,月经初潮延迟,原发性闭经,不孕症或多毛症;③男孩为性早熟,身高增长过快,阴毛早现,骨骺提前闭合。

2.11β-羟化酶缺乏约占 CAH 的 5%。①男性化;②由于 11-脱氧皮质醇、11-脱氧皮质酮及雄激素分泌增加,故有高血压和低血钾表现。

3.17-羟化酶缺乏较少见。①高血压明显;②低血钾;③碱中毒;④女孩呈现幼稚型性征、原发性闭经等;⑤男孩为假两性畸形,出生时呈女性表现。

4.3β-羟化酶缺乏极罕见,皮质醇、醛固酮和雄激素的合成均受阻。①新生儿期即发生失盐、脱水,病情较重,若不及时诊治可早期死亡;②女孩男性化,阴蒂肥大;③男孩为假两性畸形,男性性分化不全,如阴茎发育差,尿道下裂等。

(二)辅助检查

尿:17-KS、17-OH、孕三醇、17-OHP 和 DHEA 等。

血清:睾酮、雄烯二酮和肾素活性等。

(三)特殊检查

血 17-羟孕酮(17-OHP)。

(四)诊断依据

1. 仔细询问病史,特别是家族史。

2. 认真查体,结合以上临床表现进行分析。

3. 血和尿肾上腺激素及其代谢产物的测定。

4. 血 17-羟孕酮(17-OHP)的测定:对 21-羟化酶缺乏极有诊断价值,当>30.3 nmol/L

(1000 ng/dL)时可确诊,非典型可进行 ACTH 刺激实验。

5. 新生儿期筛查:可对 21-羟化酶缺乏进行筛查,以早期诊断,早期治疗。

6. X 线检查:骨龄明显增速超过患儿实际年龄。

7. B 超或 CT 检查:可显示双侧肾上腺增大。

【治疗】

1. 肾上腺危象治疗

(1)严重失盐型需纠正脱水及电解质紊乱,第一日总液量 80～120 mL/kg,给钠 10 mmol/kg,第一小时可补生理盐水 20 mL/kg 扩容。

(2)氢化可的松 5～10 mg/kg,每 6 小时一次。

(3)盐皮质激素:醋酸去氧皮质酮,每日 1～2 mg,或 9α-氟氢化松,每日 0.05～0.1 mg。

(4)切忌补钾。

(5)第二日根据病情和血电解质及脱水纠正情况,酌情减少皮质醇用量,进行调整治疗。

(6)在感染、手术、创伤等应激情况下,增加皮质醇 2～3 倍或更多。

2. 常规皮质激素维持治疗

(1)糖皮质激素:目的是补充皮质激素分泌不足,抑制 ACTH 和雄激素的分泌。应早期治疗,终身服用醋酸氢化可的松,剂量每天 12～25 mg/m²,分两次口服,2/3 量晚间服,1/3 量白天服用。对 21-羟化酶缺陷晚发病人可用地塞米松 0.25～0.5 mg,每日或隔日一次。

(2)盐皮质激素:若无盐皮质激素时,较大儿童可分次口服氯化钠胶囊,每天 2～4 g,小婴儿可鼻饲生理盐水。

(3)性激素:17-羟化酶缺陷和 3β-羟类固醇脱氢酶缺陷者,不论性别,在青春期均应补充性激素以维持其表型。

治疗成功的关键是合适的皮质激素剂量和定期随访,保持正常生长速率,使患儿既无雄激素及外源性皮质激素过多征象,又能维持正常的性腺成熟和发育。

3. 外科治疗

女性假两性畸形可于生后 6～12 个月内行阴蒂切除术,外生殖器矫形可在 1～3 岁时进行。

六、甲状旁腺疾病

(一)甲状旁腺功能亢进症

【诊断】

1. 临床表现

(1)骨骼系统症状:早期仅有骨质普遍脱钙,病程长者有佝偻病样骨畸形,如鸡胸、肋串珠、"手足镯",下肢呈"O"型或"X"型,典型表现为持续性骨痛,伴有严重的纤维性囊性骨炎及反复多发性骨折。

(2)高钙血症:可引起多系统功能紊乱,消化系统有食欲不振、恶心呕吐、便秘、腹痛,体重不增;心血管系统有心律不齐及心搏加快等;肌肉松弛,肌张力减低;中枢神经系统有注意力不集中,智力减退,严重时出现意识障碍甚至昏迷。

(3)肾脏损害:由于尿钙增多,导致尿路结石形成和肾脏钙化,常表现多饮多尿、血尿及肾绞痛,继发性高血压,晚期出现肾功能不全或尿毒症。

(4)皮肤、软组织及眼角膜钙化。

(5)新生儿甲旁亢常表现哭声低下,喂养困难,便秘,呼吸困难及肌张力低下。

(6)甲旁亢危象因 PTH 分泌过多使血钙过高致极度厌食,恶心呕吐,腹痛腹泻,高热,严重时出现脱水及电解质紊乱,精神萎靡,嗜睡,抽搐,甚至昏迷。

2. 诊断依据

(1)起病缓慢,病程较长。

(2)部分病例有阳性家族史。

(3)有以上临床表现。

(4)实验室检查:①在钙、磷平衡饮食条件下,连续三天测定:血清钙升高,常>3 mmol/L(12 mg/dL);血清磷降低或正常低限;24 小时尿钙、尿磷排出量增高;血碱性磷酸酶明显增高;肾小管磷回吸收率降低,小于 80%。②尿环磷酸腺苷(cAMP)增多。③尿羟脯氨酸排出量增高。④血浆 PTH 常升高。⑤钙负荷抑制试验:用于可疑病人,甲旁亢病人不受抑制。⑥肾上腺皮质激素抑制试验:用于鉴别高血钙的病因,由其他原因致高血钙可降至正常。

(5)X 线:早期仅有骨质疏松,典型患者指骨、下颌部位显示骨膜下骨皮质吸收;骨脱钙,陈旧性骨折,骨畸形,骨囊性样变;颅骨呈虫蛀样改变。腹部平片可见肾脏钙化灶。少数有异位钙化。

(6)放射性核素:^{99}Tc 和 ^{210}Tl 双重放射性核素减影扫描,可检出直径 1 cm 以上病变。

(7)颈部及上胸 CT 扫描。

(8)颈部 B 超检查:探查甲状旁腺肿瘤。

【治疗】

1. 外科治疗

甲状旁腺肿瘤应手术摘除,甲状旁腺组织增生可部分切除。对术后发生的暂时性低钙血症,可输给 10% 葡萄糖酸钙。

2. 甲旁亢危象处理

(1)纠正脱水酸中毒及电解质紊乱,同时注意补充钾和镁。

(2)控制高血钙:可用磷酸钠或磷酸钾中性磷合剂每天 1～2 g,以减少磷的吸收,增加排泄,降低血磷。EDTA 为钙络合剂,每天 50 mg/kg,分 2～3 次,用 25% 的葡萄糖 20～40 mL 稀释后注入。

(3)降钙素:每次 4 U/kg,6～12 小时/次。

(4)糖皮质激素:氢化可的松 1～2 mg/kg。

(5)严重者进行腹膜透析,有抑制继发性甲旁亢的作用。

(二)甲状旁腺功能减退症

【诊断】

1. 临床表现

(1)神经—肌肉应激性增高:最初表现为肌痛,四肢麻木,手足僵直,严重者手足搐搦,典型发作呈"助产士手"样表现,同时有喉气管痉挛、雷诺现象、腹痛腹泻。隐性抽搐时患儿感到肢体麻木、蚁行感或肌肉疼痛等。

(2)神经精神症状:记忆力减退,恐惧,神经衰弱,也有以癫痫样发作为首发症状者。可出现多动症、共济失调及智力减低。

(3)外胚层组织器官改变:皮肤干燥脱屑,色素沉着,头发稀少脱落,甚至斑秃。出牙晚,牙易脱落,牙釉质发育不良,呈黄斑点及横纹。指甲脆弱有横沟。长期未治疗出现眼白内障。常并发白色念珠菌感染。

(4)异位钙化灶:软组织、关节部位钙化可致关节疼痛,活动受限。脑基底节钙化可出现震颤性麻痹。

(5)严重低血钙,可出现心律紊乱或心力衰竭。

2. 体格检查

面神经叩击和束臂加压试验呈阳性。

3. 诊断依据

(1)仔细询问病史及查体。

(2)符合以上临床表现。

(3)实验室检查

①在钙、磷平衡饮食条件下,连续三天测定:血清钙常减低,在 $1.25\sim1.75$ mmol/L($5\sim7$ mg/dL)之间,游离钙≤0.95 mmol/L(3.8 mg/dL);血磷常增高,达 1.96 mmol/L 以上(>6 mg/dL);碱性磷酸酶正常或偏低;24 小时尿钙、磷排出量均减少。

②肾小管回吸收率稍增高。

③血 PTH 测定:多数降低,少数患儿可在正常范围。

④PTH 兴奋试验:连续肌肉注射 PTH 三天,8 U/kg,最大量 200 U。若 PTH 缺乏,血钙恢复正常,血磷降低;若血钙不升高,为靶器官对 PTH 不反应。

(4)心电图:QT 间期延长,T 波低平。

(5)脑电图:长期未治疗者可有棘慢波。

(6)X 线检查:显示骨密度增高,骨皮质增厚。

(7)脑 CT 或 MRI:脑基底节钙化灶。

【治疗】

1. 急性抽搐期:当手足搐搦或惊厥时,即刻缓慢静脉输入 10％葡萄糖酸钙,用量为每次 0.5 mL/kg,最大量每次不超过 10 mL,一般用 10％葡萄糖液 10 mL 稀释后,以每分 0.5～1.0 mL 速度输入。抽搐缓解后改口服 10％氯化钙。

2. 降低血磷

(1)高钙低磷饮食:每日磷摄入量应$<0.3\sim0.5$ g。

(2)磷结合剂:可服用氢氧化铝乳胶,每次 10～30 mL,每日三次,应与钙剂相隔 2 小时服用。

3. 维生素 D 的应用:经补充足够钙后,抽搐无缓解时,适当补充维生素 D,必须监测尿钙和血钙,以防发生维生素 D 中毒、高血钙。

(1)维生素 D_2 或 D_3,20 000 IU/d。

(2)骨化三醇(1,25-(OH)$_2$D$_3$),剂量每天 0.25～1 g。

(3)25(OH)$_2$D$_3$,剂量 20～50 IU/d。

(4)阿法骨化醇,剂量为每天 0.25～1 μg。

4. 对症治疗:苯巴比妥钠、地西泮、苯妥英钠等用于镇静、止痉。若血镁浓度低时,应补充镁制剂,每日口服 25％硫酸镁 70～150 mg/kg,或肌肉注射 50％硫酸镁,每次 0.1～0.2 mL/kg。

(三)假性甲状旁腺功能减退症

【诊断】

1. 临床表现

(1)低血钙:手足搐搦、惊厥等。

(2)先天遗传性骨发育畸形,主要见于Ⅰ型。患儿智力低下,生长落后,圆脸短颈,小下颌、短指、趾畸形,尤以第 4、5 指骨短最常见,牙发育不良等。

(3)迁移性钙化灶:常见于皮下、关节、肌肉、神经基底节部位。

(4)纤维囊性骨炎:骨骺增厚,边缘不规则。

(5)其他表现:韧带肌腱附着部位的外生骨疣,颅骨板增厚及骨质脱钙,白内障等。

2. 诊断依据

(1)病史及以上临床表现。

(2)实验室检查

①血清钙、磷测定:血清钙常降低,血清磷正常或增高。

②尿钙、磷测定:均降低。

③血清 PTH 增高。

④尿羟脯氨酸排出量:Ⅰb 型增高。

⑤尿 cAMP 的排出量:除Ⅱ型可正常或升高外,Ⅰ型均增高。

⑥PTH 兴奋试验:一般对外源性 PTH 无反应。

【治疗】

1. 纠正低血钙,同甲状旁腺功能减退症。

2. 骨化三醇可使增生肥大的甲状旁腺缩小,血 PTH 浓度降低,可使Ⅰb 型骨病好转。

3. 定期随访,以血钙、磷及尿钙、磷监护治疗,以防因长期治疗引起药物中毒。

七、体质性青春发育延迟

【诊断】

1. 出生时身长和体重正常,生后数年内生长正常,学龄期起渐偏离正常轨道。

2. 患者出现第二性征的年龄延迟。

3. 生长速度持续保持在正常范围,骨龄与性征发育程度相一致。

4. 体格检查正常,第二性征发育落后于同龄儿童。

5. GnRH 兴奋试验:以血清 LH 峰值 8.0 IU/L 和血清 LH 增值 5.0 IU/L 为切点。如两项均达到上述标准,则对 CDP 诊断的灵敏度和特异度分别可达 93.7％和 93.3％。

【治疗】

1. 一般无须治疗。

2. 严重者可出现行为异常,应对患儿提供心理支持,必要时可给予小剂量性激素诱导性成熟。

八、儿童期糖尿病

(一)1型儿童期糖尿病

【诊断】

1. 临床表现

(1)起病较急,常因感染或饮食不当诱发起病,可有阳性家族史。

(2)典型者有多尿、多饮、多食和消瘦"三多一少"症状。

(3)不典型者发病隐匿,患儿多表现为疲乏无力,遗尿,食欲正常或减少。

(4)约20%～40%患儿以糖尿病酮症酸中毒急症就诊。

2. 体格检查

(1)注意患儿的精神状态、消瘦情况,有无脱水体征。尤其是病程久的病儿要注意生长发育情况,有无因脂肪浸润引起的肝大。

(2)注意有无合并感染的情况,如反复发作的难愈的皮肤、软组织感染。

(3)对处于酮症酸中毒状态的病儿,要注意神志、呼吸、脉搏、血压、体温等生命体征的变化,注意呼气中是否有烂苹果味的丙酮,有无脱水体征(如皮肤黏膜干燥,弹性差,眼压低等)及程度如何。注意与肺炎、败血症、脑膜炎以及急腹症鉴别。

3. 辅助检查

(1)尿液检查:①尿糖定性;②24小时尿糖定量;③尿酮体;④尿蛋白。

(2)血生化检查:①血糖测定:空腹血糖≥7.0 mmol/L(≥126 mg/dL),或随机测血糖/OGTT 2 h 血糖≥11.1 mmol/L(≥200 mg/dL);②血清胆固醇、三酸甘油酯和游离脂肪酸:明显升高,定期检测有助于判断控制情况;③血气分析:用于糖尿病酮症酸中毒的检查。

(3)葡萄糖耐量试验:口服葡萄糖耐量试验(OGTT)用于疑诊病例。

(4)糖化血红蛋白(HbA1C)测定:正常值为≤6%。一般多增高。

(5)胰岛细胞自身抗体测定:胰岛细胞抗体(ICA)、胰岛素自身抗体(IAA)、谷氨酸脱羧酶自身抗体(GAD65)大多阳性。

【治疗】

治疗目的:降低血糖,消除症状,预防、延缓各种急慢性并发症的发生;提高生活质量,使糖尿病儿童能像正常儿童一样生活、健康成长。

1. 胰岛素治疗

儿童1型糖尿病一经确诊需终生胰岛素替代治疗,要注意胰岛素治疗的个体化。

(1)胰岛素的剂量与调整:①剂量:开始一般按 0.5～1.0 U/(kg·d)给予。年龄小,用量可偏小,约为 0.25～0.5 U/(kg·d);处于青春期患者用量偏大,0.6～1.0 U/(kg·d)。②剂量分配:以正规(普通)胰岛素(RI)为例,将全天总量分3次于餐前20～30分钟皮下注射。根据患儿病情,剂量分配可按如下三种方案选择即:①三餐餐前剂量相等;②早餐前用量偏大,午餐及晚餐前用量相等;③早餐前＞晚餐前＞午餐前,必要时睡前可增加一次,其剂量最小。③剂量调整:胰岛素治疗不可能一步到位,每调整一次剂量至少需要观察 2～3 天,主要根据空腹和餐后 2 小时血糖及段、次尿糖定性指标来进行调整。①早餐前用量:参照前几日 7—11 am 段尿及午餐前次尿尿糖进行调整。②午餐前用量:参照上午 11 时至下午 5 时段尿及晚餐前次尿尿糖。③晚餐前用量:参照下午 5 时至晚 10 时段尿及睡前次尿尿糖。④睡前用量:参照晚 10 时至上午 7 时段尿及早餐前次尿尿糖情况进行调整。⑤短、中效胰岛素混合治疗:短、中效的比例一般为 1：2 或 1：3,分两次于早餐及晚餐前注射。早餐前 2/3 量,晚餐前 1/3 量。根据胰岛素不同的作用时间及段、次尿糖情况分别调整短效及中效胰岛素的剂量。

(2)缓解期胰岛素治疗:此时期胰岛素用量可能仅为 2～4 U/d,甚至更少,但一般不主张完全停药。

2. 饮食治疗

(1)治疗原则:①计划饮食,控制总热量,保证儿童正常生长发育的需要。②均衡膳食,保证足够营养,避免高糖高脂食物,多选择高纤维素食物,烹调以清淡为主。③定时定量进餐,最好三餐三点心。需注意进正餐和加餐的时间与胰岛素注射时间及作用时间相配合。

(2)总热量:全天热卡供给为 4 200＋年龄×(290～420)kJ。但要根据胖瘦程度、活动量大小和平日的饮食习惯而定,年龄小热量偏高,青春期女孩供给较低的热量。

(3)热量分配:全天热量分为三餐三点心。一般三餐分配比例分别为 1/5、2/5、2/5,每餐预留 15～20 克左右的食品,作为餐后点心。

(4)营养素的供给与分配:碳水化合物占全天总热量的 55％～60％,应选择"血糖指数"低的食品。脂肪占 25％～30％,每日脂肪入量不能超过全日总热量的 30％,以不饱和脂肪酸为主,每日胆固醇入量不超过 300 mg。蛋白质为 15％～20％,注意选择、保证优质蛋白的摄入。

(5)保证维生素、微量元素和膳食纤维的摄入,应避免摄入盐过多,每日氯化钠摄入量以 3～6 克为宜。

(6)不适宜糖尿病患儿食用的食品:第 1 类为高脂食品,如肥肉、油炸食品。第 2 类为高糖食品,如糖果、含糖的饮料、含糖高的水果。第 3 类是纯淀粉食品,如粉丝、粉条、凉粉等。而蔬菜中的黄瓜、西红柿、芹菜等所含热量很少,基本上可以不限制数量。

(7)正确对待"无糖食品":"无糖食品"虽不含糖,但既是食品就有一定的热量,食用后也应减去相应主食。

3. 运动治疗

运动疗法是治疗糖尿病的重要手段之一。儿童 1 型糖尿病患者病情稳定后都可参加学校的各种体育活动,对糖尿病的病情控制有很好的促进作用。

(1)处方原则:①应个体化,循序渐进,定时定量运动,持之以恒。②运动强度:要适当,量力而行;要根据运动中和运动后有无不良反应决定运动量。③运动时间:最好每日一次,也可每周 4～5 次,每日 30～60 分钟。原则上应在餐后半小时后进行,以防出现低血糖。

(2)注意事项:①最好将胰岛素改为腹壁皮下注射,以免运动时吸收过快,易发生低血糖。②运动后易出现低血糖者,可于运动前有计划用少量食品或适当减少胰岛素量。③运动时应注意选择合适的服装和鞋袜,运动后注意清洁卫生。④注意安全,对年龄较小的儿童,最好家长能够参与,既可给予照顾又能增加乐趣,更利于坚持。

4. 心理治疗

社会、学校、家庭应给予糖尿病儿童更多的关心和爱护,使他们能像正常儿童一样健康成长。

5. 糖尿病的(自我)监测指标

(1)尿糖测定:次尿、段尿及 24 小时尿糖测定,详见试验室检查。

(2)尿酮体:每天测定 1 次。

(3)血糖测定:可采用微量血糖仪每天监测 2～4 次。若血糖控制很好,可每周测 2～4 次。一般每 2～3 个月门诊复查一次,测定餐后 2 小时血糖。

(4)血脂测定:一般每半年测定 1 次。

(5)糖化血红蛋白:应 2～3 个月测 1 次,一年至少 4～6 次。

(6)其他检查:根据病情要规定期随访,监测血压,检查眼底检测尿微量白蛋白和 β_2 微球蛋白等,以早期发现、治疗糖尿病的慢性合并症。

(二)2 型儿童期糖尿病

【诊断】

1. 临床表现

(1)发病较隐匿,多见于肥胖儿,病初为超重以后渐消瘦。

(2)有三多一少症状,多饮、多食、多尿和体重下降。

(3)不易发生糖尿病酮症酸中毒。

(4)多不需要注射胰岛素来维持生命,但也可因血糖控制不佳或有急、慢性并发症而需使用胰岛素治疗者。

(5)遗传倾向明显,为多基因隐性遗传。多无 HLA 相关型遗传机制。

(6)部分患儿颈部、腋下等部位皮肤黑棘皮样改变。

(7)阴部念珠菌病。

(8)反复皮肤感染。

2. 诊断依据

(1)具有以上临床特点。

(2)实验室检查详见 1 型糖尿病。

(3)胰岛细胞自身抗体 ICA、IAA 及 GAD_{65} 多阴性。

【治疗】

1. 饮食治疗

(1)热卡控制:应使体重逐渐下降到身高体重标准的 10% 左右,即要考虑儿童的生长发育又要防止营养不良的发生。

(2)符合糖尿病饮食:碳水化合物、脂肪、蛋白质的比例分配与 1 型糖尿病相同。

2. 运动治疗

运动方式和运动量的选择应当个体化,根据性别、年龄、体力、运动习惯和爱好选择适当的运动。一般肥胖患儿运动消耗的热量应大于摄入的热量,才能减轻体重。部分患儿经饮食和运动治疗后病情能够得到较好的控制。

3. 口服降糖药

按主要降糖机制可分为 5 类:①磺脲类(SU);②双胍类;③α 葡萄糖苷酶抑制剂;④胰岛素增效剂;⑤苯甲酸类促胰岛素分泌剂。应根据每个病人具体病情选用,对儿童 2 型糖尿病人最好选用降糖作用温和、剂量范围大的磺脲类或双胍类为宜。

(1)磺脲类:适用于中轻度血糖增高的 2 型糖尿病人,特别是胰岛素分泌功能减低者。甲苯磺丁脲(D860):每次剂量为 5～12 岁 14 mg/kg,每日 2～3 次口服,若疗效不明显,可酌情加量。不良反应有低血糖,少数病人有胃肠反应及增加体重。应定期复查肝肾功能。

(2)双胍类:适用于肥胖超重、轻中度高血糖的 2 型糖尿病,血浆胰岛素偏高者可用二甲双胍。若疗效不显著,可酌情加量。主要副作用为恶心、食欲下降、腹胀、腹泻等胃肠道反应。应定期复查肝肾功能。

4. 糖尿病(自我)的监测

同 1 型糖尿病。

九、糖尿病酮症酸中毒

【诊断】

1. 临床表现

(1)起病时病人常先有口渴、多尿、恶心、呕吐。

(2)腹痛为突出症状,全腹疼痛,无局限性压痛,常被误诊为急腹症。

(3)严重者精神状态发生改变,有不同程度的意识障碍。

(4)呼吸常呈现慢而深的模式,呼出的气体常有酮味。

(5)脱水严重时可表现为口唇干裂、皮肤干燥,短期内体重下降,血压降低。

(6)感染性休克时应重视糖尿病的诊断,以免丧失抢救机会。

2. 辅助检查

(1)血糖＞16.8 mmol/L(300 mg/L)。

(2)血 pH＜7.3,HCO_3^-＜15 mmol/L。

(3)阴离子间隙增高。

(4)血酮体和尿酮体及尿糖阳性。

3. 诊断依据

(1)不明原因的昏迷病人。

(2)顽固性脱水酸中毒难以纠正。

(3)呕吐、腹痛伴有明显呼吸深长,呼出气体有烂苹果味时。

(4)已能控制排尿的小儿反复出现遗尿。

(5)食欲下降、乏力原因不明时。

(6)反复皮肤、尿路感染而不能用其他原因解释者均应及时查血糖、尿糖及酮体,当尿糖、尿酮体增高同时血糖升高时,无论既往有无糖尿病史均应考虑诊断。

【治疗】

治疗目的:纠正水和电解质的紊乱;迅速用胰岛素纠正糖和脂肪代谢的紊乱,逆转酮血症和酮中毒;去除引起 DKA 的诱因。

1. 小剂量胰岛素静脉持续滴注法

(1)剂量:开始为正规胰岛素(RI)0.1 U/(kg·h),以 0.9％盐水稀释,利用输液泵控制输液速度。每 1 小时检测血糖 1 次,根据血糖下降情况,逐渐调整减慢输液速度,以维持血糖在 8.4～11.2 mmol/L(150～200 mg/dL)为宜。

(2)停用指征:当血糖降至 11.2 mmol/L(200 mg/dL)以下时,如酮症消失,可停止持续静脉滴注胰岛素,在停止滴注前半小时,需皮下注射 RI 0.25 U/kg,以防止血糖过快回升。开始进餐后,转为常规治疗。

2. 补液

DKA 诊断一经确定,应同时开始两个静脉通道,以期迅速恢复循环血容量,保证重要器官如心、脑、肾的灌注,并逐渐补足总体和细胞内液体的丢失及纠正电解质紊乱。

(1)补充累积量。

(2)生理维持量。

(3)继续丢失,随丢随补。

(4)补钾。

(5)含糖液的应用,以维持血糖在 8.4～11.1 mmol/L 为宜。

(6)碱性液的应用。

(7)磷的补充。

3. 消除诱因

选择有效的抗生素,积极控制感染。

十、低血糖

【诊断】

1. 临床表现

(1)急性低血糖表现:主要为交感神经兴奋表现,可有面色苍白、心慌、手足颤抖、出汗、乏力及恶心、呕吐、腹痛等胃肠道功能紊乱等表现,严重者可突发惊厥和昏迷。

(2)慢性低血糖表现:以脑功能障碍为主要表现,如表情淡漠、注意力不集中、嗜睡及反应迟钝、行为异常,严重者出现神志障碍、肢体强直,甚至出现癫痫样发作。

2. 诊断依据

(1)症状出现的年龄。

(2)进食或饥饿与症状出现的关系,尤其是否与进食某种特殊性食物有关,如果糖或半乳糖等。

(3)家族中有无遗传代谢病史,有否婴儿期出现低血糖症状或不明原因婴儿死亡。

(4)是否合并其他慢性疾病,有无误服可致低血糖物质的情况。

3. 辅助检查

(1)多次测定空腹及发作时血糖,以确定低血糖的存在。低血糖标准:早产儿为<1.1

mmol/L(20 mg/dL)，<72 小时新生儿为<1.7 mmol/L(30 mg/dL)，其他任何年龄组为<2.2 mmol/L(40 mg/dL)。当血糖<2.8 mmol/L(50 mg/dL)时，应密切观察，警惕低血糖症状的出现并及时进行适当处理。

(2)低血糖发作时应同时测定血乳酸、血酮体、游离脂肪酸、丙氨酸、生长激素、皮质醇及血气分析，并测定尿糖、尿酮体、尿氨基酸、尿果糖及半乳糖等项目。

(3)胰岛素释放指数：同时测定空腹或发作时血糖及胰岛素水平，计算胰岛素与血糖的比值，>0.3 为异常。

(4)低血糖诱发试验：延长禁食时间和生酮饮食诱发试验。

(5)葡萄糖耐量试验：各种低血糖症可有不同的耐量曲线表现。

(6)胰高血糖素刺激试验：剂量 0.03 mg/kg，最大 1 mg。同时测定血糖、胰岛素，必要时加测乳酸及生长激素。正常人血糖峰值比空腹对照升高 1.4～4.2 mmol/L。无反应者提示肝糖代谢紊乱。胰岛素峰值>80 mU/L，提示高胰岛素血症。

(7)亮氨酸耐量试验：L-亮氨酸 150 mg/kg，同时测血糖和胰岛素。阳性者血糖较空腹时下降 50%，胰岛素>40 mU/L 提示高胰岛素血症。

(8)胰岛素耐量试验：胰岛素 0.05～0.1 U/kg，同时测血糖和胰岛素、生长激素和皮质醇，并分别收集试验前后各 8 小时尿标本测定儿茶酚胺浓度，以了解胰岛素拮抗激素的反应性。

(9)果糖及半乳糖耐量试验及有代谢酶的测定。

(10)有条件进行肝活检和有关糖代谢酶的测定。

【治疗】

1. 低血糖急性发作时，立即快速静脉输注葡萄糖溶液。新生儿：5%～10%葡萄糖，6～8 mg/(kg·min)，并注意防止医源性高血糖。婴儿：25%葡萄糖，2～4 mL/kg，速度为每分钟 1 mL，症状控制后改为 10%葡萄糖液继续输注。

2. 短期加用氢化可的松，每日 5 mg/kg，或泼尼松 1～2 mg/kg。

3. 必要时可应用胰高血糖素 0.03 mg/kg，最大量 1 mg。

4. 给予高蛋白、高糖饮食，少量多餐保证足够能量摄入。

5. 怀疑遗传性果糖不耐受症或半乳糖血症时，停用含果糖及半乳糖食品。

6. 去因治疗，手术切除胰岛细胞瘤或增生的胰岛组织。

第八节 免疫性疾病

一、风湿热

【诊断】

1. 临床表现

(1)前驱症状：在典型症状出现前 2～6 周。常有咽喉炎或扁桃体炎等上呼吸道链球菌感染表现，如发热、咽痛、颌下淋巴结肿大、咳嗽等症状。

(2)典型表现:游走性多发性关节炎、心脏炎、皮下结节、环形红斑、舞蹈病。可单独出现或合并出现,并可产生许多临床亚型。皮肤和皮下组织的表现不常见,通常仅发生在已有关节炎、舞蹈病或心脏炎的患者中。50%～70%患者有不规则发热,中度发热较常见,亦可高热,但发热无诊断特异性。其他症状,如多汗、鼻出血、淤斑、腹痛也不少见。

2. 实验室检查

可测链球菌感染指标,急性期反应物增高以及多项免疫指标异常。如咽拭子培养的链球菌阳性,抗链球菌溶血素"O"(ASO)及抗 DNA 酶—B 阳性,初发风湿热急性期血沉(ESR)和 C 反应蛋白(CRP)阳性率较高。血清糖蛋白电泳 α1 及 α2 增高。非特异性免疫指标,如免疫球蛋白(IgM、IgG)、循环免疫复合物(CIC)和补体 C3c 增高。特异性免疫指标对诊断风湿性心脏炎有重要意义。其中抗心肌抗体(AHRA)阳性,抗 A 组链球菌菌壁多糖抗体(ASP)阳性,外周血淋巴细胞促凝血活性试验(PCA)阳性,有较高的敏感性和特异性。

②心电图及影像学检查:心电图可见窦性心动过速、P-R 间期延长和各种心律失常。超声心动图可发现早期、轻症心脏炎以及亚临床型心脏炎。心肌核素检查(ECT)可测出轻症及亚临床型心肌炎。

3. 诊断

(1)典型的急性风湿热

①主要表现:心脏炎,多关节炎,舞蹈病,环形红斑,皮下结节。

②次要表现:关节痛,发热,急性期反应物(ESR、CRP)增高,P-R 间期延长。

③有前驱的链球菌感染证据:即咽拭子培养或快速链球菌抗原试验阳性,或链球菌抗体效价升高。

如有前驱的链球菌感染证据,并有两项主要表现或一项主要表现加两项次要表现者,高度提示可能为急性风湿热。但对隐匿发病或缓慢发生的心脏炎,有风湿热史或现患风湿性心脏病,当再感染 A 组链球菌时,有风湿热复发高度危险者,不必严格遵循此诊断标准。

(2)不典型或轻症风湿热

可按以下步骤作出诊断:①细心问诊及检查以确定有无主要或次要表现。如轻症的心脏炎常表现为无任何原因而出现逐渐加重的心悸、气短。低热需作定期体温测量才能发现,临床上可仅有头晕、疲乏主诉。②有条件的医院可作特异性免疫指标检查。如抗心肌抗体,只需荧光显微镜即可实施。ASP 和 PCA 阳性高度提示风湿性心脏炎存在。③彩色多普勒超声心动图、心电图和心肌核素检查可发现轻症及亚临床型心脏炎(有时对临床表现单纯关节炎的病例也可测出阳性结果)。④排除其他可能的疾病。

【治疗】

治疗目标为清除链球菌感染,去除诱发风湿热的病因;控制临床症状,使心脏炎、关节炎、舞蹈病及其他症状迅速缓解,解除风湿热带来的痛苦;处理各种并发症和合并症,提高患者身体素质和生活质量。

1. 一般治疗:注意保暖,避免潮湿和受寒。

2. 消除链球菌感染灶:苄星青霉素是首选药物,对初发链球菌感染,体重 27 kg 以下可肌肉注射苄星青霉素 60 万 U,体重在 27 kg 以上用 120 万 U 剂量即可。对再发风湿热或风湿性心脏病的继发性预防用药:应视病情每 1～3 周肌肉注射上述剂量 1 次,至链球菌感染不再反复发作后,可改为每 4 周肌肉注射 1 次。对青霉素过敏或耐药者,可改用红霉素 0.25 g,每日 4 次,或罗红霉素 150 mg,每日 2 次,疗程 10 天。

3. 抗风湿治疗:对单纯关节受累,首选非甾类抗炎药,常用乙酰水杨酸(阿司匹林),开始剂量小儿 80～100 mg/(kg·d),分 3～4 次口服。亦可用萘普生、消炎痛等。对已发生心脏炎者,一般采用糖皮质激素治疗,常用泼尼松,开始剂量成人 30～40 mg/d,小儿 1.0～1.5 mg/(kg·d),分 3～4 次口服,病情缓解后减量至 10～15 mg/d 维持治疗。为防止停用激素后出现反跳现象,可于停用激素前 2 周或更早一些时间加用阿司匹林,待激素停用 2～3 周后才停用阿司匹林。对病情严重,如有心包炎、心脏炎并急性心力衰竭者可静脉滴注地塞米松 5～10 mg/d 或氢化可的松 200 mg/d,至病情改善后,改口服激素治疗。抗风湿疗程,单纯关节炎为 6～8 周,心脏炎疗程最少 12 周,如病情迁延,应根据临床表现及实验室检查结果,延长疗程至病情完全恢复为止。

二、过敏性紫癜

【诊断】

1. 临床表现

多为急性起病,各种症状可以不同组合,出现先后不一,首发症状以皮肤紫癜为主,起病前 1～3 周常有上呼吸道感染史。可伴有低热、纳差、乏力等全身症状。

(1)皮肤紫癜:反复出现皮肤紫癜为本病特征,多见于四肢及臀部,对称分布,伸侧较多,分批出现。初起呈紫红色斑丘疹,高出皮面,压之不褪色,数日后转为暗紫色,最终呈棕褐色而消退。

(2)胃肠道症状:一般以阵发性剧烈腹痛为主,常位于脐周或下腹部,疼痛,可伴呕吐,但呕血少见。部分患儿可有黑便或血便,偶见并发肠套叠、肠梗阻或肠穿孔者。

(3)关节症状:可出现膝、踝、肘、腕等大关节肿痛,活动受限。关节腔有浆液性积液,但一般无出血,可在数日内消失,不留后遗症。

(4)肾脏受损的临床表现:多发生于起病一月内,亦可在病程更晚期,于其他症状消失后发生,少数则以肾炎作为首发症状。

(5)其他表现:偶可发生颅内出血,导致惊厥、瘫痪、昏迷、失语等。

2. 实验室检查

(1)血象:白细胞正常或增加,中性和嗜酸粒细胞可增高。一般无贫血。血小板计数正常甚至升高,出血和凝血时间正常,血块退缩试验正常,部分患儿毛细血管脆性试验阳性。

(2)尿常规:可有红细胞、蛋白、管型,重症有肉眼血尿。

(3)大便隐血试验阳性。

(4)血沉轻度增快,血清 IgA 升高,IgG 和 IgM 正常,亦可轻度升高;C3、C4 正常或升高;抗核抗体及 RF 阴性;重症血浆黏度增高。

(5)腹部超声波检查有利于早期诊断肠套叠。头颅 MRI 对有中枢神经系统症状患儿可确诊。

【治疗】

1. 卧床休息,积极寻找和去除致病因素,如控制感染,补充维生素。有荨麻疹或血管神经性水肿时,应用抗组胺药物和钙剂。腹痛时应用解痉剂,消化道出血时应禁食,可静脉滴注西咪替丁每日 20～40 mg/kg,必要时输血。

2. 糖皮质激素和免疫抑制剂

急性期对腹痛和关节痛可予缓解,但不能预防肾脏损害的发生,亦不能影响预后。泼尼松每日 1～2 mg/kg,分次口服,或用地塞米松、甲基泼尼松龙每日 5～10 mg/kg 静脉滴注,症状缓解后即可停用。重症过敏性紫癜肾炎可加用免疫抑制剂如环磷酰胺、硫唑嘌呤或雷公藤多苷片。

3. 抗凝治疗

(1)阻止血小板聚集和血栓形成的药物:阿司匹林每日 3～5 mg/kg,或每日 25～50 mg,每天一次服用;双嘧达莫(潘生丁)每日 3～5 mg/kg,分次服用。

(2)肝素:每次 0.5～1 mg/kg,首日 3 次,次日 2 次,以后每日 1 次,持续 7 天。

(3)尿激酶:每日 1 000～3 000 U/kg 静脉滴注。

4. 其他

钙通道拮抗剂,如硝苯吡啶每日 0.5～1.0 mg/kg,分次服用;非甾体抗炎药如消炎痛每日 2～3 mg/kg,分次服用,均有利于血管炎的恢复。中成药如贞芪扶正冲剂、复方丹参片、银杏叶片,口服 3～6 个月,可补肾益气和活血化淤。

三、皮肤黏膜淋巴结综合征

是小儿时期一种以全身小血管炎为主要病理改变的急性发热出疹性疾病。

【诊断】

1. 主要症状

(1)发热持续 5 天以上,高热达 39 ℃～40 ℃,抗生素治疗无效。

(2)四肢末端改变:急性期手足硬肿,充血 2 周后自指端大片脱皮(从甲缘开始)。

(3)多形性红斑皮疹:发热后 1～4 日躯干、四肢出现充血性斑丘疹或麻疹样、猩红热样皮疹,可融合成片。

(4)双侧球结膜充血。

(5)口腔改变:唇充血、干裂、出血,杨梅舌,口腔及咽部黏膜弥漫充血。

2. 其他有意义的临床表现

(1)心血管表现:心脏杂音、奔马律及心音低钝。

(2)胃肠道:腹泻呕吐、胆囊肿大、麻痹性肠梗阻等。

(3)皮肤:恢复期指甲有横沟。

(4)呼吸道:咳嗽、流涕,胸片有片影。

(5)关节:红肿、疼痛。

(6)神经系统:惊厥、昏迷,面神经麻痹。

3. 实验室检查

(1)白细胞增多伴核左移,病程 2 周血小板增多,轻度贫血。血沉加快,C 反应蛋白阳性,可见蛋白尿、沉渣白细胞增多,脑脊液淋巴细胞轻度增多以及血清转氨酶升高。

(2)心电图示 P-R、Q-T 间期延长,异常 Q 波,低电压,ST-T 改变及心律失常。胸片心影增大。

（3）30％～50％经二维超声心动图可证实冠状动脉扩张及动脉瘤。

具有上述 6 项主要症状的 5 项可诊断,如有 4 项,而二维超声心动图或冠状动脉造影显示冠状动脉瘤亦可诊断。

【治疗】

1. 阿司匹林:每日 30～50 mg/kg,分 2～3 次口服,热退后数日改为每日 3～5 mg/kg,直至症状消失,血小板恢复正常停药,疗程 2 月。有冠脉扩张者,每天 3～5 mg/kg 维持,直至冠脉直径恢复正常。

2. 大剂量丙种球蛋白滴注,宜在病程 10 天内应用。可迅速退热,防止冠状动脉瘤形成。

3. 随访本病需长期随访,半年到 1 年,有冠脉扩张者每半年一次复查超声心动图。

四、变应性鼻炎

【诊断】

1. 临床表现:喷嚏、鼻痒、流清涕和鼻塞是变应性鼻炎的四大症状。

2. 检查 ESO:ESO≥5％有助于诊断,但对 3 个月以下的婴儿不具诊断意义。

3. 血 IgE 增高。

4. 皮肤试验。

【治疗】

1. 物理治疗:避免变应原和刺激物,及蒸汽吸入和盐水喷雾。

2. 抗组胺药为第一线治疗药物。

3. 应用抗炎剂:(1)局部用色甘酸钠和奈多罗米;(2)鼻用皮质激素。

4. 应用抗胆碱药。

5. 免疫疗法:其他方法治疗无效、年龄 5 岁以上可考虑应用。

第九节　感染性疾病

一、非典型肺炎

【诊断】

1. 临床表现

起病急,以发热为首发症状,体温一般>38 ℃,偶有畏寒;可伴有头痛、关节酸痛、肌肉酸痛、乏力、腹泻;常无上呼吸道卡他症状;可有咳嗽,多为干咳、少痰,偶有血丝痰;可有胸闷,严重者出现呼吸加速、气促,或明显呼吸窘迫。肺部体征不明显,部分病人可闻少许湿啰音,或有肺实变体征。有少数病人不以发热为首发症状。

2. 辅助检查

(1)外周血白细胞计数一般不升高,或降低;常有淋巴细胞计数减少。

(2)胸部 X 线检查:肺部有不同程度的片状、斑片状浸润性阴影或呈网状改变,部分病人进展迅速,呈大片状阴影;常为多叶或双侧改变,阴影吸收消散较慢;肺部阴影与症状体征可不一致。若检查结果阴性,1~2 天后应复查。

3. 重症"非典型肺炎"诊断标准

符合下列标准中的 1 条即可诊断为重症"非典型肺炎":

(1)呼吸困难,呼吸频率>30 次/分。

(2)低氧血症,在吸氧 3~5 升/分条件下,动脉血氧分压(PaO_2)<70 mmHg,或脉搏容积血氧饱和度(SpO_2)<93%;或已可诊为急性肺损伤(ALI)或急性呼吸窘迫综合征(ARDS)。

(3)多叶病变且病变范围超过 1/3,或 X 线胸片显示 48 小时内病灶进展>50%。

(4)休克或多器官功能障碍综合征(MODS)。

(5)具有严重基础性疾病或合并其他感染,或年龄>50 岁。

4. 传染性非典型肺炎病例出院参考标准

应同时具备:(1)体温正常 7 天以上;(2)呼吸系统症状明显改善;(3)X 线胸片有明显吸收。

【治疗】

1. 病情监测

多数病人在发病后 14 天内均属于进展期,须密切观察病情变化,监测症状、体温、呼吸频率、SpO_2 或动脉血气分析,及血象、胸片(早期复查间隔时间不超过 2~3 天),心、肝、肾功能等。

2. 一般治疗

(1)卧床休息,避免劳累、用力。

(2)避免剧烈咳嗽,咳嗽剧烈者给予镇咳,咳痰者给予祛痰药。

(3)发热超过 38.5 ℃者,可使用解热镇痛药。高热者给予物理降温。儿童忌用阿司匹林,因该药有可能引起 Reye 综合征。

(4)有心、肝、肾等器官功能损害,应作相应的处理。

(5)加强营养支持,注意水电解质平衡。

3. 出现气促或 PaO_2<70 mmHg 或 SpO_2<93%者,给予持续鼻导管或面罩吸氧。

4. 糖皮质激素的应用

应用指征为:

(1)有严重中毒症状,高热 3 日不退。

(2)48 小时内肺部阴影进展超过 50%。

(3)有急性肺损伤或出现 ARDS。

(4)注意糖皮质激素的不良反应,儿童慎用糖皮质激素。

5. 预防和治疗继发细菌感染。根据临床情况,可选用适宜抗生素。

6. 早期可试用抗病毒药物。

7. 重症可试用增强免疫功能的药物。

8. 可选用中药辅助治疗。治则为:温病,卫、气、营、血和三焦辨证论治。

9. 重症病例的处理

（1）加强对患者的动态监护。

（2）使用无创正压机械通气（NPPV）。模式通常使用持续气道正压通气（CPAP），压力水平一般为 4～10 cmH$_2$O；吸入氧流量一般为 5～8 L/min，维持血氧饱和度＞93％，或压力支持通气＋呼气末正压（PSV＋PEEP），PEEP 水平一般为 4～10 cmH$_2$O，吸气压力水平一般为 10～20 cmH$_2$O。NPPV 应持续应用（包括睡眠时间），暂停时间不宜超过 30 分钟，直到病情缓解。

（3）若病人不耐受 NPPV 或氧饱和度改善不满意，应及时进行有创正压机械通气治疗。

（4）出现休克或 MODS，予相应支持治疗。

二、手足口病

【诊断】

1. 临床表现

（1）一般病例：急性起病，发热，口腔黏膜出现散在疱疹，手、足和臀部出现斑丘疹、疱疹，疱疹周围有炎性红晕，疱内液体较少。可伴有咳嗽、流涕、食欲不振、恶心、呕吐、头痛等症状。部分病例仅表现为皮疹或疱疹性咽峡炎。预后良好，无后遗症。

（2）重症病例：少数病例（尤其是小于 3 岁者）可出现脑炎、脑脊髓炎、脑膜炎、肺水肿、循环衰竭等。①神经系统：精神差、嗜睡、头痛、呕吐、易惊，肢体抖动、无力或瘫痪；查体可见脑膜刺激征，腱反射减弱或消失；危重病例可表现为频繁抽搐、昏迷、脑水肿、脑疝。②呼吸系统：呼吸浅促、困难，呼吸节律改变，口唇紫绀，口吐白色、粉红色或血性泡沫液（痰）；肺部可闻及痰鸣音或湿啰音。③循环系统：面色苍白，心率增快或缓慢，脉搏浅速、减弱甚至消失，四肢发凉，指（趾）发绀，血压升高或下降。

2. 实验室检查

（1）末梢血白细胞：一般病例白细胞计数正常，重症病例白细胞计数可明显升高。

（2）血生化检查：部分病例可有轻度 ALT、AST、CKMB 升高，重症病例血糖可升高。

（3）脑脊液检查：外观清亮，压力增高，白细胞增多（危重病例多核细胞可多于单核细胞），蛋白正常或轻度增多，糖和氯化物正常。

（4）病原学检查：特异性 EV71 核酸阳性或分离到 EV71 病毒。

（5）血清学检查：特异性 EV71 抗体检测阳性。

3. 物理学检查

（1）胸片：双肺纹理增多，网络状、点片状、大片状阴影，部分病例以单侧为著，快速进展为双侧大片阴影。

（2）磁共振：以脑干、脊髓灰质损害为主。

（3）脑电图：部分病例可表现为弥漫性慢波，少数可出现棘（尖）慢波。

（4）心电图：无特异性改变。可见窦性心动过速或过缓，ST-T 改变。

4. 临床诊断

在流行季节发病，常见于学龄前儿童，婴幼儿多见。

（1）诊断依据：①以发热，手、足、口、臀部出现斑丘疹、疱疹为主要表现，可伴有上呼吸道感染症状。②部分病例仅表现为手、足、臀部皮疹或疱疹性咽峡炎。③重症病例可出现神经系统受累、呼吸及循环衰竭等表现,实验室检查可有末梢血白细胞增高、血糖增高及脑脊液改变,脑电图、核磁共振、胸部 X 线检查可有异常。

(2)确诊依据:在临床诊断基础上,EV71 核酸检测阳性,分离出 EV71 病毒或 EV71 IgM 抗体检测阳性,EV71 IgG 抗体 4 倍以上增高或由阴性转为阳性。

5. 留观指征

3 岁以下婴幼儿,具备以下情况之一者需留观。乡镇卫生院如发现符合留观指征患者,应立即将其转至县级以上医疗机构。

(1)发热,伴手、足、口腔、肛周皮疹,病程在 4 天以内;

(2)疱疹性咽峡炎,外周血白细胞计数增高;

(3)发热,精神差。

6. 住院指征。

具备以下情况之一者需住院,应立即将其转至指定医疗机构。

(1)精神差/嗜睡、易惊、烦躁不安;

(2)肢体抖动或无力、瘫痪;

(3)面色苍白、心率增快、末梢循环不良;

(4)呼吸浅促或胸片提示肺水肿、肺炎。

7. 小儿危重患者的早期发现

具有以下特征的患者有可能在短期内发展为危重病例,更应密切观察病情变化,开展必要的辅助检查,有针对性地做好救治工作。

(1)年龄小于 3 岁;

(2)持续高热不退;

(3)末梢循环不良;

(4)呼吸、心率明显增快;

(5)精神差、呕吐、抽搐,肢体抖动或无力;

(6)外周血白细胞计数明显增高;

(7)高血糖;

(8)高血压或低血压。

【治疗】

按临床表现主要包括 4 个阶段的治疗。

1. 手足口病/疱疹性咽峡炎阶段

(1)一般治疗:注意隔离,避免交叉感染;适当休息,清淡饮食;做好口腔和皮肤护理。

(2)对症治疗:发热、呕吐、腹泻等给予相应处理。

2. 神经系统受累阶段

该阶段出现神经系统症状和体征,如头痛、呕吐、精神差、易激惹、嗜睡、肢体无力、肌阵挛、抽搐或急性迟缓性麻痹等。

(1)控制颅内高压;

(2)静脉注射免疫球蛋白;

（3）酌情应用糖皮质激素治疗；

（4）其他对症治疗：如降温、镇静、止惊（应用安定、鲁米那钠、水合氯醛等）；

（5）严密观察病情变化，密切监护，注意严重并发症。

3. 心肺衰竭阶段

（1）保持呼吸道通畅，吸氧。

（2）确保两条静脉通道的畅通，监测呼吸、心率、血压和血氧饱和度。

（3）呼吸功能障碍时，及时气管插管使用正压机械通气。

（4）在维持血压稳定的情况下，限制液体入量。

（5）头肩抬高 15～30 度，保持中立位，插胃管，导尿（禁止压迫膀胱排尿）。

（6）药物治疗：①应用降颅压药物；②应用糖皮质激素治疗，必要时给予冲击疗法；③静脉注射免疫球蛋白；④血管活性等药物的应用：根据血压、循环的变化可选用多巴胺、多巴酚丁胺、米力农等药物，酌情应用强心、利尿药物治疗；⑤果糖二磷酸钠或磷酸肌酸静注；⑥抑制胃酸分泌：可静脉应用西咪替丁、洛赛克等；⑦退热治疗；⑧监测血糖变化，必要时可皮下或静脉注射胰岛素；⑨惊厥时给予镇静药物治疗；⑩应用有效抗生素防治肺部细菌感染；⑪保护重要脏器功能。

4. 生命体征稳定期

经抢救后生命体征基本稳定，但仍有神经系统症状和体征。

（1）做好呼吸道管理，避免并发呼吸道感染；

（2）应用支持疗法和促进各脏器功能恢复的药物；

（3）功能康复治疗或中西医结合治疗。

【预防】

手足口病传播途径多，婴幼儿和儿童普遍易感。做好儿童个人、家庭和托幼机构的卫生是预防本病的关键。

1. 个人预防措施

（1）饭前便后、外出后要用肥皂或洗手液等给儿童洗手，不要让儿童喝生水、吃生冷食物，避免接触患病儿童。

（2）看护人接触儿童前、替幼童更换尿布、处理粪便后均要洗手，并妥善处理污物。

（3）婴幼儿使用的奶瓶、奶嘴使用前后应充分清洗。

（4）本病流行期间不宜带儿童到人群聚集、空气流通差的公共场所，保持家庭环境卫生，居室要经常通风，勤晒衣被。

（5）儿童出现相关症状要及时到医疗机构就诊。居家治疗的儿童，不要接触其他儿童，父母要及时对患儿的衣物进行晾晒或消毒，对患儿粪便及时进行消毒处理；轻症患儿不必住院，宜居家治疗、休息，以减少交叉感染。

2. 托幼机构及小学等集体单位的预防控制措施

（1）本病流行季节，教室和宿舍等场所要保持良好通风。

（2）每日对玩具、个人卫生用具、餐具等物品进行清洗消毒。

（3）进行清扫或消毒工作（尤其清扫厕所）时，工作人员应穿戴手套。清洗工作结束后应立即洗手。

(4)每日对门把手、楼梯扶手、桌面等物体表面进行擦拭消毒。

(5)教育指导儿童养成正确洗手的习惯。

(6)每日进行晨检,发现可疑患儿时,要及时送诊。对患儿所用的物品要立即进行消毒处理。

(7)及时向卫生和教育部门报告,根据疫情控制需要当地教育和卫生部门可决定采取托幼机构或小学放假措施。

3. 医疗机构的预防控制措施

(1)疾病流行期间,医院应实行预检分诊,并专辟诊室(台)接诊疑似手足口病人,引导发热出疹患儿到专门诊室(台)就诊。候诊及就诊等区域应增加清洁消毒频次,室内清扫时应采用湿式清洁方式。

(2)医务人员在诊疗、护理每一位病人后,均应认真洗手或对双手消毒。

(3)诊疗、护理病人过程中所使用的非一次性的仪器、物品等要擦拭消毒。

(4)同一间病房内不应收治其他非肠道病毒感染的患儿。重症患儿应单独隔离治疗。

(5)对住院患儿使用过的病床及桌椅等设施和物品必须消毒后才能继续使用。

(6)患儿的呼吸道分泌物和粪便及其污染的物品要进行消毒处理。

(7)医疗机构发现手足口患者增多或肠道病毒感染相关死亡病例时,要立即向当地卫生行政部门和疾控机构报告。

三、麻疹

【诊断】

1. 临床症状

(1)全身皮肤出现红色斑丘疹。

(2)发热(38 ℃或更高)。

(3)咳嗽或上呼吸道卡他症状,或结合膜炎。

(4)起病早期(一般于病程第 2～3 日)在口腔颊黏膜见到麻疹黏膜斑(Koplik 氏斑)。

(5)皮肤红色斑丘疹由耳后开始向全身扩展,持续 3 天以上,呈典型经过。

2. 流行病学史

与确诊麻疹的病人有接触史,潜伏期 6～18 天。

3. 实验室诊断

(1)一个月内未接种过麻疹减毒活疫苗而在血清中查到麻疹 IgM 抗体。

(2)恢复期病人血清中麻疹 IgG 抗体滴度比急性期有 4 倍或 4 倍以上升高,或急性期抗体阴性而恢复期抗体阳转。

(3)从鼻咽部分泌物或血液中分离到麻疹病毒,或检测到麻疹病毒核酸。

4. 病例分类

(1)疑似病例:具备临床症状(1)加(2)者,或同时伴有(3)者。

(2)临床诊断病例:疑似病例加临床症状(4)或(5)或流行病学史。

(3)确诊病例:①疑似病例加实验室诊断(1)或(2)或(3);②具有任何一项临床症状加实

验室诊断(1)或(2)或(3)。

5. 体格检查

(1)发热:轻度病儿体温轻度增高,婴儿麻疹低热多见。

(2)麻疹黏膜斑:是早期诊断依据,轻度可无,重型可不典型但消失晚。

(3)皮疹:重型可呈出血性,婴儿麻疹出疹快,成人麻疹出疹时间常较儿童晚。皮疹出齐后开始消疹,按出疹顺序消退。

(4)色素沉着和脱屑:婴儿麻疹糠麸脱屑少,褐色斑明显。

(5)其他:重型可有各种并发症。

【治疗】

1. 治疗原则

精心护理,对症治疗,防止并发症。

2. 治疗方法

(1)一般治疗和护理:病儿应隔离至出疹后 5 日,并发肺炎延至疹后 10 日,空气要新鲜但不要过冷。每日用温生理盐水注射液清洁眼、鼻、口腔,供给充足的水分和食品。

(2)抗病毒治疗:利巴韦林 10~15 mg/(kg·d),肌肉注射或静脉滴注。

(3)对症治疗:高热时可予物理降温,慎用退热剂以免皮疹骤退出现险症,烦躁不安用镇静剂,剧咳时给予止咳祛痰或超声雾化,有慢性病或体弱者可注射人血丙种球蛋白。

(4)中药:透疹治疗。

3. 并发症治疗:如肺炎、喉炎、心肌炎和脑炎等。

4. 补充各种维生素:维生素 A 常规使用,可减少并发症,恢复快,降低死亡率。

【预防】

1. 流行期间要严格执行易感者检疫制度,避免交叉感染。

2. 按规定接种麻疹减毒活疫苗。

3. 对慢性疾病或体弱多病者,在接触麻疹病人后 5 日内肌肉注射丙种球蛋白。

四、猩红热

【诊断】

1. 流行病学资料

当地有本病发生及流行,可在潜伏期内有与猩红热病人,或与扁桃体炎、咽峡炎、中耳炎、丹毒病人接触史。

2. 症状体征

(1)普通型猩红热:①起病急骤,发热,咽峡炎,草莓舌。②发病 1~2 天内出现猩红热样皮疹,皮肤呈弥漫性充血潮红,其间有针尖大小猩红色红点疹,压之褪色,亦可呈"鸡皮疹"或"粟粒疹"。皮肤皱褶处有密集的红点疹,呈皮折红线(即巴氏线)。同时有杨梅舌和口周苍白。2~5 天后皮疹消退。疹退后皮肤有脱屑或脱皮。

(2)轻型猩红热:发热、咽峡炎、皮疹均很轻,持续时间短,脱屑也轻。

(3)中毒型猩红热:严重的毒血症,可出现中毒性心肌炎和感染性休克。

(4)脓毒型猩红热:表现为严重的化脓性病变。咽峡炎明显,可有坏死及溃疡。咽部炎症常向周围组织蔓延,引起邻近器官组织的化脓性病灶或细菌入血循环,引起败血症及迁延性化脓性病变。

(5)外科或产科型猩红热:皮疹常在伤口周围首先出现且明显,然后遍及全身,常无咽峡炎。

3. 实验室检查

(1)白细胞总数和中性粒细胞增多。

(2)咽拭子或脓液培养,分离出 A 组链球菌。

4. 病例分类

(1)疑似病例:发热,猩红热样皮疹＋实验室检查(1)。

(2)临床诊断病例:具备疑似病例＋症状体征中任何一项。

(3)确诊病例:具备临床诊断病例＋实验室检查(2)。

【治疗】

1. 病原治疗:青霉素是特效药物,肌注或静滴均可,剂量 50 000 U/(kg·d),严重者应加大剂量,疗程 7～10 日。对青霉素过敏者,可选用红霉素,剂量为 30～50 mg/(kg·d),分3～4 次口服,或分 2 次静滴。

2. 对症治疗:高热用退热药,皮疹痒时可用抗过敏药物。

3. 并发症的治疗:化脓性病灶需引流,切开排脓;心肌炎、肾炎等应予相应的治疗措施。

五、百日咳

【诊断】

1. 流行病学史

三周内接触过百日咳病人,或该地区有百日咳流行。

2. 临床表现

(1)流行季节有阵发性痉挛性咳嗽。

(2)咳嗽后伴呕吐,严重者有结膜下出血或舌系带溃疡。

(3)新生儿或婴幼儿有原因不明的阵发性青紫或窒息,多无典型痉咳。

(4)持续咳嗽两周以上,能排除其他原因者。

3. 实验室诊断

(1)白细胞总数显著升高,淋巴细胞占 50％以上。

(2)从病人的痰或咽喉部分泌物分离到百日咳杆菌。

(3)恢复期血清凝集抗体比急性期抗体呈 4 倍以上升高。

4. 病例分类

(1)疑似病例:具备临床表现四项中任何一项,或同时伴有流行病学史者。

(2)临床诊断病例:疑似病例加实验室诊断(1)。

(3)确诊病例:疑似病例加实验室诊断(2)或(3)。

5. 体格检查

阵发性痉挛性咳嗽伴咳嗽末发出特殊的吸气性吼声,常见眼睑浮肿、眼结膜出血、舌系带溃疡。婴幼儿患病则以憋气、发绀和拒奶为特征。

【治疗】

1. 病原治疗

首选大环内酯类抗生素:红霉素,50 mg/(kg·d),分 4 次口服,疗程 7～10 日,早期治疗效果较好。新一代大环内酯类,罗红霉素 5～8 mg/(kg·d),分 2 次口服;阿齐霉素 10 mg/(kg·d),每日 1 次口服。

2. 对症治疗

(1)痰液黏稠不易咳出时,可应用祛痰剂或用 α-糜蛋白酶 5 mg 加 0.9 氯化钠注射液 20 mL 作雾化吸入。

(2)痉咳影响睡眠可给予苯巴比妥,每次 3～5 mg/kg,或氯丙嗪每次 0.5～1 mg/kg,口服或肌注。

(3)维生素 K_1 可缓解痉咳,减少出血,剂量为<1 岁每日 20 mg,>1 岁每日 50 mg,肌注,疗程 7 日。

(4)6 个月以下婴儿痉咳重者或有百日咳脑病可加用糖皮质激素,以缓解痉咳,减轻炎症。泼尼松 1～2 mg/(kg·d),口服,或地塞米松 0.2～0.4 mg/(kg·d),静滴,疗程 7 日。

(5)普鲁卡因静脉封闭疗法可减少婴儿窒息及阵发性痉咳,每日 5～8 mg,加入 10%葡萄糖注射液 50 mL,静滴,连用 5～7 日。

3. 新生儿及婴儿百日咳的治疗

红霉素静滴,参照对症治疗。窒息时应即时做人工呼吸、给氧、吸痰,窒息时间过长而致心跳停搏时,立即作心脏按压、气管插管、加压给氧等。

4. 并发症的治疗

若出现肺炎、脑病、结核病恶化等并发症时,应予相应的治疗措施。

【预防】

1. 管理传染源

发现病人应立即作疫情报告,并立即对患者进行隔离和治疗。

2. 保护易感人群

(1)按计划免疫接种。

(2)被动免疫:可注射含抗毒素的免疫球蛋白预防。

3. 药物预防

对有百日咳接触史的婴儿可进行药物预防,如服用红霉素或复方新诺明 7～10 日。

六、细菌性痢疾

【诊断】

需依据流行病学史、症状、体征及实验室检查进行综合诊断,确诊则需依赖于病原学的检查。

1. 诊断标准

(1)流行病学史:病人有不洁饮食或与菌痢病人接触史。

（2）症状体征

①急性非典型菌痢：症状轻，可仅有腹泻、稀便。②急性普通型（典型）菌痢：急性起病、腹泻（除外其他原因的腹泻）、腹痛、里急后重，可伴发热、脓血便或黏液便，左下腹部压痛。③急性中毒型菌痢：发病急，高热，呈严重毒血症症状。小儿起病时可无明显腹痛腹泻症状，常需经灌肠或肛拭做粪检，才发现是菌痢。④慢性菌痢：急性菌痢者病程超过 2 个月以上为慢性菌痢。

根据主要临床表现有以下类型：①休克型（周围循环衰竭型）：有感染性休克症，如面色苍白、四肢厥冷、脉细速、血压下降、皮肤发花、发绀等；②脑型（呼吸衰竭型）：有脑水肿表现，如烦躁不安、惊厥、嗜睡或昏迷、瞳孔改变，甚至出现脑疝、呼吸衰竭；③混合型：同时出现休克型、脑型的症候，是最凶险的一型。

2. 实验室检查

（1）粪便常规检查，白细胞或脓细胞≥15/HPF（400 倍），可见红细胞。

（2）病原学检查，粪便培养志贺菌属阳性为确诊依据。

3. 病例分类

（1）疑似病例：腹泻，有脓血便或黏液便或水样便或稀便，伴有急后重症状，难以确定其他原因腹泻者。

（2）临床诊断病例：具备流行病学史，及症状体征和粪便常规检查中任何一项，并除外其他原因引起之腹泻。

（3）确诊病例：具备病原学检查和临床诊断病例中任何一项。

【治疗】

1. 普通型菌痢

（1）抗菌药物：可选用下列之一口服：①庆大霉素 10 mg/(kg·d)。②卡那霉素 40 mg/(kg·d)。③呋喃唑酮（痢特灵）5～10 mg/(kg·d)。④诺氟沙星 15 mg/(kg·d)，学龄儿童必要时可用。

（2）复方磺胺甲噁唑（SMZco）50 mg/(kg·d)，分 2 次口服，疗程 7 日。

（3）小檗碱（黄连素）：每片 0.1 g，剂量为 10～20 mg/(kg·d)，分 3～4 次口服，疗程 7～10 日。

2. 中毒型菌痢

如高热、反复惊厥和休克者给予相应处理。抗菌药物，可用庆大霉素（6 岁以下禁用）或氨苄西林，病情好转改为口服。以上药物无效可用头孢哌酮 100 mg/(kg·d)，分 2 次静脉滴注。

3. 慢性菌痢

药物治疗同急性菌痢，疗程 10～14 日。可两种药物交替使用，服用 1 个疗程有改善但未痊愈者可隔 1～2 周再用，共 2～3 个疗程。

4. 应用微生态制剂，有利调理肠道菌群平衡状态，协助肠道正常功能的恢复，但应与抗生素间隔 2 小时服用。

5. 对症治疗。

七、伤寒和副伤寒

【诊断】

1. 临床诊断标准

(1)持续性高热(可达 40~41 ℃),为时 1~2 周以上。

(2)特殊中毒面容,相对缓脉,皮肤玫瑰疹,肝脾肿大。

(3)周围血象白细胞总数低下,嗜酸性粒细胞消失,骨髓象中有伤寒细胞(戒指细胞)。

在伤寒流行季节和地区有(1)、(2)和(3)可作临床诊断。

2. 确诊标准

临床诊断病例如有以下项目之一者即可确诊。

(1)从血、骨髓、尿、粪便、玫瑰疹刮取物中,任一种标本分离到伤寒杆菌或副伤寒杆菌。

(2)血清特异性抗体阳性。肥达氏反应"O"抗体凝集效价≥1∶80,伤寒或副伤寒鞭毛抗体凝集效价≥1∶160,恢复期效价增高 4 倍以上。

3. 临床表现

(1)典型伤寒:起病可急可缓,有发热、乏力、全身不适。体温逐日上升,并出现食欲不振、腹胀、便秘。少数患儿有稀疏淡红色玫瑰疹。1 周后进展至极期,体温升高达 39~40 ℃,持续 2~3 周,精神萎靡,神志淡漠,年长儿可见到相对缓脉。半数以上患儿出现肝及脾肿大,以肝大为主。此时易发生并发症,如中毒性心肌炎、中毒性肝炎、胆囊炎等,出现相应症状。病程 3~4 周后体温下降,全身情况逐渐改善,但体质虚弱者需 2~4 周才完全恢复。

(2)重型伤寒:起病急,毒血症症状严重,常有过高热、谵妄、昏睡,甚至昏迷。并发症发生率增高,少数出现休克或弥散性血管内凝血。

(3)婴儿伤寒:症状不典型,起病急,高热、惊厥,常伴呕吐和腹泻。体温呈弛张热,持续 2 周左右,肝脾肿大明显。

(4)副伤寒:热型不规则,病程较伤寒短,病情较伤寒轻,常伴急性胃肠炎症状。副伤寒丙可呈败血症表现,高热、寒战,甚至出现黄疸及类似脑膜炎症状或精神神经症状。

(5)血象:婴儿伤寒或儿童副伤寒可呈白细胞升高,中性粒细胞占优势。

【治疗】

1. 病原治疗

(1)非耐药菌:任选下列药物之一,①复方磺胺甲噁唑(SMZco),30~50 mg/(kg·d),分 2 次口服;②氯霉素:30~50 mg/(kg·d),分 3~4 次静脉滴注或口服,对血液系统有抑制作用,应慎用;③氨苄西林:200 mg/(kg·d),分 2~3 次静脉滴注,不良反应中多见皮疹,停药即退。治疗 3~4 天体温不退可改用下列药物之一:①阿莫西林:60~100 mg/(kg·d),分 3~4 次口服;②阿莫西林—克拉维酸:60~90 mg/(kg·d),分 2 次静脉滴注;③阿米卡星:4~8 mg/(kg·d),分 2 次静脉滴注(6 岁以下禁用);④诺氟沙星:15 mg/(kg·d),在大龄儿童应用,分 2~3 次口服。

(2)耐药菌:可选用下列药物之一,①头孢哌酮:50~100 mg/(kg·d),分 2~3 次静脉滴注;②头孢曲松:50～100 mg/(kg・d),分 2～3 次静脉滴注;③头孢噻肟:50～100 mg/(kg・d),分 2～3 次静脉滴注。抗菌药物治疗至体温正常后 5 日,然后停药 5 日,再用药 5 日,为全程治疗,可预防复发。

(3)副伤寒:副伤寒甲及乙感染可先用复方磺胺甲噁唑(SMZco),25 mg/(kg・d),分 2 次静脉滴注,无效即改用伤寒非耐药菌治疗方法。

2. 对症治疗

消化道隔离至症状消失,粪便培养 3 次阴性。给高热量、高营养、易消化的无渣饮食。恢复期患儿食欲增强时应注意给适量易消化饮食,逐渐增加,忌过饮过食,以免引起肠道并发症。高热纳差者给予 10％葡萄糖液 500～1 000 mL 静脉滴注。

3. 并发症治疗:如中毒性心肌炎、中毒性肝炎、肠出血和肠穿孔等。

【预防】

1. 提倡饮用自来水,保护水源不受污染。加强粪便管理。

2. 加强食品卫生管理,改善食品制备工艺,防蝇。教育儿童不吃不洁饮食,养成饭前便后洗手等卫生习惯。

3. 对病人应早诊断、早治疗。发现及管理带菌者。

4. 在伤寒流行地区,可在儿童时期甚至从 1 岁开始即接种伤寒、副伤寒甲、乙三联菌苗。

第十节　脑瘫康复技术

一、水疗法

利用水的物理特性以各种方式作用于人体,以治疗疾病促进康复的方法。

【适应证】

用于各种运动障碍的患儿,尤其是对肌张力高的患儿。

【经验指导】

室温、水温要保持恒定,训练前一小时内不应进食,如遇感冒、腹泻等情况可暂时停止。

二、电疗法

(一)痉挛肌治疗仪

【适应证】

小儿脑瘫(痉挛型)、脑脊髓损伤引起的痉挛性瘫痪。

【经验指导】

定期检查电极引线、插头是否连接良好。本机不可与高频设备放在一起使用,应远离强辐射场源。

(二)经络导平治疗仪

【适应证】

小儿脑瘫、小儿麻痹症、脑炎后遗症。

【经验指导】

出现晕针反应时,当天停止治疗,静卧片刻,可喝热开水,不影响以后治疗。极度虚弱患儿,宜采用补法,功率不宜过强。严格防止棉垫滑脱致电极片接触皮肤引起皮肤电灼伤。

(三)脑循环治疗仪

【适应证】

小儿脑瘫、脑炎,应用于小脑顶核区域电刺激治疗。

【经验指导】

保持室内通风良好,电源线插入主机电源一定要插到底,以防因电源接触不良而造成主机操作不灵。每周对机器作一次清洁保养。

(四)吞咽言语治疗仪

【适应证】

1. 不会说话;

2. 发音不准,吐词不清;

3. 吞咽困难;

4. 口语表达障碍;

5. 交流障碍。

【经验指导】

1. 若病人较多,建议最好在单间内进行训练。

2. 语言训练和电治疗同步进行效果最好。

三、运动疗法

【适应证】

中枢神经系统疾病、肌肉疾病、遗传性疾病、运动性外伤障碍等。

【操作程序】

按操作可分类为:

1. 运动疗法。

2. 生物力学疗法。

3. 神经生物学疗法:

(1)Brunnstrom exercises 技术(运动治疗技术);

(2)本体感觉性神经肌肉易化技术(PNF)或称本体感觉性神经肌肉促进法;

（3）Rood 技术；

（4）Bobath 疗法，又称神经发育学治疗法；

（5）Vojta 疗法。

【经验指导】

1. 患者应取舒适体位。

2. 控制不必要的动作。

3. 应在全关节活动范围内进行运动。

4. 运动要反复进行。

5. 定期判断治疗效果。

6. 治疗前向患者说明运动目的使其理解。

四、作业治疗

应用有目的的、经过选择的作业活动，对身体、精神、发育有功能障碍或残疾以致不同程度丧失生活自理能力和职业劳动能力的患者进行训练。

【适应证】

1. 中枢神经系统疾病；

2. 认知、心理障碍；

3. 发育障碍；

4. 精神障碍。

【经验指导】

1. 作业疗法的进行必须使患者主动参与。

2. 具有不同程度身心障碍的小儿尤需爱护，以保护安全，防止发生意外。

3. 疗程中要定期评定。

4. 作业疗法需与物理疗法、心理疗法、言语疗法、康复工程、药物疗法、中医疗法等密切结合，以提高疗效。

第十一节 儿科操作技术

一、皮肤试验

（一）青霉素皮试

【适应证】

凡 3 天内未使用青霉素者，或使用的青霉素批号有变更。

【禁忌证】

有青霉素过敏史者，忌用青霉素，也不宜做青霉素皮试。

【操作程序】

1. 皮内注射法

取青霉素实验液 0.1 mL(20～50 U),前臂屈面皮内注射,20 min 后观察结果。

(1)阴性反应:皮丘无改变,周围无红肿和红晕,无自觉不适。

(2)阳性反应:局部皮丘隆起,并出现红晕和硬块,直径＞1 cm,或红晕周围有伪足和痒感。严重者可出现过敏性休克。

2. 青霉素快速过敏试验

青霉素过敏反应快速实验器离子导入部 3 个头子分别用双层纱布包扎,将以下液体各 1 滴分别加样于 3 个头子上:青霉素试验液(10 000 U/mL)于负极板,注射用水和 0.25%普鲁卡因(只用于普鲁卡因青霉素)分别于 2 个正极板作为对照。前臂屈面用注射用水或蒸馏水浸湿的纱布清洁皮肤(忌用乙醇)。电极板束于前臂屈面,开启电源(电流 50～80 μA,电压 9～12 V),通电 5 min。试验完成后 5 min 观察结果。

(1)阴性反应:局部皮肤压痕和红斑在正、负极间无区别,1～2 min 后消失,无全身不适。

(2)阳性反应:负极(青霉素试验液)局部皮肤出现风团、斑块,部分有红晕,少数呈白斑。部分患儿有局部痒、刺、热等感觉或全身反应。

【经验指导】

1. 青霉素皮试液应为注射用青霉素液的同一批号产品,新鲜配制或存放于 4 ℃,不得超过 7 天。

2. 采用青霉素快速过敏试验者,须在注射前观察一次皮试结果,以防迟发反应。

3. 注射青霉素后,宜再观察 30 min,以防迟发性过敏反应。

(二)结核菌素皮试

【适应证】

1. 结核病的辅助诊断。

2. 卡介苗接种 3 个月后,了解机体对卡介苗的细胞免疫反应。

3. 判断过敏素质患儿的预后。

【操作程序】

1. 于前臂曲面皮内注射纯结核蛋白衍生物(PPD)0.1 mL(含 0.0001 mg)。

2. PPD 皮内注射后 48～72 h 测量注射局部硬结直径。用圆珠笔尖顺皮肤表面从硬结一个远端向硬结方向滑动,当圆珠笔尖抵达硬结边缘,感觉到阻力时即停止滑动,皮肤上留下一条圆珠笔线痕。从硬结的另一端(180°角)以同样的方式滑动圆珠笔,留下另一条线痕。测量两条线间的距离即为硬结的直径。以同样的方法测量硬结的横径,计算横径和直径的平均值。

3. 结果判断

(1)无硬结或硬结平均值＜5 mm 为阴性反应。

(2)硬结平均值 5～9 mm 为轻度阳性反应(＋)。

(3)硬结平均值 10～19 mm 为中度阳性反应(＋＋)。

(4)硬结平均值≥20 mm 为强阳性反应(＋＋＋)。

(5)除硬结外,尚有水疱、破溃、淋巴管炎和双圈反应者为极强阳性反应(＋＋＋＋)。

【经验指导】

1. 在辅助诊断结核病时,用 PPD 0.00002 mg 结核菌素皮试阴性者,可再进行 5 U (0.0001 mg)皮试,必要时可进行 250 U(0.005 mg)皮试。

2. 在辅助诊断结核病时,应认识结核菌素皮试的局限性。该试验的影响因素很多,包括皮内注射失败、PPD 失效、患儿细胞免疫功能低下、严重结核感染等。

3. 结核菌素皮试不能区别卡介苗接种和结核杆菌自然感染所致的免疫反应。

4. 结核菌素皮试不能区别非结核分枝杆菌感染和结核菌感染。

5. 对过敏体质患儿进行预后判断时,无论卡介苗接种、结核杆菌或非结核分枝杆菌自然感染所致的结核菌素皮试阳性均提示患者 Th1 细胞功能状态较好,有助于临床症状的缓解。

(三)破伤风抗毒素皮试

【适应证】

凡需注射破伤风抗毒素者。

【操作程序】

1. 取破伤风抗毒素血清 1 500 U,制剂 0.1 mL,以生理盐水稀释 20 倍作为皮试液。

2. 于前臂曲面皮内注射 0.1 mL,15～30 min 观察注射局部反应,出现红晕或荨麻疹样硬结为阳性反应。

【经验指导】

破伤风抗毒素皮试阳性者,在注射破伤风抗毒素全量前,必须进行脱敏,或用破伤风免疫球蛋白(TIG)。

二、静脉穿刺术

(一)颈外静脉穿刺术

【适应证】

需取血的婴幼儿,外周静脉不清楚或过细无法取血者。

【禁忌证】

有心肺疾病、缺氧症状、病情危重及出血倾向者禁用。因颈外静脉的取血姿势可使患儿的病情加重。

【操作程序】

1. 患儿仰卧,垂头位,将肩部垫高,助手立于对侧帮助固定头部、躯干及四肢。

2. 术者位于头端,将患儿头部转向操作方便、颈外静脉暴露明显的一侧。

3. 常规消毒,用左手拇指绷紧皮肤,右手持注射器,待患儿啼哭静脉怒张时将针头刺入,有回血时固定针头,取血至所需量。

4. 消毒棉球压迫进针部位,迅速拔针,继续压迫片刻,同时抱起患儿,使患儿处坐位或立位。

【经验指导】

1. 选用短而锐利易于进针的针头,采用 5～10 mL 的注射器,针头接上后要检查是否漏气,争取一次成功。

2. 熟练的操作者可分 2 步进行:先于颈外静脉上、中 1/3 交界处刺入皮肤,等待静脉怒张时再刺入血管,见回血后,再沿血管走行进入 2～3 mm,固定针头取血,以防穿透颈外静脉。

3. 要认真压迫止血,迅速改变体位,以减轻头部静脉压,避免出现血肿。

4. 操作时千万不能蒙住患儿的口鼻,力求安全,严防窒息。

(二)股静脉穿刺

【适应证】

适用于婴儿及重危患儿需采血较多者。

【禁忌证】

有出血倾向或凝血功能障碍者(如血友病),严禁在此部位穿刺,以免发生难止的出血。

【操作程序】

1. 患儿仰卧,将穿刺臀部垫高,使腹股沟绷起,穿刺侧大腿稍外展屈膝,助手立于患儿头端,帮助固定躯干及双下肢。

2. 术者位于足端,用左手食指于腹股沟内 1/3 附近触摸寻找股动脉搏动处,以此搏动点为中心,常规消毒皮肤和术者左食指,用消毒后的手指继续触摸股动脉搏动。

3. 右手持注射器,沿股动脉内侧穿刺即可进入股静脉。股静脉穿刺有 2 种方法。

4. 直刺法:沿股动脉内侧垂直刺入,慢慢提针同时抽吸,见到回血立即固定位置,尽快抽血至所需量,拔针时用消毒棉球压迫止血。

5. 斜刺法:摸到股动脉处,食指不要离开,贴股动脉距腹股沟下 2 cm 左右与皮肤呈 30～45 度,斜刺进针,见血固定,继续抽血至足够量,然后拔针,压迫止血同前。此法容易固定,静脉不易穿破,亦可同时用于注射药物或血浆。

【经验指导】

1. 术前先剪好指甲,洗净手指,以碘酊、酒精严密消毒,避免带入感染。

2. 使注射器内形成足够的负压很重要,最好用 10 mL 的注射器以形成负压。取血用的针管千万不能漏气。取血要快否则血液会凝固在注射器中。

3. 认真压迫止血,防止局部血肿。如穿刺误入股动脉(有鲜红色血液冲入注射器内),不要惊慌失措,取血后用纱布紧压穿刺部位,持续 3～5 min,用胶布固定。

三、中心静脉导管放置

经外周放置中心静脉导管(PICC)可为危重患儿建立长期静脉通路。因穿刺点在外周静脉,血管选择性大,成功率高,创伤小,感染机会少,护理亦较容易。

【适应证】

1. 需长期静脉输液,估计静脉输液将发生困难者,特别是新生儿、婴幼儿。

2. 需快速输液,速度达 300～500 mL/h。

3. 需持续深静脉给药或监测者,如完全肠道外营养,输注葡萄糖浓度 >12.5% 时。

【禁忌证】

除穿刺肢体不可有感染征象外无明确禁忌证。

【操作程序】

1. 常用血管为腋静脉、肘正中静脉、贵要静脉、腘静脉、大隐静脉,甚至更小的外周静脉,如新生儿手部静脉。

2. 测量置入导管长度。右上臂外展90°,测量右上肢穿刺点至右胸锁关节长度,然后垂直向下返折,继续量至第3肋间(相当于右心房开口处),此即导管设定插入深度。若从左侧上肢穿刺,则应再加两乳头间距。

3. 根据小儿年龄、体重选择适当型号的穿刺盒。

4. 将穿刺针及装有肝素盐水的注射器安装好。

5. 上臂扎止血带,选择合适穿刺部位,严格无菌操作,常规消毒,铺巾,戴手套,局部麻醉。

6. 在上肢选择合适部位,穿刺针斜面向下做静脉穿刺,见到回血后压低角度略向前进,以确保导管尖端进入血管。

7. 松开止血带,撤除针芯。

8. 用镊子轻夹导管前端,向心性将其送入穿刺针。

9. 当导管进入10～15 cm时,退出穿刺针,逐渐撕掉穿刺外套管。

10. 继续轻柔地缓慢进入导管,当预计导管到达肩部时,将患儿头转向穿刺侧,使导管易于进入上腔静脉。导管送至标记处,撕掉导管保护套。

11. 左手固定导管末端,放松导管锁,轻轻拔出导丝。

12. 用生理盐水冲洗导管,然后用肝素盐水封管。

13. 消毒穿刺点,固定导管并以无菌敷料覆盖,将导管通过三通接输液装置。

14. 床边摄片确定导管位置。

【经验指导】

1. 严格无菌操作,避免污染导致感染。

2. 送管过程中若遇阻力,切忌强行送入。

3. 外拔导丝时,若遇阻力,不可用力外拔,应将导管和导丝同时拔出1～2 cm再试图拔出导丝。

4. 注意以下并发症:

(1)静脉炎、导管相关败血症。

(2)未及时发现导管脱出而致大出血。

(3)血栓、栓塞。

四、桡动脉穿刺术

【适应证】

1. 需重复采血标本做血气分析、血氨及乳酸盐监测。

2. 在采血困难时,用此法获取大量血标本。

3. 需要准确监测动脉血压者。

【禁忌证】

1. Allen 试验阳性。

2. 局部感染、外伤。

3. 高凝状态。

4. 有出血向或凝血治疗期间。

【操作程序】

1. 将患儿手腕置于布卷或沙袋上,手掌向上。

2. 用碘酒及乙醇严格消毒取血部位及操作者触摸动脉的手指。

3. 触摸定位后以 45 度角进针。

4. 刺入动脉,无须用力抽拉针栓,即有鲜血呈搏动性喷出。若仅出现少量血迹,但无血液流出,则多为穿刺过深,针尖已贯穿动脉。使空针保持负压,将针头稍微拔出即可见鲜血涌出。若针管内毫无血迹,则未刺中血管,需重新触摸定位或拔出针头再定位。

5. 取血后拔针,用纱布或棉球压迫局部 3～5 分钟。若仍出血不止,须加压包扎至完全止血,否则易形成血肿。

【经验指导】

1. 固定采血部位是取血成功的关键。新生儿或合作的患儿可一人操作,否则需助手扶持,在扶持过程中不能压迫动脉。

2. 做血气分析的标本,取血时尽量不让空气进入。若有少许空气进入,在拔针后要立即推出。

3. 注意观察,及时发现血管痉挛、血栓、巨大血肿等并发症。

五、人工洗胃法

【适应证】

1. 误服药物、毒物。

2. 新生儿出生后反复呕吐,疑有羊水吸入。

3. 完全性、不完全性幽门梗阻。

4. 急、慢性胃扩张。

5. 小婴儿钡餐造影术后,预防呕吐时误吸钡剂。

【操作程序】

1. 患儿右侧卧位,置橡胶围裙于胸前,盛水桶放在头下,弯盘放在口角处。

2. 按鼻胃管插管法插入胃管,证实胃管位置正确。

3. 抽尽胃内容物,并留标本送检。

4. 用注射器缓慢注入洗胃液 200～500 mL,然后再尽可能将其全部抽出。若回流不畅,可变换体位或改变胃管深度以抽出更多的注入液体。新生儿洗胃时,每次注入胃内 5 mL 溶液后即吸出。洗胃应反复进行,直至抽出液澄清无味。

5. 根据需要向胃管内注入药物。

6. 拔管时应将胃管折返,用手捏紧管腔后迅速拔出。

7. 记录灌洗液名称、液量,洗出液颜色、气味,患儿目前情况,并及时将标本送检。

8. 钡剂造影结束后,可插入较粗胃管吸出残余钡剂,然后用温开水或生理盐水清洗。

六、导尿

【适应证】

1. 解除尿潴留。

2. 危重患儿(昏迷、休克等)的监测,或需要及时了解尿量者。

3. 留取无菌尿标本做培养或其他检查。

4. 某些泌尿系统手术后,安放留置尿管,以利膀胱功能恢复及切口愈合,或需测量膀胱容量、压力、残余尿容量者。

5. 盆腔内脏手术,需要导尿排空膀胱,以避免手术中误伤。

【操作程序】

1. 器械准备

(1)治疗车:上层置无菌导尿包及治疗盘,下层置尿盆或便壶及操作过程中用过的物品。

(2)无菌导尿包:内置导尿管 2 根、血管钳 2 个、弯盘 2 个、小药杯 2 个(内装棉球)、孔巾。

(3)治疗盘:置无菌手套、弯盘 2 个、血管钳,弯盘内放无菌棉球 8 个、镊子 2 把、纱布一块、消毒小毛巾、无菌镊子罐、冲洗壶(内装温开水)、10% 肥皂水、0.1% 苯扎溴铵(新洁尔灭)溶液或 0.2% 碘伏。

2. 关好门窗,必要时安置屏风遮挡,松开床尾。患儿仰卧,臀下铺棉垫,放便壶,两腿屈膝自然分开,暴露外阴。用肥皂水及清水依次冲洗,然后用 0.1% 苯扎溴铵(新洁尔灭)或碘伏消毒尿道口及其周围。女孩注意由大阴唇至小阴唇、尿道口,自上而下,各用一棉球。男孩则将包皮上推暴露尿道口,消毒尿道口、冠状沟、阴茎。

3. 术者站患儿右侧,打开无菌导尿包,常规戴无菌手套,铺孔巾,将导尿盘置两腿间。为女孩导尿时,术者以左手拇指及食指将小阴唇分开,再用苯扎溴铵或碘伏消毒尿道口和小阴唇,以石蜡油棉球润滑导尿管,将导尿管轻轻插入尿道,一般 4 cm 左右即见尿液排出,再插入 1 cm。如为男孩,则消毒尿道口、冠状沟、阴茎后,提起阴茎,使尿道与腹部成 60°,润滑导尿管后,将导尿管轻轻插入,一般插入 6~12 cm,尿液排出后再继续插入 2 cm。导尿完毕,用止血钳夹住尿管尾端,左手持纱布扶住导尿管,右手持镊子将导尿管缓缓拔出。然后擦净外阴,整理用物,脱手套,帮患儿穿好衣服。如需留置导尿管则将导尿管固定于外阴。

【经验指导】

1. 导尿过程中严格无菌操作。

2. 小婴儿留置导尿应注意避免粪便污染,保持外阴部清洁。

3. 为女患儿导尿时,如误插入阴道,则须重新更换导尿管。

4. 选择光滑、粗细合适的导尿管,动作轻柔,以免损伤尿道黏膜。

5. 合理暴露患儿,防止受凉。

6. 注意皮肤护理,尤其留置导尿者,应注意避免尿液浸润皮肤,以免发生褥疮。

7. 膀胱高度膨胀者,首次导尿放液量应适当控制,否则有时可因放尿量过大引起腹压突降,血压下降,或因膀胱内压骤减使黏膜急剧充血而发生血尿。

七、常用穿刺术

(一)胸膜腔穿刺

【适应证】

1. 留取胸水做常规、生化涂片、培养等检测,以明确胸水的性质,便于针对病因进行治疗。

2. 胸膜腔积液量大或伴有液气胸,临床上出现呼吸困难、心脏及纵隔移位等压迫症状时,则必须进行胸膜腔穿刺抽液来缓解临床症状。

3. 治疗化脓性胸膜腔积液(脓胸)的手段。

【操作程序】

1. 患儿取坐位,患侧前臂举至头顶部,年长儿可倒骑坐在靠背椅上,胸部紧贴椅背上缘;婴幼儿则可以让助手坐在椅子上抱着患儿,两者胸部对胸部,患儿稍前弓,暴露背部并使之突出;重症者可取半卧位或仰卧位,由助手帮助其将两上臂枕于头下。

2. 术者站立于患侧,对背部进行叩诊,实音明显又偏低处作为穿刺部位,穿刺点一般选择在肩胛角线第7~8肋间,如穿刺点在腋前线则为第5肋间。

腋中线为第6肋间,腋后线为第7肋间,摸好下一肋骨的上缘(此处无血管、神经走行),用甲紫棉棒在皮肤上做好标记,若为包裹性积液则必须由X线或超声定位来选择穿刺点。

3. 常规消毒皮肤,铺孔巾,用1‰普鲁卡因局部麻醉皮内、皮下、肋间肌直至胸膜,边进针边给药,直至回抽有液体为止,用无菌纱布压迫针眼部位,撤麻醉针。

4. 左手食指、中指将准备进针的肋骨上缘处皮肤绷紧,右手拿穿刺针,针的尾部连接一橡皮管并用止血钳夹住,将穿刺针由肋骨上缘穿刺垂直刺入,注射端再接一注射器,放开止血钳抽吸液体。当注射器抽满液体后,就先用止血钳夹住橡皮管,然后移去注射器,将注射器内的液体注入准备送化验的消毒器皿及弯盘内,如此反复抽吸,并记录抽出的液体量。如穿刺针尾部接一个三通管,三通管的一端接注射器,一端接橡皮管,则可不必使用止血钳,操作更为方便。

5. 胸腔穿刺抽液结束后,就迅速拔除穿刺针,用无菌纱布压迫针眼部位并用胶布固定。

【经验指导】

1. 一次穿刺抽取液量不超过500 mL,年长儿最多不超过800 mL。抽吸时应防止纵隔摆动过大,发生休克。

2. 患儿如抽液不畅,可用生理盐水反复冲洗,最后注药。

3. 需做胸水培养者,应用培养管接取胸水,瓶及瓶塞均应用酒精灯消毒后再送检。

4. 重复胸膜腔穿刺抽液体时要有X线检查做指导或用B超定位,观察液量多少,确定穿刺部位。

(二)胸膜腔闭式引流

【适应证】

1. 大量胸膜腔积液,经反复抽液治疗仍不吸收者。

2. 张力性气胸伴呼吸困难,纵隔移位,出现持续肺不张者。

3. 包裹性脓胸或局限性脓胸不易穿刺排脓者。

4. 脓液黏稠或有脓气胸者,治疗不顺利,需要反复进行胸膜腔冲洗或注药者。

【操作程序】

1. 借助胸片、胸透或 B 超选择置管位置。

2. 患儿取坐位或半卧位,用甲紫棉棒标记好穿刺点,胸膜腔积液或脓胸多于腋中线第 5 肋间(或液面下)穿刺,单纯气胸在锁骨中线第 2 肋间进针。

3. 常规消毒皮肤,铺巾,用 1% 普鲁卡因进行局部麻醉。

4. 取消毒瓶塞一个,中间凿一小孔,反套于胸膜腔穿刺引流管上,以控制送管长度并帮助固定。

5. 在标记好的穿刺部位做约 1 cm 长的与肋骨平行的横切口,将带活动金属芯的硅胶多孔胸膜腔穿刺引流管在切口处垂直刺入,穿过胸壁时感觉阻力突然消失,停止进针,退出金属芯,同时将导管送入胸膜腔内。退出管芯后,荷包缝合胸膜腔引流管,将引流管与水封瓶连接,进行持续引流。

6. 局部消毒后,用纱布覆盖固定引流管。

【经验指导】

1. 严格无菌操作,无菌引流瓶应每日更换。

2. 固定并保持引流管通畅,避免腔内脓液、气体沿管壁溢出,导致切口周围感染或皮下气肿。抽吸、改变体位及导管方向是通畅引流管的常用方法。

3. 引流瓶内约有 1/3 无菌生理盐水,根据胸膜腔压力及治疗需要,调整长玻璃管在水面下的深度,以保证引流通畅和气体与液体的持续排出。

4. 负压吸引器一般应调至 1 kPa(10 cmH$_2$O),婴幼儿可适当减少负压水平。

5. 记录并观察引流液的性质、量及引流速度,如发现有特殊变化应及时处理。

6. 定期拍胸片了解病情变化及引流管的位置。

7. 拔管前应先用止血钳夹住引流管,并仔细检查体征和拍摄床边胸部 X 线片,如确定肺部已完全张开或已无明显胸腔积液时,方可拔管。拔管时先局部消毒,然后拔管,用细纱条填塞伤口,盖上纱布,包扎固定,直至伤口痊愈。

(三)腰穿

【适应证】

1. 诊断及观察疗效检查脑脊液性质、压力,鉴别各种脑炎、脑膜炎等中枢神经系统疾病。

2. 治疗椎管鞘内注射药物(如脑膜白血病)。

【操作程序】

1. 器械准备

(1)治疗车上层放治疗盘、腰穿包、手套 2 副、口罩、帽子、消毒测压管,下层放中单或棉垫、消毒液及穿刺过程中用过的物品。

(2)消毒腰穿包(包括带针心腰穿针、镊子、无菌瓶数个、棉球、纱布、5 mL 针管)。

(3)治疗盘中有 2.5% 碘酊、75% 乙醇、2% 普鲁卡因。

2. 患儿侧卧,膝髋屈曲,双手抱头,充分低头弯腰。应由助手协助患儿,以取得最大限度的脊椎弯曲,充分暴露检查部位的椎间隙。

3. 术者位于患儿背后,左手在头侧,用食指、中指摸好两侧髂骨嵴,此连线中点为第 3、4 腰椎棘突之间,在此处穿刺即可达 3、4 腰椎间隙。小婴儿脊髓穿刺部位可选择 4、5 腰椎间隙。

4. 常规消毒,用拇指固定第 3 腰椎棘突,沿棘突下方用 1‰普鲁卡因局麻,边进针边推药,深至韧带,用消毒纱布压迫,拔针后稍等片刻。

5. 右手持腰穿针,左手拇指固定住第 3 腰椎棘突,沿其下方穿刺,进皮稍快。进入棘突间隙后,针头稍向头侧倾斜,当有阻力后有落空感时停止进针,拔出针心,可见脑脊液流出。用无菌瓶 2 个,每瓶接 1～2 mL 脑脊液分别送检常规、生化或培养。如检测颅压可事先准备好测压管测量压力,此管内脑脊液也可作化验用。如操作过程脑脊液流通不畅,可转动针尾,助手压迫颈静脉,穿刺针亦可略调深浅。

6. 重新插上针芯,以无菌纱布紧压穿刺处,拔针后胶布固定,让患儿平卧(不用枕头)。

【经验指导】

1. 当患儿颅内压增高、视乳头水肿,若病情需要,应先用脱水剂,降颅压后再穿刺,并且患儿放脑脊液时应用部分针芯堵在针口上,以减慢滴出速度,以防发生脑疝。

2. 由于患儿年龄和胖瘦的不同,达到脊髓腔的深度也不同,对瘦小者穿刺时应多加小心,刺入后徐缓前进,以免进入过深引起出血。

3. 新生儿可用普通注射针头进行腰穿,较用常规腰穿针容易。

4. 术后患儿至少平卧 4～6 小时。有颅内高压的患儿,腰穿后平卧时间可适当延长。

5. 穿刺部位皮肤有化脓性感染者,禁忌穿刺,以免引起感染。

6. 穿刺应在硬板床上进行。

7. 穿刺时如发现患儿呼吸、脉搏、面色突然异常,应停止操作,并进行抢救。

(四)髂后上棘穿刺

【适应证】

适用于年长儿,且操作安全易掌握。幼儿也多于此处穿刺,优于髂前上棘穿刺。

【操作程序】

1. 患儿俯卧位,助手帮助固定下肢及躯干。

2. 术者站于同侧,常规消毒,左手食指、拇指分别在髂骨两旁内外绷紧皮肤,以穿刺点为中心进行局麻,经皮内、皮下直至骨膜。

3. 穿刺点位于臀部上方、骶椎两侧显著突出部位。触摸为棱状边缘,其下方两侧各有一软组织窝。固定皮肤,垂直或向下、前外方向刺入,穿刺针旋转前进,待有落空感后约 1 cm 深度即达骨髓腔。

【经验指导】

对体弱、危重患儿,尽量不选择此操作,避免由于俯卧位操作影响呼吸或加重病情。

(五)胸骨穿刺

【适应证】

适用于各年龄段患儿,痛苦较轻,患儿及家长容易接受。

【禁忌证】

严重出血倾向或穿刺局部皮肤感染者。

【操作程序】

1. 患儿仰卧位,颈后和肩部垫高,使头稍向后仰,暴露胸前部(脱掉套头毛衣)。

2. 术者位于患儿右侧,寻找患儿胸骨角,选胸骨正中线上相当于第 2 或第 3 肋间隙水平作为穿刺部位。

3. 术者带无菌手套,常规消毒皮肤,铺孔巾。局部不必用麻醉药。

4. 不用骨髓穿刺针,直接用 5～10 mL 一次性干燥注射器,针头 7～8 号。

5. 术者用左手拇指和食指在穿刺点周围将皮肤绷紧固定,右手持注射器,将针头斜面向下,与胸骨呈 45～60 度角,于胸骨柄、胸骨体交界处正中进针,刺入到骨膜后再进针 2～3 mm,或直到右手有明显的穿透骨质的感觉,此时穿刺针较稳定地固定在胸骨上,可抽吸注射器,见有红色骨髓液,根据检查需要可抽吸 0.2～3 mL 不等,随后即可拔针。

6. 如一次抽取未成功,可将针退出至皮下,改变一定的方向再次进行穿刺。

7. 以消毒棉球或纱布压迫局部针眼片刻,再用胶布固定。

【经验指导】

1. 较小患儿可先给予镇静剂使其安静,或另一人协助固定其上臂。

2. 年龄较大患儿应做好思想工作,说明本法优点,消除恐惧心理,争取合作。

3. 术者穿刺时双手动作轻柔精细,体察进针深度,一旦右手有落空感时即应停止进针,避免用力过猛、进针过深。

(六)淋巴结穿刺

【适应证】

淋巴结肿大,临床诊断不明确,需了解淋巴结病理改变者,尤其对结核、化脓性感染和肿瘤的诊断有帮助。

【操作程序】

1. 选择较大的浅表淋巴结作为穿刺对象。

2. 局部常规消毒,左手拇指和食指捏紧淋巴结,右手持带有 1 号针头的 10 mL 消毒注射器,垂直刺入淋巴结中心,用力抽取 1～2 滴液体,涂片送检。

3. 拔针后局部压迫包扎。

【经验指导】

严格无菌操作,避免继发感染。

八、气管插管术

【适应证】

1. 功能性气道梗阻,如喉痉挛;异物致气道梗阻。

2. 呼吸道痰堵或误吸,需行气管、支气管冲洗。

3. 任何原因导致自主呼吸不能维持正常气体交换,需使用机械通气时,如窒息、心脏停搏或呼吸停止、神经肌肉麻痹、严重胸廓损伤或开胸手术、呼吸衰竭等。

【相对禁忌证】

1. 颈椎损伤,颅底骨折。

2. 颌面、鼻咽部、上呼吸道畸形或损伤。

3. 口咽部灼伤,吞食腐蚀性物质。

【操作程序】

(一)插管前准备

除窒息、心肺复苏须立即插管外,插管前应尽力完成下列准备工作,以利安全插管,减少并发症。

1. 下胃管排除胃内容物。

2. 开放静脉,有条件时接好心电监护。

3. 阿托品 $0.01\sim0.02$ mg/kg 小壶静滴或肌肉注射,并酌情给予镇静剂。

(二)经鼻气管插管

1. 患儿仰卧,头略后仰,颈部平直,由助手扶持并固定。用复苏器(口罩法)加压给氧,改善全身缺氧状态。

2. 声门运动活跃者,用 1% 丁卡因喷雾做表面麻醉(除新生儿外)。

3. 观察鼻腔有无堵塞。

4. 将气管导管用无菌注射用水或生理盐水湿润。

5. 由一侧鼻孔插入鼻腔,向鼻内侧方向旋转式推进,通过后鼻道直至口咽部。如遇阻力,切忌暴力插入,可适当改变头部位置;也可加用金属导引芯改变导管曲度,使之顺利通过鼻腔。

6. 用食指拨开上下唇,左手持喉镜由口腔右侧放入,将舌推向左侧,使口、咽和气管轴成一直线,直接暴露声门,直视下经口腔用插管钳将导管插入声门下 $2\sim3$ cm(达标示线)。新生儿、小婴儿喉位置靠前,助手可轻压环状软骨,以利于暴露。小儿上呼吸道最狭窄处在环状软骨环,导管若不能顺利通过声门下,不可粗暴用力,应换小一号导管重插。

7. 插管成功,立即用复苏器加压给氧,以改善缺氧的状态,并检查插管位置是否正确。插管位置正确时双肺呼吸音对称。如双肺无呼吸音,腹部逐渐膨隆,仍能发声,示导管误入胃,须拔出重插。如左侧呼吸音明显减弱或消失,则导管插入过深,须在听诊呼吸音的同时略向外拔出。

8. 确定插管位置无误后,用胶布固定,并记录导管留在鼻外的长度。

9. 清理呼吸道分泌物,有条件时应将吸出的第一管分泌物送细菌培养。

10. 约束患儿的四肢,头、肩部用沙袋固定,尽可能保持头及躯干抬高 $15\sim20$ 度。

11. 根据病情连接呼吸机机械通气或气囊给氧。

12. 拍胸片了解插管位置,导管末端应在气管隆嵴上的 $1\sim2$ cm。

(三)经口气管插管

1. 患儿仰卧,头略后仰,颈部平直。

2. 左手持喉镜,将镜片由舌和硬腭间放入,在中线位向前插入,一旦镜片尖达到舌的基底部,即入会厌软骨内(弯镜片)

3. 暴露声门(用弯镜片时),或将直镜片跨过会厌下方,将其挑起直接暴露声门。若暴露不完全,可在环状软骨外压迫气管。

4. 右手持装有导引芯的导管(弯曲部向上)插入声门。

5. 拔出管芯,放置牙垫,用胶布缠绕固定。

6. 其他同"经鼻气管插管"。

【经验指导】

1. 患儿严重发绀、心动过缓应停止操作,用复苏器加压给氧至症状缓解再行插管。

2. 待声门开放时(吸气时)将导管送入,不可用暴力插入。

3. 注意无菌操作。

4. 观察导管位置,及时更换浸湿的固定胶布。

5. 监测并记录生命指征。

6. 注意各时期的并发症:(1)插管时:舌、牙龈、会厌、声门、食管及喉部损伤;(2)插管后:感染、肺不张、鼻翼坏死及因脱管、堵管致窒息;(3)拔管后:喉水肿、声带麻痹、喉狭窄(喉肉芽肿、声带纤维化)。

九、Ncpap 的操作方法

【操作程序】

1. 将驱动器以及加热式呼吸系统加湿器牢固地夹在支架或者其他形式的安装装置上。

2. 将空气和氧气软管接到驱动器上,然后再接到高压源上。

3. 将驱动器的电源线接到合适的插座上,此时不要接通电源。

4. 将患者回路与发生器连接起来。

5. 为患者选择正确尺寸的鼻管叉,并按连接指南所示将鼻管叉与发生器连接起来。

6. 开动驱动器上的电源开关

7. 使用空气/氧气混合器上带刻度的控制器来设置所需氧浓度。

8. 将气流率设为 8 升/分,闭合鼻管叉并检查驱动器上登记的压力是否为 4～5 cm 水柱。否则,检查患者回路是否漏气或阻塞。

9. 除去鼻管叉闭塞并确保气压降至 0～2 水柱之间,如果气压不在这两个数字之间,检查鼻管叉则未被闭合。

10. 在加热式呼吸系统加湿器上设置所需输气温度,然后打开开关,以 37 ℃为宜。

11. 给患者戴上帽子并与驱动器连接时,应暂时关闭驱动器开关,以防报警系统过早自动设置。可提供四种独立报警系统。尽管按需求可由操作人员设置和重设,但电子报警器在设备开启 2 分钟后自动设置,无须人工参与。

12. 参照尺寸表,为患者选择合适的婴儿帽。过小会使婴儿鼻腔变形,过大则会盖过婴儿眼睛。

13. 将婴儿帽戴到婴儿头上时,让帽带结正中朝前,帽子前缘应与眉毛对齐,但帽子后部不可覆盖整个头部。帽子两边盖过双耳但注意耳朵在帽下不要折叠。

14. 让婴儿平躺,将鼻管叉安放在婴儿鼻孔处,并用婴儿帽前方的帽带将小的供压管道和吸气管道轻轻系在帽前的中线位置,注意一定不要用帽带系住有螺纹的呼气管道,这样做可能会导致驱动器施压于婴儿鼻子。

15. 将固定驱动器的带子的一条从里往外穿过婴儿帽最下方的一个扣眼,将固定带翻转朝着帽上方,穿过下一个扣眼,最后穿过帽子最上方的扣眼。同法系另一端。

16. 在正确固定驱动器后,鼻管叉应已置于鼻孔里,这时形成密封性的 CPAP。在鼻管叉和婴儿鼻子之间留有空隙。鼻管叉不应拉紧婴儿鼻子。

17. 接通驱动器上的电源并确保显示的压力为所选压力。

18. 电子报警器在 2 分钟的稳定期后自动设置。如果需预先设置只需按下准备/取消(ARM/MUTE)按钮 3 秒钟,这时绿色的警报显示灯会亮起。

【经验指导】

1. 固定鼻管叉时不要过紧。

2. 选择正确的鼻管叉。

3. 每四小时检查鼻腔,观察以下各种情况:鼻腔不适和鼻中隔变形;皮肤过敏和因压力引起的组织坏死;由于缺乏湿润引起的鼻腔黏膜损坏;气体吹入胃里和腹部扩张。

4. 需要改变治疗气压和氧气浓度时,也可按下准备/取消按钮 3 秒钟。

十、氧气疗法

【适应证】

1. 由各种疾病引起的呼吸困难、发绀,血氧饱和度<0.85(85%),PaO_2<7.33 kPa 者。

2. 重度贫血、休克及有缺氧表现的其他危重患儿。

3. 一氧化碳中毒、亚硝酸盐中毒、溺水、电击等意外。

4. 新生儿窒息。

【操作程序】

1. 鼻导管给氧法

选择质软的鼻导管,管壁的前端涂以石蜡油,清洁鼻孔后插入鼻腔,插入深度一般为 1.5～2 cm。若用有双侧孔的鼻导管,则应将侧孔对准患儿的鼻孔。用胶布(对皮肤无刺激)将鼻导管固定在鼻旁,另一端接氧气,调节氧流量至 2～3 L/min,或至水瓶内有连续气泡逸出。用此方法吸氧时,吸入氧浓度一般低于 30%。本方法简便易行,但小儿不易接受,且分泌物容易堵塞管腔,因此应用此方法给氧时要经常检查导管是否通畅,及时清洁。

2. 面罩法

将用塑料或橡胶制成的面罩固定于口鼻上方,另一端与通过水瓶的氧气管道相连接。此方法需要较大的氧流量,一般为 5～8 L/min,此时吸入氧浓度为 35%～45%。当患儿不能耐受鼻导管给氧或效果不好时,则可改用本方法。此方法漏斗容易移位,故应注意密切观察,随时调整面罩的位置。

3. 头罩给氧法

头罩大多由有机玻璃制成,按年龄的不同选用大小合适的头罩。给氧时,将小儿的头部置于头罩内,头罩上有两个孔,一个用来接氧气,另一个为出气孔,将氧气流量调整到 5～8 L/min,则吸入氧浓度可达 50%～60%。此方法不用在鼻腔内插入导管,也不必在面部固定面罩,因此小儿容易接受。但是头罩内应保持一定的空间,如果头罩内的容积太小,患儿容易感到憋闷而出现烦躁不安。另外还应注意头罩内的温度和湿度,若温度较高可放置冰块降温,使头罩内的空气湿冷舒适,达到良好的给氧效果。

4. 连续正压给氧法

此方法主要是使呼吸道保持正压,避免肺泡早期闭合,使一部分失去通气的肺泡扩张,增加氧气的交换面积,提高血氧浓度,对经用各种给氧方法仍不能缓解缺氧症状者,可使用此方法。本方法可通过简易正压给氧装置或呼吸机来完成。

【经验指导】

1. 在给氧的过程中应注意保持呼吸道及管道的通畅,需经常检查氧气流量及管道情况、面罩位置、头罩内的温度和湿度。

2. 吸入的氧气必须通过水瓶,以减少干燥的气流对呼吸道黏膜的刺激。瓶中的水量以1/2 为宜,以防止当氧气泡过大时将水冲入输氧管内。若为肺水肿患儿,则可将水换成 35% 的乙醇。

十一、雾化吸入法

(一)压缩雾化吸入法

【适应证】

1. 各种原因引起的气道急、慢性炎症,如喉炎、毛细支气管炎、哮喘等。

2. 过敏反应引起的黏膜水肿、渗出,痰液黏稠不易咳出。

3. 支气管平滑肌痉挛。

4. 气管切开,由于失去上呼吸道的湿化功能致痰液黏稠。

【操作程序】

1. 对不同型号的压缩雾化机,应按使用说明将主机与附件连接好。将药液加入储物罐,液量一般为 2 mL,不超过 3 mL,若太少,可加入生理盐水稀释。

2. 用面罩轻叩在患儿口鼻部,使储药罐保持竖直,避免药液倾斜外溢。打开开关,雾化开始。一般雾化 10 min 左右药液消耗完毕。婴幼儿烦躁不配合者,可入睡后治疗。

3. 治疗结束,将储药罐及面罩分解、清洗,消毒后以备再用。

【经验指导】

1. 雾化过程中,应密切观察患儿的面色、呼吸情况、神志等,如面色苍白、异常烦躁及缺氧症状应立即停止治疗。

2. 雾化吸入的药物剂量应根据临床表现来增减。

3. 应注意附件的消毒,避免交叉感染。注意加强口腔的清洁,以防呼吸道继发感染。

(二)超声雾化吸入

【适应证】

1. 各种原因引起的急性或慢性呼吸道感染,如咽炎、喉炎、毛细支气管炎、肺炎等。

2. 气管切开的患儿,由于失去上呼吸道的湿化功能,导致痰液黏稠等。

【操作程序】

1. 雾化器水瓶内放入生理盐水 20～40 mL 或按医嘱加入药物。

2. 调整定时开关,一般定时为 15～20 min。接上电源,开机,指示灯亮。将雾量、风量由小到大调至符合使用要求量,将由螺纹管连接的面罩或咬嘴接至患儿。

3. 雾化结束后,清洗水槽、水瓶、螺纹管、面罩等附件,消毒后以再备用。

【经验指导】

同"压缩雾化吸入法"。

十二、胆汁(十二指肠)引流

【适应证】

1. 疑有肝脏、胆道、十二指肠壶腹部炎症、结石或寄生虫时,有助于诊断和观察疗效。

2. 慢性胆道感染的诊断和治疗。

【操作程序】

1. 清晨空腹时按洗胃方法将导管插入胃内,抽取胃液,然后置患儿右侧,患儿卧位,足部床脚垫高 15 cm 左右。

2. 从导管注入少量温开水,以增进胃壁蠕动,同时将导管缓慢送入十二指肠(以 2～3 min 进 1～2 cm 为宜)。

3. 随用注射器抽取液体,用试纸测其酸碱度,如导管端已达十二指肠,则液体呈碱性反应。如仍为酸性则导管可能在胃内盘曲,这时可将导管稍抽出,再慢慢送入,或从导管内注入温开水 50 mL,使盘曲导管伸直,以便进入十二指肠。

4. 经导管注入温度适宜的 33% 硫酸镁溶液 20～30 mL,用止血钳夹管 5～10 min,使总胆管括约肌松弛,胆汁流出。如无胆汁流出可再次注入硫酸镁。

5. 待胆汁流出时,根据颜色不同,分别盛于 3 个无菌瓶中待检。第 1 瓶盛放来自胆总管的胆汁,呈金黄色;第 2 瓶盛放来自胆囊的胆汁,呈暗绿色或棕黄色;第 3 瓶盛放来自肝内胆管的胆汁,呈淡黄色。

6. 标本采毕后即可拔管。将标本分别送常规、培养或其他特殊检查。

【经验指导】

1. 严格无菌操作。

2. 在插管过程中可间断注入温开水,促进幽门开放,便于导管进入十二指肠。

3. 如引流管不能进入十二指肠,可在 X 线透视下引导导管。如经 3 h 引流仍不成功者,应改期再做。

十三、腔镜检查

(一)支气管镜检查

【适应证】

1. 支气管内病变的诊断,如脓肿、肿瘤、结核、囊肿、扩张等。

2. 肺及支气管活检及细菌培养。

3. 支气管异物的诊断及取出。

4. 支气管肺泡灌洗。

【禁忌证】

1. 上呼吸道及肺部感染急性期。

2. 喉结核。

3. 严重心肺功能不全。

4. 主动脉瘤。

5. 严重脊柱畸形。

【操作程序】

1. 术前准备

(1)了解病变表现,检测出、凝血功能,摄胸片。

(2)禁食 4～6 小时。

(3)向患儿及家属讲解检查过程及注意事项,消除顾虑,取得合作。

(4)检查前半小时酌情给予镇静剂及阿托品,以免紧张及唾液分泌过多。

(5)器械准备,如喉镜、支气管镜、活检钳、细胞检查用具、培养管、标本瓶等。

2. 麻醉

一般用 1% 丁卡因行咽后壁及喉头喷雾麻醉。操作开始时再以 10% 普鲁卡因行支气管麻醉。体质较差,过度紧张或不合作者可施行全麻。

3. 硬质支气管镜检查步骤

(1)患儿仰卧,由助手托起头部,使之高出检查台 10 cm,并尽量后仰。

(2)先以直接喉镜挑起会厌,由声门插入支气管镜,也可直接用支气管镜挑起会厌,插入气管。助手依术者检查要求,缓慢放低患儿头位并随时变动头位。

(3)达气管隆突后再进入欲检查的一侧。如取异物则就先进入患侧支气管,如双侧均需检查,则应先进入健侧或病变较轻的一侧。

(4)检查右侧时,在左隆突以下 0.5 ～1.0 cm 处可见一垂直嵴,其右侧有右上支气管开口,将支气管镜口斜面向上继续推进,即见右肺中叶开口,其对侧(支气管后壁)可见下叶背支开口,继续推进,则可见前、外、后基底支开口。

(5)检查左侧时,助手就保持患儿头偏右,使支气管镜与患儿支气管成一直线,然后推进。在支气管前外侧壁可见左肺上叶开口,再往背侧继续推进则可见左肺下叶背支及各基底支开口。

4. 纤维支气管镜检查步骤

(1)患儿取仰卧位或坐位,插入支气管镜。

(2)按病变部位选用不同外径的镜管,以达到理想位置。

【经验指导】

1. 尽量用纤维支气管镜检查。硬质支气管镜检查范围相对有限,痛苦较大,仅用于观察气管内肿瘤及摘取异物。

2. 检查过程中注意观察病变特点,可根据需要取标本行活检、细胞学检查或分泌物细菌培养等。

3. 操作应轻柔,检查时间不宜过长。

4. 应备好氧气、止血剂、气管扩张剂、强心剂、呼吸兴奋剂等急救用品。

5. 术后麻醉作用过后方能进食。可有一过性少量血痰、喉部不适或声音嘶哑。

(二)纤维胃、十二指肠镜检查

【适应证】

适用于胃、十二指肠各种病变的诊断,特别对胃癌的早期诊断、十二指肠溃疡的确诊具有重要意义。对上消化道出血的病因、部位诊断和紧急止血也有较大的意义。

【禁忌证】

1. 急性上呼吸道炎症。

2. 严重食管静脉曲张。

3. 食管狭窄或贲门梗阻。

4. 活动性肝炎、活动性肺结核。

5. 体质严重衰弱,或患有严重心脏病。

【操作程序】

1. 术前准备

(1)了解病情,交代注意事项,争取患儿合作。如做过钡餐检查,应间隔 3 天行胃镜检查。

(2)禁食 8~12 h。

(3)检查前排空大小便,幽门梗阻者须先抽空胃内容物。

(4)术前 30 min 肌肉注射阿托品。精神紧张者,酌情肌注镇静剂。

2. 局部麻醉用 1%~2%丁卡因或 4%利多卡因作咽部喷雾麻醉,3~5 min 1 次,共 3 次。或可将上述药剂含于舌根处,2~3 min 后咽下。

3. 嘱患儿左侧卧位,松解领扣及裤带。头下垫枕并稍后仰,全身放松,均匀呼吸,口下放置弯盘。

4. 将牙垫套在可曲管上,用透镜清洁剂涂抹物镜,使弯曲部处于自由状态,打开光源。

5. 术者右手持胃镜,由口中向下插,嘱患儿勿咬胃镜,至咽喉部时嘱患儿下咽,同时术者稍加力送下,将喉镜插入食管上部,嘱患儿咬紧牙垫。

6. 边进镜边观察。通过贲门后,先找胃角,再寻幽门,最后进入十二指肠。检查过程中,术者将手指轻压在气液钮上,使之自动向胃内充气,使胃壁舒展。调节目镜的屈光及照度直至图像清晰。如有胃液观察,可按压吸引钮,吸出液体。

7. 边退镜边观察十二指肠降部、球部、幽门、胃窦、胃角、胃体、胃底及贲门。根据位置的不同,旋转左右、上下角度钮,全面、细致反复地进行观察。

8. 对可疑部位拍照,组织活检取标本行细胞学检查。

9. 取出胃镜及牙垫。

【经验指导】

1. 操作要轻柔、缓慢,遇到阻力切勿强行通过。

2. 不可过量充气,以免发生穿孔。活检要准确,避免擦伤其他部位黏膜。

3. 检查后适当休息。

4. 偶可并发出血、咽部血肿、误入气管、穿孔、吸入性肺炎等并发症,要注意预防,一旦发生,及时给予相应处理。

(三)乙状结肠镜检查

【适应证】

诊断直肠和乙状结肠各种病变。

【禁忌证】

1. 肛门、直肠或乙状结肠急性化脓性炎症。

2. 肛裂。

3. 严重出血性疾病。

4. 严重高血压或心脏病。

5. 大量腹水或体质严重衰弱。

【操作程序】

1. 术前准备

(1)了解病情并做好解释工作,争取患儿合作。备好检查用品。

(2)检查前2 h排空大便,进行清洁灌肠。常规检测出、凝血功能。

(3)检查肛门、直肠有无异常。

(4)扩肛。

2. 患儿取膝胸位,插闭孔器,镜筒表面涂以凡士林或液体石蜡。

3. 术者左手扒开患者臀,右手握镜筒,嘱患儿深呼吸,缓慢旋转镜管,将乙状结肠镜向脐部方向徐徐滑入。通过肛门括约肌后取出闭孔器,装上照明装置。

4. 直视下将镜筒向骶部顺肠腔向前推进,边观察边缓慢插入。必要时可用气囊充气,看清肠腔再行推进。

5. 按相反方向徐徐退出镜筒,边退边观察,注意肠管黏膜有无红肿、萎缩、肥厚、溃疡、息肉等。用生理盐水拭子取标本做镜检、培养等,或在可疑部位取活检标本。

【经验指导】

1. 术前应仔细检查器械,尤其是光源装置。

2. 检查时应小心仔细,操作要顺应肠管弯度,看清肠腔方向方可推进。

3. 取活检标本时要避开血管,不能深入黏膜下,严禁撕拉。标本取出后及时固定。

4. 要记录距肛门的距离及方位。

5. 术后嘱患儿休息并观察数小时,注意有无腹痛、便血。有肠出血及穿孔时要及时处理。

十四、肾穿刺

【适应证】

1. 非典型或重症肾小球肾炎。

2. 激素耐药或频繁复发的肾病综合征。

3. 持续性血尿伴蛋白尿。

4. 临床化验无法确定病因的急性肾功能减退。

5. 全身性疾病引起肾脏改变,如系统性红斑狼疮、过敏性紫癜、结节性动脉炎等,其病理资料有助于确定原发病因、指导治疗、判断预后。

6. 疑似遗传性肾脏疾病,确诊有助于判断遗传可能性及指导计划生育。

7. 移植肾发生病因不明的肾功能减退或怀疑原疾患于移植上复发者。

8. 疑为肾脏实质疾病引起高血压。

【禁忌证】

1. 绝对禁忌证

有出血倾向,抗凝疗法治疗中,孤立肾、马蹄肾、肾内肿瘤、固缩肾或小肾,患儿不合作。

2. 相对禁忌证

严重高血压,过度肥胖,高度腹水,活动期肾盂肾炎,肾结核,肾盂积水或积脓,肾脓肿或肾周围脓肿,肾脏位置过高,严重贫血,心力衰竭,穿刺部位有皮肤、软组织感染。

【操作程序】

1. 术前准备

(1)详细询问病史,注意出血性疾病及抗凝药物应用史。

(2)全面体检,注意有无腹部肿物、腹水、肝脾肿大,穿刺局部有无感染。

(3)术前化验出凝血时间、血小板计数、凝血酶原时间、血型,必要时配血备用。

(4)腹部 B 超检查,注意是否为孤立肾,肾内有无囊肿、肾盂积水,及肾活动度、肾距皮肤深度等。

(5)患儿准备:术前向患儿说明操作程序、术中及术后注意事项;训练俯卧位时控制呼吸的能力,练习床上卧位排尿,为术后卧床排尿作准备。

2. 定位方法

一般选右肾下极为穿刺点。

(1)体表定位

为第 1 腰椎棘突水平,距背中线 6.6～7.0 cm、第 12 肋下 0.5～1.0 cm 处。

(2)X 线透视下定位

静脉注射造影剂后在附有电视监测装置的 X 线透视下定位。但不能测得穿刺深度,且肾功能不良时不能显影。

(3)B 型超声定位

此法无创,定位准确,且操作可在"可视状态"下进行。肾功能不全及造影剂过敏者也可用,可避免 X 线损害,并可探测穿刺深度。

3. 穿刺步骤

(1)患儿俯卧,腹部置沙袋或枕,以利于肾的固定。

(2)先体表定位,再以超声波定位,并测量肾下极表面至皮表深度。

(3)局部皮肤常规消毒并局麻。以 22 号腰穿针由定位点刺入,触及肾囊表面,此时穿刺针可随患儿呼吸摆动,记录测量深度,并与超声波测得者核对。

(4)拔取腰穿针,于穿刺点作小切口,用 Tru-Cut 型穿刺针于穿刺点按测得深度刺入,直至穿刺针明显随呼吸摆动,提示针尖已达到肾表面。

(5)固定套管,再将针芯刺入肾组织,使组织嵌入取物槽,然后固定针芯,再向下推动套管针,直达针芯尖端,随即拔取穿刺针。

(6)以上操作应于患儿憋住呼吸的情况下进行。

(7)穿刺完毕局部压迫 10～15 分钟,以腹带加压包扎,继续俯卧 2～4 小时后可换仰卧位,卧床 24 小时,密切观察脉搏、血压、排尿情况。

(8)鼓励患儿多饮水,以轻度利尿,防止肾出血形成血块阻塞尿路。如一切平稳顺利,24 小时可下床活动。

【经验指导】

1. 严格掌握适应证和禁忌证。

2. 向家长或监护人解释和说明操作过程及可能的并发症,并征得其同意。

3. 争取患儿的合作。

4. 依组织采取方式分为切割式和负压吸引式,依操作方式分为手动式、半自动式和自动活检。

5. 术后严密监测可能的并发症,并给予及时处理。

(1)血尿:部分患儿有肉眼血尿,大都于 1 天内消失,多数出现镜下血尿,一般持续 1～5 天。

(2)肾周围血肿:小的血肿常因无明显症状而被忽略,较大的血肿可出现肋部痛,并放射至同侧腹股沟或睾丸,伴腹胀、恶心、呕吐、尿潴留。出血量多者可出现脉搏、血压变化,此时常需输血。内科保守治疗无效需手术止血,甚至肾切除。

(3)肾内动脉瘘:表现为术后数日又出现血尿,有是肾区可闻杂音,严重者可有脉压差加大,甚至心力衰竭。

(4)误伤其他脏器:如肝、肠管、肾上腺、输尿管、肠系膜动脉。

(5)感染。

(6)其他:腹痛、腹胀,偶因肾周围血肿机化压迫而发生输尿管梗阻。

十五、肝脏穿刺

【适应证】

1. 诊断性穿刺:肝脏疾病诊断不明确,需进行肝组织活检者。

2. 预后判断性穿刺:慢性肝炎经久不愈,疑有慢性活动性肝炎或肝硬化者。

3. 治疗性穿刺:肝脓肿患者需穿刺排脓者。

【禁忌证】

1. 出血倾向或凝血障碍者。

2. 重症黄疸。

3. 右侧胸腔急性感染。

4. 肝囊虫、肝包虫或海绵状血管瘤。

5. 不能合作的患儿。

【操作程序】

1. 患儿仰卧或稍侧向左,背垫枕头或沙袋,右臂上举固定于头部。

2. 选择穿刺点

(1)肝活组织检查的穿刺点一般在右腋前线第 7 至第 9 肋间或右腋中线第 8 至第 10 肋间;肝明显肿大者,可选右锁骨中线肋缘下。

(2)肝脓肿穿刺脓肿者,可以 B 超定位或于肋间饱满、肿胀和压痛处穿刺。

3. 常规消毒,左手摸肋骨上缘,以 1‰～2‰ 普鲁卡因麻醉至肝包膜。

4. 穿刺针经橡皮管与注有 3～5 mL 无菌生理盐水的注射器连接,右手持肝穿刺针,由肋上缘垂直刺入 0.5～1 cm。在进入肝脏前将注射器内盐水推出 0.5～1 mL,以便将针头内可能存留的皮肤和皮下组织冲出,拉出注射器芯 5 mL 以造成负压。令患儿深吸气,并屏气片刻,或趁患儿呼气末迅速将针头向肝脏刺入和拔出,整个过程在 1 s 内完成。

5. 肝脓肿穿刺时,以连接橡皮管的普通 1～2 号针头替代肝穿刺针。令患儿进行浅表呼吸,垂直穿刺,随进随抽脓液。穿刺针不可在肝内搅动,需改换方向时应先退至皮下再进行刺入。

6. 以无菌纱布压迫穿刺数分钟,局部胶布固定,并以多头腹带绑紧。

【经验指导】

1. 肝穿刺有一定危险性,必须严格掌握适应证。

2. 术前测定血小板、出血和凝血时间、凝血酶原时间,有异常者暂缓施行。必要时应测定血型和配血备用。

3. 告诉患儿及其家长该操作的意义和注意事项,以取得合作,指导患儿练习吸气、呼气和屏气动作。

4. 术后卧床休息 24 h,2 h 内密切观察脉搏、血压,防止出血。

十六、硬膜下穿刺

【适应证】

1. 诊断前囟未闭的硬膜下血肿及积液的患儿。

2. 治疗化脓性脑膜炎合并硬膜下积液(排液减压)

【操作程序】

1. 剃除刮净患儿头顶毛发至耳侧,穿消毒衣,戴口罩、帽子、手套。

2. 准备碘酊、乙醇、消毒穿刺包(斜面较短的带针芯小号腰穿针、消毒瓶、镊子、棉球、纱布)。

3. 患儿仰卧位,用被单包裹好,助手固定其头部。常规消毒,范围要广。术者左手食指摸准前囟的侧角,用 1‰ 普鲁卡因局麻,右手持硬膜穿刺针,于前囟侧角最外侧一点与头皮呈垂直方向刺入 0.2～0.5 cm,有穿过坚韧硬脑膜的感觉时停止前进,拔针芯,接上注射器,加少许负压。排液后,无菌纱布压迫拔针,然后再换无菌青霉素小瓶胶盖,倒置于针眼上,用胶布加压固定以防液体流出。液体送检,做常规和定量化验。一侧放液量不超过 10 mL。

【经验指导】

1. 操作过程中穿刺针要很好地固定在头皮上,不能摇动,助手可用无菌止血钳紧贴头皮固定针头。

2. 重复穿刺时可于左右前侧角交换进针,可用颅透光试验定位,亦可用 B 超协助定位。

3. 穿刺针达到一定深度,无液体流出或流出量很少时即拔针,千万不可过深,尤其不能用力吸引,以免吸出脑组织。穿刺一定次数后,应逐渐减少次数至停止穿刺。

十七、侧脑室穿刺及引流

【适应证】

1. 蛛网膜下腔阻塞,需检查脑脊液者。

2. 需经脑室注射治疗,用于结核性或细菌性脑膜炎伴脑室炎者。

3. 紧急降颅压。

【操作程序】

1. 器械准备

(1)消毒衣、帽、口罩、帽子、手套、25％碘酊、75％乙醇。

(2)剃去患儿前囟周围的头发至两耳部,将患儿两臂紧贴身边,用包背包裹固定于仰卧位,头靠台端,矢状缝与诊疗台台面垂直。

(3)消毒穿刺包(带芯穿刺针、镊子、棉球、消毒小瓶)、消毒引流瓶、三通管、皮管等。

2. 方法

皮肤严密消毒,然后用洞巾包裹头部,仅露前囟。双手持腰穿针,由前囟的侧角进针(两侧角连接上离中点 1.5～2 cm 处),针尖需对准外耳道口的方向,徐徐刺入,通常进针 4～4.5 cm 深度即达脑室,但视婴儿的大小及脑脊液的多少而异。穿刺完毕,压迫拔针,伤口消毒后用消毒纱布覆盖,胶布固定。所取得的脑脊液送常规及生化检查。

急性颅压增高影响呼吸、循环时,用上法将脑脊液引出后,固定穿刺针,接上引流瓶,将引流瓶固定于高出穿刺针 15 cm 左右的位置,根据压力可适当升降。一般引流 10 天到 2 周。

对前囟已闭的患儿在眉弓上 11～13 cm,正中线旁 1～2 cm 处取点,常规消毒及局部麻醉后,用钻颅锥在穿刺点钻一小孔,然后送进穿刺针,接引流瓶,可在引流管中间接上一个三通装置,以便向侧脑室注药。

【经验指导】

1. 穿刺时为防止骤然进针过深,可用两食指抵住头部帮助固定,进针约 3 cm 后,每加深 0.5 cm 即稍拔出针芯,以观察有无脑脊液流出。

2. 穿刺时不可将针头左右摇动,以防损伤脑组织,如欲改变方向,必须拔出穿刺针重新穿刺。

3. 此项穿刺危险较大,须经过术前讨论,在有经验医师的指导下进行。

十八、后囟门穿刺

【适应证】

适用于后囟门未闭的早产儿、新生儿和小婴儿。后囟门直下方为静脉窦,是头颅静脉汇合组成的窦汇,其体积及储血量较大,取血量足,比静脉穿刺容易。

【操作程序】

1. 患儿侧卧,术者立于枕侧,摸好后囟门,涂湿肥皂,将周围毛发剃净,助手固定患儿肢体、头部。

2. 常规消毒皮肤,同时消毒术者左手食指,再摸后囟门。右手持针,用斜面较短的锐利针头从后囟门中点刺入皮肤,针头对准额部中央最顶点,沿矢状面慢慢进针至 0.5 cm,抽吸注射器见回血后固定针头,继续抽血。

3. 用消毒棉球压迫拔针,继续压迫止血片刻,用胶布固定。

【经验指导】

1. 术者左手食指消毒要求与股静脉取血相同。

2. 进针不要过猛、过深,不可任意改变方向,避免进入脑组织造成损伤。

3. 可根据个人手的情况寻找支点,如用右手小指、手掌帮助固定注射器位置,使进针更稳。

第十七章 ▎儿童外科

第一节　胸腔畸形

一、先天性食管闭锁和气管食管瘘

【诊断】

1. 临床表现

(1)呕吐:生后 1～2 日内即有较多泡沫状唾液外溢;

(2)呛咳和呼吸困难:因吞咽受阻,误吸唾液和奶汁造成呛咳、鼻煽,口周和面色青紫;

(3)羊水过多和低出生体重,影响存活率;

(4)伴发畸形:各种常见的伴发畸形,即脊柱、肛门、心脏、气管、食管、肾脏和四肢。

2. 早期诊断

(1)对羊水过多的孕妇应高度怀疑胎儿有食管闭锁及其他先天性消化道梗阻的可能性,应力争产前 B 超检查诊断。

(2)产前疑诊食管闭锁和生后口溢泡沫状唾液、吞咽困难、呕吐、早期出现呛咳和青紫的新生儿,即应经鼻或口腔插管,导管受阻折回后当即固定胃管并摄胸腹 X 线平片确诊。

3. 影像学检查

(1)胸腹联合立位 X 线平片:可于 1～3 胸椎水平见到下行受阻的弯曲胃管影。该部约为近端食管盲端的位置。

(2)B 超检查:产前检查无或小胃泡。

(3)泛影葡胺或碘油上段食管造影可酌情选用。

(4)CT、脐动脉造影或彩色超声检查用于诊断罕见合并的右位主动脉弓。

(5)Ⅱ、Ⅳ和Ⅴ型诊断困难。需采用支气管镜等其他方法。

(6)影像学检查还可应用于合并畸形的诊断,如先天性心脏病、某些消化道畸形、先天性食管狭窄、喉气管食管裂等。

4. 注意诊断时要结合日龄分析。早产婴全胃肠道充气时间需生后 24 小时以上。在检查全程应注意保暖,充分给氧,随时吸引近端食管内的黏液等。

5. 病理分型

Ⅰ型:食管上、下段均闭锁,无气管食管瘘。

Ⅱ型:食管上段有瘘管与气管相通,食管下段盲闭。

Ⅲ型:食管上段盲闭,食管下段与气管之间有瘘管相通。

Ⅳ型：食管上下段均有瘘管与气管相通。

Ⅴ型：食管无闭锁，但有气管食管瘘。

【治疗】

1. 先天性性食管闭锁在确诊后应积极准备，尽早手术治疗，并力争一期吻合食管。

2. 治疗并存症，如肺炎。

3. 争取在术前尽早对重要的合并畸形做出诊断，应与合并畸形的矫治采用综合考虑和妥善安排。

二、先天性食管闭锁和气管食管瘘修复术

【适应证】

1. 原则上食管闭锁都应在确诊后积极准备，尽早手术，力争一期吻合食管。

2. 诊断明确（包括型别、并发症及伴发畸形）后再具体结合出生体重、伴发畸形的种类和肺炎的严重程度等统筹考虑手术治疗方案和术式的选择。

【禁忌证】

1. 合并严重先天性心脏病或严重肺炎。

2. 生命体征不平稳。

【操作程序】

1. 术前准备

应开始于疑诊本病时。在转送时注意保暖，头高位，随时吸引近端食管盲端及口咽部的分泌物，必要时给氧和监测血气。本病并非严格的急症手术，应先做好充分准备。

（1）呼吸管理：围手术期良好的呼吸管理（如翻身、拍背和吸痰等）对提高存活率十分重要。术前慎用呼吸道持续正压或人工呼吸，因气体可经气管食管瘘进入胃内，引起腹胀、横膈上升，影响呼吸，甚至造成胃穿孔。重要的是严格掌握适应证和防止气管插管过深或上下滑动。

（2）营养支持：围手术期应酌情营养支持。注意输液量和速度，因本症常合并肺炎和先天性心脏病。

（3）预防感染：静脉应用广谱抗生素。

2. 操作方法

对于Ⅲ型，应经胸膜外或经胸腔入路行食管气管瘘结扎和一期端端或端侧食管吻合术。如为Ⅲb型，必要时可先行食管肌层环形切开或食管盲端舌状瓣成形延伸术后再做一期食管吻合术。如属Ⅲa型，常需先结扎气管食管瘘，再经口长期扩张、延长近端盲端后一期吻合食管或先做食管造口和胃造口，日后做结肠、胃等代食管手术。

对于Ⅰ型，宜先做食管造口术和胃造口术，6～12个月后再做结肠、胃或回肠代食管手术。有时可在长期持续吸引及扩张、延长近端食管后行一期吻合术。对于Ⅴ型，经左颈部做气管食管瘘分离修补缝合术。有的需经胸入路手术。

（1）麻醉全身麻醉，气管内插管。

（2）食管端端吻合术（以Ⅲ型为例）：①右侧第4肋间后外侧切口，合并右位主动脉弓时应经左胸部切口。②沿第5肋骨上缘，切开肋间肌和胸膜进入右侧胸腔（经胸腔入路）。经

胸膜外入路时先小心横向切开外层肋间肌,保留薄层肋间内肌纤维,用小蚊式弯钳缓慢、轻柔地撑开第4、第5肋骨,并逐一撕断保留的薄层肋间内肌。再用右食指裹生理盐水纱布小心地沿切口胸壁内面剥离胸膜直至暴露奇静脉,无须切断或切除肋骨。③置肋骨牵开器,分离并结扎奇静脉后剪断。④小心分离暴露远端食管。其多在气管分支水平处连接于气管,此即气管食管瘘。⑤瘘管的处理有3种方法:A. 结扎后切断,间断缝合断端后外用附近肌肉或胸膜覆盖;B. 单纯结扎两道后不切断,与近端食管做端侧吻合;C. 缝扎及单纯结扎瘘管各一道(或双重结扎)后切断瘘管。注意结扎应切实有效和松紧适度,并尽量靠近气管侧,以免形成憩室。食管远端用线悬吊牵引备用,不能钳夹。处理瘘管时应特别警惕罕见的畸形——远端食管与右侧支气管相交通,故需常规在瘘管结扎后、切断前由麻醉师进行肺复张,明显受阻或右肺不张时应即摄胸片并食管造影。⑥近端食管的处理:Ⅲ型时尽力游离近端食管盲端,必要时做食管肌层环切术,食管盲端顶部做横向切口,以备吻合食管。⑦食管端端吻合:远近端食管均在丝线牵引下用4-0或5-0无损伤针线先间断全层纵向缝合食管后壁4或5针,壁外打结。由麻醉师经口向食管内插入8F硅胶管,术者将硅胶管导入胃内保护已吻合的食管后壁。继续同法吻合前壁3或4针,壁外打结。⑧仔细检查吻合口两侧无溢漏后拔除食管内硅胶管,吻合食管前后需由麻醉师加压肺复张数次。⑨检查无出血后间断缝合第4、第5肋3或4针,结扎最后一根肋间缝线时由麻醉师再次加压肺复张,同时拔除预先放在手术区的导管,以最大限度地减小死腔。胸膜外或经胸腔手术一般无须置引流管。⑩逐层严密缝合胸壁各层(皮下组织除外)。

(3)食管肌层环切延长术(livaditis术):适用于Ⅲb型、Ⅰ型及各种食管长度不足时。可环状、半环状或螺旋形切开食管肌层以减少吻合口张力。可于食管内置气囊导管作为支架,防止损伤食管黏膜。

(4)近端食管造口术:适用于Ⅲ型因严重肺炎、严重先天性心脏病或Ⅰ型食管闭锁等不宜或不能一期吻合食管者,及经胸膜外食管吻合术后合并吻合口瘘,非手术治疗无效者(此时常需同期实施胃造口术)。①左侧锁骨上、颈部皮肤横纹处横切口,长约3 cm。②向内侧牵引胸锁乳突肌胸骨头,沿甲状腺外侧达颈动脉鞘,钝性分离后在气管后方易找到肥大的近端食管。经左颈部探查时,应严防损伤迷走神经。③提出食管盲端后,先固定肌层和皮下组织,再切开盲端顶部约1 cm,间断缝合食管全层和皮肤。

(5)胃造口术:适用于因局部或全身性原因(如极低出生体重、Ⅰ型、重症肺炎、呼吸窘迫综合征、严重先天性心脏病等)短期内不能行一期食管吻合术者,结扎气管食管瘘后因Ⅲa型无法一期吻合食管者,及一期食管吻合术后吻合口瘘形成者(常与食管造口同期进行)。①脐左上方腹部横切口,长约4 cm。②用可吸收缝线在近胃底部胃前壁做相距约0.4 cm的荷包缝合2个。于其中央切开胃壁,置10号硅胶管后结扎内荷包缝线。③外荷包缝线结扎后与预先选好的胃管出口处的壁层腹膜及肌层缝合固定,自此将胃造口管由皮肤切口引出并固定。④逐层缝合腹壁切口。⑤也可选用各种新型专用胃造口导管。

(6)结肠代食管术:适用于先天或后天原因所致食管长度不足需用其他器官代替者。代食管术有多种,如结肠代食管术、胃管代食管术和回盲肠、空肠代食管术等。各有优缺点,结肠代食管术最常用。①术前抗生素准备肠道2~3天。②全身麻醉加气管插管。仰卧,头右偏,颈过伸。③上腹横切口。选用横结肠者钳夹游离、结扎结肠中动脉,检查血运良好后切断备用。选用左侧或右侧结肠时应处理相关动脉。④左颈部斜切口,于颈总动脉鞘内侧、气管后方游离食管。⑤切除剑突后用长卵圆钳在胸骨后分离隧道达颈部切口。⑥将备用的横结肠近端经胃后、食管裂孔、胸骨后隧道上抵颈部,与食管行端端吻合,置引流。⑦据实际长度需要裁剪横结肠远端后行结肠胃端端吻合术。⑧修补网膜和肠系膜,置引流后逐层关腹。

【经验指导】

正确和良好的术后管理至关重要,是食管闭锁手术成败的关键之一,可以减轻和预防术后并发症。

1. 严密观察生命体征,继续术前各项管理。

2. 密切注意肺部并发症。必要时每日拍胸部 X 线片及行血气分析监测。随时警惕气管插管过深或滑动,防止造成一侧肺不张。

3. 应注意保护吻合口愈合,尤其要防止吸痰导管过深,损伤吻合口。

4. 为观察吻合口径及除外吻合口瘘,可于术后 3～6 天用 30％泛影葡胺食管造影。如造影剂渗漏,须即刻行胸腔引流术及食管、胃造口术。经胸膜外入路者可酌情只行局部引流术、禁食及肠外营养,待瘘口自然愈合。

5. 吻合口狭窄极常见,发生率为 25％～49.1％。必要时术后 2～3 周需再次食管造影。发生吻合口狭窄者每周扩张食管。

6. 术后气管食管瘘复发、合并的气管软化和胃食管反流常需择期手术矫治。

三、先天性胸腹裂孔疝

【诊断】

1. 临床表现

(1)新生儿多存在呼吸道症状,严重者生后数小时内即出现呼吸急促、困难和发绀,进食和哭闹时加重。低血氧、酸中毒、低体温、低血钙、低血镁等可立即引起死亡。

(2)伴有肠旋转不良或疝入胸腔的肠道发生嵌闭时才出现呕吐等消化道症状。

(3)婴幼儿常有反复呼吸道感染史。有的在哭闹和过度运动时出现呼吸困难、发绀,安静后好转,卧位时呼吸困难加重。有的仅在偶然的胸部 X 线检查时发现异常。较大的儿童可诉模糊的胸痛和腹痛。

2. 体格检查

患侧胸部呼吸运动减低。胸部叩诊如胃肠道充满液体,肠道气体较多时为鼓音。如胸部听到肠鸣音,则诊断意义更大。腹部因脏器病人胸腔而呈舟状。气管和心尖搏动移向健侧。

3. B 型超声波

(1)产前诊断检查显示胎儿胸腔内有腹部脏器而确诊。

(2)胸腔内有扩张的肠管和肠蠕动,即伴有液体无回声及气体点状回声的游动影。

4. X 线检查

胸腹联合立位片心脏和纵隔向健侧移位,患侧胸腔有肠管影,腹部肠管明显减少。患侧横膈影消失。右侧膈疝,如仅肝脏疝入,正位平片上可见右下胸腔内有软组织块影。

5. MRI

冠状面可清晰见到疝环的边缘及疝入胸腔内的肠管影,横断面疝环呈三角形,内有断面的蜂窝状肠管影。

【治疗】

1. 胸腹裂孔疝必须进行横膈修补术。新生儿可根据临床症状采用急诊手术、延期手术或择期手术。

2. 术前准备,强调机械通气或体外膜肺技术供氧,解除肺动脉高压,纠正酸中毒和低氧状态。

3. 主张延期手术,即生后 24～48 小时或更长的时间内使患儿适应宫外环境,在心肺生理紊乱得到改善后再手术修补横膈。

四、先天性胸腹裂孔疝修补术

【适应证】

1. 先天性胸腹裂孔疝必须进行膈肌修补。可根据临床症状采用急诊手术、延期手术或择期手术。

2. 无严重低氧血症、酸中毒、休克和硬肿症等。

【禁忌证】

有严重低氧血症、酸中毒、休克和硬肿症等。

【操作程序】

1. 术前准备:患侧卧位,禁食,胃肠减压,适量补液。正确供氧,避免面罩加压吸氧,强调机械通气(低压高频呼吸最为安全有效)或体外膜式氧合(ECMO)。解除肺动脉高压,纠正酸中毒,监测血气,应用抗生素。

2. 全身麻醉,气管内插管。

3. 左侧上腹横切口或左肋弓下斜切口,适用于新生儿和婴幼儿,操作方便,又可纠正肠道等畸形。

4. 患侧第 7 或第 8 肋间腋后线斜切口,适用于右侧胸腹裂孔病和 3 岁以上较大的儿童,便于分离粘连于胸腔的腹腔脏器。

5. 进腹后先将导管经疝孔插入胸腔,导入空气以降低胸腔内负压,再逐渐还纳疝入胸腔的腹腔脏器。检查可能存在的肠道畸形,必要时一并处理。

6. 修补膈肌用丝线全层间断或“U”形缝合。如缺损过大,可用人造织物(涤纶片、硅胶膜等)修补。有疝囊者缝合前切除疝囊。

7. 膈肌修补后逐层关腹或关胸。

8. 术后处理:(1)术后吸氧,必要时继续机械通气,辅助呼吸,并监测血气,一般 3～5 天后逐步撤离,并定期复查胸片;(2)用外源性或内源性血管扩张药物(妥拉唑林、前列地尔等)改善动脉高压;(3)控制酸中毒,使用多巴胺,增加外周及肾血流量,必要时通过体外膜式氧合使发育不良之肺“静息”,逐步恢复气体交换功能;(4)术后继续胃肠减压、补液及使用抗生素,术后补液量应偏少。

【经验指导】

1. 机械通气时注意控制压力以免发生气胸,一旦发生气胸应行胸腔闭式引流。

2. 复发。膈肌缺损较大者有时复发,必要时再手术。

3. 胃食管返流，术后发生率为 0.6%～1%，体位及饮食治疗可缓解。

4. 肾上腺损伤。膈缺损较大时，易发生损伤。

五、膈膨升

【诊断】

1. 临床表现

(1)生后不久发生呼吸窘迫。

(2)常有明显的难产或产伤史。可同时伴发多种产伤疾病。

2. X 线检查

直立位正位 X 线胸片可见膈肌阴影明显升高，心脏向健侧移位。胸部 X 线透视膈肌有矛盾运动。

【治疗】

1. 非手术治疗：新生儿期出现症状者，①采用半卧位，促使膈及纵膈复位；②咽、气管护理，及时清除痰液，持续给予湿化氧气；③选用有效抗生素防治呼吸道感染。

2. 有严重的呼吸窘迫、胸部 X 线透视膈肌有矛盾运动者需急诊进行经膈肌折叠术。

3. 反复慢性呼吸道感染者可择期手术。

【预防】

1. 先天性膈发育不良。

2. 分娩时预防膈神经损伤。

六、膈膨升折叠术

【适应证】

1. 严重呼吸窘迫者行急诊手术。

2. 合并胃扭转、肠旋转不良等畸形并有肠梗阻表现者。

3. 与伴发呼吸窘迫的先天性膈疝难以鉴别，非手术治疗无效者。

4. 有反复慢性呼吸道感染症状者可行择期手术。

【禁忌证】

严重的肺部感染及重症营养不良。

【操作程序】

1. 术前纠正严重缺氧状况，并使用抗生素控制肺部感染。

2. 全身麻醉，气管插管。

3. 第 6 或第 7 肋间后外侧切口。

4. 将膈肌薄弱部分牵起，做前后向折叠，用不吸收缝线做间断褥式缝合。将折叠之膈游离缘成"U"形覆盖缝合于膈上，使之加强成为 3 层。

5. 可切除多余松弛的膜状横膈，将两边横膈间断重叠缝合。

6. 必要时胸腔闭式引流。

【经验指导】

1. 缝合时,防止误伤附近器官和血管,应保护膈神经。

2. 左侧者应检查食管裂孔,以免术后发生返流。

3. 双侧膈膨升,可间隔 2～3 周先后行膈膨升折叠术。

第二节　梅克尔憩室

一、梅克尔憩室

胚胎期卵黄管退化不全所致的残留物,是儿童期较常见的消化道畸形。

【诊断】

1. 临床表现

(1)诊断首先检查脐部有无脐茸、脐窦等卵黄管发育异常。

(2)病儿平时健康,当有憩室炎可引起反复的脐周或右下腹疼痛。

2. 钡餐检查

很难发现憩室。憩室含有胃黏膜可采用放射性核素^{99}Tc扫描检查,可见下腹部有持久不变的放射性浓集区。若病变范围较小或憩室内有炎症、水肿、梗阻、出血,影响^{99}Tc的摄取,可造成假阴性结果。

3. 核素单光子电子计算机扫描

具有异位黏膜的憩室,出现放射性浓集区,其准确率较高。

【治疗】

1. 如剖腹探查或施行阑尾切除偶然发现憩室,在病儿情况良好时应当切除憩室。

2. 病儿表现无痛性、大量便血时应在排除其他出血原因后剖腹探查,术前先补充血容量。

3. 基底部狭窄的憩室用肠钳楔形钳夹后切除,肠壁作斜形吻合,以免造成肠腔狭窄。

4. 若有以下病情时应施行肠切除:(1)憩室的基底部宽广,直径大于肠腔;(2)回肠壁有广泛的迷生组织;(3)憩室附近有炎性肿胀,明显增厚;(4)憩室基底穿孔或憩室引起肠绞窄或扭转。

5. 应用腹腔镜行梅克尔憩室切除,病儿损伤小、恢复快,术后合并症少。

二、梅克尔憩室修复术

【适应证】

1. 其他腹部疾患手术时发现的无症状梅克尔憩室患儿。

2. 出现梅克尔憩室并发症者。

【禁忌证】

如因其他腹部疾患进行手术时偶然发现憩室,患儿条件许可,尽可能将憩室切除,以防后患。但如进行的手术创伤较大、手术时间较长、患儿一般情况欠佳时不宜切除憩室,应详细记载憩室情况,术后 6~8 周再行憩室切除术。

【操作程序】

1. 麻醉可选用全麻(尤其适合于腹腔镜)及硬膜外麻醉。

2. 切口一般取右下腹麦氏切口或横切口。

3. 手术方法

(1)腹腔镜辅助下憩室探查和切除术:腹腔镜辅助下憩室探查和切除术已逐渐推广,此术式适用于无症状的梅克尔憩室及憩室合并消化道出血。

(2)单纯结扎、切除及荷包缝合法:适用于无并发症的憩室,憩室类似阑尾大小,基底部不超过 1 cm 者用此方法。

(3)楔形切除术:适用于无并发症的憩室,憩室基底部狭窄,用肠钳楔形钳夹后切除,肠壁做斜行吻合。

(4)憩室连同附近回肠切除吻合术:适用于憩室出现并发症者,如憩室所致肠套叠、腹内疝、肠扭转、索带缠绕压迫、憩室炎或继发穿孔、憩室溃疡出血等。无症状的憩室基底部宽广,直径大于肠腔,应行憩室及回肠切除术。

【经验指导】

1. 表现为急腹症的憩室炎有时难与急性阑尾炎或肠梗阻相鉴别,故在术中未发现原拟诊断的病变,应想到憩室引起的并发症,此时应检查距回盲部 100 cm 以内回肠,以免遗漏憩室并发症。

2. 肠套叠手术复位后,应仔细检查回肠肠壁上是否有孔状的凹陷,以免遗漏由于内翻的憩室造成肠套叠的起点。

第三节　消化道出血手术治疗

【适应证】

1. 消化道大出血经非手术治疗仍出血不止,或短时间内反复大出血威胁生命者。

2. 术前排除直肠及肛门疾病引起的出血。

3. 对多次慢性出血致贫血不能控制,严重影响健康又找不到出血原因者,应择期剖腹探查。

4. 对诊断明确难免再次复发出血者。

5. 胃肠道穿孔、坏死,绞窄性肠梗阻,肠重复畸形,梅克尔憩室等具有外科手术适应证者。

【禁忌证】

1. 全身性内科疾患引起的消化道出血。

2. 术前不排除肛门直肠疾患引起的出血。

3. 术前对术中出血部位、原因不能判定,手术探查应持慎重态度。

【操作程序】

根据可能的出血病因,决定手术途径及切口,选择小儿外科领域的具体手术操作方法。

对胃肠道急性大出血分段探查造口手术步骤：

1. 麻醉：气管插管全身麻醉。

2. 右腹直肌切口延向剑突，提出小肠，于屈氏韧带（Treitz 韧带）回盲瓣前，中间夹 2 钳，将全部小肠分为 3 段。

3. 提出胃，胃内如有血，用胃钳（长橡皮肠钳）夹住胃体中部及幽门，胃窦部电刀切小孔插入双腔吸引管冲洗至无血色。同时麻醉师冲洗胃管无血色证明胃无出血。

4. 将幽门处钳上移至胃窦孔以上，双腔管冲洗十二指肠，同时从网膜孔夹闭肝十二指肠韧带，冲洗液无血色，放开十二指肠韧带钳，冲洗液为黄色证明十二指肠及肝胆均无出血。

5. 注意小肠变化及患儿血压变化，如发现小肠下段膨胀明显，探查未见憩室等病变，冲洗吸引该段肠管至无血色后，将水吸空，将此段再另夹 2 钳分为 3 段，每段约 30～40 cm，冲洗上 2 段肠无血色。

6. 同时台下经肛管盐水灌肠，手术台上监视洗至回盲瓣，直至排出液无血色。再观察各段情况，胃十二指肠无出血，去钳拔管缝合胃窦切孔。

7. 再观察第 1 段小肠不胀，床边透光无溃疡，异位胰腺、血管瘤或其他肿物未见继续出血灶。第 2 段小肠也不胀，同样探查阴性，缝合切口。

8. 第 3 段小肠中段有积血，但不胀，近段、远段均有少量血时，切除中段，近远段钳夹提出腹切口下部造口，逐层关腹。第 2 天放开肠瘘钳，观察是否有出血，在哪一瘘口端；同时可通过瘘口采取造影或内镜检查，也可通过瘘口采取局部止血措施。出血问题解决后及时关瘘。

9. 根据可能的出血病因，决定手术途径及切口选择。

【经验指导】

1. 注意各重要器官如心、肺、肝、肾功能及机体营养状况。

2. 术前对手术方式做充分的估计与讨论，对可能的手术范围扩大做好准备。

第四节　腹膜

一、原发性腹膜炎

腹腔内无原发性病灶的化脓性腹膜炎。

【诊断】

1. 临床表现

依靠病史和典型的腹部体征，如突然发生的剧烈腹痛和高热。病情严重者有中毒性休克，对外界刺激的反应减退。有肝、肾病者并发腹部症状，更应考虑原发性腹膜炎。

2. 腹部 X 线平片

显示小肠胀气，双侧腹壁脂肪线消失，有时可见积液阴影。

3. 腹腔穿刺

无气味，无粪臭，与继发性腹膜炎的渗液迥然不同。腹腔渗液涂片检查可以找到肺炎球菌和溶血性链球菌。大量应用抗生素后涂片或培养可得阴性结果。细菌培养应同时进行厌氧菌培养。

【治疗】

诊断明确或伴发于肝炎或肾病者可试用非手术治疗。

1. 非手术治疗适用于:(1)肾病或肝病腹水感染引起的腹膜炎;(2)病情危重,尤其伴有其他重要器官感染,如脓胸和重症肺炎等,包括纠正水、电解质失衡,降温、禁食以及应用大量抗生素治疗。

2. 手术疗法适应于:(1)非手术治疗24～48小时后病情仍无明显好转,中毒症状加重者;(2)不能除外继发性腹膜炎时应及时手术探查。

二、原发性腹膜炎手术治疗

【适应证】

1. 中毒症状重。

2. 腹腔内积脓液较多时。

3. 经支持治疗及抗生素治疗24 h病情未见好转或反而加重时。

4. 不能排除有继发性腹膜炎时。

【禁忌证】

对肿瘤放化疗合并腹水或肾病综合征合并大量腹水时手术应持慎重态度。

【操作程序】

1. 麻醉及切口选择。可选择全身麻醉、基础麻醉加硬膜外麻醉或基础麻醉加局部麻醉,切口可选择右下腹腹直肌切口或斜切口。

2. 切开腹壁各层后先吸出脓液,如无臭味,则原发性腹膜炎可能更大。送细菌培养及涂片检查,并尽量吸干脓液。

3. 探查右下腹脏器,包括回肠末端、阑尾及盆腔附件等。如无器质性病变,将脏器复原,用大量生理盐水及抗生素冲洗腹腔,并将冲洗液吸引干净,是否同时切除阑尾应视患儿一般情况而定,手术以简单为好。必要时右下腹可放置引流。

4. 有原发炎性病灶时应尽量予以切除。

【经验指导】

1. 本病一般以非手术治疗为主,故治疗中应选用敏感抗生素,积极支持治疗,维持水和电解质平衡。

2. 密切观察病情,尤其注意重症患儿,具有手术适应证时应及时手术引流。

3. 不能排除继发性腹膜炎时应及时开腹探查,术中勿遗留原发病变。

三、胎粪性腹膜炎

【诊断】

1. 临床表现

生后早期或以后出现呕吐、腹胀和便秘等肠梗阻或腹膜炎症状,伴有腹部X线平片的钙化影时即可确诊。

2. 根据病理改变不同,临床表现可分为肠梗阻型和腹膜炎型两种。

(1)肠梗阻型:常见于婴儿期。发病时呕吐频繁,腹胀明显,且逐渐加重。大便少或无。

(2)腹膜炎型:生后数日内发病。呕吐频繁,腹胀较明显。常见腹壁发亮,静脉怒张,腹壁水肿,甚至波及外阴部。腹部压痛,叩诊鼓音,可有移动性浊音。肠鸣音多减弱或消失。

3. 影像学检查

(1)X 线检查:腹部立位平片上特有的钙化影可以确定诊断。一般为由 1～2 mm 直径的钙化点组成的条索或片块状阴影,多局限于右下腹。

根据放射学征象可分为三型:①气腹型,为消化道穿孔时的典型表现,即膈下游离气体及一或多个气液面、横膈上升。②肠梗阻型,中上腹部见肠管扩张及阶梯状气液平面,盆腔无或较少充气肠管。腹部可见明显的钙化影。③无症状型,少数病例虽然存在肠管粘连,但在腹部平片上仅见点状钙化阴影,临床上暂无任何症状。

(2)B 超检查:无创又便捷,由于钙化灶的特殊影像,现已用于产前及生后诊断。

【治疗】

应根据临床症状和分型区别处理。

1. 立即采用非手术方法处理,如禁食、胃肠减压、输液及纠正酸碱失衡和静脉应用抗生素等。同时,严密观察病情,必要时重复腹部 X 线检查。如有气腹、腹膜炎或/和完全性肠梗阻时应积极准备,尽早手术治疗。

2. 大量气腹时应先腹腔穿刺减压,缓解呼吸困难。腹膜炎型手术以腹腔引流为主。如能找到穿孔处,应争取缝合或肠切除吻合。

3. 对肠梗阻型,不能保守或保守治疗无效时应及早手术。手术应仅单纯分离和松解梗阻部位的粘连索带,解除梗阻即可。

四、胎粪性腹膜炎治疗术

【适应证】

1. 肠梗阻型,确诊后为完全性,或部分性非手术治疗无效者。

2. 腹膜炎型。

【禁忌证】

生命体征不平稳者。

【操作程序】

1. 术前准备:禁食、胃肠减压、输液及抗感染等。

2. 麻醉:全身麻醉,必要时气管内插管。

3. 行腹腔引流术

(1)腹部高度膨隆时,应立即腹腔穿刺,抽出大量气体,以减轻腹胀,改善呼吸困难。

(2)先探查腹腔,手术则以腹腔引流为主。如能找到穿孔处,应争取缝合。实际上由于肠管粘连广泛而严重,手术极为困难。

(3)肠闭锁或狭窄致肠坏死时应做肠切除吻合术或相应的处理。

(4)置腹腔引流管。

4. 行粘连松解及肠切除吻合术

(1)完全性粘连性肠梗阻者,应尽早手术。手术应单纯分离和松解梗阻部位的粘连索带,解除梗阻。不宜广泛剥离,以免损伤肠管。

(2)肠管粘连严重不易分离时,可切除粘连肠袢后再行肠吻合术或仅做短路手术。

(3)对和肠梗阻无关的钙化块不应剥除,因钙化块下常为原肠穿孔处。

【经验指导】

本病常见于新生儿早期,极易并发肺炎、硬肿症、败血症和严重营养不良,故加强监护、保暖,切实做好呼吸管理、肠外和肠内营养支持及应用广谱抗生素等是提高疗效的关键。

<h2 style="text-align:center">第五节　脐</h2>

一、脐膨出

【诊断】

1. 临床表现

生后肉眼即可诊断:

(1)巨型脐膨出:脐部腹壁缺损环直径>5 cm,大者可达 10 cm。肝、脾、胰腺和肠管等器官均可突至腹腔外,尤其是肝脏,这是巨型脐膨出的重要标志。囊膜在出生时光亮透明,两层间可含少量透明液体。24 小时左右囊膜逐渐混浊,最后坏死。

(2)小型脐膨出:脐部腹壁缺损环直径<5 cm。腹腔已发育达到相当容积,膨出的小肠(有时含部分结肠)易回纳入腹腔。

(3)伴发畸形:约有 40% 脐膨出伴发其他先天性畸形,其中肠旋转不良最常见。脐膨出伴有巨舌,同时身长和体重超过正常新生儿者,称为脐膨出—巨舌—巨体综合征,可同时伴有低血糖症和内脏肥大。

2. 应力争产前 B 超确诊。出生时囊膜已破裂者需与腹裂相鉴别。腹裂的脐带位置和形态均正常,裂缝大多位于脐旁右侧。

【治疗】

1. 生后应立即用温无菌生理盐水纱布覆盖患部,静脉用广谱抗生素。

2. 禁食并胃肠减压,尽早酌情采用一期、二期手术治疗或非手术疗法。

二、脐膨出非手术治疗

【适应证】

囊膜未破的巨型脐膨出,医疗单位不具备手术修补条件者。

【禁忌证】

囊膜破损者。

【操作程序】

1. 使用具有杀菌、凝固蛋白及收敛作用的药液(如 70％乙醇或 0.5％硝酸银),每日涂覆囊膜 1 或 2 次。

2. 1 周后,囊膜表层结有厚的干痂,痂下逐渐生长肉芽组织,周边皮肤上皮细胞缓慢地向中央生长。突出于体腔外的小肠、肝脏等缓慢地进入腹腔。

3. 一般 2～3 个月表皮可覆盖整个囊膜,日后择期进行腹壁缝合手术。

三、脐膨出修补术

【适应证】

1. 诊断明确,无明显禁忌证者应尽早手术治疗。

2. 囊膜破损者应急诊手术。

【禁忌证】

生命体征不平稳者。

【操作程序】

1. 术前准备:生后应立即用生理盐水纱布和凡士林纱布覆盖囊膜或外露肠管,注意无菌操作。应用广谱抗生素、禁食、胃肠减压,争取尽早手术治疗。

2. 麻醉全身麻醉,气管内插管。

3. 一期修补术适用于小型及部分巨型脐膨出。沿脐膨出周缘环形切开皮肤及腹壁各层。继用手法扩张腹腔,还纳内脏。腹壁逐层或全层缝合。

4. 分期修补术适用于巨型脐膨出。

(1)二期修补术:尽量完整保留囊膜。第一期手术纵行切开脐膨出两侧的皮肤,并充分游离后向中线拉拢缝合,即形成人工腹壁病。第二期手术 1～2 年后进行。分离皮下组织和肠管间的粘连,回置肠管,再逐层缝合腹壁。

(2)延期修补术:将合成纤维膜(或含硅塑料膜)缝合成桶状,包裹囊膜或肠管,底边与腹壁缺损的皮肤及筋膜缝合,顶部结扎,垂直悬吊,外敷干纱布。每日消毒合成纤维膜,更换纱布,并紧缩顶部空隙。一般 7～10 天后大部分内脏回纳入腹腔,再延期缝合腹壁。

【经验指导】

巨型脐膨出术后应加强呼吸管理,必要时做人工呼吸。应禁食、胃肠减压、应用广谱抗生素及营养支持。

第六节　胃、十二指肠

一、新生儿胃穿孔

【诊断】

1. 临床表现

（1）新生儿生后 1～3 日内突然出现呕吐咖啡色物或鲜血，腹胀、拒奶、呼吸急促和发热或其他休克症状时，应考虑本病。

（2）体征有呼吸困难、面色苍白、严重腹胀，腹壁、阴囊或阴唇处水肿，肝浊音界和肠鸣音消失。

2. X 线检查

膈下有大量游离气体，胃泡影消失。

3. 腹腔穿刺

有大量气体和含奶的腹腔渗液。

【治疗】

1. 术前准备：确诊后立即插胃管减压、给氧、应用抗生素、输液、纠正酸中毒、输血及保温等。给氧时不宜用正压，以防更多的气体进入腹腔。必要时腹腔穿刺减压。

2. 尽早手术充分切除坏死的穿孔边缘组织，修补穿孔，并行腹腔引流。

3. 术后持续胃肠减压、输液、应用抗生素、保温及营养支持。

二、新生儿胃穿孔修补术

【适应证】

新生儿胃穿孔应积极进行术前准备，纠正酸中毒和中毒性休克，尽早手术。

【禁忌证】

严重休克和 DIC 者。

【操作程序】

1. 术前准备：禁食，胃肠减压，输液[可按 20 mL/(kg·h)，术前总液量可达 75 mL/kg]纠正脱水及酸中毒，应用抗生素，给氧。有明显发绀和呼吸困难者给予气管插管辅助呼吸，必要时应腹腔穿刺减轻腹胀。置暖箱保温。

2. 全身麻醉，气管内插管。

3. 上腹正中横切口。

4. 先清除腹腔内积液，探查并寻找穿孔。

5. 切除穿孔周围坏死组织。应将坏死、薄弱和不正常的胃壁全部切除，切除边缘应有新鲜血液流出。继发性胃穿孔时一般不需切除胃壁。

6. 间断全层缝合胃壁后，浆肌层间断缝合，必要时将大网膜覆盖于修补处，以利穿孔的愈合。

7. 生理盐水加抗生素冲洗腹腔，置腹腔引流。

8. 继发性胃穿孔同法间断缝合胃壁，注意止血。

9. 术后处理：继续保温、给氧、胃肠减压，防治休克，输液、应用抗生素及营养支持等，逐渐恢复饮食。

【经验指导】

1. 胃穿孔病死率较高，特别是发病 24 h 以上，pH<7.25，尿量<1 mL/(kg·h)者，预后不良。

2. 广泛切除者应注意远期并发症，如生长发育迟缓、缺铁性贫血、脂肪泻、维生素 D 缺乏病和病理性骨折等。

三、先天性肥厚性幽门狭窄

【诊断】

1. 临床表现

(1)生后 2～3 周新生儿吐奶,逐渐呈喷射状,不含胆汁。体重不增。食欲良好。

(2)喂奶后腹部检查可见胃型和由左向右的胃蠕动波。空腹时在右上腹肋缘下腹直肌外缘深部可触及橄榄样形、光滑、硬韧、稍可活动的包块。

(3)先天性幽门闭锁或幽门前瓣膜:生后早期呕吐,腹部触诊无包块。

2. 影像学检查

(1)B 超检查:幽门肌厚度≥4 mm,幽门直径>12 mm,幽门管长度>15 mm。

(2)X 线检查:常用稀钡或泛影葡胺。征象为:①胃扩张;②胃蠕动增强;③幽门管细长如线状、双轨样或鸟嘴状;④胃排空延迟。检查后应用胃管吸出钡剂,并用温生理盐水洗胃,防止呕吐和误吸。

3. 生化检查

常有低血氯、低血钾及碱中毒倾向。

【治疗】

1. 外科治疗

(1)术前纠正水和电解质失衡。

(2)幽门肌切开术:术中均应注意充分分离幽门肌层,并避免损伤十二指肠黏膜。

(3)术后 6 小时或次日晨开始喂糖水,无呕吐即可喂奶,逐渐加量。2～3 日加至足量。

2. 内科治疗:仅限于症状轻微者,如喂奶前 15 分钟口服阿托品等解痉剂。

四、先天性肥厚性幽门狭窄修复术

【适应证】

本病确诊后即应积极准备,适量补液纠正水和电解质失衡,注意营养支持,争取早日手术。

【禁忌证】

慢性、重度脱水和营养不良者。

【操作程序】

1. 术前准备

一般需 24～48 h。每日除静脉补充生理需要量外,纠正水和电解质紊乱应根据脱水的性质和程度计算补液量和成分。低渗性脱水可用等量 10% 葡萄糖液和生理盐水缓慢静脉滴注补充。注意补充钾盐。严重营养不良者给予静脉营养。术前禁食 4～6 h,插胃管,排空胃内容物。

2. 幽门肌切开术

(1)静脉麻醉。

（2）右上腹横行或脐部弧形切口。

（3）用卵圆钳轻轻将胃大弯和肥大的幽门提至腹腔外。术者左手食指和拇指轻握并固定幽门,在幽门的前上部无血管区沿幽门管方向切开浆膜及浅层肌肉,用蚊式钳或特制的幽门肌分离钳缓慢、钝性分离深层肌肉直至黏膜及黏膜下层膨出至近浆膜水平。注意局部压迫止血。切忌损伤十二指肠黏膜,术毕轻轻挤压胃体,检查排除黏膜穿孔。

（4）回置胃及幽门后逐层关腹。

（5）术后 6 h 可喂糖水,由少到多,24 h 内进奶,2～3 天加至足量。术后应用抗生素 3～5 天。

3. 腹腔镜幽门肌切开术

（1）硬膜外麻醉加气管内插管。

（2）脐上部弧形切口。置 Veress 针,注入 CO_2,使腹腔压力为 1.33～1.86 kPa（10～14 mmHg）。左、右上腹各做一操作口。

（3）脐上切口处置直径 3～5 mm 的 30°角腹腔镜。右上腹切口置抓钳,左上腹切口置幽门切开刀、幽门肌分离钳。

（4）在助手持镜协助下,术者左手持抓钳固定肥大的幽门,右手持刀沿其纵轴无血管区自十二指肠侧向胃的方向小心切开浆膜及大部分肌层后,再更换幽门肌分离钳缓缓分离肌肉全层,并使局部黏膜及黏膜下层膨出。检查无明显出血,麻醉师自胃管注空气后未见十二指肠侧黏膜损伤,排出 CO_2 气体后拔出器械,缝合伤口。

【经验指导】

1. 切忌术前突击补液以纠正慢性脱水。

2. 严防损伤十二指肠黏膜。

3. 缝合腹膜时勿带入大网膜,以免影响切口愈合。

4. 腹腔镜操作者需有丰富的开腹手术经验。

五、十二指肠闭锁和狭窄

系胚胎前原肠的一种发育畸形,引起十二指肠完全或不完全性梗阻。

【诊断】

1. 临床表现

（1）生后 1～2 天内呕吐胆汁样物。上腹饱满。大多排出正常胎粪,仅少数排出灰绿色黏液。

（2）多为早产婴或低出生体重儿。母亲常有羊水过多史。

（3）常合并消化道、心血管、泌尿生殖系及 21-三体综合征等畸形。

2. X 线检查

腹立位平片示典型的"双泡征",偶见"单泡征"、"三泡征"。余腹部无或极少气体影。上消化道钡餐可见胃、幽门管和近端十二指肠明显扩张,蠕动增强。

3. 病变分型

（1）闭锁Ⅰ型:肠管连续,腔内有隔膜;

（2）闭锁Ⅱ型:肠管两端盲闭,两端由纤维索条连接;

(3)闭锁Ⅲ型:肠管两端盲闭,但相连;

(4)闭锁Ⅳ型:肠管连续,腔内有隔膜,隔膜向远端脱垂,呈"风袋型";

(5)狭窄Ⅰ型:肠腔内隔膜中央有孔;

(6)狭窄Ⅱ型:"风袋型"隔膜中央有孔;

(7)狭窄Ⅲ型:肠管管状狭窄。

【治疗】

1.积极准备,早日手术治疗。

2.术前纠正水和电解质紊乱,改善贫血和营养不良。应用抗生素。

3.术中根据畸形型别选择具体术式。仔细探查有无合并畸形并予以相应处理。

4.本病不易确诊,又易并发其他畸形,故当上消化道完全性梗阻确立,应手术探查。

六、十二指肠闭锁和狭窄修复术

【适应证】

诊断明确后积极准备,尽早手术。

【禁忌证】

严重心肺功能障碍者。

【操作程序】

1.术前准备:纠正水和电解质紊乱,应用抗生素,注意营养支持。

2.全身麻醉,必要时气管内插管。

3.右上腹横切口。

4.手术方式

(1)隔膜切除术:①明确隔膜位置后,在十二指肠前壁隔膜附着点做纵行切口,长1.5～2 cm。②小心压迫胆囊并仔细观察乏特壶腹开口处有无胆汁流出。③避开胆总管开口,沿隔膜根部环行边剪边用可吸收缝线连续缝合黏膜。缝线需间断1或2次,以防引起狭窄。④肠壁切口横行缝合。

(2)肠管纵切横缝术:适用于部分十二指肠狭窄者。于肠壁狭窄处做纵向全层切开,再横向全层间断缝合。

(3)十二指肠菱形吻合术:①充分游离十二指肠梗阻部的远端肠管(必要时包括屈氏韧带),使吻合口无张力;②在十二指肠前壁梗阻近端做横切口,梗阻远端做纵切口;③继用可吸收缝线行十二指肠—十二指肠全层间断缝合术,逐层缝合腹壁。

【经验指导】

1.术中注意腹部其他伴发畸形,尤其要排除环状胰腺和肠旋转不良。

2.术中应仔细辨认胆总管开口,它有时位于十二指肠隔膜根部、隔膜上或呈分支状畸形。手术切勿损伤。

3.术后继续禁食,胃肠减压,输液,应用抗生素及营养支持。

4.可在术中放置导管达吻合远端,以便术后早期喂养。

5.十二指肠—十二指肠侧侧吻合术吻合口呈线状,不利于食物通过。结肠后胃—空肠吻合术或十二指肠—空肠吻合术较简便,但易产生盲袢综合征,已很少应用。

第七节 肝、胆、胰

一、肝门空肠吻合术

【适应证】

1. 日龄＜90 天，诊断为胆道闭锁者，其最佳手术日龄是生后＜60 天。

2. 日龄＞60 天，又无法鉴别胆道闭锁或新生儿肝炎者。

3. 术后曾有较好的胆汁引流，因并发胆管炎，非手术治疗无效者可再次手术。

【禁忌证】

日龄＞90 天，肝功能严重损害的Ⅲ型胆道闭锁，原则上不宜手术治疗。

【操作程序】

1. 术前准备：术前准备时间不宜过长，一般 3～5 天。术前补充维生素 B、维生素 C、维生素 K 及护肝治疗，纠正贫血和低蛋白血症。

2. 全身麻醉加气管插管。

3. 右上腹横切口（术前未确诊者，可先用小切口探查），一般右侧达腋前线，左侧达锁骨中线。游离肝周诸韧带（如肝圆、镰状、左三角及左冠状韧带）后将大部肝脏拖出。

4. 术式选择：属Ⅱ型胆道闭锁者可行肝总管或肝管空肠吻合术。Ⅲ型则行肝门空肠吻合术（Kasai Ⅰ式）。若仅肝门部闭锁，胆囊、胆总管和十二指肠通畅，可行胆囊肝门吻合术（Kasai Ⅱ式）。若肝外胆管发育正常，胆囊内有胆汁，可行胆道冲洗。

（1）游离肝外胆道：先游离胆囊达闭塞状或索状的胆总管。切断远端，沿呈索状的肝总管向肝门方向分离，直达门静脉左右分支的上方，该处多为一略呈三角形的纤维组织块。

（2）游离及切除肝门纤维块：沿门静脉左右分支向两侧小心分离，常有 2 或 3 对门静脉小分支进入纤维块，切断结扎。分离平面左右侧达门静脉第一个分支处，下达门静脉后方。提起纤维块小心剪除，勿太深，以免损伤肝实质。创面有时可见胆汁渗出，如有渗血，可用 60 ℃温生理盐水冲洗和压迫，切勿电灼或缝扎。

（3）肝门部空肠吻合：距屈氏韧带（Treitz 韧带）10～15 cm 处切断空肠。缝闭胆支端，并经横结肠后提至肝门，对系膜缘开侧孔，与肝门部创缘用可吸收缝线一层吻合。

（4）距肝门吻合口 35～40 cm 处与近端空肠完成 Y 形吻合。肝门部吻合口下方放置硅胶管引流。

（5）Ⅲ型胆道闭锁，胆囊、胆总管至十二指肠通畅的，游离胆囊（注意保留胆囊动脉），于肝门处做吻合，手术较简单。

5. 术后处理：①禁食，补液，注意护肝治疗。②术后 10～14 天为胆管炎高发期，要联合应用抗生素。抗生素应用时间不能少于 1 个月，且应在必要时更换调整。长期使用抗生素，可在 2～3 周后预防性使用口服抗真菌药。③利胆治疗：术后 1 周开始静脉滴注茵栀黄，并可口服消炎利胆片及去氧胆酸。④为防止肝门部疤痕形成，1 周后加用激素地塞米松 2～5 mg/d，持续 2 周后减量停药。⑤尿少、腹水多时加用利尿药。

6．并发症：(1)肝功能衰竭(黄疸加深、腹水、消化道出血等)：多见于＞3个月的患儿,故应严格掌握手术适应证。(2)消化道出血：术后早期出血多来自肝门吻合口处渗血,多可自行停止。出血量多时,应及时输血。术后1周出血,需做食管镜检等相应处理。(3)胆管炎：是最严重的并发症,发生率高达40％～60％。发生于术后1个月内的早期胆管炎危害最大,常导致肝门部开放的小胆管闭塞,影响疗效,应高度重视并积极处理。治疗方法是联合应用广谱抗生素、激素和利胆药。(4)肝门部胆管梗阻：术后早期胆汁排出流畅,因胆管炎使胆流中断者,可再次手术修剪局部瘢痕肉芽组织行肝门肠吻合。约1/3患儿可再次排出胆汁。(5)晚期并发症主要是肝硬化所致的门静脉高压症,以上消化道出血为主要表现,约70％在术后5年内发生。

【经验指导】

胆道闭锁治疗方式的选择,不能脱离当时当地的条件。日龄＜90天者应争取做Ka-sai手术。日龄＞90天,肝功能严重受损者,及出现晚期并发症且疗效不佳者,可考虑肝移植。

二、胆道闭锁

【诊断】

1．临床表现

(1)新生儿黄疸持续2周以上,尤其是直接胆红素升高。

(2)胆道闭锁早期与新生儿肝炎综合征极难鉴别,尤其是新生儿肝炎处于阻塞期时。

(3)熟悉该病的临床演变过程,对黄疸的发生、发展,粪便的颜色,肝脏大小、质地等进行综合分析,辅以辅助检查,有助于早期诊断。

2．实验室检查

(1)血清胆红素的动态观察：胆红素持续升高,以直接胆红素升高为主,提示胆道闭锁。

(2)十二指肠引流：用带金属头的十二指肠引流管置入十二指肠内抽吸十二指肠液,进行胆红素测定,有胆红素存在则可排除胆道闭锁。

3．B超检查

在B超下胆囊小而皱缩多提示胆道闭锁。用高分辨率的探头可发现肝门纤维块,位于左右门静脉分叉部的前方,呈两端尖细,中间膨大的高回声区。回声均匀,无管腔,此为诊断胆道闭锁的直接证据。

4．^{99}Tc肝胆道造影检查

胆道闭锁至延迟显影仍不能见到核素排泄到肠道。新生儿肝炎,由于肝实质性病变核素延迟排泄至小肠。

5．病理分型

Ⅰ型为胆总管闭锁；

Ⅱ型为肝管闭锁；

Ⅲ型为肝门部肝管闭锁。

【治疗】

1．本病一经诊断,应争取在生后40～60天内手术,如十二指肠—空肠吻合术或肝门—

空肠吻合术(Kasai 手术)。

2. 对病程接近 2 个月,诊断依然不明确者,可做手术探查,或做肝门—空肠吻合术。

3. 超过 90 天者,可创造条件行肝移植术。

三、环状胰腺

胰腺组织呈环状或钳状发育,压迫十二指肠降段导致梗阻的先天性畸形。

【诊断】

1. 临床表现

(1)呕吐出现时间视梗阻程度而定,早者生后 1~2 天开始。呕吐物含有胆汁,重者吐咖啡色物。开始排胎粪时间正常,但持续时间较长,每次量较少且黏稠。

(2)可出现脱水和电解质紊乱、消瘦、体重下降、吸入性肺炎等症状。

(3)体格检查可见上腹胀、胃型及胃蠕动波。

(4)母亲常有羊水过多史。约半数出生体重<2.5 kg。

2. X 线检查

腹部立位平片见"双泡征"。钡餐透视可见十二指肠球部及降部上段扩张,降段下方呈线形狭窄,钡剂排空延迟。必要时可行钡灌肠检查,以除外先天性肠闭锁及肠旋转不良。

【治疗】

1. 首先纠正脱水、电解质紊乱和营养不良,争取早日手术。

2. 治疗方法如十二指肠菱形吻合术,吻合口呈菱形,持续开放。手术方法简单,符合解剖生理功能。

3. 术后继续禁食,胃肠减压和营养支持,应用抗生素。

四、环状胰腺十二指肠菱形吻合术

【适应证】

生后早期出现十二指肠完全性或部分梗阻症状,经影像学检查证实后应开腹探查。

【禁忌证】

严重心、肺功能障碍者。

【操作程序】

1. 术前准备:纠正水和电解质失衡,应用抗生素,注意营养支持。

2. 全身麻醉,阻滞麻醉,必要时气管内插管。

3. 右上腹横切口。

4. 充分游离十二指肠梗阻部的远端肠管,使吻合口无张力。

5. 在十二指肠前壁、环状胰腺上方做横切口,在环状胰腺下方做纵切口各 1~1.5 cm 长。

6. 用可吸收缝线行十二指肠与十二指肠全层间断缝合。

7. 逐层缝合腹壁。

【经验指导】

1. 术中注意腹部其他伴发畸形,尤其要排除十二指肠闭锁、狭窄和肠旋转不良。

2. 术后继续禁食,胃肠减压、输液,应用抗生素及营养支持。

第八节　肠

一、肠旋转不良

【诊断】

(一)新生儿期

1. 临床表现

(1)一般于生后 3～5 天出现呕吐,呕吐物含有大量胆汁,呈碧绿色或黄色。

(2)绝大多数生后 24 小时内均有正常胎粪排出。开始呕吐后便量减少或便秘。腹部可无明显阳性体征。

(3)肠扭转合并肠绞窄时,出现频繁喷射性呕吐咖啡样物或血,腹部高度膨胀、压痛,便血、发热,水和电解质紊乱等中毒症状。

2. X 线检查

腹部立位平片有时显示典型的"双泡征"或"三泡征",其他腹部少气体影像。钡剂灌肠显示结肠框及回盲部位置异常(盲肠位于右上腹部或上腹中部)有确诊意义。肠扭转时钡餐可显示十二指肠梗阻部呈螺旋状走行。

3. B 超检查

彩色超声波检查根据肠系膜上动、静脉位置关系的改变,可在术前早期诊断肠扭转,优于其他影像学检查。

(二)婴幼儿及儿童期

1. 临床表现

(1)不完全性或间歇性、复发性腹痛和呕吐。

(2)多表现为十二指肠慢性梗阻。有的胆汁性呕吐自愈后又反复发作。

(3)长期呕吐可致慢性脱水、体重下降和生长发育障碍。

【治疗】

1. 肠旋转不良需手术治疗。Ladd 手术治疗效果良好。

2. 如果合并腹胀、便血和腹膜刺激征时,提示有肠扭转,需急诊手术。

3. 术前纠正脱水、电解质紊乱和营养不良。

4. 术后继续禁食、补液,应用抗生素。肠道功能恢复后逐渐恢复饮食。如果发生肠坏死肠管切除过多致短肠综合征者,需长期营养支持。

二、肠旋转不良 Ladd 手术

【适应证】

生后早期出现十二指肠完全性梗阻或部分梗阻,经影像学检查确诊后应尽早手术治疗。

有肠扭转征象者(出现呕血、便血及腹膜刺激征)需急诊手术。临床梗阻症状明显虽影像学检查未能确诊亦应开腹探查。

【禁忌证】

严重心肺功能不全者。

【操作程序】

1. 术前准备:先纠正水和电解质失衡,应用抗生素,注意营养支持。

2. 全身麻醉,必要时气管内插管。

3. 上腹或右上腹横切口。

4. 探查腹腔,明确肠梗阻部位。见肠系膜根部扭转,应立即予以复位,复位后注意肠管血运。

5. 单纯肠旋转不良或肠扭转复位后肠管无血运障碍者,可见盲、升结肠位于右上腹或上腹部,应松解压迫在十二指肠及空肠上段的腹膜带,并彻底松解屈氏韧带(Treitz 韧带)使十二指肠垂直向下。将盲、升结肠置于左侧腹腔。

6. 肠扭转复位后,肠管有血运障碍和坏死者,应做肠切除吻合术。

7. 如中肠为逆时针方向旋转,十二指肠及肠系膜上动脉在前面压迫横结肠引起肠梗阻时,则应将升结肠在十二指肠前与梗阻远端的横结肠行侧侧吻合术。

8. 必要时用抗生素,冲洗腹腔或置腹腔引流管。

【经验指导】

1. 术中注意有无其他伴发畸形,如十二指肠闭锁或狭窄、环状胰腺、肠重复畸形和梅克尔憩室等,并酌情处理。

2. 术后继续禁食,胃肠减压和补液,静脉用抗生素,营养支持,逐渐恢复饮食。

3. 宜同期行阑尾切除术,以免日后发生阑尾炎时误诊。

三、先天性肠闭锁和肠狭窄

【诊断】

1. 临床表现

(1)生后1~3天出现呕吐,进行性加重,含胆汁。如低位闭锁,呕吐物可呈粪便样,味臭。

(2)腹胀常见。高位闭锁仅上腹胀,低位闭锁全腹膨胀,进行性加重,常可见扩张肠袢。

(3)生后24小时仍无正常胎粪排出,仅排出少量灰白色或青灰色黏液者,注意肠闭锁的可能性。

(4)数日内出现脱水和电解质紊乱,可并发吸入性肺炎和肠穿孔。

(5)肠狭窄多表现为不全性肠梗阻,反复性呕吐,呕吐物含胆汁,生后有少量胎粪排出,腹部可见肠形、肠蠕动波,肠鸣音亢进。

(6)母亲有羊水过多史者约占15.8%~45%。尤以空肠闭锁多见,羊水量可超过2 000~2 500 mL。

2. X线检查

腹部立位片中,高位小肠闭锁时可见"三泡征"或上腹部数个液平面,低位小肠闭锁则显示较多扩张肠袢和液平面,侧位片中可见结肠及直肠内无气体。肠闭锁钡灌肠检查显示胎儿型结肠。妊娠晚期宫内肠套叠所致肠闭锁时结肠直径可正常。肠狭窄有时行钡餐检查明确狭窄部位。

3.B超检查

产前可见高位空肠闭锁显示从胃延伸至空肠近端有一长形液性区,或在胎儿腹腔上部探测得数个扩张的空肠液性区。

4.病理分型

(1)肠闭锁

Ⅰ型:即隔膜型,肠管连续,肠腔内有隔膜,肠系膜完整。

Ⅱ型:两盲端间有索条相连,肠系膜无缺损。

Ⅲa型:两盲端游离,无索条相连,肠系膜呈"V"形缺损。

Ⅲb型:两盲端游离,远端肠管呈苹果皮样或螺旋样。

Ⅳ型多节状闭锁,约占10%～15%。

肠闭锁中可以Ⅰ、Ⅱ、Ⅲ型并存,一般肠管长度减少。

(2)肠狭窄分隔膜型狭窄和短段管状狭窄两种。

【治疗】

1.确诊后应争取早期进行手术治疗。

2.术前禁食,胃肠减压,补液,纠正水和电解质紊乱,改善贫血和营养不良,应用抗生素。

3.术式应根据术中所见型别具体选定,应同时探查有无其他伴发畸形。

4.术后处理术后需继续禁食,胃肠减压,补液,应用抗生素和营养支持。肠功能恢复后逐渐恢复饮食。

5.注意保温,保持病室稳定的温度和湿度,必要时给氧。为了促进肠功能恢复,可于术后7天开始,可每日2～3次用温盐水10～15 mL灌肠。

四、肠切除吻合术

【适应证】

1.诊断明确后积极准备,尽早手术。

2.生后有完全性或不完全性肠梗阻症状,禁食观察无效,影像学检查虽未能确诊亦应开腹探查。

3.有腹膜刺激征者,应急诊手术。

【禁忌证】

严重心肺功能障碍者。

【操作程序】

1.全身麻醉,必要时气管内插管。

2.腹部横切口。

3.开腹探查后根据病变部位和类型选择术式。

(1)十二指肠隔膜型(含风向袋型)闭锁及狭窄:隔膜切除及肠管纵切横缝术。

(2)十二指肠闭锁或狭窄:十二指肠—十二指肠侧侧吻合术。

(3)Ⅱ、Ⅲa型肠闭锁:近端扩张的闭锁肠管切除(10～15 cm)或剪裁后行肠管端端吻合术。若系距屈氏韧带10 cm以内空肠闭锁,则首选扩张肠段剪裁后行肠端端吻合术。

(4)Ⅲb 型肠闭锁：将闭锁远端呈螺旋形改变的肠段全部切除后行肠端端吻合术。

(5)Ⅳ型多发性肠闭锁：一般将肠管中闭锁段全部切除，以免残留形成肠囊肿。如多发闭锁中有长段者，可争取保留较长的一段肠管，做 2 个肠吻合，以防止发生短肠综合征。

4. 逐层缝合腹壁。

【经验指导】

1. 全面仔细探查腹腔，注意其他伴发畸形。

2. 近端肠管应切除足够长度，尽量用可吸收缝线缝合，针距不应过密。尽量使远近端肠腔直径对称或相近，以预防吻合口狭窄和吻合口漏。肠切除吻合前必须除外多发闭锁，应常规用生理盐水注入远端小肠直达回盲瓣。

3. 围手术期均应注意保温、呼吸管理、供氧、应用抗生素及营养支持。

4. 术后肠道功能完全恢复后逐渐经口进奶。亦可于术后 1 周起每日用温生理盐水 10～15 mL 灌肠，每日 2 或 3 次，以促进肠道功能恢复。

5. 警惕术后合并坏死性小肠结肠炎。

五、肠梗阻

【诊断】

1. 临床表现

典型的肠梗阻有阵发性腹部绞痛、腹胀、呕吐、排便排气停止等自觉症状，腹部检查呈现腹胀、肠形、压痛、肠鸣音亢进等征象。

2. X 线检查

(1)X 线平片检查

①典型的完全性肠梗阻 X 线表现是：肠袢胀气，腹立位片出现多个肠袢，内含有气液面，呈阶梯状。气液面是因肠腔内既有胀气又有液体积留，只有在病人直立位或侧卧位时才能显示，平卧位时不显示这一现象。如腹腔内已有较多渗液，直立位时尚能显示下腹、盆腔部的密度增高。空肠黏膜的环状皱壁在肠腔充气时呈"鱼骨刺"样，而结肠、直肠内无气。

②不完全性肠梗阻 X 线征象是：为不连续的轻、中度肠曲充气，结肠、直肠内有气。

③绞窄性肠梗阻 X 线征象是：单独胀大的肠袢不随时间改变位置，或有假肿瘤征、咖啡豆状阴影。

④麻痹性肠梗阻 X 线征象是：小肠和结肠全部充气扩张。

(2)消化道造影检查

①钡灌肠检查：用于鉴别肠梗阻的程度，结肠扩张为麻痹性肠梗阻或不全性肠梗阻，结肠干瘪细小可确定为完全性肠梗阻。钡灌肠还可用于疑有结肠梗阻的病人，可显示结肠梗阻的部位与性质。

②钡餐造影检查：口服钡剂或水溶性造影剂，观察造影剂下行过程，可明确梗阻部位、性质、程度。若钡剂下行受阻或显示肠腔狭窄则明确肠梗阻的诊断。但因造影剂可加重梗阻故宜慎用，梗阻明显时禁用。

3. 化验检查

肠梗阻早期化验指标变化不明显。晚期由于失水和血液浓缩，白细胞计数、血红蛋白、红细胞比积都可增高,血电解质与酸碱平衡发生紊乱。高位梗阻,可出现低钾、低氯、代谢性碱中毒。低位梗阻,则可有电解质普遍降低与代谢性酸中毒。绞窄性梗阻或腹膜炎时,血象、血液生化测定指标改变明显。

4. 腹腔穿刺

可了解有无腹膜炎及肠壁血供障碍,腹腔液混浊脓性表明有腹膜炎,血性腹腔液说明已有绞窄性肠梗阻。当肠管有明显胀气或肠管与腹膜粘连时,不宜进行腹腔穿刺。

【治疗】

急性肠梗阻的治疗包括非手术治疗和手术治疗,治疗方法的选择根据梗阻的原因、性质、部位以及全身情况和病情严重程度而定。不论采用何种治疗均首先纠正梗阻带来的水、电解质与酸碱紊乱,改善病人的全身情况。

1. 非手术治疗

(1)胃肠减压:是治疗肠梗阻的主要措施之一,胃肠减压的目的是减轻胃肠道的积留的气体、液体,减轻肠腔膨胀,有利于肠壁血液循环的恢复,减少肠壁水肿,使某些原有部分梗阻的肠袢因肠壁肿胀而致的完全性梗阻得以缓解,也可使某些扭曲不重的肠袢得以复位。胃肠减压还可减轻腹内压,改善因膈肌抬高而导致的呼吸与循环障碍。

(2)纠正水、电解质与酸碱失衡:血液生化检查结果尚未获得前,可先给予平衡盐液(乳酸钠林格液)。待有测定结果后,再添加电解质及纠正酸、碱紊乱,在无心、肺、肾功能障碍的情况下,最初输入液体的速度可稍快一些,但需作尿量监测,必要时作中心静脉压(CVP)监测,以防液体过多或不足。在单纯性肠梗阻的晚期或绞窄性肠梗阻,常有大量血浆和血液渗出至肠腔或腹腔,需要补充血浆和全血。

(3)抗感染:肠梗阻后,肠壁循环有障碍,肠黏膜屏障功能受损而有肠道细菌易位,或肠腔内细菌直接穿透肠壁至腹腔内产生感染,肠腔内细菌亦可迅速繁殖。同时,膈肌升高引起肺部气体交换与分泌物的排出受限,易发生肺部感染。因而,肠梗阻病人应给予抗菌药物以预防或治疗腹部或肺部感染,常用的有广谱头孢菌素或氨基糖甙类抗生素,以及抗厌氧菌的甲硝唑等。

(4)其他治疗:腹胀后影响肺的功能,病人宜吸氧。回盲部肠套叠可试用钡剂灌肠或充气灌肠复位。

非手术方法治疗时,应严密观察病情的变化,纠正病人的生理失衡状况。经过非手术治疗24～48小时,梗阻的症状未能缓解或在观察治疗过程中症状加重或出现腹膜炎症状时,应及时改为手术治疗。

2. 手术治疗手术的目的是解除梗阻去除病因,手术的方式可根据病人的情况与梗阻的部位、病因加以选择,如单纯解除梗阻的手术、肠切除吻合术、肠短路吻合、肠造口术或肠外置术等。

六、肠梗阻手术治疗

【适应证】

1. 绞窄性肠梗阻或疑诊绞窄性肠梗阻。

2. 经非手术治疗无效或病情有进展的单纯性完全性肠梗阻;单纯性肠梗阻经非手术治疗症状不缓解,腹部体征加重,梗阻逐渐向完全发展,则应转手术治疗。

3. 慢性肠梗阻有顽固症状而影响正常生活者。

【操作程序】

1. 单纯解除梗阻的手术:这类手术包括粘连性肠梗阻的粘连松解、肠扭转复位、嵌顿疝还纳、肠切开取石、肠套叠手法复位、肿瘤肠段切除等。

2. 肠切除吻合术:此类手术适用于肠管有器质性病变、绞窄引起的肠坏死,分离肠粘连时造成较大范围的肠损伤等,需将有病变的肠段切除吻合。

3. 肠短路吻合术:当梗阻的部位切除有困难,如肿瘤向周围组织广泛侵犯,或是粘连广泛难以剥离,但肠管无坏死现象,为解除梗阻,可分离梗阻部远近端肠管做短路吻合,旷置梗阻部。

4. 肠造口术或肠外置术:肠梗阻部位的病变复杂或患儿的情况差,不允许行复杂的手术,可在梗阻部的近端肠管做肠造口术以减压,解除因肠管高度膨胀而带来的生理紊乱。若患儿的情况差不能耐受切除吻合术,可将该段肠袢外置,关腹。待患儿情况好转后再行二期肠吻合手术。

【经验指导】

1. 对于粘连性肠梗阻在进行粘连松解时应注意保护肠壁浆肌层。例如在分离肠壁与腹膜粘连时要紧贴腹膜操作,尽量保持肠壁完整。分离粘连过程中如遇肠壁坏死时应做相应处理,包括肠切除吻合术。肠袢之间的粘连如不引起梗阻不主张做广泛分离,一般只分离引起梗阻的粘连部分。在分离肠管之间的紧密粘连时应防止钝性撕扯,以免造成肠管壁广泛损伤。

2. 遇有严重粘连无法分开,可采取局部的肠管切除,端端吻合。粘连难以切除时可考虑行梗阻上下端肠管侧侧吻合术,将粘连肠管予以旷置,但旷置的肠管不应过多。

七、肠套叠

肠管的一部分连同相应的肠系膜套入邻近肠腔内的一种特殊类型的肠梗阻。

【诊断】

1. 临床表现

典型肠套叠的四联症为阵发性哭闹、呕吐、血便和腹部肿块。当患儿出现几个小时以上的无原因剧烈哭闹,时哭时停,伴有呕吐,随即排出血便即可诊断。不典型肠套叠包括无痛性频繁呕吐型、无痛性便血型、精神萎靡尚未便血的休克型,这些类型的肠套叠以单一症状为主征,缺乏典型的临床表现,易漏诊、误诊。此时应在镇静状态下仔细检查腹部是否触及肿块,施行肛门指检观察指套上有无血染,以协助诊断。

2. X线检查

(1)腹部平片:肠套叠时,腹平片可无异常征象,也可呈现肠淤张,结肠内见均匀致密的肿物阴影,腹立位片见小肠扩张,有张力性气液面,显示肠梗阻征象。腹平片诊断肠套叠虽无特异性征象,但可提示肠梗阻的诊断。

(2)钡灌肠检查:在X线透视下,由肛门缓缓注入25%硫酸钡生理盐水溶液,水平压力

为 $5.9\sim9.0$ kPa$(60\sim90$ cmH$_2$O$)$透视下可见到钡剂在结肠的套入部受阻,呈杯状或钳状阴影。

(3)空气灌肠:在 X 线透视下,经肛门注气,压力为 8.0 kPa,套叠顶端致密的软组织肿块呈半圆形,向充气的结肠内突出,气柱前端形成杯口影、钳状阴影或球形阴影。

3.B 超检查

超声扫描显示肠套叠的横断面呈"同心圆"征或"靶环"征,纵断面呈"套筒"征或"假肾"征。

4.肠套叠类型

一般按套入部的最近端和鞘部最远端的肠管名称分类。

(1)回结型:以回肠末端为出发点,回肠通过回盲瓣内翻套入结肠中,盲肠与阑尾不套入鞘内,此型最多,约占 70%～80%;

(2)回盲型:以回盲瓣出发点,盲肠、阑尾随之套入鞘内,此型约占 10%;

(3)回回结型:即复套,回肠套入回肠后再套入结肠,占 10%左右;

(4)小肠型:即小肠套入小肠,比较少见,占 5%～10%,包括空空型、回回型、空回型;

(5)结肠型:结肠套入结肠,极少见;

(6)多发型:在肠管不同区域内有分开的二个、三个或更多的肠套叠。

【治疗】

小儿肠套叠多为原发,以非手术治疗为主。

1.非手术治疗:其中气灌肠整复是最广泛的治疗方法。

2.手术疗法

(1)手术指征包括:①有灌肠禁忌证者;②灌肠复位失败者;③肠套叠复发达 3 次以上,疑有器质性病变者;④疑为小肠套叠者。

(2)手术方式有手法复位术、肠切除肠吻合术和肠外置或肠造口术等。

八、气灌肠整复术

【适应证】

1.病程不超过 48 小时,便血不超过 24 小时;

2.全身状况好,无明显脱水、酸中毒及休克表现,无高热及呼吸困难者;

3.腹不胀,无压痛及肌紧张等腹膜刺激征象。

【禁忌证】

1.病程超过 48 小时,便血超过 24 小时;

2.全身情况不良,有高热、脱水、精神萎靡及休克等中毒症状者;

3.腹胀明显,腹部有明显压痛、肌紧张,疑有腹膜炎或疑有肠坏死者;

4.立位平片显示完全性肠梗阻者。

【操作程序】

1.气体灌肠复位法

气体采用空气或氧气均可,观察方法有透视及非透视下进行两种,将气囊肛管置入直肠内,采用自动控制压力仪,肛门注气后即见套叠影逆行推进,直至完全消失,大量气体进入回肠,提示复位成功。

(1)气灌肠前准备:①解痉镇静:肌注阿托品、苯巴比妥钠,必要时在麻醉状态下进行。②脱水明显者,应予以输液纠正,改善全身情况。③麻醉下灌肠复位,保证禁食 6 小时,禁水 4 小时,必要时插胃管吸出胃内容物。④X 线透视室内应备有吸引器、氧气、注射器等抢救设施。

(2)气灌肠压力:①诊断性气体灌肠压力为 50~60 mmHg(6.6~8 kPa)。②复位治疗压力为 90~100 mmHg(12~13.3 kPa),不超过 120 mmHg(16 kPa)。

(3)气灌肠复位征象:①X 线透视下见肿块逐渐变小消失,气体突然进入回肠,继之中腹部小肠迅速充气。②拔出气囊肛管,大量气体和暗红色黏液血便排出。③患儿安然入睡,腹胀减轻,肿块消失。④碳剂试验:口服 1 g 活性炭,约 6 小时后由肛门排出黑色炭末。

(4)气体灌肠终止指征:①注气后见肿物巨大,套入部呈分叶状,提示复套存在。②注气过程中见鞘部扩张而套入部退缩不明显或见套入部退而复进,表示套叠颈部过紧,复位困难。③注气后肿物渐次后退,通过回盲瓣后,肿物消失,但小肠迟迟不进气,提示仍存在小肠套叠,复位困难。④复位过程中,肿物消失,但荧光屏上突然有闪光改变,旋即见膈下游离气体,表明发生肠穿孔,即刻停止注气。

2.钡剂灌肠复位法

钡剂浓度为 20%~25%,钡柱高度不超过病儿水平体位 90 cm,维持液体静压在 5 分钟之内,套叠影逆行推进,变小,渐至消失,钡剂进入回肠,提示复位成功。

3.B 超监视下水压灌肠复位法

采用生理盐水或水溶性造影剂为介质灌肠。复位压力为 50~90 mmHg(6.65~12 kPa),注水量在 300~700 mL 左右。在 B 超荧光屏上可见"同心圆"或"靶环"状块影向回盲部收缩,逐渐变小,最后通过回盲瓣突然消失,液体急速进入回肠。满意的复位是见套入部消失,液体逆流进入小肠。

【经验指导】

1. 结肠注气或钡灌肠压力应严格控制,不可压力过高否则可能造成肠穿孔甚至危及患儿生命。

2. 套叠复位后应密切观察,防止复发或迟发肠坏死。

九、婴儿肠套叠修复术

【适应证】

1. 灌肠禁忌证者。

2. 灌肠复位失败者,或有腹膜刺激征疑有肠坏死者。

3. 慢性肠套叠或复发性肠套叠,疑有器质性病变者。

4. 疑为小肠型肠套叠者。

【操作程序】

1. 手法复位术:在全麻或硬膜外麻醉下行右下腹或右上腹横切口,在套叠远端肠段用挤压手法使其整复。复位成功后务必详细检查是否存在病理性肠套叠起点,必要时一并处理。对复发性肠套叠手术的患儿,手法复位后如未发现病理起点,存在游动盲肠者可行盲肠右下腹膜外埋藏固定法,以减少复发。如阑尾有损伤,呈现水肿和淤血时,可将其切除。

2. 肠切除吻合术:术中见鞘部已有白色斑块状动脉性坏死或套入部静脉性坏死,施行肠切除吻合术。

3. 肠外置或肠造口术:当存在休克,病情危重时,或肠套叠手法复位后局部血液供给情况判断有困难时,可将肠祥两断端或可疑肠祥外置于腹壁外,切口全层贯穿缝合,表面敷盖油纱保护,24～48 h 后,待休克纠正,病情平稳,再行二期肠吻合术。观察可疑肠祥循环恢复情况决定还纳入腹,抑或肠切除吻合。如肠切除后患儿全身或局部循环不满意,无法行肠吻合时,可行肠造口术。

【经验指导】

1. 采用手法复位时应用手轻柔地自套叠远端向近端挤压脱套,切勿牵拉套叠近端肠管以防造成套叠肠管损伤或导致肠穿孔。

2. 术中应严格掌握套叠肠管切除术、肠外置或肠造口的适应证。

第九节　疝气

一、脐疝

【诊断】

1. 脐部有可复性肿物,哭闹时胀满,安静时消失,检查脐孔扩大,即可诊断。

2. 应注意脐疝的同时有否引起本病的诱因,如顽固便秘、腹部及盆腔肿瘤、腹水等,应作相应的检查予以鉴别,以指导正确的全面治疗。

【治疗】

1. 非手术治疗:有人用宽胶布压迫脐孔,粘胶布前将疝内容物还纳,垫以纱布,防止疝内容物脱出造成嵌顿。

2. 手术治疗:仅少数病例需手术治疗。一般在 2 岁以后,如有疝内容物与疝囊粘连者或有嵌顿史时应及时手术。

二、脐疝修补术

【适应证】

2 岁以上患儿如未自愈可行手术修补。

【禁忌证】

1. 在正常情况下,脐环 2 岁前仍可以继续狭窄,故多数患儿可在 2 岁内自愈,不需特殊治疗。

2. 若有引起腹压持续增高的疾病,如先天性巨结肠、顽固便秘性疾患、腹腔内肿瘤、大量腹水等在处理原发病前不应做脐疝修补术。

【操作程序】

1. 麻醉可选择全身麻醉、基础麻醉加硬膜外麻醉或基础麻醉加局麻。脐部下方横切口,游离疝囊,小的疝囊可不必切开,待疝内容物还纳后将疝囊内翻,在基底部缝合数针,然后将脐孔修补。

2. 疝囊较大时,疝内容物还纳后将多余疝囊切除,然后缝合疝囊颈部腹膜,继之以丝线或可吸收缝线修补脐孔缺损,缺损过大时可采用腹直肌鞘或带蒂肌瓣或涤纶片修补腹壁缺损。

三、腹股沟疝

【诊断】

1. 典型症状是一侧腹股沟出现一个圆形有弹性的可复性肿块,大多数出现在婴儿期,小儿哭闹、大便、站立、腹部用力时肿物出现或增大,腹压减低时包块变软或还纳。

2. 常需与鞘膜积液或睾丸下降不全等疾病相鉴别。

【治疗】

1. 最好的治疗方法是手术疗法,手术的时机最好在 6 个月以上进行。

2. 使用小儿腹腔镜作小儿疝囊高位结扎术,创伤小,安全可靠,恢复快且不易影响精索睾丸的发育,可同时治疗双侧疝或治疗一侧探查对侧而不增加痛苦。

四、腹股沟斜疝修补术

【适应证】

1. 手术治疗:是小儿腹股沟斜疝治疗的基本方法。小儿腹股沟斜疝为鞘状突闭合不全所致,一般宜于 6 个月后手术。有反复嵌顿倾向者,不受时间限制,应积极手术治疗。

2. 非手术治疗:患有严重疾病,不宜行手术治疗的患儿可采用疝带治疗。但在治疗过程中应随时调整疝带的位置,防止疝内容物在疝带下脱出而发生嵌顿。

【禁忌证】

1. 患慢性咳嗽、腹腔肿瘤、腹水及便秘等引起腹压增高的患儿,在外科治疗腹股沟疝之前应先行治疗原发病。

2. 有严重先天性畸形而不能耐受手术的患儿可考虑疝带治疗。

【操作程序】

1. 经腹股沟疝囊高位结扎术

(1)麻醉可采用全身麻醉、基础麻醉加硬膜外麻醉或基础麻醉加局麻。切口多采用平行腹横纹的腹股沟横切口。

(2)切开腹外斜肌腱膜,分开提睾肌,在精索内上方分离疝囊,切开疝囊还纳疝内容物,将精索与疝囊分离至腹膜外脂肪部位。小的疝囊可直接以丝线结扎后缝合,大疝囊横断并向内环游离后以丝线做内荷包缝合。腹内环扩大时可用丝线修补腹横筋膜裂孔 2 或 3 针,以减少复发机会。

(3)注意滑动性疝时勿损伤构成疝囊的脏器。

(4)将远端疝囊断端充分止血,将睾丸向下牵引复位,然后逐层缝合,不必做加强腹股沟管前后壁的修补术。

（5）婴幼儿腹股沟管较短，故可在皮下环外分离精索，找到疝囊向上剥离并行高位结扎而不切开皮下环，也同样可以达到高位结扎的目的。

2. 经腹疝囊高位结扎术

（1）麻醉同前，切口可采用下腹部腹横纹横切口，显露并切开腹外斜肌腱膜，分离腹内斜肌及腹横肌，横行切开腹膜，在切口下方找到呈漏斗形的疝囊内口。

（2）将内环口后壁腹膜与腹膜切口上缘间断缝合，关闭腹腔，遂将内环置于腹膜外，达到高位结扎的目的。

3. 腹腔镜疝囊高位结扎术因创伤小，安全可靠，术后恢复快且不易影响精索睾丸的发育，且可同时行双侧疝囊高位结扎或单侧疝囊高位结扎对侧探查术，已在国内小儿外科界逐步推广。

【经验指导】

1. 小儿腹股沟斜疝不论采用哪种手术方法必须达到彻底高位结扎疝囊的目的，以减少复发的机会。

2. 疝囊高位结扎过程中应警惕较大疝囊有滑动疝的可能，分离时应防止损伤构成疝囊壁的脏器。

3. 经腹腔高位结扎手术缝合疝内环后壁时应注意勿损伤输精管。

五、嵌顿性腹股沟斜疝

【诊断】

1. 既往有腹股沟疝历史。

2. 患儿哭闹，继之发生呕吐，突然出现腹股沟或阴囊不能还纳的肿块且伴有剧烈疼痛。

3. 常需与鞘膜积液、睾丸扭转、肠梗阻或急性腹股沟淋巴结炎等疾病相鉴别。

【治疗】

1. 手法复位：凡嵌顿时间不超过 12 小时，患儿全身情况良好时应先予手法复位。

2. 手术治疗：下列情况应考虑手术治疗：（1）嵌顿时间超过 12 小时。（2）嵌顿疝发生后有血便。（3）手法复位不成功。（4）手法复位成功疑有肠穿孔（腹胀、腹膜刺激症状，腹透膈下游离气体等）应立即手术探查。

3. 术中操作应仔细避免肠管损伤、输精管损伤、膀胱损伤、血管及神经损伤，术后可能发生阴囊血肿、疝复发、睾丸异位等合并症。

六、嵌顿性腹股沟疝非手术治疗

【适应证】

1. 嵌顿不超过 12 h，患儿情况良好时。

2. 无便血及中毒症状，嵌顿肠管张力不太大，无血运障碍时。

【禁忌证】

凡适合手术的患儿均为禁忌。

【操作程序】

手法复位：

1. 一般嵌顿疝复位前给予足够量的镇静药物，必要时给予基础麻醉。

2. 取头低脚高位。

3. 以左手在外环处固定疝蒂，右手轻柔挤压疝内容物，均匀加压，不可粗暴。

4. 当有少量气体通过的感觉，疝囊内张力显著减小，继之疝块消失，腹痛缓解，标志复位成功。

【经验指导】

1. 怀疑嵌顿肠管已有血运障碍时，不可试用手法复位。

2. 切忌暴力挤压疝块，以免损伤疝内容物，一旦将破裂肠管回纳入腹腔将造成急性弥漫性腹膜炎，延误诊治将有生命危险。

3. 有时嵌顿时间不长，疝内容物也不多，但由于疝环的嵌压已形成肠壁部分坏死，还纳腹腔后可发生迟发性肠穿孔，故嵌顿疝手法复位后 24 h 内要密切观察患儿腹部及全身情况。

4. 手法复位失败者应立即转为手术治疗。

七、嵌顿性腹股沟疝手术治疗

【适应证】

1. 嵌顿 12 h 以上。

2. 嵌顿疝有便血历史，全身中毒症状明显。

3. 女孩嵌顿疝，疝内容物为卵巢、输卵管，难以还纳，应考虑直接手术治疗。

4. 新生儿嵌顿疝，因不能确知嵌顿时间，且肠管及睾丸易发生坏死。

5. 手法复位不成功者。

【操作程序】

切开复位疝囊高位结扎术嵌顿疝手术方法与腹股沟斜疝基本相同，以还纳疝内容物及高位结扎疝囊为主。

1. 麻醉及切口选择同腹股沟斜疝。要求局部肌肉松弛，以利疝内容物还纳，最好选择基础麻醉加硬膜外麻醉或全身麻醉。切口同腹股沟疝切口。

2. 术中要求切开腹外斜肌腱膜及皮下环，以利还纳疝内容物。

3. 切开疝囊后仔细检查嵌顿肠管的血运，有无肠壁坏死、浆肌层破裂或其他畸形性病变。特别注意如疝内容物系两个肠袢时，应将腹腔内两嵌顿肠袢间的肠管拉出腹腔观察该部分肠管是否坏死。

4. 若发现肠管坏死、穿孔时应做肠切除吻合术。

【经验指导】

1. 术中切开疝囊时因局部组织水肿、肥厚、脆弱甚至出血，应特别小心，防止切破肠管。

2. 手术探查肠管时应认真操作，仔细观察肠管的血运状况，如疝囊内渗液浑浊，带有臭味及肠系膜血管无搏动，肠管颜色发暗、发黑时，应高度怀疑肠管坏死，行肠切除吻合术。

3. 术中因组织水肿，分辨不清，应防止输精管、神经及血管损伤，防止腹腔脏器损伤。

八、腹股沟直疝

【诊断】

1. 腹股沟内侧及耻骨结节上方出现可复性半球状包块，包块的内容物不降至阴囊即可诊断。

2. 需与腹股沟斜疝相鉴别。

【治疗】

腹股沟直疝均应采取手术治疗。

第十节　阑尾

一、急性阑尾炎

【诊断】

1. 临床表现

（1）凡小儿有急性腹痛伴有恶心、呕吐，持续 6 小时以上，腹部有压痛及叩击痛，甚至影响行走活动。一般患儿早期体温略上升，随病情发展，可很快上升到 38～39 ℃，年龄越小变化越快，脉搏加快与体温成正比例。

（2）右下腹有局限性压痛，表现为固定的位置、固定的范围和固定的压痛，多数患儿可有反跳痛或叩击痛。

（3）对小儿腹痛性质、部位陈述不清，体格检查时应反复多次才能确诊。婴幼儿患者常喜欢固定于一体位，当按到阑尾部位时哭闹加剧。

2. 腹腔穿刺

可疑有腹膜炎时，可行腹腔穿刺，抽出渗液为脓性或冲洗液白细胞满视野时即可诊断。

3. 血象

血白细胞计数可显著增高，早期多在 $15～20×10^9/L$。中性多形核粒细胞可高达 80%～90%，少数有严重休克或中毒症状的患儿白细胞计数可正常或偏低，提示免疫能力低下。

4. 腹部 B 超

可提示肿大的阑尾。

5. 腹部 X 光平片

在排除其他急腹症，如肠梗阻、消化道穿孔时有意义。

6. 病理类型

（1）单纯性或卡他性阑尾炎；

（2）化脓性阑尾炎；

（3）坏疽性阑尾炎。

【治疗】

1. 小儿急性阑尾炎的基本治疗是早期手术,切除阑尾。

2. 根据年龄、病变类型、程度及全身情况而决定治疗方案。对单纯性阑尾炎保守治疗1~2天无恶化或腹膜炎已趋好转,局限及化脓性阑尾炎穿孔后形成阑尾周围脓肿者不宜手术。先采用中西药保守综合疗法,观察病情的发展,如体温上升,压痛范围扩大,或已形成的脓肿张力加大时需手术引流,否则可在3个月以后择期行阑尾切除术。

3. 对化脓性、坏疽性、梗阻性阑尾炎在3天以内者均宜尽早手术治疗。

4. 开腹手术:一般采用右下腹麦氏切口,开腹切除阑尾。

5. 可采用腹腔镜下阑尾切除术。

二、小儿阑尾切除术

【适应证】

1. 发病在48 h以内,不论阑尾炎属何种类型均宜手术。

2. 卡他性阑尾炎的临床表现不够明显,诊断困难时,可观察数小时,症状加重时应考虑手术。

3. 化脓性阑尾炎、坏疽性阑尾炎、梗阻性阑尾炎均应尽早手术。

4. 寄生虫引起的急性阑尾炎。

5. 阑尾炎穿孔并发局限性或弥漫性腹膜炎,在72 h以内中毒症状加重者。

6. 慢性阑尾炎急性发作。

7. 阑尾周围脓肿经非手术治疗,炎症消退8周以上者。

8. 阑尾周围脓肿者如脓肿继续增大,体温不降,腹痛加重,白细胞持续升高,脓肿有破裂可能时应及时手术引流。

【禁忌证】

1. 浸润期、脓肿期阑尾炎,此时阑尾周围已形成粘连或穿孔已形成脓肿,手术可使感染扩散,炎症粘连分离困难,可伤及其他组织与器官。

2. 如果施行腹腔镜阑尾切除术时,既往下腹部有手术史,特别是有炎性疾患、严重心肺功能不全、膈疝、重度出血倾向、脐疝、股疝、腹壁侧支循环过多者当属禁忌。

【操作程序】

1. 术前准备:包括全身应用抗生素,禁食、禁水。晚期腹膜炎,腹胀需鼻管胃肠减压,静脉输液保证水和电解质平衡,有高热者需降温。出现早期休克症状时,应输血浆等抗休克治疗,积极准备后手术。

2. 开腹阑尾切除手术,以下腹横纹偏右切口或麦氏切口为佳,逐层进入腹腔后,沿结肠带寻找阑尾,分离和结扎阑尾系膜直达阑尾根部,切除阑尾。

3. 处理阑尾残端:小婴儿阑尾残端内翻,有可能形成肠套叠起点,很小的残端电灼后,用系膜掩盖缝合即可,盲肠后位或腹膜后阑尾应行逆行切除法。

【经验指导】

1. 阑尾穿孔者尽量用可吸收缝线缝合切口。

2. 阑尾炎穿孔者腹腔内脓液应尽可能吸净,必要时用生理盐水冲洗腹腔。对早期穿孔或术中穿孔者原则上不必放置腹腔引流。

3. 术后早日下地活动。

三、腹腔镜阑尾切除术

【适应证】

早期急性阑尾炎,尤其是诊断不明确,有开腹探查指征者。女孩阑尾炎术中需探查子宫及附件排除其他疾病,肥胖儿阑尾炎常需做较大的切口才能探查。腹腔镜阑尾切除术切口小,探查全,感染少。

【禁忌证】

1. 患儿高热,出现早期中毒性休克,病情非常严重时应慎用腹腔镜手术。

2. 阑尾已形成周围脓肿或已合并肠梗阻时应慎用腹腔镜手术。

【操作程序】

1. 气管内插管全麻。

2. 选3个穿刺点:即 A 点为脐缘上或下切口,作气腹针人工气腹及放置 10 mm 套针作置入腹腔镜用;B 点和 C 点分别在下腹横纹左右两端放置 10 mm 及 5 mm 套针,作操作孔及牵引器械孔用。

3. 建立 CO_2 气腹压力 1.33 kPa(10 mmHg)后,腹腔镜及手术器械经套管针入腹。

4. 确认阑尾炎后,用无创抓钳牵起阑尾尖端,将阑尾系膜拉开。阑尾动脉用钛夹钳闭,系膜小血管电凝后切断,分离至阑尾根部,用滑动结结扎,或另置一钛夹钳闭,距结扎点 5 mm 处将阑尾切断,电凝残端,包埋缝合与否均可。阑尾经套筒取出,清洗回盲部周围的积血、积液。全腹脏器探查,依次探查肝、胆囊、肝外胆管、胃、肠系膜、盆腔。放出腹腔内气体,拔除套针套管,缝合或不缝合切口。

【经验指导】

1. 术中保护切口避免污染,操作轻柔尽量减少损伤。

2. 阑尾系膜必须小心结扎以防止阑尾动脉出血。

3. 术后注意切口皮下感染、腹腔残余感染、脓肿、粘连性肠梗阻等并发症的发生。

第十一节　直肠

一、先天性直肠肛门畸形

【诊断】

1. 临床表现

(1)无瘘管型均表现低位肠梗阻症状,患儿生后不排胎粪,腹胀、呕吐。

(2)生后检查无正常肛门,不排胎粪,胎粪排出量或排出位置(尿道口、阴道或前庭处的瘘口)异常。

2.X线检查

(1)骨盆倒立侧位片:出生12～24小时后倒立侧位摄片,确定PC线(耻骨、骶尾关节连线)和I线(坐骨最低点的平行线),测量直肠盲端空气阴影与PC线的距离。位PC线以上者为高位畸形,位PC线与I线之间为中间畸形,在I线以下者为低位畸形。

(2)瘘管造影:可显示瘘管的方向、长度及与直肠的关系。

3.B超检查

可确定直肠盲端与会阴皮肤距离,可协助诊断并存的泌尿生殖系统和心脏畸形。

4.CT及MRI检查

可检查盆底肌肉和肛门外括约肌的发育状况,尤其是耻骨直肠肌厚度以及其与直肠盲端的关系,以便决定手术进路及排便控制肌群功能的修复。还可同时诊断脊柱、泌尿生殖系统的伴发畸形。

5.病理分型

(1)高位畸形:直肠盲端位于耻骨直肠肌以上;

(2)中间位畸形:直肠盲端位于耻骨直肠肌水平;

(3)低位畸形:直肠盲端位于耻骨直肠肌以下。

【治疗】

1.无瘘管或瘘管细小者应施行急诊手术。高位者先行结肠造瘘,3～6个月后行后矢状入路直肠肛门成形术或骶会阴肛门成形术。

2.瘘管较粗大能暂时维持排便者,可在出生3～6个月时行骶会阴直肠肛门成形术或会阴部肛门成形术。

3.肛门狭窄行肛门扩张术或肛门成形术。

4.肛门前移但排便功能正常者可不手术。

二、先天性直肠肛门畸形修复术

【适应证】

1.低位型合并直肠舟状窝瘘、直肠皮肤瘘、瘘管较粗者及肛门狭窄可先行扩张,后根据情况决定手术时间和术式。

2.低位型无瘘管或瘘管极细者,应尽早行会阴肛门成形术。

3.中间型可先行横结肠双孔造口术,3～6个月后行后矢状入路肛门直肠成形术,亦可一期行骶会阴肛门成形术。

4.高位型者应考虑先行横结肠双孔造口术,3～6个月后行后矢状入路肛门直肠成形术。少数可一期行骶会阴肛门成形术。腹骶会阴肛门成形术已少用。

【禁忌证】

生命体征不平稳者。

【操作程序】

1.术前准备

(1)测定直肠盲端位置:①骨盆倒立正侧位X线片,了解直肠盲端与会阴皮肤间距离及除外椎体畸形。②必要时B超、CT或MRI检查协诊及除外其他伴发畸形。

（2）禁食，胃肠减压，静脉输液，维持水和电解质平衡。必要时营养支持，应用抗生素。已做肠造口者术前清洁肠道。

2. 低位型手术在局麻、骶麻或全身麻醉下，截石位进行。

（1）会阴肛门成形术：①男婴置导尿管，女婴阴道内置细肛管后，在肛门隐窝处做"十"字或"X"形切口，长约1.5 cm。②切开皮肤及皮下组织，游离皮瓣向四周牵开，用电针刺激找到外括约肌中心部，钝性分开肌肉，向深部分离找出直肠盲端并游离到足够长度。③将直肠盲端或肛膜呈"X"或"十"字形切开，将切开瓣向四周翻开，依次插入皮肤切开间隙，全层间断缝合。④术后处理：直肠内置凡士林碘仿纱条止血。术后2周开始扩肛，1次/天。3个月后，隔日或1次/3天，持续半年。

（2）肛门前移伴狭窄：自肛门后缘向尾骨方向皮肤做倒"V"形切开，将皮瓣插入纵行切开的直肠远端后壁内，间断缝合。术后处理同上。

（3）直肠前庭瘘：酌情选用较简单的沿瘘口剥离后转至肛门部"X"或"十"字形切口，缝合固定两层。也可选用骶会阴甚至后矢状入路肛门直肠成形术。

3. 中位型可酌情选用骶会阴或后矢状入路肛门直肠成形术。

4. 高位型优先选用后矢状入路肛门直肠成形术。

（1）手术在全身麻醉，气管插管下进行。屈髋俯卧位，术前插Foley导尿管。

（2）后正中矢状切口，上自尾骨尖上方2 cm，下达肛门隐窝前缘1～1.2 cm。在电针仪监测下向深部切开，各肌群于相对位置均分向两侧。常需切开尾骨，以得到良好暴露。

（3）在骶前部常可触到隆起的直肠。牵引线协助先向后方及两侧再向前方充分游离直肠，直至长度足够。

（4）切开直肠后壁近盲端处，即可暴露瘘口。沿瘘周围切开，分离直肠尿道间隙，应尽力避免损伤尿道。

（5）用5-0可吸收缝线结扎或缝合尿道瘘两层，周围组织包埋。注意残留瘘管的长度，防止发生尿道狭窄或憩室。如直肠过粗应裁剪后行尾状整形术。

（6）继用电刺激仪确定外括约肌、肛提肌的前方界限。

（7）将剪裁缝合后的直肠置于对称切开的肌群之中，间断、逐层、对称缝合直肠前及直肠后肌层，完整修复。缝线应穿过部分直肠壁，与周围组织固定。

（8）末端直肠肌层与皮下、直肠全层与皮肤间断缝合，缝合肛门前方切口，再逐层缝合骶部后矢状切口。

（9）术后留置导尿管1～2周，保持肛门清洁。2周后开始扩肛，每天1次。约半年后，当扩张至直径1.5 cm时关闭结肠瘘。

【经验指导】

1. 根据畸形类型具体选择术式和手术时间。

2. 直肠皮肤吻合时需无明显张力，以免直肠回缩。

3. 尽量避免损伤尿道和膀胱。

4. 如直肠盲端位于腹膜反折以上，应采取腹—骶—会阴手术。

三、直肠息肉手法摘除术

【适应证】

直肠息肉的蒂部细长,直肠指检手指可触及者。

【禁忌证】

1. 凝血功能障碍。

2. 息肉为无蒂、基底部宽广者。

【操作程序】

1. 术前不必灌肠,无须麻醉。如直肠壶腹内粪便较多,妨碍检查和操作时,可用开塞露通便。

2. 患儿取截石位或左侧卧位。

3. 术者右手带橡皮手套,手指涂液状石蜡后伸入直肠,沿肠壁寻找息肉,息肉多位于直肠后壁。如感知息肉蒂细长,质软不韧,用手指末节钩住息肉,并压向骶骨,稍稍用力即可压断蒂部。取出息肉,以备病理检查。

4. 术后观察1 h,并做直肠指检。如无明显出血,即可回家。

5. 部分息肉可经手指抠出肛门,直视下行蒂部贯穿缝扎后切断。

【经验指导】

1. 离断息肉蒂应采用挤压手法,而非"抠挖",以免撕破蒂所附着的肠黏膜,造成多量出血。

2. 手法摘除息肉后,需观察1 h,若发现出血较多时,应填入棉球或纱布条压迫止血,出血仍不止者需电灼或缝扎止血。

3. 术后并发症主要为出血。

四、直肠息肉纤维肠镜电灼切除术

【适应证】

无法用手指摘除的高位或无蒂息肉。

【禁忌证】

1. 凝血功能障碍。

2. 息肉体积过大,圈套器无法套入者,属相对禁忌证。

【操作程序】

1. 术前清洁灌肠,给予镇静药和解痉药。亦可行骶管或静脉麻醉。

2. 患儿取平卧或左侧卧位。

3. 插入镜头后循腔前进,如有可能,可先做全结肠检查,了解息肉所在位置及有无多发性同类病变存在。在退镜时施行摘除术。

4. 发现息肉后宜将息肉调整在悬垂位或向结肠近端的匍匐位,以利观察和圈套。套入后在蒂部近息肉侧将钢丝稍收紧,应用低电流强度和短通电时间电凝,组织凝固充分后进一步收紧钢丝,将蒂切断。蒂较粗的息肉需兼用电凝和电切。

5. 检查残蒂有无出血,如有出血,应复电凝止血。

6. 术后据病情随访数小时至数天,如有发热和腹痛应及时处理。

【经验指导】

1. 儿童结肠具有壁薄、弹性好、伸缩性大的特点,镜身推进易旋转,电灼不当时易穿孔。

2. 镜身推进动作应轻柔,循腔前进,尽量避免顶壁滑行。

3. 宜反复钩拉镜身,争取直接通过肠腔转弯陡锐处,尽量避免带圈推进或使用翻转手法。

4. 套入息肉后应选择离肠壁较远处切断蒂部,以防损伤肠壁。

5. 应采用低电流强度和短通电时间的参数施行电凝和电切,同时应避免在组织凝固不全的情况下过早做机械性切割,造成止血不全。

6. 息肉较大时,圈套困难,视野不清。如无把握,应放弃圈套切除术。

7. 切下息肉后,应检查残蒂止血是否可靠,以防术后出血。

8. 术后并发症主要为出血和肠穿孔。

五、后天性直肠前庭瘘修补术

【适应证】

1. 获得性直肠前庭瘘、直肠大阴唇瘘和直肠舟状窝瘘。

2. 年龄在 1 周岁以上为宜。

【禁忌证】

1. 患急性传染病 3 个月以内者。

2. 肠炎、消化不良腹泻未愈者。

3. 严重营养不良体弱者。

4. 有严重心、肝、肾疾病或有出、凝血机制障碍者。

【操作程序】

1. 宜选用骶部硬膜外阻滞麻醉,大龄儿童亦可选用鞍区阻滞麻醉。

2. 患儿取俯卧位,髋下垫枕,使臀部抬高,两腿外展位。

3. 消毒、铺无菌单后,术者用手指扩张肛门,肛门内用碘仿擦拭。

4. 用拉钩向两侧拉开肛管,于直肠前壁找到瘘口后,在其周边黏膜下注入含有肾上腺素(1 mg/L)的生理盐水。

5. 以瘘口为中心做横行梭形切口,切开黏膜,沿黏膜下层向切口上下游离黏膜 1~2 cm 宽。

6. 将瘘口周围黏膜游离至瘘口边缘,将黏膜提起,紧靠瘘口边缘结扎后,剪除多余黏膜。

7. 将瘘口上下肌层用 1-0 丝线可吸收缝线间断缝合,掩埋瘘口。

8. 最后将切口上下黏膜缘对齐缝合。

【经验指导】

1. 做好术前准备,包括服用抗生素准备肠道 3 天,术前 1 天禁食,术前清洁灌肠等。

2. 术后禁食 3~5 天,由静脉给液及抗生素。保持会阴部及肛门部清洁,随时用无菌生理盐水棉球擦拭,保持局部干燥。

3. 必要时可局部理疗。

4. 如未能一期愈合,瘘复发,可在 3 个月以后再行修补术。

六、幼儿直肠脱垂修复术

【适应证】

1. Ⅰ、Ⅱ型患儿可先采取非手术治疗,除去发病诱因,增加营养,改善排便姿势,其中Ⅱ型以上伴重度营养不良时还纳脱垂肠管后可予以胶布固定两侧臀部,中间留排便孔。

2. 硬化疗法适用于 5 岁以下Ⅱ度以上脱垂经非手术治疗失败的患儿,或 5 岁以上Ⅱ度、Ⅲ度脱垂患儿。

3. 手术疗法:仅适用于少数年长儿,Ⅲ度脱垂经硬化剂治疗无效者,可根据病情选择肛门环箍术、直肠悬吊术或直肠脱垂切除术。其中直肠脱垂切除术仅限于脱垂肠管嵌顿坏死的患儿,或嵌顿性直肠脱垂经手法不能还纳,继续等待有发展成绞窄可能者。

【禁忌证】

1. 未经非手术治疗的Ⅰ、Ⅱ型患儿不要首选注射硬化疗法。

2. 直肠脱垂有感染、溃疡或坏死时不应采取注射疗法。

3. 除少数年长儿Ⅲ度脱垂经非手术治疗无效的患儿外,尽量不选择手术治疗。

4. Ⅲ度脱垂肠管未有坏死时,不宜首先选用脱垂肠管切除术,仍应采取手法复位为主。

【操作程序】

1. 直肠脱垂注射疗法

(1)术前准备:非急症者,应积极做好肠道准备,需用低渣饮食、泻药和清洁灌肠。口服抗生素。

(2)麻醉与体位:采取局部浸润或骶管阻滞等麻醉,取截石位。

(3)手术步骤

①采取直肠周围注射法,即在两侧骨盆直肠间隙和直肠后间隙中注射。

②于肛门两侧及后正中距离肛缘约 2 cm 处,用 0.5% 普鲁卡因做皮丘,并做深部浸润。

③将左手食指插入直肠内做引导,以注射器针头或腰麻穿刺针从做皮丘的 3 个点垂直刺入,达到上述间隙时,针头有落空感。术者在直肠内可触摸到针头部位,证实针头位于直肠壁周围组织间隙内。将针逐渐刺入达适当深度,幼儿 3~4 cm,年长儿及成人为 4~6 cm。

④以溶有 0.5%~1% 普鲁卡因的 75% 或 95% 乙醇,每点注入 1~2 mL,边注射边退针,均匀注药,呈扇形分布。

2. 肛门环箍术:基础麻醉,截石位。在肛门前、后、正中距肛门 1.5 cm 处各做 0.5 cm 的皮肤小切口,然后用半圆弧大圆针穿不锈钢丝(或银丝),从后正中切口穿入皮下,环绕肛门一侧,然后从前正中切口穿出,继之又从该切口穿入,环绕肛门另一侧从后正中切口穿出。术者将食指探入肛门,助手拧紧钢丝使肛门口径达术者食指第一指节自由出入为度。剪断钢丝,残端埋入皮下。

3. 直肠悬吊术:全身麻醉或硬膜外麻醉,下腹横切口,将乙状结肠及直肠向上牵引后,用腹直肌前鞘、自体阔筋膜或人造材料做成吊带缝合于直肠两侧,拉紧吊带,将吊带缝合于骶骨岬前筋膜上,同时缝闭直肠膀胱陷凹或直肠子宫陷凹。

4. 直肠脱垂肠管经会阴切除术:硬膜外麻醉或全身麻醉,截石位,臀部抬高。消毒脱出肠管后,向外牵引肛管,距肛缘 1.5 cm 处环形切开肛管,以 2-0 丝线间断缝合浆肌层,再环形切开内侧肠管,将两侧断端间断全层缝合,完成肠管的吻合。术后置乳胶管于肛门内。

【经验指导】

1. 注射疗法必须掌握好针头刺入位置及深度。不可将药物注入直肠壁或远离直肠,药物注入直肠壁可发生直肠壁坏死、穿孔及感染。注射药物远离直肠后,可导致骶前神经丛坏死、变性,而引起排尿障碍。

2. 肛门环箍术中应防止缝针刺入直肠壁造成污染,引起术后肛周感染,一旦感染,金属丝必须提早取出而影响疗效。金属丝不得缝绕过紧,以免压迫肠管致坏死。此外金属丝过紧也可导致术后便秘。

3. 经会阴直肠脱垂切除时,切开脱垂的肠管前壁后应仔细检查是否有小肠嵌塞,如有嵌塞应设法推回腹腔并妥善缝合腹膜。两肠吻合应严密止血,要彻底防止术后出血或肠瘘发生。

第十二节 巨结肠

一、先天性巨结肠非手术治疗

【适应证】

新生儿期拟诊短段型、超短段型时可采用扩肛,应用缓泻药、开塞露和灌肠等非手术治疗方法,维持每日排便。3~6 个月诊断明确后再采用手术治疗。

【禁忌证】

肠梗阻明显或部分肠梗阻非手术治疗无效及并发严重结肠炎者。

【操作程序】

1. 塞肛:用开塞露或甘油栓,每日或隔日 1 次。

2. 灌肠:生理盐水灌肠,1 次/天。

3. 服缓泻药或润滑剂:药量可以根据粪便性状及次数酌情加减,保持每日或隔日排便。

二、先天性巨结肠造口术

【适应证】

1. 全结肠型及其他型并发严重肠炎或其他严重先天性畸形(如先天性心脏病)。

2. 非手术治疗无效,又不能耐受根治术者。

【禁忌证】

生命体征不平稳者。痉挛肠段较长列为相对禁忌证。

【操作程序】

1. 将结肠拖出,双孔造口,两口间距 2～3 cm。

2. 结肠造口首选乙状结肠或横结肠,全结肠型应行远端回肠双孔造口。注意无论在何处造口,其近端瘘口必须有正常的神经节细胞。

三、先天性巨结肠经肛门内括约肌切除术

【适应证】

短段或超短段型,痉挛段距离肛门 4 cm 以内,近端肠管扩张不严重,每日扩肛后能排便者。

【禁忌证】

生命体征不平稳者。

【操作程序】

1. 截石位,扩张肛门。

2. 用针形电刀弧形切开 8～12 点黏膜,继用剪刀及刀柄分离黏膜。

3. 同上方法分离肌层,用电刀切断肌肉。

4. 切除内括约肌,宽 1 cm,长 4～5 cm。其顶端必须超越痉挛段。

5. 伤口内置橡皮片引流,缝合黏膜。肛门内置碘仿凡士林纱条压迫止血,次日拔除。

【经验指导】

术后 2 周后开始扩肛,每天一次,持续半年。

四、先天性巨结肠经肛门根治术

【适应证】

新生儿、小婴儿短段型及部分常见型。

【禁忌证】

1. 生命体征不平稳者。

2. 严重结肠炎及营养不良者。

3. 长段型原则上不应采取本术式。

【操作程序】

1. 截石位。

2. 齿状线上黏膜下环状注射肾上腺生理盐水(每 100 mL 生理盐水内加 8 滴肾上腺素),齿状线上 1 cm 处用针状电极环形(或呈前高后低椭圆形)切开,向近端分离直肠黏膜。

3. 当黏膜管分离至 5～6 cm 时,可见直肠肌鞘呈折叠袖套状环形脱出于黏膜管周围,此时表示已进入腹膜反折处。

4. 小心切开前壁肌鞘及腹膜,进入腹腔后,紧贴肠管将肌鞘环形切开。

5. 牵拉直肠,分离结扎右后侧的直肠上动静脉及肠系膜血管,直至拟保留肠段可以无张力地拖出肛门。

6. 肠壁冷冻病理切片,证实为正常肠段,确定为吻合部位。自齿线上 1 cm 处向上纵行劈开直肠肌鞘后壁,以解除痉挛。切除多余结肠,将拖出的正常结肠与直肠肌鞘缝合固定数

针,再将结肠全层与直肠黏膜、肌层缝合 1 周。

【经验指导】

1. 术中注意完全切除病变肠段,慎勿损伤输尿管、精囊和膀胱。保证肠管血运良好及吻合口无张力。

2. 术后根据肠功能恢复情况尽早进食。静脉应用抗生素。

3. 注意保持肛门清洁。

4. 术后 2 周开始扩肛,持续半年。

五、先天性巨结肠腹腔镜根治术

【适应证】

短段型、常见型及部分长段型。

【禁忌证】

1. 生命体征不平稳者。

2. 严重结肠炎及营养不良者。

【操作程序】

1. 用 Veress 针在脐环上部穿入腹腔,注入 CO_2 建立气腹(压力 1.33～1.87 kPa)。

2. 右上腹置 10 mm 套管,放入腹腔镜,左上腹及右下腹各置 5 mm 套管,分别放入分离钳、超声刀及吸引器等。

3. 腹腔镜检查确定痉挛段长度、需切除结肠的扩张段部位,并做缝线标记。超声刀游离结肠系膜,必要时用钛夹钳闭乙状结肠动静脉。紧靠直肠壁向盆腔游离,至齿状线上 0.5～1 cm 水平。

4. 扩肛后,在腹腔镜辅助下将结肠经直肠肛管引至肛门外。切开直肠肌鞘,将近端肠管拖出,直至正常肠管标记处,切除多余结肠,双层或单层吻合。

【经验指导】

注意完全切除病变肠段。慎勿损伤周围器官。保证肠管血运良好及吻合口无张力。

六、先天性巨结肠经腹根治术

【适应证】

本症的各种类型。

【禁忌证】

生命体征不平稳者。

【操作程序】

1. 术前准备:(1)纠正水和电解质紊乱,改善营养不良、肝肾功能不良等;(2)生理盐水灌肠 10～14 天,缓解梗阻和腹胀;(3)术前 2～3 天口服抗生素准备肠道。

2. 开腹探查术

(1)左下腹横切口或腹直肌切口。

(2)探查腹腔,了解痉挛肠管的部位、长度及扩张肠管的范围。在预计保留结肠壁做丝线标记,必要时冷冻病理切片,以确定切除肠管长度。

(3)游离、结扎和切断需切除结肠的系膜血管。

3. 直肠后结肠拖出术(Duhamel 手术)

(1)探查腹腔后,在适当平面切断结肠,远端内翻缝闭两层,继在直肠后间隙向下分离通道直至肛门部。

(2)在齿状线上 0.5～1 cm 平面,将肛管后半环切开。

(3)由肛管后壁切口置弯钳入盆腔,拖出近端结肠,行结肠肛管后半环吻合。

(4)用两把带牙血管钳将拖出的结肠前壁和直肠后壁重叠呈"∧"形钳夹。术后 5～7 天两钳间肠壁坏死,环钳或血管钳脱落,肠管贯通形成一新肠腔。

(5)术后处理:①保持肛门清洁;②应细心保持钳的位置,切勿牵拉及扭转,以免影响愈合;③术后 7 天钳仍未脱落者,应压紧钳齿,必要时剪除两钳间的肠壁组织;④术后 2 周开始扩肛;⑤定期复查有无盲袋及闸门形成。

4. 直肠黏膜剥除,鞘内结肠拖出术(Soave 手术)

(1)直肠壁肌层与黏膜间注入 0.5％普鲁卡因肾上腺素液。

(2)切开浆肌层,用小纱球剥离黏膜,至四周完全游离。

(3)继续向深部肛门方向分离黏膜管,直至齿状线处。

(4)助手自肛门伸入食指,以了解分离是否充分,做直肠肌鞘后正中纵切(包括内括约肌)以解除痉挛。

(5)在齿状线环形切断黏膜管,将其连同近端需切除的结肠拖出肛门并切除,行结肠肛管吻合。亦可将肠管外置 6～10 cm,10～14 天肠壁粘连后再切除多余肠管。

(6)将直肠肌鞘固定于套入的结肠壁上,封闭盆腔后关腹。

(7)术后处理:①术后 2 周开始扩肛,持续半年;②肠外置后,由于括约肌收缩,血液回流不畅,肠管肿胀,分泌物增加和感染,常引起体温升高,需注意局部清洁消毒,必要时及早切除外置肠管。

5. 结肠切除,结肠直肠吻合术(Rehbein 手术)

(1)距肛门 3～5 cm(婴儿)或 5～7 cm(儿童)处横断直肠,切除巨大结肠。

(2)先缝合直肠结肠 4 针,向前后左右牵开,环行吻合。

(3)吻合后置入肛管,上端超过吻合口 5～8 cm,保证术后排气通畅。

(4)术后处理:2 周后开始扩肛,每天一次,持续半年。定期复查,如便秘复发,需及时行内括约肌切除术。

6. 拖出型直肠结肠切除术(Swenson 手术)

(1)沿直肠向下分离直至肛门部。

(2)经肛门用弯钳将直、结肠套叠外翻拖出。必要时可先在腹腔内切除巨大结肠,再经直肠肛门拖出。

(3)直肠结肠浆肌层间断缝合 1 周。

(4)切除多余直肠和结肠,再全层缝合 1 周。

(5)将结肠送回盆腔。

【经验指导】

以上各项手术均有一些改良术式,可根据不同的病例及术者经验选用。

第十八章 ▎辅助诊断

第一节　病理学检查

一、普通活体组织检查

(一)普通活体组织检查申请与验收

【工作内容】

1. 病理科应有专人验收普通活体组织病理学检查(常规活检)申请单和送检的标本。

(1)同时接受同一患者的申请单和标本。

(2)认真核对每例申请单与送检标本及其标志(联号条或其他写明患者姓名、送检单位和送检日期等的标记)是否一致;对于送检的微小标本,认真核对送检容器内或滤纸上是否确有组织及其数量。发现疑问时,应立即向送检方提出并在申请单上注明情况。

(3)认真查阅申请单的各项目是否填写清楚,包括:①患者基本情况[姓名、性别、送检单位(医院、科室)、床位、门诊号/住院号、送检日期、取材部位、标本数量等];②患者临床情况[病史(症状和体征)、化验/影像学检查结果、手术(包括内镜检查)所见、既往病理学检查情况(包括原病理号和诊断)和临床诊断等]。

(4)在申请单上详细记录患者或患方有关人员的明确地址、邮编及电话号码,以便必要时进行联络,并有助于随访患者。

2. 验收标本人员不得对申请单中由临床医师填写的各项内容进行改动。

3. 下列情况的申请单和标本不予接收:

(1)申请单与相关标本未同时送达病理科;

(2)申请单中填写的内容与送检标本不符合;

(3)标本上无有关患者姓名、科室等标志;

(4)申请单内填写的字迹潦草不清;

(5)申请单中漏填重要项目;

(6)标本严重自溶、腐败、干涸等;

(7)标本过小,不能或难以制作切片;

(8)其他可能影响病理检查可行性和诊断准确性的情况。

病理科不能接收的申请单和标本一律当即退回,不予存放。

4. 临床医师采取的标本应尽快置放于盛有固定液(4%中性甲醛,即10%中性福尔马林)的容器内,固定液至少为标本体积的 5 倍。对于需要做特殊项目检查(如微生物、电镜、免疫组织化学、分子生物学等)的标本,应按相关的技术要求进行固定或预处理。

5. 申请单和标本的编号、登记

(1)病理科验收人员应在已验收的申请单上注明验收日期,及时、准确编号(病理号),逐项录入活检标本登记簿或计算机内。严防病理号的错编、错登。

(2)同一病例同一次的申请单、活检标本登记簿(包括计算机录入)、放置标本的容器、组织的石蜡包埋块(简称蜡块)及切片等的病理号必须完全一致。

(3)病理科应建立验收人员与组织取材人员之间申请单和标本的交接制度。

6. 标本的巨检、组织学取材和记录

对于核验无误的标本,应按照下列程序进行操作:①肉眼检查标本(巨检);②切取组织块(简称组织);③将巨检和取材情况记录于活检记录单上(活检记录单印于活检申请单的背面)。

(1)巨检和取材必须由病理医师进行,应配备人员负责记录。

(2)病理医师在对每例标本进行巨检和取材前,应与记录人员认真核对该例标本及其标志与申请单的相关内容是否一致。若对申请单填写的内容和(或)标本有疑问(例如患者姓名有误,标本内容、数量、病变特征与申请单填写的情况不符等),应暂行搁置,尽快与送检方联系,查明原因,确保无误后,再行巨检和取材。必要时,可邀请有关临床医师共同检查标本和取材。对于有疑问的标本,在消除疑问前不得进行巨检和取材,应将有关标本连同其申请单一并暂时妥为保存。

(3)病理医师进行巨检和取材时,记录人员应根据病理申请单内容,向巨检医师报告患者基本临床情况、手术所见、标本情况(采取部位、数量等)和送检医师的特殊要求等,并如实、清楚地将病理医师的口头描述记录于活检记录单上。必要时,应在活检记录单上(或另附纸)绘简图显示巨检所见和标本取材部位。取材者应核对记录内容。

(4)具有医学学术价值的标本可摄影存档,并酌情妥为保存。

(5)细小标本取材时,可用伊红点染并用软薄纸妥善包裹。

(6)每例标本取材前、后,应用流水彻底清洗取材台面和所有相关器物,严防检材被无关组织或其他异物污染,严防细小检材被流水冲失。

(7)巨检和取材必须按照规范的要求进行操作。对于由不同部位或不同病变区域切取的组织块,应在其病理号之后再加编次级号(例如:-1,-2,-3……;A,B,C……)。

(8)巨检者、取材者和记录人员应相互配合、核查,确保所取组织块及其编号标签准确地置入用于脱水的容器(脱水盒等)内。

(9)标本巨检和取材后剩余的组织、器官应置入适当容器内,添加适量 4% 中性甲醛并附有相关病理号和患者姓名等标志,然后按取材日期有序地妥善保存。取材剩余的标本一般保存至病理学诊断报告书发出后两周。

(10)病理医师在每批标本巨检和取材后,应与记录人员认真共同核对取材内容,并在活检记录单、取材工作单上签名和签署日期。

(二)组织切片制备的基本要求

【工作内容】

1. 组织制片过程中,应确保切片号和蜡块号一致。

2. 一般应在取材后 2 个工作日内完成(不含需要脱钙、脱脂等特殊处理的标本)。

3. 制片过程发生意外情况时,有关技术人员和技术室负责人应及时向病理科主任报告,并积极设法予以补救。

4. 制片完成后,技术人员应将所制切片与相应的活检申请单/活检记录单、取材工作单等进行认真核对,确认无误后,将切片连同相关的活检申请单/活检记录单、取材工作单等一并移交给病理医师。双方经核对无误后,办理移交签字手续。

(三)组织切片检查和诊断

【工作内容】

1. 初检病理医师

(1)应认真阅读申请单提供的各项资料,必要时(尤其是疑难病例),应向有关临床医师了解更多的临床信息。

(2)应认真阅读活检记录单中关于标本巨检的描述。

(3)应了解患者既往病理学检查情况(包括切片的病理学诊断和有关文字记录),包括:

①本病理科既往受理者,及时调阅相关切片等病理学检查资料;

②非本病理科既往受理者,应积极协助患者从有关病理科商借相关切片等病理学检查资料参阅。

(4)应在活检记录单上签署"医嘱",告知技术人员进行必要的深切片、连切片、特殊染色和其他相关技术检测。

(5)应全面、细致地阅片,注意各种有意义的病变。

(6)初检的病理医师,应提出初诊意见,送交主检病理医师复查。

2. 主检病理医师

(1)主检病理医师对难以诊断的病例要做进一步的处理:

①必要时亲自观察标本,补充或订正病变描述,指导或亲自补取组织块。

②提请科内上级医师会诊或进行科内读片讨论(会诊)。

③与有关临床医师进行临床—病理会诊。

④必要时约见患者(尤其门诊患者)或患者亲属(或其他患方相关人员),了解病情,说明病理学诊断的疑难情况和延期签发病理学诊断报告书的原因等。

⑤于签发病理学诊断报告书前进行科外病理会诊(诊断报告前病理会诊),应将各方面会诊意见的原件(或复印件)作为档案资料贴附于有关患者的活检记录单中备查。

(2)主检病理医师根据常规切片的镜下观察,结合标本巨检、相关技术检查结果、有关临床资料和参考病理会诊意见等,做出病理学诊断或提出病理学诊断意见(意向),清楚地书写于活检记录单的有关栏目中,并亲笔签名。各方会诊意见不一、难以诊断时,主检病理医师可参考会诊意见酌情诊断,或在病理学诊断报告书中将各方会诊意见列出,供临床医师参考。

(四)病理学诊断报告及其签发

【工作内容】

1. 病理学诊断报告书的书写要求

（1）病理学诊断报告书应为一式两份，一份交予送检方，另一份随同患者的病理学检查申请单和病理学检查记录单一并存档。主检病理医师必须在每一份病理学诊断报告书上签名，不能以个人印章代替签名，不能由他人代为签名。主检病理医师签名的字迹要能辨认。

（2）手书的病理学诊断报告书必须二联复写，必须文字规范，字迹清楚，不得潦草、涂改。

（3）计算机打印的图文病理学诊断报告书中提供的病变图像要准确，具有典型（代表）性，放大倍数适当。

（4）病理医师不得签发虚假的病理学诊断报告书，不得向临床医师和患方人员提供有病理医师签名的空白病理学诊断报告书。

2. 病理学诊断报告书的发送

（1）病理科自接受送检标本至签发该例病理学诊断报告书的时间，一般情况下为 3～5 个工作日内。

（2）由于某些原因（包括深切片、补取材制片、特殊染色、免疫组织化学染色、脱钙、疑难病例会诊或传染性标本延长固定时间等）延迟取材、制片，或进行其他相关技术检测，不能如期签发病理学诊断报告书时，应以口头或书面形式告知有关临床医师或患方，说明迟发病理学诊断报告书的原因。

（3）病理科应有专人发送病理学诊断报告书。住院患者的病理学诊断报告书应发送至有关临床科室。

（4）病理学诊断报告书的经收人员（包括患方人员）必须履行签收手续。

（5）病理科已发出的病理学诊断报告书被遗失时，一般不予补发；必要时，经病理科主任同意可以抄件形式补发。

二、术中快速活体组织检查

【工作内容】

1. 快速活检工作

（1）快速活检要求病理医师在很短时间内，根据对切除标本的巨检和组织块快速冷冻切片（或快速石蜡切片）的观察，向手术医师提供参考性病理学诊断意见。与常规石蜡切片的病理学诊断相比，快速活检会诊具有更多的局限性和误诊的可能性。有的病例难以快速诊断，需要等待常规石蜡切片进一步明确诊断。因此，应向临床医师说明快速活检的①局限性、②适用范围、③慎用范围、④不宜应用范围。

（2）主持手术的临床医师应在手术前一天向病理科递交快速活检申请单，填写患者的病史，重要的影像学、实验室检查结果和提请病理医师特别关注的问题等。尽可能不在手术进行过程中临时申请快速活检。

（3）手术中快速活检应由经过该项工作训练的主治医师以上的病理医师主持。

（4）负责快速活检的主检病理医师应了解患者的①临床情况、②手术所见，及③既往有关的病理学检查情况。

2. 适用范围

（1）需要确定病变性质（如肿瘤或非肿瘤或恶性肿瘤等），以决定手术方案的标本。

（2）了解恶性肿瘤的扩散情况，包括肿瘤是否浸润相邻组织，有无区域淋巴结转移等。

(3)确定肿瘤部位的手术切缘有无肿瘤组织残留。

(4)确认切除的组织,例如甲状旁腺、输卵管、输精管及异位组织等。

3. 不宜应用范围

(1)疑为恶性淋巴瘤。

(2)过小的标本(检材长径≤0.2 cm者)。

(3)术前易于进行常规活检者。

(4)脂肪组织、骨组织和钙化组织。

(5)需要依据核分裂像计数判断良、恶性的软组织肿瘤。

(6)主要根据肿瘤生物学行为特征而不能依据组织形态判断良、恶性的肿瘤。

(7)已知具有传染性的标本(例如结核病、病毒性肝炎、艾滋病等)。

4. 申请单和标本的验收、编号和登记

术中快速活体组织病理学检查申请单和标本的验收、编号和登记的常规与石蜡切片相同。

5. 标本的巨检、取材和记录

病理科验收快速活检申请单和标本后,立即进行标本的巨检、取材和记录。

主持快速活检的病理医师应亲自参与标本的巨检和取材(或指导取材)。

通常选取具有代表性的病变组织 1 或 2 块,需要时,增加取材块数。

6. 快速石蜡切片的制备

完成快速石蜡-HE 染色切片的时间通常为 30~40 min。

制备好的冷冻或快速石蜡-HE 染色切片,加贴标有本病理科病理号的标签后,立即交由主检病理医师进行诊断。

7. 术中快速活检会诊意见及其签发

有条件的病理科宜由两位具有中、高级职称的病理医师共同签署快速活检的病理学诊断意见。对于疑难病变、手术切除范围广泛和会严重致残的手术中快速活检,应由两位具有中、高级职称的病理医师共同签署会诊意见。主检病理医师签名的字迹应能辨认。

快速活检诊断意见一般在收到送检标本后 30 min 内发出;同一时间段内相继收到的多例患者标本或是同一例患者的多次标本,其发出报告的时间依次类推。对于疑难病变,可酌情延时报告。

对于难以即时快速诊断的病变(例如病变不典型、交界性肿瘤病变或送检组织不足以明确诊断等),主检病理医师应向手术医师说明情况,恰如其分地签发病理学诊断意见或告知需要等待常规石蜡切片进一步明确病理学诊断。

三、细胞病理学检查

【工作内容】

1. 申请单和标本的验收、编号和登记

用于细胞学检查的标本必须新鲜,取材后应尽快送至病理科(或细胞病理学室);病理科核验检材无误后,应尽快进行涂片和染色。

病理科验收标本人员不得对申请单中由临床医师填写的各项内容进行改动。

2. 细胞病理学诊断报告书及其签发

细胞病理学诊断可为临床医师诊断疾病(尤其是肿瘤)提供重要参考依据,细胞病理学诊断报告书必须由主检的病理医师签署后发出,主检病理医师签名的字迹应能辨认。

细胞病理学诊断报告书的发送:(1)病理科自接受送检标本至签发细胞病理学诊断报告书的时间,一般情况下为2个工作日。(2)由于某些原因(包括特殊染色、免疫组化染色、疑难会诊等)不能如期签发细胞病理学诊断报告书时,应以口头或书面形式告知有关临床医师或患方,说明迟发报告书的原因。(3)病理科应有专人发送细胞病理学诊断报告书。住院患者的细胞病理学诊断报告书应发送至有关临床科室。

四、尸体剖检的诊断

【工作内容】

1. 尸检的受理

(1)必须遵照国家有关尸检受理的规定。

(2)主持尸检(主检)人员应是接受过尸检训练,具有中级以上专业职称的病理学医师或病理学教师。必要时,邀请法医参与尸检。

(3)申请或委托尸检必须向受理尸检方递交有关资料:①死者的死亡证明;②有申请或委托方当事人签名、负责人签名和加盖委托单位公章的尸检申请书或委托书;③逐项认真填写的尸检申请书(包括死者的临床资料要点和其他需要说明的情况)。

(4)死者亲属或代理人签署说明尸检有关事项的"死者亲属或代理人委托尸检知情同意书"(由受理尸检方制定),并确认以下事项:①同意有关受理尸检机构对死者进行尸检。②授权主持尸检人员根据实际需要确定尸检的术式、范围、脏器或组织的取留及其处理方式。③主持尸检人员负责遗体尸检后的体表切口缝合,不参与尸检后遗体的其他安置事项。④明确新生儿和围生期胎儿尸检后的尸体处理方式。⑤同意对尸检过程进行必要的摄影、录像,并确认是否同意教学示教。⑥尸检病理学诊断报告书可提供死者所患的主要疾病和死因;难于做出明确结论时,可提交病变描述性尸检报告。⑦尸检病理学诊断报告书发送给委托尸检方。

(5)下列情况的尸检可不受理:①委托尸检手续不完备(包括未按规定交纳尸检费用者)。②拒签"死者亲属或代理人委托尸检知情同意书"者(包括对于尸检的术式、范围、脏器或组织的取留及其处理方式等持有异议,从而影响尸检实施和尸检结论形成者)。③委托尸检方与受理尸检方就涉及尸检的某些重要问题未能达成协议者。④死者死亡超过48小时未经冷冻或冷冻超过7小时者。⑤疑因或确因烈性传染病死亡的病例,尸检方不具备相应尸检设施条件者。⑥因其他情况不能受理者。

2. 尸检的卫生管理

(1)尸检人员和尸检室内其他人员必须认真做好个人和工作环境的卫生防护。

(2)疑为或确诊为烈性传染病死者的尸检,必须遵照传染病尸检的有关规定进行操作。

(3)尸检结束后卫生处置,包括:①认真清洗尸检台和尸检室,并进行环境消毒;②认真清洗尸检工作服和器械等,并进行消毒;③按照有关规定认真处理尸检污物;④尸检人员在专用卫生间内淋浴;⑤进行上述各项卫生处置过程中必须严防污染有关人员和尸检室内、外环境。

3. 尸检病理学诊断报告书

(1)简称尸检报告书或尸检报告,是关于尸检的正式病理学报告。

(2)必须由主检人员签名后发出。主检人员签名的字迹应能辨认。

(3)应为一式两份(正本和副本),两份报告书具有同等效力。报告书的正本随同其他尸检资料一并归档,报告书副本发给委托尸检方,手书的尸检病理学诊断报告书应二联复写,必须文字规范、字迹清楚,不得涂改。

(4)尸检病理学诊断报告书通常在尸检后 45 个工作日内发出。由于病变复杂或其他原因不能按时发出尸检病理学诊断报告书时,可酌情延迟发出并向委托尸检方说明迟发原因。

五、病理学检查资料的管理

【工作内容】

1. 资料的管理

(1)常规活检、手术中快速活检、细胞病理学检查和尸检等的文字资料(含电子信息资料)、非文字资料(组织的石蜡包埋块、切片等)以及其他相关资料均为有价值的医学资料,皆由受理病理学检查的病理科按照规范规定的期限妥为保存。病理科必须设立病理档案资料室和制定病理档案资料管理制度(包括病理检查资料的归档、借用和归还手续等),并由专人管理。积极实行病理学检查资料的计算机管理。

(2)各种病理检查的文字资料应装订成册保存。

(3)据以做出常规活检、快速活检、尸检病理学诊断的原始组织学切片和查见肿瘤细胞或可疑肿瘤细胞的玻片必须妥善保存。未查见恶性肿瘤细胞的玻片,于诊断报告书发出后保存 2 周。

2. 活检、尸检大体标本的保存期限:

自签发病理学诊断报告书之日起保存 2~4 周。

3. 病理学检查资料的借用

(1)医院必须制定关于借用病理学检查资料的办法并严格实施。

(2)患方借用病理组织学切片,应注意如下几点:①患方人员申请借用有关患者的切片时,应按照医院制定的有关规定办理手续(需持医院转院诊治证明及对方医院借病理切片证明单)。②申请借用切片的患方人员,必须出示本人身份证等有效证件并由病理科保留其复印件;填写借片申请单并签名;支付规定的借片押金(待归还切片时退还)。③病理科据以做出诊断的原始切片一般不予外借,通常借出(或售出)相关病例的复制切片。复制切片借出(或售出)前,应确认该切片的病变与原切片相同或基本相同。④患方借用的切片应妥善保存,必须在规定的期限内归还。患方借用的切片若有破损、丢失等,应按规定支付赔偿金,并承担相应责任。⑤病理科因故不能向患方借出或售出有关切片时,由双方协商解决病理学会诊问题。病理科可酌情允许患方邀请外院的病理医师前来病理科阅片,有条件的单位可酌情进行远程病理学会诊。

(3)患方借用细胞病理学玻片:一个病例仅有一张为查见恶性肿瘤细胞的"阳性片"或

"可疑阳性片"时,该片原则上不予外借。其会诊问题由双方协商解决。病理科可酌情允许患方邀请外院的病理医师前来病理科阅片。

(4)借用检材组织的石蜡包埋块:活检和尸检检材组织的石蜡包埋块(简称蜡块)是无法复制的病理学检查资料,属于诊断病理学的重要基础档案,原则上不外借。必要时,可由病理科向患方提供未经染色的切片(通称白片)。

第二节 妇科 X 线检查

一、骨盆 X 线摄影

【适应证】

1. 外伤。
2. 感染。
3. 肿瘤和肿瘤样病变。
4. 先天性畸形。
5. 骨骼生长障碍。
6. 全身性骨疾患。

【禁忌证】

非特殊情况下,妊娠 3 个月内孕妇应尽量避免此项检查。

【操作程序】

1. 摄影前准备

(1)认真核对 X 线摄影检查申请单,了解病情,明确检查目的和摄影部位。对检查目的、摄影部位不清的申请单,应与临床医师核准确认。

(2)根据检查部位选择适宜尺寸的胶片与暗盒。X 线照片标记正确、无误、齐全。

(3)开机预热,拟定并调整摄影条件。

(4)清除病人检查部位可能造成伪影的衣物等。

(5)针对检查部位,准备适当的病人防护物品。

2. 骨盆——前后正位

(1)病人仰卧于摄影台,人体正中矢状面垂直台面,并与暗盒中线重合。

(2)两下肢伸直,双足轻度内旋 10～15 度。

(3)胶片上缘包括髂骨嵴,下缘达耻骨联合下方 3 cm。

(4)使用滤线器。

(5)摄影距离为 100 cm。

(6)中心线通过两髂前上棘连线的中点下方 3 cm 处,垂直射入暗盒。

(7)由摄影技师认真填写检查申请单的相关项目和技术参数,并签名。

3. 骶髂关节——前后正位

(1)病人仰卧于摄影台,人体正中矢状面垂直台面,并与暗盒中线重合。

(2)双下肢伸直,或双髋和双膝略弯曲并用棉枕垫稳,使后腰部尽量贴近台面。

(3)胶片上缘超出髂骨嵴,下缘包括耻骨联合。

(4)使用滤线器。

(5)摄影距离为 100 cm。

(6)中心线向头侧倾斜约 20～30 度,通过两髂前上棘连线中点射入暗盒。

(7)由摄影技师认真填写检查申请单的相关项目和技术参数,并签名。

4. 骶髂关节——前后斜位

(1)病人仰卧于摄影台,被检侧的腰部及臀部抬高,使人体冠状面与台面成 20～25 度。

(2)将抬高侧的髂前上棘内侧 2.5 cm 处的纵切面对准暗盒中线。

(3)胶片上缘包括髂骨嵴,下缘包括耻骨。

(4)使用滤线器。

(5)摄影距离为 100 cm。

(6)中心线通过抬高侧的髂前上棘内侧 2.5 cm 处,垂直射入暗盒。

(7)由摄影技师认真填写检查申请单的相关项目和技术参数,并签名。

【经验指导】

1. 骨盆正位

(1)对于骨盆部骨病的观察,应注意盆腔肠道的清洁。

(2)照片应包括骨盆所属诸骨、股骨头颈部以及骨盆两侧软组织。

(3)对骨盆骨折病人,搬动时应平托,不要用力挤压。

2. 骶髂正位

(1)必要时,可考虑清洁肠道,以减少肠内容物和气体的重叠干扰。

(2)中心线倾斜的角度,依据骶骨的后倾角度决定。

3. 骶髂斜位

(1)病人倾斜体位,应采取相应措施固定。

(2)病人与台面的夹角,应从骶骨后皮肤面测量为准。

二、盆腔动脉造影

(一)髂内动脉造影

【适应证】

1. 盆腔肿瘤性病变及介入治疗前后。

2. 盆腔血管性病变及介入治疗前后。

3. 盆腔出血性病变及介入治疗前后。

4. 来源不明的盆腔肿块。

【禁忌证】

1. 对比剂和麻醉剂过敏。

2. 严重心、肝、肾功能不全及其他严重的全身性疾病。

3. 极度衰弱和严重凝血功能障碍者。

4. 穿刺局部感染及高热者。

5. 月经期或阴道出血。

6. 盆腔急性炎症及慢性炎症的急性发作。

【操作程序】

1. 病人准备

(1)向病人及家属交代造影目的及可能出现的并发症和意外,签订造影协议书。

(2)向病人解释造影的过程及注意事项,以消除顾虑,争取术中配合。

(3)检查心、肝、肾功能,以及血常规和出凝血时间。

(4)必要的影像学检查,如 B 超、CT 等。

(5)碘剂及麻醉剂按药典规定进行处理。

(6)术前 4 h 禁饮食。排空大小便,并训练病人屏气。

(7)穿刺部位常规备皮,必要时给予镇静剂。

(8)建立静脉通道,便于术中用药及抢救。

2. 器械准备

(1)心血管 X 线机及其附属设备。

(2)造影手术器械消毒包。

(3)穿刺插管器材,如穿刺针、导管鞘、导管和导丝等。

(4)压力注射器及其针筒、连接管。

3. 药品准备

(1)对比剂包括有机碘水制剂。

(2)麻醉剂、抗凝剂及各种抢救药物。

4. 操作内容

(1)采用 Seldinger 技术,经皮股动脉穿刺插管。

(2)按髂总动脉、髂内动脉顺序进行造影。

(3)注射参数:髂总动脉造影,对比剂用量 18~20 mL/次,注射流率 10~14 mL/s;髂内动脉造影,对比剂用量 10~12 mL/次,注射流率 5~8 mL/s。

(4)造影体位为正位,必要时加斜位。

(5)造影程序为 2~3 帧/s,注射延迟 0.5 s。曝光持续至微血管期。

(6)造影完毕拔出导管,局部压迫 10~15 min 后加压包扎。

(7)由摄影技师认真填写检查申请单的相关项目和技术参数,并签名。

【经验指导】

1. 穿刺和插管并发症:如暂时性动脉痉挛、局部血肿、假性动脉瘤和动静脉瘘、导管动脉内折断、动脉内膜夹层、动脉粥样硬化斑块脱落、血管破裂、脑血管血栓和气栓等。

2. 对比剂并发症:如休克、惊厥、癫痫和脑水肿、喉头水肿、喉头或/和支气管痉挛、肺水肿、急性肾功能衰竭等。

3. 其他并发症:如神经损害、臀部疼痛和皮肤坏死、盆腔脏器坏死穿孔。

4. 严格掌握适应证和禁忌证。

5. 做好术前准备工作。

6. 术中密切观察病人反应。

7. 术后卧床 24 h,观察病人有无造影并发症。

8. 先行腹主动脉造影,再行选择性和超选择性髂内动脉造影。

(二)子宫动脉造影

【适应证】

1. 产科大出血及介入治疗前后。

2. 子宫及附件肿瘤的诊断与鉴别。

3. 原因不明的子宫出血。

4. 子宫肿瘤介入治疗前后。

【禁忌证】

同髂内动脉造影。

【操作程序】

1. 病人准备:同髂内动脉造影。

2. 器械准备:同髂内动脉造影。

3. 药品准备:同髂内动脉造影。

4. 操作内容

(1)采用 Seldinger 技术,经皮股动脉穿刺插管。

(2)先行髂内动脉造影,再行超选择性子宫动脉造影。

(3)注射参数:对比剂用量 8～10 mL/次,注射流率 3～6 mL/s。

(4)造影体位为正位,必要时加斜位。

(5)～(7):同髂内动脉造影。

【经验指导】

同髂内动脉造影。

(三)膀胱动脉造影

【适应证】

1. 膀胱肿瘤诊断及介入治疗前后。

2. 膀胱动脉瘤、血管畸形。

3. 未明原因的终末血尿。

【禁忌证】

同髂内动脉造影。

【操作程序】

1. 病人准备:同髂内动脉造影。

2. 器械准备:同髂内动脉造影。

3. 药品准备:同髂内动脉造影。

4. 操作内容

(1)采用 Seldinger 技术,经皮股动脉穿刺插管。

(2)先行髂内动脉造影,再行膀胱上、下动脉造影。

(3)注射参数:膀胱上、下动脉造影的对比剂用量 8～10 mL/次,注射流率 3～6 mL/s。

(4)造影体位为正位,必要时加斜位。

(5)造影程序为 2～3 帧/s,注射延迟 0.5 s。曝光持续至微血管期。

(6)～(7):同髂内动脉造影。

【经验指导】

同髂内动脉造影。

三、髂静脉造影

【适应证】

1. 髂静脉受压综合征。

2. 髂、股静脉血栓形成。

3. 不明原因的单或双下肢肿胀,排除髂静脉阻塞性病变。

【禁忌证】

同髂内动脉造影。

【操作程序】

1. 病人准备:同髂内动脉造影。

2. 器械准备:同髂内动脉造影。

3. 药品准备:同髂内动脉造影。

4. 操作内容

(1)静脉穿刺法:嘱病人行 Valsalva 试验,使股静脉扩张,穿刺股静脉。

(2)静脉插管法:经皮穿刺股静脉,插管至下腔静脉端注射对比剂采像。

(3)下肢静脉顺行法:穿刺足背静脉注射对比剂,通过循环途径使髂静脉显像。

(4)注射参数:髂总静脉造影,对比剂用量 18～20 mL/次,注射流率 5～7 mL/s;髂内或髂外静脉造影,对比剂用量 10～12 mL/次,注射流率 3～4 mL/s。

(5)造影体位为正位,必要时加斜位。

(6)造影程序为 2～3 帧/s,注射延迟 0.5 s。曝光持续至髂静脉的末梢显像。

(7)造影完毕拔出导管,局部压迫后加压包扎。

(8)由摄影技师认真填写检查申请单的相关项目和技术参数,并签名。

【经验指导】

1. 穿刺插管引起的并发症:局部血肿、动静脉瘘、静脉穿孔或破裂、血栓形成、静脉炎等。

2. 对比剂引起的并发症:喉头水肿、肺水肿、惊厥、休克等。

3. 掌握好适应证和禁忌证。

4. 做好术前准备工作。

5. 术前与病人及家属谈话,说明造影的作用、危险及并发症,并签订造影协议书。

6. 术中密切观察病人反应。

7. 术后卧床休息,观察病人有无插管及造影引起的并发症。

8. 髂静脉造影若向心端穿刺股静脉插管,一侧插管行对侧髂静脉造影。

四、盆腔淋巴造影

【适应证】

1. 淋巴性水肿。

2. 淋巴瘤及淋巴结转移瘤。

3. 性质不明的盆腔肿块及腹腔肿块。

【禁忌证】

1. 碘过敏者。

2. 急性淋巴管炎。

【操作程序】

1. 造影剂:30％的碘苯酯。若主要观察淋巴管,可选用76％的泛影葡胺。

2. 造影前准备

(1)做碘过敏试验。

(2)需清除肠道内粪便和气体。

(3)备好局部切开手术包及染料。

3. 造影方法

(1)足背消毒,将染料2～2.5 mL注入趾蹼间皮下组织,每蹼间注入约0.5 mL,按摩5分钟。

(2)15分钟后,在局麻下切开足背皮肤,切口约2～3 cm。在皮下层找到染色的淋巴管,用内径0.25 mm的针刺入淋巴管,以每小时7 mL的速度缓慢注入造影剂。造影剂用量约10～15 mL,不超过25 mL。

(3)注射结束时摄片,注射后24小时再摄片,以显示淋巴结的分布和形态。

【经验指导】

淋巴系统造影产生的并发症有急性淋巴管炎、淋巴结炎、血栓性脉管炎、碘过敏及油栓塞等,以油栓塞的危险最大。造影中严格控制碘苯酯用量和注药速度,是避免发生油栓塞的有效措施。

第十九章 麻醉

第一节 日常工作

【工作内容】

1. 麻醉手术前访视

(1)麻醉手术前24小时,麻醉医生访视所要麻醉的手术病人。

(2)访视内容包括复习病历,察看常规生化检验、物理检查单。

(3)对病人进行常规体检和根据麻醉需要的特殊体检。

(4)对病人的总体情况做出评估。

(5)确定麻醉方案,开术前医嘱。

(6)如需延期手术,并告知主管医生说明理由,同时开暂停手术医嘱。

(7)麻醉手术日晨汇报随访情况及麻醉方案。

2. 麻醉前准备

(1)静脉通道:实施麻醉前应及时建立、维护。

(2)设备:检查麻醉机、监护仪、手术床、电源、气源、吸引器。

(3)药品:麻醉药品准备、血管活性药物准备,必要时抽吸、稀释好相应的抢救药品。

(4)监测:连接好需要监测的仪器,开始麻醉前记录一次生命体征。

(5)抢救准备:如气管插管器材、氧气等。

3. 麻醉监测

麻醉手术中要求监测病人的生命体征。

(1)麻醉监测要求麻醉医生值守岗位,不得离开病人。

(2)血压:病人进入手术室后先进行一次血压测量,再进入麻醉程序。麻醉手术中连续监测血压,间隔时间3~5分钟,视具体情况定。特殊情况下可不间断连续监测。

(3)心率:应常规连续监测心率。脉搏声音要足够大,应满足在手术间各个角落听到脉搏音。

(4)心电图:应连续监测心电图。必要时连接五导连接线。

(5)血氧饱和度:应连续监测。

(6)体温:一般情况下测量体表温度,必要时测量鼻咽温度或肛温,并正确使用温度探头。

(7)有创检测:如中心静脉压监测、动脉压监测,根据相应的技术规范执行。

4. 麻醉手术后访视

麻醉手术后24小时内完成麻醉访视工作。随访内容包括手术病人苏醒情况、头痛、恶心、呕吐及损伤等并发症,并完成随访纪录。

5. 麻醉管理

包括从麻醉开始到麻醉结束,麻醉医生对患者的麻醉深浅的管理,及患者的呼吸循环等生命体征的管理。书写麻醉记录单。

(1)坚守岗位:从麻醉开始,麻醉医生不得离开患者,应至手术完成,患者安全返回病房,做好交接班为止。

(2)严密观察:根据病人基础生命体征情况,及时发现异常变化随时处理。若处理困难或者有疑问情况,随时请示上级医生。

(3)做好记录:依照麻醉手术的进展,客观的做好各种记录,内容包括:麻醉过程、手术过程、患者生命体征变化、液体管理过程等。以上过程要求与时间相对应。手术完成后,患者送出手术室时,应完成麻醉记录和麻醉小结。

6. 院内麻醉会诊

(1)院内一般性会诊,应由麻醉科中级以上职称医生在 24 小时内完成。

(2)紧急会诊应立即完成。

(3)指定人员会诊或特殊会诊由指定人员或高级职称人员按时完成。

7. 院内抢救工作

(1)由当天值班医生担任院内紧急插管抢救等。

(2)值班人员交接班检查应急插管箱。

(3)院内会诊抢救,应由主治医师以上人员完成。

第二节　麻醉操作

一、表面麻醉

【适应证】

手术刺激来源于上皮组织时,可用渗透能力强的局麻药,与局部黏膜接触产生无痛状态,如眼、鼻、咽、喉、气管、食管及尿道、膀胱黏膜的短小、浅表手术及内窥镜检查。

【禁忌证】

1. 局麻药过敏者。

2. 感染、溃疡及癌肿部位。

3. 精神紧张病人、小儿及手术范围过广者。

【操作程序】

1. 眼部表面麻醉

患者平卧,眼内滴入 4% 可卡因或 0.25% 地卡因 2 滴,滴后闭眼,重复 2～3 次,每次间隔 2～3 分钟。

2. 鼻腔表面麻醉

可用浸透 1% 丁卡因局麻药的棉片、棉球或纱布条覆盖或充填在鼻黏膜上。

3. 咽喉、气管表面麻醉

(1)喉上神经内侧支阻滞方法:将浸透1‰丁卡因的棉片或棉球按入扁桃体后的梨状隐窝侧壁及前壁1分钟。

(2)咽喉、气管喷雾法:嘱病人张口,喷雾顺序依次为舌根、会厌及声门,每处喷2~3次,每次2~3下,每次间隔3~5分钟,前一部位表面麻醉完成后喷下一部位,喷会厌及声门时需用喉镜显露。对声门喷雾的同时可用一接5 mL注射器的细管,于吸气时深入声门,注入0.5‰地卡因2 mL,麻醉咽喉及气管上部黏膜。

(3)环甲膜穿刺:患者平卧头后仰,用5 mL注射器针头垂直刺入环甲膜,嘱患者屏气,注入0.5‰地卡因2 mL,拔出针头后鼓励病人咳嗽,使麻药分布均匀,可使气管上部、咽及喉下部表面麻醉。

4. 尿道膀胱表面麻醉

灌注法:可用男性尿道扩张或金属导尿管导尿,将局麻药灌注到尿道内,然后用手指紧捏住尿道外口并顺尿道按摩以增加麻醉效果。

【经验指导】

1. 局麻药用量不可超过一次最大量。表面麻醉常用局麻药为0.25‰~1‰地卡因或2‰~4‰利多卡因,地卡因最大用量为75 mg,利多卡因最大量为8~10 mg/kg。

2. 黏膜吸收药液非常迅速,特别是黏膜面积大的手术宜用低浓度溶液,严格控制剂量,预防局麻药中毒。

二、局部浸润麻醉

【适应证】

1. 适用于手术切口的麻醉。

2. 适用于小手术或硬膜外阻滞效果不完善时。

【禁忌证】

同表面麻醉节。

【操作程序】

1. 沿预定的皮肤切口线,做皮内注射或紧贴真皮下注射浸润至切口全长,使皮肤表面呈现橘皮状。

2. 由浅入深依次逐层浸润皮肤、皮下组织、筋膜、肌肉及骨膜或腹膜。

3. 依手术范围决定浸润的范围和深度。

4. 需浸润远方组织时,必须选择从已浸润过麻药的部位进针。

5. 皮下、筋膜下及肌膜下浸润麻醉时,应在该组织尚未被切开之前,先将较大量局麻药在短时间内用压力注入,使麻药在这些组织内形成张力,借水压作用使麻药广泛、均匀渗透,产生完善的麻醉效果。

【经验指导】

1. 局麻药中可加入1:200 000~1:400 000肾上腺素,收缩局部血管,延长麻药作用时间。其用量不超过8 μg/(kg·h),在应用吸入麻醉剂如氟烷时肾上腺用量应减至每10分钟小于1.5 μg/kg或4.5 μg/(kg·h),以免增加心肌敏感性,导致肾上腺素诱导的心律失常。

2. 局部浸润麻醉常用局麻药有 0.25％～1％普鲁卡因、0.5％利多卡因及 0.25％布比卡因,其最大用量分别为 1 g、500 mg 及 225 mg。

3. 注药前应反复回抽注射器,证实针尖不在血管内方可注药,防止局麻药误入血管致局麻药中毒。

三、椎管内阻滞

【适应证】

2～3 小时以内的下腹、盆腔、会阴、下肢的手术。

【禁忌证】

1. 中枢神经系统疾患;

2. 休克;

3. 穿刺部位及周围组织有感染;

4. 败血症;

5. 脊柱外伤或结核;

6. 急性心力衰竭或冠心病发作;

7. 对年老体弱、高血压、心脏病应慎重。

【操作程序】

(一)蛛网膜下腔阻滞－腰麻

1. 分类

(1)局麻药的比重分类:重比重、等比重、轻比重液腰麻。

(2)按麻醉平面分:①低平面腰麻,T10 以下;②中平面腰麻,高于 T10 至低于 T4;③高平面腰麻,高于 T4。

(3)按给药方式分:①连续给药;②单次给药腰麻。

2. 腰椎穿刺术

(1)病人体位:座位、侧位(剖宫产术左侧卧位)。

(2)穿刺间隙选择:成人 L3～4 或上下一个间隙,小儿 L3～4 以下。

(3)消毒范围:以穿刺点为中心,上下各 15 cm,前后各 20 cm。顺序自上而下,第二、三次不许超过第一次范围。

(4)0.25％～0.5％利多卡因 2～4 mL 局部麻醉。顺序:穿刺点皮内、皮下、脊上韧带、脊间韧带。

(5)穿刺:22-25 号腰穿针在椎间隙正中进针,经过皮肤—皮下—棘上韧带—棘间韧带—黄韧带(有弹性,阻力变大)—落空感—硬膜外腔—突破感—蛛网膜下腔—脑脊液流出。

(6)注入配制好的局麻药 2～3 毫升。

(7)平卧,调节平面。

3. 常用局麻药

(1)布比卡因:0.75％布比卡因 1.5～2 mL＋10％葡萄糖 0.3～0.5 mL(重比重液);

(2)0.5％布比卡因 1.5 mL＋生理盐水 0.5～1 mL(等比重液用于剖宫产术麻醉)。

4. 麻醉平面调节

局麻药注入后应在 5～10 分钟左右调节麻醉平面。

5. 并发症

(1)术中并发症

①血压下降:由平面过高造成。措施:快速补液,麻黄素 15 毫克静注。

②呼吸抑制:由平面过高或血压低脑缺氧造成。措施:吸氧或人工呼吸。

③恶心、呕吐:原因是脑缺氧、迷走反射、牵拉内脏、麻醉性镇痛药所致。

④病因治疗:氟哌定 2.5 mg 静注。

(2)术后并发症

①头痛:发生在术后 1～3 天,抬头或坐起时加重,发病率 3％～30％;女多于男,20～40 岁多见。

原因:脑脊液外漏造成颅压下降脑血管扩张性疼痛。

治疗:a. 嘱病人平卧;b. 每日补液量增加 500 毫升;c. 应用镇痛药物;d. 腹带加压;e. 针灸。严重者应硬膜外腔充填法治疗。

预防:细针穿刺后去枕平卧 4～6 小时。

②尿潴留。

③颅神经麻痹:外展神经受压麻痹。

④粘连性蛛网膜炎:最为严重,且病情进行性加重,造成瘫痪。

⑤马尾综合征:马尾神经损伤,由穿刺损伤或化学损伤所致。

⑥化脓性脑脊膜炎。

(二)硬膜外麻醉

1. 硬膜外穿刺术

(1)穿刺部位:根据手术部位选定(颈、胸、腰、骶)。

(2)体位、消毒同腰麻。

(3)层次:皮肤—皮下—棘上韧带—棘间韧带—黄韧带(阻力大)—阻力消失—硬膜外腔。

(4)判定穿刺针进入硬膜外腔的方法:①阻力消失法;②毛细负压管法。

(5)连续硬膜外麻醉应经穿刺针置入硬脊膜外麻醉导管。

2. 常用麻醉药物及注药方法

(1)利多卡因 1.5％～2％,维持 1～1.5 小时。

(2)丁卡因 0.25％～0.33％,维持 1.5～2 小时。

(3)布比卡因 0.5％～0.75％,维持 3.5～5 小时。

(4)局麻药中可含 1/20 万肾上腺素。

3. 注药方法

(1)应分两次注入:由于硬膜外注药容积和剂量比腰麻大 3～5 倍,若要把全部药量误注入蛛网膜下腔,必定产生全脊髓麻醉的严重后果。

(2)试探剂量:3～4 毫升,5～10 分后无腰麻现象,再注入全量 8～10 毫升。麻醉平面完善后开始手术。

(3)追加剂量:麻醉作用将快消失时,再追加初量的 1/2～2/3。

4. 平面调节

决定麻醉范围的因素有:药物容积、穿刺间隙、导管方向、注药方式、病人情况。

5. 并发症

(1)术中并发症:全脊髓麻醉、局麻药毒性反应、血压下降、呼吸抑制、恶心、呕吐。

(2)术后并发症:神经损伤、硬膜外血肿、硬膜外脓肿、脊髓前动脉综合征。

四、气管内插管

【适应证】

1. 全麻颅脑手术。

2. 胸腔及心血管手术。

3. 俯卧位、头低位等特殊体位的全麻手术。

4. "湿肺"病人全麻手术。

5. 呼吸道难以保持通畅的病人。

6. 腹内压增高频发呕吐或饱胃病人。

7. 需用肌松药的麻醉。

8. 心肺复苏。

9. 呼吸及治疗。

10. 深昏迷病人气道管理。

【禁忌证】

1. 绝对禁忌证:喉头水肿、急性喉炎、喉头黏膜下血肿等。

2. 相对禁忌证

(1)患有胸主动脉瘤压迫气管,受压气管壁菲薄脆弱,插管时可损伤动脉瘤壁而出血。

(2)严重出血素质病人。

【操作程序】

(一)困难插管的判断

术前访视病人和阅读病史是估计插管难易的最好方法。

1. 一般表现

病人有无颈粗短、下颌短小、腭裂、牙齿松动和突出、颞颌关节强直以及其他一些病理改变,如颈部肿物、瘢痕、气管移位等。

2. 张口度

指最大张口时上下门齿间的距离,正常值为 3.5～5.6 cm,小于 3 cm 气管插管有困难,小于 1.5 cm 无法用常规喉镜进行插管。

3. 颅骨和第一颈椎的角度

一般成年人颈椎后屈约 47°,颅骨与第一颈椎所形成的角度大约为 17.1°,当关节活动受到限制时,该角度增大,可能引起插管困难。

4. 舌相对于咽部大小的评估(Mallampatis 试验)

舌根部与喉头的邻近关系及相对大小对插管有实际意义。评估方法:病人端坐,头位于正中,口尽量张大,让舌尽量外伸,不要求发音,观察咽部结构,重复观察 2 次,以避免假阳性或假阴性。

根据观察情况分为四级：

(1)一级,可见悬雍垂、咽腭弓、软腭；

(2)二级,悬雍垂被舌面遮盖,仅可见咽腭弓、软腭；

(3)三级,仅可见软腭；

(4)四级,仅可见硬腭。

三级、四级提示插管困难。

5. 下颌间隙的评估

让病人头后仰,用尺子测量甲状软骨上切迹到下颏的距离,或测量下颌骨的水平长度。甲颏距离大于 6 cm 或下颌骨水平长度大于 9 cm 表明容易插管,反之提示插管困难。

6. 寰枕关节伸展度

寰枕关节正常时,可以伸展 35°左右。检查方法:病人坐位,头垂直向前看,上齿的咬合面与地面平行。然后,病人张口并尽力头后仰,伸展寰枕关节,测量上齿咬合面旋转的角度。上齿的旋转角度可用量角器测量,也可以目视法进行估计分级:Ⅰ级为寰枕关节伸展度无降低；Ⅱ级降低 1/3；Ⅲ级降低 2/3；Ⅳ级为完全降低。随寰枕关节伸展度下降,插管难度增加。

7. Willson 综合评定

预测插管困难的五个因素,并分别评定 0、1、2 分。

(1)体重:0 分为小于 90 kg；1 分为 90～110 kg；2 分为大于 110 kg。

(2)头颈屈伸最大活动度:0 分为 90°以上；1 分为约 90°；2 分为小于 90°。

(3)下颌活动度:0 分为 IG≥5 cm 或 Sln＞0；1 分为 IG＜5 cm 和 Sln＝0；2 分为 IG＜5 cm 和 Sln＜0）。IG 指最大张口上下门齿间距,Sln 指下门齿超越上门齿的最大向前移动。

(4)下颌退缩:0 分为正常；1 分为中度；2 分为严重。

(5)上门齿增长的程度:0 分为正常；1 分为中度；2 分为严重。

如总分≥5 分可预测 75%的插管难度,但有假阳性,尚需结合临床实际综合判断。

(二)明视经口插管法

1. 病人体位

病人头垫高 10 cm 左右。颈中度向前弯曲(25°～35°),头在寰枕关节处尽量仰伸(嗅花位),使口轴、咽轴、喉轴线重叠,声门容易暴露。肥胖病人颈背脂肪堆积,以至于头无法后仰,仅靠头下放枕头无法达到合适的嗅花位。这时应垫高病人的肩及头,为头后仰创造空间。

2. 喉镜的置入和声门的窥视

插管时应尽量使口张大。有两种方法使口张大:一种是用右手使头尽量后仰,左手握喉镜同时小指向下推下颌；另一种为用右手拇指向下推病人右下磨牙,食指向上推右上磨牙。口张开以后,左手持喉镜,让镜片顺右侧口角插入(同时用右手将病人右下嘴唇扒开,以避免插入镜片时被卷入,垫在镜片与下齿之间造成损伤)。有两种喉镜片。两种镜片的左边都有侧翼,用于把舌头推向左面。弯喉镜尖端略弯,看到会厌后将镜片前端放入舌根与会厌间的会厌谷,然后提起喉镜暴露声门。提喉镜靠左臂用力,用力的方向是朝向下颌骨及舌根,大约与病人身体纵轴成 45°角,切勿以上切牙为支点翻手腕用力,以免损伤牙齿。如用直镜片时,镜片前端应置入会厌下,挑起会厌,使声门显露。

3. 气管导管的插入

声门暴露后应明视气管导管进入声门,确保进入一定的深度。成人一般套囊通过声门后再进入 2 cm,个别病人声门显露困难时,如Ⅱ度、Ⅲ度显露的声门,可采用会厌下盲探插管法,即在导管内插入管芯,管芯不要伸出导管前口,使导管前端5~8 cm处弯曲成一定弧度,控制导管尖端紧贴会厌下,向前上方探入,可以较容易插入声门,然后拔出管芯,再继续送入导管到适当深度。

（三）明视经鼻插管法

直视下经鼻插管可在快诱导全麻下进行。病人意识消失和充分给氧后,导管从选定的鼻孔插入,与面部平面垂直。导管在鼻咽部如遇阻力,可使头尽量后仰,帮助导管尖端通过鼻咽变曲部。然后拔出管芯,再用喉镜显露声门,明视导管前端,通过调节病人头位,使导管尖端对准声门推入导管,或用插管钳夹持导管前端送入声门。

（四）盲探经口插管法

1. 鱼钩状导管盲探插管法

插管前利用导管芯将气管导管弯成鱼钩状,经口腔插入,利用呼吸气流声响作引导进行插管。此法需要良好的表面麻醉和恰当的导管弯度。

2. 手指探触引导经口插管法

本法利用术者左手食指插入口腔,通过探触会厌位置作为插管引导。

3. 操作方法

对病人口咽、喉头及气管黏膜施行完善表面麻醉后,使病人仰卧自然头位,嘱病人张口,伸出舌体,做深慢呼吸,尽量放松颈部及口底和嚼肌肌肉。术者用左手食指沿患者右口角后臼齿间深入口腔抵达舌根,深触会厌上缘,并把会厌拨向舌侧,用右手持弯成鱼钩样的导管插入口腔,在左食指引导下对准声门,于深吸气末插入声门。

（五）盲探经鼻插管法

1. 盲探经鼻插管的基本方法与明视经鼻插管相似,不同之处在于盲探插管保留病人的自主呼吸,以呼吸声作为导管接近声门的引导。

2. 当导管尖端通过鼻后孔以后,(1)插管者缓缓推进导管,用耳靠近导管口倾听呼吸气流声,根据气流的大小来判断导管前端的方向及位置。(2)一手持导管调整导管的进出及左右旋转,另一手调整病人头位。导管口越正对声门,气流声音越强,导管口越偏离声门,气流声越弱。(3)当调整到声响最强的部位时,缓缓推导管入声门。(4)当导管偏向一侧时可发现呼吸音消失,有阻力,并能从颈部看到该侧皮下隆起,可稍退导管。(5)如果导管偏向右侧,应在导管鼻端反时针方向旋转导管使导管尖端向左侧移动,或把头略向右侧弯。(6)如果导管尖端偏向左侧,则应在导管鼻侧顺时针方向旋转使导管尖端向右侧移动,或把头颈略向左侧弯曲。(7)如果导管尖端置入会厌上间隙而导管受阻,能从颈正中甲状软骨上方看到皮下隆起,可退少许导管,让头略前屈再进导管。(8)如果导管进入食管,则呼吸音消失,推导管无阻力,可后退导管,让头后仰些,再送导管。

（六）纤维喉镜引导插管方法

分为经口插管法和经鼻插管法

1. 经口插管法:对口咽部、喉头表面麻醉后,经口置入专用通气道,将气管导管套在纤维光导喉镜杆上,将喉镜杆沿舌背正中插入咽喉腔,自目镜观察,应用方向调节器,将声门调节至镜正中,将镜杆推入声门至气管1/3处,再引导气管导管进入声门。退出喉镜,固定气管导管。

2. 经鼻插管法：对鼻孔、鼻腔、喉头表面麻醉后，将合适的气管导管插入鼻腔，再把镜杆插入气管导管，寻找声门，完成插管。

（七）导引管引导插管法

对于声门显露不好的病人，提喉镜后可先用弹性橡胶导引管进行盲探，导引管进入气管后，再沿导引管将气管导管推进气管内。

（八）逆行导管引导插管法

在口咽部喉头表面麻醉后，用硬膜外穿刺针行环甲膜穿刺，然后将硬膜外导管经穿刺针向头侧插入气管，嘱病人咳嗽，使硬膜外导管逆行通过声门抵达口或鼻咽腔，再把它从口或鼻腔牵出，然后将气管导管套于硬膜外导管外，借此作引导，完成气管插管。

【经验指导】

1. 气管插管前，一定要访视病人，以便选择适当的导管型号、插管径路及适于插管的麻醉方法。

2. 估计插管容易者，一般选用快诱导插管，因对病人的刺激最小。

3. 估计插管困难者，尽量不用快诱导插管，以免插管不顺，发生危险。

4. 对喉部恶性肿瘤病人，术前应详细了解肿瘤部位、病变性质及阻塞程度，对无气道阻塞或症状较轻者，可采用快速诱导插管或清醒气管插管。对气道阻塞严重者，应考虑行气管切开插管，对这类病人进行插管时，操作务必轻柔，以防肿瘤组织破碎脱落或出血而造成窒息。

5. 经口明视插管时，切勿以牙齿为支点，把喉镜作为杠杆上撬喉头，以免损伤牙齿。

6. 经鼻插管时，导管应沿着鼻底的方向插入，而不能朝向鼻穹隆（鼻梁）的方向进入。

7. 插管完成后，一定要听诊两肺呼吸音，以确定气管导管在主气管内。

8. 气管插管时动作一定要轻柔，以防损伤口、唇、喉头和声门。

9. 气管导管的气囊压力不能太大，以免气管黏膜缺血坏死。

五、动脉穿刺

【适应证】

根据麻醉监测常规决定适应证。

【操作程序】

1. 做 Allen 试验检测同侧尺动脉供血情况。

2. 常规消毒穿刺部位皮肤，检查留置套管针是否完好可正常使用。

3. 用 1%利多卡因 2 mL 局部麻醉。

4. 在搏动最明显处以 40 度角进针，待有突破感并见储血腔有血液流出，将导管水平送 2 mm，然后将针芯撤出 2～3 mm，将余下外套管水平全部送入血管。

5. 先按压穿刺点前 1.5 cm 处止血，拔出针芯，迅速连接测压管。

6. 调试监护仪，将导管与事先充好肝素盐水的压力套组连接，并将压力套组三通打开让大气与压力换能器相通，调零点后将三通调至与病人血管相通位置，即可监测血管内压力。

六、深静脉穿刺

【操作程序】

(一)经颈内静脉径路穿刺置管术

1. 卧位:病人取平卧,肩下垫薄枕,肩下垂,头低15°转向对侧。

2. 穿刺点及进针方向:胸锁乳突肌三角顶点上方1~1.5 cm处,针与额平面呈25°~30°,沿胸锁乳突肌锁骨头内缘下行。

3. 操作内容

(1)以穿刺点为中心常规消毒皮肤。

(2)戴无菌手套。

(3)铺无菌洞巾。

(4)确定插入导管长度。

(5)1%利多卡因5 mL局部麻醉。

(6)穿刺点局部麻醉后按穿刺角度试穿刺。

(7)用5 mL注射器接穿刺针沿试穿刺点进针方向行静脉穿刺,见回血后,固定针头,沿侧孔插入有长度标记无损伤导丝,连注射器一起拨出穿刺针。

(8)扩张器扩张皮肤,经导丝插入导管,长度约15~18 cm。

(9)拨出导丝,接注射器回抽血液,推注少量生理盐水,接肝素帽。

(10)用固定器固定导丝,消毒穿刺点,涂四环素眼膏,贴透明敷贴。

(二)经锁骨上径路锁骨下静脉穿刺置管术

1. 卧位:病人取平卧位,肩下垫一薄枕,肩下垂,头低15°转向对侧。

2. 穿刺点及进针方向:胸锁乳突肌锁骨头外侧缘与锁骨上缘,交接至项角及角平分线上距顶角0.5 cm~1 cm指向同侧胸锁关节,针与额平面呈-10°~+10°角。

3. 操作程序

(1)以穿刺点为中心常规消毒皮肤。

(2)戴无菌手套。

(3)铺无菌洞巾。

(4)确定插入导管长度。

(5)1%利多卡因5 mL局部麻醉。

(6)5 mL注射器抽生理盐水4 mL,接穿刺针。

(7)穿刺点局部麻醉后按穿刺角度试穿刺。

(8)用5 mL注射器接穿刺针沿试穿刺点进针方向行静脉穿刺,见回血后,固定针头,沿侧孔插入有长度标记无损伤导丝,连注射器一起拨出穿刺针。

(9)扩张器扩张皮肤,经导丝插入导管,长度约14~16 cm。

(10)拨出导丝,接注射器回抽血液,推注少量生理盐水,接肝素帽。

(11)用固定器固定导丝,消毒穿刺点,涂四环素眼膏,贴透明敷贴。

(三)经锁骨下径路锁骨下静脉穿刺置管术

1. 卧位:平卧,肩下垫薄枕,肩外展,头转向对侧。

2. 穿刺点及进针方向:锁骨中内 1/3 交点,锁骨下 1 cm 内,针与锁骨呈 35°～40°角,对着同侧胸锁关节与额平面呈 35°～40°角。

3. 操作内容

(1)以穿刺点为中心常规消毒皮肤。

(2)戴无菌手套。

(3)铺无菌洞巾。

(4)确定插入导管长度。

(5)1‰利多卡因 5 mL 局部麻醉。

(6)5 mL 注射器抽生理盐水 4 mL,接穿刺针。

(7)穿刺点局部麻醉后按穿刺角度试穿刺。

(8)用 5 mL 注射器接穿刺针沿试穿刺点进针方向行静脉穿刺,见回血后,固定针头,沿侧孔插入有长度标记无损伤导丝,连注射器一起拨出穿刺针。

(9)扩张器扩张皮肤,经导丝插入导管,长度约 14～16 cm。

(10)拨出导丝,接注射器回抽血液,推注少量生理盐水,接肝素帽。

(11)用固定器固定导丝,消毒穿刺点,涂四环素眼膏,贴透明敷贴。

【经验指导】

1. 在病房穿刺操作要通过病房医师请求后会诊进行,在麻醉中应根据麻醉监测标准进行,并尊重病人的知情同意权,让病人了解该操作术中和术后可能发生的并发症,并在"深静脉穿刺置管同意书"上签字。

2. 严格无菌操作,局部敷料保持干燥。深静脉置管是一种创伤性操作,穿刺时的器械、术后的导管系统均与大气相通,血液与输入液体为外界细菌污染造成条件。因此,操作术中与术后护理的无菌要求十分严格,置管处术后第一天换药一次,后 3～7 天换药一次。

3. 准确掌握穿刺点、进针方向与角度,锁骨下静脉与颈内静脉是深静脉,穿刺时若穿刺点进针方向与角度掌握不当,可致穿刺失败、气胸,误伤动脉,损伤神经等并发症。

4. 注射器与穿刺针管腔应充满液体,置入导管后先回抽血液,防止空气进入血管。

5. 选择肺部病灶侧或右侧径路行深静脉置管,因右侧胸膜顶较左侧低,刺破胸膜的可能性较小,选择病灶侧作深静脉置管,一旦发生气胸,不影响健侧肺代偿。

6. 操作时动作应轻柔,防止颈动脉压力感受器受压而导致心跳骤停。行颈内静脉穿刺时,病人颈部呈过度伸位。若操作者反复触压颈前三角区,动作粗疏,颈动脉压力感受器受压,可致心动过缓,甚至呼吸心跳骤停。

7. 严格掌握置入导管长度,若导管置入过深,进入心房,可致心律不齐,过浅未达上腔静脉,输入高渗液体或刺激性液体可致静脉炎。

8. 拔管后局部消毒,穿刺点涂四环素眼膏,贴无菌敷贴或纱布。穿刺点与大静脉之间可能形成隧道,拔管后大静脉就与空气直接相通,为避免空气栓塞,在穿刺点涂眼膏或凡士林,纱布加压包扎。

第三节　麻醉方法

一、全身麻醉

【操作程序】

1. 临床应用

由于静脉与吸入麻醉药品的逐渐增多,以及麻醉操作技术的日渐完善,单一静脉麻醉施行的方法日渐减少,现今全身复合麻醉居多,其中某些方法接近,难以绝对分开。对于复杂手术,单一静脉麻醉的效果与时间均受限,肌肉松弛也难以达到要求,故需采用多种药物的复合。

2. 麻醉分类

(1)静脉性全麻(此处以丙泊酚与芬太尼静脉麻醉为例)

术前药:镇静药和抗胆碱药。

麻醉诱导:芬太尼 $5\sim10$ μg/kg,丙泊酚 $1\sim2$ mg/kg。

麻醉维持:芬太尼 $5\sim10$ μg/(kg·h),丙泊酚 $4\sim5$ mg/(kg·h)。

肌松药:根据需要加用肌松药。

(2)静脉与吸入复合全麻

为保持麻醉的平稳,复合吸入挥发性麻醉药物很有必要。

挥发麻醉药物吸入方式分断续吸入和低浓度持续吸入。最好是使用吸入麻醉挥发器,也可抽吸一定量的吸入麻醉药,分次少量注入麻醉机管道或呼吸囊中,但麻醉深度不易保持平稳。

静脉复合全麻过程中,也可持续吸入 1:1 氧化亚氮和氧气,但效果不如安氟醚或异氟醚的复合作用。

3. 麻醉全过程

全身麻醉可分为诱导、维持与苏醒三个阶段。

(1)诱导:是全麻过程中风险较大的时间,可出现较大的险情,如血压剧降、心律失常、心肌缺血、心脏停搏、呼吸道梗阻、呕吐返流、严重的支气管痉挛及气管内插管的并发症。

(2)维持

诱导完成后即进入维持阶段,诱导和维持之间并没有明确的界限,维持阶段持续到停用麻醉药为止。

(3)苏醒

全麻后拔除气管导管是具有风险的时刻,掌握好拔管指征,过早或不恰当拔管往往造成严重的后果。

【经验指导】

1. 静脉性全麻禁用于 3 岁以下小儿者;产科病人最好不用;高血压病人、休克病人慎用。应用此法时需充分给予吸氧,加强管理。

2. 静脉全麻缺乏深度标志,给药剂量与时机较难掌握,术中要注意突然减浅。

3. 全麻诱导期应注意

(1)保持手术室安静,麻醉医生集中注意力于病人。

(2)在连续监测下进行诱导。

(3)诱导前建立好静脉通道,适当进行输液,以便在需要时给予急救或治疗药物。

(4)静脉给予麻醉诱导时,要根据病人耐受情况的估计体重计算所需剂量。应分次注射,先小剂量,边观察边注射,不宜作倾注式的注射。

(5)全麻诱导过程中要保持呼吸道通畅。

4. 全麻维持期应注意

(1)全麻维持要与诱导密切衔接,使麻醉深度保持平稳。

(2)了解和关注手术操作的进程,务使麻醉深度与刺激的强弱相适应,以能满足要求。

(3)在麻醉维持过程中应掌握剂量与时机,注意不使全麻苏醒延迟。

(4)保持气道通畅,维持良好通气与换气。

(5)注意及时处理术中可能出现的各种情况,尽可能保持内环境的稳定和通畅。

二、妇科麻醉

【工作内容】

1. 妇科手术麻醉的特点

(1)为了便于盆底深部和阴道操作,要求有充分的镇痛和肌松。注意特殊体位如头低位、截石位对呼吸循环及血液动力学的影响,预防周围神经和肌肉长时间压迫损伤。

(2)妇科病人以中老妇女为多,可并存高血压、心脏病、冠心病、糖尿病、慢性支气管炎等疾病,或继发贫血、低蛋白血症和电解质紊乱,麻醉前应予以纠正。

(3)妇科麻醉除宫外孕、会阴外伤、子宫穿孔、卵巢囊中扭转外,大多数属于择期手术,麻醉前应作好充分准备。

2. 麻醉的选择

妇科手术一般可选用腰硬联合阻滞或连续硬膜外阻滞。

一点穿刺法:可经腰 2～3 间隙穿刺,向头侧置管,经腹手术以阻滞平面达胸 6～骶 4 为宜,经阴道手术以阻滞平面达胸 12～骶 4 为宜。

两点穿刺法:可选择胸 12～腰 1 穿刺向上置管,腰 3～4 间隙穿刺向下置管,以阻滞平面达胸 6～骶 4 为适,适用于颈癌扩大根治术。对硬膜外有禁忌者,可选用全麻。此外也可提倡全麻复合硬膜外阻滞用于妇科恶性肿瘤的根治。

3. 常见妇科手术的麻醉

(1)子宫及附件切除

该类手术病人以中老年人居多,常合并呼吸和循环疾病,且因长期失血而常有贫血,各器官因长期贫血可能有不同程度的损害,应重视麻醉前纠正。如血红蛋白低于 80 g/L,应作认真处理,待 80 g/L 以上方可麻醉。一般选用腰硬联合与硬膜外阻滞。术中常规进行生命体征监测。

(2)巨大卵巢肿瘤的麻醉

麻醉的难易程度与肿瘤大小有关,巨大肿瘤可引起:膈肌上升,影响患者的肺功能;肿瘤可压迫腔静脉与腹主动脉,增加心脏负荷,长期还可增加硬膜外穿刺出血机会;巨大肿瘤还可压迫胃肠道,而致患者内环境紊乱。麻醉方式可根据心肺代偿功能全面权衡选择硬膜外、全麻、腰硬联合等麻醉。术中加强观察与监护,避免发生呼吸、循环的骤变及其并发症。

(3)宫外孕破裂

为常见急症手术,麻醉处理主要依据失血程度,麻醉前要对病人的失血量和全身状态迅速评估。休克前期和轻度休克可在输液输血基础上选用小剂量硬膜外麻醉,中度和重度可选用局麻与全麻。

三、产科麻醉

【工作内容】

1. 产科麻醉的特点与要求

(1)妊娠妇女循环、呼吸等生理上有明显的变化,要针对这些变化进行麻醉处理。

(2)妊娠妇女常易合并心脏病、糖尿病等其他疾病或并发其他病理妊娠,威胁母子安全,给麻醉带来困难。

(3)要考虑麻醉前用药和麻醉药对母子的影响,麻醉力求简单、安全,适应手术要求。

2. 麻醉的选择

(1)局麻:重度休克时使用。应计算出所用药物的最大安全计量。一般肌肉松弛不好,手术操作不方便。

(2)硬膜外麻醉:硬膜外镇痛完全,麻醉平面易控制,对母子安全。穿刺点一般选择胸12～腰1、腰1～2、腰2～3间隙,向头侧置管3 cm。用药较一般患者少。

(3)腰麻—硬膜外联合阻滞:可控性好,阻滞完全,肌松好,不受时间限制。一般选择腰2～3或腰3～4间隙穿刺,腰麻剂量为常用剂量的1/3～1/2。注意麻醉平面控制,通常控制在胸8～6以下。

(4)全麻:用于产妇异常精神紧张,无法合作,及合并严重心脏病、腰椎病、局部感染等椎管内麻醉禁忌。选用对胎儿影响小的药物,争取5～10分钟内取出胎儿,以减少对胎儿呼吸的抑制。此外要注意防止误吸。

3. 常见产科手术的麻醉

(1)妊娠高血压的麻醉

手术前进行积极治疗。麻醉前了解术前用药情况,纠正水电解质紊乱和低血容量,预防镁中毒。麻醉方式以硬膜外或腰麻—硬膜外联合麻醉为首选。麻醉效果满意,产妇保持清醒,对患者生理影响小。此外有降压作用,术后有镇痛作用。当遇凝血异常、并发脑部症状、胎儿窘迫等,以气管内插管全麻为妥。术中注意观察,加强监护,防止出现并发症。

(2)妊娠晚期大出血的麻醉

妊娠晚期大出血常见于前置胎盘、胎盘早剥、胎盘置入、子宫破裂、宫颈妊娠等情况。麻醉前要做好大输血的准备,麻醉方式可选全麻与局麻。

（3）妊娠合并心脏病的麻醉

产妇可伴发心脏病，是高危产妇的一种。其特点为心脏负荷加重，呼吸储备功能减弱。麻醉前要做好评估，积极治疗心衰，按心脏病患者麻醉处理。麻醉选择：对于心功较好患者可选用硬膜外麻醉，麻醉中注意保持血压平稳，配合适当镇痛与镇静；对于心功能较差的病人可选用气管内插管全麻。一般不选局麻。术中注意监护，维持循环稳定。

【经验指导】

1. 预先吸氧：无论何种麻醉，产妇都要吸氧，保持呼吸道通畅。

2. 防止血压下降：术中维持血压相对稳定，防止仰卧位低血压综合征的发生。产妇可以采取左侧倾斜 30 度或右臀部垫高的方式使子宫左移，以减轻对下腔静脉压迫的危险。

3. 预防流产：非剖宫产孕妇手术时，腹腔内手术时操作要轻柔，避免对子宫的刺激，及时解除术中出现的疼痛，吸入高流量氧气。

四、小儿麻醉

【工作内容】

1. 儿童特点

年龄愈小，其解剖、生理特点与成人的差别愈大。因此，小儿麻醉必须掌握小儿的特点，采取相应麻醉方法，确保麻醉手术安全。

2. 麻醉前评估和准备

麻醉前要进行访视，对患儿病史、体格检查、实验室检查、心理发育、气质特点等结合麻醉手术危险程度进行综合评估，对患者的全身状况和麻醉耐受力作出较为准确的评估。

3. 麻醉前用药

麻醉前用药的目的是使患儿镇静，减少焦虑，抑制呼吸道黏膜腺体分泌，减少麻醉中自主神经反射，减少麻醉药用量，为麻醉诱导、术中管理提供方便。特别是呼吸道的管理提供尤为重要。

麻醉前用药包括镇痛药、抗胆碱能药、苯二氮卓类及巴比妥类药物。阿托品用量为 $0.01\sim0.02$ mg/kg，东莨菪碱 0.01 mg/kg 术前 $30\sim60$ 分钟肌注。

4. 麻醉方法

（1）基础麻醉：是小儿常用的麻醉法，可消除患儿精神创伤，常用氯胺酮 $5\sim7$ mg/kg 肌注，也可静脉注射 2 mg/kg。

（2）全身麻醉：常用药物为氟烷、安氟醚、异氟醚、七氟醚、氯胺酮、琥珀胆碱、维库溴铵、阿曲库铵等。其中氯胺酮在小儿麻醉中应用广泛，静脉注射 2 mg/kg 后，$60\sim90$ 秒后入睡，维持 $10\sim15$ 分钟，肌注 $5\sim7$ mg/kg 后，$2\sim8$ 分钟入睡，维持 $20\sim30$ 分钟。气管插管可保证呼吸道通畅，防止返流误吸，减少呼吸无效腔，保证通气，便于呼吸道管理。常用对组织无刺激的导管，6 岁以下小儿导管不用套囊，口腔插管深度为 $10+$ 年龄（岁）$/2$ cm，导管内径（mm）＝年龄（岁）$/4+4.0$，以加压呼吸（$15\sim20$ cmH$_2$O）时导管周围允许轻度漏气为妥。

（3）部位麻醉：①局部浸润麻醉：可用于小儿门诊小手术，常用普鲁卡因（0.5%）及利多卡因(0.25％～0.5％),普鲁卡因最大剂量 20 mg/kg,利多卡因最大剂量 10 mg/kg,要严防局麻药中毒。②蛛网膜下腔阻滞:用于下肢、会阴和下腹部手术。小儿脊髓终止位置较低,穿刺部位限于 L3～4 或 L4～5 间隙。③硬膜外阻滞麻醉:平面易于控制,可用于上腹部手术,常用药物为 0.8％～1.5％利多卡因、0.1％～0.2％丁卡因。麻醉期间要注意严密观察呼吸和循环,以防意外。④骶管麻醉:小儿骶裂孔较易触及,骶管容积小,易于向胸部扩散,可满足腹部以下部位手术需要。常用局麻药剂量与浓度:利多卡因 4 个月以内用 0.8％,4 个月以上常用 1％,常用剂量 8～10 mg/kg;布比卡因 0.25％,常用剂量 2 mg/kg。

5.密切监测

监测内容包括血压、心率、心电图、脉搏、氧饱和度、体温、尿量。此外,还要重视小儿血糖监测。小儿术中液体管理非常重要,要严格计算,术中及时补充。

【经验指导】

1.一岁以内儿童通常不用镇痛或镇静药,以防抑制呼吸。

2.使用氯胺酮后,要密切注意观察呼吸、循环状况,以免发生意外。小儿应用氯胺酮后精神症状少,但恶心、呕吐发生率高,且术后复苏较迟。

3.骶管部位极易污染,必须严格无菌操作。

五、老年人麻醉

【工作内容】

1.老年人机能特点

老年人机体细胞逐渐退化,器官功能减退,尤其是呼吸循环功能更为明显,加上营养不良,血容量不足及疾病的影响,对麻醉和手术的耐受力减弱,风险增大。老年人麻醉手术过程中及术后并发症的发病率高,高危患者病死率高。

2.麻醉前准备

(1)完善各项检查,尤其对老年人心血管检查要详细。

(2)治疗各种异常。对全身情况异常的病人,必须予以足够的重视,慎重处理。

(3)麻醉手术在心功能处于最佳状态下进行。

(4)麻醉前进行危险因素评估。

(5)麻醉前阿托品如无禁忌不可缺少。阿片类不宜随便使用,有呼吸抑制之嫌,对镇静药用量要减少。

3.麻醉方法

(1)局麻:对于中小手术,脑外伤及内镜检查可用局麻,对老年人生理影响小。

(2)硬膜外麻醉:适用于中下腹部以下手术,不合并器官损伤,或有损伤,但有一定的代偿能力。要少量分次给药。老年人穿刺操作相对困难,要避免硬膜外血肿,辅助用药量要小。

(3)全麻:以气管插管全麻为主,诱导力求平稳,防止血压过度波动。维持以浅麻醉为好,避免过深麻醉。用药不宜过多和复杂,避免苏醒延迟。

4.麻醉管理

（1）充分吸氧。诱导前、术中要保持呼吸道通畅，充分供氧，严防缺氧和二氧化碳蓄积。

（2）不宜过度换气。

（3）防止误吸。

（4）维持血压平稳。

（5）及时纠正心律失常。

（6）防止发生心肌梗塞，避免缺氧和低血压。

（7）掌握拔管时机。

第二十章　产科

第一节　过期妊娠

【诊断】

1. 核实预产期超期

(1)平时月经规则,末次月经明确,可准确计算预产期,孕周≥42周。

(2)末次月经记不清,可根据早孕时妇科检查、妊娠反应和胎动开始时间及宫高推算其孕周和预产期。

(3)B超检测胎头双顶径、头围、股骨长度等以推测胎儿孕周和预产期。

2. 胎盘功能异常

(1)12小时内胎动计数小于10次或逐渐下降超过50%,且不能恢复,视为胎盘功能不良。

(2)无负荷试验(NST)表现为无反应型或正弦曲线型,催产素激惹试验(OCT)反复出现晚期减速,均提示胎儿宫内氧储备功能减低。

(3)24小时尿雌三醇低于10 mg,尿E/C比值低于10,提示胎盘功能减退。

(4)B超测定羊水暗区,若羊水暗区小于3 cm,提示羊水过少,<2 cm则胎儿危险。

(5)羊水量少,浑浊,黄绿色甚至胎粪状,提示胎盘功能减退。

(6)阴道细胞学检查,过期妊娠者以表层细胞为主,有大量中层细胞,舟状细胞完全消失。若出现内、外层基底细胞,说明有胎盘功能不全。

【治疗】

1. 产前处理

(1)终止妊娠指征:凡已确诊妊娠≥41周者,有下列情况时可应考虑终止妊娠,如:①宫颈已成熟;②胎儿>4 000 g;③每12小时内胎动计数<10或NST显示无反应,CST阳性或可疑时;④羊水过少或羊水粪染;⑤妊娠合并其他并发症;⑥胎盘功能监测显示胎盘功能下降者。

(2)终止妊娠方法:①宫颈成熟者:可采用人工破膜加缩宫素点滴,如羊水粪染或羊水极少,则剖宫产结束妊娠。②宫颈未成熟者:促宫颈成熟。

2. 产时处理

(1)严密观察宫缩和胎心变化、产程进展,有条件者进行长时间胎儿电子监护仪监测,并及时处理产程延长或停滞,及早发现难产征兆。

(2)给氧。

(3)做好新生儿的复苏抢救准备,胎儿娩出后及时清理口鼻黏液,对羊水Ⅲ°污染者可进行气管内插管清除呼吸道分泌物。加强对过期儿的观察与护理。

3. 剖宫产特征

(1)羊水过少,Ⅱ°～Ⅲ°羊水粪染。

(2)胎儿过大或胎儿宫内生长受限。

(3)胎盘功能不良,胎儿窘迫。

(4)引产失败。

(5)产程异常。

第二节　官内感染

【诊断】

1. 临床表现

孕妇体温升高,心率增快,子宫压痛,子宫颈脓性分泌物,子宫收缩及胎心率增快。

2. 辅助检查

(1)白细胞计数和分类:白细胞分类出现杆状核中性粒细胞和分叶核中性粒细胞增多,以及白细胞计数大于 $15 \times 10^9/L$。

(2)C 反应蛋白升高。

(3)产妇及新生儿细菌培养:产妇子宫颈及宫腔和新生儿咽及耳拭子培养阳性。

(4)羊水葡萄糖水平降低。

(5)胎盘病理检查。

【治疗】

(1)抗生素的选择:所选的抗生素应对球菌、杆菌及厌氧菌同时敏感,常需要静滴。

(2)终止妊娠:短期内不能阴道分娩者,需剖宫产终止妊娠。

第三节　妊娠特有疾病

一、妊娠期高血压疾病

【诊断】

1. 高危因素

(1)初产妇;

(2)年轻(<18 岁)或高龄(>40 岁);

(3)体重指数>24;

(4)精神紧张,过度运动;

(5)气候寒冷,气压升高;

(6)营养不良,不良社会经济状况;

(7)有妊娠期高血压病史或家族史;

(8)妊娠合并症(慢性高血压、慢性肾炎、糖尿病、抗磷脂综合征等);

(9)多胎妊娠,羊水过多,葡萄胎。

2. 分类

(1)妊娠期高血压;

(2)子痫前期轻度;

(3)子痫前期重度;

(4)子痫;

(5)慢性高血压并发子痫前期;

(6)妊娠合并慢性高血压。

3. 妊娠期高血压

(1)BP≥140/90 mmHg(妊娠20周以后首次出现,相隔6小时以上呈现2次),并于产后6周内血压恢复正常。

(2)无蛋白尿。

(3)产后方能确诊。

(4)可有其他先兆子痫表现,如上腹不适或血小板减少症。

4. 子痫前期——轻度

(1)孕20周后首次出现相隔6小时以上的2次舒张期BP≥90 mmHg 或/和收缩期BP≥140 mmHg。

(2)孕20周后首次出现尿蛋白≥0.3 g/24 h 或间隔4小时的2次尿样中尿蛋白≥30 mg/dL(±~1+)。(1)和(2)二者一般同时存在,除非达到子痫前期确诊标准。

当葡萄胎或有狼疮抗凝物存在时,(1)和(2)可提前到20周前出现。

(3)血肌酐>1.2 mg/dL 或较前升高。

(4)血小板减少或出现微血管溶血性贫血(乳酸脱氢酶升高)。

(5)肝酶升高。

(6)头痛或其他脑病或视觉症状。

(7)持续性上腹不适。

5. 子痫前期——重度

(1)BP≥160/110 mmHg。

(2)尿蛋白≥2.0 g/24 h 或间隔4小时2次尿蛋白≥100 mg/dL(≥2+)。

(3)血清肌酐>1.2 mg/dL。

(4)血小板<100×10^9/L。

(5)微血管病性溶血(血 LDH 升高)。

(6)血清 ALT 或 AST 升高。

(7)持续性头痛或其他脑神经或视觉障碍,持续性上腹不适。

6. 子痫

子痫前期孕妇抽搐不能用其他原因解释。

7. 慢性高血压并发子痫前期

(1)妊娠20周前无蛋白尿的高血压患者,若出现蛋白尿≥0.3 g/24 h。

(2)妊娠20周前有蛋白尿的高血压患者,若发生蛋白尿加剧或血压进一步升高或血小板<100×10^9/L。

8. **妊娠合并慢性高血压**

(1)妊娠前血压≥140/90 mmHg。

(2)除外妊娠滋养细胞疾病后,妊娠 20 周前血压≥140/90 mmHg。

(3)妊娠 20 周后首次诊断的高血压持续至产后 6 周后未恢复。

9. **妊娠期高血压疾病的预测**

无满意的子痫前期临床预测指标:

(1)翻身试验、尿酸测定、尿钙测定、尿舒血管素测定、血浆纤维连接蛋白测定、氧化应急标志物测定、胎盘肽;

(2)血管紧张素Ⅱ注射、凝血激活、免疫因素;

(3)子宫动脉血流阻抗测定。

【治疗】

1. **治疗原则**:预防抽搐,预防并发症,尽早结束妊娠。

2. **妊娠期高血压治疗**

(1)休息:注意休息,不用 MgSO$_4$,不提倡用镇静剂。

(2)监护母儿状况:注意主诉;测体重;测尿蛋白;测血压;随访 Cr、ALT、HCT、血小板、胎儿大小、羊水量。

(3)营养:充足蛋白质和热卡,不强调低盐饮食。

(4)如病情稳定可期待到足月分娩。

3. **子痫前期治疗原则**

(1)原则:在妊娠期高血压治疗基础上,解痉、降压,适当镇静、扩容、利尿,及时终止妊娠。

(2)解痉为主,降压为辅,严控降压指征。

(3)子痫预期不高时(如轻度子痫前期)可不用 MgSO$_4$。

(4)解痉、降压应持续到产后 24 h。

(5)监测母胎状况,及时终止妊娠。

(6)其他:如慎用镇静剂,严控扩容指征,通常不用利尿剂。

4. **硫酸镁的用药指征**

(1)子痫前期时防止子痫抽搐:①重度子痫前期;②子痫前期产程中;③子痫前期产后 24 小时内。

(2)子痫发生时控制子痫抽搐。

(3)子痫发生后预防再次抽搐。

5. **MgSO$_4$ 用药方案**

(1)静脉给药:①25％ MgSO$_4$ 20 mL 2 倍稀释,静脉注入,5～10 min;②25％ MgSO$_4$ 60 mL＋500 mL 液体静脉滴注,2～3 g/h。

(2)深部肌注(必要时):25％MgSO$_4$ 20 mL＋2％普鲁卡因 2 mL。

(3)一天总量为 25～30 g。

6. **MgSO$_4$ 用药监测**

(1)监测血药浓度:生理浓度为 0.75～1 mmol/L,治疗浓度为 2～3.5 mmol/L,中毒浓度＞5 mmol/L。若＞8 mmol/L,则可能心跳骤停。

(2)监测体征:尿量≥25 mL/h 或 600 mL/d,呼吸≥16 次/分,膝反射阳性。

(3)慎用:①高心输出量、心肌病、心瓣膜病、心功能不全。②慎用呼吸抑制剂,密切关注出入液量。

(4)备用解毒剂:10％葡萄糖酸钙 10 mL。

7. 降压

(1)用药指征:平均动脉压≥140 mmHg,收缩压≥160(或 180)mmHg,舒张压≥110 mmHg,原发性高血压已用降压药者。

(2)降压目标:收缩压为 140～155 mmHg,舒张压 90～105 mmHg。

(3)①肼苯哒嗪(C 类):首选药物,心衰者禁用。用药方法为 10～20 mg 静脉注入,每日 3 次,或 40 mg＋5％葡萄糖 500 mL,静脉滴注。②拉贝洛尔(柳胺苄心定,C 类):常用药物。用药方法为 50 mg＋5％葡萄糖 500 mL 静脉滴注,副反应为头痛,颜面潮红。③硝苯地平(心痛定,C 类):如硝苯地平控释片,用药方法为 10～20 mg,每 12 小时口服 1 次,24 h 总量≤60 mg,心衰禁用。而尼莫地平的用药方法为 20～60 mg,每日口服 2～3 次,或 20～40 mg＋5％葡萄糖 250 mL,静脉滴注,心衰禁用。④甲基多巴(B 类):妊娠期推荐使用,其用药方法为每日口服 3 次,每次 250～500 mg,或 250～500 mg＋10％葡萄糖 500 mL,静脉滴注。⑤硝酸甘油(C 类):用药方法为 5 mg＋5％葡萄糖 40 mL 静脉注入,起始剂量为 5 μg/min,每 3～5 min 增加 5 μg/min。硝普钠(C 类):药物能迅速透过胎盘进入胎儿体内,并保持较高浓度,其代谢产物(氰化物)毒害胎儿,妊娠期不推荐使用。用药方法为 500 mg＋10％葡萄糖 1 000 mL 静脉滴注,不超过 72 h。而卡托普利(开普通)为血管紧张素转换抑制剂,不影响肾血流量,降低胎盘血流量。但有致畸作用,孕期禁用。

8. 镇静

(1)地西泮(D 类):①一般使用为 2.5～5 mg 口服,每日三次;②控制抽搐:10 mg 静脉注入,st. 或 15 分钟后重复使用;③控制剂量:≤30 mg/h,≤100 mg/24 h。

(2)哌替啶(C 类)100 mg,肌注,每日一次。

(3)冬眠合剂。

(4)其他:如苯巴比妥钠(D 类)、异戊巴比妥钠(D 类)、吗啡(C 类)。

9. 冬眠合剂Ⅰ号

(1)指征:控制子痫抽搐。

(2)用药方法:①哌替啶 100 mg＋氯丙嗪(C 类)50 mg＋异丙嗪(C 类)50 mg;②全量＋10％葡萄糖 500 mL 静脉滴注;③半量＋250 mL 生理盐水静脉注入,半量＋生理盐水 250 mL 静脉滴注。

(3)注意事项:①避免降压太快而影响胎盘血供;②通过胎盘进入胎儿会引起呼吸抑制。

10. 扩容

(1)指征(通常不用):①严重低蛋白血症、贫血;②严重脱水。

(2)禁忌为全身水肿、心衰、肺水肿、脑水肿、肾衰。

(3)常用药物为白蛋白、血浆、全血、乳酸林格氏液。

(4)扩容时应密切监护心率、呼吸、血压、尿量。

11. 利尿

（1）指征（通常不用）：①急性心衰、肺水肿、脑水肿；②全身水肿＋少尿；③血容量过高，有潜在肺水肿危险。

（2）常用药物为速尿。

12. 继续妊娠指征

若孕龄＜32周者，经治症状减轻，无器官功能障碍，胎儿安全。

若孕龄大于32～34周者，其指征为：

（1）尿蛋白定量＜5 g/24 h。

（2）重度子痫前期经治疗后血压下降。

（3）轻度FGR，其他指标正常。

（4）羊水指数＞5 cm，脐动脉血流无返流。

（5）无症状，胎儿缺氧表现经治疗后消失。

13. 终止妊娠指征（是本病最有效的治疗手段）

（1）子痫前期经24～48小时积极治疗无效。

（2）孕周≥34周的子痫前期。

（3）孕周＜34周的子痫前期＋胎盘功能不良＋胎儿成熟。

（4）孕周＜34周的子痫前期＋胎盘功能不良＋胎儿未成熟＋已促胎肺成熟治疗后。

（5）子痫控制后2小时。

14. 促进胎肺成熟

（1）指征：①孕周＜34周并将在孕34周前分娩。②自决定用药至胎儿娩出的时间将在24～48小时。

（2）常用药物：①地塞米松5 mg，每12小时一次；②倍他米松6 mg，口服，每12小时一次。

15. 终止妊娠方式

（1）引产：①病情控制，Bishop评分≥6分。②分娩中注意事项：严密监护，缩短产程，预防并发症如宫缩乏力、产后出血、产时或产后子痫。

（2）选择性剖宫产：有产科或胎儿指征，Bishop评分＜6分，短期内不能结束分娩，胎盘功能不良，引产失败。

16. 子痫的处理

（1）防止受伤，减少刺激，严密监护，抗感染。

（2）控制抽搐：应用$MgSO_4$。

（3）镇静药物：应用安定、冬眠合剂。

（4）过高血压：应用降压药。

（5）终止妊娠：子痫控制后2小时内。

（6）不用利尿剂及高渗药，除非有明显的肺水肿或脑水肿。

（7）限制静脉输液量，除非有明显失水。

17. 子痫处方

（1）复苏，保持呼吸道通畅，吸氧，导尿，采用半卧位。

（2）控制抽搐：①静脉用硫酸镁，先负荷量再维持量，维持血药浓度。②使用足量有效镇静剂（地西泮、冬眠合剂）。

（3）降压：舒张压≥110 mmHg时降压。

(4)监测脏器功能,抽搐控制 2 小时及时终止妊娠。

(5)不用利尿剂及高渗药。限制静脉输液量,除非有明显失水。

18. 妊娠高血压性心衰

临床表现:紫绀,咳粉红色泡沫痰,端坐呼吸,心率 120～160 次/分,奔马律,满肺湿啰音。

处理:

(1)应用洋地黄化、速尿、吗啡。

(2)降压:酚妥拉明(立其丁):用药方法:10 mg＋5％葡萄糖 500 mL,静脉滴注。

(3)终止妊娠:心衰控制的 24 小时内。

19. HELLP 综合征

(1)特征:血管病性溶血,肝酶升高,血小板减少。

(2)临床表现:乏力、右上腹痛、黄疸、视力模糊、血红蛋白尿、消化道出血。

(3)实验室检查

Hb:60～90 g/L;网织红细胞 0.5％～1.5％;PLT:＜10 万/mm³;SB＞20.5 μmol/L;凝血功能异常。

(4)治疗原则:控制妊高症,纠正 DIC,尽快终止妊娠。

(5)药物:$MgSO_4$、肾上腺皮质激素、阿司匹林 50～80 mg/d。

(6)产科处理:尽快终止妊娠,可选用剖宫产。

(7)并发症:DIC、胎盘早剥、急性肾衰、严重腹水、肺水肿。

【预防】

1. 注意休息,保持良好的情绪。

2. 合理饮食:补钙,适当摄入食盐。

3. 使用抗氧化剂,维生素 C 1 g/d,维生素 E 0.4 g/d。

二、妊娠期肝内胆汁淤积症

【诊断】

1. 临床表现

(1)在妊娠期出现以皮肤瘙痒为主的主要症状。瘙痒常起于 28～32 周,但亦有早至 12 周者。程度不同,可轻度或严重瘙痒。手掌和脚掌为常见瘙痒部位。

(2)可伴轻度黄疸,程度不一。

(3)分娩后,瘙痒和黄疸迅速减轻甚至消失。

(4)患者一般情况良好,无明显呕吐、食欲不振、虚弱及消化系统症状。

2. 辅助检查

(1)血清胆汁酸升高(＞20),胆汁酸升高是早期诊断 ICP 最敏感的方法,对判断病情严重程度和处理均有参考价值。

(2)可有肝功能异常,主要是血清 AST 或 GOT 的轻至中度升高,大约达 60～100 U,超过 200 U 以上者较少。

(3)可有血清胆红素升高,约 1.1～5 mg/dL。

(4)产后胎盘病理检查:ICP 可见母体面、胎儿面及羊膜均呈不同程度的黄色和灰色斑块,绒毛膜板及羊膜有胆盐沉积,滋养细胞肿胀,数量增多,绒毛基质水肿,间隙狭窄。

3. 分型

(1)轻型:瘙痒轻,局限于躯干,AST 轻度升高(<90 U/mL),无黄疸。

(2)重型:明显瘙痒,遍及全身,可有抓痕,AST 升高(>90 U/mL),有可见黄疸,或胆红素>1 mg/mL。

【治疗】

1. 防止早产,如有早产症状可用宫缩抑制剂,并加用促胎肺成熟药物。

2. 加强对胎儿监护

(1)定期行 NST:孕 34～35 周前每周 1 次,以后每周 2 次甚至隔日 1 次。如胎心率基线变平,变异小或消失,应即终止妊娠。

(2)胎动观察:每日定时于早、中、晚三餐后观察胎动 1 小时,相加后乘以 4,若小于 10 次应怀疑胎儿宫内窘迫。

(3)定期 B 超监测胎儿宫内情况(胎儿生长发育、羊水、胎盘),如羊水指数<8 应提高警惕,如羊水指数<5 为羊水过少,应即终止妊娠。

(4)本病患者胎盘的绒毛间腔变小,临产后子宫收缩更使血流减速,胎盘灌注量进一步减少,故易发生死胎、死产及新生儿重度窒息。因此有宫缩发生后应加强胎心监护,必要时立即行剖宫产术。

(5)凡是瘙痒特别明显,ALT 较高并黄疸较显著者,易发生胎死宫内,故已有存活可能应及时终止妊娠,方法以剖宫产为宜。

(6)凡前次妊娠因妊娠期肝内胆汁淤积症而胎死宫内者,本次妊娠本病再发应注意适时终止妊娠。

(7)凡有本病同时合并妊娠期高血压疾病或双胎,其围生儿死亡率增高,产后出血量增加,故应加强对胎儿监护,积极防止和治疗产后出血。

3. 药物治疗

(1)消胆胺:6 g 口服,一日 3 次。

(2)苯巴比妥:0.03 g 口服,一日 3 次。

(3)S-腺苷基-L-蛋氨酸:800 mg/d。

(4)茵陈汤。

(5)地塞米松:每日 7.5 mg 分次服,连服 7 日,随后于 3 日内逐渐减量至停药,总疗程 10 日。但分娩时应加用氢化可的松 100～200 mg 静滴,以防止分娩激发肾上腺危象。

第四节　妊娠晚期出血

一、早产

【诊断】

1. 临床判断

(1)早产:妊娠满 37 周前分娩称为早产。

(2)早产临产:妊娠晚期(<37 周)出现规律宫缩(每 20 分钟 4 次或 60 分钟 8 次),同时伴有宫颈的进行性改变(宫颈容受性≥80%,伴宫口扩张)。

2. 早产的预测

当妊娠不足 37 周,孕妇出现宫缩时,可应用以下两种方法进行预测:

(1)超声检测宫颈长度及宫颈内口有无开大:利用宫颈长度预测早产应首选经阴道测量,但在可疑前置胎盘和胎膜早破及生殖道感染时,应选择经会阴测量或经腹测量。妊娠期宫颈长度的正常值:经腹测量为 3.2～5.3 cm,经阴道测量为 3.2～4.8 cm,经会阴测量为 2.9～3.5 cm。对先兆早产孕妇或具有早产高危因素孕妇早产预测认为,宫颈长度>3.0 cm 是排除早产发生的较可靠指标。对有先兆早产症状者应动态监测宫颈长度。漏斗状宫颈内口可能是暂时的,伴有宫颈长度的缩短才有临床预测意义。

(2)阴道后穹隆分泌物中胎儿纤维连接蛋白(fFN)的测定:fFN 为糖蛋白,由羊膜、蜕膜和绒毛膜合成分泌,对胎膜起到粘附作用。正常妊娠 20 周前阴道后穹隆分泌物中可以呈阳性改变,但妊娠 22～35 周间阴道后穹隆分泌物中应为阴性,孕 36 周后可以为阳性。孕 24～35 周有先兆早产症状者如果 fFN 阳性,预测早产的敏感度 50% 左右,特异度为 80%～90%。1 周内分娩的敏感度为 71%,特异度为 89%。孕 24～35 周有先兆早产症状,但 fFN 阴性,1 周内不分娩的阴性预测值为 98%,2 周内不分娩为 95%。其重要意义在于它的阴性预测值和近期预测的意义。

(3)宫颈长度和 fFN 检测联合的应用:有先兆早产症状者,胎膜未破,宫颈长度<3.0 cm 者可以进一步检测 fFN,如果 fFN 阳性,则早产风险增加。

(4)注意事项:fFN 检测前不能行阴道检查及阴道超声检测,24 小时内禁止性交。

3. 早产的高危因素

(1)早产史;

(2)晚期流产史;

(3)年龄<18 岁或>40 岁;

(4)患有躯体疾病和妊娠并发症;

(5)体重过轻(体重指数≤18 kg/m^2);

(6)无产前保健,经济状况差;

(7)吸毒或酗酒者;

(8)孕期长期站立,特别是每周站立超过 40 小时;

(9)有生殖道感染或性传播感染高危史,或合并性传播疾病如梅毒等;

(10)多胎妊娠;

(11)助孕技术后妊娠;

(12)生殖系统发育畸形。

【治疗】

早产临产的治疗包括卧床休息,糖皮质激素、宫缩抑制剂、广谱抗生素的应用及母胎监护等。

1. 卧床休息。

2. 糖皮质激素

（1）应用指征：①妊娠未满 34 周，7 天内有早产分娩可能者；②孕周＞34 周但有临床证据证实胎肺未成熟者；③妊娠期糖尿病血糖控制不满意者。

（2）应用方法：地塞米松 5 mg 肌注，每 12 小时 1 次，连续 2 天，或倍他米松 12 mg 肌注，每天 1 次，连续 2 天，或羊膜腔内注射地塞米松 10 mg 1 次。羊膜腔内注射地塞米松的方法适用于妊娠合并糖尿病患者。多胎妊娠则适用地塞米松 5 mg 肌注，每 8 小时 1 次，连续 2 天，或倍他米松 12 mg 肌注，每 18 小时 1 次，连续 3 次。

（3）副作用：①孕妇血糖升高；②降低母、儿免疫力。多疗程应用可能对胎儿神经系统发育产生一定的影响，所以，不推荐产前反复、多疗程应用。

（4）禁忌证：临床已有宫内感染证据者。

3. 宫缩抑制剂

宫缩抑制剂能使孕周延长 2～7 天，但并不降低早产率。应用宫缩抑制剂有助于将胎儿在宫内及时转运到有新生儿重症监护室（NICU）设备的医疗中心，并能保证产前糖皮质激素应用。所有宫缩抑制剂均有不同程度的副作用而不宜长期应用，目前无一线用药。常用的宫缩抑制剂包括硫酸镁、β肾上腺素能受体激动剂、吲哚美辛、硝苯地平和缩宫素拮抗剂等。

（1）硫酸镁

钙离子拮抗剂，抑制神经肌肉冲动，松弛平滑肌。孕期用药属于 B 类。①）用法：硫酸镁的首次剂量为 5 g，半小时内静脉滴入，此后以静脉点滴 2 g/h 的速度滴入，宫缩抑制后继续维持 4～6 h 后可改为 1 g/h，宫缩消失后继续点滴 12 h，同时监测呼吸、心率、尿量、膝腱反射，有条件者监测血镁浓度。血镁浓度 1.5～2.5 mmol/L，但血镁浓度过高可抑制呼吸，严重者可使心跳停止。②禁忌证：重症肌无力、肾功能不全、近期心肌梗死史和心肌病。③副作用：孕妇有发热、潮红、头痛、恶心、呕吐、肌无力、低血压、运动反射减弱、严重者呼吸抑制、肺水肿、心跳停止；胎儿呈现无负荷试验（NST）无反应型增加，胎心率变异减少，基线下降，呼吸运动减少；新生儿则有呼吸抑制，低 Apgar 评分，肠蠕动降低，腹胀。④监测指标：孕妇尿量、呼吸、心率、膝腱反射、Mg^{2+} 浓度。应用硫酸镁时需准备 10％葡萄糖酸钙 10 mL 用于解毒备用。

（2）β肾上腺素能受体激动剂

利托君（亦称羟苄羟麻黄碱）刺激子宫及全身的肾上腺素能 β 受体，降低细胞内钙离子浓度，从而抑制子宫平滑肌的收缩。孕期用药属于 B 类。①用法：将利托君 100 mg 溶于 500 mL 葡萄糖液体中，开始时 0.05 mg/min 的速度静脉滴注，以后每隔 10～5 min 增加 0.05 mg/min，直至 0.35 mg/min，至宫缩停止，后继续维持 12 h，逐渐减量后改口服。如心率≥140 次应停药。②绝对禁忌证：孕妇心脏病、肝功能异常、子痫前期、产前出血、未控制的糖尿病、心动过速、低血钾、肺动脉高压、甲状腺功能亢进症、绒毛膜羊膜炎。③相对禁忌证：糖尿病、偏头痛、偶发心动过速。④副作用：孕妇有心动过速、震颤、心悸、心肌缺血、焦虑、气短、头痛、恶心、呕吐、低血钾、高血糖、肺水肿；胎儿呈现心动过速、心律失常、心肌缺血、高胰岛素血症；新生儿则有心动过速、低血糖、低钙、高胆红素血症、低血压、颅内出血。⑤监测指标：心电图、血糖、血钾、心率、血压、肺部情况，用药前后动态监测心绞痛症状及尿量，总液体限制在 2 400 mL/24 h。

（3）硝苯地平

钙通道阻滞剂,使细胞内钙离子浓度下降而抑制宫缩。孕期用药属于 C 类。①用法:首次负荷量 30 mg 口服或 10 mg 舌下含,20 min 1 次,连续 4 次。90 min 后改为 10～20 mg/4～6 h 口服,或 10 mg/4～6 h 舌下含,应用不超过 3 天。②副作用:血压下降、心悸、胎盘血流减少、胎心率减慢。③禁忌证:心脏病、低血压和肾脏病。

(4)吲哚美辛

为非甾体类抗炎药,前列腺素(PG)合成酶抑制剂,有使 PG 水平下降、减少宫缩的作用。孕期用药属于 B/D 类。(1)用法:150～300 mg/d,首次负荷量为 100～200 mg,直肠给药,吸收快;或 50～100 mg 口服,以后 25～50 mg/4～6 h,限于妊娠 32 周前短期内应用。(2)副作用:孕妇主要是消化道反应,恶心、呕吐和上腹部不适等,阴道出血时间延长,分娩时出血增加;胎儿:如果在妊娠 34 周后使用,PG 水平下降使动脉导管收缩、狭窄,胎儿心脏衰竭和肢体水肿,肾脏血流减少,羊水过少等;③禁忌证:消化道溃疡、吲哚美辛过敏者、凝血功能障碍及肝肾疾病。

(5)阿托西班(缩宫素受体拮抗剂)

阿托西班为缩宫素衍生物,与缩宫素竞争缩宫素受体而起到抑制宫缩的作用。与其他 3 种不同的 β 交感神经药物相比,阿托西班的副反应发生率较低。

4. 抗生素

虽然早产的主要原因是感染所致,但抗生素并不能延长孕周及降低早产率。(1)对有早产史或其他早产高危孕妇,应结合病情个体化地应用抗生素。(2)对胎膜早破的先兆早产孕妇建议常规应用抗生素预防感染。

5. 胎儿的监测

主要监护胎儿状态,包括羊水量和脐动脉血流监测及胎儿生物物理评分,及时发现胎儿窘迫,并通过超声测量评价胎儿生长发育及估计胎儿体重。

6. 孕妇的监测

包括生命体征的监测,尤其体温和脉搏的监测,常可早期发现感染的迹象。定期复查血、尿常规及 C 反应蛋白等。

7. 分娩时机的选择

(1)对于不可避免的早产,应停用一切宫缩抑制剂。

(2)当延长妊娠的风险大于胎儿不成熟的风险时,应选择及时终止妊娠。

(3)妊娠<34 周时根据个体情况决定是否终止妊娠。如有明确的宫内感染则应尽快终止妊娠。对于≥34 周的患者可以顺其自然。

8. 分娩方式的选择

分娩方式的选择应与孕妇及家属充分沟通。

(1)有剖宫产指征者可行剖宫产术结束分娩,但应在估计早产儿有存活可能性的基础上实施。

(2)阴道分娩应密切监测胎心,慎用可能抑制胎儿呼吸的镇静剂。第二产程常规行会阴侧切术。

9. 其他

应用宫缩抑制剂者,需防止产后出血。早产儿转新生儿 ICU(NICU)或请有经验医师进行新生儿诊治。

二、前置胎盘

妊娠28周后胎盘覆盖于子宫下段或子宫内口处。

【诊断】

1. 症状

在妊娠晚期(少数在妊娠中期)反复出现无痛性阴道出血。

2. 检查

(1)腹部检查:子宫底高度与停经月份相符,但胎先露高浮,常为臀位或横位。严重出血致重度贫血或休克时,胎心率可变快、减慢,甚至消失。耻骨联合上缘、先露下方有时可听到吹风样杂音,速率与孕妇脉搏一致。

(2)阴道检查:目前基本不做。

(3)产后检查胎盘:阴道分娩如胎膜破口与胎盘边缘大于7 cm,可除外前置胎盘。

(4)超声检查:胎盘显像可看到其边缘与宫颈内口关系,从而确定前置胎盘的诊断和类型。妊娠中期B超检查约1/3的胎盘位置较低甚至越过内口,以后随子宫长大,宫体上升,下段形成,胎盘随之上移。故妊娠中期B超检查发现胎盘低置时,不宜过早做出诊断,应嘱患者随访以观察其位置变化。

3. 分型

(1)完全性前置胎盘(中央性前置胎盘):子宫颈内口完全为胎盘组织覆盖。

(2)部分性前置胎盘:子宫颈内口部分为胎盘组织覆盖。

(3)边缘性前置胎盘:胎盘主要附着于子宫下段。

【治疗】

1. 积极保守治疗

(1)住院,绝对卧床休息。

(2)纠正贫血,如失血过多可输血。

(3)必要时在配血备用、输液、手术准备的条件下,由有经验的医生进行阴道检查,禁止肛查。

(4)孕35周前阴道出血<200 mL,可用硫酸镁及β肾上腺素能受体兴奋剂松弛子宫。

(5)对妊娠28~34周的孕妇,可用地塞米松促胎儿肺成熟。

(6)反复阴道出血或出血时间长,应给予止血药,及应用抗生素预防感染。

2. 终止妊娠

如无活动性阴道出血,中央性前置胎盘孕周已超过36~37周者,或一次阴道出血>200 mL者均需终止妊娠。

(1)剖宫产术:中央性前置胎盘大量失血或反复出血者,以剖宫产术终止妊娠最为迅速,对母儿均宜。①术前做好输血准备,保持静脉通畅,术时应有高年资医生在场指导或参与。②切口应尽量避开胎盘。③胎盘取出后,除在子宫肌层上注射缩宫剂外,可及时对子宫下段及内口附着部位渗血处用肠线做8字形缝合止血。如仍有渗血,应填塞宫纱。④有条件者可做髂内动脉结扎术或子宫动脉栓塞。⑤对出血多难以控制及胎盘植入而止血困难者,可以切除子宫。如植入范围小,可在局部做楔形子宫肌层切除重新缝合或局部注射 MTX 25 mg。⑥剖宫产术前、后应有新生儿科医生在场,并做好新生儿复苏准备。

(2)阴道分娩:凡部分性前置胎盘或边缘性前置胎盘,临产后胎膜自行破裂,无活动性出血者,在做好产后出血预防和处理的情况下,可经阴道分娩。

(3)孕妇转院:若因当地条件有限而难以就地处理,应确诊后转院,如果有阴道出血再立即做阴道大纱垫填塞,并在输血或输液的情况下转院治疗,并有医生陪送。

(4)产后处理:无论剖宫产或阴道分娩,对贫血应予迅速纠正,并用抗生素预防感染。

三、胎盘早剥

妊娠 20 周后至分娩期,正常位置的胎盘在胎儿娩出前部分或完全地从子宫壁剥离。

【诊断】

1. 病史

有妊娠期高血压疾病、外伤、羊水过多及多胎妊娠等。

2. 临床表现

(1)轻型(常为显性型或混合型):①有少量阴道出血,有腹痛,但轻微;②血压无改变,腹部检查无明显异常,胎心率正常;③产后胎盘检查可见胎盘母体面凝血块压迹。

(2)重型(常见于隐性型):①发病突然,腹痛明显;②恶心,呕吐,面色苍白,脉细速而呈休克状态;③阴道出血少或无出血,外出血与休克不成比例;④腹部检查:腹部呈板状,子宫强直性收缩,有压痛,胎位扪不清,胎心听不清;⑤若行破膜可见羊水呈血性,少数患者尿少或有凝血功能障碍表现。

3. 辅助检查

(1)B 超检查:可明确胎盘位置及胎盘后有无液性暗区,借以与前置胎盘鉴别;B 超亦可协助区别显性型及隐性型,以决定处理办法,亦可了解胎儿大小及存活情况。但对后壁胎盘 B 超往往诊断率低,主要依靠临床症状与体征诊断。

(2)实验室检查:

①血常规,血小板计数,出、凝血时间,试管法凝血时间。②动态检测凝血功能。③尿常规及肾功能检查,了解肾脏受损程度。

4. 类型

(1)隐性型:胎盘剥离后形成胎盘后血肿,但无阴道出血。

(2)显性型:胎盘剥离后血液沿胎膜下行,经子宫颈口向外流出。

(3)混合型:既有胎盘后血肿,又有外出血。

【治疗】

1. 凡疑有胎盘早剥者,应住院治疗。

(1)严密观察血压、脉搏、呼吸。

(2)注意子宫底高度、子宫收缩及压痛情况,并注意胎心变化。

(3)胎心监护:注意胎心基线率、基线变异及各种减速。

(4)B 超检查:紧急情况或临床诊断明确时可不必做 B 超检查。

2. 纠正休克。

(1)建立有效的静脉通道,补液。

（2）输血，以新鲜血最好，并根据纤维蛋白原定量输入有关凝血因子。

3. 胎盘早剥诊断一经确立，立即人工破膜，终止妊娠。

（1）轻型：对估计在短时间内能结束产程者可进行人工破膜，严密观察其血压、脉搏、宫底高度、阴道出血及胎心率变化，如发现胎儿宫内窘迫者，应立即行剖宫产术。

（2）重型：立即行剖宫产。

（3）剖宫产时如发现子宫卒中，胎儿娩出后经持续按摩、热敷，无明显出血而紫色逐渐消退者，可保留子宫；如子宫收缩不好，用多种子宫收缩剂后出血仍多，应在输血、输液的同时切除子宫。

4. 防止产后出血及感染。

5. DIC 时应及时补充凝血因子，包括新鲜全血、冻干血浆、冷凝沉淀物、凝血酶原复合物、浓缩血小板、纤维蛋白原等。在纤溶阶段，可用氨甲环酸 0.25～0.5 g，或甲苯酸 0.1～0.2 g，或 6-氨基己酸 4～6 g 等，溶于 5% 葡萄糖溶液 100～200 mL 中静脉点滴，或氨甲环酸 1 g 入小壶内缓慢滴入。

6. 密切注意尿量以了解有无急性肾衰竭，如尿量 <30 mL/h，可静脉注射呋塞米 20～40 mg，并可重复使用，必要时可行人工透析。

7. 注意原发病的治疗。

第五节　早产胎膜早破

指在妊娠 37 周以前，未临产而发生的胎膜破裂，主要由感染引起。

【诊断】

1. 早产胎膜早破

通过临床表现、病史和简单的试验来进行。

（1）病史对于早产胎膜早破的诊断十分重要，因而不应忽视，应详细了解病史。

（2）阴道分泌物的二硝基苯基偶氮萘酚二磺酸钠试纸试验，检测 pH≥7。

（3）取阴道穹隆液池内的液体置玻璃片，干后显微镜下观察有羊水结晶。

上述试验均为阳性，其诊断早产胎膜早破的准确率为 93.1%。

2. 宫内感染

判断有无绒毛膜羊膜炎主要依据临床诊断。分娩后胎盘、胎膜和脐带行病理检查，剖宫产术中行宫腔及新生儿耳拭子细菌培养可以帮助确诊，并可作为选用抗生素时的参考。

宫内感染的临床诊断指标如下（有以下 3 项或 3 项以上者即可诊断）：

（1）体温升高≥38 ℃；

（2）脉搏≥110 次；

（3）胎心率 >160 次或 <120 次；

（4）血白细胞升高达 $15×10^9$/L 或有核左移；

（5）C 反应蛋白水平上升；

（6）羊水有异味；

（7）子宫有压痛。

【治疗】

药物治疗前需要作阴道细菌培养。

1. 抗生素:其作用肯定,可以降低新生儿病率和病死率,以及产褥感染的发生率。首选青霉素类药物,青霉素过敏者改用头孢类抗生素。

2. 糖皮质激素:临床上无明显宫内感染征象,即可应用,方法和剂量同早产。

3. 宫缩抑制剂:如无宫缩不必应用,如有宫缩而妊娠<34周,无临床感染征象可以短期应用。

4. 终止妊娠:妊娠<34周者,如果无宫内感染,可使用糖皮质激素和抗生素,并应严密监测母、儿状况,如发现感染,应立即终止妊娠。对于无 NICU 医院,如果患者短期内无分娩的可能,应尽早转至有 NICU 的医院。妊娠>34周,不需常规进行保胎,顺其自然。

【预防】

1. 个人因素、社会—经济因素的改善。

2. 规范的产前保健。具有早产高危因素者在妊娠20～24周超声检查时注意测量宫颈长度,检测阴道或宫颈分泌物中 fFN。

3. 孕妇疾病的治疗,如妊娠期高血压疾病、系统性红斑狼疮、肾病、全身性感染(如肾盂肾炎、肺炎及阑尾炎等)、梅毒、下生殖道感染等。

4. 预防性的宫颈环扎术仅适用于宫颈内口松弛者。

5. 重视孕妇的健康教育与宫缩监测。

第六节　母儿血型不合

孕妇与胎儿的血型不合,使胎儿红细胞破坏,导致溶血、贫血,称母儿血型不合溶血病。常见的有 ABO 血型系统及 Rh 血型系统两大类。

【诊断】

1. 病史

(1)孕妇以往有无明显原因的死胎、流产、早产及新生儿死亡或出生后迅速出现黄疸等病史。

(2)Rh 阴性妇女在第一次宫内妊娠前曾有输血史、宫外孕或流产史。

2. 辅助检查

(1)孕妇及丈夫血型检查:丈夫血型为 A、B 或 AB 型,而孕妇为 O 型,有发生 ABO 血型不合的可能。丈夫为 Rh 阳性,孕妇为 Rh 阴性者,则可能发生 Rh 血型不合;或孕妇缺乏 RhE、C 抗原。

(2)抗体效价测定:如孕妇血清学检查阳性,已有致敏,应定期测定抗体效价。妊娠28～32周,每两周1次;妊娠32周以后,每周1次。如果 ABO 血型不合抗体效价逐渐上升到1:512以上,Rh 血型不合效价上升到1:32以上,提示病情较严重。

(3)B超检查:观察胎儿水肿,包括胸、腹腔是否有积液,有无头皮水肿(双重光环),有无心脏扩大、肝脾肿大及胎盘增大、增厚。

(4)胎心监护:可出现正弦曲线或有胎儿缺氧的图形。

【治疗】

1. 妊娠期处理

(1)口服中药。

(2)口服维生素 E 100 mg,每日 1 次。预产期前两周开始口服苯巴比妥钠 10~30 mg,每日 3 次。

(3)测定抗体效价高时应做血浆置换。当母血清特异抗体上升 2 倍时应做血浆置换,并监测抗体滴度,再次上升时可重复。

(4)静脉内丙种球蛋白 10 克/次点滴,一周 1~2 次。

(5)定期 B 超检查,观察胎儿情况及羊水量,如发现胎盘、胎儿水肿,可宫内输血或适时终止妊娠。

(6)妊娠 28 周起定期 NST 检查。

(7)终止妊娠指征:①对 ABO 血型不合其抗体效价达 1:512,对 Rh 血型不合效价达 1:32,或上升 2 倍以上治疗效果不好时,应考虑剖宫产。②抗体效价虽未达上述标准,但过去有流产、死产、严重新生儿溶血史,估计胎儿娩出后有一定存活能力者。35 周前应促胎肺成熟。③妊娠已达 37 周。

2. 新生儿处理

(1)新生儿娩出后,立即在距脐轮约 10 cm 处夹住脐带,自胎盘端收集脐血,查血型、血红蛋白、网织红细胞计数、有核红细胞计数、胆红素及 Coomb 试验。脐带应保留,以浸泡有 1:5 000 呋喃西林溶液的消毒纱布包裹,外套消毒避孕套以免干燥,固定于腹部,以备必要时换血之用。

(2)观察黄疸出现的时间、变化及贫血程度,出现黄疸时应给予以下治疗:①光照疗法;②人血白蛋白或血浆疗法;③应用肾上腺皮质激素;④应用苯巴比妥;⑤换血疗法:血清胆红素≥205 mmol/L(20 mg/dL)或脐血血红蛋白(Hb)<140 g/L,胆红素>4 mg/dL,或以每小时 0.5 mg/dL 的速度上升时,应及时换血治疗。⑥治疗贫血。

第七节　多胎妊娠

一次妊娠同时有两个或两个以上胎儿称为多胎妊娠。

【诊断】

1. 病史

多胎妊娠家族史,生殖辅助技术受孕。

2. 临床表现

(1)妊娠期:孕妇早孕反应重,子宫增大明显,妊娠晚期有呼吸困难、下肢浮肿、静脉曲张等压迫症状,易并发缺铁性贫血、妊娠期高血压疾病、羊水过多、前置胎盘、胎膜早破、早产等。胎儿易发生双胎输血综合征、胎儿畸形、FGR 等。

(2)分娩期:产程延长,胎位异常,胎膜早破,脐带脱垂,胎盘早剥,双胎胎头交锁及双头嵌顿,产后出血及产褥感染。

3. 检查

子宫增大明显大于相同孕周的单胎妊娠,羊水较多。可触及两个或以上胎头和多个肢体,不同部位可闻及不同频率的胎心音。

4. 辅助检查

(1)B超:妊娠8周即可见两个或两个以上妊娠囊,并可分辨胎囊之间的隔膜,初步区别单卵或双卵双胎。可见两个或以上胎头光环。

(2)多普勒胎心仪:可闻及不同频率的胎心音。

【治疗】

1. 妊娠期:预防妊娠期并发症。

2. 定期产前检查:营养支持,休息,预防贫血和妊娠期高血压疾病、早产。

3. B超检查:监测胎儿的生长发育,警惕双胎输血综合征,确诊为联体儿时,妊娠26周前行引产术,妊娠26周后宜行剖宫产术。

4. 分娩方式

(1)剖宫产指征

①第一胎为横位或臀位,或发生胎头交锁,双头位发生胎头嵌顿时。

②产科指征:产程延长或胎儿窘迫。

③≥3胎以上。

④其他妊娠并发症,如高血压疾病、前置胎盘、脐带脱垂、胎膜早破、胎儿窘迫等。

(2)阴道分娩

需严密观察产程进展、胎心变化及宫缩情况,做好输液、输血、抢救新生儿等准备。

(3)第一个胎儿娩出后,警惕脐带脱垂、胎盘早剥和胎位异常,避免胎头交锁的发生。

(4)预防产后出血。

第八节　羊水量异常

一、羊水过多

【诊断】

1. 诊断依据

(1)宫高、腹围均大于同期孕妇。

(2)胎位不清,胎心听不到。

(3)B超检查:最大羊水暗区垂直深度(AFD)≥8 cm可考虑羊水过多。羊水指数(AFI)>20 cm时,羊水过多的诊断可以成立。B超还可以同时对无脑儿、脑积水、脊柱裂等胎儿畸形或多胎妊娠做出诊断。

(4)甲胎蛋白(AFP)测定:如胎儿有神经管畸形及消化道畸形,均可使血及羊水中的AFP异常升高。

2. 分类诊断

(1)急性羊水过多:多发生在妊娠 20～24 周,子宫短时间内急剧增大,平卧,腹部膨大胀痛,皮肤紧绷发亮,下肢、外阴浮肿及静脉曲张。

(2)慢性羊水过多:腹部增大较同期妊娠为快,但较急性者为慢,常发生在妊娠 28～32 周。

3. 鉴别诊断

(1)双胎妊娠:宫高、腹围大于同期孕妇,有腹腔压力增大引起的压迫症状,B 超可探及双胎。

(2)巨大儿:巨大儿 B 超可探及胎儿双顶径>10 cm,胸腹围、股骨长度均比同孕期大。

【治疗】

治疗应视胎儿有无畸形、孕周及孕妇症状的严重程度来决定。

1. 羊水过多合并胎儿畸形应尽早终止妊娠。

2. 羊水过多而胎儿无明显畸形

(1)若症状较轻者,妊娠不足 37 周可以继续妊娠。

(2)若症状严重,胎龄不足 37 周,①可考虑 B 超引导下做羊膜腔穿刺放液治疗。放羊水速度不宜过快,以 500 mL/h 为宜,放液总量不超过 1 500～2 000 mL,并注意观察血压、脉搏、胎心,以便早期发现胎盘早剥,术后给抗生素预防感染,酌情用镇静保胎药预防早产。②若术后羊水继续增长,间隔 1～2 周可重复穿刺减压。③妊娠近 37 周,羊水量继续增长,症状严重,可在羊膜腔穿刺的同时确定胎肺成熟度。若已成熟,可行人工破膜引产终止妊娠;若胎肺未成熟,可在羊膜腔内注入地塞米松 10 mg,促胎肺成熟,注射 24～48 小时后再考虑引产。

(3)吲哚美辛(前列腺素合成酶抑制剂):每天口服 2.2～3.0 mg/kg,治疗羊水过多。此药可使动脉导管提前关闭,应限于 32 孕周以前应用。

二、羊水过少

【诊断】

1. 羊水过少常与下列情况合并存在:(1)胎儿宫内生长迟缓;(2)妊娠期高血压疾病;(3)过期妊娠。

2. 胎儿有先天性肾缺如或肾发育不全,而使胎儿无尿。此类情况甚少见,亦应重视,可用 B 超诊断。

3. B 超检查:估计羊水量,最大羊水池深度(AFD)≤2 cm 或 AFI≤5 cm 为羊水过少,羊水指数(AFI)≤8 cm 为羊水较少。

4. 羊水直接测量法:破膜时、阴道分娩或剖宫产时直接收集羊水,少于 300 mL。

5. 中期妊娠时羊水过少,若多次 B 超未见肾脏者可考虑诊断为先天性无肾。

6. 足月妊娠临产后作人工破膜,羊水极少而稠厚,呈深绿色或无羊水流出而夹出胎发,应高度怀疑羊水过少的存在。

7. 胎膜早破历时较长,亦应注意有发生羊水过少的可能。

【治疗】

1. 发现羊水过少,应了解胎儿宫内情况,如:(1)测胎动次数;(2)作 NST;(3)测胎儿脐动脉血流 S/D 比值。

2. 妊娠中期发现羊水过少,应注意胎儿有无泌尿系统畸形及宫中发育受限等异常。

3. 妊娠 37 周后羊水过少,应立即终止妊娠。妊娠后 35 周后合并妊高症、慢性高血压、胎儿发育迟缓,同时伴发羊水过少,经治疗后羊水量未见好转者,应终止妊娠。

3. 羊水过少或羊水粪染可给予羊膜腔灌注。

4. 若胎儿正常大小,无其他并发症,无宫内窘迫者可试行阴道分娩。

第九节　胎儿异常

一、胎儿生长受限

指胎儿估计体重低于同孕龄的第 10 百分位数。

【诊断】

1. 宫高测量:宫高<同孕龄第 10 百分位数或宫高、腹围、体重连续 3 次无增长,可作为诊断标准。

2. 超声估计胎儿体重:双顶径、股骨长、腹围同时小于 1SD 或任一项小于 2SD。

3. 超声多普勒血流测定脐动脉血流 S/D 比值>同孕龄第 95 百分位数,可作为血流异常标准。

4. 生化诊断

(1)E3 和 E/C 比值。

(2)HPL 和特异性 β1 糖蛋白(SP1)。

【治疗】

1. 产前处理

(1)避免 FGR 危险因素,积极治疗妊娠合并症,并避免应用对胎儿生长有影响的药物。

(2)左侧卧位,可以增加子宫胎盘血流量。

(3)补充营养。

(4)给氧。

(5)药物治疗:

①子宫平滑肌松弛剂:如 β 肾上腺素能激动剂、硫酸镁。

②中药治疗。

2. 终止妊娠的指征

(1)妊娠≥37 周,胎儿肺已成熟。

(2)妊娠<37 周,治疗期间胎儿体重增加不明显,且伴有胎儿监测试验异常,如羊水过少、低生物物理评分、胎心监护异常。

3. 分娩方式的选择

(1)阴道分娩:适用于有终止妊娠指征,无明显胎儿窘迫表现且无明显头盆不称及严重合并症或产科并发症者。

(2)剖宫产:FGR 的剖宫产指征包括:

①头盆不称或产程停滞。

②臀位或横位,FGR 时不论完全臀先露还是单臀先露,均以剖宫产为宜。

③胎儿窘迫。

④孕妇有严重的内科合并症,不能耐受分娩者。

⑤胎儿不能耐受阴道分娩者。

二、巨大儿

【诊断】

1. 临床表现

(1)病史:如妊娠合并糖尿病。

(2)腹部检查:腹部明显膨隆,宫底高,宫高超过第 90 百分位以上,腹围大。

2. 辅助检查 B 超:胎头双顶径、胎儿腹围测量超过同孕龄第 90 百分位以上。

【治疗】

1. 妊娠期检查发现胎儿大于孕龄或分娩巨大儿者,应进行孕妇糖尿病检查。

2. 对糖尿病孕妇进行疾病治疗,妊娠 38 周后,根据胎儿成熟度、胎盘功能及糖尿病控制程度,择期引产或行剖宫产。

3. 胎儿体重＞4 500 g,择期剖宫产终止妊娠。

4. 胎儿体重＞4 000 g,产程进展异常,剖宫产终止妊娠。

5. 阴道分娩时,注意肩难产。

三、胎儿窘迫

胎儿在宫内有缺氧征象危及健康和生命。

【诊断】

1. 慢性胎儿窘迫

(1)病史:能引起胎盘功能不全的孕妇全身疾病史或妊娠期疾病史。

(2)临床表现:胎动减少或频繁,听诊胎心异常。

(3)辅助检查:①胎盘功能检查;②胎心监测 NST 无反应型或 OCT 阳性;③羊膜镜检查羊水混浊,呈现黄染或深褐色。

(4)B 超:生物物理评分小于 6 分或羊水少。

2. 急性胎儿窘迫

(1)病史:脐带脱垂、绕颈、打结等;前置胎盘,前置血管破裂,胎盘早剥或宫缩过强且持续时间过长;产妇休克等。

(2)临床表现:多在分娩期。胎动过频继而消失,胎心或(和)羊水异常。

(3)辅助检查

①胎心监测:胎心率＞160 次/分,尤其＞180 次/分,为胎儿缺氧的初期表现。胎心率＜120 次/分,尤其＜100 次/分,为胎儿危险征。出现胎心率频发晚期减速,或频发重度变异减速,或基线变异消失。

②胎儿头皮刺激或声刺激试验无反应。

【治疗】

1. 慢性胎儿窘迫以改善胎盘循环为主要处理原则。

(1)治疗原发病。

(2)左侧卧位,间断给氧。

(3)应用子宫松弛剂。

(4)促胎肺成熟,适时终止妊娠。

2. 急性胎儿窘迫应尽快终止妊娠。

(1)宫口开全或近开全,胎先露已达坐骨棘平面以下 3 cm 者,应尽快经阴道助产。

(2)宫口尚未开全者,估计短期内不能结束分娩者,应立即剖宫产结束分娩。

(3)做好新生儿复苏的准备。

四、胎儿畸形

(一)无脑儿

【诊断】

1. 腹部检查时,胎头较小;肛门检查或阴道检查时,可扪及凹凸不平的颅底。

2. 辅助检查

(1)孕 14 周后 B 超探查见不到圆形颅骨光环,头端有不规则“瘤结”。

(2)X 线摄片,无颅盖骨可确诊。

(3)母血 AFP 升高。

【治疗】

1. 无脑儿一经确诊应引产。

2. 因伴有脑脊膜膨出造成分娩困难者,可行毁胎术结束分娩。

(二)脊柱裂

【诊断】

B 超探及某段脊柱两行强回声的间距变宽或形成的角度呈 V 形或 W 形,脊柱短小,不规则弯曲,不完整,或伴有不规则囊性膨出。

【治疗】

严重者应终止妊娠。

(三)脑积水

【诊断】

1. 腹部检查:头先露时,在耻骨联合上方可触及宽大、骨质薄软、有弹性的胎头。胎头大于胎体并高浮,胎头跨耻征阳性。

2. 阴道检查:颅缝宽,囟门大且紧张,颅骨软而薄,触之有如乒乓球感。

3. 辅助检查:B 超检查孕 20 周后脑室率>0.5,颅内大部分被液性暗区占据,中线飘动。

【治疗】

确诊后引产。

(四)联体儿

【诊断】

单羊膜囊双胎,B超可确诊。

【治疗】

一旦发现应尽早终止妊娠,足月妊娠应行剖宫产。

五、死胎

【诊断】

1. 诊断依据

(1)孕妇自觉胎动消失,子宫不再继续增大,体重下降,乳房胀感消失。

(2)产前听不到胎心,子宫比妊娠周数小。

(3)妊娠晚期孕妇24小时尿雌三醇含量在3 mg以下(不久前测定在正常范围)。

(4)B超发现胎心和胎动消失,胎体变形,包括颅骨重叠、脊柱成角等。

【治疗】

1. 应及时引产终止妊娠。

2. 应做凝血功能检查,包括血小板计数、凝血时间、凝血酶原及凝血酶时间、纤维蛋白原等,必要时针对检查结果对DIC进行治疗。

3. 临产后应配新鲜血备用,分娩时及时用宫缩剂以防产后出血。

4. 分娩结束后应仔细检查胎盘、脐带、胎膜及胎儿,如有可能则送病理检查,以明确死亡原因。

5. 疑有宫内感染者,产后应给抗生素预防感染。

6. 产后及时服用退奶药。

第十节 妊娠合并内科疾病

一、合并肺炎

【诊断】

1. 临床表现

典型症状是发病急,寒战、高热、头痛、全身不适、呼吸困难、咳嗽、脓痰或痰中带血。偶有恶心、呕吐、腹痛或腹泻。

体格检查时典型病例叩浊、语颤增强,支气管呼吸音消散期可闻及湿啰音。

2. 辅助检查

（1）血常规：一般白细胞升高，中性粒细胞分类升高并有明显的核左移。

（2）痰涂片或细菌培养阳性。

（3）血清冷凝集试验阳性有助于支原体肺炎的诊断。

（4）X 线检查：各种肺炎的 X 线表现。

【治疗】

1. 尽快找出病原菌

发病后应立即作痰和血的细菌培养，以便尽早作出正确诊断，选择敏感抗生素，但要注意慎用或不用对胎儿有害的抗生素。

2. 抗生素的应用

肺炎球菌、葡萄球菌可选用青霉素 G、红霉素类、头孢类。嗜血流感杆菌可选用氨苄西林加红霉素，如有耐药改用三代头孢菌素，如头孢噻肟等。对克雷白杆菌，氨基甙类抗生素为首选，长期使用对胎儿听神经有损伤作用，故应慎用，重症时可用三代头孢菌素。支原体首选红霉素，慎用四环素。

3. 对症处理，加强全身支持疗法

咳嗽严重者可给予雾化吸入，适当给予镇咳、祛痰药物，胸痛、烦躁不安者可用镇静剂，有呼吸困难时给予氧气吸入，注意纠正水电解质紊乱和贫血。同时，注意有关胎儿缺氧和早产征兆等。

4. 临产及分娩期的处理

临产过程中，不宜使用麻醉止痛药，密切观察产程进展，给予持续吸氧。一般以经阴道分娩为宜，为缩短第二产程，可经阴道助产结束分娩。产后仍需继续用抗生素，直至恢复正常。

二、合并病毒性肝炎

【诊断】

1. 病史

有肝炎接触史，或输血、注射血制品史。

2. 临床表现

（1）乏力、恶心、呕吐、食欲不振、腹胀、上腹胀痛。肝区叩痛。

（2）重症肝炎时，起病突然，发热、皮肤黏膜下出血、呕血、精神迟钝、昏迷，肝脏迅速缩小，出现腹水。

（3）妊娠早期可触及肝肿大伴触痛。妊娠晚期因宫体升高，肝脏不易被扪及。

（4）尿色加深如茶色，巩膜、皮肤黄染。

3. 实验室检查

（1）常规检查：甲、乙、丙型肝炎病毒抗原及抗体。

（2）尿三胆阳性，血清胆红素增加。

（3）血清丙氨酸转氨酶（SALT）和天冬氨酸转氨酶（SAST）升高，前者较为灵敏，诊断价值较大。

（4）若 SALT＞40 U 则需进一步测定出、凝血时间，血小板计数、凝血酶原时间、纤维蛋白原及血糖。

(5)血小板计数下降,血纤维蛋白下降,血3P试验阳性。

(6)肾功能检查。

4. 辅助诊断

(1)超声检查:了解肝脏的大小。B超所见波形改变有助于肝炎和妊娠脂肪肝的鉴别。

(2)肝脏穿刺:肝活检对肯定诊断及鉴别诊断有较大意义。

(3)有条件者可检测乙型肝炎病毒(HBV)—脱氧核糖核酸(DNA)、丙型肝炎病毒(HCV)—核糖核酸(RNA)。

【治疗】

确诊为肝炎后应转诊到妊娠合并肝炎治疗中心(或传染病医院)治疗。

1. 一般治疗支持疗法

(1)休息及低脂饮食,并且补充蛋白质、大量维生素B、C、K。

(2)保肝药物:肌苷0.2 g,每日1次,肌注,葡醛内酯0.1～0.2 g,每日3次,口服。

(3)退黄疸:丹参2 mL×10支或茵栀黄2 mL×10支加入5％葡萄糖溶液500 mL中静滴,每日1次,或天门冬氨酸20 mg静脉注入,可降低胆红素,改善肝功。

2. 重症肝炎

(1)进低脂肪、低蛋白、高碳水化合物饮食。

(2)补充凝血因子,早期输新鲜血、血浆或人血白蛋白。

(3)降血氨14-AA-800氨基酸250～500 mL加入等量葡萄糖溶液中静滴,或谷氨酸钠11～23 g、盐酸精氨酸15～20 g加入5％～10％ GS中静脉滴注。

(4)促肝细胞生长,改善肝内循环。可用丹参等加入葡萄糖内静脉滴注或注射谷胱甘肽80 mg。

(5)抗病毒,如干扰素300万U/d皮下或静注,用7日,或胰高糖素1 mg和胰岛素8 U加入10％葡萄糖500 mL中静滴,以及应用促肝细胞生长的生物制品溶液。

(6)预防感染,采取对肝细胞影响小的广谱抗生素,如氨苄西林、头孢菌素等。

(7)DIC时早期可给肝素50 mg加入右旋糖酐500 mL中静脉滴注,然后补充凝血因子。

(8)肾衰时按急性肾衰处理。

3. 产科处理

(1)妊娠早期:首先积极治疗肝炎,病情好转后可考虑人工流产。人流前给予维生素K,以防术时出血。

(2)妊娠中期:尽量避免终止妊娠,一般允许继续妊娠,若病情加重,发展为重症肝炎时,则应终止妊娠。

(3)妊娠晚期:先兆早产可给予安胎处理,重症肝炎则应及早终止妊娠。

(4)分娩期:普通型肝炎,如无产科指征,可经阴道分娩。重症肝炎宜剖宫产,除非宫颈条件好或为经产妇,估计短期可经阴道分娩者。

第一产程:止血药,如维生素 K_1 120 mg肌注或静注;备鲜血或新鲜冰冻血浆和少浆血,注意凝血功能的变化。

第二产程:缩短第二产程,必要时行产钳或胎头吸引器助产。胎肩娩出后,注射缩宫素。

第三产程:防止产后出血,补充血容量,在进行成分输血时应注意补充新鲜冰冻血浆,防止发生出血性休克。

产后:①观察阴道出血量、子宫缩复情况及有无阴道血肿;②应用抗生素防止感染,选用对肝脏损害小的抗生素,例如氨苄西林、头孢菌素;③尽量不喂奶,避免用雌激素回奶。

4. 新生儿处理

(1)对每一新生儿应留脐血行乙肝二对半抗原抗体检查。

(2)不宜母乳喂养。

(3)主动免疫法:所有的新生儿均应注射乙肝疫苗,时间为出生当日、1 个月及 6 个月各注射 1 次,共 3 次,对 HBsAg 及 HBeAg 均为阳性孕妇所分娩的新生儿,亦可同时在出生当日注射乙肝高效免疫球蛋白(HBIG)1 mL,以后 3 个月、6 个月各注射 0.5 mL。

三、合并急性脂肪肝

妊娠期肝脏脂肪变性,常伴有肾、胰、脑等多脏器损害。

【诊断】

1. 临床表现

(1)大多在妊娠晚期 32～38 周间发病,一般为初产妇。

(2)起病急骤,大多突发恶心、呕吐,伴上腹痛等。

(3)发病 1 周左右出现黄疸,呈进行性加重。

(4)重症可有腹水及高血压、蛋白尿、水肿等,常并发少尿、胃肠道出血及弥散性血管内凝血。也可出现意识障碍、昏迷等肝性脑病症候。大多在产后数日内死亡。

(5)轻症主要为腹痛、呕吐、黄疸,无少尿、腹水等表现。

(6)常合并不同程度的妊娠期高血压疾病。

2. 辅助检查

(1)白细胞增高,达$(20～30)×10^9$/L,血小板减少;可见幼红细胞、巨血小板、嗜碱性点彩细胞。

(2)血清胆红素增高,尿胆红素阴性,血淀粉酶显著升高。

(3)丙氨酸转氨酶<300 U。

(4)其他检测:低蛋白血症,可<15 g/L(1.5 g/dL);血尿酸升高;尿素氮增高;低血糖,可<0.55～2.2 mmol/L;凝血酶原及部分凝血活酶时间延长;纤维蛋白原降低。

(5)超声检查:肝脏缩小,B 超显示弥漫性回声增强,呈雪花状,强弱不均,远场回声衰减,特称亮肝。

(6)CT 扫描显示脂肪肝图形。

【治疗】

1. 综合治疗

(1)饮食:禁脂肪,低蛋白、高碳水化合物饮食。纠正低血糖。

(2)使用保肝药和维生素 C、K、ATP、辅酶 A 等。

(3)输入新鲜血、血浆、血浆冷沉淀,以纠正凝血因子的消耗。输入新鲜冰冻血浆可补充凝血因子。输入人血白蛋白可纠正低蛋白血症,降低脑水肿的发生率。

(4)早期短期应用肾上腺皮质激素。氢化可的松静脉滴注,每日 200～300 mg。

(5)防治并发症:①产前发生 DIC 时可使用肝素抗凝疗法,然后补充凝血因子;②肾衰竭时,腹膜透析或血液透析;③纠正休克,改善微循环障碍。血管活性药物以多巴胺、苄胺唑啉、异丙基肾上腺素为宜。

2.产科处理

(1)经积极支持疗法后,及早终止妊娠。终止妊娠后可减轻肝脏负担,有可能制止病情的进一步发展。

(2)分娩方式:①剖宫产适用于短期内无分娩可能者;②引产适用于宫颈已成熟、胎儿较小、估计能在短期内分娩者。

四、合并缺铁性贫血

【诊断】

1.临床表现

可出现腹胀、腹泻、食欲不振、全身乏力、面色苍白、头晕眼花、心慌气短等。

2.实验室检查

(1)血红蛋白<100 g/L,血细胞比容<0.30;外周血涂片红细胞呈低色素、小细胞。

(2)血清铁<6.5 μmol/L(35 μg/dL)。

(3)铁蛋白降低小于10 ng/mL。

(4)骨髓象:红细胞系统增生活跃,以中幼红细胞为主,晚幼红细胞少见,可见红细胞分裂象,未见可染色铁。

【治疗】

1.孕期多吃含铁丰富的动物肝脏和血,以及蛋类、豆制品等。

2.妊娠各期动态监测血象,可于孕4个月始给予铁剂,预防贫血的发生。

3.药物治疗补充铁剂。

4.在血红蛋白<60 g/L时可少量多次输血,或输浓缩红细胞。

5.产科处理

(1)Hb<80 g/L,临产后应配血。酌情应用维生素 K_1、卡巴克络及维生素C。

(2)加强产程监护,预防宫缩乏力,防止产程过长。产程中间断吸氧。第二产程持续吸氧,必要时助产。

(3)积极预防产后出血,于胎儿娩肩时静脉注射宫缩剂:缩宫素10 U或麦角新碱0.2 mg(严重贫血或伴有心功能不全时慎用);或于阴道或直肠内塞入卡前列甲酯栓0.5~1 mg,或米索前列醇200~400 μg顿服,或200 μg舌下含服,或经阴道、直肠内塞入,预防产后出血。出血多时可输浓缩红细胞。

(4)接产过程中严格无菌操作,产后应用广谱抗生素预防感染。

(5)重度贫血输液时应监测心脏功能,警惕贫血性心脏病的发生。

五、合并巨幼细胞贫血

【诊断】

1.临床表现

消化道症状如恶心、呕吐、腹泻、舌炎。常伴有软弱无力、头晕、眼花、表情淡漠、皮肤黏膜苍白、干燥，水肿，低热，心悸、气短，甚至可以出现心衰。

神经系统症状如手足麻木、感觉障碍、行走困难，甚至出现精神症状，如妄想、忧郁等。

2. 实验室检查

(1)叶酸和维生素 B_{12} 缺乏的血象是相同的，Hb 常低于 40～60 g/L，伴有血小板减少、白细胞减少。

(2)外周血涂片为大细胞性贫血，红细胞平均体积(MCV)＞94 fl，血红蛋白平均含量(MCH)＞32 pg。中性粒细胞分叶过多，多于 5 叶。

(3)骨髓象：巨幼红细胞增生＞10％，红细胞体积大，核染色质疏松。粒细胞系统和巨核细胞系统也有巨型变。

(4)血清叶酸测定＜6.8 mmol/L(3 ng/mL)，红细胞叶酸＜227 mmol/L(100 ng/mL)，可确定为叶酸缺乏性贫血；血清维生素 B_{12} 测定＜90 pg/mL，可确定为维生素 B_{12} 缺乏。

3. 应用叶酸和维生素 B_{12} 治疗有效。

【治疗】

1. 孕前

(1)孕前停用影响叶酸代谢的药物，如口服避孕药、抗癫痫药物(常见苯妥英、苯巴比妥类等)、酒精等。

(2)对巨幼细胞贫血的高危人群，或生育过神经管畸形胎儿的妇女，应于孕前 2～3 个月服用叶酸 0.8～1 mg/d，至少至孕后 3 个月。

2. 妊娠期

(1)饮食营养指导，改变不良饮食习惯，多食新鲜、绿叶蔬菜、动物蛋白和含铁丰富的食品。

(2)妊娠各期动态监测血象，出现贫血应积极治疗。

3. 治疗

(1)治疗原发疾病，改变不良饮食习惯，增加营养。

(2)补充缺乏的微量元素：如①叶酸：每日 10～20 mg 口服；②维生素 B_{12}：100～200 μg，每日肌肉注射一次，待血红蛋白升高后可逐渐减量；③补充铁剂。

(3)对重度贫血，可少量多次输入浓缩红细胞或全血。

六、合并再生障碍性贫血

【诊断】

1. 临床表现

(1)严重贫血貌，常伴有出血倾向，出血灶多局限于皮肤及黏膜，严重者可出现蛛网膜下腔出血或颅内出血。

(2)常合并感染，如口腔溃疡、呼吸道及/或消化道感染。

2. 辅助检查

(1)外周血象：全血细胞减少，网织红细胞减少。

(2)骨髓象：骨髓造血功能明显减退。

【治疗】

1. 妊娠前

已确诊的妇女,应在病情缓解后再慎重怀孕。

2. 妊娠期

(1)孕期动态监测孕妇外周血象,尤其在高热或有出血倾向时,以便及早发现异常,及时诊治。

(2)妊娠合并再生障碍性贫血,应与血液科医师协同做好孕期监护,预防出血和感染。

(3)孕早期合并再生障碍性贫血病情不稳定,需用激素治疗时,应行治疗性终止妊娠。

(4)孕中期原则上要控制、缓解病情。①支持疗法:增加营养,中西医结合提高免疫功能。②激素:血小板很低,伴有出血倾向时,可应用肾上腺皮质激素,每日 15～40 mg,或应用蛋白合成激素(雄激素)。应用大剂量雄激素,可能有肝毒性反应或对女性胎儿有影响,应慎重使用。③输血治疗:Hb<60 g/L 或伴有心功能代偿不全时,输浓缩红细胞,使血细胞比容维持在 0.20 左右;急性感染时可以输入粒细胞;血小板极低,有出血倾向时,可输入血小板。④不主张预防性应用抗生素,一旦发生感染时,应用广谱抗生素。

3. 分娩期

(1)分娩前尽量改善血象,实行计划分娩,减少分娩中并发症。

(2)尽量行阴道分娩,减少手术产。第二产程为减少产妇用力致颅内出血,可酌情助产。术中无菌操作,预防性应用宫缩剂。产后认真检查和缝合伤口,避免产道血肿,减少产后出血。

(3)有指征行剖宫产时,一旦出现子宫不可控制的出血时,可考虑行子宫切除术。

(4)产程中或手术中输入成分血和(或)全血。

(5)产后继续支持疗法,预防产后出血,预防性应用广谱抗生素。

七、合并血小板减少性紫癜

【诊断】

1. 临床表现

(1)出血以黏膜、皮肤出现血性淤点、紫癜为主,或有齿龈出血、鼻出血、血尿、便血等消化道出血。

(2)脾脏不大或仅轻度增大。

2. 实验室检查

(1)血小板多次低于 $100 \times 10^9/L$,当低于 $50 \times 10^9/L$ 时易发生出血倾向。

(2)骨髓检查:巨核细胞正常或增多,而成熟型血小板减少。

(3)约 $60\% \sim 80\%$ 的患者血小板相关抗体(PAIg)增高。

3. 除外继发性血小板减少症。

【治疗】

1. 妊娠前

若已患 ITP,病情尚未稳定,血小板计数 $<50 \times 10^9/L$,暂不宜妊娠。

2. 妊娠期

(1)应与血液科共同监测 ITP 病情的发展。

(2)补钙、补铁,补充维生素 C,每日顿服 2 g;氨肽素 1 g,每日 3 次。

(3)皮质激素:孕中期以后,血小板计数$<50\times10^9$/L 伴有出血症状,应用泼尼松 1 mg/kg,待病情缓解后逐渐减量。可使 2/3 的患者血小板升高,但又常复发。

(4)丙种球蛋白的应用:大剂量丙种球蛋白 400 mg/(kg·d)或 20 g,静脉注入 5 天以上,可使 2/3 的患者血小板上升。

(5)输入血小板:血小板计数$<10\times10^9$/L 时有出血倾向,为防止重要脏器出血(脑出血)时应用。

(6)脾切除:以上治疗无效,血小板计数$<10\times10^9$/L,有严重出血倾向危及生命,可于孕 6 个月前实施手术,70%~90%有一定效果。

3. 分娩期

(1)剖宫产指征:血小板计数$<50\times10^9$/L,或伴有出血倾向;胎儿血小板计数$<50\times10^9$/L;有脾切除史者。血小板$<60\times10^9$/L 时不用硬膜外麻醉。

(2)阴道分娩第二产程或剖宫产术中输入血小板或新鲜血。

(3)阴道分娩应避免产程延长,尽量避免手术产。产后认真检查、缝合伤口,防止产道血肿。

(4)做好预防产后出血和感染的工作。

(5)产后继续应用皮质激素,待血小板上升后逐渐减量,并指导避孕。

4. 新生儿

(1)新生儿出生后动态监测血小板计数。

(2)孕前母亲应用皮质激素治疗,新生儿出生后应用泼尼松 2.5 mg,每日 2 次,视血小板情况逐渐减量。

(3)ITP 不是母乳喂养的绝对禁忌证,应根据母亲的病情及新生儿血小板情况,选择喂养方法。

八、合并心力衰竭

心脏疾病在妊娠、分娩及产褥早期,因心脏负担加重而发生心力衰竭。

【诊断】

1. 心功能分类

以孕妇日常体力活动耐受为依据。

Ⅰ级:对一般体力活动不受限制,不产生任何不适。

Ⅱ级:对一般体力活动略受限制,休息时无不适,日常劳动感疲劳、心悸、气急。

Ⅲ级:对一般体力活动明显受限制,休息时虽无不适,但稍事活动即感疲劳、心悸、气急或有早期心力衰竭现象,或过去有心衰史者。

Ⅳ级:对任何轻微活动即感到不适,休息时仍有心悸、气急,有明显心力衰竭现象。

2. 心力衰竭的诊断

(1)早期表现:①轻微活动即有胸闷、气急和心悸;②休息时心率>110 次/分,呼吸>20 次/分;③夜间常因胸闷不能平卧;④肺底部有持续性少量湿啰音。

(2)心衰表现：①端坐呼吸或需两腿下垂于床边坐位；②气急，发绀，咳嗽，咯血或血性泡沫痰；③颈静脉怒张，肝肿大，肝颈静脉回流征阳性；④肺底部有持续性湿啰音。

【治疗】

1. 产前检查发现为重症病例，转市级或三级医院治疗。

2. 终止妊娠的指征：有下列情况之一者，应终止妊娠：(1)心功能Ⅲ级或Ⅲ级以上者；(2)有心力衰竭史者，或心脏病合并肺动脉高压者；(3)发绀型先心病，尤其是右向左分流型先心病而未经心脏矫正术者；(4)活动性风湿热者；(5)严重的二尖瓣狭窄或主动脉瓣关闭不全，特别是联合瓣膜病变者；(6)心脏手术后心功能未得到改善者，或置换金属瓣膜者；(7)心脏明显扩大，或曾有脑栓塞而恢复不全者；(8)严重心律失常者；(9)心脏病并发细菌性心内膜炎者；(10)急性心肌炎活动期。

3. 终止妊娠的方法：妊娠 3 个月以内可行人工流产术；妊娠 5 个月以上者需慎重考虑，有心力衰竭者必须在心衰控制后再行终止妊娠。

4. 妊娠期的处理：产前检查自妊娠 12 周后每 2 周 1 次，20 周起每周 1 次，产、内科共管，严密观察心脏功能，应及早发现早期心衰以及时处理。

要注意以下护理：(1)充分休息，限制体力活动，避免劳累和情绪激动。(2)限制钠盐摄入，每日 3～4 g，预防水肿。予以高蛋白低脂肪富含维生素的饮食，少量多餐。(3)防治贫血、上呼吸道感染及便秘。(4)预产期前 2 周入院待产。(5)心脏功能Ⅲ～Ⅳ级者，立即住院治疗。(6)如需输血宜进行成分输血。(7)如需补液则限制液量及速度。

4. 待产及临产时的处理

(1)待产时处理：①卧床休息，间断吸氧，进低盐饮食；②测体温、脉搏及呼吸，每 2 小时 1 次；③查血、尿常规，心电图，必要时做血 K^+、Na^+、Cl^- 测定及血气分析；④水肿明显者，可用呋塞米(速尿)20～40 mg 静注或肌注；⑤应用适量镇静剂，如地西泮(安定)2.5 mg，每日 3 次，口服。

(2)产程处理：心功能Ⅰ～Ⅱ级可经阴道分娩。

第一产程处理：①注意饮食摄入量，保证必要的休息，适当使用哌替啶(杜冷丁)、异丙嗪(非那根)等，使患者安静；②半卧位，吸氧，测体温、脉搏、呼吸及血压，每 4 小时 1 次，必要时每 1～2 小时 1 次；③抗生素预防感染；④心率＞120 次/分，呼吸＞28 次/分，可用去乙酰毛花苷 0.2～0.4 mg＋25％葡萄糖溶液 20 mL，缓慢静注。

第二产程处理：缩短第二产程，防止产妇用力屏气，可行产钳或吸引器助产。胎儿娩出后常规注射镇静剂。腹部放置沙袋，防止腹压突然下降，内脏血管充血而发生心衰。

第三产程处理：①预防产后出血，胎盘娩出后以按摩子宫为主，如出血较多，可肌注或宫底注射缩宫素 5～10 U，以促使子宫收缩，防止产后出血；②在产房观察 2 小时，待病情稳定后送休养室。

5. 产褥期的处理

(1)产后 7 日尤其在 24 小时内，要严密观察呼吸、脉搏，每 4 小时 1 次，心功能Ⅲ～Ⅳ级者，每 2 小时 1 次。严密注意心衰症状，最好采用心电监护仪监测心率、血压。

(2)产后 24 小时内绝对卧床休息，以后需要适当的活动，注意预防栓子脱落形成肺栓塞。根据心功能情况，决定产后出院的时间。

(3)从产程开始至产后 1 周使用抗生素，宜用大剂量，主要为青霉素，以预防感染。

(4)心功能Ⅲ～Ⅳ级者不宜哺乳。

6.剖宫产问题

(1)心功能Ⅰ～Ⅱ级有产科指征者,或曾行复杂心脏畸形矫正术者,或心功能Ⅲ～Ⅳ级者,或有明显肺动脉高压、先天性心脏病大动脉骑跨、扩张型心肌病、心脏病栓子脱落有过栓塞病史及较重的心律失常者,均应行剖宫产分娩。

(2)连续硬膜外麻醉。原发性肺动脉高压、主动脉狭窄等心排出量减少时,不宜使用硬膜外麻醉。

(3)胎儿娩出后立即于腹部放置沙袋以维持腹压。

(4)严格控制输液量在 500 mL 左右,并注意输液速度,及时适当应用强心苷类药物。

(5)采用心电监护仪,术中和术后密切监护心率、血压和呼吸。

(6)术中禁用麦角新碱。行缩宫素 5～10 U 子宫肌肉注射,尽量不做静脉滴注。必要时可采用小剂量前列腺素 F2a 子宫肌肉注射。

(7)尽量缩短手术时间,严格无菌操作。

(8)妊娠合并严重心脏病时或在有条件的医院中,术中最好有心脏内科医师协助监护。

7.急性心衰的处理

(1)半卧位,卧床休息,并吸氧。

(2)吗啡 8～10 mg 肌注或哌替啶 50～70 mg 肌注镇静。

(3)速尿 20～40 mg 肌注或静脉注入以利尿。

(4)洋地黄类药物:对心瓣膜病、先心、高血压心脏病引起的充血性心脏病疗效较好。对阵发性室上性心动过速和快速型心房颤动或搏动并发心衰时有明显效果,而对高排血量型心衰、肺心病、活动性心肌炎、严重心肌劳损等疗效差。

(5)低排高阻性心衰:予以强心利尿,多采用快速洋地黄化,如去乙酰毛花苷 0.2～0.4 mg 置 25％葡萄糖溶液中缓慢静注,1～2 小时后可再给 1 次,总量勿超过 0.8～1.0 mg,因心衰者易发生洋地黄中毒。然后改为口服药维持,同时快速给予利尿剂呋塞米 40 mg 静注。对合并肺水肿者,更为需要。

(6)慢性心衰:地高辛 0.25 mg,每日 1 次,6～7 天,心率<70 次/分,不用洋地黄。

(7)妊娠期高血压疾病并发心衰时应给扩血管药,首选苄胺唑啉,酌情选用硝普钠或硝酸甘油。

(8)对扩张型心肌病者还应酌情使用激素,有血栓形成者加用抗凝剂。

九、合并心律失常

妊娠期各种生理性改变致心律失常。

【诊断】

(一)合并期前收缩

1.常无症状,部分可有心悸、胸闷,偶有暂时性眩晕。

2.频繁出现期前收缩,往往有脱落脉,听诊时有过早搏动,呈持续性或频发以及二联律、三联律等,提示为病理性。

3.功能性期前收缩:于心率加快时,期前收缩常消失或明显减少。

4. 器质性心脏病期前收缩：于运动时常可使期前收缩增多。

5. 辅助检查：如心电图、动态心电监测（Holter 监测）、心功能检查和超声心动检查。

（二）合并阵发性室上性心动过速

1. 短暂阵发性室性心动过速通常无明显症状。

2. 持续室性心动过速常有心悸、胸闷、不安和气短。

3. 当心排出量明显降低时，出现气短、眩晕，甚至昏厥、休克。如冠状动脉血流量显著减少，则可能会发生心绞痛。

4. 体征：心跳快而规则，心率常在 160～200 次/分，心律规则，心音常呈钟摆律，强度无变化。

5. 辅助检查：如心电图、超声心动图和动态心电图检查。

【治疗】

（一）期前收缩

功能性或无症状者一般无须治疗，若期前收缩频繁或症状明显者可用以下药物：

1. 镇静剂：地西泮 2.5 mg，每日 3 次，口服。

2. β受体阻滞剂：有哮喘史者禁用。①普萘洛尔（心得安）：10 mg，每日 3 次，口服；②阿替洛尔（氨酰心安）：12.5 mg，每日 2 次，口服。

3. 钙通道阻滞药：①美西律片（慢心律）：50～100 mg，每日 3 次，口服，肝、肾功能不全、传导障碍、心动过缓者禁用；②盐酸维拉帕米片（异搏定）：40 mg，每日 3 次，口服，心动过缓及房室传导阻滞者禁用。

4. 地奥心血康胶囊 100 mg，每日 3 次，口服，使缺血与缺氧的心肌得到改善。

5. 心力衰竭而出现心律失常时，洋地黄为首选药物，去乙酰毛花苷 0.4 mg 加入 25％葡萄糖溶液 20 mL 中，缓慢静注，若无效则 1 小时后再注 0.2～0.4 mg，总剂量不宜超过 0.8～1.0 mg，因心衰后可发生洋地黄中毒。

6. 洋地黄中毒引起室性异位节律或频发室性期前收缩者，可用利多卡因 500 mg 加入 5％葡萄糖溶液 500 mL 中静滴，每分钟 1～2 mg，约 6 小时滴完。

（二）合并阵发性室上性心动过速

1. 兴奋迷走神经

先使用简便的方法兴奋迷走神经，如压舌板刺激咽喉，压迫颈动脉窦以及压迫眼球等。

2. 药物

（1）洋地黄：去乙酰毛花苷 0.4 mg 加入 25％葡萄糖溶液 20 mL 中缓慢静注，若无效则 1 小时后重复 1 次，总量不超过 1.2 mg。

（2）钾盐：由于洋地黄过量或低血钾引起者应立即停用洋地黄，口服氯化钾 6～8 g/d，或氯化钾 2 g 置于 5％葡萄糖溶液 500 mL 中静脉滴注。

（3）利多卡因 500 mg 加入 5％葡萄糖溶液 500 mL 中静滴，每分钟 1～2 mg，约 6 小时滴完。

3. 心动过缓每分钟心率≤50 次，用阿托品 0.15～0.3 mg，每日 3 次，口服。每分钟心率≤40 次者，需装起搏器。

4. 其他心房、心室颤动及二度传导阻滞以上者，需请内科会诊，根据病情给予适时合理的处理。

十、合并急性肾盂肾炎

【诊断】

1. 临床表现

(1)常于妊娠后半期或产褥期发病,起病急骤,可有寒战、高热(39～40 ℃)、恶心、呕吐等全身症状。严重时出现麻痹性肠梗阻。

(2)尿频、尿急、尿痛等膀胱刺激症状。

(3)腰酸、腰痛,检查时病侧肾区有叩击痛。

(4)继发性贫血。

2. 实验室检查

(1)中段清洁尿常规 RBC>1 个/HP,WBC>5～10 个/HP,偶见少数颗粒管型,尿蛋白质常为±～++,若>+++应考虑为其他肾脏疾病。

(2)中段尿细菌培养菌落计数>$1×10^6$ 菌落/L,有诊断意义。

(3)12 小时尿沉渣计数 RBC>$(0～5)×10^5$/12 h 尿,WBC>$(3～10)×10^5$/12 小时尿为阳性。现多改为 1 小时尿沉渣计数代替 12 小时尿沉渣计数,RBC>$1×10^5$/小时尿,WBC>$(4～10)×10^5$/小时尿为阳性。

【治疗】

1. 有肾盂肾炎史者,初次产前检查时做尿常规及尿细菌培养,以筛选无症状性菌尿。如为阳性可在 2 周内使用有效抗生素治疗,以防妊娠后期发生急性肾盂肾炎。

2. 急性期需卧床休息,注意营养,并给予多量水分,每日尿量宜保持在 2 000 mL 以上,以利肾盂和输尿管的冲洗和引流。一侧肾盂肾炎时,则向对侧卧,双侧肾盂肾炎时,则左、右侧轮换侧卧,以减轻对患侧输尿管的压迫。

3. 抗生素的应用

(1)无症状性菌尿选用副作用小、尿中浓度高的抗菌药,做短程 3～5 日治疗。①头孢拉定胶囊:250～500 mg,每 6 小时一次,口服。②阿莫西林胶囊:0.5～0.1 g,每日 3 次,口服。

(2)急性期病情较急者,则在检查尿的同时给予抗生素治疗,首先给予革兰阴性杆菌敏感或广谱抗菌药物,待细菌培养及药敏试验提示敏感抗生素后再更改药物,一般以 10～14 日为一疗程。

(3)伴高热者,可选用下列药物:①氨苄西林 0.5～1.0 g,每 6 小时肌注一次;或 2～4 g加入 5%葡萄糖液 1 000 mL 中静滴,每日 1 次。②头孢拉定注射剂 4～6 g,加入 5%葡萄糖液 1 000 mL 中静滴,每日 1 次。③头孢噻肟注射剂 4～6 g,加入 5%葡萄糖液 1 000 mL 中静滴,每日 1 次。④头孢曲松钠(头孢三嗪)注射剂 2 g,稀释后每日静注 1 次。⑤急性肾盂肾炎时最常见的致病菌是大肠杆菌,可联合应用抗生素,一般先用青霉素加头孢氨苄或氨苄西林,2 周为一疗程;若治疗后细菌培养仍为阳性,需继续治疗,直至尿培养 3 次为阴性为止。

(4)对妊娠及胎儿有不良影响的抗菌药物应慎用或不用。如:①磺胺类药物可致胎儿发生高胆红素血症、胆红素脑病,估计在两周内要分娩者不用。②四环素易致孕妇发生肝脏急性脂肪坏死,胎儿易发生黄齿综合征等,故禁用。③氨基糖苷类可引起胎儿的听力及前庭损害。

(5)急性肾盂肾炎经治疗 3～5 日后即使体温已下降至正常,仍不宜立即停用抗生素,须经多次培养均转阴后方可停药,一般持续用药 10～14 日。

十一、合并慢性肾炎

【诊断】

1. 病史

可有急性肾炎或慢性肾小球肾炎史。幼年时有反复链球菌感染史。

2. 临床表现

(1)妊娠 20 周前出现蛋白尿、水肿、高血压等症状。

(2)氮质血症症状。

(3)蛋白尿性视网膜炎或出血。

3. 尿毒症症状。

4. 实验室检查

(1)尿常规:有不同程度的蛋白尿、红细胞和管型。

(2)血常规:常有贫血,属正常血红蛋白及红细胞型贫血。

(3)24 h 尿蛋白量往往＞0.5 g/L。

(4)过夜尿浓缩试验:夜间禁水及食物 8～12 小时,收集过夜尿测比重＜1.020 时,示肾浓缩功能受损。

5. 血清尿素氮及肌酐测定:血清肌酐妊娠期平均值为 53 μmol/L(0.6 mg/dL),若达 79.6 μmol/L(0.9 mg/dL)示轻度肾功能损害,达 150.3 μmol/L(17 mg/dL)示肾功能明显受损,不宜继续妊娠。血尿素氮妊娠期平均值为 3.40 mmol/L(9.5 mg/dL),达 4.64 mmol/L 示肾功能受损。有条件时可测定 24 小时内生肌酐清除率或尿酸清除率、血 BUN/肌酐比值等,以明确测定肾小球滤过率及肾功能损害的程度。

(5)眼底检查可见出血、渗出及符合肾炎的视网膜炎。

【治疗】

1. 妊娠前期血压在 150/100 mmHg(20/13.3kPa)以上,有氮质血症者均不宜妊娠,一旦妊娠需行人工流产术。

2. 妊娠期

(1)适当足够的休息,孕中期起多采取左侧卧位。

(2)注意适当营养,进富含优质蛋白质、维生素的低盐饮食,＜5 g/d。

(3)加强孕期监护,诸如胎儿生长发育、尿 E3、胎动计数、胎心率监护,B 超监测羊水、胎儿生长及 5 项生物物理指标测定。

(4)对胎龄不足又需终止妊娠者,有条件时行胎肺成熟度测定,可作为决定终止妊娠时的参考。

(5)妊娠期仅有蛋白尿或蛋白尿伴高血压 150/100 mmHg(20/13. kPa)时,应在密切监护下继续妊娠。药物治疗不能控制血压,伴有氮质血症或提示胎儿有宫内缺氧时,应考虑终止妊娠。

(6)若孕妇尿蛋白质＞5 g/L,血肌酐＞79.6 μmol/L,于妊娠 32 周后做胎儿胎盘功能测定,并用地塞米松等促胎肺成熟,如血肌酐>97 μmol/L,血尿素氮 7.5 mmol/L 时,应择期行剖宫产终止妊娠。

(7)妊娠一般不超过 36 周,由于 36 周后往往血压剧增,有胎儿死亡及肾功能恶化的危险。

3. 分娩方式

视孕周、宫颈成熟情况及胎儿储备力而定,多以剖宫产术为主。孕妇合并妊娠期高血压疾病、胎儿胎盘功能低下以及慢性肾炎病情重者,常需提前终止妊娠,而此时宫颈常不成熟,因此难于经阴道分娩。

十二、合并糖尿病

【诊断】

1. 糖尿病合并妊娠

(1)妊娠前已确诊为糖尿病。

(2)妊娠前从未进行过血糖检查,孕期有以下表现者亦应高度怀疑为孕前糖尿病,待产后进行血糖检查以进一步确诊。①孕期出现多饮、多食、多尿,体重不升或下降,甚至并发酮症酸中毒,同时血糖明显升高,随机血糖在 11.1 mmol/L(200 mg/dL)以上者;②妊娠 20 周之前,空腹血糖(FPG)升高达 7.0 mmol/l(125 mg/dL)以上。

2. 妊娠期糖尿病(GDM)

(1)50 g 葡萄糖负荷试验(50 g GCT):①50 g GCT 的时间:所有的非糖尿病孕妇,应在妊娠 24～28 周常规做 50 g GCT。具有 GDM 高危因素的孕妇,首次孕期检查时应进行 50 g GCT,血糖正常者,妊娠 24 周后重复 50 g GCT。②50 g GCT 的方法:随机口服 50 g 葡萄糖(溶于 200 mL 水中,5 分钟内服完),服糖 1 小时后抽取静脉血,查血糖。血糖≥7.8 mmol/L(140 mg/dL)为 50 g GCT 异常,应进一步行 75 g 葡萄糖耐量试验(OGTT)。1 小时血糖≥11.1 mmol/L(200 mg/dL)的孕妇,应首先检查空腹血糖(FPG),FPG≥5.8 mmol/L(105 mg/dL),不必再做 OGTT。FPG 正常者,应尽早做 OGTT。

(2)75 g OGTT:50 g GCT 1 小时血糖≥7.8 mmol/L(140 mg/dL)～<11.1 mmol/L(200 mg/dL),或者 50 g GCT 1 小时血糖≥11.1 mmol/L(200 mg/dL),但 FPG 正常者,应及时做 OGTT。

OCTT 前 3 天正常饮食,每日碳水化合物在 150～200 g 以上,禁食 8～14 小时后查FPG,然后将 75 g 葡萄糖溶于 200～300 mL 水中,5 分钟服完,服葡萄糖后 1、2、3 小时分别抽取静脉血,查血浆葡萄糖值。空腹、服葡萄糖后 1、2、3 小时四项血糖值分别为 5.8、10.6、9.2、8.1 mmol/L(100、190、165、145 mg/dL)。

(3)GDM 的诊断:符合下列标准之一,即可诊断为 GDM。①两次或两次以上 FPG≥5.8 mmol/L(105 mg/dL);②OGTT 四项值中两项达到或超过上述标准;③50 g GCT 1 小时血糖≥11.1 mmol/L(200 mg/dL),以及 FPG≥5.8 mmol/L(105 mg/dL);④妊娠期糖耐量受损或减低(GIGT):OGTT 四项值中任何一项异常。

(4)GDM 的分级:A1 级:FPG<5.8 mmol/L(105 mg/dL),经饮食控制,餐后 2 小时血糖<6.7 mmol/L(120 mg/dL)。A2 级:FPG≥5.8 mmol/L(105 mg/dL)或者经饮食控制,

餐后 2 小时血糖≥6.7 mmol/L(120 mg/dL),需加用胰岛素。

【治疗】

1. 妊娠前

咨询糖尿病患者,并进行全面体格检查,包括血压、心电图、眼底、肾功能,确定糖尿病的分级,决定能否妊娠。糖尿病患者已并发严重心血管病、肾功能减退或眼底有增生性视网膜病变者应避孕,若已妊娠,应尽早终止。糖尿病肾病者,如果 24 小时尿蛋白定量小于 1 g,肾功能正常者;或者增生性视网膜病变已接受治疗者,可以妊娠。准备妊娠的糖尿病患者,妊娠前应将血糖调整到正常水平。在怀孕前口服降糖药者,应在孕前改用胰岛素控制血糖。

2. 妊娠期

门诊确诊为 GDM 者,指导病人控制饮食,并收入院。GIGT 者可在门诊进行饮食控制,并监测 FPG 或餐后 2 小时血糖,血糖仍异常者应收入院。

(1)饮食控制:妊娠期间的饮食控制标准为既能满足孕妇及胎儿能量的需要,又能严格限制碳水化合物的摄入,维持血糖在正常范围,而且不发生饥饿性酮症。

孕期每日总热量:7 500～9 200 千焦,其中碳水化合物占 50%～55%,蛋白质占 20%～25%,脂肪占 25%～30%。应实行少量、多餐制,每日分 5～6 餐。

饮食控制 3～5 天后测定 24 小时血糖(血糖轮廓试验),包括 0 点、三餐前半小时及三餐后 2 小时血糖水平和相应的尿酮体。严格饮食控制后出现尿酮体阳性者,应重新调整饮食。

(2)胰岛素治疗:根据血糖轮廓试验的结果,结合孕妇个体的胰岛素敏感性,合理应用胰岛素。

凡血糖值高于上限时,应用胰岛素或增加胰岛素用量。胰岛素调整后,复查血糖。血糖调整到正常后,每周监测血糖变化,血糖异常者再收入院,重新调整胰岛素用量。

(3)酮症治疗:尿酮体阳性时,应立即检查血糖,因血糖高、胰岛素不足所并发的高血糖酮症,治疗原则如下:小剂量胰岛素持续静脉点滴,如果血糖大于 13.9 mmol/L(250 mg/dL),应将胰岛素加入生理盐水,以 4～6 U/h 的速度持续静脉点滴,每 1～2 小时检查一次血糖及酮体;血糖低于 13.9 mmol/L(250 mg/dL)时,应用 5%葡萄糖或糖盐,加入胰岛素(按 2～3 g 葡萄糖加入 1 U 胰岛素)持续静点,直至酮体阴性。然后继续皮下注射胰岛素,调整血糖。

补液和静点胰岛素治疗后,应注意监测血钾,及时补充钾。对严重的酮症患者,应检查血气,了解有无酮症酸中毒。

(4)孕期化验检查及监测:动态监测孕妇末梢微量血糖,必要时查尿酮体。因孕妇肾糖阈下降,尿糖不能准确反映孕妇的血糖水平,孕期监测尿糖的意义不大。

①糖化血红蛋白:糖尿病合并妊娠者,每 1～2 个月测定一次;GDM 确诊后检查,根据孕期血糖控制情况决定是否复查。

②糖尿病伴有微血管病变合并妊娠者,应在妊娠早、中、晚三个阶段进行肾功能、眼底检查和血脂测定。GDM 者在确诊时查血脂,血脂异常者应定期复查。GDM A2 者,孕期应检查眼底。

③糖尿病合并妊娠者以及 GDM A2,从孕 32 周起,每周 1 次 NST,孕 36 周后每周 2 次 NST。对 GDM A1 或 GIGT,孕 36 周开始做 NST,NST 异常者进行 B 超检查,以了解羊水

指数,必要时做胎儿脐动脉血流测定。

④B超检查:妊娠 20～22 周常规 B 超检查,除外胎儿畸形。妊娠 28 周后应每 4～6 周复查 1 次 B 超,监测胎儿发育、羊水情况以及胎儿血流等。

⑤羊膜腔穿刺:GDM 确诊较晚或血糖控制不满意,以及其他原因需提前终止妊娠者,应在计划终止妊娠前 48 小时行羊膜腔穿刺术,了解胎儿肺成熟情况,同时羊膜腔内注射地塞米松 10 mg,以促进胎儿肺成熟。

3. 分娩时

(1)无妊娠并发症的 GDM A1 以及 GIGT,在胎儿监测无异常的情况下,于孕 39 周左右收入院,在严密监测下等到预产期终止妊娠。

(2)应用胰岛素治疗的孕前糖尿病以及 GDM A2 者,如果血糖控制良好,于孕 37～38 周收入院,妊娠 38 周后检查宫颈成熟度,孕 38～39 周终止妊娠。

(3)并发先兆子痫、羊水过多、胎盘功能不全,过去有死胎、死产史,可提前收入院,胎儿肺成熟后及时终止妊娠。

(4)糖尿病伴微血管病变者,孕 36 周后入院,待胎儿肺成熟后及时终止妊娠。

(5)分娩方式:糖尿病本身不是剖宫产的指征,决定阴道分娩者应制定产程中分娩计划,产程中密切监测孕妇血糖、宫缩、胎心变化,避免产程过长。

(6)选择性剖宫产手术指征:糖尿病伴微血管病变,合并重度先兆子痫或胎儿宫内发育受限(FGR),胎儿窘迫,胎位异常,剖宫产史,既往死胎、死产史。孕期血糖控制不好且胎儿偏大者(产前估计胎儿体重在 4 500 g 以上),为避免产伤,应剖宫产分娩。

(7)产程中及产后胰岛素的应用:停用引产当天早餐前的中效胰岛素,择期剖宫产或临产后,应停用所有皮下注射的胰岛素,密切监测产程中血糖,每 2 小时测定血糖,维持血糖在 4.4～6.7 mmol/L(80～120 mg/dL)。血糖升高时检查尿酮体变化,根据血糖水平决定静脉点滴胰岛素的用量。

(8)产后胰岛素的应用:GDM A2 级者产后复查 FPG,FPG≥7.0 mmol/L(125 mg/dL),检查餐后血糖,根据血糖水平决定胰岛素用量。孕前糖尿病产后胰岛素用量减少 1/2～2/3,并结合产后血糖水平调整胰岛素的用量。GDM A2 或孕前糖尿病患者,产后输液可按每 3～4 g 葡萄糖加入 1 U 胰岛素的比例,输液过程中动态监测血糖水平。产后应用抗生素预防感染。应鼓励糖尿病患者产后母乳喂养。

4. 新生儿处理

(1)新生儿生后易出现低血糖,出生后 30 分钟内进行末梢血糖测定。

(2)所生的新生儿均按高危儿处理,注意保暖和吸氧等。

(3)提早喂糖水,尽早开始哺乳,动态监测血糖变化,以便及时发现低血糖,必要时以 10%葡萄糖缓慢静点。

(4)常规检查血红蛋白、血钾、血钙及镁、胆红素。

(5)密切注意新生儿呼吸窘迫综合征的发生。

(6)仔细检查新生儿,及时发现新生儿畸形。

5. GDM 的产后随访

所有的 GDM 孕妇产后应检查空腹血糖,空腹血糖正常者产后 6～12 周进行口服 75 g 葡萄糖耐量试验(检查空腹以及服糖后 2 小时血糖),此时血糖仍异常者,可确诊为糖尿病合并妊娠。

十三、合并甲状腺功能亢进

【诊断】

1. 临床症状：心悸，休息时心率超过 100 次/分，食欲亢进，体重不长甚至减轻，乏力，大便次数增加，情绪不安，易怒，易激动，怕热，多汗，夜寐不安。

2. 体征：突眼，甲状腺肿大可伴有震颤或/和血管杂音、手抖、皮肤潮红、皮温升高等表现，心率快，脉压大。

3. 辅助检查：甲状腺功能实验可见甲状腺刺激素抗体下降，甲状腺素结合球蛋白不变，TT4、TT3、FT4、FT3 和 ^{131}I 摄入均上升。

【治疗】

1. 一般原则

(1)禁用放射性核素治疗：放射性核素通过胎盘及乳汁，影响胎儿的甲状腺发育，有引起先天性甲低的可能。

(2)应使用最低有效量的抗甲状腺药物。

2. 药物治疗

(1)丙基硫脲嘧啶(PTU)：为首选药物，通过胎盘的速度较慢。

(2)剂量 100 mg，每 8 小时 1 次，最大剂量 150 mg，每日 3 次。当症状好转、血清 T4 下降时，减量至 25～50 mg，每 6～8 小时 1 次。

(3)孕晚期甲状腺功能维持在正常孕妇高值时，可进一步减量或停药。

(4)用药期间需监测白细胞计数及分类。

(5)药物通过胎盘可引起胎儿甲状腺功能减低及甲状腺肿。

(6)其他药物：β受体阻断剂、甲基硫脲嘧啶、甲巯咪唑及甲亢平等，孕期少用。

3. 手术治疗

若用丙基硫脲嘧啶后不能控制甲亢症状，甲状腺功能的化验结果亦不见好转，或甲状腺明显肿大有压迫症状者，或怀疑有恶变时，于妊娠中期可考虑手术治疗。一般采用部分甲状腺切除术。术前常规使用普萘洛尔 20～80 mg，每 6 小时 1 次，Lugol 液 5 滴，每日 3 次，控制病情后方可手术。

4. 产科处理

(1)孕前咨询：甲亢患者应先行治疗，待疾病痊愈后再妊娠。

(2)孕期保健：需服药者可服用丙基硫脲嘧啶。注意监测胎儿的生长，定期 B 超检查，注意预防流产、早产，密切监测甲状腺功能的变化，注意避免感染、情绪变化，防止甲亢危象的发生。妊娠晚期 38 周入院，监测母儿的情况，B 超注意胎儿甲状腺的大小，有无胎儿甲状腺肿大引起的胎头过度仰伸，以决定分娩方式。

(3)临产、分娩：注意补充能量，进食，输液，吸氧，全程母儿监护，测血压、心率、体温，每 2～4 小时一次。适当放宽剖宫产指征，予以抗生素预防感染。

做好新生儿复苏的准备，留脐带血测胎儿甲状腺功能及 TSH。甲亢患者需查胎儿脐血 TRAb。孕妇患慢性淋巴性甲状腺炎，需查抗甲状腺抗体。

(4)产后观察

①新生儿:检查甲状腺的大小,注意甲亢或甲低的症状、体征。如甲低时舌头大,蛙腹,皮肤发花,体温不升,安睡,不哭闹,进食少,排便迟缓,反应差等。若甲亢时则甲状腺肿大,突眼或睁大有神,皮温高,心率及呼吸快,哭闹,进食多而体重不长,大便次数多,严重的甲亢有时伴有高热。新生儿甲亢可延迟至产后数日发生。

②产妇:产后病情可加重,出院前复查甲状腺功能,预防感染,注意休息。产后 1 个月再次复查甲状腺功能,以调整药物用量。

哺乳问题:PTU 可通过胎盘进入乳汁,PTU 在乳汁中的含量是母亲服用量的 0.07%,母亲服用 PTU 给婴儿哺乳是安全的,但需严密监测婴儿的甲状腺功能。

十四、合并甲状腺危象

【诊断】

1. 诱因

未经诊断的甲亢或虽经诊断为甲亢但未得到充分治疗的患者,在临产、分娩、手术、感染、劳累、心理压力时,大量甲状腺素释放入血,诱发甲状腺危象。

2. 症状

表现为高热、皮肤潮红、大汗淋漓、心动过速,心率的增快与体温的升高不成比例。严重时出现心律失常、心力衰竭、恶心、呕吐、腹泻、烦躁不安、嗜睡,甚至昏迷。

3. 体征

体温升高,心率加快,脉压大,心衰。

4. 化验检查

肝功能异常,电解质紊乱,酸中毒,低钙,FT3、FT4 升高。

【治疗】

1. PTU:600~1 200 mg 一次口服或胃管注入,以后每日维持 300~600 mg,分 3 次口服。

2. 碘溶液:抑制甲状腺素的释放。

(1)饱和碘化钾溶液:口服 5 滴/次,6 小时一次,20~30 滴/日。

(2)碘化钠:静脉注射,500 mg+5% 葡萄糖 500 mL,每 12 小时一次。

3. 普萘洛尔:降低组织对甲状腺素—儿茶酚胺的反应。口服 20~30 mg,6 小时一次,紧急情况下单次静脉注射 1~5 mg。

4. 地塞米松:肌肉注射 2 mg,6 小时一次。

5. 对症治疗:物理降温,吸氧,口服阿司匹林,静脉输液,纠正水、电解平衡紊乱,应用抗生素预防或治疗感染。

十五、合并甲状腺功能减退

【诊断】

1. 病史

甲状腺功能减退史。

2. 症状

可无症状,或缓慢进行性出现浮肿、便秘、乏力、困倦、记忆力减退、智力低下、食欲不振、活动迟缓、脱发、体重增加。

3. 体征

面部浮肿,表情呆滞,眼睑肿胀并下垂,头发稀疏干燥,眉毛脱落,皮肤干燥粗糙、苍白,下肢为非可凹陷性水肿。

4. 化验检查

(1)原发性甲低:TSH、血清总甲状腺激素(TT4)、血清三碘甲状腺原氨酸总量(TT3)、血清游离 T4(FT4)、血清游离 T3(FT3)均降低。

(2)桥本病:血清甲状腺抗体水平升高。

【治疗】

1. 药物

(1)甲状腺素片口服。

(2)左旋甲状腺素钠:口服。

(3)用药期间需随访 TSH 水平。

(4)缺碘地区需补碘。

2. 产科处理

(1)孕期:对于补充甲状腺素的孕妇,需定期检查甲状腺功能及 TSH,监测胎儿生长及胎儿在宫内的状况,妊娠不宜过期。

(2)临产、分娩:吸氧,必要时输液,监测胎儿状况,第二产程适当助产,做好新生儿复苏的准备。留脐血查甲状腺功能,即 TSH,桥本病者查甲状腺抗体。预防产后出血及感染。

(3)新生儿:注意低血糖,保暖,注意复查甲状腺功能。

十六、合并系统性红斑狼疮

【诊断】

以下 11 项中有任何 4 项存在,系统性红斑狼疮即可诊断:

1. 面颊部红斑;

2. 盘状红斑;

3. 口腔溃疡;

4. 日光过敏;

5. 关节炎,常累及两个或两个以上的周围关节;

6. 浆膜炎,如心包积液、胸膜炎;

7. 肾脏病变,蛋白尿,红、白细胞,管型;

8. 神经异常:抽搐或心理障碍;

9. 血液异常:溶血性贫血,血小板减少,白细胞减少,淋巴细胞减少;

10. 免疫学检查异常:LE 细胞阳性,抗双链 DNA 抗体阳性,抗 SM 抗体阳性,梅毒血清反应(VDRL)假阳性;

11. 抗核抗体阳性。

【治疗】

1. 药物治疗

主要是应用免疫抑制剂。

(1)泼尼松：10～80 mg，每 12 小时一次，视病情决定用量。长期用药需要防止骨质疏松，及早补钙，注意水钠潴留引起的水肿、高血压，监测孕妇血糖。

(2)硫唑嘌呤、环磷酰胺、甲氨蝶呤：妊娠期应避免使用，除特殊病情需要外。

(3)阿司匹林：80 mg/d，改善胎盘循环，预防栓塞，需监测凝血状况。

(4)肝素：低分子肝素溶栓及改善胎盘循环。

2. 产科处理

孕前：SLE 患者需控制病情一年，且在泼尼松用量＜15 mg/d 的情况下方可妊娠。

妊娠期：

(1)胎儿：加强胎儿监测，注意胎儿生长，筛查胎儿畸形。

(2)孕妇：定期检查尿蛋白及肾功能，监测孕母抗体水平，尤其是狼疮抗凝物及抗 SSA 抗体、补体水平以及血压和血糖状况。

临产、分娩：在胎儿情况可耐受分娩、无产科指征的情况下，可阴道分娩。产程中密切监测胎儿情况。若胎儿不能耐受宫缩的应力，应剖宫产。做好新生儿复苏的准备。

新生儿的处理：新生儿的并发症有先天性 SLE、早产、胎龄小样儿、新生儿窒息、心脏传导阻滞、血小板减少、贫血、皮疹、骨髓抑制及肾上腺皮质功能低下等，需认真筛查。用泼尼松者可行母乳喂养。

十七、合并垂体催乳素瘤

【诊断】

1. 临床症状

与肿瘤的大小有关。患者可有闭经、泌乳、不育，较大的肿瘤可引起头痛，压迫视交叉可有视力减退、视野缺损及偏盲。孕期肿瘤可有增大，出现症状加重。

2. 体征

双侧乳房有泌乳，视力可有减退，视野可有缺损。

3. 化验检查

血清催乳素(PRL)水平测定。

4. 影像学检查

(1)头颅正侧位平片蝶鞍体积测定：蝶鞍体积＞1 024 mm^3 时可诊断。

(2)蝶鞍多相断层摄影：了解蝶鞍的大小及形态。

(3)CT：主要了解肿瘤向上生长的情况，局部有无坏死、囊性变出血等，了解垂体组织情况。

(4)MRI：可很好地显示垂体组织情况。肿瘤＞1 cm 为大腺瘤，小于 1 cm 为微腺瘤。

【治疗】

1. 由产科、内分泌科、眼科医生共同管理。

2. 药物治疗

溴隐亭适用于垂体微腺瘤、肿瘤有浸润手术摘除有困难及术后 PRL 不下降者。剂量：从小剂量 1.25 mg 开始，2 次/日，7～14 日无反应者，逐渐加量至 5～7.5 mg/d，分 2～3 次服用，连续用药 3～6 个月或更长。用药禁忌：高血压、冠心病，肝、肾疾患，末梢血管疾病及对麦角过敏者。

3. 手术治疗

开颅切除垂体肿瘤或经蝶鞍手术切除肿瘤，大腺瘤先用药再手术，效果好。肿瘤无包膜，不易切净。术后可加用溴隐亭，随访 PRL 水平。

4. 放射治疗

肿瘤超出蝶鞍，手术不能完全切除，有手术禁忌证或术后持续高泌乳素血症者可考虑放疗。手术后加用放疗，可降低复发率。

5. 妊娠前、后的处理

（1）孕前：大腺瘤需在孕前行手术或放疗，以防孕期肿瘤迅速长大而发生垂体卒中。微腺瘤者用溴隐亭治疗，并诱发排卵。

（2）妊娠期：密切监测症状、视力、视野情况，测定 PRL 的意义不大。有症状需再行MRI 检查，若肿瘤增大，应及时予以溴隐亭治疗。胎儿不成熟，肿瘤增大伴明显症状且溴隐亭治疗效果不好时，孕期经蝶鞍手术并不增加手术的危险性及并发症。若胎儿已成熟，有症状及肿瘤增大者，可先终止妊娠，再进一步治疗垂体瘤。

第十一节　妊娠合并急性阑尾炎

【诊断】

1. 上腹部或脐部不适或腹痛，继而转移至右下腹。

2. 恶心、呕吐、发热，一般不超过 38 ℃。

3. 右下腹麦氏点或髂嵴上压痛、反跳痛或伴有肌紧张。

4. 病情发展快，容易发生坏死和穿孔，致弥漫性腹膜炎。

5. 辅助检查

（1）血白细胞及中性粒细胞呈动态升高。

（2）腰大肌试验可阳性。

6. 注意与先兆早产、胎盘早剥、附件肿物扭转、异位妊娠、肌瘤变性、妊娠期高血压疾病合并 HELLP 综合征等鉴别。

【治疗】

1. 一经诊断，应用广谱抗生素。

2. 急性发作者，不论是在妊娠的任何时期，均应手术切除阑尾。

3. 症状及体征不典型，但高度可疑急性阑尾炎时，亦是剖腹探查的指征。

4. 妊娠早、中期行阑尾切除术时，动作轻柔，术后应予安胎治疗。

5. 妊娠晚期合并阑尾炎时，胎儿已能成活，可先行剖宫产，最好以腹膜外剖宫产为宜，再行阑尾切除术。术中可做细菌培养加药物敏感试验，为术后选择适宜的抗生素提供参考。

但原则上尽量不与剖宫产同时进行。

6. 一旦发展为阑尾穿孔，周围脓肿形成，术中放置引流条，术后应用大量敏感抗生素控制炎症。此时常影响母儿的预后。

第十二节 妊娠合并妇科疾病

一、阴道炎症

【诊断】

1. 妊娠期常见的阴道炎症：如外阴阴道念珠菌病、细菌性阴道病及滴虫性阴道炎等。

2. 上述妊娠期阴道炎的临床表现、诊断标准与非孕期相同。

【治疗】

1. 外阴阴道念珠菌病

(1)妊娠期外阴阴道念珠菌病的治疗以阴道上药为宜，首选咪唑类抗真菌药，推荐的治疗方案如下：①硝酸咪康唑栓：200 mg，每晚 1 次，阴道上药，共 7 日。②克霉唑片：100 mg，每晚 1 次，阴道上药，共 7 日。

(2)孕期忌口服全身抗真菌药。性伴侣不需同时治疗。

2. 细菌性阴道病

(1)甲硝唑属孕期 B 类药，孕早期应用不增加胎儿致畸的危险性。

(2)局部用药由于不能清除可能上行的感染，对预防早产无效，故不主张阴道上药。

(3)性伴侣不需同时治疗。

(4)妊娠期无症状的细菌性阴道病无须常规治疗，但对有早产史的患者应予治疗。推荐治疗方案如下：①甲硝唑：200 mg 口服，每日 3 次，共 7 日；②甲硝唑：400 mg 口服，每日 2 次，共 5～7 日；③克林霉素：300 mg 口服，每日 2 次，共 7 日。

3. 滴虫性阴道炎

(1)首选方案：①甲硝唑：200 mg，每日 3 次，口服，共 5～7 日；②甲硝唑：400 mg，每日 2 次，口服，共 5～7 日；③甲硝唑：单次 2 g 顿服。

(2)治疗失败病例：甲硝唑 400 mg，3 次/日，口服，共 7 日。

(3)甲硝唑属孕期 B 类药，孕期(包括早孕期)应用不增加胎儿致畸的危险性。

(4)性伴侣应同时治疗。

二、合并子宫肌瘤

【诊断】

1. 临床表现

肌瘤患者有停经史、早孕反应。

2. 体征

(1)妇科检查子宫长大超过孕龄,部分变软,部分质硬,宫颈着色。

(2)随着停经月份的增加,腹部可扪及较软的妊娠子宫,子宫上可触及较硬的结节或实性包块。

3.辅助检查

(1)妊娠试验阳性。

(2)B超检查既见肌瘤回声,也见胚囊、胎心等影像。

【治疗】

1.若无症状不需特殊处理,定期产前检查即可。

2.若肌瘤出现红色变性,采用姑息治疗,不做手术,多能自行好转。

3.浆膜下肌瘤出现蒂扭转,经保守治疗无效者应手术治疗。

4.分娩期若因肌瘤而出现胎位异常、产力异常、胎先露下降困难时,应及时采取剖宫产结束分娩,同时酌情剔除肌瘤。

三、合并卵巢肿瘤

【诊断】

1.临床表现

(1)早期无任何症状。

(2)卵巢肿瘤蒂扭转或破裂时,可出现一侧下腹痛,伴恶心、呕吐。

2.体征

妊娠早期盆腔检查可扪及子宫旁存在的卵巢肿物。

3.辅助检查

B超可明确肿块的位置、大小、形态、与子宫的关系及性质。

【治疗】

1.妊娠合并卵巢良性肿瘤的处理

(1)妊娠早期:暂不做处理,以免手术引起流产。

(2)妊娠中期:妊娠16周后最适于手术,可行肿瘤剜出术或附件切除术。

(3)妊娠晚期:妊娠28周以后发现者,手术较困难且易引起早产,不如待产后1周内进行为宜。

(4)分娩期:如阻碍先露下降而发生梗阻性难产,以施行子宫下段剖宫产术为宜。

(5)如并发蒂扭转、肿瘤破裂,不论发生在妊娠任何时期,均应尽早手术。

2.妊娠合并卵巢恶性肿瘤的处理和非孕期的处理原则相同,即应尽早剖腹手术,而不应再顾及妊娠月份。

(1)临床Ⅰa期且病变属于低度恶性,对侧活检及盆、腹腔冲洗液细胞学检查未查到癌细胞,可做单侧附件切除,妊娠可持续至足月。

(2)对于病变已超出Ⅰa期的上皮性癌,则应做全子宫双附件切除,大网膜、阑尾切除,腹膜后淋巴结清除以及转移灶切除,施行"肿瘤细胞减灭术"。

(3)对于恶性生殖细胞肿瘤、颗粒细胞瘤,亦可切除病变的卵巢(尽管有转移,但对侧卵巢多属阴性)及转移瘤,保留妊娠子宫及对侧卵巢。

（4）卵巢癌病人均应接受化疗,早期病例只做单侧附件切除,足月分娩后6周开始化疗;切除全子宫双附件等行细胞减灭术的病人,术后即应化疗。

四、合并子宫颈癌

【诊断】

1. 临床表现

（1）偶发性或性交后点滴阴道流血,直到多量阴道流血。

（2）阴道分泌物增多。

（3）晚期患者可出现腰部或大腿外侧部疼痛。

2. 体征

（1）早期病变与宫颈慢性炎症、宫颈糜烂相似。

（2）中晚期患者可发现宫旁浸润变硬,固定盆壁。

3. 辅助检查

（1）宫颈细胞学检查是筛查妊娠期宫颈癌的主要手段,发现不正常时应结合临床进一步检查以明确诊断。

（2）阴道镜指引下宫颈活检是确诊手段。凡孕期宫颈细胞学检查不正常或疑有宫颈恶变者均应进行。

（3）宫颈锥形切除有一定的危险性,应尽可能避免。

【治疗】

1. 妊娠早期

（1）Ⅰa期:扩大全子宫切除术或次广泛子宫切除术。

（2）Ⅰb～Ⅱa期:①行广泛子宫切除术＋盆腔淋巴结清扫术。②如子宫颈癌病灶较大,可先行腔内放疗,使病灶缩小后再行广泛子宫切除术＋盆腔淋巴结清扫术。③全量放射治疗:不宜手术者行全量放射治疗,包括腔内放射治疗和体外放射治疗,与非妊娠期宫颈癌的治疗相同。

（3）Ⅱb期:全量放射治疗。

2. 妊娠中、晚期

（1）Ⅰa期:剖宫取胎或剖宫产后行次广泛子宫切除术。

（2）Ⅰb～Ⅱa期:①剖宫取胎或剖宫产后行广泛子宫切除术＋盆腔淋巴结清扫术。②剖宫取胎或剖宫产后行全量放射治疗。

（3）Ⅱb期:剖宫取胎或剖宫产后行全量放射治疗。

五、合并子宫畸形

【诊断】

1. 畸形子宫妊娠与正常子宫妊娠相似,早期有恶心、呕吐反应,中期出现胎动及子宫逐渐增大,由于缺乏特异性症状其诊断极易被疏漏。必须注意病史,要了解孕前有无月经量过多、痛经及不孕等症状,了解有无流产、早产等不良妊娠分娩史,如有上述情况应首先考虑有子宫畸形的可能。

2. 妊娠12周以前，初诊建立保健册时应常规做阴道检查，如发现双阴道双子宫颈或单阴道双子宫颈，则考虑双子宫一侧妊娠，进一步做双合诊检查，可见两个宫体，一大一小，呈分叉状，则诊断即可确立。可疑时可借助B超检查确定诊断。超声波横切扫查时，其声像特点是子宫呈眼镜形，一侧为具有妊娠囊及胎儿的子宫，另一侧具有增厚的子宫内膜，宫腔中间可见高辉度的线状回声。

3. 产前检查时应仔细检查子宫轮廓、胎产式及胎方位。如宫底部向内凹陷，宫底一角凸出，呈马鞍形，应考虑为双角子宫妊娠；如宫底向内凹陷程度较轻，略呈弓状者则为弓形子宫。双角子宫因宫腔形状改变常伴发胎位异常，以臀位或横位较多见，如产前疑为双角子宫妊娠时，产后应探查宫腔以明确诊断。

4. 中隔子宫的外形完全正常，仅在宫腔内有一完全或不全中隔，单凭阴道检查无法诊断，多因不孕、反复流产或早产行宫腔镜检查或子宫输卵管造影时始被发现。如能继续妊娠常出现臀位或横位等胎位异常，附着于纵隔处的胎盘剥离易发生障碍，产后出血较多，因胎位性难产行剖宫产或因胎盘滞留行手法剥离胎盘探查宫腔时，发现完全或不全中隔方能确定诊断。

5. 单角子宫妊娠比较罕见，单角子宫系一侧副中肾管停止发育所致。单角子宫肌壁发育不良，宫腔也较狭小，故怀孕后流产、早产多，臀位多，分娩期子宫破裂多。孕期诊断困难，仔细检查可发现子宫偏向一侧，子宫与胎儿和母体腹部纵轴持续性呈斜的交角，难以矫正，但确定诊断还需在剖宫产直视下检查子宫。

【治疗】

1. 早发现

目前临床上对子宫畸形的诊断多在产时或产后才能确诊，要降低对母儿的不良影响，关键在于孕前诊断，应当普及婚前及孕前咨询，建立早孕常规检查制度，以便及早发现。对子宫畸形可能产生的并发症采取恰当的防治措施。

2. 妊娠期处理

(1)发现先兆流产应卧床休息，嘱咐禁止性生活，并给予黄体酮等保胎药物。

(2)发现先兆早产时，应住院治疗，绝对卧床休息，取左侧卧位，静脉滴注硫酸镁或利托君等保胎药，尽可能延长孕龄。估计将发生难免早产应静注地塞米松促胎肺成熟，以减少新生儿呼吸窘迫综合征的发生。

(3)B超监测胎儿生长发育。

(4)B超监测有无胎位、胎产式异常。

3. 分娩期处理

(1)单纯畸形子宫并非剖宫产的指征，但就妊娠的高危程度和难产率高而言，应适当放宽剖宫产的指征。例如双子宫多合并肌层发育不良，子宫下段窄小，常因宫缩乏力、先露不降、内旋转不良致阴道分娩困难。未孕侧子宫也有可能阻塞产道。另外，子宫发育差致胎盘血供不良易发生胎儿窘迫。因此，不应过分试产，出现异常应及时剖宫产。

(2)剖宫产术式的选择不可强求一致，应根据下段形成情况而定。子宫下段窄小者可选择子宫下段纵切口，以免切口延长伤及子宫动脉，一般可采取下段弧形切口。

(3)剖宫产同时是否行畸形子宫矫正术，应根据畸形的类别决定。例如双子宫一侧发育好,一侧发育差,可行单侧输卵管结扎,防止再次妊娠后流产或发生子宫破裂。不全中隔子宫需保留生育能力者,可施行纵隔切除子宫成形术。

(4)畸形子宫阴道分娩时,如遇宫缩乏力应慎用缩宫素催产,使用时应采取低浓度、低速度且有专人严密观察,谨防子宫破裂。

(5)无论剖宫产或阴道分娩,产后均应给予宫缩剂,常用药物为缩宫素或前列腺素制剂,如卡前列甲酯栓、米索前列醇等,以防治产后出血。

(6)做好新生儿窒息的复苏准备,提倡产科与儿科联合,按 ABCDE 复苏方案进行新生儿窒息的复苏。

4. 特殊情况的处理

双子宫妊娠并发子宫扭转时,多发生在妊娠 24～28 周,常伴发胎盘早期剥离及子宫血循环障碍,此时需考虑紧急开腹探查并切除妊娠子宫,不可姑息,否则可造成产后致命大出血而危及生命。

六、合并阴道畸形

【诊断】

1. 阴道完全纵隔将阴道分成两半,下方起于阴道,上方与宫颈相连接;不全纵隔多位于阴道下段,阴道上段两侧相交通,仔细阴道检查即可确诊。

2. 阴道横隔在横隔正中有一小孔,有时也呈偏心存在,仔细检查可发现阴道较短,且看不到阴道穹隆,直肠指诊在横隔上方尚能触及宫颈。

【治疗】

1. 阴道完全纵隔通常不影响胎头通过,故无须处理,严密观察产程即可。阴道不全纵隔可阻碍胎头下降,应予以切开,但切开不宜过早,应在伸展最大、最薄时切开,出血较少,待胎儿娩出后再切除多余的纵隔,用肠线锁边缝合残端。

2. 阴道横隔可阻碍胎先露下降,如隔膜较薄仅数毫米,可先行"X"形切开,待胎儿娩出后再将切缘用肠线锁边缝合;如隔的位置高且厚,则选择剖宫产术比较安全。

第十三节　妊娠期传染性疾病

一、妊娠淋病

【诊断】

1. 孕妇感染淋病后多数无明显症状,需做宫颈拭子涂片,尤其是淋菌培养阳性可以确诊。

2. 对高危孕妇,如单亲、未婚先孕、多性伴侣、吸毒、卖淫或与其他性传播疾病者有性接触史,有条件者在早孕期或首次产前检查及晚孕期时,做宫颈管或直肠分泌物淋菌培养或涂片检查。

【治疗】

1. 药物治疗

(1)无并发症淋病:包括子宫颈淋菌感染、直肠淋菌感染等。治疗方案如下:①首选方案:头孢曲松钠 250 mg,肌肉注射,共 1 次。②在耐青霉素淋球菌感染率低于 5% 的地区可选择阿莫西林 3 g 口服,同时口服丙磺舒 1 g。③对头孢类不能耐受时的选择大观霉素 2 g,肌肉注射。

(2)播散性淋病:包括盆腔炎、关节炎、败血症等。治疗方案如下:①首选方案:头孢曲松 1 g,1 次/日,肌肉注射或静脉注射;②替换方案:头孢唑肟 1 g,静脉滴注,每 8 小时 1 次;③替换方案:头孢噻肟 1 g,静脉滴注,每 8 小时 1 次;④对 β 内酰胺类抗生素过敏的患者:大观霉素 2 g,肌肉注射,每 12 小时 1 次。

(3)以上治疗持续至病情改善后 24～48 小时,并继续口服头孢呋辛,500 mg,2 次/日,完成抗生素疗程,共 7 日。

(4)同时治疗可能存在的沙眼衣原体感染,任选以下一种方案:①红霉素:500 mg 口服,每日 4 次,共 7 日。②红霉素:250 mg 口服,每日 4 次,共 14 日。适用于副反应恶心、呕吐重者。③红霉素:500 mg 口服,每日 2 次,共 14 日。④阿莫西林:500 mg 口服,每日 3 次,共 7 日。

(5)淋菌性脑膜炎及心内膜炎需要在专家指导下治疗。首选方案:头孢曲松 1～2 g,12 小时静脉滴注 1 次,抗生素疗程为 10～14 天。

(6)孕妇忌用喹诺酮类及四环素类抗生素。

2. 疗效评价及随诊

(1)孕妇经治疗后需做淋球菌培养或宫颈管拭子涂片,以确定疗效。

(2)在妊娠末期与分娩前应复查,以及时发现再感染。

3. 新生儿处理

(1)为预防新生儿经过产道感染淋菌性结合膜炎,新生儿生后应首选 1% 硝酸银滴眼。

(2)其他药物如 0.5% 红霉素眼膏可预防沙眼衣原体结膜炎。

(3)新生儿已有淋菌性结合膜炎时,则应用头孢曲松 25～50 mg/kg,最大剂量为 125 mg/d,每日静脉点滴或肌肉注射,至少 7 日。

4. 患淋病的孕妇及其性伴侣

需检查有无其他性传播疾病,如梅毒、沙眼衣原体及/或人类免疫缺陷病毒感染。

二、妊娠梅毒

(一)妊娠期梅毒

【诊断】

妊娠期梅毒的诊断与非妊娠期相同。一、二期梅毒孕妇的羊水及胎盘中可找到梅毒螺旋体。

【治疗】

妊娠期梅毒的治疗目的有二,即治疗孕妇疾病及预防或减少先天梅毒的发生。

1.妊娠期梅毒的治疗基本与非妊娠期相同,性伴侣必须同时检查及治疗。许多孕妇治疗失败与再感染有关。所有梅毒感染的孕妇在治疗前需查有无 HIV 感染及其他性传播疾病。不同病期的治疗如下:

(1)早期梅毒:原发性和继发性梅毒,以及病程不到 1 年的潜伏梅毒。首选治疗:苄星青霉素:240 万单位肌注,每周 1 次,连用 2 周。

(2)病程超过 1 年的晚期潜伏梅毒、梅毒瘤树胶肿及心血管梅毒。首选治疗:苄星青霉素:240 万单位肌注,每周 1 次,连用 3 周(共 720 万单位)。

(3)神经梅毒:任何病期的梅毒,均可引起中枢神经系统病变。神经系统损害的临床迹象(如视觉、听觉症状及脑神经瘫痪),可通过脑脊液(CSF)检查而确诊。①首选治疗:水剂结晶青霉素:300 万～400 万单位,静脉注射,每 4 小时 1 次,连用 10～14 日。②替换治疗:水剂普鲁卡因青霉素:240 万单位,肌肉注射,每日 1 次,加丙磺舒 500 mg,口服,每日 4 次,两药合用,连用 10～14 日。

2.对青霉素过敏者行脱敏治疗,脱敏无效时可选用头孢类抗生素。

3.随诊

孕妇驱梅治疗后,每月应检测血清 RPR 滴度直到分娩。如 RPR 持续升高 3 个月,或滴度增加 4 倍,或再现一、二期病灶,则应再行驱梅治疗。分娩后按一般梅毒病例随诊,至少 2 年。

(二)先天梅毒

【诊断】

1.母亲梅毒感染史。

2.典型临床症状及体征

(1)早期先天梅毒:出生到 3 个月内发病。①营养障碍:消瘦,低出生体重,皮肤松弛,貌似老人。②皮肤、黏膜损害:水疱—大疱样损害,扁平湿疣,口角或肛周放射状皲裂或疤痕。③鼻炎流涕,鼻中隔穿孔或鞍鼻,呼吸或吸吮困难。④骨损害:骨髓炎、骨软骨炎及骨膜炎,可在生后 4 周内通过长骨 X 线片发现干骺端病变而确诊。⑤肝、脾肿大,腹水、黄疸及紫癜。⑥其他:包括淋巴结肿大、水肿、视网膜炎、肺炎、心肌炎及肾炎等。

(2)晚期先天梅毒:生后 5～8 岁发病,13～14 岁相继有临床表现。①皮肤、黏膜损伤:如树胶肿。②骨骼病变:如关节积水、骨膜炎、骨髓炎、骨软骨炎及哈钦森齿等。③神经性耳聋:第Ⅷ脑神经受损。④间质性角膜炎。

(3)先天潜伏梅毒:患儿无症状,但梅毒血清学阳性。

3.胎儿或新生儿病变部位、胎盘、脐带找到梅毒螺旋体。

4.梅毒螺旋体抗原血清试验阳性,或非梅毒螺旋体血清抗体滴度 4 倍于母血清。

5.梅毒胎盘。

6.新生儿长骨 X 线检查。

【治疗】

1.所有婴儿怀疑或确诊为先天梅毒者,均应在治疗前行脑脊液检查。脑脊液 RPR 阳性或异常(白细胞计数＞5/mm³ 或蛋白＞500 g/L),按神经梅毒治疗。

2.先天梅毒的治疗

(1)新生儿期:生后7日内,水剂青霉素 G 5 万 U/kg,静脉点滴,每 12 小时 1 次,以后每 8 小时 1 次,共 10 日;或生后普鲁卡因青霉素 5 万 U/kg,每日肌肉注射 1 次,共 10 日。

(2)新生儿期以后:水剂青霉素 G 5 万 U/kg,静脉注射,每 4~6 小时 1 次,共 10~14 日。

3. 随诊

(1)孕妇经治疗后所生的婴儿血清 VDRL 或 RPR 阳性未治疗者,应于生后 1、2、3、6 和 12 个月内密切随诊。如未受感染,抗体滴度应于生后逐渐下降,至 6 个月消失。VDRL 或 RPR 滴度上升或 1 年内仍未转阴性时,应进行治疗。

(2)经治疗的婴儿亦应随诊 VDRL 或 RPR,一般 6 月龄时梅毒抗体应转阴性。

(3)经治疗的脑脊液异常婴儿,应在 6 个月检查 1 次。若脑脊液 VDRL 或 RPR 仍阳性或细胞计数异常,应予复治。

三、妊娠合并生殖器疱疹

【诊断】

1. 临床特征

(1)孕妇有近期生殖器疱疹病毒接触史。

(2)典型症状和体征。

2. 血清学检查测定特异性疱疹病毒 IgM 抗体,可确诊疱疹病毒感染。感染后约 1~2 周产生疱疹病毒 IgM 抗体,可做出近期感染的诊断。该抗体于感染后 8 周即无法测出。新生儿感染后 2~4 周血清中出现特异性 IgM 抗体,该抗体可于感染后持续存在数月。

3. 病原学检查尚不能用于临床。

4. 生殖器单纯疱疹临床分类:①原发性 HSV 感染;②复发性 HSV 感染;③亚临床排毒。

5. 妊娠期 HSV 母婴传播途径有:①血行经胎盘传播;②上行经羊膜腔传播;③分娩经产道传播。

【治疗】

1. 妊娠期处理

(1)原发性生殖器疱疹对胎儿危害大,早孕期应终止妊娠。

(2)孕晚期生殖器疱疹感染,如孕母 HSVIgG 抗体未充分产生,对胎儿可能有危险。如母体已产生特异性抗体,则新生儿感染的危险度很低。

(3)复发性生殖器疱疹因无病毒血症,一般不感染胎儿。对新生儿有无感染,取决于分娩时生殖器有无病灶。生殖器有病灶史者,新生儿 HSV 感染率为 2.7%;生殖器无病灶史者,新生儿感染率为 3%。总感染率 1%~4%。

(4)不做羊膜腔穿刺以除外胎儿宫内感染。

(5)妊 28 周后生殖器可见病灶时,可做病毒培养,但不实用。

2. 分娩期处理

(1)生殖器无病灶者可阴道分娩。

(2)剖宫产不能预防新生儿 HSV 感染,但尽量在临产或破膜前实施,故孕妇 HSV 感染不是剖宫产的指征。如生殖器有病灶,行剖宫产可能降低新生儿的 HSV 感染。

(3)新生儿生后尽量与其他婴儿隔离。

3. 药物治疗

主要用抗病毒药物阿昔洛韦(无环鸟苷)治疗。阿昔洛韦属孕期 C 类药,故可应用。

(1)原发性感染:阿昔洛韦 400 mg 口服,每日 3 次,连续 7～10 天;或 200 mg 口服,5 次/日,连续 7～10 天。

(2)复发性感染:阿昔洛韦 400 mg 口服,每日 3 次,连续 5 天;或 200 mg 口服,5 次/日,连续 5 天,应在病灶出现 24 小时之内应用。

(3)局部治疗:①2%甲紫溶液涂抹;②有继发性感染使用红霉素软膏涂抹。

4. 新生儿 HSV 感染

(1)在所有分娩中,新生儿 HSV 感染率为 0.01%～0.04%,其中来自 HSV-Ⅱ型占 75%,HSV-Ⅰ型占 25%。

(2)孕妇原发性 HSV 感染,其阴道分娩的新生儿感染率为 50%,其中有 60%死亡,存活者中 50%有后遗症。复发性 HSV 感染的新生儿感染率低于 4%。

(3)新生儿 HSV 感染还可通过与其母亲及医务人员密切接触而获得。

(4)新生儿疱疹的治疗:阿昔洛韦 30～60 mg/(kg・d),连续 10～21 天。

四、妊娠期风疹病毒感染

【诊断】

1. 临床特征

(1)孕妇新近风疹病毒流行病学接触史。

(2)典型症状和体征。但 25%的风疹感染者可有病毒血症,而无明显临床表现。

(3)胎儿畸形,胎儿生长受限等。

2. 血清学检查

(1)感染风疹病毒后,在临床症状出现前 1 周就有病毒血症。

(2)特异性抗体 IgM 在出疹后 1～2 周达高峰,并持续到出疹后 4 周。特异性抗体的迅速反应使血清诊断困难,除非在出疹后数日内取血。

(3)敏感性强的 RIA 检测,风疹抗体可持续 1 年。

3. 先天性风疹

(1)在出生后头几周,可从患儿鼻咽排泄物或尿中分离出病毒。

(2)尿中病毒可迟至出生后 12 个月仍然阳性。

(3)新生儿脐血或血液中出现 IgM 风疹抗体,提示先天性风疹感染。

(4)出生后 3～个月仍可出现 IgM 抗体阳性。

(5)在出生后 6 个月～3 岁血清中存在 IgM 风疹抗体,可作为先天性感染的回顾性证据。

【治疗】

1. 孕前

风疹疫苗接种:风疹血清 IgG 阴性的妇女,孕前都应进行免疫。

2. 妊娠期

(1)早孕期确诊的孕妇,患风疹后应劝告其做治疗性流产。

(2)中晚孕期感染风疹病毒,继续妊娠者需先排除胎儿畸形,无胎儿畸形者按产科常规处理。

3. 先天性风疹

(1)出现充血性心力衰竭时可用洋地黄治疗。

(2)由于血小板减少而出血时输新鲜血或血小板。

(3)给先天性风疹患儿注射丙种免疫球蛋白的价值有限。

(4)虽然乳汁中能测出病毒,但未见因喂母乳感染患儿者。

五、妊娠期巨细胞病毒感染

【诊断】

1. 临床特征

孕妇往往无症状,但尿中可找到巨细胞病毒。

2. 病原学和血清学检查

(1)病毒检测:妊娠期可取孕妇绒毛、羊水及脐血,分娩后取胎盘、胎儿尸体或新生儿尿沉渣及咽拭子做病毒检测。

(2)血清学检查:由于孕妇 CMV 携带者也可产生抗体,血清 CMVIgM 阳性诊断活动性感染并非完全可靠。即使母血清 CMVIgM 阳性,也不能确定胎儿是否感染,因 CMVIgM 可在母体存在很长时间。由于 IgM 不能从母体经胎盘传给胎儿,若从新生儿血清中检出 CMVIgM 抗体,常提示胎儿已于宫内发生 CMV 感染。

【治疗】

1. 妊娠前

鉴于对 CMV 感染无疫苗预防,亦无特殊治疗。对计划妊娠的育龄妇女可行 CMV 抗体检查,如 CMV 活动感染者暂避孕,待 CMVIgM 转阴性后方可妊娠。

2. 妊娠期

由于胎儿感染取决于入侵病毒的量以及来自母体 IgG 的保护作用,孕期母体 CMV 的原发性感染比继发性感染所造成的损害更为严重。如 CMV 血清抗体阴性者,早孕期一旦发现血清学抗体转阳应终止妊娠;中孕期可做羊水及脐血检测,与孕妇及其亲属商谈是否终止妊娠;晚孕期则可酌情处理,应排除胎儿畸形,密切监测胎儿生长状况。

3. 分娩期

由于新生儿的免疫功能尚未成熟,故应作为保护对象。足月孕妇宫颈分离出 CMV 者,虽行剖宫产终止妊娠,理论上可以减少经阴道分娩导致新生儿感染的几率,但若胎儿在宫内已感染,则剖宫产亦难使胎儿幸免。

4. 对新生儿期母乳中检出 CMV 者,应采用人工喂养。

5. 早孕期 CMV 抗体血清学筛查

鉴于 CMV 无有效治疗,无疫苗可以预防,先天性 CMV 的感染率低,血清学诊断 CMV 活动性感染不完全可靠,即没有准确的预示性,要将所有婴儿中 1%～2% 的 CMV 者检出,将是昂贵而不现实的。

六、妊娠期弓形虫病

【诊断】

1. 临床特征

(1)孕妇有症状、体征,可引起多器官坏死性损害,如肝、脾大、黄疸、淋巴结病、心肌炎、贫血、血小板减少等。

(2)猫接触史。

2. 病原学和血清学检查

(1)病原检测:取孕妇血液、绒毛活检,羊水及胎儿脐血标本,应用核酸杂交、聚合酶链反应等方法检测病原。

(2)血清学检查:母血清弓形虫 IgM 抗体阳性表示近期感染。因 IgM 抗体可持续 4～8 个月以上,需连续观察滴度有无升高,以示近期感染。如取血清两次间隔适当时间,同时测 IgG 抗体,而后者较前升高在 1：512 以上,也说明近期感染。但在处理前,仍需靠病原检测与 B 超来确诊胎儿感染。

【治疗】

1. 中孕期感染则需视病情决定,应做系统 B 超等检查以排除胎儿畸形。

2. 对无胎儿畸形者按产科常规处理,在条件较好的综合医院分娩。

3. 妊娠期间患弓形虫病应予螺旋霉素及时治疗。孕 20 周以后,可予乙胺嘧啶及磺胺嘧啶合用等。

七、妊娠沙眼衣原体感染

【诊断】

大部分无症状,需靠实验室检查确诊。

【治疗】

1. 药物治疗

红霉素或阿奇霉素治疗。

2. 新生儿处理

新生儿沙眼衣原体结膜炎时,局部用红霉素眼药膏治疗,联合红霉素口服治疗,可防止鼻咽部沙眼衣原体进一步感染耳或肺。

八、妊娠人乳头瘤病毒感染

【诊断】

1. 临床表现:泌尿生殖器和肛门疣样物。

2. 病理检查:主要用于不典型病例和除外恶性病变。

3. 辅助检查:醋酸试验、细胞学检查和阴道镜检查协助诊断。

【治疗】

妊娠期无症状与无病灶的 HPV 亚临床感染不需要治疗。

妊娠期生殖道尖锐湿疣需治疗,因为疣体内寄宿的各种微生物可上行感染或致会阴伤口感染。疣体过大可梗阻产道而需行剖宫产,分娩时疣体损伤可致大出血。治疗还可减少婴幼儿患喉乳头瘤的机会。

1. 治疗方法

(1)疣体上药:三氯醋酸为一种腐蚀收敛剂,但其一次上药治愈率低,对巨型疣疗效差。鬼臼毒素(疣敌)或 5％氟尿嘧啶均忌用。

(2)外科切除、冷冻或激光治疗:妊娠期疣体血管丰富,手术易出血,非理想治疗方法。冷冻不需麻醉,亦无母儿合并症,故妊娠期可用。激光可治疗较大的疣体,但需麻醉,出血亦多,因此在治疗前应权衡利弊。

2. 分娩方式

妊娠合并尖锐湿疣非剖宫产指征,只有当巨型疣梗阻产道时才可施行剖宫产。对外阴、阴道的疣应在产前积极治疗,以免影响会阴伤口愈合。

九、妊娠人类免疫缺陷病毒感染

【诊断】

妊娠期 HIV 感染的诊断与非妊娠期相同。对孕妇(至少对高危孕妇)常规进行 HIV 抗体筛查。

【治疗】

1. 鼓励有感染高危因素的孕妇做 HIV 抗体检测,以及早发现。

2. 妊娠期处理

(1)一旦确诊应建议终止妊娠。如决定继续妊娠,应得到有治疗 AIDS 经验的医师帮助,监测孕妇免疫状态及处理 HIV 相关疾病;产科医师监测及治疗妊娠合并症,新生儿医师评估与随诊婴儿等。

(2)筛查有无其他性传播疾病并治疗。

(3)通过检查 CD4、CD8、血小板、白细胞总数及分类,了解孕妇免疫状态。

(4)抗病毒治疗:齐多夫定。

3. 产科处理

(1)剖宫产能明显降低 HIV 的母婴传播率,尤其在未临产及胎膜未破前手术。

(2)一旦阴道分娩,产程中应尽量避免有创操作。

4. 产后处理

(1)将产妇转给对 AIDS 治疗有经验的医师监测及治疗。

(2)男婴不行包皮环切术。

(3)新生儿抗病毒治疗。

(4)母乳中可能含有 HIV,故不鼓励母乳喂养。

第十四节　分娩期并发症

一、产后出血

产后出血指胎儿娩出后 24 小时内,出血量超过 500 mL 者。一般多发生在产后 2 小时内。

【诊断】

1. 临床表现

胎儿娩出后,阴道有活动性出血,超过 500 mL,根据原因不同临床表现各有不同。

(1)宫缩乏力出血:出血多为间歇性,血色暗红,有血凝块,宫缩差时出血增多,宫缩好时出血减少,有时阴道流血量不多,但按压宫底有大量血液和血块自阴道流出。若出血量多、出血速度快,产妇可迅速出现休克症状。检查宫底较高,子宫松软呈袋状,甚至子宫轮廓不清,摸不着宫底。

(2)胎盘因素:胎盘部分粘连或部分植入,胎盘剥离不全或胎盘剥离后滞留于宫腔。表现为胎盘娩出前、后阴道流血多,间歇性,血色暗红,有凝血块,多伴有宫缩乏力。

(3)软产道损伤:胎儿娩出后,阴道持续性出血,色鲜红,可自凝,出血量与裂伤程度有关。

(4)凝血机制障碍:孕前或妊娠期已有易于出血倾向,胎盘娩出后子宫大量出血或少量持续不断出血,血液不凝,可表现为伤口处和全身不同部位出血。

2. 辅助检查:血常规及凝血功能检查。

【治疗】

开放静脉,输液,配血备用,监测生命体征。迅速寻找原因,针对原因对症处理。

1. 子宫收缩乏力

处理原则是加强宫缩,积极抗休克治疗及预防感染。

(1)药物:促使子宫收缩的药物如下:①缩宫素;②麦角新碱;③前列腺素 F2α 或卡孕栓 1 mg 直肠或阴道内给药,米索前列醇 400～600 μg 含服或直肠阴道给药。

(2)子宫按摩或压迫法:①经腹壁按摩子宫;②双手压迫子宫。

(3)手术止血:经上述治疗无效,可考虑手术止血,依具体情况选用下列方法:①宫腔大纱布条填塞,此纱布条于术后 24～36 小时取出;②缝扎子宫血管上行支或双侧髂内动脉;③有条件者行子宫动脉栓塞术;④子宫次全(或全)切除术。

(4)应注意纠正血容量及补充凝血物质。

2. 胎盘滞留或残留

(1)胎盘滞留:应迅速在消毒情况下做人工剥离胎盘术。

(2)胎盘残留:如用手剥离有困难时,可用有齿卵圆钳及大型钝刮匙,如能在 B 超指引下钳刮则效果会更好,取出物应做病理检查。

(3)植入性胎盘:胎盘迟迟不能自行剥离,人工剥离时发现胎盘或部分胎盘与子宫壁紧贴,无明显分界,出血不多,可行化疗或动脉栓塞术,出血多时常需做子宫切除术。

3. 软产道损伤

及时进行出血点的缝扎止血及裂伤的缝合。

4. 凝血功能障碍

根据病因进行对症处理,必要时行子宫切除术。

二、羊水栓塞

羊水进入母体血循环后引起肺栓塞、休克、弥散性血管内凝血(DIC)、肾衰竭或骤然死亡等一系列严重症状的综合征。

【诊断】

1. 临床表现

(1)分娩前、后突然出现无明显原因的烦躁、寒战、呼吸困难、发绀等症状。

(2)呼吸循环衰竭发生、发展迅速。呼吸困难加重时肺部可闻及啰音,较早出现抽搐及昏迷,最严重的情况为心脏骤停。

(3)部分患者尤其胎儿娩出后发病者主要表现为产后子宫出血,继发出血不凝,全身出血倾向等DIC表现。

(4)急性肾功能衰竭及多脏器功能不全。

2. 辅助检查

如有条件且时间允许时可做以下检查:

(1)血涂片:取下腔静脉血 3~5 mL 放置沉淀,取上层羊水成分涂片染色,寻找胎儿上皮细胞、毳毛、黏液、脂肪及角蛋白等羊水成分。

(2)DIC 实验室指标动态检测。

(3)X 线胸片示双肺弥漫性、点片状浸润阴影,右心扩大。

(4)心电图示心肌劳损。

(5)血气显示 PO_2 下降,pH 下降,BE 下降。

3. 死亡后诊断

(1)取右心室血做沉淀试验,血涂片寻找羊水的有形成分。

(2)子宫切除标本病理检查。

(3)尸检。

【治疗】

1. 初步诊断、辅助检查、初级 ABC 急救措施同时进行。

2. 正压给氧(100%浓度氧气),必要时气管插管或气管切开。

3. 抗休克:至少两条静脉通道积极扩容,首选晶体液。血管活性药物首选多巴胺静点。

4. 抗过敏:可选地塞米松、氢化可的松等。

5. 缓解肺动脉高压:用罂粟碱 100~200 mg 静点维持,每日总量不超过 300 mg。氨茶碱 250 mg 静滴等。

6. 纠正酸中毒。

7. 防治DIC。

8. 防治心衰及肾衰。

9. 预防感染:慎用肾毒性类抗生素。

10. 产科处理:尽快结束分娩,宫口未开全者立即剖宫产,宫口开全无头盆不称者产钳助产,产后子宫出血不能控制者行子宫全切除术。

三、先兆子宫破裂

阻塞性难产时,随着子宫收缩的加强,子宫下段逐渐伸展变薄,如不及时处理,该处将破裂,此时称先兆子宫破裂;子宫下段或体部已发生破裂,称子宫破裂。

【诊断】

1. 临床表现

(1)先兆子宫破裂:表现为产妇明显下腹痛,烦躁不安,呼叫,脉搏、呼吸加快,排尿困难,或可见血尿,可有阴道流血。检查可见子宫下段膨隆拒按,菲薄的子宫下段与增厚的子宫体之间出现病理性缩复环,并逐渐上移,可达脐平甚至脐上,整个子宫为葫芦形,胎心率改变或听不清。此外由于产程停滞延长,孕妇可有水、电解质紊乱。

(2)子宫破裂:表现为在先兆子宫破裂的基础上突感下腹部撕裂样疼痛,随之强烈宫缩停止,疼痛暂时缓解,但很快出现持续性全腹痛,伴恶心、呕吐和阴道出血。检查可见全腹有压痛、反跳痛及肌紧张,胎心音往往消失。子宫轮廓不清,典型时可及缩小的子宫、胀大的膀胱及游离的胎儿三个包块。此外阴道检查发现,原已下降或拨露的胎先露部上升或消失。

2. 病理性缩复环的形成、下腹部压痛、胎心率的变化及血尿的出现,是先兆子宫破裂的四个重要症状。

3. 在先兆子宫破裂的基础上突然发生剧烈腹痛,有休克及明显的腹部体征,可诊断为子宫破裂。

【治疗】

1. 明确为先兆子宫破裂时,应尽快行剖宫产术,同时迅速给予抑制子宫收缩的药物。

2. 子宫破裂的治疗应做到三早,即早诊断、早手术、早输血。明确诊断后应紧急剖腹探查,同时积极纠正休克及输血,预防感染。

3. 手术范围应根据破裂时间的长短、子宫裂口整齐与否、有无感染,以及当时当地的条件,决定行修补术、次全子宫或全子宫切除术。

(1)子宫破裂时间在 12 小时以内,裂口边缘整齐,无明显感染者,可考虑修补缝合裂口。

(2)子宫破裂口较大或不整齐,且有感染可能者,可考虑次全子宫切除术。

(3)子宫破裂口不仅在下段,且向下延及宫颈管或为多发性撕裂,或已有感染者应考虑做全子宫切除。

(4)阔韧带内有巨大血肿而不易寻找到出血点时,可行双侧髂内动脉结扎术。随后寻找出血点,进行缝扎止血。

(5)手术中应仔细探查有无邻近脏器损伤。

4. 术后应用大量广谱抗感染药物。

四、脐带脱垂

【诊断】

1. 胎膜早破、胎先露异常、头盆不称、低置胎盘、羊水过多等,都有可能导致脐带脱垂。

2. 临床表现

(1)胎膜已破裂,在孕妇起床活动或改变体位时随羊水流出,或在胎膜破裂时阴道有一带状物脱出。

(2)阴道检查时发现阴道内有脐带。若胎儿存活,则可扪及脐带内有血管搏动;若胎儿死亡,则脐带血管搏动消失。

3. 听诊胎心异常或胎心电子监护出现异常,提示脐带受压,应高度警惕脐带脱垂的发生。

4. 阴道检查:待产中发现有原因不明的胎儿窘迫,特别是已临产而胎膜已破者,必须行阴道检查。

【治疗】

1. 宫口已开全,胎儿存活,无头盆不称,先露部已较低者,头位可行手术助产,包括低位产钳助产,臀位则行臀位牵引术。

2. 宫口未开全,不具备经阴道分娩条件,胎心好。家属在场者应征得其同意,不在场时可向孕妇本人讲明情况,在取得同意和(或)签字后,立即行剖宫产术。这时孕妇取头低位,检查者以手上推先露,于原地迅速在局麻或全麻下行剖宫产术。但在消毒皮肤前必须再听一次胎心。

3. 胎心及脐带搏动已消失,胎儿已死亡或濒临死亡,则经阴道分娩。

第十五节　异常产褥

一、产褥感染

【诊断】

1. 临床表现

(1)发热:少数有寒战、高热。

(2)疼痛:局部伤口痛或下腹部痛或下肢痛伴行走不便,肛门坠痛。

(3)恶露不净,有异味。

2. 体格检查

(1)局部感染:会阴伤口或腹部伤口红肿、触痛,伤口裂开,伴脓液流出。

(2)子宫内膜炎、肌炎:子宫复旧差,宫底压痛,恶露混浊并有臭味。

(3)子宫周围结缔组织炎、盆腔腹膜炎和弥漫性腹膜炎:下腹一侧或双侧有压痛、反跳痛、肌紧张,肠鸣音减弱或消失,偶可触及包块与子宫的关系密切。

(4)血栓性静脉炎:盆腔内血栓性静脉炎局部检查不易与盆腔结缔组织炎鉴别。下肢血栓性静脉炎常为一侧下肢红肿,静脉呈红线状,有压痛。深部静脉炎时患肢粗于对侧,表面无红肿,故称"股白肿"。

3. 辅助检查

(1)血常规:WBC 可在 $20 \times 10^9/L$ 以上,C 反应蛋白大于 8 mg/L 有助于早期感染的诊断。

(2)血培养及药敏试验:有条件加做厌氧菌培养。

(3)宫颈管分泌物行细菌培养及药敏试验。

(4)B 超、彩色超声多普勒、CT 或磁共振等技术,可协助诊断炎性包块、静脉血栓。

【治疗】

1. 一般处理

定时测量血压、体温、脉搏、呼吸,适当物理降温,必要时半卧位。加强营养,纠正贫血,增强全身抵抗力,纠正水、电解质失衡。

2. 抗感染治疗

致病菌常为需氧菌与厌氧菌的混合感染,应联合用药,最好根据细菌培养和药敏结果选用。

(1)首选青霉素类和头孢类药物,同时加用甲硝唑。

(2)青霉素过敏可选用林可霉素或红霉素。

3. 清除宫腔残留物

会阴伤口或腹部切口感染应扩创引流,高热不降应疑有盆腔脓肿或子宫肌层脓肿。B 超确诊后行直肠陷凹切开引流或腹腔引流或行子宫切除术。

4. 血栓性静脉炎

使用大剂量抗生素的同时,可加用肝素,即 1 mg/(kg·d)肝素加入 5% 葡萄糖液 500 mL 中静滴,每 6 小时一次,体温下降后改为每日 2 次,连用 4~7 日;尿激酶 40 万 U 加入 0.9% 氯化钠液或 5% 葡萄糖液 500 mL 中静滴 10 日,用药期间监测凝血功能。也可加服活血化淤中药治疗。

【预防】

1. 加强孕期宣教,加强营养,增强体质,临产前 2 个月避免性生活及盆浴。

2. 及时治疗外阴阴道炎及宫颈炎等慢性疾病和并发症,避免胎膜早破、滞产、产道损伤及产后出血。

3. 严格无菌操作,正确掌握手术指征,保持外阴清洁。

4. 必要时给予广谱抗生素预防感染。

二、晚期产后出血

【诊断】

1. 临床表现

(1)阴道分娩或剖宫产后 1~2 周常见,偶有更晚者。

(2)出血量多于月经量,色鲜红,可以一次大量,也可多次反复,伴有或不伴小腹坠痛。

(3)出血多时有头晕、心悸,甚至休克。

2. 体格检查

(1)贫血貌:程度依出血量的多少不同。

(2)出血量和速度不同有不同程度的心率加快,血压低,脉压小,呼吸快。

（3）阴道分娩者消毒外阴进行内诊：子宫正常大小或稍大、稍软，触痛轻或无，宫颈口松或可触及组织物堵塞。

3. 辅助检查

（1）血常规：了解有无贫血及感染，必要时查血 HCG。

（2）B 超：探查宫腔内有无残留组织，剖宫产分娩者需了解子宫下段切口愈合情况。

（3）宫腔分泌物培养或涂片检查。

（4）胸片：应用于有咳嗽主诉或血 HCG 异常者。

（5）宫腔刮出物或切除子宫标本送病理检查。

【治疗】

1. 急症住院治疗，如有休克立刻纠正休克，同时止血治疗，记录出血量。

2. 阴道分娩且 B 超无宫内残留组织者，可用宫缩剂和广谱抗生素。

3. B 超有宫内组织残留，立即在输液、配血备用的情况下行清宫术，刮出物送病理检查。

4. 剖宫产术后出血，B 超除外胎盘残留者，绝对卧床，大量广谱抗生素和宫缩剂静滴，注意出血情况，如反复多量出血，应行剖腹探查。若切口周围组织坏死范围小，炎症反应轻微，可行清创缝合及髂内动脉、子宫动脉结扎止血或动脉栓塞术，若组织坏死范围大，酌情行次全或全子宫切除术。

5. 剖宫产术后如疑有胎盘残留，应在手术室输血、输液并做好开腹术的准备，由有经验的医生在 B 超引导下行清宫术，一旦出血不止应立即行开腹术。

6. 观察期间和术后注意改善贫血，加强支持治疗，定时检查血常规。

7. 若系肿瘤则按相应治疗原则处理。

【预防】

1. 剖宫产时合理选择切口，避免子宫下段横切口两侧角部撕裂，合理缝合。

2. 产后仔细检查胎盘、胎膜，若有残缺，应及时取出，不能排除胎盘、胎膜残留时应探查宫腔。

3. 术后应用抗生素预防感染。

三、产后抑郁症

【诊断】

1. 临床表现

（1）无任何诱因的情绪低落、沮丧、忧伤、苦闷。

（2）常感疲乏无力、烦躁、易怒、悲观厌世、有犯罪感，严重者不能照料婴儿，甚至有伤害婴儿者。

（3）产后 2 周发病，4～6 周症状明显。

2. 采用 Edinburgh 产后抑郁量表，总分≥13 分可以诊断。

【治疗】

1. 心理治疗为主，争取家人尤其丈夫的关心、支持，与之交谈，给予帮助。

2. 严重者服用三环类抗抑郁药物。

（1）多塞平 25 mg，每日 2～3 次，4～6 周为一疗程。

（2）盐酸氯米帕明 25 mg，于早餐及中餐后各服 1 片，睡前另服阿普唑仑，每片 0.4 mg，共 2 片,2 周后症状可改善,3 个月为一疗程。

3. 新生儿由他人照顾。

4. 密切观察有无自杀或他杀倾向。

四、产褥中暑

【诊断】

1. 注意发病季节、家居环境、产妇衣着。

2. 临床表现。

(1)中暑先兆:口渴,多汗,心悸,恶心,胸闷,四肢无力,体温可正常或低热。

(2)发热:体温达 38.5 ℃以上,重度高达 41～42 ℃,呈稽留热型。

(3)一般表现:面色潮红,胸闷,脉搏增快,呼吸急促,口渴,痱子布满全身。

(4)中枢神经功能障碍:瞻望,抽搐,昏迷,面色苍白,呼吸急促,数小时内可因呼吸、循环衰竭而死亡,幸存者常遗留中枢神经系统不可逆的后遗症。

3. 鉴别诊断:如产后子痫、产褥感染、败血症。

【治疗】

1. 改善高温和不通气环境。

2. 迅速降温:物理降温,必要时可采用药物降温。易发生循环衰竭者慎用物理降温。

3. 纠正脑水肿:20％甘露醇或 25％山梨醇 250 mL 快速静滴。

4. 抗惊厥:抽搐者可用地西泮、硫酸镁,严重者可用冬眠疗法,常用冬眠 1 号(哌替啶 100 mg、氯丙嗪 50 mg、异丙嗪 50 mg)半量静脉推注。

5. 纠正水、电解质紊乱和酸中毒,24 小时补液量控制在 2 000～3 000 mL,注意补充钾、钠盐。

6. 抗生素预防感染。

7. 加强护理,注意体温、血压、心脏及肾脏情况,注意预防及治疗脏器衰竭。

【预防】

1. 做好卫生宣教。

2. 能识别产褥中暑先兆。

第十六节 产科休克

一、产科休克

(一)产科失血性休克

【诊断】

1. 精神状态:休克早期表现为兴奋、烦躁、口渴,失代偿后表情转为淡漠,意识模糊,直至昏迷。

2. 皮肤、黏膜逐渐发展为苍白、发绀、湿冷。

3. 脉率:脉率加快常出现在血压下降之前,失代偿后发展为细、速、弱,乃至触及不清。

4. 血压:收缩压低于原来的20%,脉压小于20 mmHg可诊断为休克。

5. 尿量:逐渐减少乃至少尿(17 mL/h)、无尿(4 mL/h),注意比重变化。

6. 呼吸:休克时常伴有呼吸困难,注意并发 ARDS。

7. 辅助监测:在条件允许时做以下辅助和特殊监测:

(1)血、尿常规,肝肾功,电解质水平。

(2)中心静脉压(CVP):动态监测指导补液,正常值为5~10 cmH$_2$O。

(3)肺动脉楔压(PVWP):监测肺循环阻力情况,仅用于严重休克病人的抢救。正常值为6~15 mmHg。

(4)动脉血气分析。

(5)动脉血乳酸盐测定:直接反应无氧代谢。正常值为1~2 mmol/L。

(6)DIC实验室检查:血小板计数低于100×10^9/L,纤维蛋白原少于1.5 g/L,凝血酶原时间较正常延长3秒以上,副凝试验(3P)等可确诊。

【治疗】

1. 紧急处理:诊断与抢救同时进行。

(1)迅速建立静脉通道,补充血容量:①估计出血量,继续丢失应严格测量;②扩容原则:现快后慢,先晶后胶,适时输血。扩容量应为估计失血量的2~3倍。

(2)迅速寻找出血原因及止血。

(3)监测生命体征。

(4)保持呼吸道通畅,必要时可做气管插管或气管切开,吸氧。

2. 纠正酸中毒:可依据动脉血气酌情应用碱性缓冲液,适用于复苏效果较差的病人。

3. 血管活性物质:补足血容量后可慎用血管扩张药。多巴胺20 mg加入5%葡萄糖液200~300 mL中静滴,开始15~20滴/分[2~5 μg/(kg·min)],以后视病情调整滴速。

4. 改善心功能:休克时心脏功能有所减缓,甚至发生心衰,可酌情应用强心药,如去乙酰毛花苷0.4 mg稀释后缓慢静脉注射。

5. 皮质类固醇:一般用于严重休克,如地塞米松1~3 mg/kg加入5%葡萄糖中静脉滴注,24小时内不超过2次。

6. 抗感染:肾毒性类抗生素慎用。

(二)产科感染性休克

【诊断】

1. 高排低阻型(暖休克):皮肤温暖、色红,血压下降。

2. 低排高阻型(冷休克):皮肤苍白、湿冷,血压下降,少尿、无尿。

【治疗】

1. 抗休克。

2. 补充血容量:以平衡液为主,配合适量的血浆和全血。

3. 应用心血管药物。

4. 皮质类固醇:早期应用效果好,剂量宜大。

5. 酌情选用中药。

6. 控制感染

(1)处理原发感染灶。

(2)根据药敏培养结果,应用有效抗生素。

(3)改善一般状况。

二、产科弥散性血管内凝血

【诊断】

1. 临床表现

(1)出血:产科 DIC 以子宫持续出血、血不凝为主要特点,严重情况可伴发全身广泛出血倾向,如皮肤出现淤斑、咯血、血尿、针眼、创口出血、渗血不止。

(2)休克:出现早,不易恢复,可与出血量不成比例。

(3)多器官功能障碍综合征(MODS):微血栓形成和栓塞可引起脏器缺血坏死,导致一个或多个器官系统功能不全。

2. 实验室检查

(1)血小板计数低于 $100 \times 10^9/L$ 或进行性下降。

(2)凝血酶原时间大于 15 秒或较对照延长 3 秒以上。

(3)PT、APTT 显著延长。

(4)血浆纤维蛋白原(FIB)小于 1.5 g/L 或进行性下降。

(5)血浆 D-二聚体较正常升高 4 倍以上。

(6)血浆纤维蛋白原降解产物(FDP)大于 20 mg/L,或 3P 试验阳性。

【治疗】

1. 积极治疗原发病。

2. 改善微循环,补充血容量,注意纠正酸中毒和水、电解质失衡。

3. 根据不同原因及病程的不同阶段实施个体化治疗(如抗凝、补充凝血因子、抑制纤溶等)。

4. 有效供氧,保证组织灌流,抑制炎性介质反应(如激素治疗),多器官功能支持。

5. 产后子宫出血不能控制者行子宫全切术、子宫动脉结扎术、髂内动脉结扎术或髂内动脉、子宫动脉栓塞术。

第十七节　催产和引产

一、催产

【适应证】

无明显头盆不称及胎位异常者,发生低张性宫缩乏力并导致潜伏期、活跃期延缓或停滞,胎头下降延缓。

【禁忌证】

1. 头盆不称、胎儿窘迫、先兆子宫破裂；

2. 缩宫素过敏者；

3. 不协调性子宫收缩乏力者；

4. 严重的心肺功能不良者；

5. 严重的宫内感染者；

6. 瘢痕子宫者慎用。

【操作程序】

1. 专人监护：每15～30分钟记录一次血压、脉搏、呼吸，宫缩的频率、强度及持续时间，胎心情况，羊水的色、性状等。

2. 依监护结果随时调节缩宫素用量。

3. 警惕过敏反应，即使是常用量，甚至小剂量缩宫素也可发生过敏反应。如发生则即时停用，抗休克，抗过敏。

4. 禁止肌肉注射、皮下穴位注射及鼻黏膜用药。

5. 宫口扩张2～3 cm发现潜伏期延长需要催产时，最好先行人工破膜，观察1小时再用缩宫素催产。

6. 并发症及处理

(1)子宫破裂：即刻剖腹探查，行子宫修补术或子宫切除术。

(2)强直性子宫收缩：立即停药，必要时应用宫缩抑制剂如利托君或25%硫酸镁。

(3)急产：产后探查子宫颈，有宫颈裂伤予缝合。

(4)羊水栓塞。

(5)胎儿窘迫：立即停药，吸氧，应用宫缩抑制剂，如胎儿窘迫继续存在则剖宫产终止妊娠，并做好新生儿复苏的抢救准备工作。

二、引产

【适应证】

1. 延期妊娠（达41周仍未临产）或过期妊娠；

2. 母体疾病，如严重的糖尿病、高血压、肾病等；

3. 胎膜早破，未临产者；

4. 胎儿因素，如可疑胎儿窘迫、胎盘功能不良；

5. 死胎及胎儿严重畸形。

【禁忌证】

1. 绝对禁忌证：孕妇严重合并症及并发症，不能耐受阴道分娩或不能阴道分娩者。

(1)子宫手术史，主要是指古典式剖宫产、未知子宫切口的剖宫产术、穿透子宫内膜的肌瘤剔除术、子宫破裂史等；

(2)前置胎盘和前置血管；

(3)明显头盆不称；

(4)胎位异常，横位、初产臀位估计不能阴道分娩者；

(5)宫颈浸润癌；

(6)某些生殖道感染性疾病，如疱疹感染活动期等；

(7)未经治疗的获得性免疫缺陷病毒(HIV)感染者；

(8)对引产药物过敏者。

2. 相对禁忌证

(1)子宫下段剖宫产史；

(2)臀位；

(3)羊水过多；

(4)双胎或多胎妊娠；

(5)经产妇分娩次数≥5 次者。

【操作程序】

(一)引产前的准备

1. 严格掌握引产的指征。

2. 仔细核对预产期，防止人为的早产和不必要的引产。

3. 判断胎儿成熟度：如果胎肺未成熟，如情况许可，尽可能先促胎肺成熟后再引产。

4. 详细检查骨盆大小及形态、胎儿大小、胎位、头盆关系等，排除阴道分娩禁忌证。

5. 在引产前应行胎心监护和超声检查，了解胎儿宫内状况。

6. 妊娠合并内科疾病及产科并发症者，在引产前，充分估计疾病严重程度及经阴道分娩的风险，并进行相应检查，制定详细防治方案。

7. 医护人员应熟练掌握各种引产方法及并发症的早期诊断和处理，要严密观察产程，做好详细记录，引产期间需配备阴道助产及剖宫产的人员和设备。

(二)评价宫颈成熟度

常用的方法是 Bishop 评分法，评分≥6 分提示成熟。评分越高，引产成功率越高。评分<6 分提示宫颈不成熟，需要促宫颈成熟。

(三)促宫颈成熟方法

1. 可控释地诺前列酮栓

是一种可控制释放的前列腺素 E2 栓剂，含 10 mg 地诺前列酮，以 0.3 mg/h 的速度缓慢释放，低温保存。

(1)优点：可以控制药物释放，在出现宫缩过频或过强时能方便取出。

(2)应用方法：外阴消毒后将可控制地诺前列酮栓置于阴道后穹隆深处，将其旋转 90°，使栓剂横置于阴道后穹隆，宜于保持原位。在阴道外保留 2～3 cm 终止带以便于取出。在药物置入后，嘱孕妇平卧 20～30 分钟以利栓剂吸水膨胀。2 小时后复查，仍在原位后可活动。

(3)出现以下情况时应及时取出：临产，放置 12 小时后，出现过强和过频的宫缩，过敏反应或胎心率异常时。如取出后宫缩过强、过频仍不缓解，可使用宫缩抑制剂。

2. 米索前列醇

是一种人工合成的前列腺素 E1 类似物，有 100 μg 和 200 μg 两种片剂。可用于妊娠晚期需要引产而宫颈不成熟的孕妇。

(1)优点：价格低，性质稳定，易于保存，作用时间长等。

(2)应用方法：每次阴道放药剂量为 25 μg，放药时不要将药物压成碎片。如 6 小时后仍无宫缩,在重复使用米索前列醇前应作阴道检查,重新评价宫颈成熟度,了解原放置的药物是否溶化、吸收,如未溶化和吸收者不宜再放。每日总量不超过 50 μg,以免药物吸收过多。

(3)观察:①如需加用缩宫素,应该在最后一次放置米索前列醇后 4 小时以上,并阴道检查证实药物已经吸收;②使用米索前列醇者应在产房观察,监测宫缩和胎心率,一旦出现宫缩过强或过频,应立即进行阴道检查,并取出残留药物;③有剖宫产史或者子宫手术史者禁用。

3. 其他促宫颈成熟的方法

(1)种类:主要是机械性扩张,包括低位水囊、Foley's 管、昆布条、海藻棒等,需要在阴道无感染及胎膜完整时才可使用。

(2)缺点:有潜在感染、胎膜早破、宫颈损伤可能。

(四)缩宫素静滴引产

1. 特点:可随时调整用药剂量,保证生理水平的有效宫缩;一旦发生异常可随时停药;缩宫素作用时间短,半衰期约为 5～12 min。

2. 方法:静脉滴注缩宫素推荐使用低剂量,最好使用输液泵。起始剂量为 2.5 mU/min,根据宫缩调整滴速,一般每隔 30 min 调整一次,直至出现有效宫缩。有效宫缩的判定标准为 10 min 内出现 3 次宫缩,每次宫缩持续 30～60 秒。最大滴速一般不得超过 10 mU/min,如达到最大滴速,仍不出现有效宫缩可增加缩宫素浓度。增加浓度的方法是 5% 葡萄糖 500 mL 中加 5 U 缩宫素(即 1% 浓度,相当于每毫升液体含 10 mU 缩宫素)。先将滴数减半,再根据宫缩情况进行调整,增加浓度后,最大增至 20 mU/min,原则上不再增加滴数和浓度。

3. 观察

(1)要专人观察宫缩强度、频率、持续时间及胎心率变化并及时记录,调好宫缩后行胎心监护。破膜后要观察羊水量及有无胎粪污染及其程度。

(2)警惕过敏反应。

(3)禁止肌肉注射、皮下穴位注射及鼻黏膜用药。

(4)用量不宜过大,以防止发生水中毒。

(5)宫缩过强及时停用缩宫素,必要时使用缩宫素抑制剂。

(五)人工破膜术引产

1. 用人工方法使胎膜破裂,引起前列腺素和缩宫素释放,诱发宫缩。

2. 适用于宫颈成熟的孕妇,但有可能引起脐带脱垂或受压、母婴感染、前置血管破裂和胎儿损伤。

3. 不适用于头浮的孕妇。

4. 破膜前要排除阴道感染。

5. 应在宫缩间歇期破膜,以避免羊水急速流出引起脐带脱垂或胎盘早剥。

6. 破膜前后要听胎心,破膜后观察羊水性状和胎心变化情况。

7. 单纯应用人工破膜术效果不好时,可加用缩宫素静脉滴注。

【经验指导】

1. 引产时应严格遵循操作规程,严格掌握适应证及禁忌证,严禁无指征的引产。

2. 根据不同个体选择适当的引产方法及药物用量、给药途径。

3. 不能随意更改和追加剂量。

4. 操作准确无误。

5. 严密观察产程,仔细记录。

6. 一旦进入产程常规行胎心监护,随时分析监护结果。

7. 若出现宫缩过强、过频,过度刺激综合征、胎儿窘迫及梗阻性分娩、子宫先兆破裂、羊水栓塞等症候,应:

(1)立即停止使用催、引产药物。

(2)立即左侧卧位,吸氧,静脉输液(不含缩宫素)。

(3)静脉给子宫松弛剂,如利托君或 25％硫酸镁等。

(4)立即行阴道检查,了解产程进展,未破膜者人工破膜,观察羊水有无胎粪污染及其程度。

(5)经上述综合处理,尚不能消除危险因素,短期内又无阴道分娩的可能,或病情危重,应迅速选用剖宫产终止妊娠。

8. 应用前列腺素制剂促宫颈成熟的注意事项:

(1)孕妇患有心脏病、急性肝肾疾病、严重贫血、青光眼、哮喘、癫痫者禁用;

(2)有剖宫产史和其他子宫手术史者禁用;

(3)胎膜早破者禁用前列腺素制剂;

(4)主要的副作用是宫缩过频、过强,要专人观察和记录,发现宫缩过强或过频及胎心率异常者及时取出阴道内药物,必要时使用宫缩抑制剂;

(5)已临产者及时取出促宫颈成熟药物。

9. 小剂量静脉静滴缩宫素为安全常用的引产方法,但在宫颈条件不成熟时,引产效果不好。

第十八节　产科手术

一、人工破膜术

【适应证】

1. 母儿原因需尽快终止妊娠且无引产禁忌证,宫颈条件成熟。

2. 产程异常需促进产程进展。

3. 可疑胎儿宫内窘迫以了解羊水性状。

【禁忌证】

1. 胎位异常如臀位、横位等。

2. 存在阴道分娩禁忌证。

3. 生殖道急性炎症。

【操作程序】

1. 患者排空膀胱,取膀胱截石位,消毒外阴及阴道。

2. 于宫缩间歇期以血管钳或鼠齿钳在手指指引下夹破羊膜囊使羊水流出,若羊水流出不多,可轻轻上推抬头,利于羊水流出。

3. 观察羊水性状、颜色,听胎心。

【经验指导】

1. 应行全面病史询问和检查,确定无阴道分娩禁忌证。

2. 严格无菌操作,防止感染。

3. 破膜引产应尽量在妊娠足月或接近足月时,宫颈条件成熟,易于成功,否则破膜后经久不发动宫缩易发生感染。

4. 应使羊水缓慢流出,羊水过多者最好采用高位破膜,使羊水缓慢流出,以免引起脐带脱垂及胎盘早剥。

5. 对于部分性前置胎盘,应轻轻触清宫颈内口处囊性感部位及海绵感部位,选择囊性感部位破膜。

6. 破膜前后应听胎心,注意羊水性状。

二、会阴切开缝合术

【适应证】

1. 初产妇阴道助产手术的前驱措施,如实行出口或低位产钳牵引术、胎头吸引术。

2. 初产臀位分娩术。

3. 因产妇或胎儿需要缩短第2产程,如并发胎儿窘迫等。

4. 阴道口相对过小,胎头未娩出,会阴已出现裂伤,为避免复杂会阴、阴道裂伤。

【操作程序】

(一)分类

1. 侧斜切开:由阴道口后联合中点开始向左侧斜 30°～45°做会阴切开。

2. 正中切开:在会阴后联合向下做会阴切开。

3. 中侧切开:自会阴后联合始在中线向左侧偏斜 20°切开,至肛门括约肌 2 cm 处切口转向外斜侧。

(二)麻醉

一般采用 0.5％～1％普鲁卡因或 0.5％～1％利多卡因 30 mL 左右做阴部神经阻断,部分皮下注射。阴部神经在坐骨棘部从盆底穿出,所以改用 10 mL 麻醉药注射在坐骨棘部,生殖道感觉神经来自阴部神经。

(三)术式

1. 侧斜切开

(1)在局麻下由阴道后联合中点开始向左侧斜下约 45°,沿另一手中、食指撑起的阴道壁,切开阴道黏膜、黏膜下组织、球海绵体肌、耻尾肌束等。由于切开组织较多,且为供血较丰富区域,所以出血较多,相对而言,开放空间较小,切开长度一般为 4 cm 左右。

(2)切开时间在胎头拨露 3～4 cm 时为好,在宫缩时切开。如为实行助产手术,则在准备上产钳时施行。

（3）当切开会阴后开始出血时应一方面用纱布压迫伤口，一方面迅速查清胎位，放置产钳，可以稍减少出血。

（4）缝合会阴切口最好在胎盘娩出后进行。仔细检查切开伤口有无延伸。缝合时主要解剖组织要对合好。先从阴道切口最内部开始，一般用"0"号或"1"号铬制肠线便可将阴道黏膜、部分黏膜下组织间断缝合达处女膜环。用同样线间断缝合肛提肌，先用食指触摸伤口深度，由最内、最深处开始，缝针要适当深，过深穿透肠黏膜形成瘘，则危害很大。

（5）切缘下部组织稍向下垂，缝合时下缘入针较上缘稍低些，以更好使解剖正确恢复。

（6）会阴切开出血应在肛提肌组织缝合完毕后停止。用1号丝线间断缝合脂肪层及皮层。

（7）结不可打得过紧，因为手术伤口会略肿胀。

（8）清点纱布，并做肛诊，检查有无缝线穿透直肠黏膜。

2. 正中切开

（1）局麻后，在会阴后联合中部向下剪开，所剪之处为肛提肌的左右耻骨肌束筋膜会合之处，系为筋膜组织，切口累及不到肌束，所切组织较侧斜切者薄，且无丰富血管，所以出血少。缝合部位浅，解剖能对合满意，术后疼痛也小。

（2）在分娩后，用0或1号肠线间断缝合阴道黏膜，同样用肠线间断缝合筋膜层。用1号丝线间断缝合脂肪层，最后用1号丝线间断缝合会阴皮肤。

（3）一旦正中会阴切口延长，形成会阴Ⅲ度裂伤，分娩后应立即缝合。首先用"00"号肠线间断缝合直肠黏膜下层，第2层仍间断褥式缝合筋膜层以加固直肠伤口。在直肠侧壁游离出断裂的肛门括约肌两端，以0号肠线缝合肛门括约肌的断端，一般2针即可恢复括约肌的完整。

（4）阴道黏膜层和会阴的缝合与会阴切开修补相同。

3. 中侧切开

（1）局麻后，自阴道后联合中点开始沿中线左旁约20°向下剪开阴道和会阴皮肤至肛门轮边缘2 cm处，切口再稍向左偏斜，长约1 cm。

（2）分娩后，用0号或1号肠线间断缝合阴道黏膜，恢复阴道后联合。用同样线间断缝合会阴体切口下端肌层及筋膜，缝合肌肉、筋膜时，用左手食指伸入肛门内做指引。用1号丝线间断缝合脂肪层及皮层。

【经验指导】

1. 正中切开时会阴组织损伤最小，出血最少，阴道切口相对小。组织愈合好，术后伤口疼痛小，水肿最小。最大的缺点是损伤肛门括约肌和肛管的机会较多。

2. 正中切开术后可进无渣流质2天继以半流质3天。术后5天开始服缓泻剂1次，使自行排便，便后用盐水棉球轻轻擦洗会阴。

3. 实行正中切开者必须有丰富的助产经验，具有优良的助产技术，还应对胎儿大小做充分的估计，估计在3 500 g以上者不做。手术助产者也不宜施行。

4. 中侧切口所经之处为双侧耻骨尾骨肌筋膜的左侧边缘，末端切口仅波及少量左侧耻骨尾骨肌束，也未损伤肛门括约肌，所以出血少，既有会阴正中切开的优点，又避免了损伤肛门括约肌及肛管、直肠。

5. 中侧切口具有出血少、术后疼痛小的优点,但在分娩及助产手术时仍应掌握出头、出躯干助产技术,避免伤口撕裂延长。

三、会阴、阴道裂伤修补术

【适应证】

裂伤程度可分:

Ⅰ度:会阴部皮肤及黏膜、阴唇系带、前庭黏膜、阴道黏膜等处有撕裂但未累及肌层。

Ⅱ度:除上述组织的撕裂外,还累及骨盆底的肌肉和筋膜,如球海绵体肌,会阴深、浅横肌以及肛提肌等,但肛门括约肌是完整的。

Ⅲ度:指肛门括约肌全部或部分撕裂,甚至直肠下段前壁亦可被撕裂。

【操作程序】

(一)会阴Ⅰ度裂伤修补术

1. 阴道黏膜用 1-0 或 2-0 肠线连续或间断缝合。

2. 1 号丝线间断缝合皮肤或用 1-0 或 2-0 肠线皮内缝合。

3. Ⅰ度裂伤皮肤丝线缝合者,可于术后 3 天拆线,拆线时核对缝线针数。

(二)会阴Ⅱ度裂伤修补术

1. 用带尾纱垫填塞阴道,用手或阴道上下叶拉钩暴露伤口,特别要看清裂伤的顶端。

2. 从裂伤口顶端上方用 1-0 或 2-0 肠线连续缝合阴道黏膜。

3. 用 1-0 或 2-0 肠线间断缝合肌层,缝合时应注意创面底部勿留死腔。

4. 用 2 号丝线间断缝合皮肤,并记录皮肤缝线针数。

5. 取出阴道内填塞的带尾纱垫,查肛。

6. 术后会阴冲洗,每日 2 次。

7. 术后 4 天拆除缝合丝线,核对缝合时记录的针数。

(三)会阴Ⅲ度裂伤修补术

1. 用带尾纱垫填塞阴道,用手或阴道上下叶拉钩暴露伤口,仔细辨清裂伤部位及解剖关系。

2. 缝合前用消毒液冲洗伤口,直肠壁撕裂时,用细圆针和 3-0 号肠线间断缝合,缝线穿过直肠黏膜,并把线结打在肠腔内。用 3-0 号丝线间断褥式缝合直肠浆肌层(可用 2-0 号肠线间断 U 形缝合直肠黏膜下层,而避免穿透直肠黏膜缝合的不良后果)。

3. 用鼠齿钳在皮下寻找、钳夹与拉拢肛门括约肌的两个断端,以 7 号丝线或 0 号肠线间断缝合 2 针,然后用 0 或 2-0 号肠线间断缝合肛提肌,会阴深、浅横肌及球海绵体肌等组织。

4. 逐层缝合阴道黏膜、皮下组织及会阴皮肤(同会阴Ⅱ度裂伤缝合)。

5. 取出阴道内填塞的带尾纱垫。手术完毕食指放入肛门内检查肛门括约肌收缩力。

6. 术后吃无渣半流质饮食 3 天。口服复方樟脑酊 2 mL,每日 3 次,或阿片酊 0.5 mL,每日 3 次,共 3 天,避免患者排大便。

7. 保持局部伤口清洁,每次大、小便后清洁会阴,每日冲洗会阴 2 次,共 5 天。术后第 4 天晚可服液状石蜡 30 mL,软化大便。

8. 术后用抗生素预防感染。

9. 术后第 5 天拆除会阴皮肤缝线,并核对手术记录缝线针数。

10. 术后严禁灌肠或放置肛管。

【经验指导】

1. 分娩后阴道壁松弛,术时应仔细检查,按撕裂的大小与深浅将组织对合整齐,分层缝合。

2. 阴道壁裂伤较高,无法暴露,可于顶端下方用肠线先缝合 1 针作牵引,然后于顶端上方 0.5~1 cm 处缝合,以防撕裂的血管回缩出血形成血肿。在保证有效止血的前提下,缝线不宜过紧过密,组织间不留空隙。

3. 修补完毕应常规做肛查,如发现有肠线误缝入直肠腔内时,立即拆除重缝。

四、宫颈裂伤缝合术

【适应证】

宫颈裂伤多发生于两侧或一侧,也可发生于前唇或后唇,或环行裂伤或多处裂伤。

【操作程序】

1. 外阴必须重新消毒,术者亦应更换手术衣及手套。

2. 在良好照明下,以两个单叶阴道拉钩暴露宫颈,用两把卵圆钳分别钳夹在裂口两边止血,并向外牵拉宫颈,便于缝合。

3. 用 1 号肠线从裂口的顶端上 0.5 cm 处开始间断或连续缝合子宫颈全层至距外口 0.5 cm。如裂口顶端部位过高,缝合达不到顶点,可先间断缝扎 1 针,作为牵引后再补缝上面的裂口。

4. 术后用抗生素预防感染。

五、人工剥离胎盘术

【适应证】

1. 胎儿娩出后,胎盘部分剥离,出血较多。

2. 胎儿娩出后 30 分钟胎盘不下。

【禁忌证】

胎盘剥离困难考虑胎盘植入,不强行剥离。

【操作程序】

1. 取膀胱截石位。

2. 重新消毒外阴,铺巾,更换手套,严格无菌消毒。

3. 剥离胎盘:右手并拢,沿脐带达宫体胎盘附着部,顺胎盘面向下摸到胎盘边缘,并拢四指掌面插入胎盘与子宫壁之间隙。左手在腹部固定按压子宫体,右手先剥离一缺口,再左右、向前扩大剥离面,至胎盘完全剥离,一次完成。不可反复伸手入宫腔,增加感染、出血。取出胎盘后应仔细检查胎盘是否完整。

4. 术后处理

(1)注射宫缩剂,如肌注缩宫素 10 IU,促进宫缩。

（2）常规应用广谱抗生素预防感染。

【经验指导】

1. 预防子宫破裂：手伸入宫腔时，另一只手应在腹部触摸按压固定子宫，缓慢试行通过子宫下段收缩环，如用力过猛或方向失误易致子宫下段穿破。注意胎盘附着于子宫角处，此处肌层较薄，避免用力不当而穿孔。胎盘剥离后其创面较粗糙，不能认为是部分胎盘遗留而行大刮匙搔刮，搔刮常致宫壁损伤。

2. 难以剥离胎盘的处理：凡遇难剥离胎盘时，切勿强行剥离。完全性胎盘植入，按评估行保留处理，高位结扎脐带，将胎盘留在宫腔原位，待其自行脱落或组织自溶，部分性胎盘植入不出血者亦可照此办法处理；难以剥离并出血的胎盘植入，行子宫切除术较为安全；胎盘部分娩出，如无出血可观察，否则，出血并已证实是胎盘植入，也应行次全子宫切除术，刮匙或卵圆钳钳夹有一定风险，应慎用。

六、胎头负压吸引术

【适应证】

1. 第 2 产程延长，初产妇宫口开全已达 2 h，经产妇宫口开全已达 1 h，无明显头盆不称，胎头已较低者。

2. 胎头位置不正，只能用于枕先露，如持续性枕横位及枕后位时手法回转有困难者。

3. 产妇全身情况不宜在分娩时施用腹压者，如心脏病、妊娠期高血压疾病、肺结核活动期、支气管哮喘等。

4. 有剖宫产史或子宫有瘢痕者。

5. 胎儿窘迫。

【禁忌证】

1. 不适用于臀位、颜面位、额位等其他异常胎位。

2. 头盆不称，胎儿双顶径未达坐骨棘水平以下者。

3. 胎膜未破，宫口未开全（除双胎第 2 胎为顶先露）。

4. 早产儿不宜做此手术（通常孕周＜34 周，脑室内出血的危险性大）。

【经验指导】

1. 放置吸引器的位置应保证在牵拉用力时有利于胎头俯屈，吸引器中心应置于胎头后囟前方 3 cm 的矢状缝上。

2. 可用针筒抽气形成负压，一般抽 120～150 mL 空气较适合（相当于 39.23～49.03 kPa 负压）。抽气必须缓慢，约每分钟制成负压 9.81 kPa，使胎头在缓慢负压下形成产瘤再牵引，可减少吸引器滑脱失败，减少对胎头损伤。

3. 吸引器抽气的橡皮管应选用壁厚耐负压的，以保证吸引器内与抽气筒内的负压强度一致。

4. 放置后再做阴道检查。宫颈或阴道壁夹于胎头与吸引器之间则除外。

5. 牵引中如有漏气或脱落，表示吸引器与胎头未能紧密接合，应寻找原因。如无组织嵌入吸引器，须了解胎头方位是否矫正；如吸引器脱落常由于阻力过大，应改用产钳术；如系牵引方向有误，负压不够以及吸引器未与胎头紧密附着，可重新放置，一般不宜超过 2 次。

6. 牵引时间不宜过长,以免影响胎儿,整个牵引时间不宜超过 10～20 min。

7. 术后注意事项

(1)产后检查产道,如有宫颈或阴道裂伤,应立即缝合。

(2)术后新生儿给予维生素 K 及维生素 C,预防颅内出血。

(3)对于牵引困难者,应密切观察新生儿有无头皮损伤、头皮血肿、颅内出血,并及时处理。

8. 并发症及其处理

(1)产妇

①阴道血肿:可由于阴道壁挫伤或被吸入吸引器内所致。所以放置吸引器后必须仔细检查,了解是否有阴道壁组织嵌入。一旦发现血肿,常于血肿外侧缘用可吸收缝线向较深处做间断缝合,或予切开清除血块,寻找活跃出血点予以结扎,然后缝合切开的阴道壁。

②外阴、阴道及宫颈裂伤:术毕常规检查宫颈及阴道有无撕裂,有撕裂者予以缝合。

(2)新生儿

①新生儿头皮水泡:可每日在患处涂外用抗生素 1 次,以防感染。

②头皮血肿:胎头吸引部位的产瘤一般于术后 24 h 内消失。若系血肿多在 1 个月内自然吸收,不需特别处理。应避免穿刺以防感染,并应嘱咐产妇不要搓揉血肿。

③颅内出血:按新生儿颅内出血处理。

七、产钳术

【适应证】

1. 第 2 产程延长,初产妇宫口开全已达 2 h,经产妇宫口开全已达 1 h,无明显头盆不称,胎头已较低,双顶径平面已达坐骨棘平面以下。

2. 胎头位置不正,只能用于枕先露和臀位后出头困难,如持续性枕横位及枕后位时手法回转有困难者,或臀位徒手分娩后出头困难者。

3. 产妇全身情况不宜在分娩时施用腹压者,如心脏疾病者,急性或慢性肺部疾病或其他疾病导致肺功能减退,重度子痫前期,重度的肝脏、肾脏疾病,癫痫、精神分裂症等精神、神经系统疾病,产妇高热、器官衰竭等,以及原发性高血压、动脉硬化、妊娠高血压综合征等在产程中血压升高,子痫或先兆子痫。

4. 有剖宫产史或子宫有瘢痕者。

5. 胎儿窘迫。

【禁忌证】

1. 胎膜未破,宫口未开全。

2. 胎头未衔接,明显的头盆不称。胎头双顶径未达坐骨棘水平,胎先露在 +2 以上。

3. 异常胎位:不适用产钳的胎位有颏先露、额先露、高直前位、高直后位以及明显的不均倾(包括前不均倾、后不均倾)。

4. 胎儿畸形:如脑积水、无脑儿、巨结肠、连体胎儿、胎儿巨大、畸胎瘤等严重畸形。

5. 死胎:胎儿已死亡应以保护产妇为主,可行毁胎术。

【操作程序】

（一）低位产钳术

1. 体位及术前准备：膀胱截石位，外阴常规消毒、铺巾，导空膀胱。

2. 阴道检查：了解是否具备产钳的条件，如产道是否异常，宫口是否开全，胎膜是否破裂，明确胎方位和胎先露。

3. 麻醉：一般情况下可采用阴部神经阻滞麻醉，特殊情况下可采用全身麻醉、硬膜外麻醉或骶麻。

4. 麻醉、切开会阴后再做一次详细的阴道检查，在颅骨受压重叠、头皮水肿的情况下容易误诊，因此上产钳前需摸胎儿耳郭，耳郭边缘所指方向即为枕骨所在部位。

5. 放置左叶产钳：左手持左钳柄使钳叶垂直向下，凹面朝前，右手在阴道检查后不退出，置于阴道后壁与胎头之间，将左叶产钳沿右手掌面于胎头与掌心之间，右手慢慢将产钳推送入阴道，右手大拇指托钳匙颈部协助，左手顺势向下，推送产钳，最后使左钳叶达胎头左侧耳前额部，并使钳叶与钳柄在同一水平位。在此过程中，右手逐渐退出阴道口，并由助手固定左叶产钳。

6. 放置右叶产钳：右手持右叶产钳如前，左手中、食指伸入胎头与阴道后壁之间，引导右叶产钳进入到左叶产钳相对应的位置，左手退出。

7. 扣锁产钳，如两钳叶放置适当，则扣锁吻合，钳柄自然对合。如果扣锁稍有错位时，可移动右叶产钳，以凑合左叶产钳。

8. 检查钳叶位置：伸手入阴道内检查钳叶与胎头之间有无产道软组织或脐带夹着，胎头矢状缝是否位于两钳叶的中间，胎儿的小囟门在产钳叶上缘一指处。

9. 牵拉：宫缩时合拢钳柄，向外、向下缓慢牵拉。当先露部着冠时，右手保护会阴，见胎儿额部露出阴道口时，可将产钳柄渐渐向上提起，使胎头仰伸。当双顶径娩出时，可先放右叶产钳并取出之，以减少产钳对母体软组织的损伤，随后左叶产钳顺着胎头慢慢滑出。

10. 牵出胎体：按自然分娩机理，用手牵拉胎头，使前肩、继而后肩及躯干娩出。

11. 胎盘娩出后，仔细检查宫颈及阴道有无撕裂，然后缝合会阴。

（二）K氏产钳术

1. 体位、术前准备及麻醉同低位产钳手术步骤。

2. 阴道检查明确头盆情况，在确定可经阴道分娩的情况下，方可剪开会阴，会阴切开后须再查清胎方位。

3. 徒手旋转胎头，如为枕左后位，用右手拇指放在胎头右侧，其余4指在胎头左侧握紧胎头，向逆时钟方向旋转胎头，使枕骨转向正前方。如胎头嵌入骨盆较低处，可将胎头稍向上推旋转。旋转时另一手可在腹部向同一方向转动胎体。如为枕右后位，右手拇指在胎头右侧，其余4指在左侧，向顺时针方向旋转。如旋转失败则改用产钳旋转。

4. 左枕横位先上右叶产钳，右枕横位先上左叶产钳。

5. 以右枕横位为例，先上左叶产钳，术者左手握左钳叶垂直向下，右手中、食指伸入胎头与后阴道壁之间，右手掌心向上，将左钳叶沿右手掌伸入阴道壁与胎头之间，这时左手握着的产钳柄向下，而右手大拇指支托匙颈部向上推送产钳，使产钳顺着胎儿脸部滑入到耻骨联合下缘，最后使左钳叶达胎头左侧耳前额部，并由助手固定左叶产钳。

6. 放置右叶产钳，左手中、食指伸入阴道后壁与胎头之间，右手握右叶产钳柄以45°慢慢进入到与左叶产钳相对应的位置。

7. 扣锁产钳,由于骶尾骨关系,有时右叶产钳往往没有达到左叶产钳的程度,因此,扣锁后二叶产钳有长短,这时一边将产钳按顺时针方向旋转90°,一边将右叶产钳上推,使二叶产钳长短一致并扣锁。如果旋转有困难,可以将产钳上推后再旋转胎头。

8. 检查钳叶位置,胎头是否已经转成枕前位,产钳位置的部位是否正确,如胎头未转,按顺序取出产钳后重上。

9. 牵拉,同低位产钳。

(三)枕后位产钳术

若为枕后位,在胎心很慢,胎儿中等大小,双耳均能触及的情况下,不必再旋转胎头,以枕后位牵拉,注意会阴切口应大些,上产钳的方法同低位产钳,但在牵拉开始时需水平位向外牵拉,前额或鼻根部抵达耻骨联合下缘时,略抬高钳柄使枕部徐徐自会阴部娩出,然后稍向下牵拉,使前额、鼻、面颊相继娩出。枕后位牵拉较枕前位困难,需有一定的临床经验。

(四)臀位后出胎头产钳术

臀位(助产及牵引术)后出胎头分娩困难时,可用臀位后出头产钳助产,有利于迅速娩出胎头,抢救胎儿,避免不必要的胎儿损伤。操作时,助手提起胎儿手足,躯干呈70°~80°,胎背朝上,胎儿枕骨位于耻骨联合下面,术者从胎儿腹侧依次放入左、右钳叶,产钳对合后牵引,牵引开始向下,当胎头枕骨抵于耻骨弓下时,逐渐提高钳柄,使胎儿下颌、口、鼻、顶相继娩出。

【经验指导】

1. 产道损伤:包括会阴裂伤、阴道裂伤、宫颈裂伤、骨盆或关节损伤等。

2. 产后出血:产钳手术者多为产程较长,易宫缩乏力,加之产道损伤导致出血增多,因此,产后出血的发病率较高。

3. 感染:施产钳术者,多为产程延长,失血较多,产妇抵抗力下降,加之手术操作、组织挫伤,同时,恶露又是细菌良好的培养基,因此,继发性感染的危险性很高。

4. 胎儿损伤:包括头面部压挫伤、头面部神经损伤、颅内出血、颅骨骨折、大脑镰或小脑幕撕裂伤、眼球损伤等。

5. 若胎头双顶径在坐骨棘平面以上,产钳手术操作较困难,产妇及胎儿易受损伤,应以剖宫产取代。

6. 在放置钳叶时,遇有阻力而不能向深处插入时,可能钳端嵌在阴道穹隆部,此时切勿强行推进钳叶,必须取出检查原因,否则可能引起严重的阴道壁损伤。

7. 若扣合有困难时必须注意:

(1)胎头方位有否误诊,这是最常见的原因,应重做检查。如胎头位置过高,应正确估计牵拉的难度,决定取舍。

(2)胎头是否变形过大,一般弯形产钳因头弯较深,往往不易扣合,可改用直形产钳。

(3)如果两叶产钳不在一个平面上,扣合亦困难,可用手伸入阴道内,轻轻推动位置不正确的一叶,切勿用力在钳柄上强行扣合。

8. 牵引有困难(即胎头不见下降)时,其原因可能为:

(1)牵引方向不正确。

(2)骨盆与胎头不相称。

（3）不适合的胎头方位。

注意切勿用强力牵引，必须查出原因进行纠正，否则易致胎儿及产道损伤。

9. 牵引时产钳滑脱，其原因可能为：

（1）产钳放置位置不正确，钳叶位置较浅或径线不合适。

（2）胎头过大或过小。

不论在什么情况下，产钳滑脱对胎儿及产道都可引起严重损伤，所以在扣合产钳时，必须检查钳叶位置深浅，是否紧贴胎头。并应做试牵，有滑脱可能时，立即停止牵引，重新检查胎头方位及放置产钳。

10. 有时产程较长，产瘤大或胎头变形严重，胎头尚未入盆，易误为头已入盆，或骨盆较浅也易误诊。故术时应注意腹部检查，确诊胎头是否入盆。

11. 牵引产钳时用力要均匀，一般不需用很大力气，按产钳方向向外略向下，速度也不要过快，也不能将钳柄左右摇摆。当胎头即将牵出时应立即停止用力，与助手协作。注意保护会阴，再缓慢牵出，否则易造成严重的会阴裂伤。

12. 产后常规探查产道，如有宫颈或阴道裂伤，应立即缝合。

13. 术后新生儿给予维生素 K 及维生素 C 预防颅内出血。对于牵引困难者，应密切观察新生儿有无头皮损伤、头皮血肿、颅内出血，并及时予以处理。

八、剖宫产术

【适应证】

1. **产道异常**

（1）头盆不称：骨盆显著狭小或畸形；相对性头盆不称者，经过充分试产即有效的子宫收缩 8～10 h，破膜后 4～6 h 胎头仍未入盆者。

（2）软产道异常：瘢痕组织或盆腔肿瘤阻碍先露下降者；宫颈水肿不易扩张者；先天性发育异常。

2. **产力异常**：原发或继发性宫缩乏力经处理无效者。

3. **胎儿异常**

（1）胎位异常：横位、额后位、高直后位，枕后位或枕横位合并头盆不称或产程延长阴道分娩困难者。臀位合并以下情况放宽剖宫产指征：足先露，骨盆狭窄，胎膜早破，胎头过度仰伸，宫缩乏力，完全臀位而有不良分娩史者，估计胎儿在 3 500 g 以上者。

（2）胎儿窘迫：短期内不能阴道分娩。

（3）脐带脱垂：胎儿存活。

（4）胎儿过大：估计>4 500 g，可疑头盆不称。

4. **妊娠合并症和并发症**

（1）产前出血：如前置胎盘、胎盘早剥。

（2）瘢痕子宫：有前次剖宫产史，前次的手术指征在此次妊娠依然存在，或估计原子宫切口愈合欠佳者，以及前次剖宫产切口位于子宫体部。如曾做过子宫肌瘤剔除术且进入宫腔者，此次亦应考虑剖宫产术。

（3）妊娠合并症或并发症病情严重者：不能耐受分娩过程，应做选择性剖宫产，如妊娠合并严重的心脏病、糖尿病、肾病等,以及重度子痫前期、肝内胆汁淤积症等。

（4）做过生殖道瘘修补或陈旧性会阴Ⅲ度撕裂修补术者。

（5）先兆子宫破裂：不论胎儿存活与否均应做剖宫产术。

（6）高龄初产妇，多年不育或药物治疗后受孕者。

（7）胎儿珍贵：如以往有难产史又无胎儿存活者，反复自然流产史、迫切希望得到活婴者，均应适当放宽剖宫产指征。

（8）胎儿畸形：如双胎联体胎。

【操作程序】

（一）术前准备

1. 备皮，放置尿管、配血。若为选择性剖宫产，术前晚进流食，术日晨禁食。

2. 术前禁用呼吸抑制剂如吗啡等，以防新生儿窒息。

3. 做好抢救新生儿的准备。

4. 产妇有酸中毒、脱水、失血等并发症，术前应予以纠正。

（二）麻醉

1. 产妇无并发症者可选用单次硬膜外麻醉、腰麻或联合麻醉。

2. 产妇并发有先兆子痫、心脏病、癫痫、精神病等，宜采用连续硬膜外麻醉以减少刺激。

3. 椎管麻醉禁忌者选全身麻醉。

（三）分类及其适用范围

1. 子宫下段剖宫产术：切口在子宫下段，术时出血少，也便于止血；子宫切口因有膀胱腹膜反折覆盖，伤口愈合较好，瘢痕组织少，术后与大网膜、肠管的粘连或腹膜炎较少见；术后切口愈合好，再次分娩时子宫破裂率较低。有两种切口，即纵切口及横切口，多选用下段横切口术。

2. 子宫体部剖宫产术（又称古典式剖宫产术）：切口在子宫体部，为直切口，操作简单，无损伤子宫动静脉危险，但术中出血多，术后伤口愈合较差；切口易与大网膜、肠管、腹壁粘连，术后肠胀气、肠麻痹也较易发生；再次分娩时较易发生子宫破裂，故多已被子宫下段剖宫产所代替。其适应证仅用于子宫下段前壁前置胎盘、下段窄或形成不好或第二次剖宫产粘连严重者。

3. 腹膜外剖宫产术：不打开腹膜，故术后反应小，一般只用于疑有宫腔感染的病例。因其操作较复杂，费时亦长，有胎儿窘迫存在或胎儿巨大，技术操作不熟练时不适用。

（四）操作方法

1. 子宫下段剖宫产

（1）消毒步骤同一般腹部手术。

（2）腹壁切口可采用下腹纵切口、下腹横切口。进入腹腔后，洗手探查子宫旋转、下段形成及胎先露高低。

（3）在子宫上下段膀胱反折腹膜交界处下 2～3 cm 弧形剪开腹膜反折，剪至 11～12 cm。用弯止血钳提起下缘，用手指钝性分离膀胱与子宫壁之间疏松组织，暴露子宫肌壁 6～8 cm。

（4）横行切开子宫下段肌壁约 3 cm，用手指向两侧撕开子宫下段肌层宽约 10 cm 后破膜，羊水吸出后，术者右手从胎头下方进入宫腔，将胎头慢慢托出子宫切口，助手同时压宫底协助娩出胎头。胎头高浮娩出困难者可产钳协助娩出胎头。胎头过低出头有困难时,台下助手戴消毒无菌手套,由阴道向上推胎头助娩。胎头娩出后立即挤出新生儿口鼻黏液。若为臀位,则牵一足或双足,按臀牵引方式娩出胎儿。单臀则不必牵双足,同头位娩出法娩出胎臀,或牵引胎儿腹股沟,以臀助产方式娩出胎儿。

(5)胎儿娩出后,助手立即在宫底注射缩宫素 10 U。

(6)胎儿娩出后,术者再次清理呼吸道,断脐后交台下。用卵圆钳夹住子宫切口的血窦。

(7)胎盘可自娩,亦可徒手剥离,查胎盘、胎膜是否完整。

(8)干纱布擦宫腔,检查子宫切口无延裂,用1号肠线连续全层缝合子宫肌层,注意两边对称。注意子宫收缩情况。

(9)检查缝合处无出血后,可不缝合膀胱腹膜反折。

(10)洗手探查双附件有无异常。

(11)依不同腹壁切口缝合。

2. 古典式剖宫产

(1)腹壁切口及探查子宫:同子宫下段剖宫产术。

(2)切开子宫:将子宫扶正后,于子宫前壁正中做一纵切口,长 4～5 cm,两鼠齿钳夹住两切口缘止血,用绷带剪刀上、下延长切口至 10～12 cm。

(3)娩出胎儿:刺破胎膜,吸羊水,术者右手入宫腔,一般牵引胎足以臀位方式娩出胎儿,清理呼吸道、断脐后交台下。

(4)娩出胎盘:宫体注射宫缩剂,娩出胎盘,擦宫腔同子宫下段剖宫产。

(5)缝合子宫:胎盘娩出后用卵圆钳夹持子宫切口缘以止血,1号肠线分3层缝合,第1层为肌层内 1/2 连续锁扣或间断缝合,不穿透子宫内膜层。第2层为肌层外 1/2,即浆膜浅肌层间断缝合。第3层连续包埋缝合子宫浆膜层。

(6)清理腹腔、关闭腹腔同子宫下段剖宫产术。

3. 腹膜外剖宫产

(1)腹壁切口:同子宫下段剖宫产术。

(2)切开腹直肌前鞘并分离腹直肌,暴露膀胱前筋膜。

(3)于近膀胱顶部下 2～3 cm 处切开膀胱前筋膜,切口横贯膀胱底部,深达筋膜与膀胱肌层间隙,钝性或锐性分离膀胱肌层与周围筋膜。此时膀胱即突出于切口。

(4)将膀胱前筋膜分离后,可达膀胱左侧角或左侧壁,用手指做钝性分离即可,发现附着于膀胱顶部的子宫膀胱反折腹膜。以鼠齿钳提起反折腹膜,用左手向下轻压膀胱,可见腹膜附着膀胱的间隙。然后,由此向内,钝性或锐性将膀胱顶与腹膜分离。分离时,如遇较牢固的结缔组织应予切断结扎。

(5)由上及左侧向中线及向下分离膀胱,即可暴露子宫下段。

(6)切开子宫下段肌层,取出胎儿,切口缝合同子宫下段剖宫产。

(7)子宫切口缝合完毕后即可将膀胱复位。膀胱筋膜可间断缝合,腹壁逐层缝合。

【经验指导】

1. 应严格掌握剖宫产适应证。

2. 切口位置、大小要适宜。

3. 注意避免损伤膀胱:分层切开腹壁、腹膜、膀胱子宫反折腹膜,推膀胱时层次应分辨清楚,尤在腹膜外剖宫产时,分离膀胱是关键,应认清解剖关系。二次剖宫产膀胱粘连紧密,层次不清时,要仔细分离。

4. 勿损伤胎儿:在切开子宫壁时应逐渐深入,勿一次切透。

5. 注意出血:子宫下段横切口剖宫产时,由于该处肌壁薄,容易向两侧角撕裂,血管裂伤易出血。手术时应注意子宫右旋转的特点,防止切口偏于左侧。如有裂伤,一边吸血,一边用卵圆钳夹住裂口边缘,弄清解剖后迅速将出血点结扎或缝扎止血。子宫体部剖宫产时,由于切口肌壁厚,血管丰富,故出血多,不用卵圆钳夹持切口边缘,应迅速缝合止血。

6. 术毕应将宫腔及阴道内积血清除。

7. 术后当日取平卧位,第 2 天改半卧位。

8. 术后 12 h 内密切注意子宫收缩及阴道出血情况。

9. 术后留置导尿管 24 h。去除导尿管后可适当起床活动。

10. 酌情补液及应用抗生素预防感染。

九、子宫腔纱布条填塞术

【适应证】

1. 子宫收缩乏力致产后出血,经用宫缩剂及其他治疗方法无效。阴道分娩者由于易感染、不易塞紧等原因,目前不常用。剖宫产时直视下填塞纱布,止血效果较好。

2. 前置胎盘剖宫产时,子宫下段收缩不佳致大量出血,经宫缩剂和其他治疗无效。

【禁忌证】

1. 宫缩乏力以外的因素导致的产后出血,如产道损伤、胎盘残留、胎盘植入等。

2. 羊水栓塞等凝血功能异常而导致产后出血,不能通过填塞纱布的方法止血。

【操作程序】

阴道分娩与剖宫产手术时发生产后出血均可行宫腔内纱布填塞,填塞方法稍有不同。

(一)经阴道填塞纱布术

1. 术前准备

准备长 6 m,宽 8 cm,厚 8 层的纱布,卷成一圈,用手术巾包裹,消毒后放置手术室待用。用时将纱布用生理盐水或甲硝唑盐水浸湿并挤干后待用。

2. 填塞纱布术

宫腔内填塞纱布的方法有徒手法和器械法两种。

(1)用手填塞法:将一手放在腹壁上固定子宫体,另一手掌心向上,伸入宫腔内,以中、食指夹纱布条送入宫腔,从子宫角开始,呈 S 形来回填塞,用四指把纱布压紧。自上而下均匀而坚定地填满整个子宫腔,使宫腔内不留死腔。纱布断端头处于阴道内。

(2)器械的子宫填塞法:助手在腹壁上固定子宫底,术者用左手伸入宫腔内为引导,右手持妇科长弯钳或海绵钳夹持纱布条送宫底,填塞方法的次序同用手指填塞法,需填紧。

3. 术后监测

(1)填塞纱布后,注射子宫收缩剂,必要时静脉滴注宫缩剂。

(2)腹部用甲紫标记宫底高度,定期观察宫底高度和阴道出血量。

(3)保留导尿管,定期观察尿量。

(4)保持静脉通路,做好输血准备。

(5)监测体温、心率、血压、呼吸等生命体征,有条件的单位可心电监护。

(6)预防性应用抗生素,防治感染。

4.抽取纱布

(1)术后24～48 h取出纱布,有明显的宫内感染症状者可在12 h后取出。

(2)取纱布前备血,开通输血的静脉通路。应用宫缩剂15～30 min后开始抽取纱布。

(3)取纱布动作要缓慢、轻柔,同时按压宫底,了解宫缩,一般时间为15～20 min。

(4)取出纱布行细菌培养和药敏试验。

(二)经剖宫产切口填塞纱布

1.若剖宫产时发生产后出血,要经剖宫产切口填塞纱布。填塞亦从宫底部开始,方法同前。

2.填塞到切口附近时,要根据子宫下段的长度估计剩余部分所需的纱布长度。先用卵圆钳把纱布的断端从宫颈口塞到阴道内,再从子宫下段往上填塞纱布,在切口部位会合。

3.用可吸收线缝合子宫切口,分别从切口两端向中间缝合,直视每次进针和出针,避开纱布;缝到中间,当剩下容一指的缝隙时,用手指进宫腔探查已缝合的切口,确定缝线未缝到纱布后关闭宫腔。

4.手术后观察、取纱布的方法同经阴道填塞纱布的方法。

(三)并发症

1.宫腔感染:在宫腔内大量的纱布是细菌良好的培养基,同时,经阴道塞入的纱布可能把细菌带入,易发生宫腔感染,纱布填塞的时间越长,感染的机会越大。

2.再次出血:手术后子宫收缩可能进一步放松,纱布没有达到压迫止血的目的,术后仍有继续出血的可能。抽取纱布时亦易再次出血。

【经验指导】

1.纱布经折叠后要求边缘光整。若宫腔较大,需要几条纱布,应在纱布间行端端缝合。

2.经阴道填塞纱布前,要重复外阴、阴道消毒,术者应遵守无菌操作技术,严防感染。

3.务必使整个子宫腔和阴道填满纱布条,填塞应紧而均匀,不留空隙,达到有效止血的目的。

4.剖宫产子宫下段填塞纱布,先把断端塞入阴道,再从宫颈向切口部位填塞。因此,要估计需要的纱布长度,以免纱布太长或太短。

5.剖宫产时填塞纱布条,在缝子宫切口时,注意不要缝到纱布条。术中发现切口缝合时缝到纱布,应拆开重新缝合。

6.子宫腔内填塞纱布后,若仍存在宫腔内出血,往往表现为出血量与阴道流血量不一致。需要根据阴道出血量、宫底高度改变、血容量改变等情况综合分析。一旦确定出血继续存在,需要再次手术。

7.纱布取出后子宫未及时收缩,可导致再次产后出血。因此,抽取纱布要在手术室进行,动作要缓慢、轻柔,同时,要应用宫缩剂或按摩宫底等方法促进宫缩。若应用各种方法后仍有宫腔内出血,需要再次手术。

第二十一章 ▎妇科

第一节 生殖器炎症

一、非特异性外阴炎

【诊断】

1. 临床表现

(1)病史:糖尿病、尿瘘、粪瘘史。

(2)症状:外阴部瘙痒、疼痛及灼热感。

(3)妇查:外阴局部充血、肿胀、糜烂,常有抓痕,有时呈片状湿疹,严重时可见脓疱形成或浅小溃疡。慢性炎症可使皮肤增厚、粗糙、皲裂,甚至苔藓样变。

2. 辅助检查

(1)阴道分泌物生理盐水悬液检查滴虫、念珠菌,排除特异性外阴炎。

(2)必要时宫颈分泌物检查衣原体、淋菌,排除衣原体感染及淋菌。

(3)外阴部溃疡必要时做活组织病理检查。

(4)糖尿病高危患者必要时检查尿糖及血糖。

【治疗】

1. 局部清洁:可用0.1%碘伏液或1:5 000高锰酸钾液或其他具有清洁作用的溶液坐浴,每日2次,每次15~30分钟。此外,可选用中药水煎熏洗外阴部,每日1~2次。急性期还可选用物理治疗。

2. 局部应用抗生素:坐浴后涂抗生素软膏或紫草油等。

3. 病因治疗:积极寻找病因,若发现糖尿病应及时治疗,若有尿瘘、粪瘘就及时修补。

二、急性前庭大腺炎

【诊断】

1. 临床表现

(1)症状:外阴单侧局部疼痛、肿胀,当脓肿形成时疼痛加剧,部分患者可有发热或腹股沟淋巴结肿大。

(2)妇科检查:大阴唇下1/3处有硬块,表面红肿,压痛明显。当脓肿形成时有波动感,当脓肿内压力增大时表皮可自行破溃。

2. 辅助检查:可在前庭大腺开口处或破溃处取脓液做涂片及细菌培养。

【治疗】

1. 急性前庭大腺炎

(1)保持局部清洁:局部应用具有清洁作用的药物坐浴,必要时需卧床休息。

(2)应用抗生素:可选用广谱抗生素。

2. 前庭大腺脓肿

应及时切开引流,脓液引流后可用抗生素冲洗并放置引流条,术后根据情况决定引流条的放置时间。

三、前庭大腺囊肿

【诊断】

1. 病史:有急性前庭大腺炎史或有淋病史。

2. 临床表现

(1)症状:外阴部坠胀感,性交不适。

(2)妇科检查:在一侧大阴唇后部下方有囊性包块,常向大阴唇外侧突出,无触痛。

3. 辅助检查:诊断困难时,局部穿刺可抽出黏液。

【治疗】

较小的囊肿可随访。囊肿较大或反复急性发作,宜行前庭大腺囊肿造口术。

四、尿道旁腺炎

【诊断】

1. 临床表现

(1)病史:有尿道炎病史。

(2)症状:尿频、尿急、尿痛及排尿后尿痛灼热感和疼痛。

(3)妇科检查:尿道口后壁两侧腺管开口处充血、水肿,用手指按压有脓性分泌物溢出。

2. 辅助检查

(1)在腺管开口处取脓性分泌物做涂片及细菌培养,如培养有淋病奈瑟菌或其他致病菌生长即可明确诊断。

(2)尿液镜检有较多的白细胞(脓尿),表示尿路有炎症。

【治疗】

1. 抗生素治疗:可按细菌培养及药敏结果用药,也可根据经验选择用药。若为淋菌感染,则按淋菌性尿道炎治疗,可用头孢类抗生素(如头孢曲松钠,见淋菌性宫颈炎),亦可应用大观霉素(淋必治)2 g,一次肌注。

2. 随访:在感染部位再取分泌物做涂片及细菌培养,以观察疗效。

五、细菌性阴道病

【诊断】

约 10%～50%无症状,有症状者多诉带有鱼腥味灰白色的白带,阴道灼热感、瘙痒,分泌物在阴道壁上易于擦掉,阴道黏膜无充血、无红肿,阴道分泌物 pH>4.5。盐水涂片上见 BV 特征的线索细胞,也可见活动的 Mobiluncus 菌。本病常与妇科宫颈炎、盆腔炎同时发生,也常与滴虫同时发生。

1. 见线索细胞。

2. 阴道分泌物有鱼腥臭味或胺的臭味。

3. 阴道分泌物 pH>4.5,多为 5～5.5。

4. 阴道分泌物细菌培养:用血琼脂混合特殊培养基培养。

5. 阴道分泌物氢氧化钾试验阳性。

6. 脯氨酸肽酶测定为阳性。

【治疗】

1. 甲硝唑(灭滴灵)500 mg,每日 2 次,连续 7 天,或 2 g,单次口服。也可选用克林霉素 300 mg,每日 2 次,连续 7 天。

2. 局部用 2% 克林霉素软膏阴道涂布,每次 5 g,每晚 1 次,连用 7 日;或 0.75% 甲硝唑软膏(胶),每次 5 g,每日 2 次,连续 7 天。

六、滴虫性阴道炎

【诊断】

1. 临床表现

(1)白带增多,呈黄白稀薄脓性液体,常呈泡沫状。

(2)外阴瘙痒、灼热感、疼痛、性交痛。

(3)感染尿道时,可有尿频、尿痛甚至血尿。

(4)妇查:阴道及宫颈阴道部黏膜红肿,常有散在红色斑点或呈草莓状,后穹隆有多量黄白色、黄绿色脓性泡沫状分泌物。

2. 辅助检查:阴道分泌物生理盐水悬滴法找滴虫,也可行分泌物滴虫培养。

【治疗】

1. 全身用药

(1)甲硝唑 2 g 单次口服,或甲硝唑 500 mg,每日 2 次,连续 7 天。

(2)初次治疗失败者可重复应用甲硝唑,每日 2 次,连续 7 天。

(3)哺乳期用药,在用药期间用药后 24 小时内不宜哺乳,也可先用替硝唑。

2. 局部用药

不能耐受口服药物或不适宜全身用药者,可选择阴道局部用药。

(1)甲硝唑阴道泡腾片 200 mg,每日 1 次,连续 7～10 天;或 0.75% 甲硝唑凝胶,每次 5 g,每日 2 次,连续 7 天。

(2)局部用药前,用具有清洁消毒作用的液体或降低阴道 pH 的液体冲洗阴道一次,可减少阴道恶臭分泌物,利于药物吸收并减轻瘙痒症状。

【预防】

1. 治疗结束后,于下次月经干净后复查分泌物,经 3 次月经后复查滴虫均为阴性者方称为治愈。

2. 夫妇双方同时治疗。治疗期间应避免性生活或采用避孕套。

3. 内裤及洗涤用的毛巾应煮沸 5～10 分钟以消灭病原体。注意防止厕所、盆具、浴室、衣物等交叉感染。

七、外阴阴道念珠菌病

【诊断】

1. 临床表现

(1)外阴瘙痒,外阴、阴道灼痛,带可伴有尿频、尿痛及性交痛。

(2)阴道分泌物增多,呈白色豆渣样或凝乳样。

(3)妇查:外阴局部充血、肿胀,小阴唇内侧及阴道黏膜表面附有白色块状物或被凝乳状物覆盖,擦除后露出红肿的阴道黏膜面。

(4)对反复发作的顽固病例,可做血糖检测,除外糖尿病。

2. 辅助检查

(1)涂片法:找芽孢和假菌丝。有假菌丝时才可报告为"阳性"。①阴道分泌物用 10% 氢氧化钾或生理盐水悬滴法镜检,此方法有一定的假阴性。②革兰染色检查。

(2)培养法及药敏试验:可用于有症状而多次悬滴法检查为阴性者,或为顽固病例者。

【治疗】

1. 消除诱因

若有糖尿病给予积极治疗,及时停用广谱抗菌素、雌激素及皮质类固醇激素。

2. 一般处理

重者可用 3% 硼酸水溶液冲洗阴道 1 次,也可选用硝酸咪康唑软膏、3% 克霉唑软膏或复方康纳乐霜涂抹外阴。

3. 抗真菌药物

(1)局部用药

①咪康唑栓剂,每晚 1 粒(200 mg),连用 7 日;或每晚 1 粒(400 mg),连用 3 日。

②克霉唑栓剂,每晚 1 粒(10 万 U),连用 10～14 日。

③制霉菌素栓剂,每晚 1 粒(10 万 U),连用 10～14 日。

(2)全身用药:可选用氟康唑 150 mg,顿服;伊曲康唑 200 mg,每日 1 次,连续 3～5 天;或用一日疗法,每日口服 400 mg,分 2 次服用。孕妇及哺乳期不宜应用口服。

(3)复发性外阴阴道念珠病的治疗:由于本病易在月经前后复发,故治疗后应在月经前或后复查阴道分泌物。若患者经治疗临床症状及体征消失,真菌学检查阴性后又出现真菌学证实的症状称为复发,若一年内发作 4 次或以上称为复发性外阴阴道念珠菌病。本病经治疗后 5%～10% 复发。对复发病例应查原因,并应检查是否合并其他感染性疾病,如艾滋病、滴虫性阴道炎、细菌性阴道病等。复发性病例主张近期强化治疗及 6 个月的巩固治疗。在预防用药前应做真菌培养确诊,治疗期间定期复查(第 2 周、4 周、3 个月及 6 个月),监测疗效及药物副作用,一旦发生副作用,立即停药。

【预防】

1. 治疗期间避免性生活或采用避孕套。对反复发作者,可检查性伴侣有无念珠菌龟头炎,必要时对性伴侣同时治疗。

2. 避免厕所、盆具、毛巾、浴室交叉感染。

3. 孕妇患外阴阴道念珠菌病以局部用药为宜。

八、阴道炎

(一)老年性阴道炎

【诊断】

1. 临床表现

(1)阴道分泌物增多,多呈淡黄色,感染严重时白带可呈脓性或脓血性,有臭味。

(2)外阴瘙痒、灼热感,可伴有性交痛。

(3)妇科检查见阴道黏膜皱襞消失,上皮菲薄,黏膜充血,表面有散在的小出血点或点状出血斑。严重者偶见浅表溃疡。

(4)有血性白带或少量不规则阴道出血的患者,应除外宫颈、宫体恶性肿瘤。

2. 辅助检查

(1)阴道涂片底层细胞多,清洁度差。

(2)取阴道分泌物检查排除滴虫及念珠菌感染。

【治疗】

治疗原则:增加阴道抵抗力及抑制细菌生长。

1. 增加阴道抵抗力:针对病因给予雌激素制剂。

(1)局部用药:雌激素的阴道制剂,如妊马雌酮软膏局部涂抹,每日 2 次,也可先用其他含有雌激素的制剂(雌二醇或雌三醇)局部应用。

(2)全身用药:可口服小剂量含 E2 的制剂维持 2～3 个月。对同时需性激素替代治疗的患者,可给予妊马雌酮、利维爱等药物。

(3)若行激素替代治疗,需先按要求进行检查,无禁忌者方可用,并予严密监测及定期复查。有乳腺癌或子宫内膜癌病史则慎用。

2. 抑制细菌生长

(1)1%乳酸或 0.5%醋酸液或 3%硼酸液冲洗阴道。

(2)应用抗生素如甲硝唑 200 mg 或诺氟沙星 100 mg 或其他抗生素,放于阴道深部,每日 1 次,连续 7～10 天。

(二)婴幼儿阴道炎

【诊断】

1. 临床表现

(1)阴道分泌物增多,患儿因外阴痒痛而哭闹不安,常用手抓外阴。

(2)部分患儿伴有泌尿系统感染,出现尿急、尿频、尿痛。

(3)若有小阴唇粘连,排尿时尿流变细或分道。

(4)妇科检查:①外阴红肿,前庭黏膜充血、水肿,有脓性分泌物自阴道口流出。②病变严重者可见小阴唇相互粘连,严重者甚至可致阴道闭锁。对有小阴唇粘连者,应注意与外生殖器畸形鉴别。③肛门指诊注意有无阴道异物。如有血性分泌物应排除生殖道恶性肿瘤。任何阴道排出物均应送病理检查。

2. 辅助检查

(1)用细棉拭子或吸管取分泌物找滴虫、真菌、蛲虫卵。

(2)分泌物涂片革兰氏染色查致病菌。

(3)必要时取分泌物做细菌、衣原体、淋病奈瑟菌等培养,并做药敏试验。

【治疗】

治疗原则:保持外阴清洁,对症处理,应用抗生素。

1. 可用 1∶5 000 呋喃西林或 1∶5 000 高锰酸钾溶液或其他具有清洁作用的溶液坐浴,每日 1 次,保持外阴清洁、干燥。

2. 对症处理,去除病因,若有阴道异物应取出。有蛲虫者,给予驱虫治疗。小阴唇粘连者外涂雌激素软膏后多可松解,严重者分离粘连,并涂抗生素软膏。

3. 针对病原体选择相应的口服抗生素治疗,或用吸管将抗生素溶液滴入阴道。

九、子宫颈炎

(一)急性子宫颈炎

【诊断】

1. 临床表现

(1)病史:有产褥感染、流产后感染史。

(2)阴道分泌物增多,可呈黏液性或脓性,或性交后出血。

(3)外阴瘙痒及下腹坠痛。

(4)有下泌尿道感染症状。

2. 妇科检查

宫颈充血水肿,黏膜外翻,有脓性分泌物从宫颈管流出。

3. 辅助检查

(1)棉拭子自宫颈管取出见脓性分泌物。

(2)宫颈管分泌物涂片查白细胞,每个视野有 10 个以上多型核白细胞。

(3)细菌培养。

(4)对疑有衣原体或淋病者可做相关检测。

【治疗】

针对病原体选择抗生素。

1. 单纯急性淋菌性宫颈炎:常用有头孢三代、喹诺酮类及大观霉素,主张大剂量单次给药。

2. 衣原体感染:常用四环素类、喹诺酮类及红霉素类。

(二)慢性子宫颈炎

【诊断】

1. 临床表现

(1)阴道分泌物增多,可呈乳白色黏液状,有时呈淡黄色脓性,可伴有性交后出血。

(2)腰、骶部疼痛,下腹坠痛,痛经,在月经期、排便或性交后症状可加重。

(3)妇查:宫颈可见糜烂、息肉、宫颈腺囊肿、肥大,宫颈管口有脓性黏液样分泌物。有时宫颈充血、肥大。

2. 辅助检查

(1)对有性传播的高危妇女,应做淋病奈瑟菌及衣原体的相关检查。

(2)宫颈刮片、宫颈管吸片:用于宫颈炎症与宫颈上皮内瘤样病变或早期宫颈癌的鉴别,必要时做阴道镜检查及活组织检查以明确诊断。

【治疗】

1. 宫颈糜烂

(1)物理治疗:用于糜烂面大和炎症浸润较深的病例,如激光、冷冻、红外线凝结疗法、微波治疗及电烙等。①治疗前,应常规做宫颈涂片行细胞学检查。②有急性生殖器炎症列为禁忌。③治疗时间选择在月经净后3～7天内进行。④物理治疗后均有阴道分泌物增多,甚至有大量水样排液,术后1～2周脱痂时可有出血。⑤创面未愈合期间(4～8周)禁盆浴、性交和阴道冲洗。⑥治疗后定期复查愈合直到痊愈。因物理治疗有引起术后出血、宫颈管狭窄、不孕、感染可能,复查时应观察创面愈合及有无宫颈管狭窄。⑦脱痂期间如阴道流血多需抗感染治疗,若见宫颈上有活动性出血点可再用电烙或激光点灼止血。

(2)药物治疗:适用于糜烂面小和炎症浸润较浅的病例,局部涂硝酸银等腐蚀剂以及一些具有抗菌作用的药栓、中药等。

(3)手术:对糜烂面较深、较广或累及宫颈管者,可行宫颈锥切术,现多用 Leep 刀手术。

2. 宫颈息肉:应摘除。

3. 宫颈管黏膜炎:需行全身治疗。可根据宫颈管分泌物培养及药敏结果,采用相应的抗感染药物。

4. 宫颈腺囊肿:囊肿小者无须处理。若大或合并感染,可用微波治疗,或采用激光照射。

十、子宫内膜炎

(一)急性子宫内膜炎

【诊断】

1. 临床表现

(1)发热,下腹疼痛,脓性或血性白带。

(2)子宫压痛,子宫颈口可见大量脓性或血性分泌物流出,严重者出现败血症。对宫腔积脓者,以探针进入宫腔后见大量脓液流出可确诊。

2. 辅助检查

(1)血白细胞计数及中性粒细胞数增高,血沉增快和/或 C 反应蛋白增高。

(2)宫腔分泌物培养及药敏试验,以寻找致病原因。

(3)影像学检查:可见子宫增大,内膜肿胀,增厚、回声等。

【治疗】

1. 一般治疗

(1)卧床休息,患者应取半卧位以利宫腔分泌物引流,并使炎症局限在盆腔内。

(2)饮食以易消化、高热量、高蛋白、高维生素的流食或半流食为宜,不能进食者予补液。

(3)高热患者可物理降温。

2. 药物治疗

根据宫腔分泌物培养及药敏感结果选用抗感染药物,重症者可用大剂量广谱抗生素静脉点滴,如青霉素、第三代头孢菌素、第三代喹诺酮类等。可加用甲硝唑静滴。

3. 手术治疗

(1)宫腔内如有胎膜、胎盘残留或放置宫内节育器者,应在应用抗生素 48～72 小时后清除残留组织或取出宫内节育器。

(2)宫腔积脓者需扩张宫颈口引流脓液,并应进一步排除肿瘤病变。

3. 中药治疗:如清热解毒、活血化淤的药物。

(二)慢性子宫内膜炎

【诊断】

1. 病史及临床表现:卵巢功能衰退、胎盘长期残留、输卵管炎、阴道宫颈炎症和子宫黏膜下肌瘤、息肉等患者,出现下腹坠痛,子宫不规则出血或分泌物增多,子宫压痛。

2. 影像学检查:有胎盘残留、输卵管炎、子宫肌瘤、息肉及宫腔积脓者,可见到相应的影像学变化。

3. 诊断性刮宫病理检查:内膜组织中有大量浆细胞及淋巴细胞,可明确诊断。

【治疗】

1. 抗生素控制感染。

2. 手术取出节育器、残留胎盘,治疗黏膜下子宫肌瘤、息肉。

3. 老年性妇女子宫内膜炎可扩宫口以利引流,亦可加服少量雌激素。

十一、输卵管炎

(一)急性输卵管炎

【诊断】

1. 临床表现

发热,脓性或脓血性白带,下腹部疼痛、压痛,附件区增厚或扪及包块。

2. 辅助检查

(1)血白细胞升高,中性粒细胞数增加,血沉加快。

(2)B超检查发现输卵管肿大或形成包块，边界欠清。

(3)后穹隆穿刺可抽出渗液或脓液，并送细菌培养及药敏。

(4)本病需与输卵管妊娠、卵巢肿瘤蒂扭转、急性阑尾炎、急性肾盂肾炎、急性结肠憩室炎等相鉴别。

【治疗】

1. 一般治疗

(1)卧床休息，半卧位，使炎性分泌物聚集在盆腔最低部位以利于引流。

(2)给高热量、高蛋白、高维生素的易消化的流质或半流质饮食。

(3)高热者应补液，防止脱水并纠正水、电解质紊乱。

(4)必要时给镇静剂及止痛剂。

2. 抗感染治疗

(1)大量广谱抗生素控制感染。

(2)严重的患者可适当加用肾上腺皮质激素，以促进炎症吸收和消散。

3. 手术治疗

适应证主要为抗生素治疗不满意的输卵管卵巢脓肿和形成盆腔脓肿者；疑为脓肿破裂者，应在给予大剂量抗生素的同时立即手术治疗。

(二)慢性输卵管炎

【诊断】

1. 临床表现

下腹疼痛，月经紊乱，继发不孕，白带增多，性交疼痛。盆腔检查子宫后倾，活动度差，附件区增厚或扪及包块。

2. 辅助检查

(1)B超检查可见子宫及附件边界欠清，可伴或不伴积液。输卵管积水可呈烧瓶状图像，内为液性回声区。有时可见盆腔粘连形成的炎性包块回声。

(2)子宫输卵管碘油造影常见子宫正常，输卵管通而不畅或不通。

(3)本病需与陈旧性宫外孕、子宫内膜异位症、卵巢囊肿等鉴别。

【治疗】

1. 保守治疗

(1)适当休息，避免劳累，节制房事。

(2)理疗：促进血液循环，以利炎症吸收。方法有短波、超短波、微波、激光、透热电疗、红外线照射、离子透入(可加入各种消炎药)等。

(3)局部药物治疗：可用抗生素加地塞米松注入侧穹隆封闭治疗，每日或隔日1次，7～8天一疗程，必要时下次月经后重复注射，一般需注射3～4个疗程；也可用抗生素如青霉素、庆大霉素等加透明质酸酶、糜蛋白酶或地塞米松，行宫腔输卵管内注射。

(4)粘连的治疗：可用糜蛋白酶2.5～5 mg、透明质酸钠1 500 U肌肉注射，隔日1次，共5～10次。也可用菠萝蛋白酶6万U，每日3次，7～10日为一疗程。

(5)中药治疗：治则为活血行气，消癥散结。

2. 手术治疗

对反复发作的慢性输卵管炎、巨大输卵管积水及输卵管卵巢囊肿或输卵管形成团块,需考虑切除输卵管。对年轻患者应尽量保留卵巢功能。

十二、盆腔炎

(一)急性盆腔炎

【诊断】

1. 临床表现

发热,下腹痛,白带增多,膀胱和直肠刺激症状,腹膜刺激征阳性,宫颈举痛,宫颈口可有脓性分泌物流出;子宫稍大,有压痛,附件增厚,压痛明显,可扪及包块。

2. 辅助检查

(1)白细胞及中性粒细胞升高,血沉增快,C反应蛋白增高。

(2)血液培养、宫颈管分泌物和后穹隆穿刺液涂片、免疫荧光检测、病原体培养及药物敏感试验等,若涂片找到淋球菌则可确诊。

(3)后穹隆穿刺抽出脓液有助于盆腔炎的诊断。

(4)B超可发现输卵管卵巢脓肿、盆腔积脓。

(5)腹腔镜可见输卵管表面充血、管壁水肿,伞部或浆膜面有脓性渗出物,取分泌物做病原体培养和药敏最准确。

3. 诊断依据:需同时具备三项必备条件,即下腹压痛、附件压痛和宫颈举痛或摇摆痛。而(1)体温>38 ℃;(2)WBC>10×10⁹/L;(3)宫颈分泌物涂片或培养见淋球菌或沙眼衣原体阳性;(4)后穹隆穿刺抽出脓液;(5)B超发现盆腔脓肿或炎性包块等可增加诊断的特异性。

【治疗】

1. 一般治疗

(1)卧床休息,半卧位,使脓液积聚于子宫直肠陷凹以利于引流。

(2)给高热量、高蛋白、高维生素的易消化的流质或半流质饮食,补充水分,纠正水、电解质紊乱,必要时少量输血。

(3)高热采用物理降温,腹胀需行胃肠减压。

(4)避免不必要的妇科检查,以免炎症扩散。

(5)重症病例应严密观察,以便及时发现感染性休克。

2. 抗感染治疗

根据药敏结果选药。由于急性盆腔炎常为需氧菌、厌氧菌及衣原体等的混合感染,故常需联合应用抗菌药。抗感染治疗2～3日后,如疗效肯定,即使与药敏不符亦不必更换抗菌药。如疗效不显著或病情加重,可根据药敏改用相应的抗感染药物。

(1)病情较轻,能耐受口服者,可选择氧氟沙星400 mg,每日2次。同时加服甲硝唑400 mg,每日2～3次,连用14天;或用头孢西丁钠2 g,单次肌注,同时口服丙磺舒1 g,然后改为多西环素100 mg,每日2次,连续14天;也可选用其他抗菌药物如青霉素族、头孢菌素族、大环内酯类、喹诺酮类、林可霉素等。

（2）病情较重者，以静脉滴注给药为宜。如①青霉素每日 320 万～960 万 U，分 3～4 次静滴，可同时加用甲硝唑 500 mg 静滴，每日 2～3 次。②林可霉素 600 mg 静注，每 8～12 小时 1 次，庆大霉素 8 万 U，肌注或静滴，每 8 小时 1 次。③环丙沙星 200 mg 静滴，每 12 小时 1 次，加甲硝唑 500 mg 静滴，每 8 小时 1 次。④氨苄西林/舒巴坦 3 g 静注，每 6 小时 1 次，加服多西环素 100 mg，每日 2 次，连用 14 日。⑤头孢菌素族抗生素：如头孢西丁钠 1～2 g 静滴，每 6 小时 1 次；或头孢替坦二钠 1～2 g 静注，每 12 小时 1 次。⑥亦可根据病情选择其他有效的抗感染药物。

3. 手术治疗

（1）手术指征为：①药物治疗无效：输卵管卵巢脓肿或盆腔脓肿经药物治疗 48～72 小时，患者体温持续不降，中毒症状加重或盆腔包块增大者。②脓肿持续存在：药物治疗后病情好转，经 2～3 周炎症控制已使包块局限化。③脓肿破裂：在给予大剂量抗生素的同时立即剖腹探查。

（2）手术原则以清除病灶为主。根据情况选择开腹或腹腔镜手术。若盆腔脓肿位置较低，可考虑经阴道后穹隆切开引流。

（3）手术范围可根据患者年龄、一般状况及病变程度综合考虑。年轻患者应尽量保留卵巢功能；年龄大、双附件受累或附件脓肿反复发作者，可行全子宫双附件切除术；极度衰弱重症患者的手术范围需依具体情况决定。

（二）慢性盆腔炎

【诊断】

1. 临床表现

慢性下腹及腰骶部坠痛，不孕、月经异常及乏力或神经衰弱表现。妇科检查子宫可增大，呈后倾后屈，压痛、活动受限，附件区触及条索状物、囊性肿物或片状增厚，主韧带、宫骶韧带增粗、压痛。

2. 辅助检查

（1）B 超：于附件区可见不规则、实性、囊性或囊实性包块。

（2）腹腔镜：可见内生殖器周围粘连，组织增厚，包块形成。

【治疗】

1. 一般治疗

解除患者的思想顾虑，增强对治疗的信心。适当锻炼，增加营养，节制房事，劳逸结合。

2. 药物治疗

（1）急性发作或亚急性期及年轻患者需保留生育功能者，可用抗生素控制感染。

（2）慢性盆腔结缔组织炎单用抗生素疗效不明显，可加用短期小剂量肾上腺皮质激素，如泼尼松 5 mg，每日 1～2 次口服，7～10 日。

（3）盆腔粘连者可用药物有利于消除粘连，常用糜蛋白酶 2.5～5 mg 或用透明质酸酶 1 500 U 肌注，隔日 1 次，10 次为一疗程。

3. 理疗

常用方法有短波、超短波、微波、激光、透热电疗、红外线照射、离子透入（可加入各种消炎药物）等。

4. 手术治疗

(1)手术原则:彻底清除病灶,避免再次复发。

(2)适应证:输卵管卵巢炎性包块保守治疗无效,症状明显或反复急性发作;或伴有严重的盆腔疼痛综合征治疗无效;较大输卵管积水或输卵管卵巢囊肿;不能排除卵巢恶性肿瘤时,可进行腹腔镜检查或剖腹探查,以明确诊断。

(3)手术范围:根据患者年龄、病变轻重及有无生育要求决定,要求生育者可选择输卵管卵巢周围粘连分解术、输卵管整形术、输卵管造口术或开窗术;无生育要求者可行单侧病灶附件切除或全子宫双附件切除术。对年轻患者应尽量保留卵巢功能。

5. 中药治疗

可予活血行气、清热利湿、温经散寒的药物。

十三、生殖器结核

【诊断】

1. 曾有结核病史或有结核病接触史。

2. 临床表现

原发不孕,月经异常,下腹坠痛,结核中毒症状,腹部揉面感、压痛、腹块及腹水征;子宫发育较差,活动受限,附件增厚或触及包块。

3. 辅助检查

(1)子宫内膜病理检查:病理切片上找到典型的结核结节即可诊断,但阴性结果不能排除结核。

(2)X线检查:胸部、消化及泌尿系统可发现原发灶,盆腔平片可发现结核钙化点。

(3)子宫输卵管造影:可见①宫腔狭窄或变形,边缘呈锯齿状;②输卵管僵直呈铁丝状、串珠状、瘘管等;③钙化灶;④碘油进入子宫一侧或两侧静脉丛时,应考虑子宫内膜结核的可能。此外应警惕将输卵管管腔中的干酪样物质带入腹腔。

(4)腹腔镜检查:可直接观察生殖器浆膜面有无粟粒结节,并可取病变活检和结核菌培养。

(5)结核菌培养与动物接种。

(6)结核菌素试验:强阳性说明体内目前仍有活动病灶,但不能指明病灶部位。

(7)其他:如血白细胞计数不高,但分类中淋巴细胞增多;活动期血沉增快,但血沉正常不能排除结核感染。

【治疗】

治疗原则:以药物治疗为主,休息营养为辅,无效者需考虑手术。

1. 抗结核药物治疗

应用原则为早期、联合、规律、适量、全程。

多采用异烟肼(H)、利福平(R)、乙胺丁醇(E)、链霉素(S)、吡嗪酰胺(Z)等药物联合治疗,将疗程缩短为 6~9 个月。推荐两阶段短疗程,治疗方案中,前 2~3 个月是强化期,后 4~6 个月是巩固期或继续期。对链霉素耐药者可用乙胺丁醇代替。

(1)2SHRZ/4HR 方案:多用于初次治疗的患者。强化期 2 个月,每日联合应用下列 4

种药物:链霉素 0.5～0.75 g 肌注;异烟肼 300 mg,每日 1 次顿服;利福平 450～600 mg(体重小于 50 kg 者用 450 mg),每日早饭前 1 次顿服;吡嗪酰胺每日 1.5～2 g,分 3 次口服。后 4 个月巩固期每日连续应用异烟肼和利福平。也可在巩固期每周 3 次间歇应用异烟肼(每次 600～800 mg)、利福平(每次 600～900 mg),即 2SHRZ/4H3R3 方案。

(2)2SHRZ/6HRE 方案:多用于治疗失败或复发的患者。强化期每日联合应用链霉素、异烟肼、利福平、吡嗪酰胺共 2 个月,巩固期每日应用异烟肼、利福平、乙胺丁醇(每日口服 0.75～1 g 或开始 25 mg/kg,8 周后改为 15 mg/kg)共 6 个月,即 2SHRZ/6H3R3E3 方案。也可采用全程间歇疗法,即 2S3H3R3Z3/6H3R3E3 方案或采用 2SHRZE/6H3R3E3 方案。

(3)2HRZ/7H3R3 方案或 3SHR/6H2R2 方案:多用于病情较轻者。

2. 支持疗法

急性期患者至少就休息 3 个月,慢性期患者可从事部分工作学习,但要劳逸结合,适度锻炼,加强营养。

3. 手术治疗

(1)手术指征:①药物治疗无效或治疗后反复发作者;②盆腔包块经药物治疗后缩小,但不能完全消退;③较大的包裹性积液;④子宫内膜结核经药物治疗无效。

(2)手术范围:全子宫及双附件切除。年轻患者应尽量保留卵巢功能,但须剖视有无干酪样坏死或脓肿;病变局限于输卵管而又迫切希望生育者,可行双侧输卵管切除术。

(3)术前术后应给予抗结核治疗。若确诊输卵管结核者不宜做输卵管通液术。

第二节　性传播疾病

一、梅毒

【诊断】

1. 不洁性交史。

2. 临床表现

(1)硬性下疳(一期梅毒):不洁性交后 6～8 周,大、小阴唇内侧或子宫颈部可见圆形或椭圆形硬结,表面糜烂,边缘稍隆起,似软骨样硬,直径 1～3 cm,有浆液性分泌物,分泌物中含有大量梅毒螺旋体,传染性很强,可伴腹股沟淋巴结肿大。

(2)丘疹及脓疱等皮疹(二期梅毒):硬下疳发病 3 周后,全身发疹,由血液及淋巴液中梅毒螺旋体所致。全身皮肤、黏膜可有各种形式的皮疹;外阴丘疹常有一层鳞屑覆盖,丘疹顶部易被擦破,形成小圆形糜烂面。二期梅毒晚期,外阴及肛门周围出现扁平湿疣,呈扁平分叶状,表面湿润,有黏液分泌,内含大量梅毒螺旋体。

(3)晚期梅毒(三期梅毒):累及各系统的组织和器官,包括神经系统、心血管系统、骨骼等,形成神经系统梅毒、梅毒瘤(亦称树胶肿)、马鞍鼻等相应的脏器功能障碍。子宫树胶肿极少见。

(4)潜伏梅毒:无临床表现,仅梅毒血清学试验阳性。一年以内者为早期,一年以上者为晚期潜伏梅毒。

(5)任何时期的梅毒均可引起中枢神经系统病变,可通过脑脊液检查而确诊。

3. 辅助检查

(1)一期梅毒可取病损分泌物做涂片,用镀银染色法染色后镜检,或用暗视野法检查活螺旋体,阳性者即可确诊。此时梅毒血清学试验为阴性。

(2)二期及以上梅毒靠临床表现与梅毒血清学检查。

(3)梅毒血清学试验:①非螺旋体抗原试验:适合筛查及检测疗效或再感染。如快速血浆反应素试验(RPR)或血清不需加热反应素玻片试验(USR)或性病研究试验(VDRL)用于筛查,如果阴性但仍怀疑患者有梅毒或假阳性时,需做进一步检查。确诊需做血清螺旋体抗原试验。②血清螺旋体抗原试验:常用的有荧光螺旋体抗体吸附试验(FTA-ABS 试验)及苍白螺旋体血凝(TPHA 试验),感染过梅毒者将终身阳性,故不能用于观察疗效。

【治疗】

治疗原则:及时、及早和规范化的足量治疗,并应在治疗后进行足够长时间的追踪观察。

1. 早期梅毒在治疗后 1 年内每 3 个月复查 1 次,此后每半年复查 1 次,共连续随诊 2~3 年。等 RPR 转为阴性后始可妊娠。随诊期间不应妊娠。如发现 RPR 滴度上升或复发,应及时加倍治疗。晚期梅毒在治疗后应延长随诊时间,神经梅毒和心脏梅毒常常需要终生随访。

2. 抗梅毒药物治疗

首选青霉素。

(1)早期梅毒(一、二期梅毒以及病程不到 1 年的潜伏梅毒):①首选治疗:苄星青霉素 240 万 U,单次肌注。②青霉素过敏者:多西环素 100 mg,口服,每日 2 次,连用 14 日;四环素 500 mg,口服,每日 4 次,连用 14 日。

(2)晚期梅毒(病程超过 1 年或病程不明者):①首选治疗:苄星青霉素 240 万 U,肌肉注射,每周 1 次,连用 3 周(共 720 万 U)。②青霉素过敏者:多西环素 100 mg,口服,每日 2 次,连用 28 日;四环素 500 mg,口服,每日 4 次,连用 28 日。

(3)神经梅毒:①首选治疗:水剂结晶青霉素,总量 1 800 万~2 400 万 U/d,分 200~400 万 U 静脉注射,每 4 小时 1 次,连用 10~14 日。②替换治疗:水剂普鲁卡因青霉素 240 万 U,肌肉注射,每日 1 次,加丙磺舒 500 mg,口服,每日 4 次,两药合用,连用 10~14 日。

3. 已感染人免疫缺陷病毒(HIV)的梅毒患者,应转给艾滋病防治专家治疗。

二、淋病

【诊断】

1. 临床表现

(1)急性淋病:①有不洁性接触史或性伴侣有淋菌感染史。②宫颈脓性分泌物增多,有尿痛、尿频等泌尿系症状,检查宫颈口有脓性分泌物流出。

(2)慢性淋病:①有急性淋病史,未治疗或抗生素使用不恰当。②有不能用其他原因解释的输卵管炎、附件炎等慢性盆腔炎症性疾病。③性伴有淋病史。

2. 辅助检查

女性涂片检查的敏感性为 50～70%,特异性为 95% 以上,因此有条件者需同时做培养以确诊。

【治疗】

1. 下生殖道淋病(包括宫颈内黏膜或直肠淋菌感染)的治疗

(1)首选治疗(选择以下方案之一):青霉素已不作为首选。①头孢曲松钠 250 mg,肌肉注射,共 1 次。②环丙沙星 500 mg,口服,共 1 次。③氧氟沙星 400 mg,口服,共 1 次。④头孢克肟 400 mg,口服,共 1 次。

(2)替换治疗(用于不能应用头孢曲松钠的患者,选择以下方案之一):①大观霉素 2 g,肌肉注射,共 1 次。②诺氟沙星 800 mg,口服,共 1 次。

以上几种方案治疗同时均应用抗沙眼衣原体治疗,如阿奇霉素 1 g,顿服;或多西环素 100 mg 口服,每日 2 次,连用 7 日。

(3)注意事项:①治疗淋病,多考虑有效的单次剂量治疗。②已发现淋菌对环丙沙星及氧氟沙星耐药菌株,故必要时更换成大观霉素 2 g,单次肌注。③所有的淋病患者均应做有关梅毒及 HIV 血清学试验。④对所有淋病患者的性伴均应进行检查,并选用针对淋菌和沙眼衣原体两种病原体的药物进行治疗。⑤如有 IUD 影响疗效时可取出,等治愈后再放置。

(4)治疗后症状持续存在者,其原因是:①抗生素耐药,应行淋菌培养及药敏试验。②常见为各种因素引起再感染所致而非治疗失败,治疗的同时有必要对患者进行教育。

2. 成人播散性淋菌感染

(1)首选治疗(选择以下方案之一):①头孢曲松钠 1 g,肌肉注射或静注,每 24 小时一次。②头孢唑肟钠 1 g,静脉注射,每 8 小时一次。③头孢噻肟 1 g,静脉注射,每 8 小时一次。以上三种方案治疗同时均需应用抗沙眼衣原体治疗,同上。

(2)注意事项:①对 β-内酰胺抗生素过敏的患者,改用大观霉素 2 g,肌注,每 12 小时一次。②建议住院治疗,特别是对服药治疗不可靠,诊断未肯定,有化脓性关节积液或其他并发症的患者。同时检查是否合并心内膜炎或脑膜炎。③鉴于 40% 以上患者合并沙眼衣原体感染,故应同时应用抗沙眼衣原体治疗。④确实无并发症的患者,在所有症状消退 24～48 小时后可出院,并继以口服疗法,以完成疗程(抗菌治疗总时间为一周)。可采用:头孢呋辛酯 500 mg,口服,每日 2 次;或阿莫西林 500 mg 加克拉维酸钾 250 mg,口服,每日 3 次;或环丙沙星 500 mg,口服,每日 2 次。⑤淋菌所致脑膜炎和心内膜炎,需应用对致病菌株敏感的有效药物,大剂量静脉给药,如头孢曲松钠 1～2 g,静脉滴注,每 12 小时一次。多数认为淋菌性脑膜炎的疗程为 10～14 日,而治疗淋菌性心内膜炎,疗程至少 4 周。

3. 儿童淋菌感染

(1)单纯尿道、外阴阴道或直肠淋菌感染的首选治疗:①头孢曲松钠 125 mg,单次静脉注射或肌肉注射。②替换治疗(适用于不能应用头孢曲松钠的患者)。③大观霉素 40 mg/kg(最大量2g),单次肌肉注射。

(2)体重<45 kg 的并发症者:①菌血症和关节炎,头孢曲松钠 50 mg/kg(最大量1 g),静脉注射,每日 1 次,连用 7 日。②脑膜炎,头孢曲松钠 50 mg/kg(最大量 2 g),静脉注射,每日 1 次,连用 10～14 日。

(3)体重≥45 kg 的并发症者:①应接受成人的治疗剂量。②对直肠炎和咽炎,应使用头孢曲松钠。③对 β-内酰胺类过敏的儿童,应予大观霉素。④应检测患儿是否存在梅毒和沙眼衣原体重叠感染。⑤不用喹诺酮类药治疗。⑥对年龄达 8 岁或更大的患儿,应给予多西环素 100 mg 口服,每日 2 次,连用 7 日。

三、非淋菌性尿道炎

【诊断】

1. 女性尿道炎症状常不明显。

2. 取尿道分泌物或晨尿离心后的沉渣,镜检 WBC>10 个/高倍视野,同时无革兰阴性双球菌,应高度怀疑此病。

【治疗】

1. 疗程要长。

2. 治疗期间禁性交。

3. 配偶需同时治疗。

4. 常用药物

(1)四环素 500 mg/次,每日 4 次,共 7 日,然后 250 mg/次,每日 4 次,共 14 日。

(2)多西环素:0.1 g/次,每日 2 次,共 7 日。

(3)红霉素:同四环素,尤适用于孕妇。

5. 治愈标准

疗程结束 1 周后复查,症状消失,无尿道分泌物,尿沉渣检查 WBC≤5 个/高倍视野。

【预防】

使用避孕套。

四、尖锐湿疣

【诊断】

1. 临床表现

(1)外阴可有瘙痒,分泌物多,常伴有滴虫、真菌、淋病奈瑟菌及其他性传播疾病(STD)感染。

(2)大、小阴唇,阴蒂、肛周、阴道及宫颈可见桑葚状或鸡冠状疣样物,有时可融合成大块菜花状,质较周围组织硬,表面湿润,为粉红、暗红或污秽灰色。

2. 辅助检查

(1)细胞学检查如有挖空细胞,有助于诊断 HPV 感染。

(2)醋酸试验。

(3)阴道镜检查。

(4)病理检查。

(5)病毒检测。

【治疗】

1. 需检查是否合并其他 STD。

2. 女性肛门生殖器疣患者,每年应做 1 次宫颈脱落细胞学检查。

3. 生殖道尖锐湿疣的治疗包括药物治疗、物理治疗及手术治疗。

4. 常用的治疗方法

(1)冷冻治疗。

(2)激光治疗。

(3)手术治疗。

(4)药物治疗:适用于处理各种类型的泌尿生殖器疣,特别是冷冻治疗、激光治疗及手术治疗后复发者。

5. 常用的药物治疗(选择以下方案之一)

(1)0.5%鬼臼毒素:涂药 4 小时后用清水洗去,每日 2 次,3 日为一疗程。休息 4 天后重复上述治疗,共 4 个周期。每次治疗面积<2 cm^2。

(2)10%～25%鬼臼毒素,局部涂药,每周治疗 1 次,共 6 次。每次治疗面积<2 cm^2。

(3)聚甲酚磺醛(爱宝疗):局部涂药,每日 1～2 次,每个疗程共 7～10 日。

(4)30%～50%三氯醋酸:局部涂药,每周 1 次,共 6 次。

(5)5%氟尿嘧啶膏:局部涂药,每周 2 次,共 10 周。

6. 性伴侣的治疗及使用避孕套,以减少相互传播。

五、生殖器疱疹

【诊断】

1. 临床表现

(1)性接触史。

(2)典型的疱疹水泡有一个红斑性基底,含有淡黄色渗液,病灶常常融合而产生广泛溃疡,如波及外阴、小阴唇将出现水肿和浸软。阴道疱疹病毒感染时可出现大量白带。

2. 辅助检查

(1)单纯疱疹病毒分离。

(2)单纯疱疹病毒包涵体检测。

(3)单纯疱疹病毒血清抗原和抗体检测。

(4)基因探针分析:如 PCR、连接酶链反应(LCR)及核酸杂交。

【治疗】

1. 支持治疗:保持局部清洁、干燥。大腿、臀部及生殖器部位的病损应每天用生理盐水轻轻洗 2～3 次,特别注意勿让疱疹顶部脱落。

2. 局部止痛:可用局部表面麻醉药(如 2%盐酸丁卡因)。

3. 抗病毒治疗

(1)生殖器疱疹第一次发作的治疗方案:阿昔洛韦 200 mg,口服,每天 5 次,连续 7～10 天或直至临床症状消退。

(2)疱疹性肠炎第一次发作的治疗方案:阿昔洛韦 400 mg,口服,每天 5 次,连续 7～10 天或直至临床症状消退。或阿昔洛韦 1 g,口服,每天 2 次,连续 7～10 天。

复发患者的治疗:可选用阿昔洛韦。阿昔洛韦静脉注射的效果优于口服,静脉注射用药量为每日 15 mg/kg,注射 3 天。或口服法,每次 200 mg,每天 5 次,连续 5 天。皮肤、黏膜疱疹病损可用 5％阿昔洛韦膏治疗。

4. 应避免性交,避孕套不能完全防止病毒传播。

六、生殖道沙眼衣原体感染

【诊断】

1. 临床表现

(1)约 2/3 的妇女无临床症状。

(2)感染致子宫颈炎的临床特征,主要有异常宫颈排液、宫颈充血、水肿及宫颈接触性出血等。

2. 辅助检查

(1)宫颈内口分泌物中性粒细胞计数升高。

(2)单克隆抗体检测。

(3)组织培养。

(4)其他如 PCR、核酸杂交及免疫抗原抗体检测等。

【治疗】

1. 性伴侣应同时治疗。

2. 感染的盆腔炎,应同时加用针对其他需氧菌和厌氧菌的抗生素,并延长治疗时间到 10～14 天。

3. 对所引起的性病性淋巴肉芽肿,抗衣原体治疗的时间延长到 21 天。

4. 不同性别、年龄的沙眼衣原体感染患者,用药及疗程不尽相同。

5. 成人单纯尿道、子宫颈或直肠沙眼衣原体感染

(1)首选治疗阿奇霉素 1 g 顿服,或多西环素 100 mg,每日 2 次,口服,共 7 天。

(2)替换治疗:①红霉素 500 mg,每日 4 次,口服,共 7 天。②红霉素琥珀酸乙酯 800 mg,每日 4 次,口服,共 7 天。③氧氟沙星 300 mg,每日 2 次,口服,共 7 天。④米诺环素 100 mg,每日 2 次,口服,共 7 天。⑤磺胺异噁唑 500 mg,每日 4 次,口服,共 10 天。

6. 体重<45 kg 的儿童沙眼衣原体感染:红霉素每日 50 mg/kg,分 4 次口服,共 10～14 天。

体重>45 kg 的儿童沙眼衣原体感染:可按成人方案进行,选用多西环素或四环素、阿奇霉素等。

7. 疗效评价

通常在治疗完成后 3 周内仍有死亡病原体排出,可致衣原体检查假阳性,因此治疗后短期内(<3 周)不建议为观察疗效而进行衣原体检查。但因衣原体重复感染较多见,可于治疗后 3～4 个月进行衣原体的筛查。沙眼衣原体感染所致宫颈炎的临床评价指标,主要有异常宫颈排液、宫颈内口分泌物中性粒细胞计数、宫颈充血、水肿及宫颈接触性出血等。

七、获得性免疫缺陷综合征

【诊断】

1. 高危因素

（1）吸毒：静脉注射毒品（IVDA）者是 HIV 感染的主因之一。

（2）输血（尤其是不规范输血）。

（3）卖淫、嫖娼。

（4）溃疡型 STD。

2．临床表现

HIV 感染的孕妇，多数处于无症状期，对高危孕妇应做 HIV 抗体筛查。

3．辅助检查

（1）筛查试验：酶联免疫吸附试验（ELISA）、间接免疫荧光试验及明胶凝集试验。

（2）确诊试验：放射免疫沉淀试验及蛋白印迹法（Western Blot）。

（3）免疫学指标：CD4 减少，CD4：CD8＜1。

（4）HIV 检测：病毒分离，HIV 核酸检测，HIV 抗原检测及逆转录酶检测。

（5）检测条件感染病原体。

4．临床分型

（1）急性 HIV 感染；

（2）无症状 HIV 感染；

（3）淋巴结病；

（4）其他。

【治疗】

应转诊至特定医院进行治疗。

第三节　外阴病变

一、外阴鳞状上皮增生

【诊断】

1．外阴瘙痒：多发生于 30～60 岁妇女，外阴搔痒为此病的主要症状。

2．外阴色素减退：起病时病变部位稍隆起，呈暗红色或粉红色，间有白色区，进一步可发展为界限清晰的白色斑块。

3．妇科检查：见外阴色素减退，常对称性，累及大、小阴唇、阴蒂包皮、阴唇后联合及肛门周围。鳞状上皮增生病损区皮肤增厚似皮革、湿疹样改变；硬化性苔藓皮肤、黏膜变白、变薄，失去弹性，易皲裂，阴道口狭窄，肛周皮肤变白。

4．病理检查：为明确有无 VIN 或癌变，活检应选择在皲裂、溃疡、隆起、结节及粗糙部位进行，并应选择不同部位多点活检。也可先用甲苯胺蓝涂抹病变皮肤，待自干后用 1‰醋酸擦洗脱色，于不脱色区活检。

5．阴道分泌物检查：外阴皮肤增厚、发红或发白，伴有瘙痒且阴道分泌物增多者，行阴道分泌物检查以排除念珠菌、滴虫感染。

6．尿糖、血糖检查：外阴皮肤对称发红、增厚，伴有严重瘙痒无分泌物者，应考虑为糖尿病所致的外阴炎。

【治疗】

1. 一般处理

选用宽松透气的内衣,以棉织物为佳。饮食宜清淡,忌烟酒及辛辣刺激食品。保持外阴清洁,局部忌用肥皂及搔抓,止痒可用冷水或冰水坐浴,每日 3 次,或按需施治。

2. 全身用药

精神紧张、瘙痒症状明显以致失眠者,可用镇静安眠和脱敏剂。

3. 局部用药

控制局部瘙痒,如:①皮质激素霜或软膏局部外用,如 1% 氢化可的松软膏,每日 3 次。②0.05% 维生素 A 软膏外用,每日 3 次。③局部封闭:对于瘙痒极重者,可用醋酸氢化可的松 5 mg 加 1.0% 利多卡因 5~10 mL,局部封闭,每周 2 次,酌情用 3~5 次。或以曲安奈德混悬液局部皮下注射。④SOD 复合酶外用。⑤清热、解毒、燥湿类中药煎剂外阴浸洗,可以蛇床子、防风、苦参、百部、野菊花、蒲公英为主,随症加减,煎后熏洗,每日 1 次。

4. 激光治疗

可止痒,并改善局部血运。

5. 手术治疗

外阴白色病变不是外阴切除或外阴局部切除手术的适应证。若出现①症状明显,经药物治疗无效,特别是出现局部溃疡、结节者;②病理检查诊断为 VIN Ⅱ 级及 VIN Ⅲ 级者时,可考虑手术治疗。手术范围应包括所有白色病变区,手术前病理检查取材应足够,排除外阴癌。

7. 预后及随访

(1)预后:鳞状上皮增生、硬化性苔藓伴鳞状上皮增生,5%~10% 出现 VIN。

(2)随访中应①注意外阴卫生,避免任何外阴部的慢性刺激;②VIN 治疗后必须定期随访,如有复发,则进一步处理。

二、外阴硬化性苔藓

【诊断】

1. 外阴瘙痒。

2. 病灶特点:多位于大阴唇、小阴唇、阴蒂、阴唇后联合及肛门周围等部位,且多呈对称性分布。早期病灶多呈粉红色、白色小丘疹样,丘疹融合成片可呈紫癜状。随病变进一步发展,局部皮肤、黏膜变白、变薄,失去弹性,干燥易皲裂。严重者外阴萎缩、粘连、融合,瘢痕形成。

3. 病理检查:典型病理特征为表皮层角化和毛囊角质栓塞,表皮棘层变薄伴基底细胞液化变性,黑素细胞减少,上皮脚变钝或消失,真皮浅层出现均质化,真皮中有淋巴细胞和浆细胞浸润。

【治疗】

1. 一般治疗

与外阴鳞状细胞增生的治疗相同。

2. 局部药物治疗

(1)2％丙酸睾酮鱼肝油软膏局部涂擦,每日 3～4 次,3 个月为一疗程。待症状、体征改善后可减量继续应用,直至病变消失。

(2)0.5％黄体酮鱼肝油软膏代替丙酸睾酮制剂局部涂擦,适用于丙酸睾酮治疗期间出现男性化副反应或疗效不佳时。

(3)0.05％氯倍他索苏膏,最初 1 个月每日 2 次,继而每日 1 次共用 2 个月,以后每周 2次共用 3 个月,总计治疗时间半年。

(4)凡瘙痒顽固、表面用药无效者,可用曲安奈德混悬液皮下注射。

(5)幼女硬化性苔藓用1％氢化可的松软膏或以 100 mg 黄体酮油剂加入 30 g 凡士林油膏或软膏中涂擦局部,多数可缓解,但仍应长期定时随访。

3. 手术治疗方法与外阴鳞状上皮增生的治疗相同,但此病恶变机会更少,故很少采用手术治疗。

三、硬化性苔藓伴鳞状上皮增生

【诊断】

患者的不同部位同时出现瘙痒,在菲薄的外阴发白区邻近部位,或其范围内伴有局灶性皮肤增厚或隆起,多数是在原有硬化性苔藓基础上出现鳞状上皮增生。可发生于任何年龄的妇女。

【治疗】

治疗主要选用氟轻松软膏局部涂擦,每天 3～4 次,连用 6 周,然后改用 2％丙酸睾酮软膏,每天 3～4 次,连续 6～8 周,瘙痒症状消失后改为每周 2～3 次。必要时长期使用。

四、外阴瘙痒症

【诊断】

1. 外阴搔痒。

2. 原发病症状和体征。

3. 妇科检查

外阴局部无原发性皮肤、黏膜损害。因长期瘙痒,局部皮肤、黏膜可产生继发性肥厚、浸润及苔藓样变。病变常累及大阴唇外侧,亦可累及小阴唇、阴蒂包皮、阴道口甚至肛门周围。

4. 辅助检查

(1)常规做白带涂片,检查滴虫及真菌等。必要时做真菌培养。

(2)症状反复发作或临床可疑糖尿病者应进行尿糖检查,如阴性,测空腹血糖及餐后 2小时血糖。

【治疗】

1. 一般处理

选用宽松内裤,以棉织品为佳,忌烟酒及辛辣食物。保持外阴清洁,忌用肥皂,局部忌搔抓。

2. 病因治疗

(1)真菌及滴虫性阴道炎、外阴白色病变等的治疗。

(2)围绝经期低雌激素引起的外阴瘙痒,局部用己烯雌酚 2 mg 加鱼肝油 30 mL,外用,每日 3 次。可行全身雌激素替代疗法。

(3)局部过敏,去除过敏源,如更换月经垫品种等。

(4)糖尿病、黄疸等全身性疾病的治疗。

3. 局部治疗

(1)5％苯佐卡因软膏,外用,每日 3 次。

(2)醋酸氢化可的松霜或醋酸曲安奈德软膏,外用,每日 3 次。

(3)严重瘙痒可做局部封闭治疗,药物为醋酸氢化可的松 5 mg 加 1％利多卡因 5～10 mL,每周 2 次,酌情 3～5 次。

4. 药物治疗

症状严重者可口服镇静药,如氯苯那敏 4 mg、异丙嗪 25 mg,每日 2 次。

若有忧郁焦虑、紧张等精神因素者,应仔细询问致病的心理社会因素,做相应的心理治疗。可选用抗焦虑药物。①多虑平:25 mg,每晚 1 次,或 12.5～25 mg,每日 3 次。②阿普唑仑:0.4～0.8 mg,每晚 1 次,或 0.4 mg,每日 3 次。

第四节　外阴肿瘤

一、乳头状瘤

【诊断】

1. 症状:可见于任何年龄,多见于老年,常与萎缩性病变并存。多无症状或伴瘙痒。

2. 体征:外阴或肛周可见单发或多发小而多的乳头状突起,呈菜花状或疣状,质略硬。

3. 确诊需依靠活检或肿瘤切除后的病理检查。

【治疗】

以手术切除为主,术中可行快速冰冻切片检查,如有恶变,应行广泛外阴切除。

二、色素痣

【诊断】

1. 色素痣多无症状,如因受长期刺激或摩擦,局部可出现瘙痒、疼痛或伴炎症、出血等。检查在大、小阴唇处见棕色、浅褐色或青黑色斑块。

2. 隆起或带毛的色素痣很少恶变,平坦周边活跃的色素痣恶变机会较大。

3. 确诊需依靠活检,有助于除外恶变。

【治疗】

深部切除,其切除范围应超过痣边缘 1 cm。切线要垂直,具有一定的深度,切至皮下筋膜上。不可切向痣中心,防止扩散。应避免切除不全、创伤性刺激、药物腐蚀。

三、汗腺瘤

【诊断】

1. 一般无症状,或伴瘙痒,多发生于 40 岁以上妇女。发于大、小阴唇,多为单发,如皮下隆起结节,大小约为 1 cm 左右,个别可达 4～5 cm,色灰红,质硬。

2. 当肿物表皮出现下凹或破溃时,临床易与腺癌相混淆,应注意鉴别。

3. 活组织检查可确诊。

【治疗】

汗腺瘤一般为良性,可行局部切除,标本送病理检查。

四、纤维瘤

【诊断】

1. 症状

多见于生育年龄妇女。一般无症状,偶因摩擦表面破溃。肿瘤过大可影响行动及性生活。

2. 体征

外阴可见单发、绿豆至樱桃大小,个别可如儿头大赘生物,质硬,有蒂,色泽近于皮肤,浅黄或深黄色,表皮有沟纹,粗糙多皱。肿瘤过大可发生水肿、黏液囊性变。

3. 做活检明确诊断。

【治疗】

局部手术切除,标本送病理检查。

五、脂肪瘤

【诊断】

1. 一般无症状,大阴唇或阴阜皮下基底较宽,呈半球形。肿物质地松软,偶见分叶,很少有蒂。

2. 必要时活组织检查可确诊。

【治疗】

无症状不需治疗,大者可手术切除。

六、平滑肌瘤

【诊断】

1. 成年妇女可无症状,瘤体大可有外阴下坠感,影响活动及性生活。

2. 体征:肿瘤多位于阴唇及阴唇系带的皮内或皮下。无蒂,基底甚广,呈孤立状、分叶或哑铃状,质韧,大小不一。

3. 外阴平滑肌瘤很少＞5 cm,若直径＞5 cm,有肉瘤变的可能。

4.必要时活组织检查可确诊。

【治疗】

1.带蒂肌瘤或浅表肌瘤,局部切除即可。

2.对较深的肌瘤,应切开包膜,剜出肌瘤。

3.直径＞5 cm 者,术中应行快速冰冻切片检查。

七、血管瘤

【诊断】

1.多见于新生儿,一般无症状,瘤体大时伴外阴部肿胀感。

2.体征:生长在大阴唇、阴阜,呈小红血管痣或点、红海绵状肿物,柔软,大小不一,直径数毫米至数厘米。压迫肿物红色可退去,放松又可恢复原状。亦有当成年后血管瘤停止生长或渐缩小者。

3.阴道镜下可见增生、扩张的血管。

【治疗】

1.较小者可以冷冻、电灼、激光治疗。

2.较大需行手术切除病灶,必要时可行植皮。因外阴血运丰富,术时出血多,术前应充分准备,术中加强止血。

八、淋巴管瘤

【诊断】

1.一般无症状,于外阴皮下形成多发或成群大小不等的小泡或疣状物。压之破裂,淋巴液溢出。深在性淋巴管瘤的局部皮肤呈弥漫性肥厚突起。

2.病理活检可确诊。

【治疗】

小者激光、电灼、放射性核素等治疗;较大者手术切除,必要时植皮。

九、外阴上皮内瘤变

外阴癌的癌前病变,包括外阴上皮不典型增生及原位癌。

【诊断】

1.临床表现

(1)曾有外阴瘙痒、皮肤破损、溃疡等反复发作病史。

(2)外阴瘙痒、皮肤破损、溃疡形成等。

2.妇科检查

(1)外阴上皮不典型增生:常见灰白色丘疹、斑点,单个或多个,分散或融合。有时见苔藓样或角化不全的斑块。黏膜病灶常为粉红色或红色斑点,有时见深棕色或赤褐色略高出表面的色素沉着。

（2）外阴原位癌：常为单一病灶，呈暗红色、斑片状，边界清晰但不规则，有时可见斑块中间结痂，其下面有颗粒状渗血面，向周围缓慢扩散，中间不愈合。

3．诊断依据

（1）根据临床表现怀疑本病时，应在外阴可疑部位多点取活组织送病理检查确诊。可在甲苯胺蓝染色阳性部位取材，以提高活检阳性率。

（2）甲苯胺蓝局部染色法：外阴表面涂以1‰甲苯胺蓝，3分钟后用1‰醋酸洗去外阴上被染的蓝色，若在外阴表面无溃疡部位仍保持蓝色，可能为角化不全或不典型增生，称为甲苯胺蓝染色阳性。

4．瘤变分级

（1）Ⅰ级为轻度不典型增生（异型上皮局限在外阴上皮下1/3）；

（2）Ⅱ级为中度不典型增生（异型上皮局限在外阴上皮下2/3）；

（3）Ⅲ级为重度不典型增生（异型上皮占外阴上皮下2/3以上，但未达全层）及原位癌（癌灶局限在上皮层内，未突破表皮基底膜）。

【治疗】

1．药物治疗

1‰氟尿嘧啶（5-Fu）溶液局部湿敷，每日3次。

2．物理治疗

电灼、激光、冷冻治疗均可选用，效果肯定，但是治疗后局部皮肤的坏死溃疡愈合较慢。

3．手术治疗

手术原则是既要尽量切除病灶，但又要尽量少毁损外阴，以免影响性功能。

（1）手术切除病灶：凡是甲苯胺蓝染色阳性部位均应切除。根据病灶范围行广泛局部切除术（即在病灶外1 cm处切除外阴皮肤），或同时行外阴修复术。

（2）阴蒂病灶的处理：年轻患者应尽量保留阴蒂。可用刀片刮净病灶或用CO_2激光气化。如行手术，应仅切除阴蒂皮肤，保留皮下脂肪。

（3）外阴切除术：老年患者宜行外阴切除术。

十、外阴鳞状细胞癌

【诊断】

1．临床表现

（1）病史：有外阴瘙痒、外阴白色病变、性病、外阴溃疡经久不愈等病史。

（2）症状：①外阴瘙痒、灼热感；②初起时外阴局部小结节、溃疡形成，排液增多，呈血、脓性排液；③病灶进一步发展则呈菜花样或较明显的溃疡，基底部坚硬，并有疼痛或压痛。

2．妇科检查

（1）外阴任何部位如大、小阴唇、阴蒂、会阴体等处见乳头状赘生物，或为溃疡型、浸润型病灶。

（2）若伴继发感染，局部可有味臭、脓血样分泌物。

（3）晚期患者可有腹股沟淋巴结肿大，单侧或双侧，单个或多个，固定或活动，有时有破溃等。

（4）癌灶也可波及肛门、直肠、尿道、膀胱等。

3. 诊断依据

根据上述临床表现可初步诊断，应结合辅助检查进一步确诊。

（1）细胞学涂片检查：在癌灶处刮取细胞做涂片，巴氏染色后检查找癌细胞。

（2）阴道镜检查：观察外阴皮肤及病灶处，有助于做定位活检。

（3）氮激光固有荧光诊断仪检查：用其检查外阴局部，病灶呈紫红色，有助于做定位活检。

（4）影像学检查：行 B 超或 X 射线电子计算机断层扫描（CT）或磁共振成像（MRI）等检查，以了解盆、腹腔腹膜后淋巴结、病灶与周围器官、组织的关系等，以便为制定治疗方案提供依据。

（5）外阴病灶做多点活检，活组织送病理检查，即可明确诊断。

（6）必要时做直肠镜和膀胱镜检查。

4. 临床分期（FIGO）

0 期：原位癌（浸润前癌，Tis）

Ⅰ期：肿瘤局限于外阴或外阴和会阴，最大径线≤2 cm（T1）。

Ⅰa 期：肿瘤局限于外阴或外阴和会阴，最大径线≤2 cm，间质浸润≤1.0 mm（T1a）。

Ⅰb 期：肿瘤局限于外阴或外阴和会阴，最大径线≤2 cm，间质浸润＞1.0 mm（T1b）。

Ⅱ期：肿瘤局限于外阴或外阴和会阴，最大径线＞2 cm（T2）。

Ⅲ期：肿瘤侵犯下列任何部位：下尿道、尿道、肛门和/或单侧区域淋巴结转移（T3）。

Ⅳ期：肿瘤侵犯下列任何部位：膀胱黏膜、直肠黏膜、上尿道黏膜；或骨质固定（T4），①Ⅳa 期：和/或双侧区域淋巴结转移；②Ⅳb 期，任何部位（包括盆腔淋巴结）的远处转移。

肿瘤浸润深度，指肿瘤从最接近表皮乳头上皮—间质连接处至最深浸润点的距离。

【治疗】

1. 手术治疗

外阴癌以手术治疗为主。手术范围趋向个体化，根据病灶大小、浸润深度、有无转移灶等决定。

（1）Ⅰ期微小浸润癌（浸润深度＜5 mm）：行外阴病灶广泛切除术，手术切缘应距病灶边缘 1 cm 以上。切除标本应即刻进行快速冰冻切片检查，以明确病灶基底的浸润深度。

（2）Ⅰ期、Ⅱ期病例：应行外阴根治术及腹股沟淋巴结清扫术。外阴的切缘应距病灶边缘 2~3 cm。一般先行双侧腹股沟浅淋巴结清扫术，继之行外阴根治术。切除的腹股沟淋巴结进行快速冰冻切片检查，如淋巴结已有转移，目前多不主张同时行盆腔淋巴结清扫术，或建议术后加用放射治疗。

2. 放射治疗

晚期病例无法手术，或年老体弱，或合并严重内科疾病不能耐受手术者，可行放射治疗。

3. 化学药物治疗

晚期或复发病例，根据病情可加用或单用化学药物治疗。

（1）动脉化疗常见方案：①PAB 方案，由顺铂、多柔比星、平阳霉素组成；②MF 方案，由氮芥、氟尿嘧啶组成。

（2）静脉化疗：CAP 方案，由环磷酰胺、多柔比星、顺铂组成。

十一、前庭大腺癌

【诊断】

1. 临床表现

(1)早期无症状。

(2)局部肿块呈暗红色,质硬,表面光整。

(3)肿瘤发展时,可延伸到大阴唇和阴道下部,固定,表面破溃。

2. 妇科检查

在外阴一侧小阴唇内侧深部扪及硬结,肿物长大时可延伸到大阴唇和阴道下部,可推动或固定,表面溃烂,有脓血性分泌物。有时肿物可侵犯会阴与肛提肌。

3. 辅助检查

(1)阴道分泌物细胞涂片,巴氏染色,癌细胞阳性或阴性。

(2)活组织检查,显微镜下多见分化好的黏液腺癌,在癌肿周围组织中见前庭大腺组织。

【治疗】

1. 早期应行外阴根治术及双侧腹股沟淋巴结清扫术,如淋巴结已有转移,应考虑行盆腔淋巴结清扫术。

2. 晚期病例可行放射治疗。

3. 复发及转移病例可行化学药物治疗。

十二、外阴湿疹样癌

可见典型的、有空泡形成的帕杰细胞。

【诊断】

1. 临床表现

(1)外阴瘙痒、烧灼感,慢性溃疡或外阴部肿块。

(2)病程长,发展慢,如合并腺癌,病情较重,易发生淋巴结及远处转移。

2. 妇科检查

病灶表面充血,结节状隆起,皮肤增厚或局部硬结,中心形成溃疡,底部发红,边界清晰,边缘卷曲,呈侵蚀样。有时表面有脱屑,皮肤色素减退。一般病灶浸润比较表浅。病灶最多见于大阴唇,也可见于小阴唇和阴蒂。

3. 诊断依据

需依靠活组织病理检查。

(1)局部活组织病理检查:活检时取材应有足够的深度和宽度,如果组织取得太少,易造成漏诊和误诊。

(2)病理检查:其特征是在上皮内有 Paget's 细胞浸润。为大圆细胞,胞浆黑灰色,透亮或颗粒状,细胞核呈囊泡状,分裂象少。细胞内含粘多糖,用过碘酸—雪夫(PAS)、粘蛋白卡红、品红醛试剂等染色均为阳性,可与外阴上皮内癌的大细胞相鉴别。

【治疗】

1. 手术治疗

手术应根据病灶范围以及是否合并腺癌而决定范围。

(1)真性上皮内癌不伴腺癌者应行较广泛的局部切除,切除标本的边缘应进行快速冰冻切片检查,以明确手术范围是否足够。

(2)局部复发病灶较局限者可再行局部切除。

(3)合并腺癌者应行外阴根治术及腹股沟淋巴结清扫术,如淋巴结阴性,则预后较好。

2. 化学药物治疗

1‰ 5-Fu 溶液或霜剂局部涂敷。

3. 物理治疗

CO_2 激光治疗局灶型病例有效。

十三、外阴恶性黑色素瘤

【诊断】

1. 临床表现

发病年龄多在 50 岁以上,多有色素痣史。好发于阴唇,尤以小阴唇及阴蒂多见。病灶常有色素沉着,稍隆起,结节或表面有溃疡。外阴瘙痒、出血,色素部位增大。

2. 诊断依据

病理检查可确诊。因本病受激惹后易有迅速而广泛扩散的倾向,对病变组织切忌在病灶局部取活组织检查。疑为本病时,只能先做一较大范围的局部病灶切除,切缘距病灶应在 2~3 cm 以上。待病理检查确诊后再进一步行手术及其他治疗。

【治疗】

1. 外阴广泛切除及腹股沟淋巴结清扫术。

2. 免疫治疗。

3. 放射治疗、化疗及姑息治疗。

第五节　阴道肿瘤

一、阴道良性肿瘤

【诊断】

1. 临床表现

(1)肿瘤小者无症状。

(2)肿瘤较大者出现阴道下坠、性交不适或性交困难。

(3)合并感染时有阴道分泌物增多或阴道流血。

2. 妇科检查

阴道壁上见大小不一、带或不带蒂、单个或多个肿瘤。

3. 诊断依据

根据病理组织学检查可明确诊断。

(1)乳头状瘤:肿瘤表面为鳞状上皮,乳头向外生长,中心由结缔组织构成。

(2)纤维瘤:肿瘤切面呈白色或淡红色,主要成分为成纤维细胞和胶原纤维组织。

(3)平滑肌瘤:肿瘤为实性球形结节,表面光滑,与周围肌组织有明显界限。肌瘤由皱纹状排列的平滑肌纤维相互交叉而组成,呈漩涡状,掺有不等量纤维结缔组织。细胞大小均匀,呈卵圆形或杆状,核染色较深。

(4)神经纤维瘤:肿瘤切面呈白色,半透明,镜检主要成分为神经鞘细胞和胶原纤维。

【治疗】

1. 随访观察

肿瘤较小无症状时可随访观察。

2. 手术切除

(1)肿瘤较大症状明显者,可予手术切除。

(2)肿瘤合并感染有破溃者,应先控制感染再手术切除。

(3)阴道神经纤维瘤易复发,手术切除后应定期随访。

二、阴道上皮内瘤变

【诊断】

1. 临床表现

(1)常无症状。

(2)白带增多,偶尔性交后见血性白带或极少量阴道流血。

2. 妇科检查

阴道壁未见异常或有炎症表现。

3. 辅助检查

(1)阴道脱落细胞涂片可疑阳性或阳性。

(2)阴道镜检查能识别孤立病灶,表现为白色上皮,镶嵌、点状、轻微粒状结构。阴道镜检查阳性部位应做定位活组织检查。

(3)碘试验阳性部位应做活组织检查。

(4)活组织标本应送病理检查以明确诊断。

4. 瘤变分级

(1)Ⅰ级为阴道上皮轻度不典型增生,即细胞异形性局限于上皮下 1/3;

(2)Ⅱ级为阴道上皮中度不典型增生,即细胞异形性局限于上皮下 2/3;

(3)Ⅲ级为阴道上皮重度不典型增生及原位癌,异常变化的细胞可达上皮全层,仅表面细胞成熟,上皮表面有一层扁平的细胞。

(4)阴道原位癌是指异常细胞已侵犯上皮全层。

【治疗】

1. 局部治疗

(1)电凝及 CO_2 激光治疗:治疗时需注意局部组织破坏的深度。

(2)局部应用 5-Fu 软膏:将 5% 5-Fu 软膏放在阴道内,2 周后做阴道镜复查,观察阴道病灶愈合情况。

2. 手术切除

根据病灶的部位、范围、子宫存在与否可以采取不同的手术范围,如局部病灶切除、部分阴道切除及全阴道切除术,年轻患者需行阴道重建术。

3. 综合治疗

CO_2 激光气化及手术切除的综合治疗常用于阴道上皮内瘤变合并 CIN 的病例,当病灶位于颈管内时,可用 CO_2 激光气化阴道及宫颈阴道部的病灶,然后行宫颈锥切或全子宫切除治疗颈管内的病灶。

三、原发性阴道癌

【诊断】

1. 临床表现

(1)早期可无症状。

(2)不规则阴道流血,特别是绝经后阴道流血,流血时间长短不一,量或多或少,多为接触性出血。

(3)阴道排液,当肿瘤表面坏死组织感染时阴道排液增多,排液可为水样、米汤样或混有血液。

(4)晚期时可出现压迫症状,当肿瘤压迫或侵犯膀胱及尿道时,可引起尿频、尿急及血尿,压迫直肠可引起排便困难、里急后重、便血等。

(5)晚期癌由于长期出血、全身耗竭可表现为消瘦、恶病质、严重贫血等。

2. 妇科检查

在阴道内看到或扪及肿瘤,外生型肿瘤向阴道内生长,呈菜花状或形成溃疡,触之易出血。结节型则向内生长,阴道黏膜仍光滑,看不见赘生物,此时需应用触诊,仔细扪摸才可发现。

3. 辅助检查

(1)病灶局部做细胞学检查,可找到癌细胞。

(2)阴道镜检查,在可疑部位行活组织检查,可提高早期病变的诊断率,最后确诊需根据病理检查。

4. 原发性阴道癌必须符合下列标准:

(1)癌灶在阴道内;

(2)子宫颈完整,活检证实无癌灶存在;

(3)其他全身各部分无原发性癌的依据。

5. 临床分期(FIGO)

Ⅰ期,肿瘤局限于阴道壁。

Ⅱ期,肿瘤累及阴道下组织,但未扩散到骨盆壁。

Ⅲ期,肿瘤扩散到骨盆壁。

Ⅳ期,肿瘤扩散范围超出真骨盆或侵犯膀胱或直肠黏膜。①Ⅳa,肿瘤侵犯膀胱和/或直肠黏膜和/或超出真骨盆;②Ⅳb,扩散到远处器官。

【治疗】

1. 放射治疗

腔内加体外照射,腔内照射主要针对阴道原发肿瘤区进行照射,剂量约 60 Gy。体外照射主要针对阴道旁组织、盆壁及其所属淋巴区进行照射,采用四野垂直照射,组织剂量可达40 Gy。除阴道早期癌外均应配合体外照射。

2. 手术治疗

(1)阴道上段早期癌行子宫根治术和阴道部分切除(阴道的切缘距癌灶边缘至少 3 cm)及盆腔淋巴结清扫术。

(2)阴道下段早期癌行外阴阴道癌根治术及腹股沟淋巴结和盆腔淋巴结清扫术。

3. 化疗

作为综合治疗的方法之一。按肿瘤类型选择用药,一般采用顺铂、多柔比星、5-Fu 等行介入化疗。对阴道内较大癌灶可先行介入化疗,待肿瘤缩小后再行手术配合放疗。

四、阴道肉瘤

【诊断】

阴道肉瘤很少见,常见的类型有胚胎横纹肌肉瘤(葡萄状肉瘤)、平滑肌肉瘤、阴道内胚窦瘤等。幼女患者 80% 为葡萄状肉瘤。阴道肉瘤的恶性程度极高,其预后与肉瘤组织类型、侵犯范围、早期治疗、首次治疗的彻底性等有关。

1. 临床表现

(1)病史:葡萄状肉瘤好发于幼女,2 岁以内最多见。平滑肌肉瘤多见于 40～60 岁妇女。

(2)不规则阴道流血:婴幼儿无外伤史有少量阴道流血要警惕此病,成年妇女常表现为月经过多及不规则阴道流血,老年妇女则表现为绝经后阴道不规则出血或有臭味的脓性分泌物。

(3)阴道平滑肌肉瘤:患者主诉阴道肿物伴阴道和直肠疼痛。阴道肿物的大小不一,直径约 3～10 cm,肿瘤充塞阴道或突向外阴。

(4)肿瘤充塞阴道时可影响性生活,有下腹及阴道胀痛等。肿瘤坏死溃疡时,阴道内可排出组织碎片。

(5)当肿瘤侵犯膀胱、尿道时,可出现尿频、尿急及血尿等泌尿系统症状。

2. 妇科检查

婴幼儿必须在麻醉下行阴道镜检查,可见阴道内有葡萄样大小簇生物,表面光滑,淡红色、水肿样,似多个息肉样肿物。阴道平滑肌肉瘤为实性肿物,质软。肿瘤继续扩展可充塞阴道,甚至向外突出至会阴部。

3. 诊断依据

取活组织病理检查即可明确诊断。

【治疗】

以手术为主的综合治疗。

1. 葡萄状肉瘤的治疗原则以手术为主,一般主张行子宫根治术、阴道切除术、双侧腹股沟及盆腔淋巴结清扫术,亦可行局部肿瘤切除术后加放射治疗。化疗可作为综合治疗措施之一。

2. 阴道平滑肌肉瘤的治疗与其他生殖道平滑肌肉瘤相同,手术是首选的治疗,化疗作为辅助治疗。

第六节　宫颈肿瘤

一、宫颈良性肿瘤

【诊断】

1. 临床表现

(1)多发生于生育年龄的妇女,少数发生在绝经期和老年妇女。

(2)可有白带增多、颜色发黄等异常,少数患者月经量增多。

(3)接触性阴道出血或不规则阴道出血。

(4)平滑肌瘤较大时可压迫膀胱或直肠,出现尿频,不能憋尿或者小便困难,盆腔痛,里急后重或大便变细,大便困难。

(5)腺肌瘤患者可出现伴随月经周期的腹痛。

2. 妇科检查

(1)子宫颈局部占位性病变:宫颈上见实性肿块,宫颈表面光滑,病变位于宫颈一侧者可致宫颈变形,形态不对称,宫颈管和外口歪曲失去正常轮廓,宫颈管展平等。宫颈管内肌瘤可自宫颈口脱出至阴道或体外。

(2)腺肌瘤:宫颈局部可呈蓝色,有触痛。

(3)注意宫颈局部有无接触性出血。

3. 辅助检查

(1)B超有助于子宫颈肌瘤和腺肌瘤的诊断与鉴别诊断。

(2)肿瘤标志物的生化检测等。

4. 特殊检查

(1)阴道镜。

(2)确诊依赖于组织病理学检查。

5. 诊断依据

(1)病史和临床表现。

(2)妇科检查。

(3)辅助检查及特殊检查。

【治疗】

1. 宫颈良性肿瘤以手术治疗为主,如肿瘤局部切除、子宫颈锥形切除甚至全子宫切除,手术切除即可治愈。局限性小病灶可使用激光、冷冻等物理方法进行治疗。

2. 宫颈良性病变有多中心发病现象,可于原发病部位或者其他部位再次出现同样类型的肿瘤,这种情况多为肿瘤再发而非肿瘤复发。

【预防】

(1)定期妇科检查,普及健康知识,做到早发现、早诊断、早治疗。

(2)凡已婚妇女,特别是围绝经期有月经异常或者性交后出血者应及时就医。

二、宫颈上皮内瘤变

【诊断】

1. 临床表现

多数病例无自觉症状,有症状者表现为白带增多、接触性出血及不规则阴道出血。

2. 妇科检查

子宫颈表面可呈糜烂状、结节状。病变如果位于子宫颈管以内,则容易遗漏。

3. 辅助检查

(1)子宫颈细胞学检查:包括宫颈刮片及液基细胞学检查。凡细胞学检查异常,均应进行进一步检查及处理,定期做宫颈细胞学检查。

(2)碘试验。

(3)醋酸白试验。

(4)阴道镜检查:①宫颈刮片细胞学检查:巴氏Ⅲ级及以上,或巴氏Ⅱ级经炎症治疗后未见好转者。②液基细胞学检查:按 TBS 分类可疑上皮内瘤变者。③有可疑病史,如接触性出血、阴道不规则出血,白带多,白带带血丝。④细胞学检查正常,但肉眼观察可疑,如宫颈肿物,糜烂较重,易出血,白斑或家族有宫颈癌患者。⑤下生殖道湿疣。⑥HPV 检测:高危型 HPV 阳性。

(5)宫颈活检:在阴道镜指导下进行,可提高活检阳性率。

(6)宫颈管搔刮。

【治疗】

1. 宫颈轻度不典型增生(CINⅠ)暂按炎症处理,每 3～6 个月随访一次,病变持续存在者,应进行治疗。治疗方法有药物治疗及物理治疗。

2. 宫颈中度不典型增生(CINⅡ)可行宫颈锥形切除术或 Leep 治疗,亦可选用物理治疗。老年患者宫颈萎缩、颈管有粘连者,不宜行物理治疗,可行子宫切除术。

3. 宫颈重度不典型增生(CINⅢ)应行手术治疗。

(1)宫颈锥形切除术:适用于年轻、希望保留生育功能者。

(2)全子宫切除术:适用于老年及已经完成生育任务的妇女。

4. 随访

(1)CINⅠ～Ⅱ经治疗后,应每间隔 3～6 个月做一次宫颈细胞学及阴道镜检查,随访稳定一年后,每年检查一次。

(2)CINⅢ经治疗后,第1～2年应每间隔3个月做一次宫颈细胞学及阴道镜检查,第3～4年每6个月检查一次,此后每年检查一次。

三、子宫颈癌

【诊断】

1. 临床表现

(1)早期无症状:早期子宫颈癌患者,一般无明显症状。

(2)阴道出血:常为接触性出血,多见于性生活或妇科检查后。早期出血量一般较少,晚期病灶较大时,出血量多,甚至为大出血。

(3)白带增多:白带呈白色或血性,稀薄似水样,或为黏液、米泔水样,有腥臭味。晚期可继发感染,呈脓性,伴恶臭。

(4)晚期继发性症状:根据病灶范围、累及的脏器而出现一系列症状,如癌灶侵犯盆腔结缔组织、骨盆壁,压迫输尿管、直肠、坐骨神经等而出现骨盆疼痛、尿频、尿急、血尿、肛门坠胀、大便秘结、里急后重、便血、下肢水肿和疼痛等。严重者压迫输尿管,导致输尿管梗阻、肾盂积水等。

(5)恶液质:疾病后期出现食欲差、消瘦、贫血、发热和全身各脏器衰竭等。

2. 妇科检查

(1)子宫颈:光滑或呈糜烂状,腺癌时宫颈可呈桶状,但表面可光滑或轻度糜烂,未见明显癌灶但质地坚硬。菜花状癌组织质脆,触之易出血,表面可覆盖灰色坏死组织。亦可呈结节状、溃疡或空洞形成。

(2)子宫体:一般大小正常,若癌灶侵犯子宫,子宫体可增大。

(3)子宫旁组织:癌组织沿韧带浸润至主韧带、子宫骶骨韧带,可使其增厚、挛缩,呈结节状,质硬、不规则,形成团块状或达盆壁,固定。

(4)阴道和穹隆部:癌灶侵犯阴道及阴道穹隆部,检查时肉眼可见所侵犯处阴道穹隆变浅或消失,触之癌灶组织增厚,质脆硬,缺乏弹性,易接触性出血等。

3. 辅助检查

(1)阴道细胞学检查

鳞状细胞异常:①非典型鳞状细胞(ASC);②鳞状上皮内低度病变(LSIL);③鳞状上皮内高度病变(HSIL);④鳞状细胞癌(SCC)。

腺细胞异常:①非典型腺细胞,包括非典型颈管腺细胞和非典型宫内膜腺细胞;②非典型颈管腺细胞倾向瘤变;③颈管原位腺癌;④腺癌。

其他恶性肿瘤:如①小细胞未分化癌;②类癌;③恶性混合中胚叶肿瘤;④肉瘤;⑤恶性黑色素瘤。

转移癌:常见的有宫内膜癌、膀胱癌和直肠癌,可通过盆腔的原发肿瘤直接侵及子宫颈。通过淋巴和(或)血液转移到子宫颈的极少,常见的原发部位是胃肠道、卵巢和乳腺。

(2)阴道镜检查

主要观察血管形态、毛细血管间距、上皮表面、病变界限等,在醋酸和碘染色异常部位进行定位活检可明显提高诊断的准确性。

(3)子宫颈活组织检查和子宫颈管内膜刮取术

阴道镜检查下观察到的可疑部位取活组织进行病理检查。所取组织应包括上皮组织和间质组织。若子宫颈刮片为Ⅱ级或Ⅲ级以上涂片，子宫颈活检阴性时，应用小刮匙搔刮子宫颈管，刮出物送病理检查。

(4)子宫颈锥切术

当子宫颈刮片多次检查为阳性，而子宫颈活检为阴性或活检为原位癌，可行子宫颈锥切术，以明确诊断。如锥切切缘累及则立即行根治术，如锥切切缘阴性，则推迟6周后手术。

(5)其他检查

如胸部X线检查、静脉肾盂造影、膀胱镜及直肠镜检查，视情况可行MRI、CT、淋巴管造影、腹腔镜检查、针吸活检等。

4. 子宫颈癌的组织病理学诊断

子宫颈癌标本的病理报告应包括：(1)肿瘤的病理类型；(2)肿瘤的大小；(3)肿瘤的部位；(4)肿瘤浸润的深度；(5)肿瘤浸润的类型；(6)淋巴血管间隙是否受累；(7)手术切缘的情况。

5. 临床分期(FIGO)

0期：原位癌(浸润前癌)。

Ⅰ期：癌灶局限在宫颈(扩散至宫体将被忽略)。

Ⅰa：肉眼未见癌灶，仅在显微镜下可见浸润癌。

Ⅰa1：间质浸润深度＜3 mm，宽度≤7 mm。

Ⅰa2：间质浸润深度3～5 mm，宽度≤7 mm。

Ⅰb：临床可见癌灶局限于宫颈，或者镜下病灶＞Ⅰa2期。

Ⅰb1：肉眼可见癌灶最大径线≤4 cm。

Ⅰb2：肉眼可见癌灶最大径线＞4 cm。

Ⅱ期：癌灶已超出宫颈，但未达盆壁。癌累及阴道，但未达阴道下1/3。

Ⅱa：无宫旁浸润。

Ⅱb：有宫旁浸润。

Ⅲ期：肿瘤扩展到骨盆壁和(或)累及阴道下1/3和(或)引起肾盂积水或肾无功能。

Ⅲa：癌累及阴道下1/3，没有扩展到盆壁。

Ⅲb：癌浸润宫旁已达盆壁，和(或)有肾盂积水或肾无功能。

Ⅳa：癌浸润膀胱黏膜或直肠黏膜和(或)超出真骨盆。

Ⅳb：远处转移。

【治疗】

(一)放射治疗

适合于各期宫颈癌患者的治疗，尤其是Ⅱb期以上中晚期患者的首选。宫颈癌根治性放疗方案为盆腔体外照射加腔内近距离照射，同时应用以铂类为基础的化疗。早期患者根治术后如存在手术切缘不净、淋巴结转移、宫旁浸润等高危因素需术后辅助放化疗。

1. 体外照射

(1)靶区：盆腔野一般应包括子宫、宫颈、宫旁和上1/3阴道(或距阴道受侵最低点2 cm)，以及盆腔淋巴引流区如髂内、闭孔、髂外、髂总、骶前及腹股沟深淋巴结，Ⅲa期病人包括全部阴道。扩大野主要为腹主动脉旁淋巴结区域。

(2)照射野设定：①盆腔前后野(矩形野)，上界为L4～L5间隙，下界为闭孔下缘或肿瘤下界以下至少 2 cm。侧界为真骨盆外 1.5~2 cm。此外,应用铅块或多叶光栅技术(MLC)遮挡正常组织。②四野箱式照射,上界和下界同盆腔前后野的上下界;前界为耻骨联合前缘处的垂直线(一般据肿瘤情况个体化而定),后界为 S2~S3 间隙处的垂直线。如果宫颈肿瘤大或者宫骶韧带受侵重,则采用 S3~S4 间隙(一般据肿瘤情况个体化而定)。同时应用铅块或 MLC 遮挡马尾、部分小肠和部分直肠。③扩大野照射,髂总或主动脉旁淋巴结转移时,可从上述两种设野上缘向上延伸至所需照射的部位,野宽 8 cm。

2. 腔内近距离照射

宫腔内近距离照射之前,常需盆腔大野体外照射 30 Gy 左右,以使肿瘤缩小,宫腔置管及剂量分布更理想。

对于宫颈局部肿瘤巨大、活跃出血的患者,可以先给予阴道盒达到止血目的,或采用组织间插植治疗,根据肿瘤情况决定插针数及布源,并据肿瘤消除情况决定插植次数。对于阴道肿瘤浸润者,采用不同直径的塞子治疗,每次阴道黏膜或黏膜下 0.5 cm 给予 6~8 Gy,对不需要照射的部分可行铅挡。

3. 治疗反应及并发症的处理

(1)并发贫血,不仅是常见的并发症,而且影响治疗效果,应积极纠正。

(2)避免对照射野内皮肤的刺激,保持干燥。

(3)放射治疗中及结束后一段时间应予阴道冲洗。

(4)鼓励病人尽早恢复性生活,可减少阴道狭窄的发生。

(5)常见的并发症有:①早期,包括治疗中及治疗后不久发生的并发症,如感染、胃肠反应、直肠反应、机械损伤等。②晚期常见的有放射性直肠炎、放射性膀胱炎、皮肤及皮下组织的改变、放射性小肠炎等。

(6)积极治疗盆腔炎、泌尿系感染等并发症及其他合并症。

(7)放疗后随诊,治疗后第 1 年每 1~2 月随诊 1 次,第 2 年每 3~4 个月随诊 1 次,第 3~5 年后每 6 个月随诊 1 次。

(二)手术治疗

1. 手术治疗的类型和术式

(1)子宫切除术:按照手术分级可分为三种类型:Ⅰ型子宫切除即筋膜外子宫切除术;Ⅱ型子宫切除即改良子宫广泛切除术,切除 1/2 骶、主韧带和部分阴道(次广泛子宫切除术);Ⅲ型子宫切除即广泛子宫切除术,靠盆壁切除骶、主韧带和上 1/3 阴道。

(2)盆腔淋巴清扫术:双侧髂总淋巴结,髂外、髂内淋巴结,深腹股沟淋巴结,闭孔深、浅组淋巴结。盆腔淋巴清扫手术不包括腹主动脉旁淋巴结,如果髂总淋巴结阳性,可以清扫到肠系膜下动脉水平的腹主动脉旁淋巴结。

(3)卵巢的去留:绝经前患者如双侧卵巢正常可保留卵巢。

(4)子宫颈广泛切除术+盆腔淋巴清扫术:年轻患者需保留子宫生育功能者,可经腹或经阴道手术切除子宫颈内口以下的子宫颈及部分主、骶韧带和阴道,并在子宫内口做一环扎手术,再将子宫残端与阴道吻合。

2. 手术治疗的适应证和方法选择

(1)Ⅰa1 期:宫颈锥切或全子宫切除术。

(2)Ⅰa2 期:Ⅱ型子宫切除术+盆腔淋巴结清扫术;渴望生育者可行根治性宫颈切除

术,加腹膜外或腹腔镜下淋巴结清扫术。术后严密随访。

（3）Ⅰb1期：Ⅱ～Ⅲ型子宫切除术＋盆腔淋巴结清扫术；肿瘤＜2 cm渴望生育者，行宫颈广泛切除术＋盆腔淋巴结清扫术，术后严密随访。

（4）Ⅰb2期：先新辅助化疗确定有效后（化疗后肿瘤＜4 cm），可行Ⅲ型广泛子宫切除术＋盆腔淋巴结清扫术。

（5）Ⅱa：行Ⅲ型广泛子宫切除术＋盆腔淋巴结清扫术。

（6）Ⅱb～Ⅳ期：联合放化疗。

3. 宫颈癌手术的途径

（1）经腹手术：经腹广泛子宫切除术＋盆腔淋巴结清扫术。

（2）腹腔镜手术：腹腔镜广泛子宫切除术＋盆腔淋巴结清扫术。

（3）经阴道手术（联合腹腔镜）：阴式广泛子宫切除＋腹腔镜淋巴结清扫术或腹膜外淋巴结清扫术。

4. 宫颈癌手术治疗的几种特殊情况

（1）简单子宫切除后病理检查为宫颈癌：Ⅰa期：早期浸润癌，严密观察；Ⅰb期：再次手术或同期放化疗。

（2）宫颈残端癌：原则同上。按临床期别处理，告之合并症发生率增加。

宫颈癌伴妊娠：通常妊娠期宫颈癌的处理原则和非孕期宫颈癌的处理原则相同。应包括产科、儿科在内的多学科专家共同参与制定治疗方案，所有的治疗措施均让患者及家属知情。

（1）Ⅰa1期：可追踪至妊娠晚期并经阴道分娩。

（2）Ⅰa2～Ⅳb期：进行个体化处理

①妊娠＜20周：根治性子宫切除术＋盆腔淋巴结切除术。

②妊娠20～28周：Ⅰa2和Ⅰb1期患者可以推迟至胎儿成熟后治疗，一般不影响预后。

③妊娠＞28周：等待胎儿成熟后再治疗。

所有病例均必须在妊娠34周前终止妊娠。

5. 复发宫颈癌

（1）手术后复发：再次手术或同期放化疗。

（2）放疗后复发：①再次放化疗；②中心性复发者，有条件者行盆腔廓清术。

（三）化疗

1. 新辅助化疗（NAC）

是指对宫颈癌患者先行数个疗程化疗后再行手术或放疗，以期提高疗效。目的是减少肿瘤体积，使手术易于施行，并控制亚临床转移。

（1）NAC适应证：巨块型（≥4 cm）宫颈癌，Ⅰb2期、Ⅱa期患者。

（2）NAC化疗方案及疗程

化疗方案以顺铂（DDP）为基础的联合方案：①PVB方案：DDP 50 mg/m^2，第1天；长春新碱（VCR）1 mg/m^2，第1天；博莱霉素（BLM）25 mg/m^2，第1、2、3天。②PF方案：DDP 70 mg/m^2，第1天；5-Fu 1 000 mg/m^2，第1、2、3、4天。

（3）一般2～3疗程后评判化疗效果，决定能否手术。

2. 复发性宫颈癌的化疗

应用最多的化疗药物为铂类药物，紫杉醇类药物如紫杉醇、泰素D等对铂类耐药者可产生中等疗效,泰素与顺铂联合用药可作用于宫颈癌不同的分子靶点,从而产生协同增效作用。对于子宫颈癌复发应采用联合化疗方案,其效果明显优于单一药物化疗。尽管化疗对宫颈癌有一定的作用,但不能达到根治,因此,化疗仅是一种辅助手段。

（四）放射治疗与化疗相结合

放疗与化疗同时进行,化疗药物种类及方案较多,但以不影响放疗疗程为好。

1. 推荐的同步化疗方案

（1）DDP 50 mg/m²,静滴,放疗第 1 和 29 天;5-Fu 1000 mg/m²,96 小时持续静脉滴入,放疗第 1 和 29 天。

（2）DDP 40 mg/m²,静滴,放疗第 1、8、15、22、29 和 35 天（共 6 周）。

2. 治疗方案

根治性宫颈癌放化疗包括:体外照射 45～50 Gy/5～6 周,腔内照射 A 点 35～42 Gy（高剂量率）。A 点总剂量为 80～90 Gy,总治疗时间为 7～8 周,同时应用以铂类为基础的化疗。

3. 术后辅助放疗

（1）宫颈癌根治术后有淋巴结转移、宫旁浸润和手术切缘阳性者,复发的危险性增加,这些病人术后应用同步放化疗较单用放疗,可改善局部控制率和生存率。对于局部肿瘤体积大（直径≥4 cm）,浸润宫颈间质外 1/3,及淋巴血管间隙受侵者,术后辅助应用全盆体外放疗比单用手术,可减少局部复发率。

（2）术后病理证实盆腔淋巴结阳性,宫旁受侵或切缘阳性者,应行辅助盆腔放疗,联合包含顺铂的同步化疗。如果阴道切缘阳性,还应进行阴道腔内放疗。

（3）深部间质浸润或淋巴血管间隙受侵者术后予以辅助盆腔放疗。

（4）髂总淋巴结转移或腹主动脉旁淋巴结转移,采用扩大野照射。

（五）治疗后随访

1. 随访次数

（1）治疗后 2 年内 3 个月复查一次;

（2）治疗后 3～5 年内 6 个月复查一次;

（3）治疗后第 6 年开始每年复查一次。

2. 随访内容

（1）盆腔检查;（2）阴道细胞学;（3）必要时 B 超、MRI 及泌尿系统检查;（4）疑早期复发时应用 PET 检查。

第七节　子宫、卵巢肿瘤

一、子宫腺肌病

【诊断】

1. 临床表现

（1）痛经:半数以上有继发性痛经,进行性加重。

(2)月经异常:经量增多,经期延长及不规则出血。

(3)不孕。

2.体格检查

子宫均匀性增大或有局限性结节隆起,质硬而有压痛。

3.辅助检查

(1)B超检查:子宫增大,肌层增厚,后壁更明显,内膜线前移。病变部位为等回声或回声增强,其间可见点状低回声,病灶与周围无明显界限。

(2)CA-125 水平多数升高。

4.特殊检查

MRI 影像检查:子宫内存在界限不清、信号强度低的病灶,T2 加强影像可有高信号强度的病灶,内膜与肌层结合区变宽,>12 mm。

5.诊断依据

(1)继发性、进行性加重痛经,经量增多,不孕,妇检子宫增大。

(2)B超及 MRI 影像检查。

(3)CA-125 水平升高。

【治疗】

根据患者年龄、生育要求和症状而定。

(1)期待治疗:无症状、无生育要求者可接受观察。

(2)手术治疗:是主要方法,其中子宫切除是根治性手术。年轻需要保留生育功能者可行病灶切除或子宫楔形切除,也可行子宫神经去除术或骶前神经切除术。

(3)药物治疗:同内异症。不孕者可先用 GnRHa 治疗 3～6 个月,再行助孕治疗,病变局限者可手术＋GnRHa 治疗后,再行助孕治疗。

(4)介入治疗。

(5)宫内节育器:无生育要求者可放置宫内节育器曼月乐,减轻痛经,减少月经量。

二、子宫内膜异位症

具有功能的子宫内膜组织在子宫腔外的部位生长引起的病变。

【诊断】

(一)临床表现

1.疼痛:70%～80%有不同程度的盆腔疼痛,疼痛与病变程度不完全平行,包括①痛经:典型者为继发性,并进行性加重;②非经期腹痛:慢性盆腔痛;③性交痛以及排便疼痛等;④卵巢内异症囊肿破裂引起急性腹痛。

2.月经失调:表现为经量增多,经期延长或经前期点滴出血。

3.不孕:约 50%患者合并不孕。

4.盆腔包块。

5.特殊部位内异症:①消化道内异症:大便次数增多或便秘、便血、排便痛等。②泌尿道内异症:尿频、尿急、血尿及腰痛,甚至造成泌尿系梗阻及肾功能障碍。③呼吸道内异症:经期咯血及气胸。④瘢痕内异症:有腹壁及会阴切口,表现为瘢痕处结节,经期增大,疼痛加重。

（二）体格检查

妇检子宫后倾固定，子宫直肠凹陷、子宫骶韧带或子宫后壁下段等部位可及触痛性结节。一侧或双侧附件可触及囊性不活动包块，轻压痛。

（三）辅助检查

1. B超检查：可确定卵巢子宫内膜异位囊肿的位置、大小和形态。一般为厚壁囊性包块，与周围组织粘连。

2. 血CA-125值：可轻中度升高，但多不超过200 IU/L。

（四）特殊检查

腹腔镜检查：镜下可见不同时期的内异症病灶，对可疑病灶可镜下直接取活检。

（五）诊断依据

1. 疼痛（痛经、慢性盆腔痛、性交痛等）、不孕、盆腔检查、影像学检查以及血清CA-125检测等都是重要的临床诊断指标。

2. 腹腔镜检查是目前诊断内异症的通用方法。诊断的依据主要基于腹腔镜下病灶的形态，但难以全部经病理证实。

3. 特殊部位：依照症状及相应的检查。

（六）分期

1. 病理类型

（1）腹膜型子宫内膜异位症：是指盆腹腔腹膜的各种内异症病灶，主要包括红色病变（早期病变）、蓝色病变（典型病变）及白色病变（陈旧病变）。

（2）卵巢型子宫内膜异位症：可形成囊肿，称为子宫内膜异位囊肿。根据囊肿大小和异位症病灶浸润程度分为：

Ⅰ型：囊肿直径多小于2 cm，囊壁粘连，层次不清，手术不易剥除。

ⅡA：内膜种植灶表浅，累及卵巢皮质，未达囊肿壁，常合并功能性囊肿，手术易剥离。

ⅡB：内异症的种植灶已累及巧克力囊肿壁，但与卵巢皮质的界限清楚，手术较易剥离。

ⅡC：异位种植灶穿透囊肿壁并向周围扩展。囊肿壁与卵巢皮质粘连紧密，并伴有纤维化或多房。卵巢与盆侧壁粘连，体积较大，手术不易剥离。

（3）深部浸润型子宫内膜异位症：指病灶浸润深度≥5 mm，常见于宫骶韧带、直肠子宫陷凹、阴道穹隆、直肠阴道隔等，

（4）其他部位子宫内膜异位症：可累及消化、泌尿、呼吸系统，可形成瘢痕内异症，以及其他少见的远处内异症等。

2. 临床分期

主要根据腹膜、卵巢病变的大小及深浅，卵巢输卵管粘连的范围及粘连的厚薄，以及直肠子宫陷凹的封闭程度来评分。Ⅰ期（微小病变）：1～5分；Ⅱ期（轻度）：6～15分；Ⅲ期（中度）：16～40分；Ⅳ期（重度）：>40分。

【治疗】

目的：减灭和消除病灶，缓解和解除疼痛，改善和促进生育，减少和避免复发。

1. 手术治疗

（1）保守性手术：保留患者生育功能。手术尽量去除肉眼可见病灶，剔除卵巢内异症囊

肿,分离粘连。适合年轻或需要保留生育功能者。

(2)半根治性手术:切除子宫及病灶,保留卵巢。适合无生育要求但希望保留卵巢内分泌功能者。

(3)根治性手术:切除子宫及双附件以及所有肉眼可见病灶。适合年龄较大、无生育要求、症状重或多种治疗无效者。

(4)辅助性手术:如子宫神经去除术、骶前神经切除术。适合中线部位的疼痛。

2. 药物治疗

目的:抑制卵巢功能,阻止内异症进展,减少内异症病灶的活性以及粘连形成。

(1)口服避孕药:连续或周期用药,共 6 个月,可抑制排卵,副作用较少,有消化道症状或肝功能异常等。

(2)安宫黄体酮:20～30 mg/d,分 2～3 次口服,连续口服 6 个月,可负反馈抑制下丘脑—垂体—卵巢轴。

(3)达那唑:600～800 mg/d,分 2～3 次口服,从月经第一天开始,持续用药 6 个月。可抑制月经中期黄体生成素(LH)蜂,从而抑制排卵;还可抑制参与类固醇合成的多种酶,增加血液中游离睾酮水平。

(4)孕三烯酮:口服 2.5 mg,每周用药 2～3 次,于月经第一天开始服药,连续用药 6 月。可拮抗孕激素、雌激素,降低性激素结合蛋白水平,升高血游离睾酮水平。

(5)促性腺激素释放激素激动剂(GnRHa):可下调垂体功能,造成药物暂时性去势及体内低雌激素状态。副作用主要是低雌激素血症引起的更年期症状,长期应用可引起骨质丢失。GnRHa 根据不同制剂分为皮下注射和肌肉注射,每月 1 次,共 3～6 个月。应用 GnRHa 3 个月以上多主张应用反向添加方案,根据症状严重程度也可从用药第 2 个月开始。有雌孕激素联合方案:倍美力 0.3～0.625 mg＋安宫黄体酮 2～4 mg,每天 1 次;及替勃龙(利维爱):每天 1.25 mg。治疗剂量应个体化,有条件应检测雌激素水平。

3. 辅助生育技术

(1)IUI:适合于轻中度内异症、轻度少弱精、宫颈因素以及不明原因不孕。

(2)IVF/ET:重度内异症,其他方法失败者,以及病程长、高龄不孕者。

三、子宫内膜癌

【诊断】

(一)高危人群

1. 肥胖、不育、不孕、延迟绝经(52 岁后)。

2. 与垂体功能失调相关的疾病:糖尿病、高血压。

3. 与雌激素增高有关的妇科疾病:多囊卵巢综合征、卵巢颗粒细胞瘤,有子宫内膜增生或不典型增生史和子宫肌瘤不规则出血者。

4. 有使用外源性雌激素史者。

5. 有癌家族史,及多发癌和重复癌倾向者(乳腺癌、卵巢癌等)。

(二)临床表现

1. 阴道出血:表现为绝经后阴道出血或围绝经期月经紊乱。

2. 阴道不正常排液:可为浆液性或血性分泌物。

3. 下腹疼痛及其他症状。

(三)一般检查

注意有无糖尿病、高血压和心血管疾病。

(四)妇科检查

1. 排除阴道、宫颈病变出血及炎性感染引起的排液。

2. 早期盆腔检查多正常。

3. 晚期可有子宫增大、附件肿物、贫血及远处转移的体征。

(五)辅助检查

1. 细胞学涂片:阴道细胞学涂片、宫腔细胞学涂片。

2. 阴道 B 超检查:了解子宫大小、宫腔内有无赘生物、内膜厚度、肌层有无浸润、附件肿物大小及性质等。

3. 分段诊刮:将宫颈管刮出物及宫腔刮出物分别送活检。

4. 宫腔镜检查:适用于经阴道 B 超检查子宫内膜无明显增厚和病变,或经诊刮后活检阴性,仍有反复阴道出血的患者。

5. MRI、CT 和淋巴造影检查及血 CA-125 检测。

(六)分期

1. 临床分期

Ⅰ期:癌瘤局限于宫体。

Ⅰa 期:子宫腔长度≤8 cm。

Ⅰb 期:子宫腔长度>8 cm。

Ⅱ期:癌瘤累及子宫颈,但不超过子宫。

Ⅲ期:癌瘤播散于子宫体以外,但不超过盆腔。

Ⅳ期:癌瘤累及膀胱或直肠黏膜,或有盆腔以外的播散。

2. 组织学病理腺癌分级

G1:高分化腺癌;G2:中分化腺癌,有部分实质区域的腺癌;G3:大部分或全部为未分化癌。

3. 手术—病理分期

Ⅰ期:癌瘤局限于子宫体。

Ⅰa(G1,2,3):癌瘤局限于子宫内膜。

Ⅰb(G1,2,3):癌瘤浸润深度<1/2 肌层。

Ⅰc(G1,2,3):癌瘤浸润深度>1/2 肌层。

Ⅱ期:癌瘤侵犯宫颈,但未超越子宫。

Ⅱa(G1,2,3):宫颈内膜腺体受累。

Ⅱb(G1,2,3):宫颈间质受累。

Ⅲ期:局部和(或)区域的扩散(在Ⅲa、Ⅲb 及Ⅲc 中详述)。

Ⅲa(G1,2,3):癌瘤累及浆膜和(或)附件和(或)腹水或腹腔洗液有癌细胞。

Ⅲb(G1,2,3):阴道转移。

Ⅲc(G1,2,3):盆腔和(或)腹主动脉旁淋巴结转移。

Ⅳa(G1,2,3):癌瘤侵及膀胱和(或)直肠黏膜。

Ⅳb(G1,2,3)：远处转移,包括腹腔内和(或)腹股沟淋巴结转移。

4. 组织病理学分级

G1：非鳞状或桑葚状实性生长类型≤5％；

G2：非鳞状或非桑葚状实性生长类型6％～50％；

G3：非鳞状或非桑葚状实性生长类型＞50％。

在病理分级中,细胞核呈明显的非典型性,病理分级时应提高一级。对浆液性腺癌、透明细胞腺癌和鳞状细胞癌细胞核的分级更重要。伴有鳞状上皮化的腺癌,按腺体成分中细胞核的分级定级。

【治疗】

(一)手术治疗

1. 目的

(1)进行全面的手术—病理分期；

(2)切除子宫及癌肿有可能转移或已有转移的病灶。

2. 术式选择依据

(1)术前临床分期；

(2)术中探查,腹腔冲洗液细胞学检查,剖视子宫检查及冰冻切片检查结果；

(3)结合患者年龄、全身健康状况,有无内科合并症等具体情况,决定术式或手术范围。

3. 治疗选择

以手术治疗为主,辅以放疗、化疗和激素等综合治疗。应结合患者的年龄、全身状况和有无内科合并症等,综合评估选择和制定治疗方案。

临床Ⅰ期：

(1)开腹后冲洗盆腹腔(NS 200 mL)：冲洗液进行细胞学检查。

(2)术式：全子宫切除及双侧附件切除术。有下述情况之一者,行盆腔及腹主动脉旁淋巴结切除或取样：①可疑的腹主动脉旁、髂总淋巴结及增大的盆腔淋巴结；②特殊病理类型：如乳头状浆液性腺癌、透明细胞癌、鳞状细胞癌、癌肉瘤、未分化癌等；③子宫内膜样腺癌G3；④肌层浸润深度≥1/2；⑤癌灶累及宫腔面积＞50％。

临床Ⅱ期：

(1)行改良根治性子宫切除术及双侧附件切除术,同时行盆腔、腹主动脉旁淋巴结清扫术。

(2)术后治疗：根据手术分期及病理检查结果,综合评估。若为高危组,术后可辅以腔内照射、外照射,或化疗、激素治疗。

临床Ⅲ期(或以上)：

手术范围与卵巢癌相同,进行肿瘤细胞减灭术。

4. 放疗

是治疗子宫内膜癌有效方法之一,分腔内照射及体外照射两种。

(1)单纯放疗：仅用于有手术禁忌证或无法手术切除的晚期患者。

(2)术后放疗：是内膜癌最主要的术后辅助治疗,可明显降低局部复发率,提高生存率。对已有深肌层浸润、淋巴结转移、盆腔及阴道残留病灶的患者,术后均需加用放疗。

5. 激素治疗

(1)孕激素：对晚期或复发癌、早期要求保留生育功能患者可考虑孕激素治疗。常用药物:口服甲羟孕酮,200～400 mg/d;已酸孕酮 500 mg 肌注,每周 2 次。至少应用 12 周以上方可评定疗效。

(2)抗雌激素制剂治疗:适应证与孕激素相同。三苯氧胺为非甾体类雌激素受体竞争剂,有抗雌激素作用。口服 20～40 mg/d,先用 2～3 周后用孕激素,可提高孕激素治疗效果。

6. 化疗

(1)多用于特殊病理类型:癌瘤分化差,孕激素受体(PR)、雌激素受体(ER)阴性患者,或为晚期复发癌的辅助治疗。常用药物有 5-Fu、噻替哌(TSPA)、CTX、DDP 和 ADM 等。

(2)常用的联合化疗方案

方案 1:CA,即 CTX 500 mg/m²,静脉注射;ADM 30～50 mg/m²,静脉注射。间隔时间 3 周。

方案 2:CAP,即 CTX 500 mg/m²,静脉注射;ADM 30～50 mg/m²,静脉注射;DDP 50 mg/m²,静脉滴注。间隔时间 3 周。

方案 3:CAF,即 CTX 500 mg/m²,静脉注射;ADM 30～50mg/m²,静脉注射;5-Fu 500 mg/m²,静脉注射。间隔时间 3 周。

疗程根据患者病情、全身状况和术后是否放疗等确定,一般可应用 3～6 个疗程。

(3)腹腔化疗:若有子宫以外播散或仅腹腔冲洗液为阳性者,可选用 5-Fu、DDP 和 TS-PA 等进行腹腔化疗。5-Fu 每次 1000 mg,或 DDP 每次 50 mg/m²,或 TSPA 每次 20～30 mg＋NS 1 000～1 500 mL,均于腹腔内输入,每月 2～3 次,以术后 2 个月内完成 4～6 次为好。若同时应用全身化疗时,应从联合用药方案中减去相应的同类药物。

四、子宫肉瘤

【诊断】

1. 临床表现

一般无特殊症状,可表现为类似子宫肌瘤或子宫内膜息肉的症状。

(1)阴道不规则流血。

(2)下腹疼痛、下坠等不适感。

(3)压迫症状:肿物较大时则压迫膀胱或直肠,出现尿急、尿频、尿潴留、便秘等症状。若压迫盆腔则影响下肢静脉和淋巴回流,出现下肢水肿等症状。

(4)子宫恶性中胚叶混合瘤常伴发肥胖、糖尿病、不育等。

(5)其他症状:晚期可出现消瘦、全身乏力、贫血、低热等症状。

2. 妇科检查

(1)子宫平滑肌肉瘤可位于子宫黏膜下和肌层,可与子宫肌瘤同时存在。

(2)子宫内膜间质肉瘤表现为宫颈口或阴道内发现软脆、易出血的息肉样肿物,如肿物破溃合并感染,可有极臭的阴道分泌物,也常合并贫血、子宫增大及盆腔肿物。

(3)子宫恶性中胚叶混合瘤多发生在子宫内膜,形如息肉,常充满宫腔,使子宫增大、变软,肿瘤可突出阴道内。

(4)下腹部包块,约见于 1/3 患者。

3. 辅助检查

(1)阴道彩色多普勒超声检查:可初步鉴别诊断子宫肉瘤和子宫肌瘤,应注意低阻血流信号。

(2)诊断性刮宫:对子宫内膜间质肉瘤及恶性苗勒管混合瘤有较大诊断价值,但对子宫平滑肌肉瘤的诊断价值有限。

4. 剖视标本观察

子宫切除后应立即切开标本检查,观察切面是否呈鱼肉状,质地是否均匀一致,有无出血、坏死,有无包膜,有无编织状结构,必要时作冷冻切片检查。

5. 病理诊断

(1)子宫平滑肌肉瘤:肿瘤多数为单个,以肌壁间多见,可弥漫性生长,与肌层界限不清。切面呈鱼肉状,典型的旋涡结构消失,有灶性或片状出血或坏死。镜下可见:①细胞异常增生,排列紊乱,旋涡状排列消失;②细胞核异型性明显;③肿瘤组织病理性核分裂像>5/10HP;④凝固性坏死。

(2)子宫内膜间质肉瘤:①低度恶性子宫内膜间质肉瘤有宫旁组织转移倾向,较少发生淋巴及肺转移。可形成息肉状或结节自宫内膜突向宫腔或突至宫颈口外,肿瘤蒂宽,质软脆;也可似平滑肌瘤位于子宫肌层内,浸润子宫肌层,呈结节状或弥漫性生长。肿瘤切面质地柔软,似生鱼肉状,伴出血、坏死时,则可见暗红、棕褐或灰黄色区域。宫旁组织或子宫外盆腔内可见似蚯蚓状淋巴管内肿瘤,质如橡皮,富有弹性,此为低度恶性内膜间质肉瘤常见的特征。镜下可见瘤细胞像增殖期子宫内膜间质细胞,核分裂像<10/10HP。②高度恶性子宫内膜间质肉瘤大体形态与低度恶性子宫内膜间质肉瘤相似,但肿瘤体积更大,出血坏死更明显,有的病灶类似子宫内膜癌和子宫中胚叶混合瘤,缺乏蚯蚓状淋巴管内肿瘤的特征。镜下可见瘤细胞呈梭形或多角形,异型性明显,核分裂像>10/10HP;瘤细胞可排列成上皮样细胞巢、索和片状,可沿淋巴窦或血窦生长或侵入肌层。

(3)子宫恶性中胚叶混合瘤:大体特征为肿瘤形成较宽基底的息肉状肿物,突入宫腔,表面光滑或有糜烂和溃疡。切面常伴有灰黄色的坏死灶和暗红色的出血区域,或充满液体的小囊腔。如有异源成分,可有沙砾感或骨样坚硬区。镜下可见癌和肉瘤混合存在,癌的成分主要有腺癌和鳞癌。肉瘤成分有同源性和异源性,同源性肉瘤中典型的是梭形细胞肉瘤,异源性肉瘤除梭形细胞肉瘤外,还含有横纹肌肉瘤(横纹肌母细胞)、成骨肉瘤(瘤性骨)、软骨肉瘤(瘤性软骨)或脂肪肉瘤,也可有神经胶质成分。上述各种成分可混合存在。

6. 分期(UICC)分期

Ⅰ期:癌肿局限于宫体。

Ⅱ期:癌肿已累及宫颈。

Ⅲ期:癌肿已超出子宫,侵犯盆腔其他脏器及组织,但仍限于盆腔。

Ⅳ期:癌肿超出盆腔范围,侵犯上腹腔或已有远处转移。

7. 转移

转移途径主要有以下三种:

(1)血行播散:是平滑肌肉瘤的主要转移途径。低度恶性子宫内膜间质肉瘤的宫旁血管内瘤栓较为多见。

(2)直接浸润:可直接蔓延到子宫肌层甚至浆膜层。高度恶性子宫内膜间质肉瘤局部侵袭性强,常有肌层浸润及破坏性生长。子宫恶性中胚叶混合瘤可发生盆腹腔脏器转移,常侵犯大网膜、腹膜、肠管表面、直肠和膀胱,类似于子宫内膜浆液性乳头状腺癌。

(3)淋巴结转移:子宫恶性中胚叶混合瘤和高度恶性子宫内膜间质肉瘤较易发生淋巴结转移。

【治疗】

以手术治疗为主,辅以放疗或化疗。

1. 手术治疗

手术是子宫肉瘤主要治疗方法。

Ⅰ期行全子宫及双侧附件切除术。宫颈肉瘤、子宫肉瘤Ⅱ期、癌肉瘤应行根治性子宫切除及盆腔淋巴结切除术,必要时行腹主动脉旁淋巴结活检。应常规留取腹腔冲洗液进行细胞病理学检查。

对于低度恶性内膜间质肉瘤,因其与卵巢分泌激素密切相关,不宜保留卵巢。

对于子宫恶性中胚叶混合瘤,可切除大网膜,因其易发生淋巴结转移,强调切除盆腔和腹主动脉旁淋巴结。

2. 放射治疗

放疗对子宫内膜间质肉瘤及子宫恶性中胚叶混合瘤的疗效比平滑肌肉瘤好。

3. 化疗

对晚期平滑肌肉瘤患者、高度恶性子宫内膜间质肉瘤、子宫恶性中胚叶混合瘤以及肉瘤复发患者,可辅助化疗。常用化疗药物有阿霉素、顺铂和异环磷酰胺。

常用化疗方案:顺铂 100 mg/m^2 和阿霉素 40~60 mg/m^2,每 3~4 周一次,共计 6 次。

4. 孕激素治疗

主要用于治疗低度恶性内膜间质肉瘤及部分孕激素受体(PR)阳性的高度恶性内膜间质肉瘤,对于孕激素受体阳性患者,孕激素类药物有较好的反应。

常用药物有醋酸甲羟孕酮、甲地孕酮和己酸孕酮,应用剂量不小于 200 mg/d,应用时间不短于 1 年。

五、卵巢肿瘤

【诊断】

1. 病史

(1)危险因素:卵巢癌的病因未明。年龄的增长,未产或排卵年增加,促排卵药物的应用等,以及乳腺癌、结肠癌或子宫内膜癌的个人史,及卵巢癌家族史,被视为危险因素。

(2)遗传卵巢癌综合征(HOCS):尤其是 BRCA1 或 BRCA2 基因表达阳性者,其患病的危险率高达 50%,并随年龄增长,危险增加。

(3)"卵巢癌三联征":即年龄 40~60 岁,卵巢功能障碍,胃肠道症状。

2. 临床表现

卵巢恶性肿瘤早期常无症状,晚期主要临床表现为腹胀、腹部肿块及腹水。症状的轻重决定于:(1)肿瘤的大小、位置,及侵犯邻近器官的程度;(2)肿瘤的组织学类型;(3)有无并发症。

（1）压迫症状：由于肿瘤生长较大或浸润邻近组织所致。

（2）播散及转移症状：由于腹膜种植引起的腹水，肠道转移引起的消化道症状等。

（3）内分泌症状：由于某些卵巢肿瘤所分泌的雌激素、睾酮的刺激，可发生性早熟、男性化、闭经、月经紊乱及绝经后出血等。

（4）急腹痛症状：由于肿瘤破裂、扭转等所致。

3. 全身检查

特别注意乳腺、区域淋巴结、腹部膨隆、肿块、腹水及肝、脾、直肠检查。

4. 盆腔检查

双合诊和三合诊检查子宫及附件，注意附件肿块的位置、大小、形状、边界、质地、表面状况、活动度、触痛及子宫直肠窝结节等。恶性的特征为：(1)实性；(2)双侧；(3)肿瘤不规则，表面有结节；(4)粘连、固定、不活动；(5)腹水，特别是血性腹水；(6)子宫直肠窝结节；(7)生长迅速；(8)恶病质，晚期大网膜肿块、肝脾肿大及消化道梗阻。

5. 辅助检查

（1）腹水或腹腔冲洗液细胞学：腹水明显者，可直接从腹部穿刺，若腹水少或不明显，可从后穹隆穿刺。腹水经离心浓缩，固定涂片。

（2）肿瘤标记物：①CA-125；②AFP；③HCG；④性激素。

（3）影像学检查：①超声扫描；②盆腔和(或)腹部 CT 及 MRI；③胸部、腹部 X 线摄片。

必要时选择以下检查：①系统胃肠摄片或乙状结肠镜观察；②肾图、静脉肾盂造影；③肝脏扫描或 γ 照相；④放射免疫显像或 PET 检查；⑤腹腔镜检查。

6. 病理分期

Ⅰ期：肿瘤局限于卵巢。

Ⅰa：肿瘤局限于一侧卵巢，包膜完整，卵巢表面无肿瘤；腹水或腹腔冲洗液未找到恶性细胞。

Ⅰb：肿瘤局限于双侧卵巢，包膜完整，卵巢表面无肿瘤；腹水或腹腔冲洗液未找到恶性细胞。

Ⅰc：肿瘤局限于单侧或双侧卵巢并伴有如下任何一项：包膜破裂；卵巢表面有肿瘤；腹水或腹腔冲洗液有恶性细胞。

Ⅱ期：肿瘤累及一侧或双侧卵巢，伴有盆腔扩散。

Ⅱa：扩散和(或)种植至子宫和(或)输卵管；腹水或腹腔冲洗液无恶性细胞。

Ⅱb：扩散至其他盆腔器官；腹水或腹腔冲洗液无恶性细胞。

Ⅱc：Ⅱa 或 Ⅱb，伴腹水或腹腔冲洗液找到恶性细胞。

Ⅲ期：肿瘤侵犯一侧或双侧卵巢，并有显微镜证实的盆腔外腹膜转移和(或)局部淋巴结转移。

Ⅲa：显微镜证实的盆腔外腹膜转移。

Ⅲb：肉眼盆腔外腹膜转移灶最大径线≤2 cm。

Ⅲc：肉眼盆腔外腹膜转移灶最大径线＞2 cm，和(或)区域淋巴结转移。

Ⅳ期：超出腹腔外的远处转移。

【治疗】

1. 治疗的目的和原则

（1）对卵巢上皮癌治疗目标是早期争取治愈，晚期控制复发，延长生存期及提高患者生活质量。主要的治疗方式为手术加紫杉醇和铂类药物的联合化疗。

（2）对卵巢生殖细胞恶性肿瘤治疗的目标是治愈，主要的治疗方式为手术和以 PEB/PVB 为主要方案的化疗，保留生育功能是该类肿瘤治疗的原则。

（3）对性索间质性肿瘤的治疗目标也是治愈，手术是主要的治疗手段，对年轻的早期患者可实施单侧卵巢切除术，保留生育功能。

2. 手术治疗

（1）全面分期手术：应用于早期（Ⅰ期）患者。①腹部足够大的纵切口；②全面探查；③腹腔细胞学（腹水，或盆腔、结肠侧沟、横膈冲洗液）；④全子宫和双侧附件切除；⑤大网膜切除；⑥阑尾切除；⑦仔细的盆腹腔探查及活检（粘连、可疑病变、盆腔侧壁、肠浆膜、肠系膜、横膈）；⑧盆腔及腹主动脉旁淋巴结清除术（至肠系膜下动脉水平）。

（2）再分期手术：指首次手术未进行确定分期，亦未用药而施行的全面探查和准确分期。如已用化疗，则属第二次剖腹手术。

（3）肿瘤细胞减灭术：应用于晚期（Ⅱ期及其以上）患者。尽最大努力切除原发灶及一切转移瘤，使残余癌灶直径<0.5 cm。手术内容包括：①手术需要一个足够大的纵切口；②腹水或腹腔冲洗液的细胞学检查；③全子宫双侧附件及盆腔肿块切除，卵巢动、静脉高位结扎；④从横结肠下缘切除大网膜，注意肝、脾、横膈、结肠侧沟、盆壁腹膜、肠系膜及子宫直肠窝转移灶切除或多点活检，及肝、脾转移灶处理；⑤腹主动脉旁及盆腔淋巴结清除术；⑥阑尾切除及肠道转移处理。

（4）"中间性"或间隔肿瘤细胞减灭术：对于某些晚期卵巢癌，估计病灶难以切净，则先用几个疗程（不满 6 个疗程，或称非全疗程）化疗，再行肿瘤细胞减灭术。可促使减灭术可行，但对术后化疗不利，仍应力争先行肿瘤细胞减灭术。对于肿瘤硕大、固定，有大量腹水者，或一般情况不能耐受手术者，先行 1～2 个疗程化疗，称先期化疗，可使腹水减少，肿块缩小或松动，可提高手术质量。

（5）再次肿瘤细胞减灭术：指对残余瘤或复发瘤的手术。

（6）二次探查术：指经过满意的肿瘤细胞减灭术 1 年内，又施行了至少 6 个疗程的化疗，临床物理检查及辅助或实验室检测（包括 CA-125 等肿瘤标记物）均无肿瘤复发迹象，而施行的再次剖腹探查术。

3. 化疗

其原则是及时、足量、规范。并考虑个体化，重视评估化疗的效果和毒副反应，及时调整化疗药物的剂量和方案。

（1）化疗方案

TC 方案：紫杉醇（T）175 mg/m² 静滴 1 次，3 小时滴完；卡铂（C）（剂量按 AUC＝5 计算）静滴 1 次，共 3 周。

TP 方案：紫杉醇（T）175 mg/m² 静滴 1 次，3 小时滴完；顺铂（P）70 mg/m² 静滴 1 次，共 3 周。

PC 方案：顺铂（P）70 mg/m² 静滴 1 次，环磷酰胺（C）700 mg/m² 静滴 1 次，共 3～4 周。

（2）腹腔化疗

主要用于：①首次手术后较小的残留灶（微小残留灶，最大直径<0.5～1 cm）；②具有高

危因素的早期患者（Ⅰ期 G2，G3，Ⅱ期），以治疗上腹部可能的微小病灶；③对具有高危险复发因素的患者（Ⅲ期，低分化 G3），在获病理完全缓解后的巩固治疗；④二探阳性的补救治疗；⑤术前控制大量腹水。

（3）新辅助化疗

指在明确诊断卵巢癌后，选择相应有效的化疗方案给予患者有限疗程的化疗，然后再行肿瘤细胞减灭术。新辅助化疗一般 2～3 个疗程。

目的：①减少肿瘤负荷；②提高手术质量；③改善患者预后。

先决条件：①明确的病理诊断；②明确病变程度和范围。

方法：①腹腔化疗；②动脉化疗；③静脉化疗。

临床意义：明显改善手术质量，提高手术彻底性。

（4）巩固化疗

目的在于加强初治效果，延缓复发，提高患者的生存率。

（5）化疗期限

应根据肿瘤的类别和期别等而定。

4．放疗

某些肿瘤对放疗非常敏感（如无性细胞瘤），对于残余瘤或淋巴结转移可行标记放疗。移动式带形照射亦可选用。放射性核素（^{32}P）适于腹腔内灌注。放疗为卵巢癌手术和化疗的辅助治疗。

5．随访与监测

（1）病情监测

卵巢癌易复发，应长期随访和监测。随访和监测内容如下：①临床症状、体征、全身及盆腔检查，强调每次随诊盆腔检查的重要性；②肿瘤标记物 CA-125、AFP、HCG；③影像检查如 B 超、CT 及 MRI；④正电子发射显像（PET）；⑤类固醇激素测定，如雌激素、孕激素及雄激素；⑥二次探查术；⑦术后随访：术后 1 年每月 1 次，术后 2 年每 3 月 1 次，术后 3 年每 6 月 1 次，3 年以上者可每年 1 次。

（2）疗效评定

复发标准：①盆腔和（或）腹部检查发现肿物；②胸、腹水出现和（或）找到瘤细胞或肺部阴影；③淋巴转移；④影像检查（X 线、CT、MRI、B 超）及核素显像有阳性发现；⑤二次探查术或腹腔镜检查发现复发灶，并经病理学检查证实，腹腔冲洗液瘤细胞阳性；⑥CA-125、HCG、AFP 转阳性。

评价标准：

手术时切净肿物，临床已无观察指标：缓解为临床上未发现上述复发标准，复发为符合上述标准中任何 1 项。

手术时未切净肿块，临床仍有观察指标：缓解为肿瘤完全消失，标记物恢复正常达 3 个月以上；进展为残留肿瘤生长超过原来肿瘤体积的 50％。

六、卵巢恶性生殖细胞肿瘤

指来源于胚胎性腺的原始生殖细胞而具有不同组织学特征的一组肿瘤。

【诊断】

1. 临床特点

(1)多发生于年轻的妇女及幼女；

(2)多数生殖细胞肿瘤是单侧的；

(3)即使复发也很少累及对侧卵巢和子宫；

(4)有很好的肿瘤标记物，如甲胎蛋白（AFP）、人绒毛膜促性腺激素（HCG）；

(5)对化疗敏感。

2. 病理分类

主要的组织病理分类：

(1)未成熟畸胎瘤；

(2)无性细胞瘤；

(3)卵黄囊瘤；

(4)胚胎癌；

(5)绒癌；

(6)混合型恶性生殖细胞肿瘤。

【治疗】

1. 治疗的原则

青年、幼年及有生育要求患者尽量保留生育功能。

2. 手术治疗

切除单侧附件几乎成为青年、幼年及有生育要求患者的常规术式。保留生育功能手术的适应证可不受期别的限制，对Ⅰ期患者只切除患侧附件、大网膜及腹膜后淋巴结。对Ⅱ、Ⅲ、Ⅳ期患者，如子宫和对侧附件正常，可行转移灶切除，及大网膜和腹膜后淋巴结切除。保留子宫及对侧卵巢。

3. 化疗

恶性生殖细胞肿瘤对化疗十分敏感。根据肿瘤分期、类型和肿瘤标记物的水平，术后可采用3～6个疗程的联合化疗。生殖细胞肿瘤的常用药物是博莱霉素、依托泊苷和顺铂。常用化疗方案如下：

(1)BEP 方案：①博莱霉素（B）30 mg/m² 静滴，第 2 日，每周 1 次；②依托泊苷（E）100 mg/(m²·d)静滴，5 日；③顺铂（P）20 mg/(m²·d)静滴，5 日。疗程间隔 3 周。

(2)BVP 方案：①博莱霉素（B）15 mg/m² 深部肌注，第 2 日，每周 1 次；②长春新碱（V）1～1.5 mg/m² 静注，2 日；③顺铂（P）20 mg/(m²·d)静滴，5 日。疗程间隔 3 周。

(3)VAC 方案：①长春新碱（V）1.5 mg/m² 静注（第 1 天）；②放线菌素 D（A）300 μg/(m²·d)静滴，5 日（第 2～6 天）；③环磷酰胺（C）200 mg/(m²·d)静注，5 日（第 2～6 天）。疗程间隔 4 周。

4. 放疗

为手术和化疗的辅助治疗。无性细胞瘤对放疗最敏感，但由于无性细胞瘤的患者多年轻，要求保留生育功能，目前放疗已较少应用。

5. 随访和监测

与卵巢上皮性肿瘤类似。

七、输卵管癌

【诊断】

1. 病史

常有原发或继发不孕史。

2. 临床表现

早期多无症状,随病变发展,临床上可表现为:

(1)阴道排液:是输卵管癌的重要临床症状,约50%以上的患者有阴道排液。

(2)腹痛:患侧下腹不适或隐痛,若输卵管扭转或外溢性输卵管积水则发生间歇性钝痛或绞痛,阴道排液后腹痛减轻。

(3)盆腔肿块:盆腔肿块是输卵管癌的重要体征,61%～65%的患者妇科检查发现附件肿块,大小不一,表面光滑,活动受限或固定。

上述三个症状亦称输卵管癌"三联症"。

(4)阴道流血:出现于62%的患者。由肿瘤坏死或侵蚀血管所致,量不多。若高龄妇女出现不规则阴道流血而诊断性刮宫阴性者,应考虑有输卵管癌的可能。

(5)腹水:较少见,发生率约10%,呈淡黄色或血性。

(6)其他:增大的肿瘤压迫或累及周围器官可致腹胀、尿频、尿急等,晚期出现恶液质表现。

3. 辅助诊断

(1)细胞学检查:阴道脱离细胞学检查找到不典型腺上皮纤毛细胞,提示输卵管癌的可能。阳性者应行分段诊刮以排除子宫内膜癌和宫颈癌。若细胞学检查阳性而诊断性刮宫阴性则可能为输卵管癌。当肿瘤穿破浆膜层或有盆腹腔扩散则可在腹水或腹腔冲洗液中找到恶性细胞。

(2)子宫内膜检查:子宫内膜癌、子宫黏膜下肌瘤患者常有阴道流液,为排除以上疾病需行分段诊刮,输卵管癌者诊断性刮宫常为阴性,伴有宫内转移者除外。

(3)影像学检查:B型超声、CT、MRI等有助于术前诊断和分期,可确定肿块的部位、大小、性质及有无腹水等。

(4)血清 CA-125 测定:可作为输卵管癌诊断及判断预后的重要参考指标,但无特异性。

(5)腹腔镜检查:腹腔镜可直接观察输卵管及卵巢,有助于输卵管癌的诊断,同时可吸取腹腔液进行细胞学检查。

4. 手术—病理分期

0 期:原位癌(局限于输卵管黏膜)。

Ⅰ期:局限于输卵管。

Ⅰa期:肿瘤局限于一侧输卵管,浆膜表面无穿破,无腹水。

Ⅰb期:肿瘤局限于双侧输卵管,浆膜表面无穿破,无腹水。

Ⅰc期:肿瘤局限于单或双侧输卵管,但已达到或穿破浆膜表面,腹水或腹腔冲洗液有癌细胞。

Ⅱ期:肿瘤累及一侧或双侧输卵管并有盆腔内扩散。

Ⅱa期:扩散和(或)转移到子宫和(或)卵巢。

Ⅱb期:扩散到其他盆腔脏器。

Ⅱc期:Ⅱa或Ⅱb,腹水或腹腔冲洗液中有癌细胞。

Ⅲ期:肿瘤累及一侧或双侧输卵管并有盆腔以外腹腔内种植和(或)区域淋巴结阳性。

Ⅲa期:显微镜下见盆腔外腹膜转移。

Ⅲb期:肉眼见盆腔外腹膜转移,转移灶最大径线≤2 cm。

Ⅲc期:腹膜转移最大直径>2 cm和(或)区域淋巴结阳性。

Ⅳ期:远处转移,不包括腹腔转移。

5. 病理学诊断标准

(1)肿瘤来源于输卵管内膜。

(2)组织学类型为输卵管黏膜上皮。

(3)可见由良性上皮向恶性上皮转变的移行区。

(4)卵巢和子宫内膜可以正常,也可以有肿瘤,但肿瘤体积必须小于输卵管肿瘤。

6. 组织病理类型

90%以上的输卵管癌是乳头状浆液性囊腺癌,其他类型包括透明细胞癌和子宫内膜样癌,而少见的类型是肉瘤、生殖细胞肿瘤和淋巴瘤。

7. 组织病理分级

Gx:组织分级无法评估;

G1:高分化(乳头状);

G2:中分化(乳头状—囊泡状);

G3:低分化(囊泡状—髓样)。

8. 转移

输卵管癌以三种方式发生转移:

(1)输卵管完整时可有腹膜种植,腹腔内播散。

(2)输卵管癌转移到区域淋巴结,包括主动脉旁淋巴结和盆腔淋巴结。

(3)直接蔓延到邻近器官。

【治疗】

1. 手术治疗

手术是最主要的治疗手段,早期应行全面手术分期,而晚期则行肿瘤细胞减灭术。

手术应采用正中切口,进行以下操作:

(1)仔细评估整个盆、腹腔,全面了解肿瘤的范围。

(2)全子宫切除,两侧输卵管、卵巢切除。

(3)盆腔、主动脉旁淋巴结取样。

(4)横结肠下大网膜切除。

(5)腹腔冲洗。

(6)可疑处取活检,包括腹腔和盆腔腹膜。

(7)阑尾切除。

(8)少数情况下,患者年轻,希望保留生育功能,只有在分期为原位癌的情况下,经过仔细评估和充分讨论,才可考虑保守性手术。然而,如果双侧输卵管受累的可能性很大,则不提倡保守性手术。

（9）确诊的癌症,不考虑保守手术。

2. 化疗

可参考卵巢癌的治疗。

八、葡萄胎

【诊断】

1. 临床表现

（1）凡有停经后不规则阴道流血、腹痛,妊娠呕吐严重且出现时间较早,体格检查时子宫大于停经月份、变软,子宫 5 个月妊娠大小时尚不能触及胎体,不能听到胎心,无胎动,应怀疑葡萄胎可能。

（2）较早出现妊娠期高血压征象,尤其在孕 28 周前出现子痫前期、双侧卵巢囊肿及甲亢征象,均支持诊断。如在阴道排出物中见到葡萄样水泡组织,诊断基本成立。

（3）部分性葡萄胎患者可有完全性葡萄胎的大多数症状,但程度较轻,临床易误诊。

2. 辅助检查

（1）绒毛膜促性腺激素（HCG）:葡萄胎血清中 HCG 滴度通常高于相应孕周的正常妊娠值,血 β-HCG 多在 100 000 U/L 以上,甚至超过 1 000 000 U/L,而且在停经 8～10 周以后,随着子宫增大仍继续持续上升。但也有少数葡萄胎,尤其是部分性葡萄胎因绒毛退行性变,HCG 升高不明显。HCG 相关分子的测定:正常妊娠时血液中的主要分子为完整 HCG,尿中为 β 核心片段,而葡萄胎及滋养细胞肿瘤则产生更多的 HCG 相关分子。

（2）流式细胞仪测定:完全性葡萄胎的染色体核型为二倍体,部分性葡萄胎为三倍体。

（3）超声检查:最好采用经阴道彩色多普勒超声检查。完全性葡萄胎的典型超声影像学表现为子宫明显大于相应孕周,无妊娠囊或胎心搏动,宫腔内充满不均质密集状或短条状回声等,常可测到两侧或一侧卵巢囊肿。部分性葡萄胎宫腔内可见由水泡状胎块所引起的超声图像改变及胎儿或羊膜腔,胎儿常合并畸形。

3. 组织学诊断

完全性葡萄胎组织学特征为滋养细胞呈不同程度增生,绒毛间质水肿,间质血管消失或极稀少。部分性葡萄胎时,在水肿间质可见血管及红细胞,是胎儿存在的重要证据。

染色体核型检查:完全性葡萄胎的染色体核型为二倍体,而部分性葡萄胎为三倍体。

4. 恶变的高危因素

包括:①HCG 水平＞100 000 U/L;②子宫明显大于停经月份;③卵巢黄素囊肿直径＞6 cm;④年龄＞40 岁;⑤重复葡萄胎。

【治疗】

1. 清宫

（1）葡萄胎一经诊断,应及时清宫。若存在休克、子痫前期、甲状腺功能亢进、水电解质紊乱及贫血等并发症时应先对症处理,稳定病情。清宫前应确定有无葡萄胎恶变的高危因素存在。

（2）清宫应由有经验医生操作,一般选用吸刮术,即使子宫增大至妊娠 6 个月大小,仍可选用吸刮术。

（3）为减少出血和预防子宫穿孔,可在术中应用缩宫素静脉滴注(10 U 加入 5％葡萄糖 500 mL 中,根据情况适当调整滴速),但缩宫素一般在充分扩张宫颈管和开始吸宫后使用。子宫小于妊娠 12 周可以一次刮净,子宫大于妊娠 12 周或术中感到一次刮净有困难时,可于一周后行第二次刮宫。清宫前后常规使用抗生素。

（4）在清宫过程中,应注意并发肺栓塞,出现急性呼吸窘迫,甚至急性右心衰竭。一旦发生,应及时给予心血管及呼吸功能支持治疗,一般在 72 小时内恢复。

2. 卵巢黄素化囊肿的处理

一般不需特殊处理。若发生急性扭转,可在 B 型超声或腹腔镜下作穿刺吸液。扭转时间较长可发生坏死,需做患侧附件切除术。

3. 预防性化疗

不作常规应用。但有高危因素之一者可行预防性化疗,化疗方案建议采用单一药物,HCG 正常后停止化疗。实施预防性化疗时机一般在葡萄胎清宫前 2～3 天或清宫时。

4. 预防性子宫切除

不作为常规处理。但对于年龄大于 40 岁,有高危因素,无生育要求者可行全子宫切除术,但应保留卵巢。对于子宫小于妊娠 14 周者,也可直接切除子宫。

5. 随访

通过定期随访,可早期发现滋养细胞肿瘤并及时处理。

随访应包括:(1)HCG 定量测定,葡萄胎清宫后每周一次,直至连续 3 次正常,然后每个月一次持续至少半年。此后可每半年一次,共随访 2 年。②每次随访时除必须作 HCG 测定外,应注意月经是否规则,有无异常阴道流血,有无咳嗽、咯血及转移灶症状,并作妇科检查。③定期(如 3～6 个月)或出现 HCG 异常或临床症状或体征时行 B 型超声、X 线胸片或 CT 检查。

葡萄胎随访期间应避孕一年。避孕方法首选避孕套,也选用口服避孕药,一般不选用宫内节育器,以免穿孔或混淆子宫出血的原因。再次妊娠后,应在早孕期间作 B 型超声和 HCG 测定,以明确是否正常妊娠。

九、妊娠滋养细胞肿瘤

【诊断】

1. 必要的检查

包括:(1)仔细询问病情;(2)全面体格检查(包括妇科检查),尤其注意阴道转移灶;(3)血、尿常规;(4)心电图;(5)肝肾功能;(6)血清 HCG 测定:必须测定其最高值;(7)盆腔超声:注意测量子宫原发病灶和盆腔转移灶的大小和数目;(8)胸部 X 线摄片:阴性者应建议行肺 CT 检查,可发现肺微小转移。对肺 X 摄片阳性或阴道转移者或绒癌患者应选择颅脑及上腹部 CT 或 MRI,以除外肝、脑转移。肝功能检查异常的患者也应选择腹部超声或 CT 及 MRI 检查以除外肝转移。

2. 可选择的检查

包括:(1)血清和脑脊液 HCG 测定:有助于脑转移诊断,其比值在 20 以下时有脑转移可能。但由于血清 HCG 变化快于脑脊液,所以不能单凭一次测定便作出判断。(2)存在消化道出血症状时,应选择消化道内镜检查或动脉造影。(3)存在血尿症状时,应选择静脉肾盂造影和膀胱镜检查。(4)盆腔、肝等部位动脉造影:有助于子宫原发病灶和相关部位转移病灶的诊断。(5)腹腔镜检查:有助于子宫病灶及盆、腹腔转移病灶的诊断。

3. 组织学诊断

(1)根据葡萄胎排空后或流产、足月分娩、异位妊娠后出现阴道流血和(或)转移灶及相应症状和体征,应考虑妊娠滋养细胞肿瘤可能。

(2)滋养细胞肿瘤可以没有组织学诊断,而仅根据临床作出诊断,HCG 水平是临床诊断妊娠滋养细胞肿瘤的主要依据。

(3)当有组织获得时,应作组织学诊断。在子宫肌层内或子宫外转移灶组织中若见到绒毛或退化的绒毛阴影,则诊断为侵蚀性葡萄胎;若仅见成片滋养细胞浸润及坏死出血,未见绒毛结构者,则诊断为绒癌。若原发灶和转移灶诊断不一致,只要在任一组织切片中见到绒毛结构,均诊断为侵蚀性葡萄胎。

4. 葡萄胎后滋养细胞肿瘤的诊断

(1)葡萄胎排空后四次血清 HCG 呈平台($\pm10\%$),至少维持 3 周。

(2)葡萄胎排空后连续三次血清 HCG 上升($>10\%$),并维持 2 周或 2 周以上。

(3)葡萄胎排空后 HCG 水平持续异常达 6 个月或更长。

(4)组织学诊断。

符合上列中的任何一项即可诊断。临床诊断时需注意排除妊娠物残留和再次妊娠。

5. 非葡萄胎妊娠后滋养细胞肿瘤的诊断

(1)流产、足月产、异位妊娠后 4 周以上,血 β-HCG 水平持续在高水平,或曾经一度下降后又上升,已排除妊娠物残留或再次妊娠。

(2)组织学诊断。

符合上列中的任何一项即可诊断。

6. 解剖学分期

Ⅰ期:病变局限于子宫;

Ⅱ期:病变扩散,但仍局限于生殖器官(附件、阴道、阔韧带);

Ⅲ期:病变转移至肺,有或无生殖系统病变;

Ⅳ期:所有其他转移。

【治疗】

1. 治疗前评估

(1)评估肿瘤的病程进展和病变范围,确定妊娠滋养细胞肿瘤的临床分期和预后评分,为治疗方案的制定提供依据。

(2)评估一般状况及重要脏器功能状况,以估计患者对所制定的治疗方案的耐受力。

2. 治疗原则

以化疗为主,辅以手术和放疗等其他手段。治疗方案的选择应根据临床分期、年龄、对生育的要求和经济情况综合考虑,实施分层或个体化治疗。

3. 低危滋养细胞肿瘤的治疗

治疗方案的选择主要取决于病人有无子宫外转移灶和保留生育功能的要求。若病人无子宫外转移灶且不要求保留生育功能,则首选推荐全子宫切除术和单一药物辅助治疗,双侧卵巢应予保留。辅助性化疗应在手术同时实施,采用单一药物化疗,HCG 正常后停止化疗。辅助性化疗一般不增加手术和化疗本身的并发症。低危无转移且要求保留生育功能和低危有转移的患者则首选单一药物化疗。常用的一线单一化疗药物有 MTX、5-Fu 和 Act-D。停止化疗指征:HCG 每周测定一次,连续 3 次阴性后至少巩固化疗 1 个疗程;对于 HCG 下降缓慢或病变范围广泛者,HCG 正常后可给予巩固化疗 2~3 个疗程。

随访:治疗结束后应严密随访,第一年每月随访 1 次,以后每 3 个月 1 次直至 3 年,以后每年 1 次共 5 年。随访内容同葡萄胎。随访期间应严格避孕一年。

4. 高危滋养细胞肿瘤的治疗

治疗原则是以联合化疗为主,结合放疗和/或手术等其他治疗的综合治疗。

(1)化疗:高危妊娠滋养细胞肿瘤化疗方案首推 EMA-CO 方案或以 5-Fu 为主的联合化疗方案。

停止化疗指征:症状体征消失,肺转移灶消失(残存阴影除外),HCG 每周测定一次,连续 3 次阴性后再巩固 2~3 个疗程。在患者和家属充分知情的前提下,对有良好依从性的患者也可采用 FIGO 妇科肿瘤委员会推荐的停药指征:HCG 阴性后继续化疗 3 个疗程,其中第一疗程必须为联合化疗。

(2)手术:主要作为辅助治疗。对控制大出血等各种并发症、消除耐药病灶、减少肿瘤负荷和缩短化疗疗程等方面有一定作用,在一些特定的情况下应用。

子宫切除:对于大病灶、耐药病灶或病灶穿孔出血时应在化疗的基础上施行手术。手术范围一般为全子宫切除,生育期年龄妇女应保留卵巢。对于有生育要求的年轻妇女,若血 HCG 水平不高,耐药病灶为单个及子宫外转移灶已控制,可考虑作病灶剜出术。

肺叶切除术:对多次化疗未能吸收的孤立的耐药病灶,可考虑作肺叶切除。其指征为:①全身情况良好;②子宫原发病灶已控制;③无其他转移灶;④肺部转移灶孤立;⑤HCG<1 000 U/L。

(3)放射治疗:主要用于肝、脑转移和肺部耐药病灶的治疗。

(4)随访:同低危妊娠滋养细胞肿瘤。

5. 特殊转移部位的处理

全身性化疗是转移性妊娠滋养细胞肿瘤的主要的和基础的治疗方法,并且大多数病例通过全身化疗可获得完全缓解。但根据不同转移部位的不同临床特点,采用特殊治疗措施有助于提高疗效。

第八节 盆底功能障碍性疾病

一、压力性尿失禁

【诊断】

1. 临床表现

(1)腹压增高情况下尿液不自主流出。

（2）正常情况下不漏尿。

（3）不伴尿频、尿急、排尿紧迫感。

2. 体格检查

（1）神经系统检查：排除因大脑功能障碍引起的尿失禁。

（2）盆腔检查：合并盆腔器官脱垂者应行定量化描述。

（3）压力试验：在患者膀胱充盈时用力屏气或用力咳嗽至少3次，观察是否发生漏尿，有则为阳性。如果仰卧时没有漏尿，取站立位反复咳嗽几次观察有无漏尿。

（4）指压试验：将2指放在阴道前壁尿道两侧，给予一定支撑力，嘱患者用力或咳嗽，如果可以防止漏尿，为阳性，说明存在的尿失禁是由尿道过度下移引起的。

3. 辅助检查

（1）膀胱残余尿测定：排尿后导尿或超声检查提示＜50 mL 为正常，持续超过 200 mL 为异常。

（2）棉签试验：患者取截石位，将消毒细棉签插入尿道，棉签前端位于膀胱尿道交界处，观察屏气时棉签摆动，摆动 2～3 cm 或＞35 度意味着膀胱颈尿道活动度过大。

（3）尿垫试验：嘱患者在一定时间内做一系列规定的动作，测量患者活动前后所垫卫生巾的重量，计算漏尿量，从而评估患者尿失禁严重程度。常用的有1小时和24小时尿垫试验。

（4）排尿日记：将每天的排尿情况、尿失禁情况及液体摄入量记录在图表上，是评估尿失禁病人状况的重要工具

（5）尿常规检查，排除感染。

4. 特殊检查

（1）膀胱尿道造影：了解尿道角度、膀胱尿道位置及膀胱颈变化。

（2）膀胱镜检查：可观察膀胱颈活动度及有无肿瘤、结石。

（3）尿动力学检查：测定膀胱充盈和排空过程中表示膀胱和尿道功能的各种指标，可鉴别逼尿肌不稳定所致的尿失禁。

【治疗】

1. 非手术治疗

为一线治疗，主要用于轻、中度患者及手术治疗前后的辅助治疗。

（1）生活方式干预。

（2）盆底肌肉锻炼和膀胱训练。

（3）盆底电磁刺激或射频治疗。

（4）佩戴止尿器或子宫托（合并子宫脱垂者）。

（5）药物治疗。尚缺乏全球公认的既有效而又无不良反应的治疗药物。

2. 手术治疗

适合于中、重度解剖型压力性尿失禁、尿道内括约肌障碍引起的压力性尿失禁，及保守治疗失败的压力性尿失禁。

（1）耻骨后膀胱尿道悬吊术（Burch 手术）：适合于中、重度解剖型压力性尿失禁。

（2）阴道无张力尿道中段悬吊带术（耻骨后路径为 TVT 术、闭孔路径为 TVT-O 术）：适合于解剖型、尿道内括约肌障碍型压力性尿失禁，及合并有急迫性尿失禁的混合性尿失禁。

（3）膀胱颈旁填充剂注射：适合于尿道内括约肌障碍引起的压力性尿失禁。

（4）阴道前壁修补术：有效率低（35％～65％），复发率高，复发时间平均 11～39 月，临床效果不理想，不作为推荐的治疗方法。

二、盆底器官脱垂

【诊断】

1. 解剖学分度

盆底可分为前、中、后三个腔室，前腔室包括阴道前壁、膀胱、尿道；中腔室包括阴道顶端、子宫；后腔室包括阴道后壁、直肠。将支持阴道的筋膜、韧带等结缔组织分为上、中、下三水平，Ⅰ水平为最上段的支持，由主骶韧带复合体完成；Ⅱ水平为阴道中段的侧方支持，包括盆腔筋膜腱弓及阴道直肠筋膜；Ⅲ水平为远端支持结构，包括会阴体和会阴隔膜。不同腔室和水平的脱垂之间相对独立，第一水平缺陷可导致子宫脱垂和阴道顶端脱垂，第二、三水平缺陷导致阴道前壁和后壁脱垂。手术应通过修复受损的韧带完成解剖结构的重建，从而达到恢复盆底功能的目的。

2. 临床表现

（1）阴道内有组织物堵塞或有组织物脱出阴道，多于负重、久蹲、大便用力后出现，平卧休息能缩小并自行还纳。轻者可无不适，重者常伴腰背酸痛及下腹、阴道、外阴坠胀感。

（2）脱垂加重时多有阴道前或后壁膨出，故常有排尿困难、压力性尿失禁、排便困难及性功能下降。

（3）子宫长期脱出，宫颈及阴道黏膜与衣裤摩擦发生溃疡可有血性分泌物。

3. 体格检查

（1）重点在盆腔检查，嘱患者向下屏气以获得最大限度膨出，如与患者描述的症状不符，改站立位向下用力检查。将盆腔分不同区域检查，仔细评价不同区域的缺陷，包括膀胱、子宫、阴道、直肠、小肠膨出和会阴陈旧性裂伤。

（2）检查盆腔韧带和肌肉的张力、强度、对称性。

（3）观察脱垂组织有无水肿、糜烂及溃疡，对可疑癌变者立即活检。

（4）膀胱充盈时令患者屏气或咳嗽，检查有无张力性尿失禁存在。

4. 盆腔器官脱垂定量分期法（POP-Q）

（1）POP-Q 客观、量化测量盆腔器官的脱垂程度：

处女膜水平以 0 表示，以上用负数，以下用正数。

Aa 点：阴道前壁中线距处女膜 3 cm 处，相当于尿道膀胱沟处。

Ba 点：阴道顶端或前穹隆到 Aa 点之间阴道前壁上段中的最远点。

C 点：宫颈或子宫切除后阴道顶端所处的最远点。

D 点：有宫颈时的后穹隆位置，提示子宫骶骨韧带附着到近端宫颈后壁水平。

Ap 点：阴道后壁中线距处女膜 3 cm 处，Ap 与 Aa 点相对应。

Bp 点：阴道顶端或后穹隆到 Ap 点之间阴道后壁上段中的最远点，Bp 与 Ap 点相对应。

阴裂长度(gh)：为尿道外口中线到处女膜后缘的中线距离。

会阴体长度(pb)：为阴裂的后端边缘到肛门中点距离。

阴道总长度(tvl)：为总阴道长度。

(2)POP-Q 将盆腔器官脱垂按脱垂程度分为 5 期：

0：无脱垂 Aa、Ap、Ba、Bp 均在－3 cm 处，C 点在 tvl 和 tvl－2 cm 之间。

Ⅰ：脱垂最远端在处女膜内，距处女膜＞1 cm 处。

Ⅱ：脱垂最远端在处女膜边缘 1 cm 内，在处女膜内或处女膜外。

Ⅲ：脱垂最远端超过处女膜外，距处女膜边缘＞1 cm，但＜tvl－2 cm。

Ⅳ：阴道完全或几乎完全脱垂。脱垂最远处≥tvl－2 cm。

(3)POP 的分类：①前盆腔组织缺陷：主要是阴道前壁的膨出，同时合并或不合并尿道及膀胱膨出。②中盆腔组织缺陷：以子宫、阴道穹隆脱垂、肠膨出、道格拉斯窝疝为特征。③后盆腔组织缺陷：主要指直肠膨出和会阴体组织的缺陷。

5. 辅助检查

(1)尿常规。

(2)尿培养及药敏。

(3)膀胱残余尿测定：排尿量＞150 mL，残余尿＜100 mL 是可接受的。

6. 特殊检查

(1)尿道活动性测定：可通过棉签实验或超声检查获得。

(2)尿流动力学检查：合并尿失禁患者需要有关逼尿肌功能或尿道功能的数据时进行。

7. 诊断依据

(1)阴道内有组织物堵塞或有组织物脱出阴道。

(2)患者向下屏气，增加腹压即见子宫体或子宫颈位置下降，子宫颈口达坐骨棘水平以下或露于阴道口；阴道前、后壁呈半球形膨出或脱出阴道口，诊断即可确立。

【治疗】

(一)非手术治疗

用于Ⅰ～Ⅱ度的脱垂患者。

1. 改变生活方式：积极治疗习惯性便秘、慢性咳嗽，避免过重体力劳动，以避免病情加重。

2. 盆底肌肉训练：利用提肛肌锻炼来增强其张力。让患者练习憋大小便的动作，使提肛肌收缩后再放松，每日 2 次，每次 10～15 min。

3. 生物反馈治疗。

4. 应用子宫托。

(二)手术治疗

用于有症状的脱垂及脱垂程度在Ⅱ度以上且病情有进展的患者。

1. 前盆腔缺陷的外科手术方式

(1)阴道前壁修补术：适合于阴道前壁膨出患者。

(2)阴道旁侧修补术：适合于有阴道旁缺陷的阴道及膀胱膨出、重度阴道及膀胱膨出患

(3)阴道前壁修补术加补片修补术:适合于阴道前壁膨出且自身组织不满意或不存在,需要加强薄弱和缺陷的盆底组织;或合并慢性腹压增加的疾病(如长期持重、慢阻肺、长期排便困难、糖尿病);盆底神经受损;在意术后阴道长度和宽度的患者。

(4)如患者合并压力性尿失禁,术中应同时行尿道中段悬吊带术或 Burch 手术。

2. 中盆腔缺陷的传统手术方式

(1)阴式子宫切除术:适合于阴道无狭窄,子宫活动度尚可的患者,尤其适合于肥胖、糖尿病、冠心病、高血压等内科合并症不能耐受开腹手术的患者,子宫超过 12 周,有腹部手术史者不是手术绝对禁忌证。

(2)曼式手术:适用于Ⅰ度、Ⅱ度子宫脱垂,伴宫颈延长,希望保留子宫的患者。

(3)阴道闭合术:仅适用于重度子宫脱垂或阴道穹隆脱垂且没有性生活要求的绝经后妇女。

3. 中盆腔缺陷重建的新手术治疗

(1)骶骨阴道固定术:适合于阴道穹隆中重度膨出、子宫重度脱垂患者,尤其适合年轻患者。

(2)骶棘韧带固定术:适合于中、重度子宫脱垂、阴道前后壁膨出患者,及子宫切除术后穹隆膨出的患者。

(3)高位子宫骶棘韧带悬吊术:适合于子宫或阴道穹隆脱垂、子宫直肠窝疝患者。

(4)经阴道后路悬吊术:适合于子宫脱垂 POP-Q 分期Ⅲ以上及阴道穹隆膨出患者。

(5)全盆底重建术:适合于子宫脱垂 POP-Q 分期Ⅲ以上、重度阴道穹隆膨出患者及阴道前后壁修补后复发的患者。

4. 后盆腔缺陷疾病的手术治疗

(1)直肠阴道筋膜加固缝合术:适合于直肠膨出显著,导致大便排空困难者,或直肠膨出使患者感到不适及行动不便,或局部组织损伤者及直肠膨出术后复发者。

(2)阴道后壁"桥"式缝合术:同直肠阴道筋膜加固缝合术。

(3)加用补片的后盆腔缺陷修补术:适合于重度直肠膨出或复发性直肠膨出的患者,以及有自体组织薄弱的患者,或有复发的高危因素如肥胖、顽固性腹压增加的患者。

(4)会阴体缺陷修补术:适合于有Ⅱ度、Ⅲ度会阴裂伤的患者。

第九节　生殖器发育异常

一、处女膜闭锁

【诊断】

1. 临床表现

(1)青春期第二性征发育正常后无月经来潮。

(2)青春期后出现的逐渐加重的周期性腹痛。

(3)严重者伴便秘、肛门坠胀、尿频。

2. 体格检查

(1)第二性征发育良好。

(2)无阴道开口,处女膜向外突出,表面呈紫蓝色。

(3)肛检可扪及直肠前方肿块或伴盆腔内有肿块。

3. 辅助检查

B超可发现子宫阴道内积液。

4. 特殊检查

在膨出的处女膜中心穿刺抽出血液或血块。

5. 诊断依据

(1)原发性闭经伴青春期后逐渐加重的周期性腹痛。

(2)第二性征发育良好,处女膜向外突出,直肠前方触及肿块。

(3)处女膜中心穿刺抽出血液。

【治疗】

1. 一旦确诊,尽早手术。

2. 行处女膜切开术,保持经血引流通畅。

3. 术后给予抗生素治疗。

4. 必须进一步了解有无其他生殖道畸形。

二、先天性无阴道

是双侧副中肾管会合后未向尾端伸展形成管道,以致无阴道。

【诊断】

1. 临床表现

(1)原发性闭经。

(2)婚后性交困难。

(3)子宫内膜正常者,青春期后有周期性腹痛。

2. 体格检查

(1)第二性征发育良好。

(2)外阴为女性型,但无阴道开口,有时呈一浅凹或深约 2～3 cm 的凹陷。

(3)盆腔未及子宫或始基子宫,或因积血增大的子宫。

3. 辅助检查

B超:盆腔内见正常卵巢,无子宫、始基子宫或因积血增大的子宫。常伴泌尿系畸形。

4. 特殊检查

(1)染色体核型为 46,XX。

(2)性激素正常。

4. 诊断依据

(1)原发性闭经,性交困难,部分患者有周期性腹痛。

(2)第二性征发育良好,外阴为女性型,但无阴道开口。

(3)染色体核型为 46,XX。

【治疗】

(1)模具扩伸法:有浅短凹陷、松弛者,可用模具顶压阴部凹陷,使其扩张。

(2)人工阴道成形术,可在有性生活要求时或婚前半年进行。

(3)手术方式:乙状结肠人工阴道成形术、腹膜代阴道成形术、羊膜代阴道成形术、皮片移植术,包括传统手术方式和腹腔镜辅助。有正常子宫者应使阴道与子宫颈沟通。

(4)术后定期随访,了解伤口愈合情况及阴道松紧度。

三、阴道闭锁

【诊断】

1. 临床表现

(1)原发性闭经。

(2)青春期后出现的周期性腹痛,渐加重。

2. 体格检查

(1)第二性征发育良好。

(2)外阴为女性型,但无阴道开口,处女膜处无突出。

(3)肛查:在离阴道口较高位置可及阴道内积血包块,向直肠突出。

3. 辅助检查

B超:可见阴道上段、宫腔积血。

4. 特殊检查

(1)染色体核型为 46,XX。

(2)性激素正常。

5. 诊断依据

(1)原发性闭经,性交困难,伴有周期性腹痛。

(2)第二性征发育良好,外阴为女性型,但无阴道开口。

(3)染色体核型为 46,XX。

【治疗】

切开闭锁阴道,术后定期扩张。

四、阴道横隔

【诊断】

1. 临床表现

(1)大多数病人无症状。

(2)部分病人表现为原发不孕。

(3)结婚后性生活不满意。

(4)分娩时产程受阻。

2. 体格检查

妇科检查见阴道较短或仅见盲端,阴道内发现异常隔膜。横隔的一侧或中央常有一小孔。

3. 辅助检查

完全性横隔有经血潴留,B超可见子宫及阴道上段积血。

4. 特殊检查

染色体核型为 46,XX。

5. 诊断依据

妇科检查见阴道短呈盲端或阴道内发现异常隔膜,横隔的一侧或中央有一小孔即可确诊。

【治疗】

1. 无症状可不处理。

2. 如影响到受孕或性生活,应切开横膜,环形切除多余组织,术后放置模型以防粘连。

3. 分娩时发现横隔薄者可切开,阴道分娩。如横隔较厚,应行剖宫产,并将横隔上小孔扩大,以利恶露排出。

五、阴道纵隔

双侧副中肾管会合后,其中隔未消失或未完全消失所致,分为完全纵隔或不完全纵隔。完全纵隔又称双阴道,常合并双宫颈双子宫。

【诊断】

1. 临床表现

一般无症状。少数有性交困难,或分娩时造成产程进展缓慢。

2. 体格检查

妇检见阴道被一纵行黏膜壁分为两条纵形通道,黏膜壁上端近宫颈,完全纵隔下端达阴道口,不完全纵隔未达阴道口。

3. 辅助检查

B超检查子宫及双侧卵巢正常。

4. 特殊检查

染色体核型:46,XX。

5. 诊断依据

阴道内有一纵行黏膜壁将阴道分为两条纵形通道,黏膜壁上端近宫颈,即可确诊。

【治疗】

1. 一般可以不手术。

2. 经血排出不畅、性交困难、阻碍分娩时,可在非孕时将纵隔切除。

3. 如阻碍胎头下降,可切断纵隔,胎儿娩出后再将多余黏膜瓣切除。

六、先天性宫颈闭锁

【诊断】

1. 临床表现

(1)原发闭经。

(2)可伴有周期性下腹痛。

2. 体格检查

妇科检查见宫颈外观正常。宫颈发育不全时呈片断状或球形,与宫体不相连。

3. 辅助检查

(1)B超检查示宫腔积液,宫颈管内未见管腔。

(2)用子宫探针检查宫颈,无宫颈管,探针无法进入宫腔。

4. 特殊检查

染色体检查:46,XX。

5. 诊断依据

(1)原发闭经,周期性下腹疼痛。

(2)B超检查示宫腔积液,宫颈管内未见管腔。

(3)用子宫探针检查宫颈,无宫颈管,探针无法进入宫腔。

【治疗】

1. 子宫颈完整,宫颈内口闭锁者,可打通宫颈,使子宫与阴道相通。

2. 子宫颈呈片状或球形,无子宫颈管者,则切除子宫。

七、双子宫

双子宫为两侧副中肾管未融合,各自发育形成两个子宫和两个宫颈。

【诊断】

1. 临床表现

(1)大多数无症状,偶于妇检时发现。

(2)如有阴道纵隔,部分病人有性交困难或性交痛。

(3)伴阴道无孔斜隔时可出现痛经,伴有孔斜隔时于月经来潮后有阴道少量流血。

2. 体格检查

妇检可扪及子宫呈分叉状。如伴阴道纵隔时,阴道内可见一纵行黏膜壁。如伴阴道斜隔时,阴道一侧或穹隆部可触及囊性肿块。

3. 辅助检查

B超:盆腔可发现两个子宫。

4. 特殊检查

宫腔镜检查或子宫碘油造影可见两个宫腔。

5. 诊断依据

(1)妇检扪及子宫呈分叉状。

(2)B超:盆腔发现两个子宫。

(3)宫腔镜检查及造影可见两个宫腔。

【治疗】

1. 无症状,无须处理。

2. 当有反复流产,除外染色体、黄体功能以及免疫等因素后,行矫形手术。

3. 有性交困难或性交痛者,可切除阴道纵隔或斜隔。

八、纵隔子宫

双侧副中肾管融合不全,纵隔吸收受阻,在子宫内形成纵隔。

【诊断】

1. 临床表现

(1)一般无症状。

(2)易发生不孕、流产、早产或胎位异常。

2. 体格检查

妇检子宫大小正常。

3. 辅助检查

B超提示宫腔内可见分叉的双宫腔线。

4. 特殊检查

宫腔镜检查见宫腔内有一纵行肌性隔,将宫腔分为左右两个腔。

5. 诊断依据

(1)不良生育史。

(2)B超检查提示宫腔内可见分叉的双宫腔线。

(3)宫腔镜检查宫腔内有一纵行肌性隔,将宫腔分为左右两个腔。

【治疗】

1. 无不良生育史者,可不处理。

2. 经宫腔镜行子宫纵隔切除术。

九、单角子宫

仅一侧副中肾管发育成单角子宫,对侧无发育。

【诊断】

1. 临床表现

(1)无明显症状。

(2)易发生流产、早产。

2. 体格检查

妇检子宫形态不规则。

3. 辅助检查

B超:子宫呈单角型,对侧卵巢缺如。

4. 特殊检查

腹腔镜见子宫呈单角型,对侧附件缺如。宫腔镜见子宫呈单角形,仅有一个宫角,一个输卵管开口。

5. 诊断依据

(1)B超检查子宫呈单角型。

(2)腹腔镜检查可确诊。

【治疗】

无特殊处理。

十、残角子宫

一侧副中肾管发育正常,对侧副中肾管发育不全,可伴有该侧泌尿道发育畸形。

【诊断】

1. 临床表现

(1)残角子宫无内膜,多无症状。

(2)残角子宫有内膜可引起周期性腹痛,严重时可引起子宫腺肌病。

(3)残角子宫妊娠破裂可引起严重的内出血。

2. 体格检查

妇检:子宫一侧可扪及质硬包块。

3. 辅助检查

B超:一侧宫旁可见一实质性包块。

4. 特殊检查

腹腔镜:可见一与子宫相连的包块,质地与子宫相同。

4. 诊断依据

(1)可有周期性腹痛。

(2)妇检:子宫一侧可扪及质硬包块。

(3)B超检查:一侧宫旁可见一实质性包块。

(4)腹腔镜下可见一与子宫相连的包块,质地与子宫相同。

【治疗】

无症状可暂不处理,有周期性腹痛应切除残角子宫。残角子宫妊娠易破裂,应立即手术切除残角子宫。

十一、先天性肾上腺皮质增生

【诊断】

1. 临床表现

(1)身材矮小,阴毛、腋毛出现早,痤疮、音哑等男性化表现。

(2)无月经来潮。

2. 体格检查

(1)幼儿期阴蒂肥大,阴唇融合,遮盖阴道口和尿道口,仅在阴蒂下见一小口,尿液由此排出。严重时,阴蒂融合似阴茎,但无睾丸。

(2)婴儿期较早出现阴毛和腋毛。有痤疮、音哑等男性化表现

(3)青春期男性化体征渐明显,乳房不发育,无月经,身高增长较快。

3. 辅助检查

(1)实验室检查:血雄激素升高,血 ACTH 及 17α-羟孕酮升高,尿 17 酮值升高,血雌激

素及 FSH 下降

(2)B 超可见子宫、卵巢,但多为幼稚型。

4. 特殊检查

染色体 46,XX。

5. 诊断依据

(1)无月经,身材矮小,阴毛腋毛出现早。

(2)乳房无发育,内生殖器为女性,外生殖器男性化。

(3)血雄激素、尿 17 酮升高。

(4)染色体 46,XX。

【治疗】

1. 终身服用可的松类药物。

2. 切除肥大阴蒂,分离融合阴唇,暴露阴道口、尿道口。

3. 如为母亲孕期服用过多雄激素作用类药物,出生后不再有雄激素影响,如外生殖器畸形明显,应及早矫治。

十二、男性假两性畸形

完全型雄激素不敏感综合症。

【诊断】

1. 临床表现

(1)自幼按女性生活,女性体态。

(2)原发闭经。

(3)无阴毛及腋毛。

2. 体格检查

(1)出生时外生殖器为女性。

(2)青春期乳房发育丰满,但乳头小、乳晕淡;阴毛、腋毛缺如,阴道为盲端,无子宫;睾丸正常大小,位于腹腔内或腹股沟内。

3. 辅助检查

(1)实验室检查:血睾酮、FSH、尿 17-酮均为正常男性值,血 LH 较正常男性高,雌激素略高于男性。

(2)B 超:盆腔内未见子宫。

4. 特殊检查

染色体 46,XY。

5. 诊断依据

(1)女性体态,原发闭经,无阴毛、腋毛。

(2)查体乳房有发育,阴道呈盲端,无子宫。

(3)血睾酮升高,血睾酮、17-酮与正常男性相同,雌激素正常或升高,尿 17-羟类固醇降低。

(4)性腺为睾丸,染色体 46,XY。

【治疗】

1. 切除双侧睾丸。

2. 补充雌激素,维持第二性征。

3. 阴道过短,行阴道成形术。

十三、真两性畸形

【诊断】

1. 临床表现

(1)外生殖器不易分辨男女,2/3作为男性生活,1/3作为女性生活。

(2)作为男性生活者常因青春期出现乳房发育,月经来潮就诊;作为女性生活者青春期阴茎发育引起注意而就诊。

2. 体格检查

(1)出生时,外生殖器为混合型,既有阴蒂增大或小阴茎,又有阴道、宫颈及子宫。

(2)青春期,既具有勃起的阴茎,又具有发育的乳房、子宫,部分患者能来月经。

3. 辅助检查

(1)实验室检查血雌激素、雄激素均高。

(2)染色体为46,XX,或46,XX/XY嵌合型。

4. 特殊检查

腹腔镜或开腹性腺活检,性腺为卵巢、睾丸或卵睾。

5. 诊断依据

(1)出生时外生殖器为混合型,既有阴蒂增大或小阴茎,又有阴道、宫颈及子宫。

(2)青春期,既具有勃起的阴茎,又具有发育的乳房,部分患者能来月经

(3)血雌激素、雄激素均高。

(4)染色体为46,XX,或46,XX/XY嵌合型。

【治疗】

应根据社会性别、本人意愿及畸形程度予以矫治。因重建有功能的阴茎比较困难,故一般多改为女性为妥。手术切除睾丸及阴茎,视情况作一阴道。

第十节　损伤性疾病

一、外阴血肿

【诊断】

1. 临床表现

(1)有外阴部外伤、分娩及粗暴性交病史。

(2)外阴局部疼痛、流血及行动不便。

(3)巨大血肿压迫尿道时,可有尿潴留。

2. 体格检查

(1)外阴见蓝紫色块状隆起。

(2)外阴可扪及肿块,局部压痛明显。

(3)全面检查,以排除其他器官损伤。

3. 辅助检查

(1)血常规检查,了解贫血程度。

(2)B超检查以明确是否合并内生殖器损伤。

4. 特殊检查

(1)膀胱镜检查:合并血尿者应行膀胱镜检查,排除尿道、膀胱损伤。

(2)直肠镜检查:有血便者应行直肠镜检查,排除直肠损伤。

5. 诊断依据

(1)外伤史、分娩史或粗暴性生活史。

(2)外阴疼痛及行动不便。

(3)妇检外阴见蓝紫色块状隆起,可扪及肿块,局部压痛明显。

【治疗】

1. 如血肿直径≤4～5 cm,出血已停止,可给予局部冷敷,密切观察。如不继续长大,24 h后给予热敷,促进血肿吸收,也可辅加超短波、红外线等物理治疗。

2. 如血肿较大或血肿继续增大,则应手术切开,取出血块,寻找出血点,结扎止血。如未发现活动出血,在清除积血后,可用肠线缝合,封闭血肿腔,并放引流条。如血肿陈旧或已经感染化脓,应切开引流,引流条一般在术后24 h取出。

3. 外阴血肿,均可在血止后配合中药治疗。可用热敷、坐浴、理疗等方法帮助血肿吸收。对感染患者,必要时应用抗生素。

二、外阴阴道裂伤

【诊断】

1. 临床表现

(1)有外伤、分娩及粗暴性交史。

(2)有疼痛及阴道流血史。

(3)出血多者可伴头晕、乏力。

2. 体格检查

(1)贫血貌及痛苦面容。

(2)妇检:可见外阴皮肤、皮下组织,甚至肌肉有明显裂口及活动性出血。应仔细检查伤口深度,查看有无异物及有无合并周围器官损伤。

3. 辅助检查

(1)血常规检查,了解贫血程度。

(2)B超检查以明确是否合并内生殖器损伤。

4. 特殊检查

（1）膀胱镜检查：合并血尿者应行膀胱镜检查，排除尿道、膀胱损伤。

（2）直肠镜检查：有血便者应行直肠镜检查，排除直肠损伤。

5. 诊断依据

（1）病史：有外伤、分娩及粗暴性交史。

（2）疼痛及阴道流血。

（3）妇检：可见外阴皮肤、皮下组织，甚至肌肉有明显裂口及活动性出血。应仔细检查伤口深度，查看有无异物及有无合并周围器官损伤。

会阴裂伤损伤的程度可分为 4 度：

Ⅰ度：会阴部皮肤、阴道口黏膜裂伤。

Ⅱ度：裂伤已达会阴体筋膜及肌层，累及阴道后壁黏膜，后壁两侧沟向上撕裂，出血较多，解剖结构不易辨认。

Ⅲ度：裂伤向下扩展，肛门外括约肌已断裂。

Ⅳ度：撕裂累及直肠阴道隔、直肠壁及黏膜，直肠肠腔暴露。

【治疗】

1. 由于初次性交引起的处女膜裂伤，可以自愈，不需治疗。严重的会阴、阴道裂伤，原则上应按原来的解剖关系逐层修补缝合。

2. 分娩引起的会阴、阴道裂伤与处理分娩的技术是否熟练和正确有一定的关系。分娩结束后应仔细检查，如有裂伤，应按原来的解剖关系逐层修补缝合。

3. 如能正确处理产程，Ⅲ度裂伤是可以避免的。一旦发生应及时修补，争取Ⅰ期愈合，如未能及时修补或修补失败，可在产后 6 个月修补，也有的患者若干年后才修补。术前准备和术后护理是极其重要的。

三、尿瘘

【诊断】

1. 临床表现

（1）尿液不断从阴道流出，淋漓不止。

（2）常合并疼痛、尿路刺激症状，严重者可出现闭经、阴道狭窄及疤痕形成。

2. 体格检查

（1）首先注意全身情况，有无贫血。

（2）局部注意外阴情况，皮炎程度。阴道内可见瘘孔或尿液流出。

（3）双合诊注意阴道柔软度或疤痕程度，瘘孔所在部位，瘘孔大小，子宫及盆腔情况。

3. 辅助检查

尿常规检查排除尿路感染。

4. 特殊检查

（1）金属导尿管或探针检查：用子宫探针经尿道口轻轻插入，可了解尿道有无狭窄、闭锁，测量尿道距瘘孔长度。

（2）有色液体检查：常用有色液体为亚甲蓝。小瘘孔在一般检查不能确定时，可灌注稀释亚甲蓝液入膀胱内，观察蓝色液体从何处流出，从而确定瘘孔的部位。

（3）靛胭脂静脉注射检查：疑为输尿管阴道瘘或先天性输尿管开口异位者可以静脉注射5毫升靛胭脂，观察阴道内有否蓝色液体流出。

（4）膀胱镜检查：可了解膀胱内的情况，如瘘孔的位置、大小和数目，瘘孔与输尿管口的关系，尿道内口的情况，有无膀胱结石、膀胱憩室、结核、肿瘤、膀胱黏膜炎症及膀胱容量等。

（5）尿路造影：最常用的是排泄性尿路造影，从静脉注入造影剂后，5分钟、15分钟、30分钟、1小时各照片一次，可见肾、肾盂、输尿管及膀胱显影。可了解肾脏排泄功能及是否有先天性尿瘘的存在。

5. 诊断依据

（1）尿液不断从阴道流出，淋漓不止。

（2）妇科检查：阴道内可见瘘孔，或见尿液自阴道流出。

（3）亚甲蓝检查：见阴道内有蓝色液体流出。

6. 鉴别诊断

（1）尿失禁：咳嗽或增加腹压时有尿液流出，平时无漏尿，亚甲蓝试验蓝色液体不从阴道流出，而从尿道口流出。

（2）膀胱挛缩：既往有膀胱炎、膀胱结核病史，其表现为长期尿频、尿急、尿痛，亚甲蓝试验可鉴别。

【治疗】

1. 保守治疗

分娩或手术1周后出现的膀胱阴道瘘，经尿道放较粗的保留导尿管。开放引流4～6周，小的瘘孔有可能愈合，合并使用抗生素预防感染。如为输尿管阴道瘘，可留置输尿管导管两周，导管要在瘘孔上方。年老体弱不能耐受手术的患者，考虑使用尿收集器。

2. 手术治疗

绝大部分患者需手术治疗。

（1）手术时间：①器械所致新鲜清洁瘘孔一经发现应积极手术修补。②坏死型尿瘘或瘘孔伴感染者应等待3～6月，待炎症消除，瘢痕软化，局部供血恢复正常后手术。③瘘管修补失败后至少应等待3个月后再手术。④膀胱内有结石伴炎症者，应在控制炎症后行取石和修补术。⑤对月经来潮者，应在月经净后3～7天内手术。

（2）手术途径：原则上应根据瘘孔类型和部位选择不同途径，有经阴道、经腹和经阴道腹部联合3种途径。

（3）术前准备：①术前3～5天用1：5 000高锰酸钾液坐浴。有外阴湿疹者在坐浴后局部涂擦氧化锌油膏，待痊愈后再手术。②老年或闭经患者，术前应口服雌激素制剂半月，促进阴道上皮增生，利于伤口愈合。③常规进行尿液检查，有尿路感染者应先控制感染，再手术。④术前数小时开始应用抗生素预防感染。⑤必要时术前给予地塞米松，促进瘢痕软化。

（4）术后护理：①术后必须留置导尿管或耻骨上膀胱造瘘7～14天，保证膀胱引流通畅，发现阻塞及时处理。②术后每日补液量不应少于3 000 mL，目的是增加尿量起到冲洗膀胱的作用，防止尿路感染。③外阴部应每日擦洗干净。④术后给予广谱抗生素预防感染。⑤已服用雌激素制剂者，术后继续服用1个月。

四、直肠阴道瘘

【诊断】

1. 临床表现

(1)瘘孔大者粪便经阴道排出,便稀时更为明显,持续外流,无法控制。若瘘孔小且粪便成形时,阴道内可无粪便污染,但出现阴道内阵发性排气现象。

(2)外阴和阴道因粪便刺激而引起慢性炎症。

2. 体格检查

(1)妇科检查:窥阴器扩开阴道可见后壁有瘘孔,瘘孔极小者可在阴道后壁见一小的鲜红色肉芽组织。

(2)肛门指诊可及瘘孔。

3. 辅助检查

阴道分泌物检查有大便成分。

4. 特殊检查

(1)从阴道后壁肉芽组织处插入子宫探针,另一手手指伸入肛门,手指与探针相遇即可确诊。

(2)阴道内放置无菌干纱布一块,用导尿管自肛门内注入稀释亚甲蓝溶液,如见纱布及瘘孔部位染成蓝色,即可确诊。

5. 诊断依据

(1)有难产、会阴裂伤、会阴外伤病史。

(2)阴道内有气体及大便漏出。

(3)妇检阴道后壁可见肉芽组织增生及瘘孔。

(4)探针自阴道内插入瘘孔,肛查可触及探针。

【治疗】

均需手术治疗。

1. 手术时间

(1)手术或产伤引起的粪瘘应即时修补。

(2)先天性直肠阴道瘘无合并肛门闭锁者在 15 岁左右月经来潮后进行修补,过早手术可引起阴道狭窄。

(3)压迫坏死造成的粪瘘,应等待 3~6 月,炎症完全消退后再手术。

2. 术前准备

(1)术前 3 天进少渣饮食,每日用 1:5 000 高锰酸钾液坐浴 1~2 次。

(2)口服肠道抗生素、甲硝唑等抑制肠道细菌,手术前晚及手术当日晨行清洁灌肠。

3. 术后护理

(1)术后应保持局部清洁,每日擦洗会阴 2 次。

(2)进少渣饮食 4 天。

(3)口服阿片全碱 10 mL,每日 3~4 次,连服 3~4 天控制 4~5 天不排便。

(4)术后 5 天口服缓泻剂。

五、陈旧性会阴Ⅲ度裂伤

【诊断】

1. 临床表现

大便失禁及不能控制排气。如肛门括约肌未完全断裂,则对成形大便有一定的控制能力。

2. 体格检查

妇检时可见会阴体消失,两侧小阴唇后方分离,后联合及舟状窝已不存在。在肛门括约肌断裂的顶端有时可见直肠黏膜外翻,呈鲜红色。将手指伸入肛门内,让病人做收缩肛门的动作,手指可感到周围无紧缩感。

3. 诊断依据

(1)有急产、难产或产钳等产伤史。

(2)排便、排气不能控制,稀便时更甚。

(3)检查时可发现会阴体消失,肛门括约肌损伤,失去张力,部分患者直肠下段裂开,黏膜翻出。

(4)以手指伸入肛门,嘱患者做缩肛运动,肛门无收缩现象。

【治疗】

行会阴修补术。

1. 术前处理

(1)手术时间:月经干净数天内进行。

(2)术前1∶5 000高锰酸钾坐浴1～2次/天,约一周左右。

(3)术前3天进少渣饮食,口服灭滴灵0.2 g,每日3次,卡那霉素1 g,每日2次,以控制肠道细菌。

(4)术前晚清洁灌肠。

2. 手术修补、重建会阴体,缝接肛门括约肌。

(1)若肠管有撕裂者,必须将其周围组织充分游离,使缝合后不致张力过高。

(2)肠管缝合第一层用"00"或"000"可吸收线全层缝合,在其外缘作第二层肌层缝合。

(3)以粗丝线将肛门括约肌两断端缝合两针,再将两侧提肛肌相对缝合,缝合肌层,重建会阴体后再缝合外阴皮肤。

3. 术后处理

(1)保留尿管1周,保持外阴清洁。

(2)应用抗生素预防感染。

(3)术后严禁灌肠、放置肛管,以免影响伤口愈合。

(4)肛门排气后予无渣或少渣半流质饮食3～4天。

(5)术后5天无大便者每晚口服石蜡油20 mL,软化润滑大便。

(6)术后5天外阴伤口拆线。

第十一节 月经病

一、功能失调性子宫出血

(一)无排卵型功能失调性子宫出血

全身及内、外生殖器无器质性病变,由于卵巢轴的神经内分泌调节紊乱,或子宫内膜局部调控异常引起的异常子宫出血。

【诊断】

1. 临床表现

(1)常见与青春期及绝经过渡期妇女,月经周期及经期长短不一,可间隔数天或数月后出现阴道流血,出血时间可为数天或数十天不等。出血量时多时少,甚至大出血,同时可有乏力、头晕、心悸等症状。病程很长。

(2)体征:程度不等的贫血貌,可有多毛、肥胖、泌乳。妇科检查正常,子宫可稍软及饱满。

(3)辅助检查:基础体温测定多数为单相型,也可偶有双相。盆腔 B 超检查生殖器官未见病变,子宫内膜厚度不定。诊断性刮宫所得子宫内膜病理检查可为增殖期、不同程度的增生,偶见腺癌,无分泌期表现。血清生殖激素(FSH、LH、PRL、E2、P、T)测定:E2 水平相当于增生期早期和中期水平。P 水平低于 3 ng/mL。部分患者 LH/FSH 水平比值可大于 2~3,提示可能为多囊卵巢综合征(PCOS)。

2. 诊断依据

具备上述临床表现的患者,需除外生殖器官其他部位(宫颈、阴道)出血、全身及生殖器官器质性病变引起的出血、医源性子宫出血后,才能诊断。鉴别诊断除依靠病史、全身体检、盆腔检查、常规全血象检查外,还需酌情选择检查凝血功能、肝肾功能、血 HCG 测定、甲状腺功能、肾上腺皮质功能,行诊断性刮宫及子宫内膜病理、子宫输卵管造影、宫颈刮片、宫腔镜检查、腹腔镜检查。

【治疗】

1. 止血

(1)诊断性刮宫:止血迅速,可行内膜病理检查以除外恶性。对已婚育龄期或绝经过渡期患者,应常规使用。但对未婚患者及已除外恶变的患者,则不必反复刮宫。

(2)孕激素内膜脱落法(药物刮宫):常用肌注黄体酮 20 mg/d,连续 3~5 天;或醋酸甲羟孕酮(安宫黄体酮,MPA)6~10 mg/d,连续 7~10 天。根据不同患者的出血时间、子宫内膜厚度,决定孕激素的剂量及疗程。因撤退性出血可能导致血红蛋白进一步下降,故只能用于血红蛋白>70 g/L 的患者。为减少撤退出血量,可配伍丙酸睾酮 25 mg/d(青春期患者)或 50 mg/d(绝经过渡期患者),总量应低于 200 mg。在撤退出血量多时,应卧床休息,给一般止血剂,必要时输血,此时不再用性激素。

(3)大剂量雌激素内膜生长法:只适用于青春期未婚患者及血红蛋白<70 g/L 时。不同患者止血的有效剂量与其内源性雌激素水平的高低呈正相关。一般采用肌注苯甲酸雌二醇(E2B),可从 3～4 mg/d 开始,分 2～3 次注射。若出血量无减少趋势,逐渐加至 8～12 mg/d。也可从大剂量开始,收效较快。同时积极纠正贫血及加用一般止血药。血止 2～3 天后逐步将 E2B 减量,每 3 日减 1/3 量,速度以不再引起出血为准,直至 1 mg/d 时即不必再减,维持至用药 20 天左右,或血红蛋白已高于 80 g/L 时,再改用黄体酮及丙酸睾酮使内膜脱落,结束这一止血周期。

也可用结合雌激素(倍美力)针剂,为 25 mg/支,以无菌注射用水 5 mL 溶解后缓慢经静脉推注,多数患者在 6 小时内止血;6～12 小时后根据出血情况可重复 1 次,但应注意肝、肾功能。次日应给予口服倍美力 3.75～7.5 mg/d,并逐渐减量,维持 20 天,第 11 天起加用 MPA 6～10 mg/d,共 10 天。

(4)高效合成孕激素内膜萎缩法:适用于:①育龄期或绝经过渡期患者,血红蛋白<70 g/L,近期刮宫已除外恶性情况者。②血液病患者:病情需要月经停止来潮者。方法为:左炔诺孕酮 2～3 mg/d,炔诺酮(妇康)5～10 mg/d,醋酸甲地孕酮(妇宁)8 mg/d,醋酸甲羟孕酮 10 mg/d 等,连续 22 天。血止后亦可逐渐减量维持,同时积极纠正贫血。停药后亦有撤退出血。血液病患者则应视血液病的病情需要,决定是否停药或持续用药。

(5)一般止血药物治疗:在本病的治疗中起辅助作用。常用的有:①维生素 K$_4$ 每次 4 mg,3 次/日,口服;或维生素 K$_1$ 每次 10 mg 肌注,1～2 次/日。②酚磺乙胺(止血定)0.5 g肌注,1～2 次/日;或与 5%葡萄糖液配成 1%溶液静脉滴注,5～10 g/d。③抗纤溶药物:氨甲环酸(妥塞敏、血速宁)0.5～1.0 g,与 5%葡萄糖液 10 mL 稀释后 5 分钟内静脉注射,总量 1～2 g/d,或口服 2～3 g/d。④维生素 C 口服或静脉滴注,0.3～3 g/d。⑤卡巴克络 5～10 mg 口服,3 次/日,或 10～20 mg 肌注,2～3 次/日。⑥蛇毒血凝酶(立止血):1 单位,肌注或静脉注射,1 次/日,连续 3 天。⑦雄激素(丙酸睾酮):减轻盆腔充血而减少出血量,可配合孕激素应用,或作为辅助止血的药物。

2. 诱导排卵或控制月经周期

(1)出血停止后应测基础体温(BBT),择时检查血清生殖激素浓度。根据患者不同的要求制定用药方案,以免再次发生不规则子宫出血。

(2)对有生育要求的患者应根据无排卵的病因选择促排卵药物,最常用的是枸橼酸氯米芬。若为因高 PRL 血症所致的无排卵,则应选用溴隐亭。要求避孕的患者可服用各种短效避孕药。

(3)对未婚、青春期或枸橼酸氯米芬无效的患者,可周期性用孕激素使内膜按期规则脱落。对体内雌激素水平低者则应用雌、孕激素周期序贯替代治疗。倍美力 0.625 mg,或补佳乐 1～2 mg,或己烯雌酚 0.25～0.5 mg,每日 1 次,共 21～25 天,自服药第 21 天开始加用黄体酮 10 mg 肌注,每日 1 次,共 5 天,或最后 10 天加用醋酸甲羟孕酮 6 mg,每日 1 次。用药 3～6 个月后可试停药,观察机体有无自然调整之可能。青春期未婚患者不宜长期用枸橼酸氯米芬。

(4)对绝经过渡期患者可每隔 1～2 个月用黄体酮或 MPA,使内膜脱落 1 次,维持到绝经。

(5)若有子宫内膜单纯增生或复合增生,仍可在月经周期后半期用孕激素控制周期。但有非典型增生时,应根据病变程度(轻、中、重)、患者年龄、有无生育要求决定治疗方案。病变轻、年轻有生育要求者,可在周期第 5 天用醋酸甲羟孕酮,每周 500 mg,左炔诺孕酮 2～4 mg/d,炔诺酮 5～10 mg/d,醋酸甲地孕酮 4～8 mg/d 等。3 个月后复查内膜,根据对药物的反应决定停药、继续用药或改为手术治疗。

(6)若病变消失,则应改用促排卵药以争取妊娠。病变重、年龄在 40 岁以上、无生育要求者,可手术切除子宫。

(7)对血液病所致的子宫出血,则应请血液科会诊以明确其类型,根据不同预后选用长期内膜萎缩治疗或手术切除子宫或子宫内膜。

(8)已生育的患者,如出血严重,经药物治疗无效者或不便随访、病人有要求者可行子宫切除术。

(二)有排卵型功能失调性子宫出血

【诊断】

1. 临床表现

(1)月经量多:指月经周期中经期失血量大于 80 mL,但月经间隔时间及出血时间皆正常。主诉月经量多的患者中仅 40% 客观测量符合上述标准。

(2)经间出血:有排卵型经间出血的病因可能由于卵泡发育不充分、排卵功能或黄体功能不同程度不健全所致。患者可有不育。按出血时间可分为:①围排卵期出血:指经期不长于 7 天,阴道流血停止数天又有出血。一般量很少,持续 1～3 天,并非每个周期都有。测 BBT 显示可为稀发排卵所引起,在两次有排卵月经之间出现一次无排卵出血。②经前出血(即黄体期出血):指 BBT 下降前即有少量出血,持续天数不等;BBT 下降后出血量增多如月经,并按时停止。可能由于黄体功能不足或过早退化,不能维持内膜的完整性所致。③月经期长(即增生期出血):指 BBT 下降或行经 7 天以上仍不停止者,可能因卵泡发育过缓,分泌雌激素不足,使内膜修复不良,或黄体萎缩不全,引起子宫内膜脱落不全。

2. 诊断要点

(1)有排卵型功血易与器质性疾病、医源性出血相混淆,如子宫小肌瘤、子宫内膜异位症、子宫内膜息肉、子宫腺肌症、轻度盆腔炎最常见,罕见的情况有血小板无力症、子宫动静脉瘘、亚临床原发性甲状腺功能减低。放置避孕环后常出现月经期长,与异物刺激使内膜有炎性反应。

(2)应详细询问出血的起止时间及出血量,根据 BBT 择时行内膜或血孕酮测定即可鉴别。黄体功能不足可根据基础体温高温期短于 12 天,或上升慢,幅度低,或子宫内膜组织学分泌相较实际时相延迟 2 天以上,或黄体中期血孕酮水平低于 10 ng/mL 诊断。

(3)黄体萎缩不全的双相基础体温下降缓慢,已有月经来潮,但体温未降至基线,月经周期第 5 天子宫内膜活检兼有增殖与分泌期表现。

【治疗】

1. 月经量多

(1)对无避孕要求或不愿意用激素治疗的患者,可用:①抗纤溶药;②抗前列腺素合成药,如氟芬那酸 0.2 g,3 次/日。

(2)对有避孕要求的患者,可选用内膜萎缩治疗:①周期第 5～26 天口服炔诺酮 5 mg,2

次/日。②左炔诺孕酮宫内释放系统(LNG-IUS,商品名曼月乐),每 24 小时宫腔释放 LNG 20 μg,有效期 5 年。药物直接作用于内膜使其萎缩变薄,月经减少,20%～30%出现闭经;对全身的副作用少,12%～30%可有小的卵泡囊肿。

(3)手术治疗:①对药物治疗无效、年长、无生育要求的患者,可手术切除子宫。②不宜或不愿切除子宫者可行经宫颈子宫内膜切除(TCRE)术,还可同时剜除小的黏膜下肌瘤。手术时间短,创伤小,恢复快,但该手术不能纠正潜在的内分泌紊乱,一般不宜用于无排卵型功血患者。③子宫动脉栓塞术可用于子宫动静脉瘘所致的月经量多。

2. 经间出血

(1)围排卵期出血:少量出血者不需治疗或仅用一般止血药物。由稀发排卵引起者,如要求生育可用枸橼酸氯米芬治疗。

(2)经前出血:于预计出血日前给予黄体酮 20 mg/d,肌注,5 天左右或排卵后肌注 HCG 500～1 000 IU,每周 2 次,共 2～3 次,以支持黄体功能。也可在周期第 5 天起口服枸橼酸氯米芬 50 mg/d,5 天,促进卵泡发育成熟及维持随后的黄体功能。对不要求生育者可于预计出血日前用醋酸甲羟孕酮,6 mg/d,共 5～7 天。

(3)月经期长:可在预计月经应停止前 1～2 天开始口服倍美力 0.3 mg,或补佳乐 0.5 mg,或己烯雌酚 0.25 mg,或炔雌醇 5～10 μg,每日 1 次,共 3～5 天,促使内膜修复。也可在上个周期的黄体晚期用黄体酮 20 mg/d,肌注,约 5 天后停药,促使内膜全部脱落。

二、闭经

女孩年龄超过 16 岁,第二性征已发育,月经还未来潮,或年龄超过 14 岁,第二性征未发育者为原发闭经。

【诊断】

确定引起闭经的病变的部位及性质。

1. 病史

详细询问闭经年限、闭经前月经情况、有无诱因(精神刺激、环境改变等)及伴随症状。

2. 病史(体重改变、头痛、泌乳等)

对原发闭经者要了解有无乳房发育,其母妊娠、生产过程有无异常,生长发育史,及既往有无手术、用药、放疗、接触化学药物、病毒感染史等。

3. 查体

检查身高、体重、毛发分布、乳房发育及有无溢乳、躯干肢体畸形。妇科检查:内、外生殖道有无畸形,盆腔有无肿物。

4. 临床表现

(1)子宫性闭经:先天性疾病有先天性无阴道、无子宫(Rokitansky-Kuster-Hauser 综合征)、始基子宫、睾丸女性化等;后天性疾病可为子宫内膜结核、严重的产后盆腔感染、多次宫腔手术后所引起。宫腔粘连(Asherman 综合征)除有闭经外,还有周期性下腹痛。

(2)卵巢性闭经:先天性疾病有先天性卵巢(性腺)发育不全,如 Tuner 综合征、单纯性性腺发育不全(46,XY 型即 Swyer 综合征)、XO/XY 性腺发育不全、17α-羟化酶缺乏症(46,XX 型;46,XY 型)、卵巢抵抗综合征;后天性疾病有遗传、损伤、感染、药物、免疫等因素引起的卵巢早衰。

（3）垂体性闭经：见于垂体梗死（席汉氏综合征）、垂体肿瘤（泌乳素瘤、生长激素瘤等）、垂体损伤后、空泡蝶鞍综合征等。

（4）下丘脑性闭经：功能性疾病有精神因素、运动过度、体重过低引起的闭经、神经性厌食；器质性疾病有单一性促性腺激素缺乏症（Kallmann's综合征）、下丘脑部位肿瘤（颅咽管瘤等）、脑外伤、脑炎或脑膜炎后等。避孕药或抗精神病药物也可影响下丘脑神经递质而引起闭经。

（5）其他内分泌代谢疾病：甲状腺功能亢进或减低、肾上腺皮质功能亢进或减低、先天性肾上腺皮质增生、胰岛素抵抗或代谢综合征（多囊卵巢综合征）。

5. 功能试验

（1）孕激素试验：黄体酮20 mg，肌注，每日1次，共3～5天。停药后有撤退性出血者为阳性，提示体内雌激素达一定水平，为Ⅰ度闭经。无撤退出血者为阴性，提示体内雌激素水平过低，或下生殖道、子宫异常。

（2）雌激素试验：用于孕激素试验阴性者。己烯雌酚1 mg/d或倍美力1.25 mg/d，连用21天，随后肌注黄体酮20 mg，每日1次，共3～5天，停药后有撤退性出血者为阳性，提示体内雌激素水平低下，为Ⅱ度闭经。无撤退性出血者为阴性，可确诊为子宫性闭经。

（3）垂体兴奋试验：用于血清促性腺激素水平正常或降低的闭经患者，以鉴别原因是在于垂体还是下丘脑。采用国产GnRH（戈那瑞林）25 μg溶于2 mL生理盐水中静脉推注，在注入前与注入后15、30、45、60、120分钟分布取血测定LH、FSH，若LH反应峰值较基础值上升2倍以上，FSH反应峰值上升1.5倍以上，为正常反应，提示垂体功能正常，病变在下丘脑，反之提示垂体功能低下。但解释结果时应考虑到垂体病变的不同程度，以及垂体对GnRH反应存在惰性，引起两种原因的闭经患者之间的反应有交叉重叠。

6. 辅助检查

（1）卵巢功能检查：基础体温测定、血孕酮水平测定了解有无排卵。阴道脱落细胞成熟指数、宫颈黏液检查、血E2水平测定了解体内雌激素水平。血T、雄烯二酮测定了解体内雄激素水平。如雄激素轻度升高提示PCOS的可能；雄激素升高达男性水平，提示有男性化肿瘤、睾丸女性化等疾病的可能。血FSH、LH、PRL水平测定有助于鉴别闭经的原因。血FSH水平＞10～15 IU/L，提示卵巢储备下降；FSH＞40 IU/L提示卵巢功能衰竭；FSH、LH正常或低下，提示下丘脑或垂体性闭经；非肥胖PCOS患者的LH/FSH比值可＞2～3，但肥胖PCOS患者的LH/FSH的比值可不高。血PRL水平检测可发现高泌乳素血症引起的闭经。血17α-羟孕酮浓度增高提示先天性肾上腺皮质增生症。

（2）子宫及子宫内膜检查：经腹或经阴道B超检查已广泛应用于了解卵泡发育及内膜厚度。可酌情选用诊断性刮宫或子宫内膜活检（了解有无宫腔粘连、内膜结核，必要时取宫腔液做结核杆菌培养）、子宫输卵管造影、宫腔镜检查（必要时在直视下活检）、腹腔镜检查（了解卵巢形态，必要时活检）。

（3）其他影像学检查：严重高雄激素者需做肾上腺B超，了解有无占位病变。酌情行蝶鞍区断层、CT、磁共振检查，了解有无垂体、下丘脑肿瘤、颅咽管瘤等。

（4）其他：对原发闭经者应行性染色体核型分析。疑PCOS者应查血脂、血糖、胰岛素，疑结核者应查血沉、胸片、结核菌素试验。垂体性闭经应查血三碘甲状腺原氨酸(T3)、总甲状腺激素(T4)、TSH、24 小时尿游离皮质醇。其他酌情查血、尿常规，肝、肾功能，HCG、K^+、Na^+、Cl^- 等，必要时请内分泌科会诊，协助鉴别诊断。

【治疗】

1. 全身支持治疗和心理治疗

治疗全身性疾病，精神安慰，情绪疏导，合理饮食，控制体重，减少精神应激等。

2. 病因治疗

(1)子宫性闭经：先天性无阴道、子宫患者只能择时行阴道成形术。子宫内膜结核者应抗结核治疗。宫腔粘连者应分离粘连后置节育器，并给予一定时间的雌、孕激素序贯治疗，预防再粘连。

(2)卵巢性闭经：有肿瘤者应切除肿瘤。染色体为 46,XY 的个体应切除性腺。睾丸女性化者如性腺位于腹股沟处，可在青春发育后切除性腺，预防恶变。

(3)垂体性闭经：垂体泌乳素瘤者以溴隐亭治疗为首选，瘤体较大引起视野缺损者可考虑手术治疗减压，术后多数仍需溴隐亭治疗。席汉氏综合征者根据靶腺功能状态行雌、孕激素及甲状腺素、肾上腺皮质激素补充治疗。空泡蝶鞍综合征除非有高 PRL 血症，否则可以不处理。

(4)下丘脑性闭经：下丘脑肿瘤引起者应手术治疗。由于运动过度、精神刺激或环境改变、体重过低所致者，应减少运动量，调整心理，注意劳逸结合，增加体重。神经性厌食者应改变进食习惯，必要时鼻饲高营养物质，以求增加体重，月经恢复需时较长。因避孕药引起者应停药观察。

3. 促进生育及诱导人工月经

(1)子宫性闭经及卵巢性闭经：生育希望较小或无望、无子宫者单用雌激素替代，有子宫者用雌、孕激素序贯替代治疗诱导人工月经。卵巢不敏感综合征者可试用促性腺激素促排卵以帮助生育，卵巢早衰可借卵助孕。

(2)垂体性及下丘脑性闭经：①无生育要求的患者：根据体内雌激素水平行周期性雌、孕激素或单一孕激素治疗。②要求生育的患者：可用枸橼酸氯米芬(CC)、HMG/HCG 治疗。高血 PRL 水平者应在除外药物、原发性甲状腺功能减低等情况后，用溴隐亭治疗，一般剂量为 5～7.5 mg/d，应从小剂量开始，与食物同服，反应严重者可阴道内放药。PRL 大腺瘤者应先避孕一段时间，待瘤体缩小后再妊娠。肾上腺源性高雄激素血症者要求生育者，可短期用地塞米松 0.5 mg，每晚睡前 1 次，并进行监测，可能有效。③同时有甲状腺、肾上腺皮质功能减低者应补充甲状腺素、肾上腺皮质激素，或请内分泌科会诊处理。

三、原发性痛经

【诊断】

1. 临床表现

(1)年轻女性从初潮后 6～12 个月开始，在月经来潮前数小时或来潮后出现下腹部持续性或阵发性疼痛，可放射至腰骶部和大腿内侧，历时 1～3 日，自行缓解。

(2)重者面色发白,出冷汗,畏寒,恶心,呕吐或腹泻。有时四肢厥冷、尿频和全身乏力。妇科检查无异常发现,有时可有子宫轻度压痛。

(3)症状在结婚、分娩后自行减轻或消失。

2. 诊断依据

(1)有上述临床表现的患者,除外器质性疾病(子宫内膜异位症、子宫腺肌症、盆腔炎)引起的继发性痛经后即可诊断。

(2)除典型症状及查体外,可行盆腔超声检查除外子宫、卵巢明显的器质性病变。

(3)已婚患者可考虑探针探查宫颈管有无狭窄,子宫输卵管造影、宫腔镜检查、腹腔镜检查了解子宫内膜和子宫腔、腹腔情况,以除外病变。

【治疗】

1. 一般治疗

精神安慰,解除顾虑,卧床休息,局部热敷,注意经期卫生,口服一般止痛药物,如复方阿司匹林(APC),每次 1 片,每日 2~4 次。

2. 非甾体抗炎药物:阻断前列腺素的合成。

(1)布洛芬(芬必得)每片 300 mg,每日 3~4 次。但有消化道溃疡者禁用。

(2)酮洛芬每片 50 mg,每日 3 次。

(3)双氯芬酸钾(凯扶兰)每片 25 mg,每日 1~3 次,口服。

3. 短效避孕药

可抑制前列腺素合成及子宫肌层收缩,缓解疼痛。

四、围绝经期综合征

【诊断】

1. 临床表现

年龄 40 岁以后的妇女,在月经紊乱或绝经的同时可出现下列症状。有手术、药物或放射线破坏卵巢病史者,症状出现可提前。

(1)血管舒缩功能不稳定,潮热、出汗、胸闷、心悸或血压波动。

(2)神经精神症状:头痛、头晕、耳鸣、抑郁、焦虑、烦躁、易激动、眩晕、失眠、紧张、四肢麻木、关节痛、皮肤感觉异常等。

(3)泌尿生殖道萎缩症状:在绝经后才出现。如阴道干、烧灼感、性交痛、性欲改变、尿频、尿急、压力性尿失禁、反复泌尿道感染等。

2. 诊断依据

(1)年龄在 40 岁以上,血 FSH 升高或正常,E2 水平可升高、降低或正常。盆腔超声检查可了解子宫、卵巢情况,并帮助排除器质性疾病。

(2)根据症状累及的不同系统请相关学科会诊,选择有关检查以排除冠心病、高血压、甲亢、精神病等。

【治疗】

1. 一般治疗

（1）心理治疗：普及卫生知识，提高妇女对本综合征的认识。

（2）镇静助眠：精神安慰，以消除顾虑。可用舒乐安定 1～2 mg，睡前服。谷维素片 20 mg，每日 3 次。

（3）治疗潮热：调整心态，可用可乐定 0.15 mg，每日 3 次。

（4）加强体育锻炼与文娱活动，增加日晒时间。

（5）摄入含钙丰富的食物：必要时服钙片，如乐力、钙尔奇 D 等。

2. 药物治疗

中药制剂，如更年宁心胶囊等。有烦躁、失眠、焦虑或抑郁等明显精神、情绪症状者，可酌情选用氟西汀，20 mg/d，阿普唑仑 2.25 mg/d，短效口服避孕药仅适用于不吸烟的妇女。

3. 性激素补充疗法（HRT）

（1）适应证：对血管舒缩功能不稳定、泌尿生殖道萎缩症状有特效，对神经精神症状者可能有效。在鉴别诊断有困难时可短期使用试验性治疗，根据效果决定取舍。骨密度检查显示有低骨量或骨质疏松症。

（2）禁忌证：雌激素依赖性肿瘤（乳腺癌、子宫内膜癌、黑色素瘤）、原因不明的阴道出血、严重肝肾疾病、近 6 个月内血栓栓塞性疾病、红斑狼疮、耳硬化、血卟啉病，以及孕激素禁忌证，如脑膜瘤。

（3）相对禁忌证：子宫肌瘤、子宫内膜异位症、高血压、糖尿病、血栓栓塞史、胆囊疾病、偏头痛、癫痫、哮喘、垂体 PRL 瘤等。

（4）方法：无子宫的妇女可单用雌激素。有子宫的妇女防止子宫内膜增生，应加用孕激素。常用的雌—孕激素方案有分为周期序贯方案（雌激素连服 21～25 天，周期末 10～14 天加用孕激素，然后停药等待撤退出血，第 5 天起重复）及连续联合方案（每天同用雌、孕激素，不间断或用 25 天后停用）两类。有明显乏力、性欲低、骨密度降低较重者可并用雄激素。剂量设定原则为选用最小有效剂量和个体化，要求血 E2 浓度达到 40～50 pg/mL。

（5）常用制剂

①雌激素类：口服制剂：结合雌激素（倍美力）0.3～0.625 mg；戊酸雌二醇（补佳乐、协坤）1～2 mg/d；微粉化雌二醇（诺坤复）1～2 mg；尼尔雌醇（维尼安），每 2 周服一次，每次 1～2 mg。雌二醇经皮制剂：松奇贴剂（每天释放 E2 0.75～1.5 mg）。经阴道用药：倍美力霜（0.3～0.625 mg/d）、欧维婷霜（雌三醇 0.5 mg/d）、诺坤复阴道片（微粉化雌二醇 25 μg/d）。因经皮及经阴道吸收好，用药时也需加用孕激素以保护内膜。更宝芬（含普罗雌烯）栓剂不从阴道吸收，不必加用孕激素。

②孕激素类：周期序贯方案。③利维爱：兼有雌、孕、雄三种激素活性，适用于绝经后妇女，剂量为 1.25～2.5 mg/d，不必再加用孕激素。

五、高催乳素血症

各种原因导致血清催乳激素（PRL）升高，>1.14 nmol/L（25 μg/L）。

【诊断】

1. 临床表现

(1)月经紊乱及不育:生育年龄患者可不排卵或黄体期缩短,表现为月经少、稀发甚至闭经。青春期前或青春期早期妇女可出现原发性闭经,生育期后多为继发性闭经,无排卵可导致不育。

(2)溢乳:双乳流出或可挤出非血性乳白色或透明液体。

(3)头痛、眼花及视觉障碍:垂体腺瘤增大明显时,由于脑脊液回流障碍及周围脑组织和视神经受压,可出现头痛、眼花、呕吐、视野缺损及动眼神经麻痹等症状。

(4)性功能改变:由于垂体 LH 及 FSH 分泌受抑制,出现低雌激素状态,表现为阴道壁变薄或萎缩,分泌物减少,性欲减退。

2. 诊断依据

(1)临床症状:对月经紊乱即不育、溢乳、闭经、多毛、青春期延迟者,应检测血清 PRL。

(2)血液学检查:血清 PRL＞1.14 nmol/L(25 μg/L)可确诊为高催乳素血症。检测最好在上午 9～12 时。

(3)影像学检查:当血清催乳激素＞4.55 nmol/L(100 μg/L)时,应行垂体 MRI 检查,明确是否存在垂体微腺瘤或腺瘤。

(4)眼底检查:由于垂体腺瘤可侵犯和(或)压迫视交叉,引起视乳头水肿,也可因肿瘤压迫视交叉致使视野缺损,因而眼底、视野检查有助于确定垂体腺瘤的大小及部位,尤其适用于孕妇。

【治疗】

确诊后应及时治疗,治疗手段有药物治疗、手术治疗及放射治疗。

1. 药物治疗

(1)甲磺酸溴隐亭:①常用方法:第 1 周 1.25 mg,每晚 1 次;第 2 周 1.25 mg,每日 2 次;第 3 周 1.25 mg,每日晨服,2.5 mg,每晚服;第 4 周及以后 2.5 mg,每日 2 次,3 个月为一疗程。②主要副反应有恶心、头痛、眩晕、疲劳、嗜睡、便秘、直立性低血压等,用药数日后可自行消失。③新型溴隐亭长效注射剂(parlodel)可克服口服造成的胃肠功能紊乱。用法为 50～100 mg,每 28 日注射一次,起始剂量为 50 mg。

(2)喹高利特:多用于甲磺酸溴隐亭副反应无法耐受时。每日 25 μg,连服 3 日,随后每 3 日增加 25 μg,直至获得最佳效果。

(3)维生素:B₆ 20～30 mg,每日 3 次口服。和甲磺酸溴隐亭同时使用起协同作用。

2. 手术治疗

(1)当垂体肿瘤产生明显压迫及神经系统症状或药物治疗无效时,应考虑手术切除肿瘤。

(2)手术前短期服用溴隐亭能使垂体肿瘤缩小,术中出血减少,有助于提高疗效。

3. 放射治疗

(1)用于不能坚持或耐受药物治疗者,不愿手术及不能耐受手术者。

(2)放射治疗显效慢,可能引起垂体功能低下、视神经损伤,诱发肿瘤等并发症。

六、卵巢早衰

40 岁以前出现绝经。

【诊断】

1. 临床表现

(1)原发性闭经者多为无卵泡型性腺发育不全、性幼稚及染色体核型异常。

(2)继发性闭经者多为有卵泡型,即40岁以前过早绝经,在月经初潮后渐进出现月经稀发、月经过少、闭经和不孕及卵巢脱落症状,包括潮红、自汗、心悸、阴道干涩、性器官和乳房萎缩、骨质疏松症,或合并某种自身免疫性疾病。

(3)个别患者可有正常生育力和妊娠,而后突然发生过早绝经。

2. 诊断依据

(1)40岁以前绝经,促性腺激素升高(FSH和LH≥40 mU/mL),性激素降低(E2≤15 pg/mL),PRL正常,甲状腺和肾上腺功能正常。

(2)染色体核型分析,性腺活检和免疫学检查可确诊病因和相关疾病。

3. 病理类型

(1)无卵泡型:染色体核型异常,卵巢内无卵泡,仅含有纤维组织和少量间质。

(2)有卵泡型:染色体核型正常,卵巢内有少量始基卵泡但无卵泡发育系列。

(3)卵巢不敏感(抵抗)综合征:应用大剂量促性腺激素仍不能促进卵泡发育和引起排卵者。

【治疗】

1. 无卵泡型:卵巢早衰妇女给予雌孕激素周期治疗,促进月经恢复,改善卵巢脱落症状和防治骨质疏松症,希望生育者可通过接受赠卵辅助生育。

2. 有卵泡型:卵巢早衰妇女则可给予促排卵治疗(HMG-HCG或GnRHa脉冲疗法)。

3. 自身免疫性疾病引起的卵巢早衰应积极治疗原发性疾病。

七、多囊卵巢综合征

卵巢泡膜细胞良性增生引起高雄激素血症,优势卵泡选择受阻引起无排卵或稀发排卵,月经紊乱。卵巢皮质内多个中、小卵泡,呈多囊性变(PCO)。

【诊断】

1. 症状及体征

多数青春期发育期后发病。月经及排卵异常,多数为月经稀发,也可为原发或继发闭经,功血。绝大多数长期无排卵,少数为稀发排卵或黄体功能不足。肥胖约占50%,大多为中心型肥胖。约70%的患者在上唇、乳晕、胸或腹部中线等处体毛增加且粗黑,常伴有油脂性皮肤和痤疮。一般无男性化表现(如秃顶、声音低沉、喉结增大等)。少数可有黑棘皮症,即外阴、腋下、颈后等处皮肤增厚、褐色色素沉着。妇科检查仅可扪及增大的卵巢。

2. 激素改变

(1)高雄激素血症:血清T、雄烯二酮水平升高。少数患者血脱氢表雄酮(DHEA)及其硫酸盐(DHEAS)升高。

(2)促性腺激素比例失调:血FSH水平正常或偏低,LH水平增高,LH/FSH比值大于2~3,但肥胖患者的LH、LH/FSH比值可不高。

(3)高雌酮血症:血雌二醇水平相当于增生期中期水平。血雌酮水平增高。

(4)高胰岛素血症:约 30%～70% 的 PCOS 患者有高胰岛素血症,由外周组织抵抗胰岛素而引起。葡萄糖耐量试验可查出糖耐量异常或/和胰岛素水平过高。

(5)血 PRL 水平高:约 10%～15% 的 PCOS 患者有轻度高 PRL 血症。

3. 超声

PCO 征一侧或双侧卵巢体积增大(体积≥10 mm³),每侧卵巢内每个切面可见 12 个以上小卵泡,直径在 2～9 mm,通常排列在外周,也可分散于间质内。

4. 腹腔镜检查

可见卵巢增大,白膜增厚呈珍珠白色,表面光滑,白膜下有增生的血管纹,有时可见多个卵泡突出在卵巢表面。活检病理检查可见泡膜细胞增生,皮质内多个中、小卵泡,呈多囊性变(PCO)。

5. 诊断依据

以下 3 项中符合 2 项并排除其他高雄激素病因即可诊断为 PCOS:①稀发排卵或无排卵;②高雄激素的临床表现和(或)高雄激素血症;③卵巢呈多囊样改变。需要鉴别的疾病有:卵巢或肾上腺分泌雄激素的肿瘤、先天性肾上腺皮质增生症、库欣综合征、特发性多毛、高泌乳素血症、甲状腺功能异常、药物性等。

【治疗】

1. 抑制卵巢雄激素的生成,调整月经周期,预防子宫内膜异常增生。

(1)孕激素:月经周期后半期用醋酸甲羟孕酮 6～10 mg,每日 1 次,口服,共 10～12 日;或黄体酮 20 mg,每日 1 次,肌注,共 3～7 次。

(2)短效避孕药:以有抗雄激素作用的孕激素为首选,即复方醋酸环丙孕酮(达因 35,每片含炔雌醇 35 μg、醋酸环丙孕酮 2 mg),也可用妈富隆(每片含炔雌醇 30 μg、去氧孕烯 150 μg)等。应注意对肝脏及糖代谢的副作用。

2. 多毛的治疗

除可用孕激素、短效避孕药外,还可选用螺内酯(安体舒通),具有抑制雄激素合成和竞争雄激素受体的作用。剂量为 50～100 mg/d,口服,注意用药期应避孕,以免引起胎儿畸形;应检查血电解质,防止低钠、高钾血症。肾功能不全者禁用。可能引起不规则出血,可与短效避孕药同用。由于体毛的生长周期,一般在用药 6 个月后临床上才逐渐显效。停药后短期又会复原。

3. 促进生育

适用于需恢复排卵的不孕症者。

(1)枸橼酸氯米芬(氯米芬,CC):若连续用 CC 50～150 mg/d,5 天,共 3 个周期,未出现双相 BBT 者为耐 CC 病例。

(2)HMG 或 FSH:用于耐 CC 患者。方法为自月经周期或撤退性出血第 3～5 天起,每日肌注 HMG 或 FSH 1 支,连续 5 天后开始 B 超监测卵泡发育,有条件者应同时行血 E2 水平测定。若有效,到卵泡直径≥18 mm,停用 HMG 或 FSH,加用 HCG 5 000～10 000 IU 肌注,以诱发排卵。若无效,则按每周增加半支的速度增量,继续监测卵泡发育,直到日剂量 225 IU 无效时停用。当有 3 个卵泡直径≥18 mm,血 E2 水平高于 1 000 pg/mL 时,应停止用药,不用 HCG,取消本周期,以免卵巢过度刺激综合征(OHSS)的发生。

（3）腹腔镜下卵巢打孔术。一般术后 6 个月内有效。

（4）体外受精—胚胎移植(IVF-ET)。

（5）其他：地塞米松适用于血清脱氢表雄酮增高者。剂量 0.5 mg,每晚一次,常短期用,需监测效果。溴隐亭适用于 PRL 增高者,一般每日 2.5～5 mg。

4. 提高胰岛素敏感性

（1）减轻体重：一般选用饮食控制,适当运动。

（2）胰岛素增敏剂：二甲双胍的应用,剂量为 1.5 g/d,分 3 次服用。主要适用于有高胰岛素血症、胰岛素抵抗的 PCOS 患者。但有胃肠道反应,肝、肾功能异常者不用。

第十二节 妇科急腹症

一、输卵管妊娠

【诊断】

1. 临床表现

（1）停经：多有 6～8 周停经史,但有 20%～30% 的患者无明显停经史,输卵管间质部妊娠停经时间可较长。

（2）腹痛：就诊的主要症状,早期可为一侧下腹隐痛,发生流产或破裂时,常感一侧下腹撕裂样疼痛,伴恶心、呕吐。可有肛门坠胀感。随内出血增多,可有全腹疼痛或出现胃部或肩胛部放射性疼痛。

（3）阴道流血。

（4）晕厥与休克。

（5）盆腔及下腹部包块。

2. 体征

（1）一般情况：可呈贫血貌。急性大出血时,可有休克表现。体温多正常。

（2）腹部检查：下腹部有压痛及反跳痛。有轻度肌紧张。内出血较多时有移动性浊音。部分可扪及下腹包块。

（3）盆腔检查：宫颈举痛,子宫较软,略大,一侧附件软性包块,触痛。输卵管妊娠发生流产或破裂者,阴道后穹隆饱满、触痛,宫颈举痛或摇摆痛明显,子宫可有漂浮感。

3. 实验室检查

HCG 检测：48 小时 β-HCG 增高<50%～60% 者异位妊娠的可能性大。

4. 超声检查

子宫增大,但宫腔内无妊娠囊,无胎芽,附件区低回声区若有妊娠囊、胚芽及原始心管搏动,可确诊。腹腔内无回声暗区或直肠子宫陷凹处可见液性暗区。

5. 阴道后穹隆穿刺及腹腔穿刺。

6. 腹腔镜检查。

7. 诊断性刮宫：宫内容物为蜕膜,无绒毛时可排除宫内妊娠。

【治疗】

以手术为主,其次为药物治疗。

1. 紧急抢救。

2. 手术治疗:如输卵管切除术或子宫角部楔形切除。

3. 保守性手术:如输卵管切开取胚术,峡部妊娠可做节段切除和端端吻合术等。

4. 大量出血情况紧急或缺乏血源时,可进行自体输血。

回收腹腔内血液的适应条件:

(1)妊娠小于 12 周,胎膜未破。

(2)出血时间在 24 小时内,血液未受污染。

(3)每 100 mL 血加入 3.8% 枸橼酸钠 10 mL(或肝素 600 U)抗凝,经 6～8 层纱布或 20 μm 微孔过滤器过滤后回输。

5. 药物治疗:适用于早期妊娠,要求保存生育能力的患者。

应符合下列条件:①输卵管妊娠未发生破裂或流产;②输卵管包块直径<3 cm;③无明显内出血或内出血少于 100 mL,血 β-HCG<2 000 U/L;④肝肾功能及血常规检查正常。

其治疗方法,可采用全身和局部用药。

6. 中医、中药治疗。

二、卵巢妊娠

【诊断】

1. 双输卵管必须完整;

2. 囊胚必须位于卵巢组织内;

3. 囊胚壁上有卵巢组织,必须行病理检查。

【治疗】

以手术为主。应根据病灶范围行卵巢部分切除或患侧附件切除。

非手术疗法与输卵管妊娠基本相同。

三、宫颈妊娠

【诊断】

1. 临床表现

停经,早孕反应,不伴腹痛的阴道流血。妇查发现子宫颈膨大,宫颈外口扩张。HCG 检测阳性。

2. B 超

妊娠产物完全在宫颈管内,宫腔内未发现任何妊娠产物。

3. 病理检查

(1)胎盘附着部位必须有宫颈腺体;

(2)胚胎组织位于子宫颈内口水平以下;

(3)宫腔内无妊娠产物。

【治疗】

1. 手术治疗

(1)宫颈搔刮及填塞：要求保留生育功能，妊娠<8 周，用 MTX 治疗后 HCG 明显下降或无活动性出血者可试行宫颈搔刮术，清除妊娠产物，用纱条填塞宫颈管压迫止血，并用前列腺素或麦角新碱局部注射止血。

(2)子宫全切术：大出血危及生命时。

(3)其他：可酌情采用宫颈环扎术、双侧髂内动脉结扎术，以减少出血。

2. 药物治疗

(1)全身用药：常用 MTX 治疗，用药后监测血 HCG 下降情况。

(2)局部用药：在阴道 B 超指导下，用 20~22 号细针穿刺羊膜囊，吸出羊水后再经宫颈注射 MTX 20~50 mg 入胚囊内。经阴道注射时可引起大出血，应慎用。

3. 介入治疗

适用于药物治疗效果不佳或大量出血病例要求保留子宫者。

四、腹腔妊娠

【诊断】

1. 临床表现

患者有停经及早孕反应，有腹痛及阴道流血。阴道流血停止后，腹部可逐渐长大。胎动时常感腹痛，并随胎儿长大，症状逐渐加重。

2. 体征

(1)腹部检查发现子宫轮廓不清，但胎儿肢体极易扪及，胎位异常，胎心清晰，胎盘杂音响亮。近预产期时可有宫缩样假分娩发动，但宫颈不扩张。

(2)盆腔检查发现宫颈位置上移，子宫比妊娠月份小并偏于一侧，胎儿位于另一侧。

(3)胎儿死亡，妊娠征象可消失，月经来潮。

3. B 超

宫腔内空虚，胎儿位于子宫以外。

4. X 线

腹部摄片见胎儿肢体伸展，胎体贴近母体腹腔等。

5. 原发性腹腔妊娠

(1)双侧输卵管和卵巢必须正常，无近期妊娠的证据。

(2)无子宫腹膜瘘。

(3)妊娠只存在于腹腔内，无输卵管妊娠的可能性。

【治疗】

1. 确诊后，应剖腹取出胎儿。

2. 胎盘附着于子宫、输卵管或阔韧带，可将胎盘连同附着的器官一并切除。

3. 胎盘附着于肠系膜或腹膜等处，胎儿存活或死亡不久（不足 4 周），则不应触动胎盘，在紧靠胎盘处结扎切断脐带取出胎儿，胎盘可留在腹腔，需半年方自行吸收；若未吸收发生感染者，应再剖腹酌情切除或引流。

4.若胎儿死亡已久,则可试行剥离胎盘,有困难时仍可将胎盘留于腹腔内,一般不做胎盘部分切除术。

5.术前做好输血准备,术后应用抗生素预防感染。

五、子宫残角妊娠

【诊断】

1.临床表现

(1)停经及早孕反应:停经时间较长,常达妊娠中期,偶有达足月者,分娩期可出现宫缩,但胎儿多在临产后死亡。

(2)腹痛:部分患者可出现下腹隐痛,当发生破裂时,出现剧烈下腹撕裂样疼痛,并伴有内出血表现。

(3)体征:子宫增大,一侧宫角明显膨大。当破裂时盆腔检查与输卵管妊娠基本相同,但内出血更为严重。

2.B超可协助诊断。

【治疗】

确诊后应及早手术,切除残角子宫。

若胎儿存活,应先行剖宫产,然后切除残角子宫。

六、黄体破裂

【诊断】

1.临床表现

(1)腹痛:发生在月经周期的后半期,为突发性,一侧下腹痛伴肛门坠胀感。

(2)阴道流血:部分患者有阴道流血,量如月经。

(3)休克。

2.盆腔检查:宫颈轻度举痛及摇摆痛,后穹隆有触痛,一侧附件区压痛。

3.腹部检查:一侧下腹压痛,内出血多时可有压痛、反跳痛及移动性浊音阳性。

4.后穹隆穿刺可抽出血液。

5.B超发现一侧附件呈低回声区,盆、腹腔内有无回声暗区或直肠陷凹内积液。

6.HCG 阴性。

7.腹腔镜检查可确诊。

【治疗】

根据出血量的多少可进行非手术治疗和手术治疗。

1.若内出血较多并发生休克,应进行抗休克治疗,并及时剖腹探查,修补或切除出血的黄体。

2.若患者的生命体征平稳,内出血不多,可采用保守治疗,患者卧床休息,给予止血药物,并用抗生素预防感染,密切观察病情变化。

3.对部分患者,可行腹腔镜手术止血。

七、卵巢囊肿蒂扭转

【诊断】

1. 临床表现：患者突发一侧下腹剧痛，常伴恶心、呕吐甚至休克。当扭转蒂部自然复位或肿瘤完全坏死时，腹痛可减轻。

2. 盆腔检查：宫颈有举痛和摇摆痛，子宫正常大小。一侧附件区扪及肿物，张力高，有压痛，以蒂部最明显。

3. 辅助检查：B超发现一侧附件低回声区，边缘清晰，有条索状蒂。

【治疗】

确诊后应及早剖腹探查。术中若发现肿瘤完全坏死，应在蒂扭转下方钳夹，将肿瘤和扭转的蒂一并切除，钳夹前不可回复扭转，以防蒂血管栓塞脱落。若为不全扭转，肿瘤未坏死，可酌情剥除包块，保留卵巢。可进行快速冰冻病理检查，确定肿瘤的性质。

八、卵巢囊肿破裂

【诊断】

1. 有附件包块，突发剧烈腹痛、腹膜炎样表现或休克等。

2. 体检可发现腹部压痛、腹肌紧张或移动性浊音阳性。

3. 盆腔检查原有的囊性肿块摸不到或扪及缩小低张的肿块。

4. B超可发现附件区包块消失或缩小，盆、腹腔内有杂乱回声。

5. 后穹隆穿刺可抽出囊内容物。

【治疗】

疑有肿瘤破裂应立即剖腹探查。术中尽量吸净囊液，并行细胞学检查。彻底清洗盆、腹腔，切除标本送病理检查。

九、浆膜下子宫肌瘤蒂扭转

【诊断】

1. 临床表现

(1)症状：突发下腹痛，若扭转后肿瘤嵌顿于盆腔，有下腹坠胀感。

(2)体征：盆腔检查子宫正常或增大，子宫表面或一侧可触及实性肿块并有压痛，压痛最明显为近子宫的根蒂部。腹部检查可扪及下腹实性肿块，有压痛。

2. 辅助检查：B超或腹腔镜检查。

【治疗】

一经诊断后应手术治疗，可行剖腹或腹腔镜手术。

十、子宫肌瘤红色变性

【诊断】

多在妊娠期或产后急性发作。

1. 症状:下腹部突发疼痛,伴发热、恶心及呕吐。体温一般为 38 ℃左右。

2. 体征:肿瘤局部明显压痛,肌瘤体积可增大,白细胞明显增高。

【治疗】

以保守治疗为主,可给予对症治疗(止痛、止血、预防感染及补液等)。

症状多在治疗一周左右好转,不需手术治疗。若症状加重或缺血、坏死严重,或不能排除其他病变时,可行剖腹探查术。

非妊娠妇女可酌情行肌瘤切除术或子宫切除术。一般妊娠期不行肌瘤切除术。

第十三节　不孕症

【诊断】

1. 分类

(1)夫妇结婚后同居 1~2 年,性生活正常,未避孕而未受孕者为原发性不孕;

(2)若曾有妊娠史,而后未避孕连续 1~2 年未孕者为继发性不孕。

2. 诊断依据

(1)女方排卵障碍:约占 20%~40%。持续无排卵的原因可位于下丘脑—垂体—卵巢轴的任一水平,或其他内分泌腺及代谢异常。未破裂卵泡黄素化综合征(LUFS)是一种罕见的情况,需要在增生期行系列 B 超检查,发现 LH 峰后优势卵泡不破,反而继续增大,直到下次月经来潮。黄体功能不足根据子宫内膜活检、BBT 测定、血孕酮水平可以诊断。

(2)女方输卵管及腹腔因素:约占 20%~30%。由于结核、性传播性疾病、非特异性感染,可引起输卵管管腔堵塞、粘连或功能不良。腹腔镜检查是诊断输卵管通畅度的金标准。输卵管通液术假阳性和假阴性均较多,临床判断较模糊,但方法简单、经济、安全,可做筛查。输卵管子宫造影可较客观地了解颈管、宫腔形态以及输卵管通畅度,但也有假阳性。有时要进行特殊感染的检测,如淋菌、结核、支原体、衣原体和巨细胞病毒等。腹腔因素有子宫内膜异位症,也需行腹腔镜检查诊断。

(3)男方因素:约占 40%。男方禁欲 3~5 天后取精液检查,了解液化时间、密度、活力、精子形态等。无精症是指精液中未见精子,应到男科检查鉴别梗阻性无精与非梗阻性无精,必要时进行染色体核型分析。少精症是指精子密度≤2 000 万/mL,严重少精者的精子密度≤500 万/mL。弱精症是指快速前向与慢速前向的活动精子≤50%。畸精症是指正常形态的精子≤30%。

(4)免疫因素:约占 10%。可行性交后试验或女方血清抗精子抗体检测诊断。性交后试验:禁欲 3~5 天,在预计排卵期性交后 2~6 小时检查阴道穹隆及宫颈管分泌物,宫颈黏液中每高倍镜视野下多于 10 个活动精子为正常。免疫抗体检测的意义存在争议。

(5)原因未明:约占 10%～20%。指经过上述各项检查(包括腹腔镜检查、宫腔镜检查)都未发现异常的不孕患者。

【治疗】

(一)精神治疗

心理安慰,解说受孕知识和易孕期,必要时指导性生活。

(二)妇科疾病的治疗

1. 生殖道感染包括特异性感染和性病等,应予相应的治疗。

2. 生殖道畸形影响生殖功能者,应做手术矫正。

3. 子宫肌瘤瘤体较大,位于黏膜下或输卵管开口处,应先行肌瘤剥除术,术后避孕 6～12 个月后争取妊娠。

4. 轻度子宫内膜异位症患者可短期观察自然妊娠,若未孕,经手术及药物治疗后积极助孕。严重子宫内膜异位症患者应先行手术清除病灶,适当药物治疗后,积极助孕。

(三)促排卵

1. 枸橼酸氯米芬

(1)指征:无排卵或稀发排卵导致不育,要求怀孕,血 PRL 水平正常,男方正常及女方输卵管正常,最好是孕激素试验阳性者。

(2)禁忌证:妊娠、肝脏疾患、不明原因的异常子宫出血、卵巢增大或囊肿。

(3)用法:①常规首次剂量为 50 mg/d,在周期第 5 天或孕激素撤药性出血第 5 天起共用 5 天,排卵多发生在停药 7～10 天时,应嘱患者及时性交争取妊娠。必须测量 BBT 以观察效果。②若 BBT 无双相,可用黄体酮撤退,出血第 5 天起再递加至 100～150 mg/d,共 5 天,以观察疗效。可按原量连服 3 个周期。若用 3 个周期仍无排卵,可作为耐药论,应改用其他药物。③若用药后卵泡达成熟标准,但未发生破裂,则可加用 HCG 5 000～10 000 U,一次肌注,诱发排卵。④若雄激素过高,枸橼酸氯米芬的治疗效果较差,可先给抗雄激素或口服避孕药治疗,再给枸橼酸氯米芬,疗效较好。如有排卵,维持最低有效剂量,共 4～6 个周期。如仍未妊娠,应进一步检查。⑤用一般剂量枸橼酸氯米芬时副作用很少,主要为卵巢增大、潮热、腹部不适等。⑥副反应的发生和严重性与个体敏感性的高低有关,不一定与剂量相关,过度刺激综合征非常罕见。多胎妊娠约为 8%～10%。

2. 溴隐亭

适用于高泌乳素血症所致的无排卵不孕症。

用法:①根据血 PRL 水平决定所需剂量。初次 1.25 mg/d,进餐时口服,如无反应,每 3～6 天增加 1.25 mg,直到足量,一般为 5～7.5 mg/d。②必要时可与克罗米酚或 HMG 合用诱发排卵。常见的副反应有恶心、头痛、头晕、腹痛、呕吐、鼻充血、便秘、腹泻等。

3. FSH 或 HMG/HCG

(1)适应证:适用于除卵泡早衰以外的不排卵、耐枸橼酸氯米芬者,或有排卵妇女超排卵准备助孕术。

(2)禁忌证:卵巢早衰,无监测卵泡发育条件者。

(3)用法:①不同个体对促性腺激素的敏感性不同,因此应在医生的指导下,根据患者的年龄、诊断决定用药方案。②在月经周期第 3 天起用 1～2 支肌肉注射,5 天后开始 B 超监测卵泡发育情况,测血雌二醇水平,调整用量和时间。当最大的卵泡直径达 17～18 mm 时,肌注 HCG 5 000～10 000 IU。24～36 小时内性交争取妊娠。③如卵泡发育过多，雌二醇水平过高，已出现 LH 峰，则应取消该周期。④如在继续用药时卵泡不发育，也应取消该周期。

（4）并发症：卵巢过度刺激综合征：是不少见、较严重的并发症。重度卵巢过度刺激可危及患者的生命，应尽量避免。其他如多胎妊娠、流产。

（5）黄体功能不足：于排卵后第 3 日开始肌注 HCG 500～1 000 IU，每周 2 次，共 3～4 次。或肌注黄体酮 20 mg，每日 1 次，共 5 日，于月经第 5 日开始。

（6）未破裂卵泡黄体综合征（LUFS）：在肯定卵泡成熟后用 HCG 10 000 IU 肌注，以促进卵泡破裂。

（四）适宜性治疗技术

1. 输卵管性不孕：由于输卵管复通术成功率低，现多选择体外受精胚胎移植。

2. 男性不育：可选择丈夫精液人工授精（AIH）、供者精液人工授精（AID）、体外受精胚胎移植（IVF-ET）、卵浆内精子注入（ICSI）等。

3. 免疫性不育：可用避孕套 6～12 个月或 AIH。

4. 原因不明性不育：可选择宫腔内人工授精（IUI）、IVF-ET 等。

第十四节　妇科超声检查

【适应证】

1. 了解正常子宫大小、子宫内膜的周期性变化、子宫内膜厚度。

2. 子宫占位性疾病（子宫肌瘤，子宫腺肌瘤，中、晚期子宫内膜癌，子宫体恶性肿瘤）和子宫畸形。

3. 盆腔肿块：卵巢肿瘤、多囊卵巢、子宫内膜异位囊肿、附件炎性肿块、中肾管囊肿或腹膜后肿块等。且可了解其内容物性质是囊性、实质性、混合性还是多房性。

4. 妊娠及其并发症：早、中和晚期妊娠，流产，胚胎发育停滞，异位妊娠，葡萄胎等。

5. 子宫内膜异位症。

6. 监测卵泡发育。

7. 盆腔、子宫内异物，如节育器。

【禁忌证】

无明确禁忌证。

【经验指导】

1. 经腹部探测需保持膀胱充盈。

2. 检查后及时排空膀胱。

第十五节　阴道镜检查

【适应证】

1. 宫颈刮片细胞学检查巴氏Ⅲ级及以上，或巴氏Ⅱ级经炎症治疗后未见好转者；液基细胞学检查按 TBS 分类可疑上皮内瘤变者。HPV 检测高危型 HPV 阳性。

2. 有可疑病史,如接触性出血、阴道不规则出血,白带多,白带带血丝。

3. 细胞学检查正常,但肉眼观察可疑,如宫颈肿物、糜烂较重,易出血,白斑或家族有宫颈癌患者。

4. 可疑下生殖道尖锐湿疣。

5. 可疑阴道腺病、阴道恶性肿瘤。

6. 宫颈、阴道及外阴病变治疗后复查和评估。

【禁忌证】

无绝对禁忌证,相对禁忌证为生殖道急性炎症。

【操作程序】

1. 检查前需排除生殖道急性炎症,24 小时内应避免性生活、阴道冲洗或上药、宫颈刮片和双合诊。

2. 患者取膀胱截石位,阴道窥器暴露宫颈阴道部,用棉球擦净宫颈分泌物。

3. 打开照明开关,调整物镜位置及焦距,使物像清晰。观察宫颈外形、颜色及血管,查看有无白斑。

4. 用 5‰醋酸棉球浸湿宫颈表面 30～60 秒钟,使宫颈表面上皮净化、肿胀,观察病变表面的形态和境界。

5. 碘试验:宫颈表面涂复方碘液(碘 30 g、碘化钾 0.6 g,加蒸馏水至 100 mL),柱状上皮、未成熟化生上皮及不典型增生上皮不含糖原,涂碘后均不着色,称为碘试验阴性。观察不着色区域的分布,在异常图像部位或可疑病变部位取多点活检送病理检查。

第十六节　宫腔镜

一、宫腔镜检查术

【适应证】

1. 异常子宫出血:如月经过多、过频,经期延长,不规则子宫出血,绝经前后子宫出血等。

2. 宫内声像学检查异常。

3. 不孕、不育:原因不明的女性不孕或习惯性流产者,可意外的发现子宫内小病变。此外可在宫腔镜下行输卵管插管通液。

4. 激素类药物(如他莫昔芬、HRT 等)引起的内膜改变。

5. IUD、残留胚物、宫内其他异物的定位和取出。

6. 诊断宫腔粘连并试行分离。

7. 筛查宫腔镜手术的适应证。

8. 早期诊断子宫颈癌及子宫内膜癌。

【禁忌证】

(1)全身情况:体温达到或超过 37.5 ℃时;心、肺、肝、肾急性衰竭期;血液病无后续治疗措施等。

（2）盆腔情况：急性或亚急性生殖道炎症；生殖道活动性结核；近期子宫穿孔者；多量子宫出血；宫腔过度狭小或宫颈过硬；浸润性宫颈癌。

（3）早孕希望继续妊娠者。

【操作程序】

1. 术前准备

常规检查：包括一般情况及妇科常规检查。检查时间一般以月经干净后 3～7 天为宜，特殊情况除外。此时子宫内膜为增生早期，宫腔内病变容易暴露，观察效果最满意。不规则阴道出血的患者在消炎后即可检查。

2. 操作步骤

膀胱截石位，与 B 超联合检查者适度充盈膀胱。常规消毒外阴和阴道。麻醉可选用黏膜表面麻醉或静脉麻醉。探宫腔，必要时扩张宫颈。用灭菌生理盐水、5％葡萄糖溶液或 5％甘露醇液膨宫，置镜检查，膨宫压力设定在平均动脉压水平，旋转镜体并按宫颈—宫底—子宫角—宫体—宫颈的顺序全面观察。发现异常，定位取材送检。

【经验指导】

1. 防止并发症。术时并发症有子宫穿孔、宫颈裂伤、输卵管破裂、静脉气体栓塞、心脑综合征等。术后远期并发症有感染、出血等。

2. 干扰宫腔镜检查的因素：宫腔内有气泡或出血；宫颈松弛，膨宫液外漏；子宫膨胀不全，视野不清，宫腔狭窄或子宫屈度太大，宫腔内病变影响输卵管开口的观察；快速注入多量液体，使内膜水肿等影响观察。

3. 术后 1 周内少量出血。故术后禁止性生活 2 周，必要时给予抗生素预防感染，并针对原发病进行处理。

二、子宫内膜电切术

【适应证】

1. 久治无效的异常子宫出血，排除恶性疾患。

2. 子宫 8～9 周妊娠大小，宫腔 10～12 cm 者。

3. 无生育要求者。

【禁忌证】

1. 宫颈瘢痕，不能充分扩张者。

2. 子宫屈度过大，宫腔镜不能进入宫底者。

3. 生殖道感染的急性期。

4. 心、肝、肾功能衰竭的急性期。

5. 对本术旨在解除症状，而非根治措施无良好心理承受力者。

【操作程序】

1. 患者取截石位，常规消毒外阴、阴道，对放有宫颈扩张棒者，戴消毒手套取出，铺巾。麻醉方式可选用静脉全麻、腰麻、连续硬膜外麻醉，若合并腹腔镜手术可选用插管全麻。

2. 用 B 超监护时适量充盈膀胱，清晰显示子宫体和子宫底。

3. 用宫颈钳钳夹宫颈,超声引导下探宫腔深度,逐号扩张宫颈内口至大于手术宫腔镜的外径,通常为 10～11 mm。

4. 5％葡萄糖溶液或 5％甘露醇液膨宫,膨宫压力设定在平均动脉压水平。

5. 电切电流功率 80 W,电凝电流功率 60 W。

6. 子宫内膜过厚者可先吸宫。

7. 切除子宫内膜按一定的程序进行,首先用环形电极切割宫底部,或用滚球电极电凝宫底部内膜,然后用环形电极自宫底向子宫内口切除子宫内膜,切除深度包括子宫内膜全层及其下方 2～3 mm 的浅肌层。

8. 宫腔内膜切除完成后,取出内膜碎屑,进行组织学检查。

9. 宫腔排空后,放回电切镜,降低宫内压,检查如有残留内膜或出血点,进行补切或电凝。

【经验指导】

1. 电切时注意不要将切割环向肌层推得过深,尤其在切割子宫角时,以免发生子宫穿孔。

2. 宫腔膨胀不良时,视野不清,不能手术,否则可致切割不全及子宫穿孔。其常见的原因及对策如下:

(1)颈管松弛:可缝合宫颈或用宫颈钳围绕宫颈夹持,以闭合宫颈外口。

(2)膨宫压力低下:加大膨宫压力,若无膨宫泵,可用三通管加压,增加盛灌流液容器的高度,增加灌流液容量等方法解决。

(3)子宫穿孔:立即停止手术,检查腹部体征,B 超观察子宫周围及腹腔有无游离液体。

(4)其他:入水、出水接口阀门不通畅,内外镜鞘间有血块堵塞,入水管打折或盛灌流液容器进气不畅等亦可导致膨宫不良。

(5)切割不充分时,被切割的组织未离断,组织块漂浮在宫腔内。

(6)切割环尚未退回鞘内即停止通电。

(7)电切环断裂或变形,变形的切割环在切割终止时不能回到鞘内。

(8)切割电流强度过低亦导致切割不充分,可增加电流功率。

(9)术终出血:可于宫腔内放置球囊导尿管压迫止血,4～6 h 取出。

3. 术后应密切观察

(1)术后 2 个月有少量出血、排液均为正常现象,若过多可随诊。

(2)术后第 3 个月如有出血则为月经。

(3)术后第 1、3 个月到门诊复查,以后每半年复查 1 次。

(4)本术有一定避孕效果,但和所有节育措施一样,有失败率,故有异常情况请速就诊。本术不属于计划生育范围,不可将本术作为避孕方法。

(5)术后禁性生活 2 个月。

(6)术后诊断腺肌病者需继续观察和治疗。

三、子宫肌瘤切除术

【适应证】

1. 有症状的黏膜下肌瘤、内突壁间肌瘤和宫颈肌瘤。

2. 子宫限于 10 周妊娠大小,宫腔限于 12 cm。

3. 黏膜下或内突壁间肌瘤的大小一般限于 5 cm 以内。

4. 子宫无癌变。

【禁忌证】

1. 宫颈瘢痕,不能充分扩张者。

2. 子宫屈度过大,宫腔镜不能进入宫底者。

3. 生殖道感染的急性期。

4. 心、肝、肾功能衰竭的急性期。

5. 对术后出血症状缓解,但肌瘤可以再发无良好心理承受力者。

【操作程序】

1. 患者取截石位,常规消毒外阴、阴道,对放有宫颈扩张棒者,戴消毒手套取出,铺巾。麻醉方式可选用静脉全麻、腰麻、连续硬膜外麻醉,若合并腹腔镜手术可选用插管全麻。

2. 用 B 超监护时适量充盈膀胱,清晰显示子宫体和子宫底。

3. 用宫颈钳钳夹宫颈,超声引导下探宫腔深度,逐号扩张宫颈内口至大于手术宫腔镜的外径,通常为 10～11 mm。

4. 5% 葡萄糖溶液或 5% 甘露醇液膨宫,膨宫压力设定在平均动脉压水平。

5. 电切电流功率 80 W,电凝电流功率 60 W。

6. 在 B 超介入下置镜,仔细检查宫腔内肌瘤的部位和根蒂部状态,再根据肌瘤类别进行手术。

7. 子宫内膜过厚者可先吸宫。

8. 肌瘤表面和瘤蒂有粗大血管时可先电凝,以减少术中出血。

9. 对于有蒂黏膜下肌瘤,首先切割瘤小瘤体,或切断瘤蒂部,然后钳夹取出。如肌瘤较大或表面光滑无法钳夹取出,则分次片状切割瘤体,使肌瘤体积缩小,将肌瘤完全切除,或于瘤体上切割凹槽,用卵圆钳钳夹肌瘤,边捻转边牵拉取出。

10. 术中给予缩宫素静脉滴注,可以增加黏膜下肌瘤的突出程度,甚至使一些壁间肌瘤向宫腔内突出,变成黏膜下肌瘤而有可能切除。术后检视宫腔,降低宫内压,电凝出血点止血,出血较多可于宫腔内放置球囊导尿管压迫止血,注入灭菌生理盐水,使球囊与原肌瘤等大,4～6 h 取出。同时用宫缩药、止血药等。

11. 测量标本重量,固定,送检。

【经验指导】

1. 不带蒂、直径 6 cm 以上的大肌瘤,术前需用 GnRHa 预处理。

2. 注意手术时间应限制在 1 h 内,灌流液吸收量在 2 000 mL 内,避免 TURP 综合征的发生。

3. 如果肌瘤不能完全切除时,可用 9 mm 电切镜将已突出于腔内的肌瘤及肌层内残留的肌瘤切除 5 mm 以上。手术后 2～3 个月宫腔镜复查,可再次行宫腔镜子宫肌瘤切除术,将又突出于子宫腔内的肌瘤完全切除。

4. 无蒂黏膜下肌瘤完全切除后子宫收缩,瘤床闭合,残留的肌瘤包膜呈灰白色絮状,在宫腔中漂浮,以后会自然消融,不必强制切除。

5. 术后 2 个月内少量出血、排液均属正常现象。

6. 术后禁性生活 2 个月。

四、子宫内膜息肉切除术

【适应证】

切除有症状的子宫内膜息肉,除外息肉恶性变。

【禁忌证】

1. 宫颈瘢痕,不能充分扩张者。

2. 子宫屈度过大,宫腔镜不能进入宫底者。

3. 生殖道感染的急性期。

4. 心、肝、肾功能衰竭的急性期。

【操作程序】

1. 患者取截石位,常规消毒外阴、阴道,对放有宫颈扩张棒者,戴消毒手套取出,铺巾。麻醉方式可选用静脉全麻、腰麻、连续硬膜外麻醉,若合并腹腔镜手术可选用插管全麻。

2. 用 B 超监护时适量充盈膀胱,清晰显示子宫体和子宫底。

3. 用宫颈钳钳夹宫颈,超声引导下探宫腔深度,逐号扩张宫颈内口至大于手术宫腔镜的外径,通常为 10～11 mm。

4. 5% 葡萄糖溶液或 5% 甘露醇液膨宫,膨宫压力设定在平均动脉压水平。电切电流功率 80 W,电凝电流功率 60 W。

5. B 超介入下置镜,检查息肉形态、数目、大小、根蒂部位。

6. 将息肉自根蒂部切除,以免日后复发。切除组织表面有粗大血管时,应先电凝血管,再切除息肉。对于多发息肉可在切除部分息肉后用负压吸引器吸取内膜及息肉,被覆在息肉表面的内膜被吸去,只剩下息肉的间质组织,体积缩小,根蒂显露,便于切割。

7. 术后检视宫腔,降低宫内压,电凝出血点止血。

8. 测量标本重量,固定,送检。

【经验指导】

1. 术时应将息肉自蒂部切除,切除的标本全部送检。

2. 术后 2 个月内少量出血、排液均属正常现象。

3. 术后禁性生活 2 个月。

五、子宫腔内异物取出术

【适应证】

宫腔镜或影像学检查发现宫腔内有异物者。

【禁忌证】

1. 宫颈瘢痕,不能充分扩张者。

2. 子宫屈度过大,宫腔镜不能进入宫底者。

3. 生殖道感染的急性期。

4. 心、肝、肾功能衰竭的急性期。

【操作程序】

1. IUD

(1)以下情况均须借助宫腔镜取出或 B 超介导下宫腔镜取出。

①IUD 尾丝拉断,宫颈、宫腔狭窄或粘连。

②盲视取出困难疑 IUD 嵌顿,仅取出部分 IUD 而部分 IUD 断片宫内残留。

③可逆性输卵管节育器深嵌于宫角或残留时。

④绝经期妇女,绝经时间越长,生殖器官萎缩越严重,取出 IUD 的困难程度越大,也易致感染。

(2)方法

①用宫腔治疗镜配鳄鱼嘴钳、异物钳等在直视下夹取 IUD,如力度不够,或有嵌顿,则需换手术宫腔镜,用开放式半环形电切环套入不锈钢圈丝之间钩出。

②如 IUD 嵌顿于宫壁内,穿过肌瘤或套于肌瘤上,则用电切环切开嵌顿环周围的肌壁或切除肌瘤后取出,或在其侧方放入取环钩或长弯血管钳,在电切镜的直视下钩出或夹出。

③嵌顿深者同时腹腔镜检查,以确定 IUD 是否已经穿出子宫浆膜层。

2. 残留胚物

(1)在 B 超介导下用电切环将胚物刮出或切除。

(2)取出的组织送病理学检查。

3. 残留胎骨

在腹部超声介导下,用宫腔镜的活检钳或环形电极将胎骨取出。

4. 存留的缝合线

宫腔镜下可用鳄鱼嘴钳钳夹取出,或用环形电极将残留的丝线头或丝线结带入镜鞘内夹出。

5. 麻醉方式

可选用静脉全麻、腰麻、连续硬膜外麻醉,若合并腹腔镜手术可选用插管全麻。

【经验指导】

1. 嵌顿于肌层的胎骨残片不能完全取出时,不必强求取净嵌入肌壁的胎骨,以免夹取时致子宫穿孔。

2. 因宫颈管不能存留灌流液并使之膨胀,故不能像处理宫腔出血那样便于止血,有大量活动出血皆应视为本手术的禁忌证。

3. 可疑异物穿孔或进入腹腔者,应用腹腔镜监护和诊断。

六、宫腔粘连切开术

【适应证】

凡与宫腔粘连相关的月经异常、痛经、妊娠失败及不孕均为手术适应证。

【禁忌证】

1. 宫颈瘢痕,不能充分扩张者。

2. 子宫屈度过大,宫腔镜不能进入宫底者。

3. 生殖道感染的急性期。

4. 心、肝、肾功能衰竭的急性期。

【操作程序】

对膜样粘连只需用诊断性宫腔镜的尖端推压进行分离,不一定需要扩张宫颈,此也适用于新鲜粘连或陈旧的宫颈内口粘连。对波及宫底和宫腔两侧壁的陈旧、复杂粘连,则需要在宫腔镜下用微型剪、电切环或激光光纤切除。麻醉方式可选用静脉全麻、腰麻、连续硬膜外麻醉,若合并腹腔镜手术可选用插管全麻。

【经验指导】

宫腔粘连(IUA)的多数患者子宫内膜被创伤破坏,因此术后需要辅助治疗(放置 IUD、应用预防性抗生素及雌孕激素等)以加速创面上皮化,术后继续行机械分离宫腔,以预防再次形成粘连。术终放置 IUD,2 个月后取出。有宫腔广泛粘连者,术后立即宫腔置入 8 号小儿球囊导尿管,注入 3~3.5 mL 灭菌生理盐水,放置 1 周,预防粘连再次形成。有子宫内膜创伤或操作广泛者,应常规应用预防性抗生素。术后行人工周期治疗。宫腔粘连广泛且形成时间长者,使用激素时间长。人工周期治疗撤退性出血停止后,做 HSG 判断手术效果,以决定以后的治疗和妊娠。薄的、局灶性粘连不必做 HSG,但需宫腔镜检查评价宫腔的对称性。

七、热球子宫内膜去除术

【适应证】

月经过多症且不再考虑生育能力的妇女,及黏膜下肌瘤或内膜息肉电切割术后。

【禁忌证】

1. 宫颈细胞学检查提示为恶性,子宫内膜活检或宫腔镜检查发现恶性肿瘤。

2. 宫腔深度>12 cm。

3. 有子宫黏膜下肌瘤或子宫纵隔以及显著的子宫畸形。

4. 生殖系统炎症、盆腔及肠道急性炎症及结核、肝炎、艾滋病、严重的糖尿病等疾病。

5. 妊娠期。

6. 对乳胶制品过敏。

【操作程序】

1. 术前准备

患者应在月经干净后 3~7 天内进行治疗。可以在术前行刮宫术,也可以应用一段时间的丹那唑或 GnRHa 类药物行术前子宫内膜预处理,以薄化子宫内膜提高疗效,也可不行子宫内膜预处理。患者术前应用吲哚美辛或对乙酰氨基酚(扑热息痛)可以防止术后发生子宫痉挛。

2. 麻醉

采用全麻、静脉麻醉加局部阻滞麻醉、腰麻、单纯静脉麻醉或单纯局部阻滞麻醉。

3. 体位

麻醉成功后患者取截石位,按阴道手术常规消毒阴道及外阴,铺巾。

4. 手术步骤

(1)连接子宫热球治疗系统各个端口,先抽空球囊内的气体,使控制器显示负压为－200

～－100 mmHg 时将热球导杆插入宫腔,使导杆上刻度与事先测得的宫腔深度相符。

(2)缓慢向乳液球内注入 5％葡萄糖溶液至控制器显示压力处于 160～180 mmHg,并稳定 20～30 s 后,按下控制器上治疗开始键开始治疗,当球囊内液体被加热至(87±5) ℃时,控制器自动开始计时,经过连续治疗约 8 min 后,控制器自动停止治疗。

(3)治疗结束后待球内温度显示降至 50 ℃左右时,抽出乳液球内液体,取出导杆,治疗完毕。

【经验指导】

1. 治疗开始前向内球囊注入液体时须缓慢,以免由于注入液体过快导致热球压力不稳。

2. 当控制器显示压力已达到 160～180 mmHg 时,此时系统已达治疗压力,但仍须稳定 20～30 s 后才可开始治疗,以免治疗过程中压力明显下降。

3. 当治疗过程中热球压力有明显下降时(指治疗开始后 1 min 内压力下降超过 15 mmHg,或开始治疗后 3 min 内压力下降超过 30 mmHg)可向球囊内加注少量的 5％葡萄糖溶液,以保证热球压力升高并维持稳定,但加注应在治疗早期进行。

(1)术后 2 个月有少量出血、排液均为正常现象,若过多可随诊。

(2)术后第 3 个月如有出血则为月经。

(3)术后禁性生活 2 个月。

八、宫腔镜手术并发症

(一)子宫穿孔

【诊断】

子宫穿孔如未及时发现,大量灌流液进入腹腔,常规器械或带有激光或电能的器械通过穿孔的子宫,伤及邻近器官,并发体液超负荷、消化道、泌尿道损伤和大血管破裂,引起腹膜炎、瘘管、大出血和空气栓塞等致命的并发症。

1. 发生子宫穿孔的因素

(1)解剖学部位:穿孔多发生在子宫底的角部、子宫峡部等易穿孔的部位,也是最难切的部位。

(2)作用电极:最常用的电能以及激光均可发生意外损伤。目前应用的电凝、电切,其高频电流在组织中产生的热破坏量是无法计算的,热传导的距离也难以预料,酶变性热值是 57 ℃,达到这个温度,组织就会发生届时不能发现的热坏死,如果发生在肠管、膀胱等空腔脏器上,可引起穿孔。

(3)手术种类:宫腔镜子宫粘连切除术和子宫纵隔切除术较易发生子宫穿孔,应严密监护防范。

(4)既往子宫创伤史:有剖宫产史和子宫内膜去除史者易于发生子宫穿孔。

2. 子宫穿孔的识别

一般术时子宫穿孔可通过以下诸环节发现。

(1)一旦发生子宫穿孔,灌流液溢入腹腔,B 超可先于临床症状,看到子宫周围有游离气体,或 B 超监护中突然见灌流液大量翻滚着进入腹腔。

(2)穿孔处与腹腔相通,宫腔镜下可看到腹膜、肠管或网膜,有腹腔镜手术基础的术者比较容易识别,而对无腹腔镜经验者据此诊断仍十分困难。

(3)腹腔镜监护见到浆膜透亮、起水泡、出血、血肿或穿孔的创面。

(4)患者情况突然恶化,血压下降,心率加速,B 超扫查见腹腔有大量游离液体。

(5)自宫腔夹出肠管:可为卵圆钳自穿孔处进入腹腔夹出,或肠管自穿孔处疝入宫腔而被卵圆钳夹出。

(6)腹腔镜监护见腹腔内液体急速增多。

(7)腹腔渐进性膨胀时应警惕此症。

尽管有以上提示,有的子宫穿孔仍未能及时发现,而在术后 1~2 天出现急腹症。

【治疗】

仔细查找穿孔部位,决定处理方案。

1. 宫底部穿孔:子宫底肌肉肥厚,血管相对较少,出血少,故可用缩宫素及抗生素,进行观察,流入腹腔的灌流液可经后穹隆穿刺抽出,一般无严重后果。

2. 子宫侧壁及峡部穿孔:可能伤及子宫血管,应立即开腹探查。穿孔处出血可在腹腔镜下用双极电凝止血,破孔较大者需缝合。

3. 情况不明者:应行腹腔镜检查,即使全身情况正常也要做,以观察有无出血及其来源。

4. 术后 24 h 的疼痛应进行全面检查,疑子宫穿孔时,应及时进行腹腔镜检查。

【预防】

1. B 超和(或)腹腔镜监护:B 超监护时,激光汽化或电切的高热使其基底肌肉组织受热脱水,形成强回声,该回声达浆膜层时预示继续在此处切割将发生子宫穿孔。术时用腹腔镜观察子宫浆膜面的变化,如子宫局部透光增强或浆膜起水泡,预示子宫穿孔即将发生。

2. 宫颈的术前预处理:米索前列醇或海藻杆术前应用可减少子宫穿孔。

3. 注意操作问题:视野不清时一定不能通电,切割子宫内膜时要掌握好深度。子宫内膜去除术通电时滚球或汽化电极必须滚动。肌瘤切除术时肌瘤对侧的肌壁和邻近肌瘤边缘的肌壁容易穿孔。有些纵隔子宫,如宫底呈鞍状,子宫纵隔切除术宫底部容易穿孔。宫腔粘连的宫腔狭小,最容易发生子宫穿孔。

(二)术中及术后出血

【诊断】

发生子宫出血的因素:

切除子宫肌瘤埋入壁间部分,穿透肌瘤包膜,伤及瘤床肌层;切除子宫纵隔深及宫底肌肉;子宫内膜切除;宫腔粘连切除;子宫内膜息肉切除深达子宫血管层,及并存子宫腺肌病者,若宫缩不良,均可能发生术中出血。

【治疗】

经电凝止血及应用缩宫素,一般出血均能得到控制。

宫腔球囊压迫可有效地控制活动出血,4~6 h 后取出,是控制甚至预防术中及术后第 1 天出血的简易和有效的方法。

（三）空气栓塞

【诊断】

发生原因及症状：

宫腔镜手术时，患者取头低臀高位，心脏低于子宫水平，每次心脏舒张时，静脉产生负压，如子宫肌壁深层大静脉窦开放，并与外界相通，外界空气可被吸入静脉循环，在右心形成泡沫，阻碍血流，致肺动脉压上升，呼气末 PCO_2 下降，心动过缓，血氧饱和度下降，心前区听诊闻及大水泡音。当更多气体进入时，血流阻力增加，导致低氧，心排血量减少，低血压，呼吸急促，最后循环衰竭，心搏停止。

【治疗】

怀疑空气栓塞应立即做出反应，停止使用任何注入气体的方法，阻止气体进入。倒转头低臀高位，给 100% 的氧气吸入。放置中心静脉压导管。如有心肺衰竭，立即进行心肺复苏。左侧卧位，心外按摩可将气泡打碎，迫使空气进入肺循环，恢复心室功能。有时中心静脉导管可放至空气池内，尽可能将空气抽出。注入大量生理盐水，促进血液循环和送高压氧舱治疗。

【预防】

正压通气，避免头低臀高位。小心扩张宫颈管，避免损伤和（或）部分穿入肌壁。宫颈扩张后，不能将宫颈和宫腔暴露在空气之中。

（四）宫腔粘连

【诊断】

当宫腔内手术操作破坏了大面积的内膜基底层，而子宫底部以及双侧输卵管开口部的内膜破坏不够充分，同时又合并术后感染时，则可能继发术后宫腔粘连。故 TCRE 及多发黏膜下肌瘤的 TCRM 术后易发生宫腔粘连。

继发于宫腔镜手术后的宫腔粘连，宫腔镜检查见宫腔极度狭窄，呈管桶状，只能看到粘连面水平以下的部分宫腔，B 超可见宫腔水平有液性暗区，宫腔镜 B 超联合检查可以了解粘连的部位、范围以及距离子宫颈口的距离等。

轻度粘连多无症状，有症状者主要表现为周期性下腹痛，根据子宫内膜破坏的程度可出现闭经或极少量月经。

【治疗】

对于宫腔镜手术后有症状的宫腔粘连可通过下述方法进行治疗。

1. 超声介导探扩宫腔：在腹部 B 超扫查下了解子宫位置、宫颈管与子宫体之间的屈度、粘连水平上方液性暗区的范围，以及下缘与宫颈口的距离，然后放入探针沿子宫中线探测宫腔的深度。如果探针顶端即为积血区，可按照 B 超提示方向，稍稍用力向前推动探针，然后左右摆动探针，凭手的感觉分离粘连，待有暗红色或咖啡样陈旧血流出后，再用 Hegar 扩张器逐号扩张至 6～7 号，术后应用抗生素预防感染。

2. 宫腔镜手术分离粘连：如粘连区域广泛，探针探扩失败，可通过再次宫腔镜手术分离粘连。按上述方法探针先探宫腔并用 Hegar 扩宫器扩张宫颈，置入手术宫腔镜，然后在直视下利用环形电极切割粘连带，也可以用针状电极分离粘连面。宫腔镜术后的粘连多为纤维肌肉组织粘连,粘连面广,缺乏内膜标志,故分离过程需在 B 超监护下进行,避免盲目分离引起子宫肌壁的过度损伤,导致术中大出血或子宫穿孔。需要指出的是,对宫腔镜术后宫腔粘连进行分离的目的不是为了重建宫腔,而只是为了解除宫腔积血或积液,缓解周期性腹痛,在分离过程中,不必暴露双侧输卵管的开口部位,能使残存的积血完全排出即可。

3. 电切刀切开粘连带:罕见情况下,TCRE 术后宫腔粘连合并妊娠,粘连的瘢痕限制了妊娠囊的发展,而将妊娠囊挤向无粘连的间隙处,在人工流产时可导致超声波定位和手术困难。在麻醉及 B 超监护下施术,用电切刀切开宫腔粘连带。

4. 子宫切除术:对于上述治疗方法无效或子宫体部粘连面致密广泛,输卵管开口区域有积血而患者痛经症状严重时,可考虑行子宫切除术。

【预防】

宫腔镜手术后定期复查,探扩宫腔是预防术后宫腔粘连的有效措施。

(五)PASS 综合征

【诊断】

此征是输卵管结扎和子宫内膜去除术的晚期合并症,乃残存有功能的子宫内膜在远端输卵管阻塞时,导致经血逆流和输卵管积血。临床表现为周期性或持续存在的一侧或双侧痉挛性或撕裂样腹痛,可向腰部或下肢放散。

【治疗】

排出宫腔积血和(或)切除残留内膜,无效者可选择腹腔镜手术切除子宫。

疼痛在一侧时,可考虑行双侧输卵管切除术,因为其病理变化可能为双侧。可选择阴式或腹式子宫及双侧输卵管切除术。术时应尽可能切净子宫角和子宫底的内膜,无把握时可行电灼。

术后定期扩张宫颈管,保持宫腔通畅,以预防此征的发生。

(六)TURP 综合征

【诊断】

宫腔镜电切术必须用非导电溶液灌流,以免损耗电流功率,灌流液过度吸收能造成低钠血症和低渗透压,进而引起 TURP 综合征。临床表现如下:

1. 血容量过多:可引起急性左心衰竭和肺水肿,如得不到及时处理,则可进一步发展为呼吸困难、代谢性酸中毒,使心力衰竭进一步恶化,并可引起休克或严重的室性心率失常而致死。

2. 水中毒及低钠血症:细胞外液电解质成分被稀释,因细胞外液的主要电解质成分是钠离子,因此钠离子浓度降低,出现低钠血症。水中毒对脑神经组织的危害最大,血清钠降至 125 mmol/L 以下时,水分开始进入脑细胞内,使脑细胞内的含水量增加,患者可出现恶心、呕吐、嗜睡、头痛、腱反射减弱或消失。昏迷时可出现巴宾斯基征阳性,有时会偏瘫。严重时脑细胞肿胀,颅压升高,可引起各种神经、精神症状,如凝视、失语、精神错乱、定向能力失常、嗜睡、躁动、谵语、肌肉抽搐,甚至惊厥、昏迷。严重脑水肿可发生枕骨大孔脑疝或小脑幕裂孔疝,出现呼吸、心脏骤停,以致死亡。

【治疗】

治疗包括利尿,处理急性左心衰、肺水肿、脑水肿、低钾,治疗低钠血症。

1. 利尿：减轻心脏负荷，可将过多的水分排出体外。

2. 处理急性左心衰竭：用洋地黄制剂。

3. 肺水肿的治疗：一般给鼻管吸氧，应用除泡剂，禁用吗啡。

4. 脑水肿的治疗：尿素是一种渗透性利尿药，注射后可使血管内液的渗透压高于组织液的渗透压，水分可从水肿的脑组织中进入血管内，脑水肿即可减轻，也可同时使用皮质类固醇，以稳定细胞膜，减少毛细血管通透性，减轻脑水肿。

5. 纠正电解质及酸碱平衡紊乱：大量利尿时钾离子在尿中排出，造成低血钾，可发生心律失常。

6. 治疗低钠血症：一般可分为 3 度。

(1)轻度：血清钠在 130～137 mmol/L，细胞内外液均为低张性，患者出现疲倦感，头晕、头痛，反应迟钝，不思饮食。每千克体重约缺钠 0.5 g，静脉滴注 5％葡萄糖盐水 2 000～3 000 mL 即可，如心脏功能正常，在 1 h 左右可先滴入 1 000 mL，以后减慢速度，并测定血钠浓度，调节静脉滴注速度。

(2)中度：血清钠在 120～130 mmol/L，上述症状较为严重，并出现恶心、呕吐，皮肤松弛，反射降低，血压下降。

(3)重度：血清钠在 120 mmol/L 以下，恶心呕吐加剧，精神恍惚，神志淡漠，最后发生昏迷。临床表现为肌肉张力缺乏，反射消失，脉搏弱，血压下降，甚至休克。

中度缺钠每千克体重为 0.5～0.75 g，重度缺钠为每千克体重 0.75～1.25 g。对中度及重度一般宜用高渗盐水，而不用生理盐水，因高渗盐水可提高细胞渗透压，使细胞内水分向细胞外转移，减轻细胞肿胀，恢复血液正常的渗透压。一般常用 3％或 5％的氯化钠溶液。

其补给量按以下公式计算：

所需补钠量＝(血钠正常值－测得血钠值)×52％×千克体重

52％指人的体液总量占体重的比。

举例：如患者体重为 60 kg，测得血清钠为 125 mmol/L。应补钠量为：

所需补钠量＝(142 mmol/L－125 mmol/L)×52％×60＝530.4 mmol/L，因每 1 mL 5％氯化钠溶液含钠离子 0.85 mmol，因此所需 5％氯化钠为 530.4÷0.85＝624 mL。

在补给高渗氯化钠时应注意：①开始时可先给总量的 1/3 或 1/2，使血清钠上升约每小时 1 mmol/L，达 135 mmol/L 即可，再根据神志、血压、心率、心律、肺部体征及血清钠、钾、氯的变化决定余量的补充。②在低钠血症时，切忌大量补液，然后再补钠。因大量补液后会使血钠更降低，更多的水分从细胞外进入细胞内，使细胞肿胀，症状更加严重。③滴入高渗盐水易刺激局部静脉内膜，引起静脉血栓形成，因此，输液的局部用热毛巾湿敷，有助于预防血栓性静脉炎。

7. 低血钾的治疗：一般如患者肾功能正常，术中血钾多无变化。但当发生水中毒，使用利尿药时，术中需注意有否低血钾，如存在则需及时纠正。

【预防】

1. 严密监护高危病例，如有大的肌瘤，未做子宫内膜预处理者，及发生子宫穿孔时。

2. 灌流液的差值达 1 000～2 000 mL 时可能有轻度低钠血症发生，应尽快结束手术，>2 000 mL 时可有严重低钠血症及酸中毒。

3. 手术时间尽量控制在 1 h 之内。一旦诊断为 TURP 综合征，应立即停止手术。

4. 尽量采取低压灌流。

5. 在中心静脉压测定下延长手术时间。

6. 肌瘤较大,可分次切除。

第十七节　围手术期处理

一、术前准备

【工作内容】

1. 思想准备

(1)医务人员:认真了解患者的精神状态、对治疗疾病的信心,掌握该患者手术的可能发生的情况。

(2)患者及家属:消除对手术的顾虑,充满信心并积极配合医务人员。

(3)术前医患双方必须充分沟通,签署手术知情同意书。

2. 常规化验

(1)术前必须做血常规、尿常规、出凝血功能及相关检查、肝肾功能、血型、血清 USR 试验、HBsAg 试验、抗 HCV、梅毒相关检测(RPR 检查)、抗 HIV 抗体检测、心电图、胸片。

(2)老年患者应加做血糖、血脂、电解质等项目。

(3)必要时,根据病情可测定心肺功能、全套生化检查及各项凝血化验。

(4)急诊病人可根据病情对一些不能立即出结果的化验先留取标本,在抢救之后及时查对化验结果。

3. 辅助检查

根据病情需要,可做消化道、泌尿系统等全身检查。

4. 术前护理

(1)术前皮肤准备

①腹部手术:腹部备皮从剑突下水平直至耻骨联合上缘,两侧至腋前线将毛剃净。

②会阴部手术:备皮范围包括整个外阴部、肛门部及双侧大腿上半部。

(2)术前阴道准备

术前 3 天,用 3‰碘伏冲洗阴道,每日一次。手术当日,冲洗阴道后,用 3‰碘伏消毒宫颈,用纱布球擦干阴道黏膜及宫颈,然后涂以 1‰甲紫,留置导尿管。

(3)术前常规肠道准备

①一般行附件切除、子宫切除、腹腔镜手术,术前 1 天行肥皂水灌肠 1 次。

②如需行广泛子宫切除术、卵巢癌肿瘤细胞减灭术等需做清洁灌肠。

③若疑宫外孕者,手术前禁止灌肠。

(4)术前特殊肠道准备

凡盆腔粘连多,手术时有损伤肠道可能或疑肿瘤转移者,手术前应做肠道准备。

①术前 1～3 天进流质或无渣饮食。

②术前 3 天口服肠道抑菌药物。常用药物：卡那霉素 1 g，口服，每日 2 次；甲硝唑 0.4 g，口服，每日 3 次；维生素 K_4 4 mg，口服，每日 3 次，共服 3 天。

③术前 2 天用肥皂水灌肠，每日 1 次，术前晚清洁灌肠。

（5）术前其他准备

①手术日晨禁食、禁水。

②护送患者去手术室前，必须仔细核对姓名、床号以免弄错，贵重物件应交值班护理人员保管，取下非固定义齿。

③凡感染性疾病术前需准备培养管，以便术中采样做细菌培养及药敏，作为手术后用药参考。

④估计手术时需做冷冻切片者应先与病理科联系，做好进行冷冻切片准备。

⑤术前应请麻醉科会诊，决定麻醉方式。

5. 术前签字

手术前均应向病人详细交代病情、目前诊断、医师将要采取的诊断治疗手段、手术范围、将要切除的器官及理由、器官切除后产生的影响、患者预后，并认真填写患者手术同意单，于术前签字。

二、术后处理

【工作内容】

1. 手术完毕患者由麻醉科医师护送回病室，并向值班护士交代手术过程及护理注意事项。

2. 术后密切观察患者病情，注意血压、脉搏、呼吸和一般情况的变化。术后测量血压，半小时 1 次，至少 6 次，并记录。在手术创面大、渗血多或合并心脏病者，则应延长测量血压的时间。必要时应进入 ICU 病房进行监护。

3. 手术后为减轻伤口疼痛，可给予镇静药或止痛药。

4. 术后补液：根据手术后患者全身情况、肠功能的恢复及饮食情况等决定是否需补液、补液内容及补液量等。

5. 饮食

（1）小手术或非腹部手术，手术时间短、麻醉反应不大者，术后可根据患者需要给予流质、半流质或普食。

（2）全子宫切除或其他大手术的饮食：手术当日禁食，第二天可给予流质饮食，待胃肠功能恢复，肛门自动排气后，可给予半流质饮食，排气后改普食。

6. 起床活动

（1）术后患者能自行排尿后，即应鼓励患者起床活动，根据患者全身情况逐渐增加活动量。早日起床活动有利于肠蠕动的恢复，增进食欲，减少肺部并发症。

（2）老年患者，特别是全身麻醉后，或有慢性支气管炎、肺气肿等，应协助患者定期翻身、拍背，鼓励咳嗽，有利于防止肺部感染或促进炎症的消退。

【经验指导】

1. 术后呕吐、腹胀

（1）手术后短期呕吐，常是麻醉反应引起，可给予阿托品 0.5 mg 肌注，或甲氧氯普胺

(灭吐灵)10 mg 等。

（2）一般患者在手术后 48 h 内可自动排气。若 48 h 后仍无自动排气，反而腹胀较剧，则应除外粘连引起的肠梗阻或麻醉性肠梗阻。除外上述情况后，可给腹部热敷。

2. 放置胃、肠减压管者的处理：应注意减压管是否通畅，及引流液的色泽、量、性质等，并记录之，以便调整补液量。

3. 放置引流管的处理：放置腹部或阴道引流管者，注意引流液的色泽、量、性质等，并记录之。一般在 24～72 h 取出，如排液多，可适当延长留置的时间。

三、合并心脏病者的手术准备

【适应证】

1. 有妇科手术指征。

2. 心功能分级为Ⅰ～Ⅱ级，能胜任手术者。

3. 心功能分级为Ⅲ级者，手术应慎重考虑，做好充分术前准备，术中监护。

【禁忌证】

1. 心衰未控制。

2. 心功能差Ⅲ～Ⅳ级（NYHA）。

3. 风湿活动未控制。

4. 严重心肌损害。

5. 心房颤动未控制。

6. 合并肺部感染。

【操作程序】

1. 术前准备

术前应请心内科及麻醉科医师会诊，根据建议决定进一步的检查。

（1）辅助检查

①心电图检查，有心律失常、房颤者需做 Holter。

②胸透，了解左心肥大情况，有条件者可做超声心动检查。

③抗链球菌溶血素"O"试验、血沉测定。

④冠心病患者，测定甘油三酯、β-脂蛋白及胆固醇。

（2）术前用药

①术前应请内科会诊，共同商定围手术期用药、处理方案、术中监护。

②术前应请麻醉科会诊，共同商定麻醉方式、围手术期监护方案。

2. 术中注意事项

（1）吸氧：必要时加压面罩给氧。

（2）心电图监护：随时观察心电图变化，必要时请内科医师在场指导。

（3）麻醉：术中应尽量避免用使冠状动脉收缩的升压药，如麻黄碱等。

（4）术中若出现心衰现象，可用快速洋地黄制剂如毛花甙 C（西地兰）0.4 mg＋5％葡萄糖溶液 40 mL 静注；若有心肌缺氧，则可给丹参、三磷腺苷、辅酶 A 等。术中若发现心律紊乱可用维拉帕米控制心率。

（5）尽量缩短手术时间及减少术中出血。

3. 术后注意事项

（1）继续吸氧,改善缺氧情况。

（2）控制输液速度,应控制在 40 滴/分,每日补液量不超过 2 000 mL。

（3）注意心率、心律及两肺底部有无啰音,警惕发生心衰。若有心衰先兆如心率加快、呼吸急促、两肺底部闻及湿啰音,则需连续用洋地黄及呋塞米。

（4）重复心电图检查,持续心电监护。

（5）术后积极应用抗生素,预防感染。

（6）术后安置病人在 ICU 病房监护至病情稳定。

四、合并糖尿病者的手术准备

【适应证】

患者需要手术治疗,但合并糖尿病,经积极治疗控制到一定程度后方可进行手术,急症手术依具体情况另行考虑。

【禁忌证】

1. 糖尿病尚未控制,血糖高于 11.2 mmol,尿糖＋＋以上,尿酮体阳性。

2. CO_2-CP 低,有酮血症。

3. 金黄色葡萄球菌感染。

【操作程序】

（一）术前准备

应在内分泌医师的指导下诊治合并症。

1. 术前检查:测空腹血糖、尿糖（每日 3 次）及尿酮体、CO_2-CP;测胆固醇、β-脂蛋白及甘油三酯等。

2. 糖尿病饮食控制:每日总热量 104.6～125.5 kJ/kg（25～30 kcal/kg）,包括蛋白质 0.8～1.2 g/kg,消耗性疾病可增加至 1.5 g/kg,糖 200～350 g,脂肪 40～60 g。三餐热量合理分布。

3. 术前用药

（1）糖尿病患者如血糖控制不满意,术前请内科医师会诊,协助制定血糖调整方案、围手术期监护方案。

（2）糖尿病患者术前请麻醉科医师会诊,协助制定手术时机、手术方式、围手术期监护方案。

（二）术中护理

1. 术中注意监测血糖的变化。

2. 术中注意观察血压及心脏的变化。

3. 术中补液如用葡萄糖溶液则需加用胰岛素,按 4 g 葡萄糖＋1 U 胰岛素的比例,以防血糖过高。

4. 肥胖者加用张力缝线,以防伤口裂开。

（三）术后注意事项

1. 术后密切随访血糖、尿糖、CO_2-CP、电解质、尿酮体的变化，警惕酮质血症及酸中毒，防止诱发糖尿病昏迷。若存在血糖过高，则用胰岛素控制。

2. 密切注意心脏和血压的变化，以防止心血管疾病意外发生。

3. 术后输液如用葡萄糖液时需按 4 g 葡萄糖＋1 U 胰岛素的比例加用胰岛素。

4. 术后需用广谱抗生素预防感染。

5. 保持伤口清洁干燥。

6. 术后仍需进糖尿病饮食。

7. 重症糖尿病患者术后须在 ICU 病房监护至病情稳定。

五、合并肺功能不全者的手术准备

【适应证】

1. 妇科疾病患者伴肺功能不全，经治疗控制后，能耐受手术者，可施行妇科手术。

2. 需急诊手术的伴肺功能不全的妇科病患者，术中加强呼吸管理，术后应用呼吸机支持治疗。

【禁忌证】

下列情况不宜施行选择性妇科手术。

1. 呼吸衰竭：静息条件下呼吸室内空气，排除心内解剖分流和原发于心排血量降低等情况后，动脉血氧分压（PaO_2）<7.98 kPa（60 mmHg），或伴有二氧化碳分压（$PaCO_2$）>6.65 kPa（50 mmHg）者。

2. 急性呼吸系统感染或慢性呼吸衰竭代偿期，但呼吸道有继发感染者。

3. 伴右心衰竭或全心衰竭未治疗者。

4. 伴酸碱失衡、电解质紊乱未纠正者。

【操作程序】

（一）术前准备

应在内分泌医师的指导下诊治合并症。

1. 完善各项特殊检查

（1）胸部 X 线检查。

（2）肺功能测定，包括血液气体分析、二氧化碳结合力及血清电解质水平。

（3）心电图，了解心脏情况，是否合并肺源性心脏病。

2. 一般处理：吸烟者术前至少戒烟 2 周，指导患者练习深呼吸。体位引流呼吸道分泌物。低流量氧疗（1～2 L/min）以改善缺氧状况。

3. 控制感染：应用广谱抗生素，必要时行痰液涂片、细菌培养和药敏试验，合理指导用药。

4. 术前用药

（1）严重肺功能不全需手术者，术前应请内科医师指导围手术期用药及制定围手术期监护方案。

（2）术前请麻醉科医师会诊决定麻醉方式及制定围手术期监护方案。

5. 利尿药：肺水肿、心功能不全者可予氢氯噻嗪（双氢克尿噻）25 mg，每日 1 或 2 次，口服,或与氨苯喋啶或螺内酯(安体舒通)联合应用,以小剂量、短期、间歇用药为宜。

6. 慎用洋地黄制剂。

（二）术中护理

1. 常规面罩吸氧,必要时辅助呼吸。

2. 心电监护心脏情况。

3. 术中密切观察呼吸、循环功能情况,注意唇周有否发绀、缺氧现象,防止呼吸循环衰竭的发生。

4. 妇科手术一般麻醉平面较低,多采用硬脊膜外麻醉,给药后 20～30 分钟对呼吸影响最大,应密切观察,出现问题及时处理。

5. 低血压影响肺灌注,应及时处理。

6. 严格控制输液量和输液速度。

（三）术后护理

1. 术后送监护病房(ICU)观察。

2. 术后需继续吸氧,监测呼吸、心率、脉搏,警惕呼吸循环衰竭的发生,必要时定时复查血气分析。

3. 术后注意多翻身,拍背,深呼吸,鼓励咳痰,以防发生肺炎。

4. 术后注意保暖,防止感冒。

5. 保持呼吸道通畅,常规氧治疗。

6. 术后加强抗生素应用,防止术后呼吸道感染。

7. 术后不宜多用镇静药,尽量不用抑制呼吸的药物如吗啡、哌替啶(杜冷丁)等。

六、合并肝功能不全者的手术准备

【适应证】

妇科病患者合并肝功能不全,经治疗后病情好转,能耐受手术者,应在内科医师指导下行妇科手术。

【禁忌证】

1. 急性病毒性肝炎及非炎性肝功能严重损害,肝功能尚未正常者,都不宜施行任何手术。

2. 肝性脑病、肝性肾功能不全及大量肝性腹水未治疗或治疗未奏效者不宜手术。

【操作程序】

（一）术前准备

1. 术前检测肝、肾功能,如血清胆红素、白蛋白、球蛋白(A、G 及 A/G)、谷丙转氨酶、凝血酶原时间、甲胎蛋白、血红蛋白、血小板计数,血清尿素、尿酸、肌酐,血清电解质及各型肝炎有关抗原、抗体,了解肝脏损害程度及估计肝脏对手术的耐受力。

2. 术前给予高糖、高蛋白质饮食及丰富的维生素 C、复合维生素 B,以增加糖原储备及血浆蛋白质。

3. 根据患者贫血程度可考虑静脉输注复方氨基酸及血制品,如血浆、新鲜血及血浆清蛋白,少量多次应用有利于恢复肝功能,提高血浆胶体渗透压,促进腹水消退。

4. 术前应用维生素 K_1 20 mg,每日 2 次,肌注,连用 3 天。

5. 术前准备凝血酶原复合物 2 瓶,术时渗血多时应用。

6. 术前请内科医师指导围手术期用药及制定围手术期监护方案。长期服用糖皮质激素者应给额外剂量琥珀酰氢化可的松(200 mg)。

7. 纠正酸、碱、电解质紊乱。

8. 麻醉科会诊选择麻醉方式及麻醉用药。

(二)术中护理

1. 充分吸氧,必要时加压面罩给氧。及时纠正低血压,避免肝脏缺氧致进一步损害。

2. 术中严密止血,尽可能缩短手术时间,避免无原则地扩大创伤范围。

(三)术后护理

1. 应用广谱抗生素预防感染。

2. 尽量避免使用经肝排泄药物。

3. 严密观察有无内出血、伤口血肿、感染、肝性脑病及腹水征兆,复查肝、肾功能及血清电解质。

4. 术后须在 ICU 病房监护至病情稳定。

七、合并甲状腺功能亢进者的手术准备

【适应证】

1. 轻症或症状已控制,进行人工流产等小手术,除解释安慰外,无须特殊处理,必要时术前可用镇静药。

(1)苯巴比妥钠(鲁米那)0.03~0.06 g,一次口服。

(2)地西泮(安定)2.5~5 mg,一次口服。

2. 甲亢患者症状明显,预施行大、中型妇科手术,经治疗后症状缓解或消失,心率及血压(收缩压)正常或接近正常,即可手术。术前请内科医师指导围手术期用药及制定围手术期监护方案。

3. 甲亢症状严重,又须施行急症手术者;或甲状腺危象患者,需积极药物治疗,心率及血压(收缩压)正常或接近正常,才可手术。术前请内科医师指导围手术期用药及制定围手术期监护方案。

【操作程序】

1. 术后继续使用术前治疗甲亢的药物(如丙硫氧嘧啶)。

2. 如有感染积极治疗。

3. 甲亢危象者术后须送入 ICU 病房监护至病情稳定。

八、缺铁性贫血的手术准备

【适应证】

选择性较大手术(如全子宫切除术)以血红蛋白≥80 g/L 为宜。宫颈癌广泛子宫切除术、卵巢癌肿瘤细胞减灭术等大手术应超过此标准(≥80 g/L)。

估计手术时间短、手术出血少的较小手术,可酌情放宽标准,但不宜<70 g/L。

【禁忌证】

1. 相对禁忌证

(1)宫颈癌子宫广泛切除术、卵巢癌肿瘤细胞减灭术,血红蛋白≤80 g/L。

(2)全子宫切除术,血红蛋白≤70 g/L。

(3)附件手术,血红蛋白≤60 g/L。

(4)合并贫血性心脏病心功能不全。

2. 绝对禁忌证

合并贫血性心脏病心力衰竭未控制者。

【操作程序】

1. 术前纠正贫血

(1)平衡膳食的基础上加强蛋白质摄入量,每日 1~1.2 g/kg 体重。

(2)补充铁剂:①硫酸亚铁 0.3 g,饭后口服,每日 1~2 次。②富马酸亚铁(富血铁)0.2 g,饭后口服,每日 3 次。③琥珀酸亚铁薄膜片 0.1 g,饭后口服,每日 1 次。以上铁剂均可加服维生素 C 300 mg,促进吸收。④不耐受口服铁剂,或需较快补充铁剂者,可改肌注,右旋糖酐铁 2 mL(含铁 50 mg),每日 1 次。

2. 术中易出血,注意操作轻柔,仔细止血。

3. 贫血患者易术后感染,可考虑围手术期应用抗生素预防。

九、失血性贫血的手术准备

【适应证】

1. 在消除失血因素的同时纠正血容量,紧急情况下(如宫外孕),在纠正休克补充血容量的同时应不失时机地手术,以消除失血因素。此时,贫血不是首要考虑因素。

2. 急性失血后期发生的贫血,适应证同缺铁性贫血。

【禁忌证】

休克未纠正及(或)血容量未纠正为手术相对禁忌;但在某种情况下,例如异位妊娠仍在进行性急性失血,妊娠或产时子宫破裂等紧急情况,手术可与纠正休克及纠正血容量同时进行。

【操作程序】

1. 术中易出血,注意操作轻柔,仔细止血。

2. 贫血患者易术后感染,可考虑围手术期应用抗生素预防。

第十八节 妇科常见手术

一、输卵管切除术

【适应证】

1. 经非手术治疗无效的慢性输卵管炎、输卵管积水、积脓、积血。

2. 输卵管妊娠。

3. 输卵管肿瘤。

【禁忌证】

患者一般情况太差或合并严重内、外科疾病不能耐受剖腹手术者。

【经验指导】

有生育要求者,在病情许可的情况下,应尽可能不做双侧输卵管切除术。

二、卵巢剖视检查术

【适应证】

1. 外观检视卵巢正常,但可疑卵巢有病变者。

2. 患侧卵巢良性肿瘤需切除卵巢,需除外对侧卵巢病变者。

3. 恶性生殖器官肿瘤拟保留卵巢者。

【禁忌证】

1. 外观检视即能肯定卵巢有病变者。

2. 患侧卵巢良、恶性肿瘤。

【经验指导】

在行卵巢剖视检查时,必要时应取活体检查。

三、卵巢切除术

【适应证】

1. 卵巢肿瘤。

2. 卵巢非赘生性囊肿扭转或破裂不能保留该侧卵巢者。

【禁忌证】

1. 患者一般情况差不能耐受手术者。

2. 患者合并严重内、外科疾病不宜手术者。

【经验指导】

1. 巨大卵巢囊肿自切口挽出时,必须缓慢,以防血压骤然下降。

2. 巨大卵巢囊肿若徒手挽出很困难或挽出时可能致囊肿破裂者,可行穿刺放囊液,穿刺点周围用干纱布保护,以免囊液溢入腹腔。

3. 取下的卵巢肿瘤须剖视,必要时送冷冻切片检查,以排除恶性肿瘤。

4. 有生育要求者在病情许可的情况下,尽可能不做双侧卵巢切除术。

四、经腹次全子宫切除术

手术切除子宫体,保留子宫颈。

【适应证】

1. 子宫肌瘤或其他子宫良性疾病如功能性子宫出血、子宫腺肌瘤等,需要切除子宫而子宫颈正常的年轻妇女,可保留子宫颈。

2. 子宫颈无严重病变,而患者一般情况欠佳,或有全身性严重并发症,不能支持较复杂的全子宫切除手术者,或有广泛粘连,行全子宫切除手术有困难者。

【禁忌证】

1. 宫颈有严重病变,如非典型增生、重度糜烂或宫颈细胞学检查有可疑者,不宜保留宫颈。

2. 子宫肌瘤恶变或有其他子宫恶性病变者。

3. 急性盆腔炎症。

【操作程序】

1. 术前准备

(1)同一般妇科腹部手术前准备。

(2)宫颈细胞学查癌细胞。

(3)疑有内膜病变的患者,术前应做诊断性刮宫,全面了解子宫情况,除外内膜病变,以确定卵巢的去留。

2. 麻醉与体位

一般采用硬膜外阻滞麻醉、全身麻醉或蛛网膜下腔麻醉。手术体位取仰卧位。

3. 操作步骤

(1)腹壁切开。

(2)探查盆腔:了解子宫、附件及周围脏器的关系。怀疑肿瘤恶变时,还应探查横膈、肝、脾、胃、肾、肠、大网膜以及淋巴结转移等。探查完毕,以盐水大纱布垫开肠管,置入拉开器,充分暴露手术野。

(3)提拉子宫:用 2 把带齿血管钳,沿宫角直达卵巢韧带下方夹持子宫两侧,以做牵引。亦有将子宫托出腹腔进行操作的。

(4)处理圆韧带:以组织钳提起圆韧带,在距子宫附着点 3 cm 处,用中弯血管钳钳夹,切断,以 7 号丝线或 1-0 可吸收线贯穿缝合结扎远侧端。

(5)处理附件:如不保留卵巢,将子宫及输卵管、卵巢向上向侧方提拉,术者用手指或血管钳将阔韧带向前顶起,避开血管,以 3 把粗中弯血管钳向外向内并排钳夹住盆漏斗韧带,钳夹后检查无其他组织,于第 2、3 把钳子之间切断盆漏斗韧带,用 10 号及 7 号丝线贯穿缝扎二道。对侧同法处理。如保留附件,用粗中弯钳夹住输卵管峡部及卵巢固有韧带,切断,用 10 号及 7 号丝线贯穿缝扎二道。

(6)剪开膀胱腹膜反折,下推膀胱:于子宫侧圆韧带断端处,在阔韧带两叶之间,插入钝头剪刀,沿子宫附着的边缘分离并剪开阔韧带前叶及膀胱腹膜反折,直达对侧圆韧带断端下方阔韧带处。亦可用无齿镊子提起膀胱腹膜反折中央的疏松游离部分,剪开,并向两侧剪开达双侧圆韧带断端处。以血管钳提起膀胱腹膜反折边缘,用手指或刀柄沿膀胱筋膜间的疏松组织向下及两侧钝性剥离推开膀胱,达拟切除部分稍下,相当子宫内口略下,侧边达宫颈旁 1 cm。

(7)分离及剪开阔韧带后叶:助手将子宫向前牵拉,贴近子宫剪开阔韧带后叶达子宫骶骨韧带附近,轻轻推开阔韧带内疏松组织,即可暴露出子宫动、静脉。

(8)处理子宫血管:阔韧带前后叶剪开后,暴露子宫动、静脉。将子宫向上向一侧提拉,以 3 把粗中弯血管钳于子宫峡部水平垂直钳夹切断子宫动、静脉,断端以 10 号丝线和 7 号丝线各做一道贯穿缝扎。对侧同法处理。

(9)切除子宫体:左手将子宫提起,周围垫好湿纱垫,于子宫内口水平做楔形切除宫体,助手以组织钳将宫颈残端提起。宫颈断端用 2.5％碘酒及 75％乙醇消毒后,用 1-0 可吸收线做"8"字或间断缝合。

(10)缝合盆腔腹膜:检查清理宫颈断端创面及止血后,从一侧盆漏斗韧带断端开始,将腹膜提起,以 1 号丝线或 3-0 可吸收线做连续缝合,直达对侧盆漏斗韧带断端,缝合时将各断端翻在腹膜外,使盆腔腹膜化。

(11)缝合腹壁。

【经验指导】

1. 同一般妇科腹部手术后处理。

2. 应用抗生素预防感染。

3. 定期进行妇科病普查。

五、筋膜内全子宫切除术

【适应证】

1. 子宫肌瘤等良性疾病需要切除子宫,子宫颈有严重病变,或年龄较大的妇女。

2. 早期子宫恶性肿瘤、子宫内膜癌、宫颈原位癌及附件恶性肿瘤等。

3. 盆腔炎性肿块、结核性包块等经非手术治疗无效者。

【禁忌证】

1. 子宫肌瘤合并有宫颈癌Ⅰb期以上者或较高期的子宫或附件恶性肿瘤患者不宜行单纯全子宫切除术。

2. 急性盆腔炎症。

【操作程序】

1. 术前准备

(1)同一般妇科腹部手术前准备。

(2)术前 3 天,每日用消毒液清洗阴道。

2. 麻醉与体位同经腹次全子宫切除术。

3. 手术步骤

(1)腹壁切开,探查盆腔,提拉子宫,处理圆韧带、附件,剪开膀胱腹膜反折(推开膀胱较低,达子宫外口以下),分离及剪开阔韧带,处理子宫血管同子宫次全切除术。

(2)在两侧子宫动、静脉结扎残端之间,宫骶韧带上方环行切开宫颈筋膜,约 0.5 cm 深,向下分离筋膜约 0.5 cm 深,使宫颈后壁分离,两侧宫骶韧带随筋膜而下移。

(3)同法处理宫颈前壁。此时宫颈前后壁与其前后筋膜已分开。

(4)环行切除子宫颈管芯。

(5)切开阴道壁(包括宫颈移行带),切下子宫,缝合阴道顶端。

(6)切开的前后筋膜用 7 号丝线或 2-0 可吸收线荷包缝合。

(7)常规缝合后腹膜及关腹。

【经验指导】

1. 同一般妇科腹部手术后处理。

2. 应用抗生素预防感染。

3. 阴道断端出血：(1)全子宫切除术后 2 天，可能有少量阴道出血，多为术中残留的阴道积血，无须处理。(2)术后 7 天左右，由于缝线吸收和脱落，可发生局部少量渗血，多为淡红色或浆液性渗出，持续至 2～3 周逐渐减少而消失。(3)若出血持续时间较长，应注意有无感染，进行检查，根据情况处理。(4)如术后短时间内发生阴道活动性出血，应立即进行检查，找出原因，如系断端出血，可用纱布压迫，如为活动性出血，应立即局部结扎或钳夹止血，量多者应重新打开腹腔止血。(5)术后 2 周后突然大量出血，多因线结脱落或感染，断端感染裂开者，可用碘仿纱布压迫，如为盆腔血肿，必要时开腹止血。

六、经腹全子宫切除术

【适应证】

同筋膜内全子宫切除术。

【禁忌证】

同筋膜内全子宫切除术。

【操作程序】

1. 术前准备

同筋膜内全子宫切除术。

2. 麻醉与体位

同经腹次全子宫切除术。

3. 操作步骤

(1)自开腹至子宫动、静脉切断结扎同筋膜内全子宫切除术。

(2)处理主韧带：将子宫向上向侧方牵拉，以有齿血管钳紧贴宫颈钳夹主韧带切断，以 7 号丝线缝扎。对侧同法处理。

(3)处理子宫骶骨韧带：助手将子宫向前提拉，以中弯血管钳夹切断子宫骶骨韧带，以 7 号丝线缝扎。一部分患者骶韧带窄薄，可不单独处理，而与主韧带一并处理。

(4)切开阴道前壁，切除子宫：提起子宫，以纱布垫围绕子宫颈，在阴道前穹隆处横切小口，自此沿穹隆环状切断阴道，子宫随之切除。向阴道内塞入纱布 2 块，待术后自阴道取出。阴道断端以 4 把组织钳钳夹牵引。

(5)缝合阴道断端：阴道断端以 2.5％碘酒及 75％乙醇消毒，用生理盐水涂擦后，以 1-0 可吸收线连续锁扣式缝合或"8"字间断缝合。

(6)缝合盆腔腹膜：同经腹次全子宫切除术。

(7)缝合腹壁。

(8)取出阴道纱布。

【经验指导】

同筋膜内全子宫切除术。

七、经阴道子宫切除术

【适应证】

1. 功血经非手术治疗无效者。

2. 子宫肌瘤＜2个月妊娠大小且无粘连者。

【禁忌证】

1. 全身状况不良，如合并心、肝、肾、血液系统疾病等。

2. 生殖道炎症急性期。

【操作程序】

1. 术前准备

(1)术前3天用1∶5 000高锰酸钾坐浴。

(2)术前清洁肠道。

(3)余同筋膜内全子宫切除术。

2. 麻醉与体位

患者取膀胱截石位，硬膜外麻醉。

3. 操作步骤

(1)将两侧小阴唇固定于两侧大阴唇外侧。

(2)向外下牵拉子宫颈，于子宫颈前唇膀胱附着点下方0.5 cm处横行切开阴道壁，达宫颈两侧方。

(3)用手指或剪刀钝性分离阴道前壁黏膜，着力点朝向宫颈，上推膀胱至膀胱腹膜反折进腹，用手触摸腹膜反折有柔滑感。剪开腹膜反折进腹，4号丝线缝1针作牵引，并向两侧钝性扩大。

(4)向前向上牵拉宫颈，暴露后穹隆，于后穹隆横行切开阴道壁黏膜，两侧与阴道前壁黏膜切口相连接。钝性分离直肠与子宫间隙，向两侧分离暴露子宫主韧带及宫骶韧带，剪开子宫直肠窝反折腹膜并向两侧扩大，以4号丝线作牵引。

(5)分别分次钳夹切断两侧主韧带及宫骶韧带(注意钳夹时紧靠宫颈)，以7号丝线双重缝扎，保留远端缝线。

(6)沿子宫侧壁分别钳夹切断、7号丝线双重缝扎子宫两侧动、静脉。

(7)靠宫体钳夹切断、7号丝线双重缝扎阔韧带及宫旁组织。

(8)将子宫体从子宫直肠窝或子宫膀胱反折腹膜切口翻出，靠近宫角部钳夹切断、7号丝线双重缝扎两侧圆韧带及同侧附件近端，保留缝线，将子宫切下，探查附件是否正常。

(9)用4号丝线缝合前后腹膜，关闭腹膜腔。

(10)腹膜腔关闭后，双侧各韧带残端保留线相互打结，以固定盆底。

(11)用1-0可吸收线连续或间断缝合阴道黏膜。

【经验指导】

1. 沿宫体钳夹各组织。

2. 手术结束时阴道内填塞纱布压迫止血，24 h后取出。

3. 术后保持会阴清洁，留置尿管3～5天。

八、子宫次广泛切除术

【适应证】

1. 子宫颈癌Ⅰa2期者。

2. 子宫内膜癌术前宫腔镜检查或分段诊刮无宫颈浸润。

【禁忌证】

1. 子宫颈癌Ⅰa2期以上分期者。

2. 全身情况较差,或合并其他疾病不能耐受子宫次广泛切除术以上手术者。

【经验指导】

1. 子宫颈癌Ⅰa2期患者,绝经前卵巢正常者可保留卵巢;子宫内膜癌患者,一般应同时切除双侧附件。

2. 保留卵巢者,用银夹分别夹于卵巢的两端标出卵巢范围,将卵巢悬吊固定于盆腔外。术后需追加放疗前摄腹部X线片,设定放射野时,避开银夹所标区域,防止放射线损伤卵巢,影响卵巢功能。

3. 切除病灶外宫旁组织2~3 cm时,注意输尿管的走行,必须从输尿管与子宫血管的交叉处向上游离3 cm输尿管,在输尿管外侧切断并结扎血管,推开输尿管后再钳夹并切断宫旁组织,避免损伤输尿管。

4. 打开输尿管隧道时,应注意不要损伤输尿管及膀胱;局部出血时不要盲目缝扎止血,此处最易损伤输尿管。

5. 分离膀胱、直肠要注意解剖层次(尤其有粘连时),避免损伤膀胱或直肠。

6. 距宫颈2~3 cm处,环切阴道壁,取出子宫,连续锁边缝合阴道断端,中间留孔,T形引流管经此孔从阴道引出体外。

7. 术毕可用生物蛋白胶喷涂盆底创面,以透明质酸钠涂抹肠表面,防止渗出及粘连。

8. 术后留置导尿管5~7天。

9. 术后给抗生素预防感染。

10. 手术当日经静脉补钾3~6 g,以后根据化验结果及时补充电解质。

11. 术后维生素B_1注射液行双侧足三里、三阴交穴位注射,每侧各100 mg,两组穴位隔日交替注射,以促进肠功能及膀胱功能恢复。

12. 术后禁性生活3个月。

九、子宫广泛切除术

【适应证】

1. 子宫颈癌Ⅰa2期~Ⅱa期。

2. 子宫内膜癌术前宫腔镜检查或分段诊刮有宫颈浸润。

【禁忌证】

1. 子宫颈癌Ⅱb期以上分期者。

2. 全身情况较差,或合并其他疾病不能耐受子宫广泛切除术者。

【经验指导】

1. 年轻的宫颈癌患者，卵巢正常者可保留卵巢；子宫内膜癌患者，一般应同时切除双侧附件。

2. 保留卵巢者，用银夹分别夹于卵巢的两端标出卵巢范围，将卵巢悬吊固定于盆腔外。术后需追加放疗前摄腹部 X 线片设定放射野时，避开银夹所标区域，防止放射线损伤卵巢，影响卵巢功能。

3. 切除病灶外宫旁组织 3 cm 时，注意输尿管的走行，必须从输尿管与子宫血管的交叉处向上游离 3～5 cm 输尿管，在输尿管外侧切断并结扎血管，推开输尿管后再钳夹并切断宫旁组织，避免损伤输尿管。游离输尿管时应尽量保留输尿管营养血管。

4. 游离主韧带时注意勿损伤静脉丛，并需妥善止血。

5. 打开输尿管隧道时，应注意不要损伤输尿管及膀胱。局部出血时不要盲目缝扎止血，此处最易损伤输尿管。

6. 分离膀胱、直肠要注意解剖层次（尤其有粘连时），避免损伤膀胱或直肠。

7. 距宫颈 3 cm 处，环切阴道壁，取下子宫，连续锁边缝合阴道断端，中间留孔，T 形引流管引流。

8. 宫颈癌子宫广泛切除术多同时进行盆腔淋巴结清扫，为防止发生腹膜后淋巴囊肿，可采用不缝合后腹膜、创面喷涂生物蛋白胶、留置引流管等措施进行预防。

9. 子宫广泛切除术损伤盆底交感、副交感神经丛，易导致膀胱麻痹。在分离宫骶韧带时，不要过深，应尽量保留支配膀胱、直肠的感觉神经。术后需留置导尿管 7 天或更长，前 5 天长期开放，后 2 天尿管 2 h 间断开放，拔除尿管后嘱患者多饮水，解小便后立即用金属导尿管测残余尿，残余尿量＞150 mL 者再留置导尿管 7 天，处理同上。

10. 术后给抗生素预防感染。

11. 手术当日经静脉补钾 3～6 g，以后根据化验结果及时补充电解质。

12. 术后维生素 B_1 注射液行双侧足三里、三阴交穴位注射，每侧各 100 mg，两组穴位隔日交替注射，以促进肠功能及膀胱功能恢复。

13. 术后禁性生活 3 个月。

14. 需行术后放疗者，可于术后 3 周进行。

十、肿瘤细胞减灭术

【适应证】

晚期卵巢癌、输卵管癌及晚期子宫内膜癌和子宫肉瘤。

【禁忌证】

1. 一般情况不能耐受手术者。

2. 晚期宫颈癌。

【操作程序】

1. 探查：全面探查盆腹腔，包括膈面、大网膜、肝、脾、胃肠和肠系膜，并应注意两侧结肠旁沟以及腹膜后淋巴结情况,探查盆腔肿瘤情况。

2. 切除大小网膜。

3. 盆腔肿物及全子宫、双附件切除。

4. 阑尾切除。

5. 肠转移灶切除:根据病灶侵犯位置、深度等可切除部分肠段后吻合或造口,肠壁表浅的病灶可剥除。

6. 肝转移灶切除:单个肝实质转移病灶可切除受累部分肝脏。

7. 脾转移灶切除:脾实质转移灶可行脾切除。

8. 腹膜后淋巴结切除:包括盆腔淋巴结和腹主动脉旁淋巴结切除。

9. 盆腹腔可见病灶切除至 0.5 cm 以下。

【经验指导】

1. 术前准备应充分。

2. 纠正一般情况及重要脏器功能。

3. 充分备血及血制品。

4. 做好阴道、肠道准备。

5. 准备输尿管、膀胱手术及肠道手术的器械及材料。

6. 血管损伤,输尿管、膀胱损伤及肠道损伤易发生,应注意预防。

7. 淋巴囊肿发生率较高,出现感染或压迫症状时可考虑囊肿穿刺。

十一、盆腔淋巴结切除术

【适应证】

1. 宫颈癌。

2. 子宫内膜癌。

3. 卵巢癌。

4. 输卵管癌。

5. 外阴癌。

【禁忌证】

1. 晚期癌症患者。

2. 患者合并严重内、外科疾病。

3. 盆腔淋巴结形成块状,或极度肥胖,手术切除极度困难,无法完成该手术者。

【操作程序】

1. 可经腹膜内、腹膜外打开血管鞘膜,切除腹股沟深、髂外、髂内、闭孔及髂总部位淋巴结,此术式可在剖腹或腹腔镜下完成。

2. 此切除术有三种:(1)盆腔淋巴结活检;(2)选择性盆腔淋巴结切除(盆腔淋巴结取样术);(3)系统性盆腔淋巴结切除(盆腔淋巴结清扫术)。其主要区别在于根据切除淋巴结的范围、部位及数量。

3. 并发症:(1)感染;(2)出血,血肿形成;(3)血栓形成及栓塞;(4)肠管损伤,消化系统瘘;(5)泌尿系统损伤:如输尿管损伤、膀胱损伤、输尿管瘘和膀胱瘘等;(6)神经损伤,导致下肢等功能变化;(7)淋巴囊肿形成,下肢因淋巴回流障碍而出现下肢肿胀等;(8)严重感染、继发 DIC 和栓塞;(9)重者可致患者死亡。

【经验指导】

1. 注意盆腔解剖,操作轻柔。

2. 术中应保留盆腹腔引流,确保引流通畅。

3. 加强抗感染治疗。

4. 注意根据患者病情,决定淋巴结切除的范围。

5. 此术式可剖腹完成,也可经腹腔镜完成。

第十九节　常用诊断技术

一、外阴活组织检查

【适应证】

1. 外阴赘生物需明确诊断者。

2. 疑外阴恶性病变,需明确诊断者。

3. 外阴特异性感染(结核、阿米巴、尖锐湿疣等)。

4. 外阴白色病变疑恶变者。

5. 外阴溃疡久治不愈,需明确诊断或疑恶变者。

【禁忌证】

1. 外阴急性化脓性感染。

2. 月经期。

3. 疑恶性黑色素瘤者禁止门诊做活检。在住院、准备行根治手术的情况下,做较广泛的完整病灶切除。按冷冻病理报告结果,决定手术范围。

【操作程序】

患者取膀胱截石位,常规消毒外阴,局部麻醉。小赘生物可自蒂部剪下或活检钳钳取,局部压迫止血。病灶面积大者行一梭形切口,切除病灶部位的皮肤、皮下组织及病灶周围的部分正常皮肤,切口以丝线缝合,一般 3～5 天拆线。标本用 10% 甲醛或 95% 乙醇固定后送病理检查。

【经验指导】

1. 注意伤口卫生,以免感染。

2. 必要时抗生素预防感染。

3. 术后 7～10 天根据病理检查结果酌情处理。

二、宫颈活组织检查

【适应证】

1. 宫颈细胞学涂片巴氏Ⅲ级或Ⅲ级以上者,或 CCT 提示 CINⅠ~Ⅲ级者。

2. 宫颈细胞学涂片巴氏Ⅱ级或 CCT 示不典型鳞状细胞或不典型腺细胞,经抗感染治疗后仍为Ⅱ级或不典型鳞状细胞或不典型腺细胞者。

3. 宫颈炎症反复治疗无效,及宫颈溃疡或生长赘生物者。

4. 临床可疑为宫颈恶性病变、宫颈特异性感染(如宫颈结核、阿米巴、尖锐湿疣等),需明确诊断者。

【禁忌证】

1. 急性炎症:如滴虫、真菌或细菌感染急性期。

2. 急性附件炎或盆腔炎。

3. 经期或宫腔流血量较多者。

【操作程序】

1. 窥器暴露宫颈,用干棉球擦净宫颈黏液及分泌物,局部消毒。

2. 以宫颈钳固定宫颈,活检钳取材,一次钳取一小块组织,根据病情需要可以多点取材。

3. 创面压迫止血。若出血较多,局部填塞含云南白药的带尾纱布压迫,纱布尾线留于阴道外口,嘱患者 24 h 后自行取出。

4. 标本固定于 10% 甲醛溶液中,多点取材时,应按取材部位分块、分瓶标记送检。

【经验指导】

1. 注意在宫颈外口鳞状上皮、柱状上皮移行带处或肉眼糜烂较重或可疑病变处或正常与异常上皮交界处取材,所取组织要有一定的深度,应包括上皮及间质,以确定间质浸润情况。

2. 对病变明显者,可做单点活检以最后明确诊断。对于可疑癌变者,应多点活检取材,一般取 3、6、9、12 点处组织,或在复方碘溶液指引下碘不着色区或可疑部位取活体,按取材部位分块、分瓶标记送检。

3. 若条件允许,最好在阴道镜指导下行定位活检。

4. 活组织取下后可用含云南白药的带尾纱布填塞,压迫宫颈,以防出血,嘱患者 24 h 后自行取出。如取出纱布后出血多,应立即来院急诊处理。

5. 若活检时出血活跃,可用止血剂或止血海绵放在宫颈出血处再用纱布压迫或者电凝止血。估计次日取出棉塞后可能再出血者,嘱其来院由医师取出棉塞。

6. 嘱患者 7~10 天后来门诊取病理检查结果。

三、诊断性刮宫

刮取子宫内膜,做病理检查以明确诊断。

【适应证】

1. 子宫异常出血，需证实或排除子宫内膜癌、宫颈管癌或其他病变如流产、子宫内膜炎等。

2. 对功血或不全流产，做诊刮既可明确诊断，又可起治疗作用。

3. 不孕症者，取内膜了解有无排卵及内膜发育情况。

4. 闭经者，如疑有子宫内膜结核、卵巢功能失调、宫腔粘连等。

5. 宫外孕的辅助诊断。

【禁忌证】

合并感染的妇科患者不宜立即做诊刮，控制感染后再做诊刮。

【操作程序】

1. 排空膀胱，取膀胱截石位，常规消毒外阴、阴道，铺巾。

2. 行双合诊检查，确定子宫大小、位置及宫旁组织情况。

3. 用窥器扩张阴道暴露宫颈，以消毒液再次消毒阴道及宫颈。

4. 用宫颈钳固定宫颈，用探针探测宫腔深度（若需分段诊刮则应先刮宫颈内膜，再探宫腔）。

5. 用特制的诊断性刮匙，刮取子宫内膜。

6. 刮宫时，刮匙由内向外沿宫腔四壁、宫底及两侧角有次序地将内膜刮出并注意宫腔有无变形、高低不平等。

7. 刮出的子宫内膜全部固定于 10％甲醛或 95％乙醇中，送病理检查。

【经验指导】

1. 正确掌握诊断性刮宫的时间及范围。

(1)了解卵巢功能：应在月经前 1～2 天或月经来潮 24 h 内。

(2)功能失调性子宫出血：如疑为子宫内膜增生症者，应于月经前 1～2 天或月经来潮 24 h 内诊刮，如疑为子宫内膜剥脱不全时，应于月经第 5～7 天诊刮。出血多或时间长，则抗感染治疗并随时诊刮。

(3)原发不孕：应在月经来潮前 1～2 天诊刮，如分泌相良好，提示有排卵；如内膜仍呈增生期改变，则提示无排卵。

(4)子宫内膜结核：应于月经前 1 周或月经来潮 12 h 内诊刮，刮宫时要特别注意刮两侧宫角部，因该处阳性率较高（术前怀疑为结核者应先用抗结核药）。

2. 条件允许，可根据患者要求如精神紧张或患者为无性生活史者可酌情予以镇痛药，或采用静脉麻醉或宫旁阻滞麻醉。

3. 阴道出血时间长者，常合并有宫腔内感染，术前和术后应用抗生素预防及控制感染。

4. 如为了解卵巢功能而做诊刮时，术前至少 1 个月停止应用性激素。

5. 需行刮宫止血时，应尽量刮净内膜，以起到止血作用。

6. 放置子宫探针、刮匙做宫腔搔刮时，要注意子宫位置，操作应轻柔，尤其是哺乳期或绝经期妇女及怀疑子宫内膜癌、绒癌的患者。

7. 术后根据病情予以抗生素预防感染。一般禁盆浴及性生活 2 周。

四、输卵管通液术

【适应证】

原发不育或继发不育,要求检查输卵管是否通畅者。

【禁忌证】

1. 各种阴道炎。

2. 重度宫颈糜烂。

3. 急性盆腔炎。

4. 月经干净后有性生活。

5. 检查前体温超过 37.5 ℃。

【操作程序】

1. 月经干净后 3～7 天。

2. 术前皮下注射阿托品 0.5 mg。

3. 取膀胱截石位,冲洗外阴、阴道。消毒宫颈,钳夹宫颈,放置通液装置,缓慢注入无菌生理盐水 20～30 mL。

4. 判断标准

(1)通畅:注入顺利,无阻力,无返流。

(2)通而不畅:可大部注入,稍有阻力,少许返流。

(3)不通:阻力大,无法注入,或大部返流。

【经验指导】

注射时要缓慢,动作要轻柔。

五、子宫输卵管碘油造影

【适应证】

1. 原发不育或继发不育要求检查输卵管是否通畅者。

2. 曾行输卵管通液术,结果通畅,但半年以上仍未妊娠者。

3. 曾行输卵管通液术,结果不通或通而不畅者。

4. 怀疑生殖道畸形或结核者。

【禁忌证】

1. 各种阴道炎。

2. 重度宫颈糜烂。

3. 急性盆腔炎。

4. 月经干净后有性生活。

5. 有碘过敏史。

6. 检查前体温超过 37.5 ℃。

【操作程序】

1. 月经干净后 3～7 天。

2. 造影前做碘过敏试验阴性，皮下注射阿托品 0.5 mg。

3. 取膀胱截石位，常规冲洗外阴、阴道，消毒宫颈，钳夹宫颈，插入造影头。

4. 缓慢注入碘化油 10～20 mL，在 X 线屏幕下观察造影剂充盈情况，待造影剂至输卵管伞端时拍片，取出造影头，待造影剂大部分弥散后再拍 1 张片，24 h 后冲洗阴道后再拍 1 张片以观察造影剂在盆腔内弥散的状况。

【经验指导】

是否需做碘过敏试验应根据所用造影剂药品说明书的要求决定。

第二十节　乳腺疾病

一、乳腺增生性病变

【诊断】

1. 临床表现：乳腺腺体局部增厚形成边界不清楚的肿物，质地较韧，多伴有触痛或月经前胀痛，肿物可单发或多发。

2. 辅助检查：超声下增厚部位可见片状不规则低回声区，钼靶在相应部位可见云雾状边界不清的致密影或结构紊乱。

【治疗】

1. 定期门诊随访。

2. 症状严重者可服药物治疗

3. 对于高危乳腺癌患者可手术切除病变部位。

二、急性哺乳期乳腺炎

【诊断】

1. 临床表现

(1)局部表现：乳房体积可较健侧大，局部皮肤潮红，表面温度可升高，可以触及压痛的边界不清的肿块，部分乳头流脓，同侧腋窝淋巴结可肿大、疼痛。

(2)全身表现：体温升高，可为低热或高热，可伴有头痛、寒战、食欲减退。脓肿形成时肿块有波动感，高热不退或脓肿局限后不再发热。

2. 辅助检查

(1)白细胞总数及其分类计数增加。

(2)超声检查见肿块边界不清楚，内部回声增厚增强，光点不均匀。脓肿形成后内部呈不均质的液性暗区，内可见明显流沙样征象，边缘模糊，肿块局部有增厚。

(3)若有脓肿时可用粗针穿刺证实，乳头流脓或脓肿患者脓液细菌培养可见致病菌，多为金黄色葡萄球菌，可行相关药敏试验。

【治疗】

1. 应用抗生素控制感染,局部症状严重伴有全身症状者可加用激素。

2. 控制水分摄入,尽量排空乳房。

3. 有脓肿形成时需穿刺抽脓或切开排脓。

三、乳腺导管扩张症

也称浆细胞性乳腺炎、导管周围炎。是以乳头回缩、乳晕区肿物、乳晕区脓肿、乳晕部瘘管为临床特征的乳腺的无菌性炎症。局部炎症症状轻微,一般无发热,常发生在非哺乳期。是一种病程冗长、病变复杂而多样化的慢性乳腺病。常易误诊为乳腺癌。

【诊断】

1. 临床表现

(1)急性期:早期可呈现乳房局部的肿胀疼痛和有压痛的硬结,表面皮肤轻度发红或水肿,甚至有全乳发红、剧痛,乳头内陷,乳头溢液为黏稠的乳状、淡黄、血样或淡黄浆液性。部分病人伴高热,同时腋窝淋巴结可肿大、压痛。

(2)亚急性期:发病2周后,转入亚急性期,炎症局限或消退,遗留一单个硬结,无波动,肿块与皮肤可呈现粘连。腋下淋巴结肿大可持续3周左右,乳房肿块完全消失约需3个月,但仍可有乳头溢液,浆液性或血性不定。

(3)慢性期:全身无发热,局部红、肿、热、痛均消失,仅在乳腺内留下一肿块,肿块与皮肤粘连,一般在4~5 cm,亦有大至12 cm者。此期特点为常在患侧复发,一切炎症症状又重新出现或者侵犯对侧乳腺。

2. 临床分型

(1)乳房肿块型:乳房肿块是最多见的临床表现,肿块直径多为2 cm左右,质韧偏硬,边界不清,与皮肤粘连,可有轻度触痛,可持续很长时间,部分病人有乳头内陷。

(2)乳头溢液型:溢液一般为淡黄色、奶油色、血性或脓性,多为淡黄色浆液性,溢液从1个或多个导管口挤出或溢出,部分病人伴有微痛。

(3)混合型:既有乳房肿块,又有乳头溢液,部分病人乳晕区疼痛及腋窝淋巴结肿大,少部分人乳头内陷,甚至有"橘皮样"改变。

3. 辅助检查

(1)钼靶:早期主要表现为大乳管呈蚯蚓状扩张,周围有纤细的囊壁,轴面观时则表现为薄壁透亮的蜂窝样阴影。当病变后期有炎性反应时,则表现为乳晕后方密度均匀或不均匀的浸润阴影,边缘模糊而无明确的边界,也可能有火焰状或丝状突起。皮肤也可因水肿、炎症而显示轻度增厚。乳头可内陷。有时可发现沙粒状或圆形钙化沿乳导管走行方向稀疏分布。若管壁发生钙化,则呈平行短棒状。

(2)乳腺导管造影:可见数支大导管呈中度或高度扩张,扩张明显者可略呈扭曲走行。当扩张的管腔内充满黏稠分泌物时,可造成不规则形态的充盈缺损。

(3)血常规:继发细菌感染后可见白细胞增多。

(4)病理学检查:局部导管扩张,小叶导管周围大量弥散性浆细胞浸润,管周纤维化和肉芽组织增生不是该病的特征。

4. 诊断依据

(1)40 岁左右的非哺乳期或绝经期妇女。

(2)乳晕区的肿块质硬,不光滑,界不清,乳头收缩。

(3)肿块可反复出没,时好时坏,存在的时间长短不一,短则几天,长则 10 多年。

(4)淡黄浆液性、乳状、血样等乳头溢液。

(5)不同程度的乳房局部红、肿、热、痛及全身反应的炎症表现,抗生素治疗效果不佳。

(6)不同程度的疼痛或淋巴结肿大。

(7)病理诊断是最可靠的诊断依据。

【治疗】

(1)症状轻、临床表现仅为乳头溢液的病人,若排除乳腺癌,可对症处理,密切随访。

(2)肿块明显、症状较重的病人,选择手术切除。手术方式以乳腺区段切除术和单纯乳腺切除术为主。

(3)合并感染者,则控制感染;形成脓肿者,需切开引流。本病容易复发,应注意与乳腺癌鉴别。

四、副乳腺

【诊断】

1. 临床表现

根据副乳房的发育可分为完全发育型和不完全发育型

完全发育型:副乳房受雌激素的影响,随月经周期而有肿胀,甚至微痛,月经过后消失。在妊娠期副乳也随乳房发育胀大。哺乳期可有乳汁自副乳头排出。断奶后可变软,乳房萎缩。

不完全发育型:副乳房可随月经表现出胀痛,仅有乳晕者则无此表现。有少数胸部副乳腺与正常乳腺相通,并将分泌物排空于正常乳腺中,但多数为分开的,为不相通的副乳腺。可表现为仅有发育不完全乳腺组织,无乳头及乳晕,或仅用色素沉着为乳晕,以局部皮肤增厚为乳头的副乳。也有仅存婴儿状态的乳头而无乳晕,或者仅有色素沉着的乳晕而无乳头及乳腺。

2. 体格检查:副乳房常位于腋窝前缘或正常乳房的尾部或下方,腋窝部副乳较多见。

3. 诊断依据

(1)随月经周期而表现出的胀痛。

(2)副乳房可触及节结状较软的团块组织,周界较清。

(3)腋窝的副乳房多为较软的有分叶状或结节状不规则型组织块,周界与正常皮下组织无明显界限,与皮肤粘连而不与深部组织粘连,触之有腺体感。

(4)副乳腺癌系较硬的结节,周界不清,无自觉痛或触痛。

(5)对腋窝肿物除了考虑其他原发肿瘤或转移外,首先应考虑副乳腺的可能。

【治疗】

(1)完全发育型的副乳房及不完全型副乳房,有周期性痛、不规律痛者,以切除为原则。

(2)有影响美观的完全型副乳房或疑恶变及不能与结核等病变区别者,以切除为宜。

（3）较大的虽无症状的不完全发育的副乳房，只要病人有要求以切除为宜。

（4）疑副乳房肿瘤者一律切除。对副乳房癌病人应作常规同侧腋淋巴结清除。根据副乳房位置的不同，术后常规放射治疗及化疗。定期严密对双侧乳房观察，尤其同侧乳房更应注意。

（5）凡在乳房尾部的副乳腺癌，根据情况行同侧乳房的外上象限的区段切除或单纯乳房切除并腋窝淋巴结清除，术后放疗及化疗。

（6）对没有腺体仅有乳头、乳晕，不伴恶变的病人及有哺乳期症状但以后消失者可不行手术。

五、乳头溢液

【诊断】

1. 临床表现

（1）生理性：哺乳期停止哺乳一年内，多数妇女仍会有少量乳汁分泌，甚至数年后仍会有少量乳汁分泌。妊娠中晚期，一些孕妇的双乳可挤出少许清淡色的初乳。妇女进入更年期，由于内分泌紊乱会使部分妇女分泌少量乳汁。

（2）病理性：如垂体肿瘤或颅咽管瘤。脑垂体肿瘤时，可引起闭经—溢乳综合征，除溢乳外还伴有闭经、头痛、视野变窄，血中催乳素升高等。脑部 CT 检查可确诊。或颅咽管压迫第三脑室，如同切断垂体柄，切断了 PIF 对 PRL 的抑制作用，分泌大量的 PRL。原发性甲状腺功能低下甲状腺分泌减少，使 THR 和 TSH 增多，也刺激 PRL 分泌增多。特发性闭经泌乳综合征由于麻醉、创伤、精神抑郁、假孕等精神因素，通过大脑皮层作用于丘脑垂体系统，出现 PRL 分泌增多，促卵泡生成素降低。

（3）药物性：口服避孕药或激素替代治疗，及精神活性药物、抗高血压药物、阿片制剂。

（4）乳腺疾病：小叶增生、导管扩张、乳管内新生物均可导致乳头溢液，后者包括乳管内乳头状瘤（单发、多发）、外周型乳头状瘤、乳管内乳头状瘤病和乳腺导管内癌。乳管内乳头状瘤是发生于乳腺Ⅰ～Ⅲ级大乳管的良性肿瘤，是乳头溢液最常见的病因之一，可单发或多发。外周型乳头状瘤、乳管内乳头状瘤病为乳腺癌的癌前期病变，主要好发生在乳腺的中、小导管和终末导管，是在乳腺增生基础上的导管上皮细胞和间质的一种增生性疾病。

2. 乳头溢液

（1）一般规律：①乳汁样：多为生理性，如断奶后或流产后的近期。②脓性溢液：多为导管扩张症、浆细胞性乳腺炎。③淡黄色溢液是最常见的一种溢液，几乎见于各种乳腺疾病，以乳腺增生症为多见，也有一部分为导管内乳头状瘤或乳腺癌。④血性溢液：可为鲜红色、咖啡色、淡黄色、褐色等不同的颜色。此种溢液是危险的信号，应高度警惕，其中 50% ～ 75% 为导管内乳头状瘤，15% 的乳腺癌。如血性溢液发生于绝经后，则 75% 是乳癌。⑤清水性溢液，无色透明，偶有黏性，溢出后不留痕迹。这种溢液可能是乳腺癌的信号，应进一步检查。

（2）40 岁以上妇女，单乳单孔乳头溢液伴乳腺肿块乳癌的机会占 80% 以上。成年男子发现乳头溢液无论性状如何，恶性机会极大。

（3）溢液为双侧者，应进行内分泌评估，自发的、持续的、单侧的、单一导管者行钼靶检查,无论正常或异常均要进行导管造影及导管镜检查。

3. 辅助检查:

(1)乳管造影:虽然灵敏度、特异度及阳性预测值明显低于乳管镜,存在图像特征不明显,不能很好地定位等缺点,但可以观察整个乳管分支的情况及病变导管周围腺体,相对于导管镜有较高的阴性预测值。

(2)细胞学检查:对于病理性乳头溢液患者癌症的发现敏感性不高(为 26.7%),几乎所有的良性溢液都是正常的,所以不作为乳头溢液患者的常规检查。

(3)MRI 检查:有助于对乳头溢液的评价。乳头溢液患者的临床检查和乳腺 X 线摄影通常是阴性的,超声和导管造影的准确性也不同。MRI 易于发现内有液体或血液的扩张导管,局灶性的强化病变可能提示乳头状瘤或恶性病变。相反,对于自发性乳头溢液患者,没有发现强化灶则阴性预期值很高。

(4)导管灌洗:虽然没有与异形增生的组织学诊断和异形的细胞学诊断相联系的直接证据,但导管流体异形细胞的出现与发生乳腺癌的危险有关。如果有异形细胞出现,则有助于决定风险策略。

【治疗】

1. 乳头溢液需要外科手术治疗有 2 个原因:除外癌症,以诊断为目的;去除症状。

2. <40 岁者,临床随访,教育病人不要挤压乳头,观察有无自发溢液。

3. 非自发的多导管且>40 岁者,行钼靶检查,正常者继续随访,若异常者行活检。

4. 自发的、持续的、单侧的、单一导管溢液者,导管造影及导管镜检查结果正常,则首先采用密切随访,其次是中心导管的探查或切除。

5. 乳头溢液而无乳管内占位性病变者可采用精确制导的小范围乳腺病变导管切除,或微创的肿物切除术。

6. 对于乳管内新生物的治疗,最常用的手术方式为采用染料(如美蓝、龙胆紫等)向溢液孔注入,并根据乳房组织染色行选择性区段切除。该手术的缺点:(1)手术范围较大,常常因为染色影响病变的检出率。(2)手术相对比较盲目,特别是病灶较小时,常常漏诊。乳管内新生物病变小,如乳管内乳头状瘤常常病变的直径为 1～3 mm,而且组织脆、易脱落,临床手术切除的大体标本常难以找到具体病灶,病理检查也会常出现阴性结果,有的即使切除了病灶,病理切片选材时也可能遗漏。(3)注射染料的剂量、力度都影响乳房组织染色的范围,从而对手术范围的确定带来不便。(4)大多数手术者都常规切除乳头下所有的乳管,预防手术后溢液的发生,这样的手术方式不仅手术损伤大,而且不利于病人其他乳管病变的早期发现。

7. 乳管镜可观察病变在体表的投影,来切除病灶,大大提高了病变的检出率,但仍有误诊。

8. 运用乳腺定位钩针在乳管镜协助下经溢液孔进行穿刺定位,即将乳腺定位针通过溢液孔放置病灶处,并用钩针的钩钩住病灶部位,切除病灶。但导丝细软手术中不易触及,因此难以达到准确定位,且这种方法术中不能反复进行乳管镜检查,不利于精确定位。

六、男性乳房发育症

【诊断】

1. 临床表现

(1)可发生于新生儿期、青春期、老年期。

(2)肝硬化病人、肾衰病人、甲亢病人、患有内分泌肿瘤(如睾丸间质细胞瘤、生殖细胞肿瘤及肾上腺皮质肿瘤)的病人以及使用某些药物(如洋地黄、氯丙嗪、利血平、雷米封等)者也可发生男性乳腺发育。

(3)乳晕区出现扁圆形肿块,多为单侧也有双侧。

2. 体格检查

肿块多数无痛,部分病例可有疼痛及压痛。肿块小者直径 1~2 cm,大者近乎成年妇女乳房。

【治疗】

1. 一般不需要治疗,多数病人于发病 1~2 年内自行消失。

2. 如因服用雌激素而发病,停药后即逐渐消退。若有疼痛等症状可口服甲基睾丸素,每日 3 次,每次 5 mg,可连续服用 1 个月左右。

3. 如明显肥大而影响外貌,可手术切除,应保留乳头。

七、乳癌

(一)乳腺癌

【诊断】

1. 临床表现

(1)乳癌最早的表现:患乳出现单发的无痛性并呈进行性生长的小肿块,肿块位于外上象限最多见,其次是乳头乳晕区和内上象限。因多无自觉症状,肿块常是病人在无意中(如洗澡更衣)发现的,少数病人可有不同程度的触痛或刺激,或有乳头溢液肿块。生长速度较快侵及周围组织,可引起乳房外形的改变,出现一系列体征,如:肿瘤表面皮肤凹陷;邻近乳头的癌肿可将乳头牵向癌肿方向;乳头内陷等癌肿较大者可使整个乳房组织收缩,肿块明显凸出,癌肿继续增长形成所谓"橘皮样"改变。这些都是乳腺癌的重要体征。

(2)乳癌发展至晚期:表面皮肤受侵犯可出现皮肤硬结,甚者皮肤破溃形成溃疡;癌肿向深层侵犯可侵入胸筋膜胸肌,致使肿块固定于胸壁而不易推动。

(3)乳癌的淋巴转移:多表现为同侧腋窝淋巴结肿大,初为散在,无痛、质硬,数目较少,可被推动;以后肿大的淋巴结数目增多,互相粘连成团,与皮肤或腋窝深部组织粘连而固定。少数病人可出现对侧腋窝淋巴结转移。

(4)乳癌的远处转移:至肺时可出现胸痛气促胸水等;椎骨转移时出现患处剧痛甚至截瘫;肝转移时可出现黄疸、肝肿大等。

(5)某些特殊形式的乳癌:如炎性乳癌和乳头湿疹样癌,其发展规律和临床表现与一般乳癌有所不同。

2．辅助检查

(1)超声检查：癌肿向周围组织浸润而形成强回声带，正常乳房结构破坏以及肿块上方局部皮肤增厚或凹陷等图像均为诊断乳腺癌的重要参考指标。乳腺肿块边缘"毛刺"纵横比大于1，癌的可能性最大，穿入型血管和 MVD 对诊断乳癌有较高敏感性。

(2)X 线检查：乳腺疾病在 X 线片上表现一般可分为肿块或结节病变、钙化影及皮肤增厚征群、导管影改变等。肿块的密度较高，边缘有毛刺征象时对诊断十分有助，毛刺较长超过病灶直径时称为星形病变。X 线片中显示肿块常比临床触诊为小，此亦为恶性征象之一。片中的钙化点应注意其形状、大小、密度，同时考虑钙化点的数量和分布。当钙化点群集时，尤其集中在 1 厘米范围内时乳腺癌的可能性很大，钙化点超过 10 个以上时恶性可能性很大。

(3)CT 检查：薄层扫描能发现直径 0.2 cm 癌灶。

(4)MRI 检查：采用顺磁对比剂强化再行 MIP 重建对乳癌的显示率为 100%。MRI 强烈提示乳癌组织内胆碱水平增高，水/脂肪比率明显大于正常组织，是诊断乳癌重要标准。

3．肿瘤标志物检查

(1)癌胚抗原(CEA)：为非特异性抗原，在许多肿瘤及非肿瘤疾病中都有升高，无鉴别诊断价值。

(2)铁蛋白：血清铁蛋白反映体内铁的储存状态。

(3)单克隆抗体：如单克隆抗体 CA15-3。

4．活体组织检查

(1)针吸活检：简便、快速、安全，可代替部分组织冰冻切片，且可用于防癌普查。若临床诊断恶性而细胞学报告良性或可疑癌时需选择手术活检以明确诊断。

(2)切取活检：只在晚期癌为确定病理类型时可考虑应用。

(3)切除活检：疑为恶性肿块时，切除肿块及周围一定范围的组织即为切除活检。一般要求从肿瘤边缘至少 1 厘米尽可能完整切除。

(4)微创活检：对有影像特征的微小病灶开展超声引导活检及钼靶下定位活检。

【治疗】

1．外科手术治疗。

2．化疗

毒性作用和不良反应：

(1)静脉注射化疗药物时，操作不慎药液外漏可引起局部组织坏死和栓塞性静脉炎。

(2)抑制骨髓造血系统，主要是白细胞和血小板下降。在每次化疗前，都应该做血象检查。重组人粒细胞刺激因子具有明显的促进白细胞增生的功能，只要在化疗后及时用上这些药物，白细胞就不会明显下降。

(3)可不同程度地损害肝脏细胞，出现谷丙转氨酶增高、胆红素上升、肝肿大、肝区疼痛、黄疸等，严重的会引起肝硬化、凝血机制障碍等，所以在用药前和用药过程中，要检查肝功能，及时发现问题，及时解决，必要时停止化疗。

(4)有些化疗药物对心血管系统有毒性作用，严重的可发生心力衰竭。所以用药前及用药中应检查心电图，发现异常立即停药，及时治疗。对有心脏病变的病人，应避免使用对心脏有毒性作用的化疗药物。

(5)泌尿系统的毒性作用和不良反应表现有蛋白尿、少尿或无尿,有的发生血尿。为了能够清楚了解肾脏功能,在用药前和用药过程中均要定期检查,发现问题,及时治疗。每天尿量在 2 000～3 000 毫升可减少泌尿系统的毒性作用和不良反应。

(6)某些药物可影响生育,导致畸胎。在化疗期间,男性病人应节育,女性病人如有妊娠应中止或避免化疗。一般停药后生育功能可恢复。

(7)脱发和皮肤反应并不是所有的病人都会出现,即使出现也不必过分担忧,因为一般病人停药后,脱掉的头发会重新长出,皮肤的红斑、皮疹和色素沉着也会好转或消失。

(8)消化系统的毒性作用和不良反应有恶心、呕吐、食欲不振、腹痛、腹泻,以及口腔黏膜溃疡、咽喉炎等。

3. 放射治疗

放疗指征:(1)肿瘤大于 5 cm;(2)肿瘤周围可见广泛脉管浸润;(3)淋巴结转移≥4 枚。

放疗的范围一般包括锁骨区、胸壁、内乳区,一般不对腋窝进行放射治疗。根据肿瘤侵犯的范围确定放疗区域,对于手术无法切除的腋窝淋巴结,残留组织超过 2 cm 者可以行腋窝放疗。

4. 内分泌治疗

激素受体测定与乳腺癌的疗效有明确关系:(1)雌激素受体阳性者应用内分泌治疗的有效率为 50%～60%,而阴性者有效率低于 10%,同时测定孕酮受体可以更正确地估计内分泌治疗效果,两者皆阳性者有效率可达 77% 以上。受体的含量与疗效的关系呈正相关,含量越高治疗效果亦越好。(2)受体阴性的细胞常是分化较差的,受体阴性的病人,术后易复发。不论淋巴结有无转移,受体阴性者预后较阳性者差,阳性者如有复发时常倾向于皮肤软组织或骨转移,而阴性者则倾向于内脏转移。(3)激素受体的测定目前已用于制定术后辅助治疗的方案,受体阳性者尤其是绝经后的病例可以应用内分泌治疗作为术后的辅助治疗,而绝经前或激素受体阴性者则以辅助性化疗为主。进行内分泌治疗的药物,主要有雌激素受体拮抗剂如他莫昔芬、法乐通,芳香化酶抑制剂如来曲唑、阿拉曲唑、伊西美坦等,也可以采用卵巢去势的方法。

5. 中药治疗

对中晚期病人进行大剂量放、化疗,或对产生耐药的患者再次进行化疗只能导致进一步虚弱。

中药治疗首选以红豆杉为主要成分的中草药,但是红豆杉不能单独服用。此类中药可以弥补手术治疗、放射治疗、化学治疗的不足,既能巩固放疗、化疗的效果,又能消除放化疗的毒副作用,更重要的是可以切断癌细胞的复制功能,也就是切断癌细胞重要的分裂方式——微管蛋白合成,使细胞体积逐渐缩小,在血管内形成稳定的抗癌细胞,从而提高人体的代谢功能,即通过抑制癌细胞的呼吸,使癌细胞缺血、缺氧,不再裂变,从而达到治愈癌症的目的。

【预防】

1. 避免不必要的胸部 X 线照射,避免高龄婚育,尽量哺乳喂养,更年期忌用雌激素。如发现胸部、乳房、腋窝或锁骨上下的包块要及时到医院检查。

2. 生活饮食宜忌

(1)忌生气恼怒,注意心理保健。

(2)青春期前节制脂肪及动物蛋白等高能量饮食的摄入,控制体重,忌烟酒,可常食白菜、海鱼、新鲜蔬菜、水果、菌类及豆类食品。

(3)乳癌病人术后及放、化疗期的饮食调理同前。

3. 气功体育锻炼:术后早练气功,可用练功十八法、十二段锦、太极拳等功法,加强上肢功能锻炼。

4. 复查时间:术后6~12个月复查1次,有可疑复发迹象者,随时复查。

(二)导管内乳头状瘤

【诊断】

1. 临床表现

单侧乳头血性或浆液性溢液是最常见的临床症状。

2. 体格检查

肿瘤小,常不能触及,偶有较大的肿块。大乳管乳头状瘤,可在乳晕区扪及直径数毫米的小结节。轻压此肿块,常可从乳头溢出液体。

3. 辅助检查

(1)典型超声特点:边界清楚的高回声结节,或是分叶状、表面光滑含有实性成分的囊性病变,导管扩张则以伴有腔内实性回声常见。

(2)X线检查:界限清楚的乳晕后良性的肿块影或乳晕下单个扩张的导管影,偶见微小钙化。可能不易发现小的乳头状瘤。

4. 特殊检查

乳管镜:导管内乳头状瘤多发生于主乳管及二级乳管里,多为单发,乳管镜下见红色或淡红色实质性占位,如草莓状或桑葚状乳头状瘤多发生在小导管和终末导管,乳管镜下偶可见小的扁平或乳头状隆起。

5. 诊断依据

(1)乳头自发性溢液,多为淡黄色或血性,伴有或不伴有肿块。

(2)超声提示导管内乳头状瘤,乳管镜镜下见导管内乳管草莓状或桑葚状肿物,管壁弹性好,不僵硬。

【治疗】

1. 以手术为主。

2. 对单发的乳管内乳头状瘤应切除病变的乳管系统。常规行病理检查,如有恶变行乳癌根治术。

3. 起源于小乳管的乳头状瘤应警惕其恶变的可能。

4. 对于年龄大、乳管上皮增生活跃或间变者,可行单纯乳房切除术。

(三)乳腺叶状肿瘤

【诊断】

1. 临床表现

(1)经常表现为乳腺上一个界限清楚,可触及的肿块,长期维持原状,突然增大。

（2）绝大多数为单侧，平均直径 6～8 cm。

2. 体格检查

（1）大肿瘤上面的皮肤发亮、发紧、变薄及静脉曲张，有时皮肤破溃。

（2）发现腋窝淋巴结肿大，很少是因为转移引起的。

3. 辅助检查

（1）乳腺 X 线片上肿块成像良好，边界光滑，呈分叶状。肿块周围的透亮环认为是周围正常乳腺被压迫后的继发改变。

（2）超声波显示轮廓光滑，内部回声均匀，后部回声增强。

4. 诊断依据

（1）乳房边界清楚之肿物，质地韧，活动良好，多呈分叶状，无触痛。一般无局域淋巴结肿大，生长速度较快。

（2）超声表现同分叶状纤维腺瘤，钼靶提示为边界清楚之肿物，多为高密度影。

（3）病理是主要的诊断依据。

【治疗】

1. 局部广泛切除，其周围切缘应大于 1 cm，若不能保证切缘充分则行全乳切除。腋窝清扫不是外科治疗的必要组成部分。

2. 如果证实是接近或阳性切缘者，不能再切除，或发生局部复发，术后应考虑放疗。

3. 化疗应用于远处疾病，达到延长生存时间或健在时间的目的。

八、乳房手术

（一）乳房脓肿切开引流术

【适应证】

1. 乳房表浅脓肿，出现波动时，应切开引流。

2. 乳房深部脓肿，局部波动多不明显，可在乳房局部皮肤红肿压痛明显处或在 B 超引导下，以粗针（9 号针头）穿刺，确定诊断后即行切开。

【禁忌证】

1. 急症乳腺炎病程较早，尚未形成脓肿。

2. 怀疑乳房深部脓肿，但未穿刺到脓液。

【操作程序】

1. 麻醉：脓肿小而浅表者，可采用局部麻醉，较大深在的脓肿也可采用静脉复合全身麻醉。

2. 体位：仰卧位。

3. 切口：根据不同部位脓肿，选择不同方向的切口。乳房腺叶间脓肿呈放射状，乳晕脓肿沿乳晕缘呈弧形切口，乳房后或深部脓肿沿胸乳呈弧形切口。大脓腔有时引流不畅，可作对口引流。

4. 方法：切开脓肿用血管钳插入脓腔，食指伸入脓腔，分离其中间隔。

5. 引流：脓腔排尽后，用凡士林纱布条置脓腔内，脓腔大者，可用多条纱布条填塞，开始应塞紧脓腔及切口,以压迫止血,扩大创道,然后用纱布包扎。

(二)乳腺囊肿穿刺术

【适应证】

乳房囊性肿块且经乳房彩超提示为乳房囊肿。

【禁忌证】

乳房彩超及钼靶可见肿块有明显恶性征象。

【操作程序】

术前 B 超再次确认及定位,穿刺时备普通 7～9 号注射针筒。病人仰卧位,双手置头下,尽量充分暴露双乳,在乳房囊肿部位常规消毒,用左手食指及中指固定肿块,消毒穿刺点后 7 号注射针(较大囊肿可用 9 号注射针)垂直肿物穿刺。穿刺过程中应保持在负压状态,回抽到液体后左手尽量压迫肿物周围保证液体抽吸完全,拔出针头,加压穿刺口约 5 分钟。临床触摸不清的囊肿可在超声引导下进行穿刺抽液。消毒超声探头以及穿刺部位,从探头的一端在超声引导下倾斜指向囊肿穿刺,穿刺过程中针筒内保持负压,如见针头在肿物内而无液体抽出时稍稍退出针头,轻微改变方向后再次穿刺,直至囊肿消失。观察囊液颜色,可疑者送检。

【经验指导】

1. 各项检查提示明显恶性征象者为禁忌证。

2. 需观察穿刺液情况,若穿刺液呈血性需送病理科作涂片检查,检查有否癌细胞。

3. 反复穿刺均未抽出囊液者应考虑肿物为实性或囊液稠厚。

(三)乳腺象限切除术

【适应证】

1. 乳腺良性肿瘤。

2. 局限性乳腺囊性增生症。

3. 局限的慢性乳腺疾病,如乳汁淤积症、经久不愈的炎性瘘管、乳瘘及反复发作的乳腺结核等。

【禁忌证】

月经期。

【操作程序】

1. 麻醉:局部浸润麻醉或连续高位硬膜外麻醉,或静脉麻醉或气管内插管全身麻醉。

2. 体位:仰卧位,病人患侧上肢外展 90°。

3. 切口:乳晕部肿块采用弧形切口,乳房部肿块可采用放射状切口,也可按皮纹方向选择切口。

4. 手术步骤:切开皮肤、皮下组织,显露乳腺组织后,以肿块或病变为中心,与周围部分乳腺组织一并切除,创面仔细止血后,逐层缝合。若肿块较大,创面大,可在缝合皮肤前放置引流。

【经验指导】

1. 术前术区备皮。

2. 如高度怀疑肿块为恶性肿瘤且肿块比较大,最好不选择局部浸润麻醉。

3. 切开应设计在乳腺癌根治术的切口范围内。

4. 术后为防止创口渗血,可用绷带加压包扎。

5. 标本常规送病理检查。

(四)乳癌改良根治性切除术

【适应证】

1. 非浸润性乳癌或Ⅰ期浸润性乳癌。

2. Ⅱ期乳癌临床无明显腋淋巴结肿大者,可选择应用改良根治性切除术。

【禁忌证】

1. 重要脏器功能不全,不能耐受手术。

2. 月经期。

【操作程序】

1. 麻醉

连续高位硬膜外麻醉,或静脉麻醉或气管内插管全身麻醉。

2. 体位

仰卧位,病人上肢外展90°,外旋,手心朝上,衬以薄垫,固定于托板上,患侧肩背部以软枕稍垫高。

3. 切口

可采取纵行或横行切口。皮肤切口应距肿瘤边缘3 cm。

4. 操作步骤

(1)游离皮瓣:用神经钩、巾钳或组织钳分段夹住皮瓣边缘,拉挺、提起,用手术刀或电刀分离皮瓣。分离平面在真皮层之下、浅筋膜之上。皮瓣分离范围内达上界至锁骨下,内侧至胸骨旁,下界至腹直肌前鞘,外界至背阔肌前缘。也可采用锋利的水果刀分离皮瓣,以节省时间。

(2)切除乳腺:将乳腺与胸大肌筋膜一并自内侧向外侧分离,达胸大肌边缘,结扎所有穿支血管。

(3)腋窝淋巴结清扫:分离切除胸大肌与胸小肌之间的淋巴结脂肪组织,分离切除胸小肌外侧及深面的淋巴结脂肪组织;牵开胸大、小肌,显露腋血管鞘;继续向侧方及下方分离,切开腋血管鞘,将腋窝淋巴结脂肪组织向下分离;向上提起胸小肌,腋静脉分支结扎切断,腋窝淋巴结脂肪组织与乳腺一并向外侧分离,达背阔肌边缘,保护、保留胸背及胸长神经。

(4)创口止血、清洗后放置引流管,间断缝合皮下及皮肤,术区加压包扎。

【经验指导】

(1)术前常规体检,以及心、肺、肝、肾功能检查。

(2)皮肤准备范围自同侧下颈部起到脐部,外侧达腋后线,包括肩部,内侧达对侧腋前线。

(3)麻醉清醒后取半卧位,以利呼吸。患侧肢体抬高,以利静脉及淋巴回流,减少肢体肿胀。

(4)引流管接持续负压吸引,保持引流通畅,根据引流量情况适时拔除引流管。如有局部积液,可穿刺抽液,然后加压包扎。

(5)术后适当应用抗生素预防感染。

(6)引流管拔除后,早期锻炼上肢抬举运动。

(7)根据腋淋巴结情况及其他预后指标,决定是否应用其他综合治疗。

(五)乳腺癌保留乳房手术

【适应证】

1. 肿瘤直径小于 3 cm,大于 3 cm 经新辅助化疗降期后也可慎重保乳。

2. 乳房有适当的体积,手术后能保持美容效果。

【禁忌证】

1. 患乳或者同侧胸壁既往接受过放疗。

2. 活动性结缔组织病,尤其注意硬皮病和系统性红斑狼疮。

3. 分布在两个以上象限的多中心或多灶性病变。

4. 妊娠、哺乳期患者(哺乳期患者在停止哺乳后可以考虑)。

5. 虽然经广泛的肿物切除后切缘阳性,再次切除后仍然不能保证病理切缘阴性。

【操作程序】

1. 取弧形或放射状切口切除肿瘤以及肿瘤周围 1～2 cm 的正常组织、肿瘤深部胸肌筋膜、穿刺针道、手术腔、活检切口疤痕。

2. 在手术腔周围多点取组织送快速冰冻病理检查,并标记。

3. 手术切缘病理检查为阴性后以银夹或钛夹标记瘤床,缝合伤口。

4. 视术中前哨淋巴结活检情况决定是否行腋窝清扫术。

5. 若术中病理切缘阳性,可再次扩大切除以达到切缘阴性。

【经验指导】

1. 手术前应行影像学评估。

2. 签署知情同意书。

(六)乳癌根治性切除术

【适应证】

1. Ⅱ期乳癌临床有明显腋淋巴结肿大者,宜用根治性手术。

2. 部分Ⅲ期乳癌,经化学药物治疗,原发病灶明显缩小者,可采用乳癌根治性切除术。

【禁忌证】

1. 重要脏器功能不全,不能耐受手术。

2. 月经期。

【操作程序】

麻醉、体位及切口同乳癌改良根治性切除术。

分离皮瓣同乳癌改良根治性切除术,于皮瓣分离结束后,于锁骨下方约 1 横指宽处,沿肌纤维方向由内向外钝性分开胸大肌,直至其止点处,以食指挑起胸大肌肌腱,靠近止点处切断。向下牵开胸大肌,即可显露胸小肌,切开胸小肌两侧筋膜,以食指通过其后方,向上分离胸小肌,直至其附着于喙突处,予以切断。将胸大、小肌一起向下牵开,显露腋窝及锁骨下区域,切开喙锁筋膜,显露腋血管及臂丛。将通向胸大、小肌的血管在其起点处切断,同样切断胸前神经。切开侧方皮瓣,分离至背阔肌前沿,将腋静脉鞘连同周围的淋巴结脂肪组织一并向下分离,自上而下地将乳腺、胸大肌、胸小肌及腋窝内容一并切除。切断血管予以结扎,注意勿损伤肋间肌及胸膜。其余步骤同乳癌改良根治性切除术。

【经验指导】

同"乳癌改良根治性切除术"。

(七)乳癌根治术

【适应证】

乳癌术式进行了不少探索性修改,至今仍争论不休。

【禁忌证】

1. 全身性禁忌证

(1)肿瘤远处转移者;

(2)年老体弱不能耐受手术者;

(3)一般情况差呈现恶液质者;

(4)重要脏器功能障碍不能耐受手术者。

2. 局部病灶的禁忌证

(1)Ⅲ期患者出现下列情况之一者:①乳房皮肤橘皮样水肿超过乳房面积的一半;②乳房皮肤出现卫星状结节;③乳腺癌侵犯胸壁;④临床检查胸骨旁淋巴结肿大且证实为转移;⑤患侧上肢水肿;⑥锁骨上淋巴结病理证实为转移。

(2)炎性乳腺癌有下列五种情况之二者:①肿瘤破溃;②乳房皮肤橘皮样水肿占全乳房面积1/3以内;②癌瘤与胸大肌固定;④腋淋巴结最大长径超过2.5 cm;⑤腋淋巴结彼此粘连或与皮肤深部组织粘连。

【操作程序】

1. 乳腺癌根治术

(1)乳腺癌根治术的手术原则:①原发灶及区域淋巴结应作整块切除;②切除全部乳腺及胸大小肌;③腋淋巴结作整块彻底的切除。

(2)改良乳腺癌根治手术强调手术操作彻底,主要有:①细致剥离皮瓣;②皮瓣完全分离后从胸壁上将胸大小肌切断向外翻起;③解剖腋窝,胸长神经应予以保留,如腋窝无明显肿大淋巴结者则胸背神经亦可保留;④胸壁缺损一律予以植皮。

(3)术中常见并发症有:①腋静脉损伤:多因在解剖腋静脉周围脂肪及淋巴组织时解剖不清或因切断腋静脉分支时过于接近腋静脉主干所致,因此清楚暴露及保留少许分支断端甚为重要。②气胸:在切断胸大肌、胸小肌的肋骨止端时,可因钳夹胸壁的小血管,持钳过深而致触破肋间肌及胸膜造成张力性气胸。

(4)术后并发症有:①皮下积液:多因皮片固定不佳或引流不畅所致,可采用皮下与胸壁组织间多处缝合固定及持续负压引流而防止。②皮片坏死:皮肤缝合过紧及皮片过薄等均可致其发生,因而皮肤缺损较多时宜植皮。③患侧上肢水肿、患侧上肢抬举受限:主要是术后活动减少,皮下疤痕牵引所致,因此要求术后及早进行功能锻炼,一般应在术后一个月左右基本可达到抬举自如程度。

2. 乳腺癌扩大根治术

乳癌扩大根治术包括乳癌根治术及内乳淋巴结清除术,即清除1~4肋间淋巴结时需切除第2、3、4肋软骨。手术方式有胸膜内法及胸膜外法,前者创伤大并发症多,因而多用后者。

3. 仿根治术(改良根治术)

主要用于非浸润性癌或I期、浸润性癌II期,临床无明显腋淋巴结肿大者亦可选择应用。

(1)I式:保留胸大肌、胸小肌皮肤,切口及皮瓣分离原则同根治术。先做全乳切除(胸大肌外斜筋膜一并切除),将全乳解剖至腋侧,然后行腋淋巴结清除,范围基本同根治术,胸前神径应予保留,最后将全乳和腋淋巴组织整块切除。

(2)II式:保留胸大肌,切除胸小肌,皮肤切口等步骤同前。将乳房解剖至胸大肌外缘后切断胸大肌第4、5、6肋的附着点,并翻向上方以扩大术野,在肩胛骨喙突部切断胸小肌附着点。以下步骤同根治术,但需注意保留胸前神经及伴行血管。最后将全乳腺和胸小肌及腋下淋巴组织整块切除

4. 乳房单纯切除术

适应证:一是非浸润性或腋窝淋巴结无转移的早期病例,术后可以不加放疗。二是局部晚期乳癌单纯切除术后辅以放疗。从日益增长的美容学要求来看,全乳切除术仍需要复杂的乳房再造术,将不适于中青年妇女的早期病,因此它的主要适应证应限于年老体衰者或某些只能行姑息切除的晚期病例。

5. 小于全乳切除的术式

近年来由于放射治疗设备的进步,发现的病灶较以往为早,以及病人对术后生存质量的要求提高,发展了小于全乳房切除的保守手术方式,自局部切除直到1/4乳房切除,术后有的应用放射治疗。保留乳房的手术并非适合所有乳腺癌病例,亦不能代替所有的根治术,而是一种乳房癌治疗的改良方式,应注意避免局部复发。其适应证大致如下:(1)肿瘤较小,适用于临床 T1 及部分 T2(小于 4 厘米)以下病灶;(2)周围型肿瘤,位于乳晕下者常不适宜;(3)单发性病灶;(4)肿瘤边界清楚,如肉眼或显微镜下看不到清楚边界者常不适宜;(5)腋淋巴结无明确转移者。治疗效果的有关因素:(1)肿瘤切缘必须有正常的边界,如果切缘有足够的正常组织,预后较好;(2)原发肿瘤的大小及组织学分级;(3)术后放射治疗,术后如不作放射治疗局部复发率较高。

九、麦默通操作

【适应证】

1. 钼靶或 B 超或查体怀疑恶性可能者。

2. 乳腺微小钙化。

3. 乳腺增生结节性质不明确。

4. 乳腺癌诊断明确,拟行术前化疗者,需术前确定病理类型及免疫组化类型。

5. 一般要求肿瘤≤3 cm,若肿瘤＞3 cm 则为相对禁忌证。

【操作程序】

1. 手术前准备

(1)详细询问病史,排除手术禁忌证。

（2）应于月经干净后 3～5 天进行手术。

（3）手术前进行超声检查，明确肿瘤大小、部位、数目。

（4）完善必要的手术前检查，如血常规、凝血功能检查。

（5）手术前签订手术同意书及手术材料自费同意书。

2. 操作步骤

（1）操作系统连接：正确连接探针座电缆，保证各电缆线没有缠绕和过度扭曲。

（2）按照肿物大小选择合适探针，一般为 8G 和 11G，从无菌袋中取出切割刀并完全插入探针座。

（3）连接真空负压桶及负压管，开通电源，按提示步骤操作，充分完成仪器自查工作，检查有无漏气。

（4）正确安置患者手术体位：一般采取仰卧位，充分暴露手术部位，摆好患侧上肢的体位，以患者能耐受和不影响手术操作为原则。

（5）手术前进行肿物定位，合理设计切口位置。

（6）常规消毒手术野，铺无菌手术巾。消毒探针座及超声探头或套以无菌袋。

（7）以 0.5%～1% 的利多卡因加入少量肾上腺素（$<5\ \mu g/mL$），局部浸润麻醉穿刺部位并在超声引导下麻醉肿物周围。

（8）麻醉成功后以尖刀切开穿刺部位皮肤约 0.3～0.5 cm，在放置模式下封闭切割槽口并在超声引导下将切割刀置于肿物下方，切割槽口对准肿物。

（9）切割刀放置完毕后转换为活检模式，并在超声引导下逐次将肿物完全切除。助手夹取切刀槽内的每条肿块，并排好顺序，以备医生查看。B超显示确认肿物完全切除后方可送检。

（10）切割部位压迫止血 15～20 分钟。以创可贴敷盖伤口部位，覆盖无菌纱布并用弹性绷带加压包扎 24～48 小时。

【经验指导】

1. 麦默通真空辅助乳腺微创旋切系统由先进的微创活检系统（主要是旋切刀）和真空抽吸泵两大装置组成，可在超声导引下对良性肿瘤进行微创切除，或者对乳腺可疑病灶进行切取活检，也可在乳腺钼靶机的引导下对钙化的部位或者病变部位进行活检，以获取乳腺的组织学标本，为乳腺癌发现和诊断提供了好方法。特点为微创和准确。

2. 常见并发症及处理

（1）出血：常发生于手术切除乳晕下肿物，或者经乳晕下穿刺造成乳晕血管破裂所致，出血量常较大，延长止血时间及增加压力可以控制出血。出血严重者需手术切开止血。

（2）乳房血肿：常见于手术后 24～48 小时内，乳房内侧肿物常见，一般为手术后压迫止血不当造成。小的血肿可以自行吸收，大血肿需要行血肿清除术，可以经乳晕切口或者原手术切口吸去积血。

（3）感染：多由手术操作过程无菌规程遵守不严或者患者术后护理不当造成，感染早期者可以通过抗生素口服或者静脉用药控制，如果脓肿形成则需要切开引流。

十、前哨淋巴结活检

前哨淋巴结解剖学上是指收纳某器官某区域组织淋巴液的第一站淋巴结,临床上是指某器官原发转移的第一站区域淋巴结。

【适应证】

临床早期乳腺癌、临床腋窝淋巴结阴性、单发肿瘤。

【禁忌证】

炎性乳腺癌、临床淋巴结明显转移、妊娠患者、局部晚期乳腺癌。

【操作程序】

1. 根据示踪剂的不同可分染料示踪法、核素示踪法、染料核素联合法。

2. 注射部位可在原发肿瘤周围、切除肿瘤残腔周围的乳腺组织、原发肿瘤表面皮下、患侧乳晕下组织等。

十一、纤维乳管镜检查

【适应证】

同乳头溢液。

【操作程序】

1. 病人取仰卧位,常规消毒铺巾。

2. 以 Bowmam 眼科泪管探针由细至粗依次对溢乳管口进行扩张,使乳管镜顺利经过扩张乳管口置入。

3. 0.5%利多卡因(1～3 mL)经乳管口麻醉。

4. 循腔进镜,经内镜注入生理盐水扩张导管,逐级观察溢液导管及分支的管壁、管腔结构,发现病灶后拍下病变部位。

5. 根据进镜的方向、深度,同时结合乳管镜检查透出亮光确定病变体表投影,进行标记。

6. 退出乳管镜,逆行将定位针放入乳管镜。

图书在版编目(CIP)数据

妇幼保健医疗技术规范/李健,古桂雄主编. —厦门:厦门大学出版社,2009.10
ISBN 978-7-5615-2948-5

Ⅰ.妇…　Ⅱ.①李…②古…　Ⅲ.妇幼保健-规范　Ⅳ.R17-65

中国版本图书馆 CIP 数据核字(2009)第 193211 号

厦门大学出版社出版发行

(地址:厦门市软件园二期望海路 39 号　邮编:361008)

http://www.xmupress.com

xmup @ public.xm.fj.cn

厦门金凯龙印刷有限公司印刷

2009 年 10 月第 1 版　2009 年 10 月第 1 次印刷

开本:787×1092　1/16　印张:55.75

插页:3　字数:1360 千字

定价: 110.00 元(平装)
　　　 168.00 元(精装)

本书如有印装质量问题请直接寄承印厂调换